全国中药资源普查成果
National Survey of Chinese Materia Medica Resources

广西科学技术出版社

广西中药资源大典

GUANGXI ZHONGYAO ZIYUAN DADIAN

广西中药资源普查专家委员会 编著

缪剑华 余丽莹 刘 演 总主编

临桂卷

梁士楚 桂凌健 黄俞淞 刘 演 主编

图书在版编目（CIP）数据

广西中药资源大典．临桂卷 / 梁士楚等主编．—南宁：广西科学技术出版社，2022.12
ISBN 978-7-5551-1868-8

Ⅰ．①广… Ⅱ．①梁… Ⅲ．①中药资源—中药志—桂林 Ⅳ．① R281.467

中国版本图书馆 CIP 数据核字（2022）第 217615 号

广西中药资源大典·临桂卷
梁士楚　桂凌健　黄俞淞　刘　演　主编

责任编辑：黎志海　韦秋梅　　　封面设计：李寒林
责任印制：韦文印　　　责任校对：苏深灿

出 版 人：卢培钊
出版发行：广西科学技术出版社　　　地　　址：广西南宁市东葛路 66 号
邮政编码：530023　　　网　　址：http://www.gxkjs.com

经　　销：全国各地新华书店
印　　刷：广西民族印刷包装集团有限公司
地　　址：南宁市高新区高新三路 1 号　　　邮政编码：530007

开　　本：890 mm × 1240 mm　1/16
字　　数：765 千字　　　印　　张：32.25
版　　次：2022 年 12 月第 1 版　　　印　　次：2022 年 12 月第 1 次
书　　号：ISBN 978-7-5551-1868-8
定　　价：248.00 元

《广西中药资源大典》编委会

临桂卷编委会

凡 例

一、《广西中药资源大典》是第四次全国中药资源普查广西普查成果著作，分为综合卷、县卷、专题卷和山脉卷。

二、综合卷为广西中药资源普查的总体情况总结分析及规划。

三、县卷按县（区、市）行政区划划分，共108卷；专题卷为广西新增普查的壮药卷、瑶药卷、海洋药卷，共3卷；山脉卷为十万大山卷、大明山卷、九万山卷、大瑶山卷、岑王老山卷，共5卷。

四、县卷总论内容为各县（区、市）自然地理概况、自然资源概况、药用资源多样性、药用资源应用、药用资源保护与管理等。

五、县卷各论中的植物药各科的排列，蕨类植物按秦仁昌1978年系统编排，裸子植物按郑万钧、傅立国1977年《中国植物志》系统编排，被子植物按哈钦松1926年、1934年系统编排。

六、县卷各论中药材条目内容包括药材名、基原、别名、形态特征、分布、性能主治、采收加工、附注等，依次著述，资料不全者项目从略，并附有药材基原植物的彩色照片。

1. 药材名为药用部位的名称，优先选择《中国药典》收载药物的药材名称，如无收载则依次参考《中华本草》《广西中药志》等权威本草著作及地方药志收录的药材名称。

2. 基原为该药材的原植物学名，附拉丁名，并注明药用部位。学名首选《中国药典》收载的学名，其次参考《中国植物志》中文版和英文版（FOC）。

3. 形态特征描述基原植物的主要特征。

4. 性能主治描述该药材的性味、作用及主治功能，参考《中国药典》《中华本草》《广西中药志》等权威典籍、本草著作、药志、标准等。

5. 采收加工主要描述该药材的采收时间、季节以及初加工的方法。

6. 附注根据资料整理情况而定，可以是标准收录情况、药材流通、民间使用及利用情况等。

7. 基原植物的彩色照片包含植株、花、果实、种子和药用部位等。

七、县卷总名录包括药用植物名录、药用动物名录、药用矿物名录。药用植物名录，按照门、科、属、种进行排序，种的内容包括中文名、别名、学名、凭证标本、功效、功效来源等。名录以第四次全国中药资源普查的结果为基础，同时通过搜索国家标本平台

（NSII）和中国数字植物标本馆（CVH）中收载的全国各标本馆的馆藏标本，筛选分布地在县域内的凭证标本进行比对和补充。

1. 一般植物不写药材名。

2. 学名按照《中国药典》、地方标准、《中国植物志》、FOC的优先顺序进行排列。如FOC有修订，且确为行业热议的类群或物种，如苦苣苔科、新发表的物种按照旧的分类方法进行排序。

3. 凭证标本格式为采集人、采集号和馆藏标本馆缩写。

4. 功效记录用药部位及其作用特征。

八、药用动物名录，属于广西新增普查范围涉及的县域的，则以第四次全国中药资源普查结果为准，如不涉及则整理第三次全国中药资源普查的结果。按门、纲、目、种进行排序，内容包括中文名、学名、功效来源。

九、药用矿物名录，内容包括药材名（按拼音首字母排序）、主含成分、功效、功效来源等。

十、通用参考书籍未列入参考文献，通用参考书籍为《中国药典》（2020年版）、《中华本草》、《广西中药志》、《中国植物志》中文版和英文版（FOC）。参考文献格式按照《信息与文献 参考文献著录规则》（GB/T 7714—2015）的要求著录。

前言

中药资源是中药产业和中医药事业发展的重要物质基础，也是关系国计民生的战略资源。20世纪60年代、70年代、80年代，我国先后开展了3次全国性的中药资源普查。除矿物药外，中药资源作为可再生性资源，具有生长周期长、分布地域广、动态性强的特点，易受人为因素及自然力的影响，蕴藏量易发生变化，为此，国家中医药管理局于2011年组织开展第四次全国中药资源普查，旨在通过新一轮普查来摸清中药材资源家底，形成中药资源调查、研究、监测和服务体系。

中医药的传承与发展全靠丰富的中药资源支撑。广西地跨北热带、南亚热带和中亚热带，地形地貌复杂，水热条件优越，土壤类型多样，为各类生物的生存繁衍提供了有利的因素，孕育了丰富的中药资源，中药产业发展潜力巨大。根据第三次全国中药资源普查统计结果，广西中药物种已记载4623种，其中药用植物4064种，中药物种不仅数量位居我国第二，道地药材也十分丰富，民族特色突出鲜明。广西2012年启动第四次中药资源普查，先后分6批对全区108个县（市、区）组织开展了普查，并在对普查成果全面总结的基础上，组织编写《中国中药资源大典》系列重要著作《中国中药资源大典·广西卷》，同时，还组织编写《广西中药资源大典》县域卷。

临桂区是广西启动中药资源普查的第一批县域，自2012年实施至2018年通过国家验收，历时7年多完成了该区中药资源文献整理、药用物种种类调查、重点物种资源量调查、栽培药用植物调查、药材市场及传统知识调查、中药发展规划编制、数据汇总上传、标本提交等工作。临桂区中药资源调查取得了丰硕的成果，目前记载到中药资源2484种，药用资源总数比第三次中药资源普查增加603种，全面摸清了临桂区中药资源的家底，在此基础上，临桂区中药资源普查队组织编写了《广西中药资源大典·临桂卷》（以下简称《临桂卷》）。

《临桂卷》包含总论、各论与总名录三部分。总论介绍临桂区的自然地理、人文资源、社会经济、药用资源等；各论收录307种区域内重要药用植物的药材名、基原、形态特征、分布、性能主治及采收加工等，并附有彩色照片；总名录共收录临桂区中药资源2484种，其中药用植物2232种、药用动物242种、药用矿物10种。《临桂卷》是一部首次全面反映临桂区中药资源现状的学术专著，可作为了解临桂中药资源的工具书。《临桂卷》的编研出版，对推广中药资源普查成果，传承和发展民族医药传统文化，深入开展中药资源研究、保护与利用，服务本地区中药产业高质量发展具有重要意义。

临桂区中药资源普查工作的开展以及《临桂卷》的编写，是由国家中医药管理局、广西壮族自治区中医药管理局立项，广西师范大学作为技术依托单位，联合广西壮族自治区中国科学院广西植物研究所、临桂区卫生健康局共同完成的；在实施过程中，还得到了中国科学院植物研究所、中国科学院华南植物园、中国科学院昆明植物研究所、上海辰山植物园、广西大学、广西药用植物园、广西中医药研究院、广西桂林花坪国家级自然保护区管理处、临桂区林业局等单位及人员的大力支持，在此谨致以衷心的感谢！在野外考察和编研资料整理过程中，还得到国家自然科学基金项目（31560088、41661012）、广西植物功能物质与资源持续利用重点实验室项目（ZRJJ2015-6）、桂林市科技重大专项项目（20180102-4）、广西重点研发计划项目（GK-AB22080057）等的资助。

中药资源涉及的种类多，内容广泛，鉴于编者的知识水平有限，书中错误和遗漏之处在所难免，敬请读者批评指正。

编著者

2022年10月

目 录

总论

各论

总名录

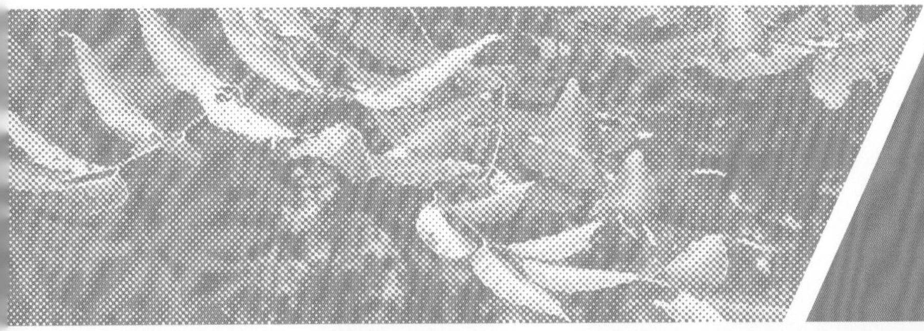

总论

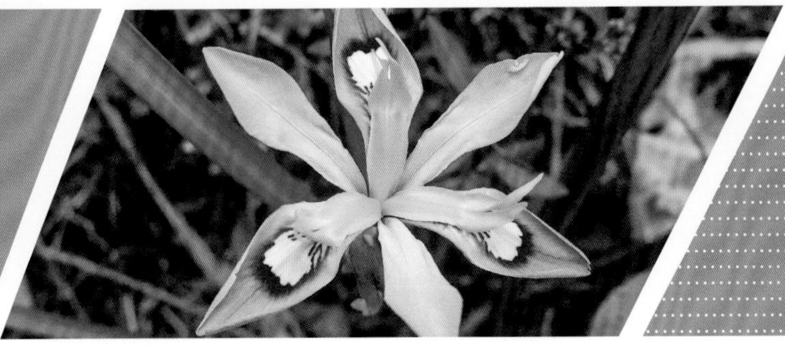

第一章　自然地理概况

一、地理位置

临桂区位于广西东北部，地理坐标为北纬24° 50′ ~25° 41′，东经109° 45′ ~110° 20′。东北部紧邻桂林市区、灵川县，南部与阳朔县接壤，西部与永福县、融安县相连，北部与龙胜各族自治县交界。临桂区现设临桂镇、南边山镇、六塘镇、会仙镇、四塘镇、两江镇、茶洞镇、五通镇、中庸镇9个镇和宛田瑶族乡、黄沙瑶族乡2个乡，辖15个居民委员会、161个村民委员会、1336个自然村。

二、地质地貌

临桂区位于扬子准地台和华南准地台交界地带，地质构造复杂，具有“背斜成山，向斜成谷”的特点，褶皱和断裂发育。褶皱主要有三县界背斜、架桥岭背斜和五通向斜。其中，三县界背斜轴向北东，形成于加里东期，两翼岩层较陡，轴面略向北倾，次级褶皱发育，构成复式背斜；架桥岭背斜轴向南北，形成于印支期，核部为加里东期北东褶皱块，翼部泥盆系连续出露，倾角变化大；五通向斜轴向北东，贯穿南北，两翼断裂发育，走向多与向斜轴向平行，核部为石炭系，东翼为泥盆系，西翼为泥盆系和寒武系，北端有奥陶系出露。断裂为印支期及燕山期断裂，近南北向断裂和北西向断裂多属印支断裂，且正、逆断裂均发育；北东向断裂则属燕山断裂；境内主要有桂林—南宁断裂带和龙胜—永福断裂带通过。

出露的地层有丹洲群、震旦系、寒武系、奥陶系、泥盆系、石炭系、白垩系、第四系，缺失第三系、侏罗系、三叠系、二叠系、志留系等。其中，丹洲群主要分布在临桂区黄沙瑶族乡与龙胜各族自治县交界地带，其上部为灰绿色变质长石石英砂岩、粉砂岩和绢云母千枚岩，中部为炭质千枚岩和绢云千枚岩，下部未见出露。震旦系主要分布在茶洞镇和黄沙瑶族乡，可分为下统和上统。下震旦统为轻变质石英砂岩和轻变质含砾砂岩，上震旦统为灰、深灰色页岩和灰白、浅灰色厚层状硅质岩、夹硅质页岩。寒武系分布在宛田瑶族乡、黄沙瑶族乡、茶洞镇、两江镇、南边山镇等，可分为清溪组和边溪组。清溪组主要为深灰色页岩、灰绿色砂岩、灰黑色页岩和炭质页岩；边溪组为灰色、灰绿色细砂岩夹黑色页岩或泥板岩，灰色、深灰色页岩夹炭质岩和细砂岩。奥陶系分布在宛田瑶族乡、五通镇、中庸镇等，可分为下统、中统、上统。下奥陶统自下而上有白洞、黄隘、升坪3个组，白洞组主要为灰白色或灰黑色厚层块状泥质灰岩、白云质灰岩，黄隘组主要为砂岩、页岩，升坪组为黑色页岩、炭质页岩夹少量细砂岩或粉砂岩；中奥陶统为薄层状页岩，局部夹细砂或粉砂岩；上奥陶统为厚层块状长石石英砂岩、岩屑质砂岩。

泥盆系分布最广，可分为下统、中统、上统。下泥盆统分为莲花山组和那高岭组，莲花山组为紫红、紫灰色砂岩、粉砂岩和石英细砂岩、砾岩，那高岭组为灰绿、黄绿、紫红色粉砂岩和泥质粉砂岩；中泥盆统分为郁江组和东岗岭组，郁江组上部为灰绿、灰黄、青灰色中细粒石英砂岩、泥质沙岩、泥岩，下部为浅紫、灰白色石英砂岩，东岗岭组为白云质灰岩、灰岩等；上泥盆统分为融县组和榴江组，融县组主要为灰岩、夹白云岩、白云质灰岩，榴江组主要为灰黑色、灰黑硅质岩、硅质页岩等。石炭系主要分布在五通镇、两江镇、四塘镇之间以及五通镇与临桂镇之间，可分为岩关阶和大塘阶。岩关阶上部以灰黑色、深灰色硅质泥岩为主，中部为泥岩、粉砂质泥岩、粉砂岩，下部为泥灰岩夹炭质泥岩、硅质岩；大塘阶分为罗城段、寺门段、黄金段，罗城段为深灰色中至厚层状灰岩，寺门段为灰岩、泥灰岩、页岩，黄金段为灰黑色、深灰色灰岩。白垩系分布在茶洞镇和两江镇，上部为紫红色细砂岩、泥岩，下部为紫红砾状砂岩、砾岩。第四系分布在两江镇、五通镇、四塘镇、会仙镇等地山间小平原地带，为坡积层、洪积层亚砂土、亚黏土、夹砾石。

临桂区地貌东西窄，南北长，呈火炬状。北部群山巍峨高耸，南端峻岭连绵。东部略低于西部，由西北向东南倾斜，形成东西向分水岭。西北属三台山系，为越城岭余脉，山体庞大，峰峦挺拔，海拔1000 m以上的山峰有24座，800~1000 m的山峰64座，最高峰广福顶海拔1524 m。西南属架桥岭山地，海拔800~1100 m山峰有24座，最高点为香草岩，海拔1176 m。东南部为峰林平原，岩溶石山林立，孤峰突兀，海拔多在500 m以下。中部属丘陵平原和岩溶山地，丘顶浑圆或馒头状，坡度多15~30度，山

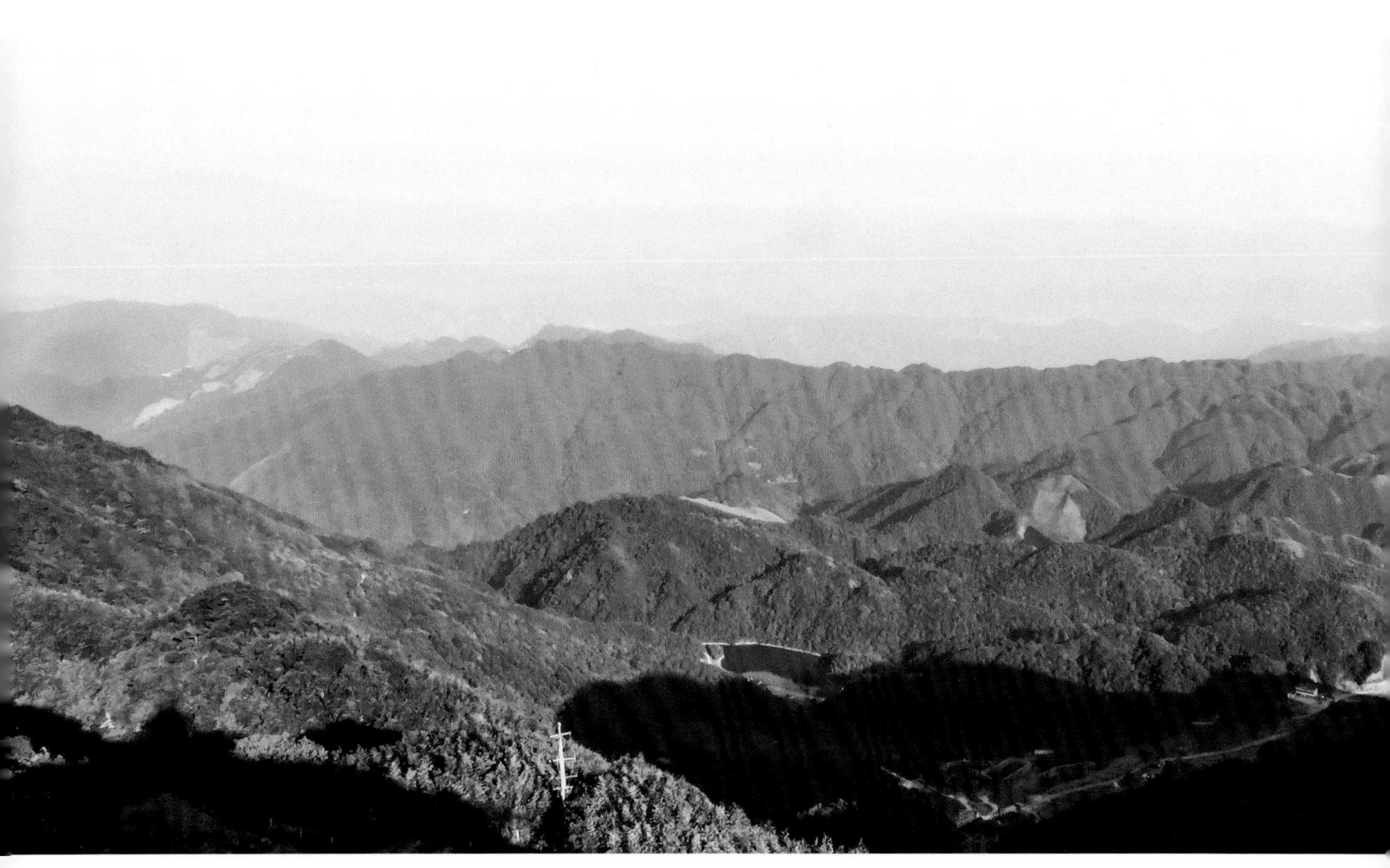

安江坪林区景观

岭无明显走向，相对高度多为70~300 m。海拔800 m以上的中山主要分布在两江镇、茶洞镇、五通镇、南边山镇、黄沙瑶族乡、宛田瑶族乡等；海拔500~800 m的低山主要分布在茶洞镇、四塘镇、临桂镇、黄沙瑶族乡等；海拔250~500 m的高丘主要分布在两江镇、四塘镇、黄沙瑶族乡、宛田瑶族乡等；海拔100~250 m的中丘主要分布在六塘镇、南边山镇等；海拔100 m以下的低丘主要分布在四塘镇、两江镇、五通镇、南边山镇等；台地，包括阶地，主要分布在黄沙瑶族乡、宛田瑶族乡等；平原分为喀斯特溶蚀平原和河流冲积平原两类，以会仙镇、四塘镇、两江镇、五通镇平原面积分布较广；岩溶石山发育典型，主要分布在会仙镇、四塘镇、六塘镇等。此外，会仙镇、四塘镇局部地区地势低洼，沼泽等湿地面积较大。

三、气候

临桂区属中亚热带季风性湿润气候，其热量丰富，雨量充沛，四季分明，气候温和湿润。夏长而湿，酷暑鲜见，间有冰雹；冬短而干，严寒稀少，偶降小雪；春秋相当，秋温略高于春温，冬夏季风交替规律明显。由于地形复杂，冷空气活动频繁，灾害性天气较多，光、温、水的地域分布差异较大。黄沙瑶族乡、宛田瑶族乡以及茶洞镇大部分和五通镇、南边山镇小部分海拔500 m以上的地区，气候垂直差异较大，年均气温较其他地区低。春季来临稍晚，持续时间短，冬季持续时间较长。年均气温19.3 ℃，最冷月（1月）8.5 ℃，最热月（7月）28.2 ℃，极端最高气温39.6 ℃，极端最低气温-1.6 ℃。年均降水量1898.8 mm，年内降水量分配不均，4~8月的降水量占全年的68%。年均日照时数1402 h，日照时数最少月（2月）50 h，日照时数最长月（8月）199 h。年均蒸发量1522.5 mm，蒸发量最低月（2月）65.7 mm，占年均数的4.32%，蒸发量最高月（8月）195.7 mm，占12.85%。空气相对湿度各年平均变化较小，一般为76%~78%。年均风速为1.8 m/s，年均霜期49 d，年均无霜期为312 d。

四、土壤类型

临桂区土壤有11个土类，25个亚类，49个土属，153个土种。成土母质以砂页岩最为广泛，占各类成土母岩的76.4%，尤以黄沙瑶族乡、宛田瑶族乡、五通镇、茶洞镇、四塘镇、南边山镇等居多；其次为第四纪更新统、全新统洪积物，占9.52%，主要分布在义江、大江两岸；紫色砂页岩占6.75%，以两江镇、临桂镇、茶洞镇居多；石灰岩占5.86%，主要分布在临桂镇、六塘镇、会仙镇、两江镇等。

境内土壤成土过程均为红壤化过程。海拔250 m以下为第四纪红土红壤、砂页岩丘陵红壤、砂页岩山地红壤等；海拔250~500 m为砂页岩丘陵红壤、砂页岩山地红壤等；海拔500~800 m为砂页岩山地红壤、砂页岩黄红壤等；海拔800~1000 m为砂页岩黄红壤、砂页岩黄壤等；海拔1000~1200 m为砂页岩黄壤、砂页岩灰化黄壤等；海拔1200 m以上为砂页岩黄壤、砂页岩黄棕壤等。

稻田土壤主要有潴育型水稻土、石灰性水稻土、淹育型水稻土、潜育型水稻土等。其中，淹育型水稻土有2475 hm^2，占水田总面积的8.16%，多分布在中低丘陵及位置较高的梯田，主要土种有淹育黄泥田、淹育壤土田、淹育潮砂田、淹育石砾底田、淹育灰泥田、卵石底田等；潴育型水稻土有19161 hm^2，占63.16%，主要土种有潴育黄泥田、潴育沙泥田、潴育腊泥田、潴育潮沙田、洪积潴育沙泥田、潴育灰泥田等；石灰性水稻土有6628 hm^2，占21.84%，主要土种有石灰性鸭屎土、石灰性潜育田、石灰性泥田、石灰性锅巴底田等；潜育型水稻土有1678 hm^2，占5.53%，主要土种有潜底冷浸田、冷底田、石灰性潜育田等。

旱地土壤主要有红泥土、红壤土、沙质黄壤土、砾质沙壤土等。其中，红泥土面积有619 hm^2，占旱地总面积的12.77%，分布在临桂镇、会仙镇、四塘镇、南边山镇靠近石灰岩的低平地带；红壤土有572 hm^2，占11.8%，分布在五通镇、南边山镇、茶洞镇、四塘镇、宛田瑶族乡的中低丘陵地带；沙质黄壤土有319 hm^2，占6.59%，分布在茶洞乡和黄沙瑶族乡海拔600 m以上的砂岩地带；砾质沙壤土有240 hm^2，占4.95%，分布在临桂镇、五通镇离河流较远的高阶地、坡及洪冲出口的平缓地带。

林业土壤主要有红壤、黄壤、紫色土、石灰土等。其中，红壤有9.46万hm^2，占林地面积的68.77%，分布在海拔800 m以下的低山和丘陵地区；黄壤有3.03万hm^2，占21.98%，分布在宛田瑶族乡、黄沙瑶族乡、茶洞镇、五通镇、南边山镇等；紫色土有9893hm^2，占7.19%，分布在六塘镇、南边山镇、五通镇、茶洞镇、宛田瑶族乡等；石灰土有2753 hm^2，占2%，分布在海拔500 m以下地区，主要见于六塘镇、南边山镇、会仙镇、临桂镇等，四塘镇、两江镇也有少量分布。

五、水文

临桂区地表水主要为河流。境内河流属珠江水系，流域面积在10 hm^2以上的有46条，河道总长976.16 km，主要河流有义江、相思江、桃花江、大江、黄沙河等。其中，义江发源于宛田瑶族乡东江村横岭界，自北向南流，沿途汇集庙坪河、合作河、中江河、蓬莱河、祖庙河、浔江河等支流，流经宛田瑶族乡、中庸镇、五通镇、两江镇，从两江镇下樟坪村出境，是境内第一大河，境内长85.05 km，流域面积931.63 km^2，平均流量42.6 m^3/s，年径流量83.53亿m^3。相思江发源于六塘镇清泰村，自西北向东南流，流经六塘镇、会仙镇、四塘镇，从四塘镇新村出境，境内长45.98 km，流域面积566 km^2，平均流量21.5 m^3/s，年径流量7.74亿m^3。桃花江发源于灵川县青狮潭镇沿口村，自西向东流，流经五通镇、临桂镇，从临桂镇塔山村出境，境内长28.17 km，流域面积321.9 km^2，平均流量13.3 m^3/s，年径流量4.19亿m^3。大江发源于南边山镇香草岩，自西南向东北流，流经南边山镇、六塘镇，从六塘镇羊田村出境，境内长32.28 km，流域面积103.76 km^2，平均流量3.47 m^3/s。黄沙河发源于黄沙瑶族乡宽人槽山，自东向西流，流经黄沙瑶族乡黄沙村、滩头村，从滩头村出境，境内长24.98 km，流域面积89.75 km^2，平均流量5.75 m^3/s，年径流量8.394亿m^3。

地下水以井、泉、地下河3种方式出露。境内井、泉数量众多，遍布各地；地下河主要分布在临桂镇及其周围地区。地下水补给量丰富，部分在山前以地下河出口和泉的形式排泄，因蓄水条件差，水位和径流量极不稳定，雨季水位高、径流量大，枯季径流量小。

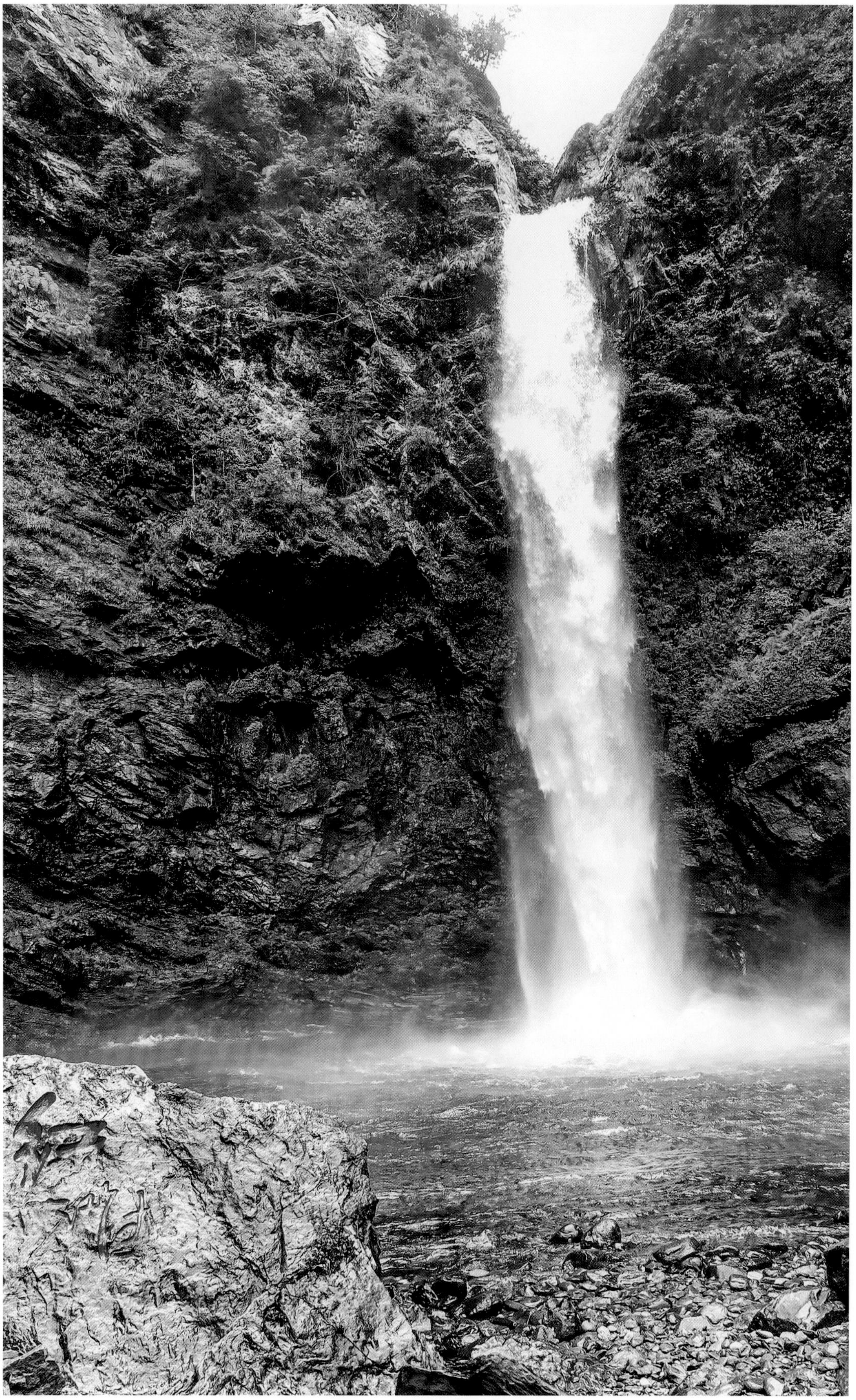

红滩瀑布景观

第二章 自然资源概况

一、土地资源

临桂区土地总面积2190.27 km^2。其中，耕地351.07 km^2，菜地9.93 km^2，园地4.4 km^2，林地956.87 km^2，牧草地87.8 km^2，宜农荒地53.27 km^2，宜林荒地265.73 km^2，宜牧荒地173.07 km^2；城镇居民建设用地26.27 km^2，工矿用地11.27 km^2，交通用地43.27 km^2，水域面积29.73 km^2。花坪自然保护区特殊用地60.93 km^2，裸土、沙土、石山等难以利用的土地126.6 km^2。

二、矿产资源

临桂区已发现或探明的金属矿产有铜、铅、锌、赤铁、褐铁、锑、汞、锰、黄金、镉、铀等。其中，铜矿主要分布在茶洞镇、南边山镇，铅、锌矿主要分布在宛田瑶族乡、黄沙瑶族乡、中庸镇、茶洞镇、两江镇、临桂镇、会仙镇、南边山镇，赤铁矿主要分布在宛田瑶族乡、五通镇、茶洞镇、四塘镇、六塘镇，褐铁矿主要分布在四塘镇、会仙镇，镉、锰矿主要分布在会仙镇，锑矿主要分布在五通镇、四塘镇，汞矿主要分布在两江镇，黄金矿主要分布在宛田瑶族乡、黄沙瑶族乡、中庸镇、五通镇、南边山镇，铀矿主要分布在茶洞镇。

非金属矿产有重晶石、毒重石、石灰岩、石英岩、方解石、白云岩、大理岩、磷、砂岩、煤、冰洲石、水晶石、腐殖酸、页岩、黏土、矿泉水等。其中，石灰石矿主要分布在茶洞镇、两江镇、临桂镇、四塘镇、会仙镇、六塘镇、南边山镇，白云岩矿主要分布在临桂镇、四塘镇，大理岩矿主要分布在五通镇、临桂镇、茶洞镇，砂岩矿主要分布在五通镇，煤矿主要分布在五通镇、临桂镇，石英石矿主要分布在宛田瑶族乡、黄沙瑶族乡、中庸镇、茶洞镇、南边山镇，方解石矿主要分布在会仙镇，磷矿主要分布在五通镇、两江镇、茶洞镇、六塘镇、南边山镇，页岩矿主要分布在临桂镇。铅、锌、褐铁、重晶石、白云岩、大理岩、石灰岩、黏土、矿泉水等均具有商业开采价值。

三、水资源

临桂区平均径流深1543.56 mm，年径变差系数为0.166，多年平均径流量108.29 m^3/s。当保证率等于50%时，水资源总量4.439×10^{10} m^3。其中，地下水储量9.44×10^{9} m^3，地表水储量3.495×10^{10} m^3。地面径流量3.357×10^{10} m^3，水利化还原水1.38×10^{9} m^3；当保证率等于75%时，水资源总量为3.521×10^{10} m^3；当保证率等于95%时，水资源总量为3.036×10^{10} m^3。水资源分布区域差异明显，例如以保证率等于50%计，西北部水资源总量1.035×10^{10} m^3，其中地面水8.16×10^{9} m^3，地下水2.19×10^{9} m^3，可供水5.9259×10^{7} m^3，该区域需水6.2861×10^{7} m^3，缺3.602×10^{6} m^3；义江流域水资源总

量1.973×10^{10} m^3，可供水2.18×10^9 m^3，实际需水2.52×10^9 m^3，缺水0.34×10^9 m^3；中部水资源总量7.22×10^9 m^3，可供水1.59×10^9 m^3，实际需水2.27×10^9 m^3，缺水0.68×10^9 m^3；大江流域水资源总量6.59×10^9 m^3，可供水1.57×10^9 m^3，实际需水1.72×10^9 m^3，缺水0.15×10^9 m^3；东南山地水资源总量为0.5×10^9 m^3，可供水2.6×10^6 m^3，实际需水2.9×10^6 m^3，缺水3万m^3。

四、植物资源

临桂区地处中亚热带常绿阔叶林地带，不仅植被类型复杂多样，而且组成种类丰富。植被类型主要有针叶林、落叶阔叶林、常绿落叶阔叶混交林、常绿阔叶林、竹林、灌木丛、草丛等。其中，森林植被建群种以松科、柏科、樟科、壳斗科、山茶科、冬青科、槭树科、安息香科、金缕梅科、榆科、胡桃科等种类为主。

临桂区已知的维管束植物有230科984属2183种，其中蕨类植物36科76属176种，裸子植物11科20属27种，双子叶植物183科888属1980种。许多种类经济价值较高，例如材用类有桂南木莲、深山含笑、红花八角、樟、肉桂、紫楠、檫木、银荷木、五列木、重阳木、楸枫、石楠、银合欢、围涎树、光皮桦、罗浮栲、栲树、苦槠、麻栎、乌冈栎、麻楝、苦楝、香椿、樟叶槭、南酸枣、黄连木、陀螺果、水冬瓜等；药用类有石松、蛇足石松、卷柏、翠云草、肾蕨、贯众、金毛狗脊、五味子、山木通、威灵仙、梅花草、六角莲、箭叶淫羊藿、十大功劳、南天竹、木防己、土细辛、草珊瑚、护心胆、黄花倒水莲、马齿苋、土人参、火炭母、虎杖、何首乌、扛板归、土牛膝、青箱、三白草、使君子、地榆、决明、穿破石、冬青、扶芳藤、盐肤木、朱砂根、紫金牛、羊乳、党参、萝芙木、白前、徐长卿、玉叶金花、鸡屎藤、茜草、钩

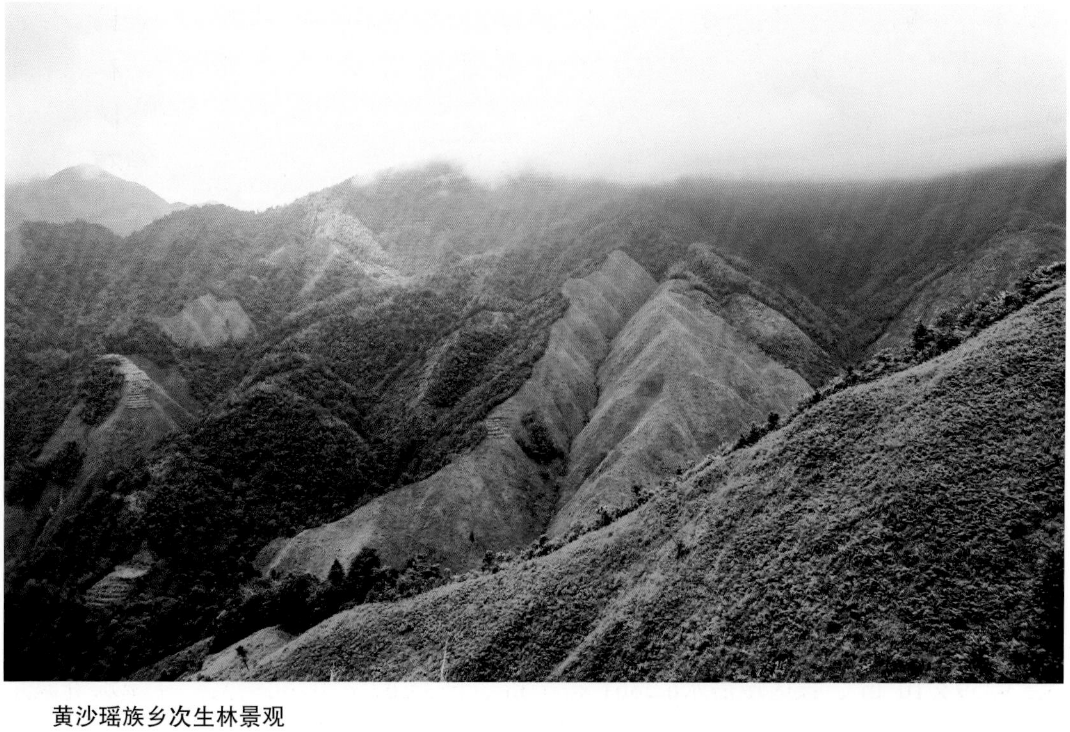

黄沙瑶族乡次生林景观

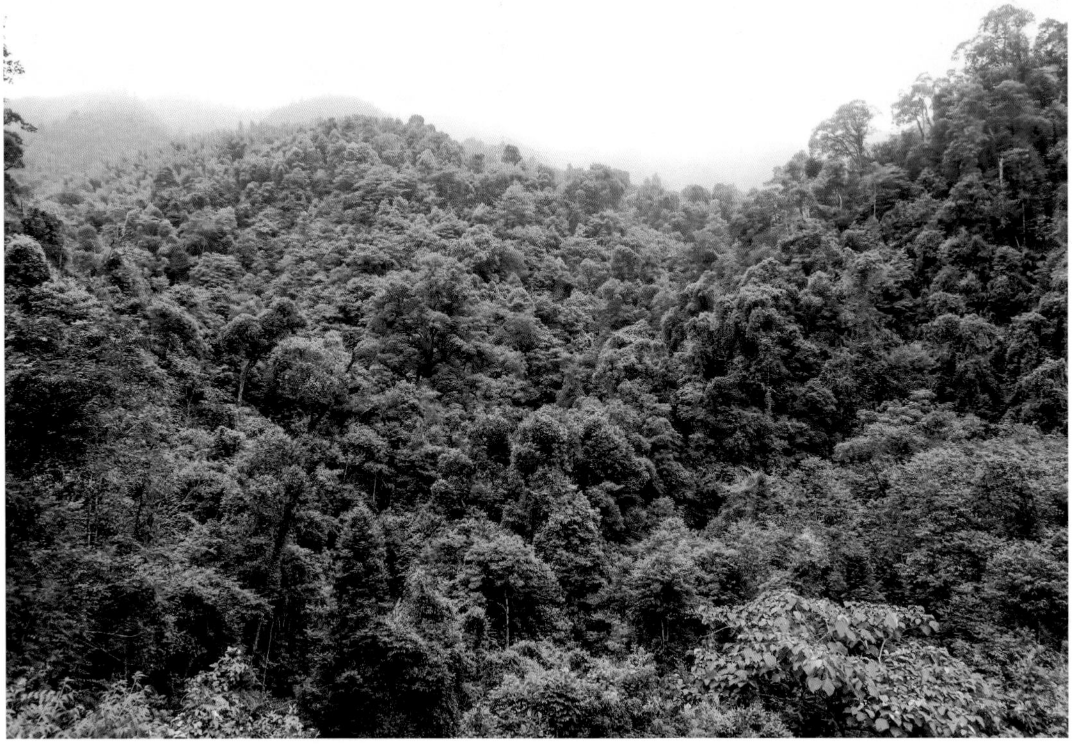

黄沙瑶族乡滩头村水源林区景观

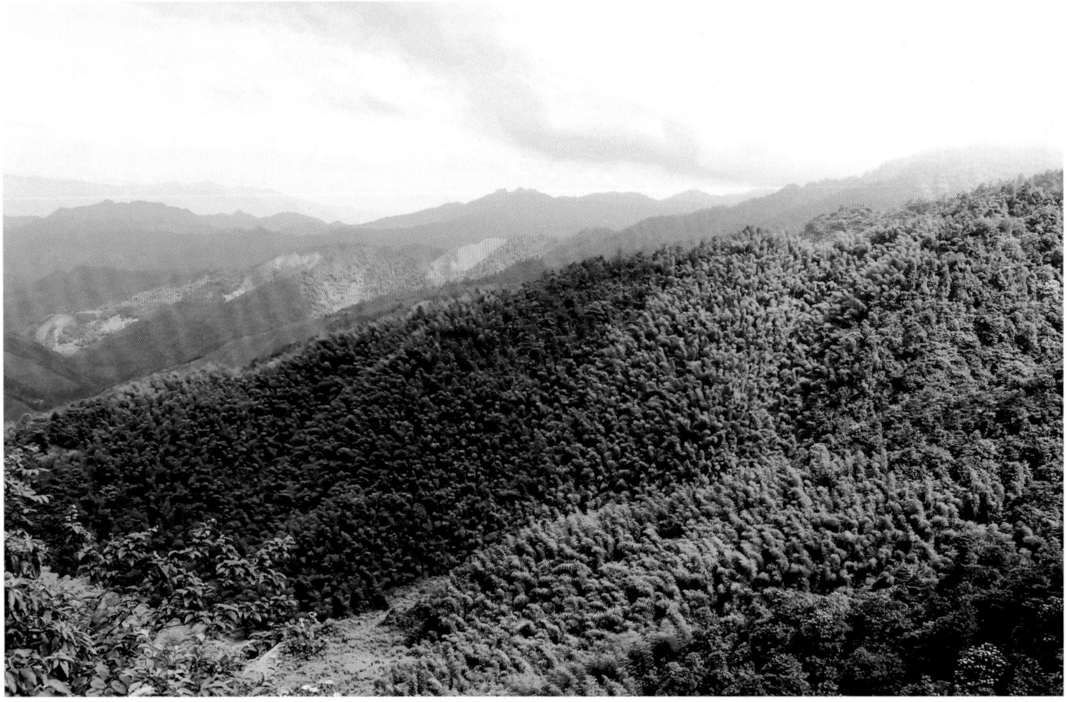

黄沙瑶族乡竹林景观

藤、绞股蓝、大血藤、金银花、接骨草、天名精、地胆草、一点红、千里光、车前草、半边莲、蚂蝗七、马鞭草、益母草、夏枯草、紫苏、半枝莲、韩信草、七叶一枝花、半夏、射干、香蒲、裂果薯、灯心草、香附子等；纤维类有木槿、白背黄花稔、地桃花、山黄麻、苎麻、构树、藤构、灯心草、萤蔺、水葱、短叶茳芏、棕榈、毛竹、类芦、芦竹、芦苇等；油料类有三尖杉、阴香、山胡椒、山桐子、柞木、宛田红花茶、油茶、厚皮香、油桐、千年桐、蓖麻、山毛榉、无患子、灯台树等；淀粉类有崖姜、狗脊、买麻藤、茅栗、大叶栎、烟斗柯、葛、野慈菇、菝葜、土伏苓、野芋、天南星、磨芋、百合、石蒜、大百部、薯蓣、薏苡等；芳香类有木姜子、山胡椒、假蒌、白簕、山小桔、九里香、枳壳、臭椿、芫荽、窃衣、山香圆、密蒙花、黄花蒿、茵陈蒿、野艾、五月艾、石荠苎、薄荷、罗勒、紫苏、菖蒲、石菖蒲、华山姜、闭鞘姜等；食用类有蕺菜、冷饭团、番石榴、桃金娘、野牡丹、三叶木通、京梨、猕猴桃、毛杨桃、山竹子、野山楂、粗叶悬钩子、茅莓、石灰树、杨梅、无花果、薜荔、枳椇、毛葡萄、香港四照花、积雪草、鸭儿芹、鼠曲草、野茼蒿、小花龙葵、狗肝菜等；饲用类有桑、喜旱莲子草、水蕴草、水鳖、黑藻、凤眼蓝、鸭舌草、大薸、浮萍、紫萍、看麦娘、竹节草、狗牙根、光头稗、鹅观草、李氏禾、斑茅、五节芒、糠稷、铺地黍、双穗雀稗、芦苇、卡开芦、长芒棒头草、甜根子草等；绿肥类有满江红、槐叶蘋、五刺金鱼藻、穗状狐尾藻、紫云英、石龙尾、牡荆、密刺苦草、苦草等；染料类有枫香、牡荆、冻绿、黄杞、南烛、君迁子、罗浮柿、山矾、马蓝、薯莨、姜黄、五月茶等；蜜源类有龙须藤、米碎花、细齿柃、金丝桃、小果冬青、勾儿茶、鸭脚木、粗糠柴、乌桕、圆叶乌桕、槐树、葎草、扬子毛茛、三白草、青葙等；观赏类有紫薇、海桐、秋海棠、木芙蓉、金樱子、含羞草、花榈木、野鸦椿、幌伞枫、杜鹃、小叶女贞、桂花、络石、夹竹桃、白马骨、珊瑚树、沿阶草、文殊兰、鸢尾等。

五、动物资源

临桂区野生动物种类丰富，现已知的脊椎动物有5纲29目89科206属311种。其中，兽类有竹鼠、鼬獾、大灵猫、华南兔、毛冠鹿、黄鼠狼、红腹松鼠、梅花鹿、黑家鼠、黄毛鼠、野猪等，鸟类有白头鹎、褐翅鸦鹃、椋鸟、褐头鹪莺、黑卷尾、乌鸦、画眉、竹鸡、白颈长尾雉、红嘴蓝鹊、金腰燕、雨燕、翠鸟等，两栖爬行类有黑斑蛙、棘胸蛙、棘腹蛙、玉斑蛇、眼镜蛇、灰鼠蛇、滑鼠蛇、尖吻蝮、竹叶青、沼蛙、泽蛙、虎纹蛙、花姬蛙、蜥蜴等。属于国家一级保护野生动物有黄腹角雉、白颈长尾雉、林麝、中华穿山甲、大灵猫、小灵猫等，属于国家二级保护野生动物虎纹蛙、大壁虎、大鲵、短尾猴、红腹锦鸡、白鹇等；属于广西重点保护野生动物有中华竹鼠、果子狸、环颈雉、红胸田鸡、棕腹啄木鸟、林八哥、喜鹊、大嘴乌鸦、乌梢蛇、百花锦蛇、金环蛇、银环蛇、眼镜蛇等。

第三章 人文资源概况

一、历史文化

临桂区秦属桂林郡，汉初属南越王国。西汉元鼎六年（公元前111年）原桂林郡北部置始安县，为今临桂区行政建置之始，县址在今桂林市区，隶属零陵郡，东汉改名始安侯国。三国吴甘露元年（265年）复置始安县，同时分零陵郡南部置始安郡，始安县为其辖地。晋始安县隶属沿袭不变。南朝宋梁天监六年（507年）在苍梧、郁林设桂州，始安县属桂州管辖。隋大业三年（607年）桂州被撤复置始安郡，始安县属之。唐至德二年（757年）始安县改为临桂县，此为临桂县得名之始。五代至清，临桂县名一直未变。民国元年（1912年），临桂县被撤销，直属桂林府辖。民国二年（1913年）撤桂林府，设桂林县。民国二十九年（1941年）1月从桂林县划出城区及近郊灵川县小部分成立桂林市，并改桂林县为临桂县。1949年11月22日，临桂县解放，隶属桂林行政区专员公署（简称“桂林专区”，1971年改称“桂林地区”）。1954年6月，撤销灵

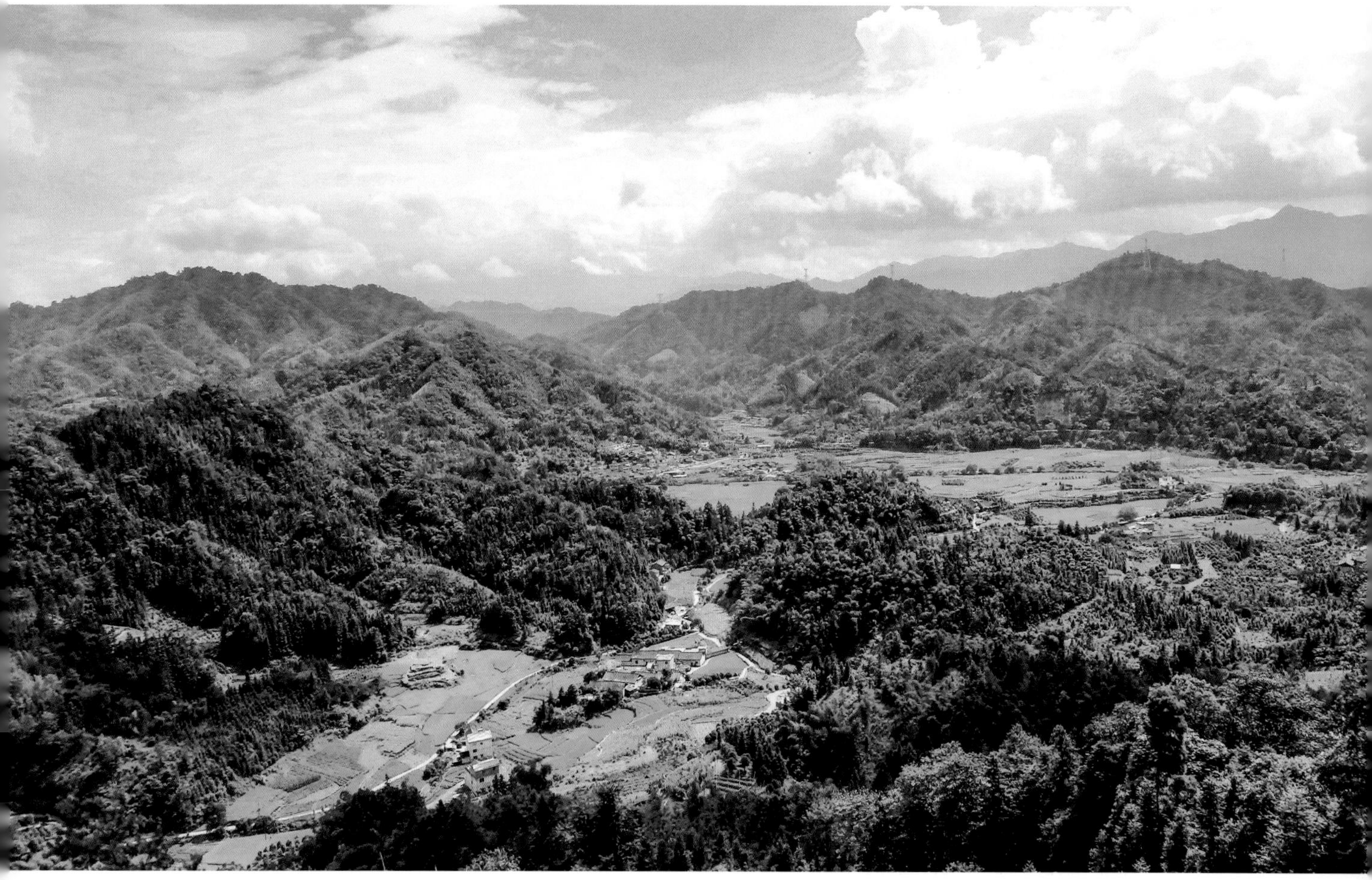

黄沙瑶族乡丘陵景观

川县，其行政区域并入临桂县。1961年6月，临桂县、灵川县分置。1983年10月，临桂县从桂林地区划归桂林市管辖。2013年1月，经国务院批准，临桂县撤县设区；2015年5月25日，临桂区正式挂牌成立，目前是桂林市人民政府驻地。

临桂历史悠久，人文底蕴深厚。距今约3万年前，境内已有先民居住。从西汉元鼎六年（公元前111年）置始安县起，至今历时2100多年。从三国到清末，临桂长期为郡、州、路、府的治所，故有“桂郡首邑”之称，为历代当政者所重视。临桂人杰地灵，人才辈出，是全国有名的“状元之乡”“将军之乡”“冠军之乡”。在封建科举时代，广西共出过9名状元，其中有5名出自临桂，曾有“一县八进士，三科两状元”的美誉，科举时代最后一个“三元及第”者陈继昌，就是清代名臣陈宏谋的玄孙。从民国至今，共有中国人民解放军副总参谋长李天佑上将等50多位将军。在1996年亚特兰大第26届奥运会上，临桂健儿唐灵生和肖建刚分获59公斤级和64公斤级举重金牌和铜牌；在2004年雅典第28届奥运会上，临桂运动员李婷与队友夺得女子双人10米跳台冠军。

二、民俗文化

临桂区世居壮、汉、瑶、回、苗、侗等民族。千百年来，各民族在嫁娶、礼仪、祭祀、衣食住行、四时节令等方面形成了众多各具特色的习俗，并代代相传。然而，由于各民族长期杂居，一些习俗互相影响、渗透，趋于一致，但也有一些习俗保留至今。例如，在元宵节这一天，会仙镇、六塘镇一带至今还流行舞草龙的习俗，乡民唱着“正月十五要龙灯，草龙来到你家门；恭喜老少人添寿，预祝五谷又丰登”，舞着长长的草龙，从村头到村尾逐家逐户拜年，许多村民尾随其后观看；农历六月初六，临桂镇各家各户要翻出收存的布料、冬衣以及为老人置办的寿衣、寿被等物，搬出家门，放在骄阳下晾晒，除霉灭菌，俗称“晒龙袍”；农历六月初六还有晒书的习俗。每年农历正月二十是瑶族同胞的禁风节，宛田瑶族乡庙坪方圆几十里的瑶族同胞在这一天纷纷走出村寨，齐聚庙坪圩，唱山歌、舞狮、摆龙、唱彩调等，青年男女则在这天物色对象。农历十月十六为盘王节，是临桂区瑶族纪念祖先的盛大传统节日。宛田瑶族乡、黄沙瑶族乡至今在丰收之年仍要还“盘王愿”；按照传统习俗，每个瑶族男性一生中必须进行一次还“盘王愿”仪式，祭盘王、唱盘王歌、跳盘王舞等。

三、民族植物学

临桂区生态环境优越，拥有丰富的植物资源和物种多样性，民族民间应用植物的历史由来已久，蕴含着丰富的传统民族植物学知识。例如，将蕺菜、一点红、野茼蒿、高粱泡、小花龙葵、鸭儿芹等作为蔬菜食用，用艾叶、鼠曲草制作粑粑，用枫香、黄荆、密蒙花等制作五色糯米饭，用蛇葡萄制作藤茶等。在药用植物方面，挖掘民族民间医药传统文化、药用植物功效、药用植物种类和民族药用植物学知识，可为当地民族植物资源合理开发利用提供科学依据。表3-1为走访记录得到的临桂区部分药用植物民间利用情况。

表3-1 临桂区部分药用植物民间利用情况

药材	利用地区和民族	药用部位	配伍加工方法	主治功效
阴地蕨	宛田瑶族乡、黄沙瑶族乡，瑶族	全草	鲜用或晒干，取10~30 g，配猪脑1个，蒸食	治头晕目眩
骨碎补	会仙镇，壮族	根及根茎	晒干，取8~12 g，捣碎，配山茶油，外用	治锈铁伤、拔脓、消肿
半枫荷	宛田瑶族乡，瑶族	根	晒干，泡酒或煮水，内服	祛湿、活血消肿
杜仲	宛田瑶族乡，瑶族	皮	晒干，取适量煲水，内服	生筋、补肾、治跌打损伤
扁藤	宛田瑶族乡，瑶族	根	切片晒干，取30~50 g，煲水，内服	补血、祛瘀、治胃痛
龙眼根	宛田瑶族乡，瑶族	根	切片晒干，外用	祛湿、治风湿关节炎
龙眼叶	宛田瑶族乡，瑶族	叶	泡酒，加醋，外用	清热解毒、防过敏
五加皮	宛田瑶族乡，瑶族	皮	取鲜叶80~100 g，捣烂，外敷	活血祛瘀、治跌打损伤
曼陀罗子	宛田瑶族乡，瑶族	果实、种子	泡药酒，外用	镇静、镇痛、接骨、麻醉
颠茄草	宛田瑶族乡，瑶族	全草	与鸡仔煲水，外用	消肿止痛
小驳骨	宛田瑶族乡，瑶族	根	取50~100 g，切碎用酒炒，外用	活血祛瘀、接骨、治跌打损伤
广石豆兰	宛田瑶族乡，瑶族	全草	取80~120 g，外用	消炎、退凉
花椒	宛田瑶族乡，瑶族	果实和种子	晒干，取90~110 g，用2.5 kg白酒炮制，内服	活血化瘀、治跌打损伤
薄荷	宛田瑶族乡，瑶族	全草	薄荷15 g、金银花15 g、香茅15 g、麦冬15 g、蕺菜15 g等，熬水内服	止咳化痰、治气管炎

第四章 社会经济条件

一、人口概况

根据第七次全国人口普查数据，2020年临桂区常住人口55.51万人，与2010年第六次全国人口普查的44.4万人相比，增长25.03%，年平均增长率2.26%。其中，男性人口为281516人，占常住人口的50.71%；女性人口为273593人，占常住人口的49.29%；城镇人口为31.88万人，占常住人口的57.43%，乡村人口为23.63万人，占常住人口的42.57%，与2010年第六次全国人口普查相比，城镇人口增加19.95万人，乡村人口减少8.84万人，城镇人口比重上升30.55个百分点。

二、经济概况

近年来，临桂区坚持以习近平新时代中国特色社会主义思想为指导，认真贯彻落实党的十八大、十九大和十九届历次全会精神，以中央、自治区、桂林市的部署要求，牢牢把握建设桂林国际旅游胜地的机遇，以提高经济质量和效益为中心，以推动工业新型化、农业现代化、旅游国际化、城市生态化和城乡洁净化“五化”互动为抓手，稳中求进，开拓创新，加快推进“五个临桂”建设，经济社会持续健康发展，综合经济实力跻身广西前列。2019年，临桂区生产总值总量达到191.95亿元，三次产业占地区生产总值的比重分别为20.7%、27.0%、52.3%，第三产业增加值总量达到100亿元，占比超过50%。2020年，临桂区生产总值达到231.43亿元，比2019年增长5.2%；其中，第一产业增加值43.15亿元，第二产业增加值70.74亿元，第三产业增加值117.54亿元，三次产业增加值占地区生产总值的比重分别为18.6%、30.6%和50.8%。2021年，临桂区生产总值达到254.79亿元，比2020年增长6.8%，其中第一产业增加值51.54亿元、第二产业增加值81.01亿元、第三产业增加值122.24亿元，三次产业增加值占地区生产总值的比重分别为20.23%、31.79%和47.98%。

（一）工业高质量发展

临桂区工业发展方向是壮大发展先进装备制造、电子信息、生物医药、生态食品、建材业、农副产品加工业六大重点产业。配合桂林经济技术开发区建设，聚焦优势产业和新兴产业，着力强龙头、补链条、聚集群，重点依托华为技术有限公司、深圳长城开发科技股份有限公司、桂林三金药业股份有限公司、桂林莱茵生物科技股份有限公司等企业，吸引关联配套企业集聚发展，打造电子信息、智能制造、生物医药及健康食品等特色优势产业链，推动产业迈向价值链中高端。同时，加强园区基础设施建设，培育壮大秧塘、鲁山、会仙、乐和等重点工业园。实施“抓大壮小扶微”工程，对工业企业进行奖励，鼓励企业上项目、上规模。2020年，临桂区全部工业增加值比2019年增长16.8%，其中规模以上工业增加值增长29.3%，制造业增加值增长31%，电力、热力、燃气及水的生产和供应业增加值增长9.1%，电气机械和器材制造业增长25.8%。2021年，临桂区全部工业增加值比2020年增长7.1%，其中规模以上工业增加值增长7.3%、轻工业增加值增长11.8%、重工业增长4.8%、汽车制造业增长6.6%。

（二）现代农业稳步发展

为了推进绿色环保发展、特色发展，临桂区布局“四区三经济带四示范基地”大力发展现代农业。通过实施优粮、优果和“菜篮子”工程，抓好15个百亩粮食高产示范点和3个万亩粮食绿色高质高效创建示范基地建设，打造了3条特色柑橘产业示范带、9个特色优质水果产业示范点，新增水果种植面积1万亩，建立常年蔬菜基地7450亩，建成4个常年蔬菜冷链配送基地。扎实推进现代特色农业核心示范区建设，已建成自治区级示范区2个、市级示范区2个、县级示范区3个、乡级示范园15个、村级示范点60个，获评国家级农业产业化重点龙头企业2家、自治区级1家、市级12家。生猪、家禽两大基础产业稳步发展，2014年以来生猪年出栏量超过40万头，家禽出笼量保持全市领先地位。通过大力实施农机购置补贴惠农政策，农业耕种收机械化水平达70%，荣获全国“平安农机”示范区称号。

（三）第三产业快速发展

为了促进第三产业发展提速提质，进一步提高第三产业比重和对经济增长的贡献率，临桂区深入实施“旅游+”战略，大力发展智慧旅游，推动旅游与相关产业融合发展。同时，加快传统服务业转型升级，优化服务业结构。积极发展现代物流业，着力引进一批跨区域大型物流企业，重点抓好中辰物流园、申通物流园、通达物流园等建设。旅游、商业、仓储物流、酒店餐饮和休闲娱乐业呈现快速提升态势。2018年，接待游客300.36万人，旅游总收入27.44亿元，分别增长55.8%和68%；红溪景区和抱璞文化展示中心分别被评为国家AAAA、AAA级景区。电信业务总量增长222.3%。金融机构人民币存贷款余额增长22%。公路客货运周转量增长9%。邮政业务总量增长28.9%。商品房销售面积增长15.6%。预计完成第三产业增加值69.32亿元，增长15%，第三产业占GDP比重为40.8%，对经济增长的贡献率达66.2%。

三、城乡建设

“桂林新中心”初步形成。2018年，实施新区建设项目123个，完成投资86亿元，“七纵九横”主干路网和“山环水绕”山水新城格局基本成型。学校、医院、市场等功能配套不断完善，绿化美化净化亮化水平全面提高，产业吸纳力、人口聚集力和形象展现力实现新提升，“桂林新中心”的地位进一步凸显。桂林中学临桂校区、桂林医学院临桂校区、桂林师范高等专科学校临桂校区、建设大厦、金融大厦、新城商务大厦等项目建成投入使用。新区环城水系全线贯通，路网框架基本形成，万福路桥等5座桥梁、沙塘大道等城市主干道实现通车。桂林国际会展中心、兴桂园、北区水系、市纪检监察基地、枫林市场、翻山底市场、宏谋市场等项目加快推进，学府路等5条道路初步成型。碧桂园集团、新城控股集团、万达集团等知名企业项目进驻新区。完成机场路以北片区、兰塘河以南片区、秧塘片区3个控制性规划编制，推进市政基础设施、公共服务设施、道路交通及环卫设施等6个专项规划编制，修编并实施临桂区规划管理技术规定，临桂新区规划展示馆正式启用。征地拆迁安置投入2.5亿元，拆迁房屋面积5.2×10^4 m^2，征地692亩，迁坟5500座，拆除“两违”建筑面积1.03×10^5 m^2。老城区改造全力推进奥园南路、新龙路二期、秧二路、经六路等20个市政道路项目建设，完善城区路网体系，改善交通条件。加快推进小律、翻山底村等4个原住民安置特色街区基础设施改造工程、人民路延长线道路绿化工程等4个绿化提升工程，以及奥园南路排洪箱涵、会元路至虎山路片区雨水管道等4个排水管网建设工程，扎实开展城区“黑臭水体”治理。新型城镇化示范乡镇建设得到自治区成立60周年中央慰问团高度肯定，五通镇百镇建设示范工程和示范镇建设扎实推进，全区示范乡镇总数达9个。深入开展“产业富民、服务惠民、基础便民”专项活动，创建宜居乡村示范村8个、提升21个，改厨改厕各5000户、改圈178户。农村基本实现“村村通水泥路，屯屯巷道硬化”。

四、生态文明

临桂区坚持生态立区，强化保护治理，生态环境持续改善，生态文明建设深入推进。积极培育生态工业、生态农业、生态服务业，逐步构建生态产业链。发展循环

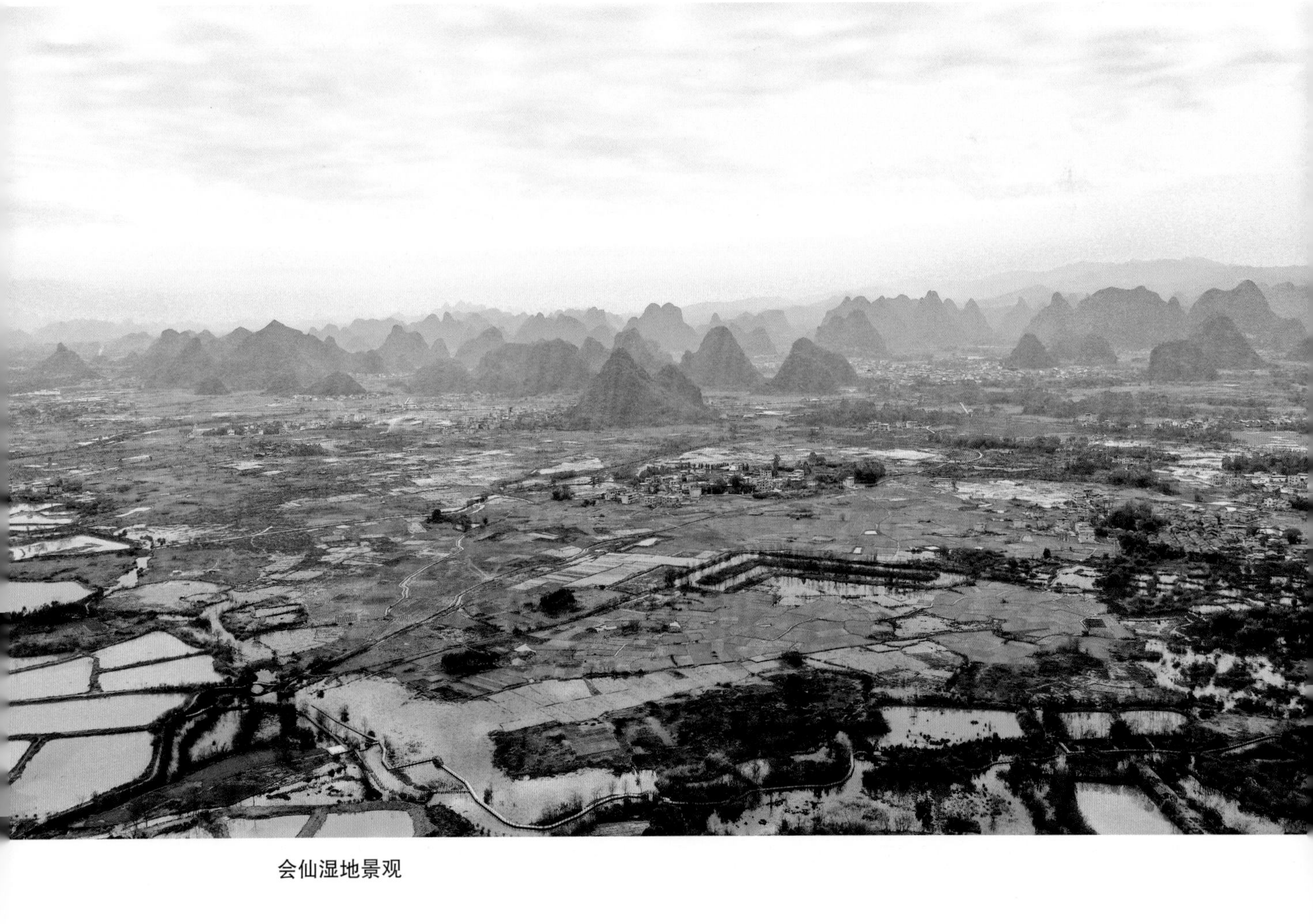

会仙湿地景观

经济和清洁生产，加快传统产业和产业园区生态化改造，主动淘汰落后产能和高耗能、高污染企业。对环境保护突出问题开展集中整治行动，严控大气污染，加强建筑工地、道路扬尘治理。例如，2018年对23家环境违法企业立案调查，对15家砖厂、10家采石场、11家混凝土搅拌企业进行约谈和现场检查。加强对义江、太平河、古桂柳运河、桃花江临桂段、大江水库、金陵水库和新区水系的水质监测，严格保护饮用水水源地，水环境质量持续提升。严厉打击非法挖砂取土行为，立案查处4起非法采砂案。加强养殖污染治理，强制拆除中心城区禁养区养猪场38家，拆除违章建筑、场地消毒2.66×10^4 m^2，192个养殖场获自治区生态养殖星级认证。加强生活垃圾处理，收运、处理生活垃圾6×10^4 t。2017年，临桂区获首批“自治区级生态县（市、区）”称号。同时，加强森林资源保护管理，突出抓好林地保护，推进林业产业发展，新造林面积8269亩，林业产值3.15亿元，增长2.5%，森林覆盖率达62.1%，黄沙瑶族乡成为广西唯一入选中国森林文化小镇的乡镇。中庸镇、五通镇、茶洞镇被命名为“2016年度自治区级生态乡（镇）”，两江镇山口村和信果村、宛田瑶族乡瓮洲村、六塘镇小江村被命名为“2016年度自治区级生态村”，全区80%以上的建制村达到市级以上生态村建设标准并通过验收。中庸镇下峰村利用原有的古民居、古井、古榕等优势，通过大力改造，成为桂林市“五美乡村”样板。通过对住房进行立面改造，对村道进行硬化、绿化并安装太阳能路灯，修建村庄休闲活动小广场，修建村庄垃圾处理池并落实专职保洁员，对农户厨房、厕所和饲养家畜、家禽圈进行改造，村、屯面貌焕然一新，涌现出诸如六塘镇峦山底、会仙镇毛家、四塘镇岩口、中庸镇泗林、宛田瑶族乡瓮洲等一批高标准示范村。

第五章 药用资源多样性

一、药用植物资源

（一）野生药用植物

1. 种类组成

临桂区野生药用植物种类较多，现已知的有2005种（包括亚种、变种），隶属222科907属。其中，蕨类植物151种，隶属38科71属，科、属、种分别占总数的17.12%、7.83%、7.53%；裸子植物22种，隶属9科17属，科、属、种分别占总数的4.05%、1.87%、1.10%；被子植物1832种，隶属175科819属，科、属、种分别占总数的78.83%、90.30%、91.37%，即被子植物的药用种类占绝对优势（表5-1）。

表5-1 临桂区药用植物分类群数量统计

分类群	科	占总科数比例（%）	属	占总属数比例（%）	种	占总种数比例（%）
蕨类植物	38	17.12	71	7.83	151	7.53
裸子植物	9	4.05	17	1.87	22	1.10
被子植物	175	78.83	819	90.30	1832	91.37
合计	222	100	907	100	2005	100

2. 分布特点

临桂区在植被地理上属于常绿阔叶林区，在中药区划上位于西南北亚热带、中亚热带野生、家生中药区范围。根据海拔、地形、土壤、水热条件、区系等的差异，临桂区药用植物地理分布可分为4个类型：①临桂西北部山地药用植物区，主要包括黄沙瑶族乡等地区，以毛茛科、紫金牛科、五加科、兰科等药用植物居多，七叶一枝花、蛇足石杉、八角莲、独蒜兰等多分布在这一地区；②临桂中西部药用植物区，主要包括茶洞镇、两江镇、五通镇、中庸镇等大部分地区，是罗汉果、广金钱草、千斤拔等药材的主要种植地区；③临桂东北部药用植物区，主要包括宛田瑶族乡等，本区的野生药用植物资源十分丰富，分布较多的有血水草、紫珠、朱砂根、草珊瑚、金毛狗、贯众等；④临桂南部石山药用植物区，主要包括南边山镇、会仙镇等部分地区，常见的药用植物有威灵仙、大百部、阴行草、一枝黄花、檵木、菟丝子等。

3. 资源量

临桂区野生药用植物资源丰富，为了科学、合理开发药用植物资源，需要掌握野生药用植物的蕴藏量，以保障其可持续性利用。表5-2为临桂区部分野生药用植物的蕴藏量。

表5-2 临桂区部分野生药用植物的蕴藏量

药材名	种名	蕴藏量（t）	药材名	种名	蕴藏量（t）
天南星	天南星	4.76	钩藤	钩藤	60
常山	常山	6	虎杖	虎杖	350
紫萁贯众	紫萁	950	五味子	南五味子	190
肿节风	草珊瑚	620	贯众	贯众	24
杠板归	杠板归	50	枫香脂	枫香树	30
毕澄茄	山鸡椒	450	苦楝皮	楝	41
狗脊	金毛狗	562	淡竹叶	淡竹叶	25
菝葜	菝葜	310	千里光	千里光	253
功劳木	阔叶十大功劳	42	瓦韦	瓦韦	145

（二）栽培药用植物

1. 栽培种类

临桂区已知可供药用的栽培植物有227种，隶属79科179属，它们可大致划分为三大类：一是当地居民为了便于使用而在房前屋后零星栽培的，如草胡椒、赤胫散、虎杖、党参、十大功劳、木鳖子、朱砂根、萝芙木、鳢肠、活血丹等；二是作为材用、食用、观赏等用途，但因其具有防治疾病功能而也被药用的，如苏铁、马尾松、银杏、樟、八角、紫茉莉、木芙蓉、秋枫、枇杷、枫香树、杨梅、桑、枳椇、柿、豆瓣菜、荸荠、菰等；三是作为市场交易中药材而栽培的，如蕺菜、南方红豆杉、厚朴、杜仲、黑老虎、草珊瑚、绞股蓝、栝楼、罗汉果、千斤拔、金银花、葛、扶芳藤、吴茱萸、铁皮石斛等。其中，专门栽培作为药用的有40种，隶属31科39属。可供药用的栽培植物中，按生活型划分，乔木有70种，灌木有42种，亚灌木有2种，藤本有16种，草本有97种；按药用部位划分，全草有28种，根有15种，茎有2种，地下茎有12种，枝叶有4种，叶有6种，花有5种，果实有23种，种子有17种，皮有10种，两种以上部位有103种，其他有2种。这些药用植物多数种类也有野生分布。

2. 栽培历史

根据清代《义宁县志》和《临桂县志》记载，临桂区栽培的果树有柑橘、金柑、金橘、佛手、柠檬、沙梨、橄榄、桃、杨梅、栗、黄皮、柿、枇杷等，其中的一些种类也供药用。罗汉果是广西特产药用植物，主产于永福、临桂、龙胜等地，最早记载于清光绪十一年（1885年）编的《重刊永宁州志》上，而其药性最早记载见于清光绪三十一年（1905年）编的《重刊临桂县志》。临桂罗汉果从野生到人工栽培已有200多年历史，主要品种有冬瓜果、地藕果、马铃果、茶山果、红毛果、拉江果、青皮果等，以茶洞镇、宛田瑶族乡、黄沙瑶族乡的栽培面积最大，五通镇、两江镇、六塘镇、南边山镇等地也有栽培。其中，茶洞镇是广西罗汉果的发源地之一，栽培历史久，面积大，数量多，质量上乘，故茶洞罗汉果最负盛名。荸荠，即马蹄，早在唐代末年四塘镇车埠和南岸两村就已开始种植，以个大无渣而远销海外。旧志记载："荸荠一名乌芋，生水田中，临桂产者佳。"

3. 栽培现状

临桂区近年来依托中药材种植合作社、中药材种植基地大力推广中药材种植。其中栽培药用植物主要包括罗汉果、百香果、广金钱草、 黄精、玉竹、葛、佛手、千斤拔、栝楼、铁皮石斛、灵芝等。罗汉果是桂林市特有的药食两用名贵中药材，具有广阔市场前景，近年来临桂区不断扩大罗汉果种植面积，更把罗汉果种植与乡村振兴相结合，加速罗汉果产业发展。据统计，2021年临桂区罗汉果种植面积达3.8万亩，产值约3亿元。除了罗汉果，百香果、百合、玉竹、黄精、灵芝等也是近年来主要栽种的中药材，如2022年，仅黄沙乡种植的百香果面积达1497亩；宛田乡陶善村种植的百合面积达200亩，黄精面积50亩；宛田乡平水村种植的灵芝面积30亩；五通镇西山村种植的铁皮石斛面积10亩等。

（三）珍稀濒危和特有药用植物

1. 珍稀濒危物种

由于中药材市场需求量急剧增加以及人们对合理开发利用野生药用植物资源认识的不足，巨大的经济利益驱使当地居民过度采挖，导致当地相关物种的野生种质资源量锐减，同时也给药用植物资源及其多样性保护带来了极大的威胁。在临桂区，野生药用植物除了被过度采挖外，随着工农业和旅游业的快速发展，一些原始植被及其生态环境遭受人为干扰和破坏的程度日益增加。此外，速生桉、毛竹、果树等人工经济林的大面积种植以及不合理生产经营活动的开展，使一些野生药用植物数量锐减，甚至面临灭绝的危险。根据《濒危野生动植物物种国际贸易公约》（CITES）、《世界自然保护联盟濒危物种红色名录》（IUCN）以及IUCN物种红色名录标准在地区水平的应用指南（3.0版）、《国家重点保护野生植物名录》以及《广西壮族自治区第一批重点保护野生植物名录》，临桂区珍稀濒危野生药用植物有75种，隶属于24科50属。其中，蕨类植物有10种，裸子植物有7种，被子植物有58种；被列入濒危野生动植物物种国际贸易公约附录Ⅰ有1种、附录Ⅱ有37种，国家重点保护野生植物有47种，广西重点保护野生植物有28种（表5–3）。

表5–3 临桂区重点保护野生药用植物

序号	植物名	学名	科名	保护等级	CITES	濒危程度
1	蛇足石杉	*Huperzia serrata*	石杉科	国家二级		EN
2	金丝条马尾杉	*Phlegmariurus fargesii*	石杉科	国家二级		CR
3	闽浙马尾杉	*P. mingcheensis*	石杉科	国家二级		EN
4	马尾杉	*P. phlegmaria*	石杉科	国家二级		VU
5	福建观音座莲	*Angiopteris fokiensis*	观音座莲科	国家二级		LC
6	亨利原始观音座莲	*A. latipinna*	观音座莲科	国家二级		VU

续表

序号	植物名	学名	科名	保护等级	CITES	濒危程度
7	金毛狗	*Cibotium barometz*	蚌壳蕨科	国家二级	附录II	LC
8	大叶黑桫椤	*Alsophila gigantea*	桫椤科	国家二级	附录II	NT
9	桫椤	*A. pinulosa*	桫椤科	国家二级	附录II	NT
10	水蕨	*Ceratopteris thalictroides*	水蕨科	国家二级		EN
11	黄枝油杉	*Keteleeria davidiana* var. *calcarea*	松科	国家二级		EN
12	华南五针松	*Pinus kwangtungensis*	松科	国家二级		NT
13	福建柏	*Fokienia hodginsii*	柏科	国家二级		VU
14	短叶罗汉松	*Podocarpus macrophyllus* var. *maki*	罗汉松科	国家二级		VU
15	小叶罗汉松	*P. wangii*	罗汉松科	国家二级		EN
16	穗花杉	*Amentotaxus argotaenia*	红豆杉科	国家二级		VU
17	南方红豆杉	*Taxus wallichiana* var. *mairei*	红豆杉科	国家一级	附录II	VU
18	红花木莲	*Manglietia insignis*	木兰科	广西重点		VU
19	观光木	*Michelia odora*	木兰科	广西重点		VU
20	短萼黄连	*Coptis chinensis* var. *brevisepala*	毛茛科	国家二级		EN
21	小八角莲	*Dysosma difformis*	小檗科	国家二级		VU
22	六角莲	*D. pleiantha*	小檗科	国家二级		NT
23	八角莲	*D. versipellis*	小檗科	国家二级		VU
24	金耳环	*Asarum insigne*	马兜铃科	国家二级		VU
25	金荞麦	*Fagopyrum dibotrys*	蓼科	国家二级		LC
26	茶	*Camellia sinensis*	山茶科	国家二级		VU
27	软枣猕猴桃	*Actinidia arguta*	猕猴桃科	国家二级		LC
28	金花猕猴桃	*A. chrysantha*	猕猴桃科	国家二级		VU
29	条叶猕猴桃	*A. fortunatii*	猕猴桃科	国家二级		NT
30	野大豆	*Glycine soja*	蝶形花科	国家二级		LC
31	花榈木	*Ormosia henryi*	蝶形花科	国家二级		VU
32	红豆树	*O. hosiei*	蝶形花科	国家二级		EN
33	苍叶红豆	*O. semicastrata* f. *pallida*	蝶形花科	国家二级		NT
34	青檀	*Pteroceltis tatarinowii*	榆科	广西重点		NT
35	银鹊树	*Tapiscia sinensis*	省沽油科	国家二级		NT
36	青钱柳	*Cyclocarya paliurus*	胡桃科	广西重点		VU
37	马蹄参	*Diplopanax stachyanthus*	五加科	广西重点		NT
38	白辛树	*Pterostyrax psilophyllus*	安息香科	广西重点		NT
39	巴戟天	*Morinda officinalis*	茜草科	国家二级		VU
40	球药隔重楼	*Paris fargesii*	延龄草科	国家二级		EN
41	华重楼	*P. polyphylla* var. *chinensis*	延龄草科	国家二级		VU

续表

序号	植物名	学名	科名	保护等级	CITES	濒危程度
42	西南齿唇兰	*Anoectochilus elwesii*	兰科	广西重点	附录II	NT
43	花叶开唇兰	*A. roxburghii*	兰科	国家二级	附录II	EN
44	竹叶兰	*Arundina graminifolia*	兰科	广西重点	附录II	LC
45	梳帽卷瓣兰	*Bulbophyllum andersonii*	兰科	广西重点	附录II	LC
46	虾脊兰	*Calanthe discolor*	兰科	广西重点	附录II	NT
47	细花虾脊兰	*C. mannii*	兰科	广西重点	附录II	NT
48	镰萼虾脊兰	*C. puberula*	兰科	广西重点	附录II	NT
49	长距虾脊兰	*C. sylvatica*	兰科	广西重点	附录II	NT
50	黄兰	*Cephalantheropsis gracilis*	兰科	广西重点	附录II	VU
51	云南叉柱兰	*Cheirostylis yunnanensis*	兰科	广西重点	附录II	NT
52	多花兰	*Cymbidium floribundum*	兰科	国家二级	附录II	VU
53	春兰	*C. goeringii*	兰科	国家二级	附录II	VU
54	寒兰	*C. kanran*	兰科	国家二级	附录II	VU
55	兔耳兰	*C. lancifolium*	兰科	广西重点	附录II	NT
56	墨兰	*C. sinense*	兰科	国家二级	附录II	VU
57	串珠石斛	*Dendrobium falconeri*	兰科	国家二级	附录II	VU
58	重唇石斛	*D. hercoglossum*	兰科	国家二级	附录II	VU
59	细茎石斛	*D. moniliforme*	兰科	国家二级	附录II	EN
60	单叶厚唇兰	*Epigeneium fargesii*	兰科	广西重点	附录II	LC
61	马齿毛兰	*Eria szetschuanica*	兰科	广西重点	附录II	LC
62	坡参	*Habenaria linguella*	兰科	广西重点	附录II	NT
63	橙黄玉凤花	*H. rhodocheila*	兰科	广西重点	附录II	NT
64	叉唇角盘兰	*Herminium lanceum*	兰科	广西重点	附录II	NT
65	镰翅羊耳蒜	*Liparis bootanensis*	兰科	广西重点	附录II	NT
66	血叶兰	*L. discolor*	兰科	国家二级	附录II	VU
67	钗子股	*L. morsei*	兰科	广西重点	附录II	LC
68	硬叶兜兰	*Paphiopedilum micranthum*	兰科	国家二级	附录I	VU
69	阔蕊兰	*Peristylus goodyeroides*	兰科	广西重点	附录II	NT
70	细叶石仙桃	*Pholidota cantonensis*	兰科	广西重点	附录II	LC
71	石仙桃	*P. chinensis*	兰科	广西重点	附录II	NT
72	小舌唇兰	*Platanthera minor*	兰科	广西重点	附录II	NT
73	独蒜兰	*Pleione bulbocodioides*	兰科	国家二级	附录II	VU
74	毛唇独蒜兰	*P. hookeriana*	兰科	国家二级	附录II	VU
75	绶草	*Spiranthes sinensis*	兰科	广西重点	附录II	DD

2. 特有物种

临桂区野生药用植物中，中国特有种有424种，其中广西特有种有10种（表5–4）。

表5–4　临桂区的特有野生药用植物

序号	植物名	拉丁学名	科名	特有程度
1	黄枝油杉	*Keteleeria davidiana* var. *calcarea*	松科	中国特有
2	小叶罗汉松	*Podocarpus wangii*	罗汉松科	中国特有
3	阔瓣含笑	*Michelia cavaleriei* var. *platypetala*	木兰科	中国特有
4	紫花含笑	*M. crassipes*	木兰科	中国特有
5	深山含笑	*M. maudiae*	木兰科	中国特有
6	红花八角	*Illicium dunnianum*	八角科	中国特有
7	假地枫皮	*I. jiadifengpi*	八角科	中国特有
8	小花八角	*I. micranthum*	八角科	中国特有
9	南五味子	*Kadsura longipedunculata*	五味子科	中国特有
10	绿叶五味子	*Schisandra arisanensis* subsp. *viridis*	五味子科	中国特有
11	东南五味子	*S. henryi* subsp. *marginalis*	五味子科	中国特有
12	毛叶五味子	*S. pubescens*	五味子科	中国特有
13	华中五味子	*S. sphenanthera*	五味子科	中国特有
14	长柄瓜馥木	*Fissistigma oldhamii*	番荔枝科	中国特有
15	毛桂	*Cinnamomum appelianum*	樟科	中国特有
16	川桂	*C. wilsonii*	樟科	中国特有
17	黑壳楠	*Lindera megaphylla*	樟科	中国特有
18	香粉叶	*L. pulcherrima* var. *attenuata*	樟科	中国特有
19	山橿	*L. reflexa*	樟科	中国特有
20	毛豹皮樟	*L. coreana* var. *lanuginosa*	樟科	中国特有
21	木姜子	*L. pungens*	樟科	中国特有
22	宜昌润楠	*Machilus ichangensis*	樟科	中国特有
23	薄叶润楠	*M. leptophylla*	樟科	中国特有
24	建润楠	*M. oreophila*	樟科	中国特有
25	鸭公树	*Neolitsea chui*	樟科	中国特有
26	大叶新木姜子	*N. levinei*	樟科	中国特有
27	檫木	*Sassafras tzumu*	樟科	中国特有
28	打破碗花花	*Anemone hupehensis*	毛茛科	中国特有
29	钝齿铁线莲	*Clematis apiifolia* var. *argentilucida*	毛茛科	中国特有
30	大花威灵仙	*C. courtoisii*	毛茛科	中国特有
31	山木通	*C. finetiana*	毛茛科	中国特有
32	湘桂铁线莲	*C. florida*	毛茛科	中国特有
33	单叶铁线莲	*C. henryi*	毛茛科	中国特有
34	杨子铁线莲	*C. puberula* var. *ganpiniana*	毛茛科	中国特有
35	毛果扬子铁线莲	*C. puberula* var. *tenuisepala*	毛茛科	中国特有
36	短萼黄连	*Coptis chinensis* var. *brevisepala*	毛茛科	中国特有

续表

序号	植物名	拉丁学名	科名	特有程度
37	蕨叶人字果	*Dichocarpum dalzielii*	毛茛科	中国特有
38	尖叶唐松草	*Thalictrum acutifolium*	毛茛科	中国特有
39	盾叶唐松草	*T. ichangense*	毛茛科	中国特有
40	南岭小檗	*Berberis impedita*	小檗科	中国特有
41	豪猪刺	*B. julianae*	小檗科	中国特有
42	六角莲	*Dysosma pleiantha*	小檗科	中国特有
43	八角莲	*D. versipellis*	小檗科	中国特有
44	三枝九叶草	*Epimedium sagittatum*	小檗科	中国特有
45	阔叶十大功劳	*Mahonia bealei*	小檗科	中国特有
46	小果十大功劳	*M. bodinieri*	小檗科	中国特有
47	短序十大功劳	*M. breviracema*	小檗科	广西特有
48	白木通	*Akebia trifoliata* subsp. *australis*	木通科	中国特有
49	野木瓜	*Stauntonia chinensis*	木通科	中国特有
50	钝药野木瓜	*S. obovata*	木通科	中国特有
51	尾叶那藤	*S. obovatifoliola* subsp. *urophylla*	木通科	中国特有
52	轮环藤	*Cyclea racemosa*	防己科	中国特有
53	四川轮环藤	*C. sutchuenensis*	防己科	中国特有
54	金线吊乌龟	*Stephania cephalantha*	防己科	中国特有
55	血散薯	*S. dielsiana*	防己科	中国特有
56	地不容	*S. epigaea*	防己科	中国特有
57	金耳环	*Asarum insigne*	马兜铃科	中国特有
58	慈姑叶细辛	*A. sagittarioides*	马兜铃科	广西特有
59	五岭细辛	*A. wulingense*	马兜铃科	中国特有
60	山蒟	*Piper hancei*	胡椒科	中国特有
61	丝穗金粟兰	*Chloranthus fortunei*	金粟兰科	中国特有
62	多穗金粟兰	*C. multistachys*	金粟兰科	中国特有
63	四川金粟兰	*C. sessilifolius*	金粟兰科	中国特有
64	血水草	*Eomecon chionantha*	罂粟科	中国特有
65	柔毛堇菜	*Viola fargesii*	堇菜科	中国特有
66	三角叶堇菜	*V. triangulifolia*	堇菜科	中国特有
67	黄花倒水莲	*Polygala fallax*	远志科	中国特有
68	香港远志	*P. hongkongensis* var. *hongkongensis*	远志科	中国特有
69	狭叶远志	*P. hongkongensis* var. *stenophylla*	远志科	中国特有
70	曲江远志	*P. koi*	远志科	中国特有
71	凹叶景天	*Sedum emarginatum*	景天科	中国特有
72	大叶金腰	*Chrysosplenium macrophyllum*	虎耳草科	中国特有
73	大卫梅花草	*Parnassia davidii*	虎耳草科	中国特有
74	鹤草	*Silene fortunei*	石竹科	中国特有
75	巫山繁缕	*Stellaria wushanensis*	石竹科	中国特有
76	窄叶火炭母	*Polygonum chinense* var. *paradoxum*	蓼科	中国特有

续表

序号	植物名	拉丁学名	科名	特有程度
77	蓼子草	*P. criopolitanum*	蓼科	中国特有
78	大箭叶蓼	*P. darrisii*	蓼科	中国特有
79	愉悦蓼	*P. jucundum*	蓼科	中国特有
80	赤胫散	*P. runcinatum* var. *sinense*	蓼科	中国特有
81	黄金凤	*Impatiens siculifer*	凤仙花科	中国特有
82	毛瑞香	*Daphne kiusiana* var. *atrocaulis*	瑞香科	中国特有
83	北江荛花	*Wikstroemia monnula*	瑞香科	中国特有
84	网脉山龙眼	*Helicia reticulata*	山龙眼科	中国特有
85	短萼海桐	*Pittosporum brevicalyx*	海桐花科	中国特有
86	狭叶海桐	*P. glabratum* var. *neriifolium*	海桐花科	中国特有
87	卵果海桐	*P. lenticellatum*	海桐花科	中国特有
88	薄萼海桐	*P. leptosepalum*	海桐花科	中国特有
89	棱果海桐	*P. trigonocarpum*	海桐花科	中国特有
90	崖花子	*P. truncatum*	海桐花科	中国特有
91	蛇莲	*Hemsleya sphaerocarpa*	葫芦科	中国特有
92	罗汉果	*Siraitia grosvenorii*	葫芦科	中国特有
93	湘桂栝楼	*Trichosanthes hylonoma*	葫芦科	中国特有
94	长萼栝楼	*T. laceribractea*	葫芦科	中国特有
95	两广栝楼	*T. reticulinervis*	葫芦科	中国特有
96	中华栝楼	*T. rosthornii*	葫芦科	中国特有
97	歪叶秋海棠	*Begonia augustinei*	秋海棠科	中国特有
98	周裂秋海棠	*B. circumlobata*	秋海棠科	中国特有
99	紫背天葵	*B. fimbristipula*	秋海棠科	中国特有
100	川杨桐	*Adinandra bockiana*	山茶科	中国特有
101	心叶毛蕊茶	*Camellia cordifolia*	山茶科	中国特有
102	贵州连蕊茶	*C. costei*	山茶科	中国特有
103	连蕊茶	*C. cuspidata*	山茶科	中国特有
104	西南红山茶	*C. pitardii*	山茶科	中国特有
105	尖萼毛柃	*Eurya acutisepala*	山茶科	中国特有
106	翅柃	*E. alata*	山茶科	中国特有
107	米碎花	*E. chinensis*	山茶科	中国特有
108	凹脉柃	*E. impressinervis*	山茶科	中国特有
109	细枝柃	*E. loquaiana*	山茶科	中国特有
110	钝叶柃	*E. obtusifolia* var. *obtusifolia*	山茶科	中国特有
111	金叶柃	*E. obtusifolia* var. *aurea*	山茶科	中国特有
112	四角柃	*E. tetragonoclada*	山茶科	中国特有
113	尖萼厚皮香	*Ternstroemia luteoflora*	山茶科	中国特有
114	异色猕猴桃	*Actinidia callosa* var. *discolor*	猕猴桃科	中国特有
115	京梨猕猴桃	*A. callosa* var. *henryi*	猕猴桃科	中国特有
116	金花猕猴桃	*A. chrysantha*	猕猴桃科	中国特有

续表

序号	植物名	拉丁学名	科名	特有程度
117	柱果猕猴桃	*A. cylindrica*	猕猴桃科	广西特有
118	毛花猕猴桃	*A. eriantha*	猕猴桃科	中国特有
119	条叶猕猴桃	*A. fortunatii*	猕猴桃科	中国特有
120	黄毛猕猴桃	*A. fulvicoma*	猕猴桃科	中国特有
121	蒙自猕猴桃	*A. henryi*	猕猴桃科	中国特有
122	华南蒲桃	*Syzygium austrosinense*	桃金娘科	中国特有
123	少花柏拉木	*Blastus pauciflorus*	野牡丹科	中国特有
124	叶底红	*Bredia fordii*	野牡丹科	中国特有
125	谷木	*Memecylon ligustrifolium*	野牡丹科	中国特有
126	锦香草	*Phyllagathis cavaleriei*	野牡丹科	中国特有
127	肉穗草	*Sarcopyramis bodinieri*	野牡丹科	中国特有
128	扬子小连翘	*Hypericum faberi*	金丝桃科	中国特有
129	岭南山竹子	*Garcinia oblongifolia*	藤黄科	中国特有
130	富宁杜英	*Elaeocarpus duclouxii* var. *funingensis*	杜英科	中国特有
131	薄果猴欢喜	*Sloanea leptocarpa*	杜英科	中国特有
132	翻白叶树	*Pterospermum heterophyllum*	梧桐科	中国特有
133	粉苹婆	*Sterculia euosma*	梧桐科	中国特有
134	拔毒散	*Sida szechuensis*	锦葵科	中国特有
135	梵天花	*Urena procumbens*	锦葵科	中国特有
136	山麻杆	*Alchornea davidii*	大戟科	中国特有
137	绿背山麻杆	*A. trewioides* var. *sinica*	大戟科	中国特有
138	重阳木	*Bischofia polycarpa*	大戟科	中国特有
139	石山巴豆	*Croton euryphyllus*	大戟科	中国特有
140	假奓包叶	*Discocleidion rufescens*	大戟科	中国特有
141	黄背野桐	*Mallotus tenuifolius*	大戟科	中国特有
142	广东地构叶	*Speranskia cantonensis*	大戟科	中国特有
143	厚叶鼠刺	*Itea coriacea*	鼠刺科	中国特有
144	腺鼠刺	*I. glutinosa*	鼠刺科	中国特有
145	毛脉鼠刺	*I. indochinensis* var. *pubinervia*	鼠刺科	中国特有
146	粤西绣球	*Hydrangea kwangsiensis*	绣球花科	中国特有
147	临桂绣球	*H. linkweiensis*	绣球花科	中国特有
148	蜡莲绣球	*H. strigosa*	绣球花科	中国特有
149	星毛冠盖藤	*Pileostegia tomentella*	绣球花科	中国特有
150	华中樱桃	*Cerasus conradinae*	蔷薇科	中国特有
151	柔毛路边青	*Geum japonicum* var. *chinense*	蔷薇科	中国特有
152	湖北海棠	*Malus hupehensis*	蔷薇科	中国特有
153	中华绣线梅	*Neillia sinensis*	蔷薇科	中国特有
154	广西石楠	*Photinia kwangsiensis*	蔷薇科	广西特有
155	小叶石楠	*P. parvifolia*	蔷薇科	中国特有
156	光萼石楠	*P. villosa* var. *glabricalycina*	蔷薇科	中国特有

续表

序号	植物名	拉丁学名	科名	特有程度
157	庐山石楠	*P. villosa* var. *sinica*	蔷薇科	中国特有
158	全缘火棘	*Pyracantha atalantioides*	蔷薇科	中国特有
159	火棘	*P. fortuneana*	蔷薇科	中国特有
160	软条七蔷薇	*Rosa henryi*	蔷薇科	中国特有
161	台湾悬钩子	*Rubus formosensis*	蔷薇科	中国特有
162	华南悬钩子	*R. hanceanus*	蔷薇科	中国特有
163	白叶莓	*R. innominatus* var. *innominatus*	蔷薇科	中国特有
164	无腺白叶莓	*R. innominatus* var. *kuntzeanus*	蔷薇科	中国特有
165	棠叶悬钩子	*R. malifolius*	蔷薇科	中国特有
166	深裂悬钩子	*R. reflexus* var. *lanceolobus*	蔷薇科	中国特有
167	灰白毛莓	*R. tephrodes*	蔷薇科	中国特有
168	美脉花楸	*Sorbus caloneura*	蔷薇科	中国特有
169	石灰花楸	*S. folgneri*	蔷薇科	中国特有
170	大果花楸	*S. megalocarpa*	蔷薇科	中国特有
171	光叶绣线菊	*Spiraea japonica* var. *fortunei*	蔷薇科	中国特有
172	湖南红果树	*Stranvaesia amphidoxa* var. *amphileia*	蔷薇科	中国特有
173	波叶红果树	*S. davidiana* var. *undulata*	蔷薇科	中国特有
174	小叶云实	*Caesalpinia millettii*	苏木科	中国特有
175	华南皂荚	*Gleditsia fera*	苏木科	中国特有
176	皂荚	*G. sinensis*	苏木科	中国特有
177	绿花崖豆藤	*Callerya championii*	蝶形花科	中国特有
178	亮叶崖豆藤	*C. nitida*	蝶形花科	中国特有
179	香槐	*Cladrastis wilsonii*	蝶形花科	中国特有
180	大金刚藤	*Dalbergia dyeriana*	蝶形花科	中国特有
181	藤黄檀	*D. hancei*	蝶形花科	中国特有
182	黄檀	*D. hupeana*	蝶形花科	中国特有
183	中南鱼藤	*Derris fordii*	蝶形花科	中国特有
184	亮叶中南鱼藤	*D. fordii* var. *lucida*	蝶形花科	中国特有
185	中华胡枝子	*Lespedeza chinensis*	蝶形花科	中国特有
186	美丽胡枝子	*L. formosa*	蝶形花科	中国特有
187	褶皮黧豆	*Mucuna lamellata*	蝶形花科	中国特有
188	花榈木	*Ormosia henryi*	蝶形花科	中国特有
189	红豆树	*O. hosiei*	蝶形花科	中国特有
190	中国旌节花	*Stachyurus chinensis*	旌节花科	中国特有
191	瑞木	*Corylopsis multiflora*	金缕梅科	中国特有
192	蜡瓣花	*C. sinensis*	金缕梅科	中国特有
193	窄叶蚊母树	*Distylium dunnianum*	金缕梅科	中国特有
194	金缕梅	*Hamamelis mollis*	金缕梅科	中国特有
195	半枫荷	*Semiliquidambar cathayensis*	金缕梅科	中国特有
196	水丝梨	*Sycopsis sinensis*	金缕梅科	中国特有

续表

序号	植物名	拉丁学名	科名	特有程度
197	大叶黄杨	*Buxus megistophylla*	黄杨科	中国特有
198	华南桦	*Betula austrosinensis*	桦木科	中国特有
199	亮叶桦	*B. luminifera*	桦木科	中国特有
200	锥栗	*Castanea henryi*	壳斗科	中国特有
201	茅栗	*C. seguinii*	壳斗科	中国特有
202	米槠	*Castanopsis carlesii*	壳斗科	中国特有
203	锥	*C. chinensis*	壳斗科	中国特有
204	甜槠	*C. eyrei*	壳斗科	中国特有
205	栲	*C. fargesii*	壳斗科	中国特有
206	钩锥	*C. tibetana*	壳斗科	中国特有
207	白栎	*Quercus fabri*	壳斗科	中国特有
208	青檀	*Pteroceltis tatarinowii*	榆科	中国特有
209	银毛叶山黄麻	*Trema nitida*	榆科	中国特有
210	多脉榆	*Ulmus castaneifolia*	榆科	中国特有
211	藤构	*Broussonetia kaempferi* var. *australis*	桑科	中国特有
212	珍珠榕	*Ficus sarmentosa* var. *henryi*	桑科	中国特有
213	爬藤榕	*F. sarmentosa* var. *impressa*	桑科	中国特有
214	岩木瓜	*F. tsiangii*	桑科	中国特有
215	满树星	*Ilex aculeolata*	冬青科	中国特有
216	刺叶冬青	*I. bioritsensis*	冬青科	中国特有
217	细刺枸骨	*I. hylonoma*	冬青科	中国特有
218	广东冬青	*I. kwangtungensis*	冬青科	中国特有
219	矮冬青	*I. lohfauensis*	冬青科	中国特有
220	大果冬青	*I. macrocarpa*	冬青科	中国特有
221	毛冬青	*I. pubescens*	冬青科	中国特有
222	四川冬青	*I. szechwanensis*	冬青科	中国特有
223	绿冬青	*I. viridis*	冬青科	中国特有
224	窄叶南蛇藤	*Celastrus oblanceifolius*	卫矛科	中国特有
225	星刺卫矛	*Euonymus actinocarpus*	卫矛科	中国特有
226	百齿卫矛	*E. centidens*	卫矛科	中国特有
227	裂果卫矛	*E. dielsianus*	卫矛科	中国特有
228	大果卫矛	*E. myrianthus*	卫矛科	中国特有
229	福建假卫矛	*Microtropis fokienensis*	卫矛科	中国特有
230	无柄五层龙	*Salacia sessiliflora*	翅子藤科	中国特有
231	马比木	*Nothapodytes pittosporoides*	茶茱萸科	中国特有
232	华南青皮木	*Schoepfia chinensis*	铁青树科	中国特有
233	锈毛钝果寄生	*Taxillus levinei*	桑寄生科	中国特有
234	毛叶钝果寄生	*T. nigrans*	桑寄生科	中国特有
235	大苞寄生	*Tolypanthus maclurei*	桑寄生科	中国特有
236	铜钱树	*Paliurus hemsleyanus*	鼠李科	中国特有

续表

序号	植物名	拉丁学名	科名	特有程度
237	贵州鼠李	*Rhamnus esquirolii*	鼠李科	中国特有
238	薄叶鼠李	*R. leptophylla*	鼠李科	中国特有
239	皱叶雀梅藤	*Sageretia rugosa*	鼠李科	中国特有
240	无刺枣	*Ziziphus jujuba* var. *inermis*	鼠李科	中国特有
241	长叶胡颓子	*Elaeagnus bockii*	胡颓子科	中国特有
242	巴东胡颓子	*E. difficilis*	胡颓子科	中国特有
243	角花胡颓子	*E. gonyanthes*	胡颓子科	中国特有
244	宜昌胡颓子	*E. henryi*	胡颓子科	中国特有
245	羽叶蛇葡萄	*Ampelopsis chaffanjonii*	葡萄科	中国特有
246	三裂蛇葡萄	*A. delavayana*	葡萄科	中国特有
247	牯岭蛇葡萄	*A. glandulosa* var. *kulingensis*	葡萄科	中国特有
248	桦叶葡萄	*Vitis betulifolia*	葡萄科	中国特有
249	蘡薁	*V. bryoniifolia*	葡萄科	中国特有
250	毛竹叶花椒	*Zanthoxylum armatum* var. *ferrugineum*	芸香科	中国特有
251	蚬壳花椒	*Z. dissitum*	芸香科	中国特有
252	黄梨木	*Boniodendron minus*	无患子科	中国特有
253	复羽叶栾树	*Koelreuteria bipinnata*	无患子科	中国特有
254	紫果槭	*Acer cordatum*	槭树科	中国特有
255	桂林槭	*A. kweilinense*	槭树科	中国特有
256	五裂槭	*A. oliverianum*	槭树科	中国特有
257	中华槭	*A. sinense*	槭树科	中国特有
258	灰背清风藤	*Sabia discolor*	清风藤科	中国特有
259	凹萼清风藤	*S. emarginata*	清风藤科	中国特有
260	银鹊树	*Tapiscia sinensis*	省沽油科	中国特有
261	锐尖山香圆	*Turpinia arguta*	省沽油科	中国特有
262	黄连木	*Pistacia chinensis*	漆树科	中国特有
263	青钱柳	*Cyclocarya paliurus*	胡桃科	中国特有
264	毛梾	*Cornus walteri*	山茱萸科	中国特有
265	小花八角枫	*Alangium faberi*	八角枫科	中国特有
266	喜树	*Camptotheca acuminata*	珙桐科	中国特有
267	食用土当归	*Aralia cordata*	五加科	中国特有
268	黄毛楤木	*A. decaisneana*	五加科	中国特有
269	棘茎楤木	*A. echinocaulis*	五加科	中国特有
270	锈毛羽叶参	*A. franchetii*	五加科	中国特有
271	长刺楤木	*A. spinifolia*	五加科	中国特有
272	锈毛罗伞	*Brassaiopsis ferruginea*	五加科	中国特有
273	变叶树参	*Dendropanax proteus*	五加科	中国特有
274	细柱五加	*Eleutherococcus nodiflorus*	五加科	中国特有
275	短梗大参	*Macropanax rosthornii*	五加科	中国特有
276	通脱木	*Tetrapanax papyrifer*	五加科	中国特有

续表

序号	植物名	拉丁学名	科名	特有程度
277	香白芷	*Ostericum citriodorum*	伞形科	中国特有
278	贵州桤叶树	*Clethra kaipoensis*	桤叶树科	中国特有
279	齿缘吊钟花	*Enkianthus serrulatus*	杜鹃花科	中国特有
280	毛滇白珠	*Gaultheria leucocarpa* var. *crenulata*	杜鹃花科	中国特有
281	毛果珍珠花	*Lyonia ovalifolia* var. *hebecarpa*	杜鹃花科	中国特有
282	腺萼马银花	*Rhododendron bachii*	杜鹃花科	中国特有
283	短脉杜鹃	*R. brevinerve*	杜鹃花科	中国特有
284	丁香杜鹃	*R. farrerae*	杜鹃花科	中国特有
285	云锦杜鹃	*R. fortunei*	杜鹃花科	中国特有
286	百合花杜鹃	*R. liliiflorum*	杜鹃花科	中国特有
287	岭南杜鹃	*R. mariae*	杜鹃花科	中国特有
288	满山红	*R. mariesii*	杜鹃花科	中国特有
289	羊踯躅	*R. molle*	杜鹃花科	中国特有
290	团叶杜鹃	*R. orbiculare*	杜鹃花科	中国特有
291	马银花	*R. ovatum*	杜鹃花科	中国特有
292	短尾越桔	*Vaccinium carlesii*	乌饭树科	中国特有
293	黄背越桔	*V. iteophyllum*	乌饭树科	中国特有
294	峨眉越桔	*V. omeiense*	乌饭树科	中国特有
295	野柿	*Diospyros kaki* var. *silvestris*	柿科	中国特有
296	油柿	*D. oleifera*	柿科	中国特有
297	九管血	*Ardisia brevicaulis*	紫金牛科	中国特有
298	广西密花树	*Myrsine kwangsiensis*	紫金牛科	中国特有
299	陀螺果	*Melliodendron xylocarpum*	安息香科	中国特有
300	白辛树	*Pterostyrax psilophyllus*	安息香科	中国特有
301	赛山梅	*Styrax confusus*	安息香科	中国特有
302	白花龙	*S. faberi*	安息香科	中国特有
303	台湾安息香	*S. formosanus*	安息香科	中国特有
304	芬芳安息香	*S. odoratissimus*	安息香科	中国特有
305	密花山矾	*Symplocos congesta*	山矾科	中国特有
306	醉鱼草	*Buddleja lindleyana*	马钱科	中国特有
307	华素馨	*Jasminum sinense*	木犀科	中国特有
308	女贞	*Ligustrum lucidum*	木犀科	中国特有
309	小叶女贞	*L. quihoui*	木犀科	中国特有
310	筋藤	*Alyxia levinei*	夹竹桃科	中国特有
311	紫花络石	*Trachelospermum axillare*	夹竹桃科	中国特有
312	短柱络石	*T. brevistylum*	夹竹桃科	中国特有
313	毛杜仲藤	*Urceola huaitingii*	夹竹桃科	中国特有
314	白前	*Cynanchum glaucescens*	萝藦科	中国特有
315	柳叶白前	*C. stauntonii*	萝藦科	中国特有
316	吊山桃	*Secamone sinica*	萝藦科	中国特有

续表

序号	植物名	拉丁学名	科名	特有程度
317	云桂虎刺	*Damnacanthus henryi*	茜草科	中国特有
318	剑叶耳草	*Hedyotis caudatifolia*	茜草科	中国特有
319	拟金草	*H. consanguinea*	茜草科	中国特有
320	粗毛耳草	*Hedyotis mellii*	茜草科	中国特有
321	西南粗叶木	*Lasianthus henryi*	茜草科	中国特有
322	巴戟天	*Morinda officinalis*	茜草科	中国特有
323	羊角藤	*M. umbellata* subsp. *obovata*	茜草科	中国特有
324	广西玉叶金花	*Mussaenda kwangsiensis*	茜草科	广西特有
325	薄柱草	*Nertera sinensis*	茜草科	中国特有
326	中华蛇根草	*Ophiorrhiza chinensis*	茜草科	中国特有
327	白毛鸡矢藤	*Paederia pertomentosa*	茜草科	中国特有
328	广西乌口树	*Tarenna lanceolata*	茜草科	中国特有
329	短序荚蒾	*Viburnum brachybotryum*	忍冬科	中国特有
330	伞房荚蒾	*V. corymbiflorum*	忍冬科	中国特有
331	南方荚蒾	*V. fordiae*	忍冬科	中国特有
332	球核荚蒾	*V. propinquum*	忍冬科	中国特有
333	合轴荚蒾	*V. sympodiale*	忍冬科	中国特有
334	台东荚蒾	*V. taitoense*	忍冬科	中国特有
335	云南蓍	*Achillea wilsoniana*	菊科	中国特有
336	长穗兔儿风	*Ainsliaea henryi*	菊科	中国特有
337	莲沱兔儿风	*A. ramosa*	菊科	中国特有
338	奇蒿	*Artemisia anomala*	菊科	中国特有
339	南毛蒿	*A. chingii*	菊科	中国特有
340	耳叶紫菀	*Aster auriculatus*	菊科	中国特有
341	台湾翅果菊	*Pterocypsela formosana*	菊科	中国特有
342	虾须草	*Sheareria nana*	菊科	中国特有
343	滇黔蒲儿根	*Sinosenecio bodinieri*	菊科	中国特有
344	广西斑鸠菊	*Vernonia chingiana*	菊科	广西特有
345	穿心草	*Canscora lucidissima*	龙胆科	中国特有
346	福建蔓龙胆	*Crawfurdia pricei*	龙胆科	中国特有
347	条叶龙胆	*Gentiana manshurica*	龙胆科	中国特有
348	匙叶草	*Latouchea fokienensis*	龙胆科	中国特有
349	浙江獐牙菜	*Swertia hickinii*	龙胆科	中国特有
350	双蝴蝶	*Tripterospermum chinense*	龙胆科	中国特有
351	广西过路黄	*Lysimachia alfredii*	报春花科	中国特有
352	石山细梗香草	*L. capillipes* var. *cavaleriei*	报春花科	中国特有
353	四川金钱草	*L. christiniae*	报春花科	中国特有
354	灵香草	*L. foenum-graecum*	报春花科	中国特有
355	临桂香草	*L. linguiensis*	报春花科	广西特有
356	山萝过路黄	*L. melampyroides*	报春花科	中国特有

续表

序号	植物名	拉丁学名	科名	特有程度
357	落地梅	*L. paridiformis* var. *paridiformis*	报春花科	中国特有
358	狭叶落地梅	*L. paridiformis* var. *stenophylla*	报春花科	中国特有
359	杏叶沙参	*Adenophora petiolata* subsp. *hunanensis*	桔梗科	中国特有
360	中华沙参	*A. sinensis*	桔梗科	中国特有
361	球果牧根草	*Asyneuma chinense*	桔梗科	中国特有
362	纤细通泉草	*Mazus gracilis*	玄参科	中国特有
363	台湾泡桐	*Paulownia kawakamii*	玄参科	中国特有
364	四方麻	*Veronicastrum caulopterum*	玄参科	中国特有
365	大叶腹水草	*V. robustum* subsp. *grandifolium*	玄参科	中国特有
366	腹水草	*V. stenostachyum* subsp. *plukenetii*	玄参科	中国特有
367	羽裂小花苣苔	*Primulina bipinnatifida*	苦苣苔科	广西特有
368	牛耳朵	*P. eburnea*	苦苣苔科	中国特有
369	蚂蟥七	*P. fimbrisepala*	苦苣苔科	中国特有
370	桂林报春苣苔	*P. gueilinensis*	苦苣苔科	中国特有
371	羽裂报春苣苔	*P. pinnatifida*	苦苣苔科	中国特有
372	华南半蒴苣苔	*Hemiboea follicularis*	苦苣苔科	中国特有
373	半蒴苣苔	*H. subcapitata*	苦苣苔科	中国特有
374	长瓣马铃苣苔	*Oreocharis auricula*	苦苣苔科	中国特有
375	大叶石上莲	*O. benthamii* var. *benthamii*	苦苣苔科	中国特有
376	石上莲	*O. benthamii* var. *reticulata*	苦苣苔科	中国特有
377	湘桂马铃苣苔	*O. xiangguiensis*	苦苣苔科	中国特有
378	石山苣苔	*Petrocodon dealbatus*	苦苣苔科	中国特有
379	华紫珠	*Callicarpa cathayana*	马鞭草科	中国特有
380	老鸦糊	*C. giraldii*	马鞭草科	中国特有
381	藤紫珠	*C. integerrima* var. *chinensis*	马鞭草科	中国特有
382	长柄紫珠	*C. longipes*	马鞭草科	中国特有
383	海南赪桐	*Clerodendrum hainanense*	马鞭草科	中国特有
384	南垂茉莉	*C. henryi*	马鞭草科	中国特有
385	尖齿臭茉莉	*C. lindleyi*	马鞭草科	中国特有
386	肉叶鞘蕊花	*Coleus carnosifolius*	唇形科	中国特有
387	齿叶水蜡烛	*Dysophylla sampsonii*	唇形科	中国特有
388	龙胜香茶菜	*Isodon lungshengensis*	唇形科	广西特有
389	华西龙头草	*Meehania fargesii* var. *fargesii*	唇形科	中国特有
390	梗花华西龙头草	*M. fargesii* var. *pedunculata*	唇形科	中国特有
391	南丹参	*Salvia bowleyana*	唇形科	中国特有
392	红根草	*S. prionitis*	唇形科	中国特有
393	光柄筒冠花	*Siphocranion nudipes*	唇形科	中国特有
394	庐山香科科	*Teucrium pernyi*	唇形科	中国特有
395	云贵谷精草	*Eriocaulon schochianum*	谷精草科	中国特有
396	三叶豆蔻	*Amomum austrosinense*	姜科	中国特有

续表

序号	植物名	拉丁学名	科名	特有程度
397	广西蜘蛛抱蛋	*Aspidistra retusa*	百合科	广西特有
398	开口箭	*Campylandra chinensis*	百合科	中国特有
399	白丝草	*Chionographis chinensis*	百合科	中国特有
400	散斑竹根七	*Disporopsis aspersa*	百合科	中国特有
401	短蕊万寿竹	*Disporum bodinieri*	百合科	中国特有
402	玉簪	*Hosta plantaginea*	百合科	中国特有
403	紫萼	*H. ventricosa*	百合科	中国特有
404	野百合	*Lilium brownii* var. *brownii*	百合科	中国特有
405	百合	*L. brownii* var. *viridulum*	百合科	中国特有
406	禾叶山麦冬	*Liriope graminifolia*	百合科	中国特有
407	短药沿阶草	*Ophiopogon angustifoliatus*	百合科	中国特有
408	疏花沿阶草	*O. sparsiflorus*	百合科	中国特有
409	狭叶沿阶草	*O. stenophyllus*	百合科	中国特有
410	多花黄精	*Polygonatum cyrtonema*	百合科	中国特有
411	丫蕊花	*Ypsilandra thibetica*	百合科	中国特有
412	柔毛菝葜	*Smilax chingii*	菝葜科	中国特有
413	黑果菝葜	*S. glaucochina*	菝葜科	中国特有
414	粉背菝葜	*S. hypoglauca*	菝葜科	中国特有
415	折枝菝葜	*S. lanceifolia* var. *elongata*	菝葜科	中国特有
416	灯台莲	*Arisaema bockii*	天南星科	中国特有
417	瑶山南星	*A. sinii*	天南星科	中国特有
418	滴水珠	*Pinellia cordata*	天南星科	中国特有
419	独角莲	*Typhonium giganteum*	天南星科	中国特有
420	小花鸢尾	*Iris speculatrix*	鸢尾科	中国特有
421	马肠薯蓣	*Dioscorea simulans*	薯蓣科	中国特有
422	细叶石仙桃	*Pholidota cantonensis*	兰科	中国特有
423	独蒜兰	*Pleione bulbocodioides*	兰科	中国特有
424	绿竹	*Bambusa oldhamii*	禾本科	中国特有

二、药用动物资源

动物药材是中国传统中药材中较特别的药材之一，是历代劳动人民预防和治疗人类疾病及动物疾病经验的积累和智慧的结晶。据调查，临桂区药用动物资源较为丰富，已知的药用动物种类有4门15纲47目111科242种（表5-5）。其中，环节动物有背暗异唇蚓、日本医蛭、光润金线蛭、宽体金线蛭4种；软体动物腹足纲有梨形环棱螺、中国圆田螺、野蛞蝓、江西巴蜗牛、灰巴蜗牛等，双壳纲有圆蚌、背角无齿蚌、褶纹冠蚌、河蚬、背瘤丽蚌等；节肢动物倍足纲有尖跗陇马陆、燕山蛩等，甲壳纲有中华绒螯蟹、秀丽白虾、罗氏沼虾、日本沼虾、平甲虫等，昆虫纲有臭虫、大蜻蜓、东方蜚蠊、家白蚁、薄翅螳螂、中华稻蝗、聒聒、油葫芦、蟋蟀、家蚕、虎斑步甲、中华豆芫菁、桑褐天牛、胡蜂等，蛛形纲有大腹园蛛、迷路漏斗网蛛、蝗蟷、华南壁钱、花背跳蛛等；脊索动物哺乳纲有猕猴、赤腹松鼠、中华竹鼠、大家鼠、华南兔、穿山甲、豹猫、小灵猫、野猪、山羊、黄牛等，两栖纲有大鲵、虎纹蛙、华西雨蛙、金线蛙、斑腿树蛙、棘胸蛙、中国雨蛙等，鸟纲有白鹭、牛背鹭、鹌鹑、鸿雁、麻雀、绿头鸭、普通翠鸟、鹧鸪等，爬行纲有白唇竹叶青、草腹链蛇 、黑眉锦蛇、虎斑游蛇、滑鼠蛇、黄喉水龟、平胸龟、石龙子、中华鳖等，硬骨鱼纲有草鱼、叉尾斗鱼、胡子鲇、鲫鱼、鲤鱼、青鱼等。

表5–5　临桂区药用动物数量统计

门	纲	目	科	种
环节动物门	2	2	2	4
软体动物门	2	3	7	20
节肢动物门	6	17	50	103
脊索动物门	5	25	52	115
合计	15	47	111	242

三、药用矿物资源

药用矿物资源在我国医学中的开发利用具有悠久的历史，它作为中药的重要组成部分，自古以来为治疗人类疾病和增进人民健康发挥了巨大的和不可替代的作用。据调查，临桂区药用矿物资源主要有朱砂、自然铜、伏龙肝、黄土、龙骨、龙齿、钟乳石、钟乳鹅管石、石灰、寒水石等10种（表5–6）。

表5–6　临桂区主要药用矿物

名称	简介	功效
朱砂	为硫化物类矿物辰砂族辰砂，主含硫化汞。采挖后，选取纯净者，用磁铁吸净含铁的杂质，再用水淘去杂石和泥沙	清心镇惊，安神，明目，解毒
自然铜	硫化物类矿物黄铁矿族黄铁矿，主含二硫化铁。采挖后，除去杂质，洗净，干燥。用时砸碎	散瘀止痛，续筋接骨
伏龙肝	久经草或木柴熏烧的灶心土。在修折柴火灶或柴火烧的窑时，将烧结成的土块取下，用刀削去焦黑部分及杂质即得	温中，止呕，止血
黄土	含三氧化二铝和二氧化硅的黄土层地带地下黄土	用于野蕈中毒
龙骨	为古代哺乳动物如三趾马、犀类、鹿类、牛类、象类等的骨骼化石。挖出后除去泥沙及杂质	安神，固涩；外用生肌敛疮
龙齿	为古代哺乳动物如三趾马、犀类、鹿类、牛类、象类等的牙齿化石。采挖后，除去泥沙及牙床	安神镇惊
钟乳石	碳酸盐类矿物方解石族方解石，主含碳酸钙。采挖后，除去杂石。采挖后，洗净，砸成小块，干燥	温肺，助阳，平喘，制酸，通乳
钟乳鹅管石	含碳酸钙的碳酸盐类矿物钟乳石顶端细长而中空如管状的部分	功用与钟乳石相同，常作为钟乳石入药
石灰	含碳酸钙的石灰岩，经加热煅烧而成的白色块状生石灰，水解后而成的白色粉末状熟石灰	用于烧烫伤，外伤出血。有毒，忌内服
寒水石	含碳酸钙的碳酸盐类矿物方解石的矿石	用于发热，烧烫伤

第六章　药用资源应用

一、市场流通

临桂区市场上销售的中药材主要有64种（表6-1），源于药用植物36科56属57种。这些药材主要有4个特点：

（1）以植物药为主，动物药和矿物药极少。其中，菊科的药用植物最多，有6种；芸香科和唇形科的次之，各有4种。在市场流通的植物药中，以被子植物为主，有54种，占总种数的94.7%，蕨类植物有3种，占总种数的5.3%，未见裸子植物。

（2）以根类和全草类药材为主。由表6-1可知，市场销售的中药材基原植物入药部位有全草、叶、茎、果实、根或块根、皮等。其中，根类有16种，占总种数的28.1%；全草有15种，占总种数的26.3%；果实或种子类有12种，占总种数的21.1%；茎叶类有7种，占总种数的12.3%。

（3）野生种类较多。临桂区市售中药材中，野生或以野生为主的中药材有39种，占总种数的68.4%。一些中药材既有栽培的，也有野生的，例如多花黄精、蕺菜等。

（4）部分药材用途多样。临桂区市售中药材中，一些种类不只限于用来治疗人类疾病，也常被用作禽畜饲料添加物，以达到防治疾病的目的，例如海金沙、淡竹叶等；一些种类也是极佳的佐料，例如紫苏、罗勒、菖蒲等；一些种类为食药两用，例如蕺菜既可作为蔬菜食用，也可作为药用，具有清热解毒，清火利湿等功效。

表6-1　临桂区市场常见的中药材

基原植物	药材名	拉丁学名	药用部位	销售量（t）
石松	伸筋草	*Lycopodium japonicum*	全草	0.3~0.5
海金沙	海金沙	*Lygodium japonicum*	孢子	120
贯众	贯众	*Cyrtomium fortunei*	主根	8
厚朴	厚朴	*Magnolia officinalis*	树皮、根皮	16.5
山鸡椒	山苍子	*Litsea cubeba*	果实	22
短萼黄连	黄连	*Coptis chinensis* var. *brevisepala*	根茎	17
蕺菜	鱼腥草	*Houttuynia cordata*	全草	32
三白草	三白草根	*Saururus chinensis*	根	3
三白草	三白草叶	*S. chinensis*	叶	3
菘蓝	板蓝根	*Isatis indigotica*	根	3
紫堇	苦地丁	*Corydalis bungeana*	全草	0.3~0.5
马齿苋	马齿苋	*Portulaca oleracea*	全草	3
杠板归	杠板归	*Polygonum perfoliatum*	地上部分	5
绞股蓝	绞股蓝	*Gynostemma pentaphyllum*	全草	17
丝瓜	丝瓜络	*Luffa cylindrica*	果实	10
罗汉果	罗汉果	*Momordica grosvenori*	果实	5700
地菍	地菍	*Melastoma dodecandrum*	根	120
飞扬草	大飞扬草	*Euphorbia hirta*	全草	10

续表

基原植物	药材名	拉丁学名	药用部位	销售量（t）
常山	常山	*Dichroa febrifuga*	根	4
龙牙草	仙鹤草	*Agrimonia pilosa*	茎叶	19
枇杷	枇杷叶	*Eriobotrya japonica*	叶	20
地榆	地榆	*Sanguisorba officinalis*	根	3
广金钱草	金钱草	*Desmodium styracifolium*	地上部分	3500
山豆根	广豆根	*Euchresta japonica*	根	0.3~0.5
千斤拔	千斤拔	*Flemingia philippinensis*	根	20
枫香树	枫香树叶	*Liquidambar formosana*	叶	3
枫香树	路路通	*L. formosana*	果实	13
杜仲	杜仲	*Eucommia ulmoides*	树皮	21
佛手	佛手柑	*Citrus medica* var. *sarcodactylis*	果实	20
柑橘	陈皮	*C. reticulata*	果皮	10
川黄檗	黄柏	*Phellodendron chinense*	皮	5
花椒	花椒	*Zanthoxylum bungeanum*	果皮	7
臭椿	椿皮	*Ailanthus altissima*	皮	5
盐肤木	五倍子	*Rhus chinensis*	虫瘿	3
柴胡	柴胡	*Bupleurum chinense*	根	10
茴香	小茴香	*Foeniculum vulgare*	果实	8
紫金牛	矮地茶	*Ardisia japonica*	茎叶	4
钩吻	断肠草	*Gelsemium elegans*	全草	19
玉叶金花	玉叶金花	*Mussaenda pubescens*	根、藤	9
忍冬	金银花	*Lonicera japonica*	花	70
艾	艾叶	*Artemisia argyi*	叶	10
鬼针草	鬼针草	*Bidens bipinnata*	地上部分	5
鹅不食草	鹅不食草	*Centipeda minima*	全草	26
蓟	大蓟	*Cirsium japonicum*	全株或根	3
野菊花	菊花	*Dendranthema indicum*	花	2
北美苍耳	苍耳子	*Xanthium chinense*	果实	3
车前	车前草	*Plantago depressa*	全草	9
车前	车前子	*P. depressa*	种子	20
紫草	紫草	*Lithospermum erythrorhizon*	全草	10
旱田草	旱田草	*Lindernia ruellioides*	全草	5
马鞭草	马鞭草	*Verbena officinalis*	全草	7
藿香	藿香	*Agadtacge rygisa*	茎叶	3
夏枯草	夏枯草	*Prunella vulgaris*	果穗	3
益母草	茺蔚子	*Leonurus japonicus*	种子	5
益母草	益母草	*L. japonicus*	全草	8
紫苏	紫苏梗	*Perilla frutescens*	茎	0.3~0.5
紫苏	紫苏叶	*P. frutescens*	叶	4
紫苏	紫苏子	*P. frutescens*	种子	5
姜	干姜	*Zingiber officinale*	根茎	15
姜	生姜	*Z. officinale*	根茎	5
多花黄精	黄精	*Polygonatum cyrtonema*	根茎	20

续表

基原植物	药材名	拉丁学名	药用部位	销售量（t）
华重楼	重楼	*Paris polyphylla* var. *chinensis*	根茎	5
淡竹叶	淡竹叶	*Lophatherum gracile*	全草	9
芦苇	芦根	*Phragmites communis*	根茎	0.3~0.5

二、传统知识

中医药传统知识的保护和传承是中医药发展的重要基础，也是保护本土传统知识的重要途径之一。表6-2为黄沙瑶族乡、中庸镇7位民间老中医提供的一些治病药材及其功效。四塘镇一位民间老中医利用中药，提供当地常用的中草药有活血丹、白花蛇舌草、井栏凤尾蕨、广东丝瓜、野菊、灵芝、地耳草、水蓼、龙葵、鸭跖草、积雪草、裂果薯、马鞭草、益母草、千里光、飞扬草等。

表6-2　临桂区民间常用的一些中药材及其治疗功效

药材名	功效	药材名	功效
满天云	治头晕目眩	五加皮	治风湿
石菖蒲	治风湿	水田七	治跌打损伤
石老虎	治头风	水田七（根薯）	治胃痛
黄姜	治风湿	曼陀罗	接骨
杜仲	治风湿、接筋骨	老虎刺（刺天茄）	消肿止痛
苏铁子	治胃痛	小驳骨	接骨
土天麻	治体虚头疼	菜豆树（果实）	治胃痛
仙人球	治心脏病	菜豆树（叶）	治跌打损伤
透骨消	退烧	毛地毯	治跌打损伤
骨碎补	治锈铁伤	大驳骨	治跌打损伤
半枫荷	治风湿、神经痛	绿姜	治跌打损伤
杜仲	治跌打	石豆兰	退凉、消炎
杜仲	治肾虚	花椒	治跌打损伤
半枫荷	治风湿、神经痛	泽兰	治跌打损伤
扁藤	治胃痛	鱼腥草	治气管炎
大眼龙	治风湿、关节炎	水浸风	治疗风湿
大眼龙	防过敏	红牛膝	泡酒强下肢
大眼龙（叶）	治蛇伤	杉树寄生	治胆结石
五加皮	治跌打损伤		

三、开发利用

临桂区药用植物规模化开发利用主要是通过相关制药企业来实现。比较著名的制药企业有桂林三金药业股份有限公司、桂林天和药业股份有限公司、桂林莱茵生物科技股份有限公司在临桂设立的分公司。不同的企业对于中药材的利用方式有所不同，例如一些公司利用银杏、罗汉果、柿叶、葛根、杜仲叶、绞股蓝等提取有效生物成分；一些公司则是从事中药材的种植、收购、销售等。临桂中药材的出口产品主要是银杏叶提取物——黄酮、罗汉果提取物——甜苷等。

第七章 药用资源保护与管理

一、保护与管理现状

随着人们对药用植物的大规模采挖和不合理利用，药用植物资源出现各种各样的问题，主要表现在野生药用植物资源枯竭、药材品质下降、道地药材数量减少等，因此加强药用植物资源的保护管理是极其必要的。目前，对野生药用植物资源的保护管理，最有效的措施是就地保护，其中保护地或保护区等便发挥了重要作用。

临桂区的保护地主要有广西花坪国家级自然保护区和广西桂林会仙喀斯特国家湿地公园。根据临桂区药用植物地理分布特点，西北部山区、中西部山区及南部石山区是临桂药用植物资源的主要分布区。其中西北部山区以花坪保护区为主，在该保护区的管理下，药用植物资源得到了很好的保护；南部石山区以会仙喀斯特国家湿地公园为主，在该湿地公园的管理下，药用植物资源也得到了较好的保护；中西部山区位于保护地外，尽管生境受到人为干扰较频繁，药用植物资源保护压力较大，但是，该地区的森林覆盖率高，原始林面积大，随着生态文明建设的不断推进，森林面积还在持续增加，森林资源质量也不断提高，明显缓和药用植物资源的环境压力，对药用植物资源的保护起到显著的促进作用。

二、存在的主要问题

（一）药用植物资源遭受人为破坏较为严重

受经济利益的驱使，经销商对一些中药材大量收购，造成这些中药材野生种质资源遭受严重的破坏。例如在黄沙瑶族乡，经销商于每年春末大肆收购七叶一枝花，当地村民过度采挖导致其濒临灭绝。

（二）药用植物品质下降

当地老人比较信赖中医中药，而年轻人则以使用西医西药为主。造成这种现象并非中医药疗效不佳或疗效较慢，其原因有多方面。例如，栽培类中药材标准化、规范化落实不到位，滥用农药化肥造成有害物质残留，同时采收、产地初加工环节操作不规范导致劣质药材增多，甚至还有一些不法商贩以伪品冒充正品或在正品中掺入伪品等。

（三）药用植物资源开发利用率低

目前临桂区对药用植物开发利用的科技含量普遍较低，本地销售的中药材多为初加工产品，利润较低，因此药农只能以量取胜，大量挖掘野生药材，从而造成资源量急剧减少。例如，野生的黄连、七叶一枝花等目前只在黄沙瑶族乡的深山老林中偶有发现。

三、发展策略与建议

（一）加强药用植物资源的调查研究和动态监测

通过实地调查，掌握药用植物资源的种类、数量、生态环境、影响因素等，在此基础上建立药用植物动态监测系统，以便及时掌握野生植物资源现状和消长情况，预测资源的发展趋势，为各级政府或相关部门的科学决策提供依据，同时建立珍稀濒危药用植物预警系统。

（二）合理开发，综合利用药用植物资源

抓住当地大面积种植罗汉果、广金钱草、葛、金银花、千斤拔等的机遇，找准突破口，购买先进设备，引进高新技术，对药用植物进行深加工，提高其市场竞争力和经济效益，保障药用植物资源的可持续利用。

（三）合理规划产业，重视生态环境保护

根据地形地貌、气候、土壤、药用植物的生物生态特性等，发动群众因地制宜地发展林下经济。鼓励特色中药材种植，实施中药材规范化、标准化生产，实现生态与经济效益双赢。

（四）加强珍稀濒危药用植物迁地保护和种群复壮

采用现代生物工程技术，探讨操作简单、成本低廉、效果显著的珍稀濒危药用植物的快速繁育方法，增加种群个体数量，以满足珍稀濒危药用植物防病治病及回归自然复壮的需求，减轻对野生资源的压力。

（五）加强宣传教育，提高保护意识

加强相关法律法规宣传教育，提高大众的保护意识，严厉打击非法采挖珍稀濒危野生药用植物。同时，当地政府或相关部门应加强生态环境和野生药用植物资源的保护管理，引导中药材生产和市场交易的有序发展。

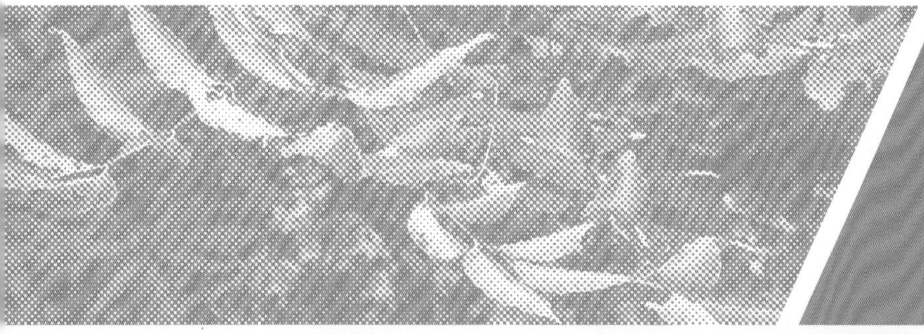

各论

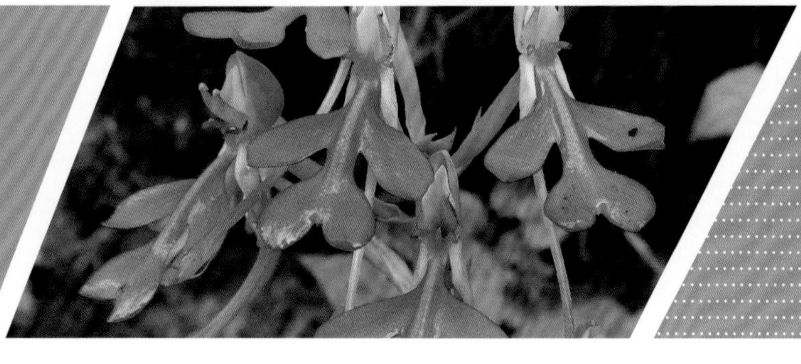

千层塔

【基原】为石杉科蛇足石杉*Huperzia serrata* (Thunb.) Trevis. 的全草。

【别名】蛇足草、虱婆草、虱子草。

【形态特征】多年生草本，常丛生。茎直立或斜升，高10~30 cm。叶螺旋状排列；叶片纸质，披针形，长1~3 cm，宽1~8 mm，基部楔形，下延有柄，先端急尖或渐尖，边缘有不规则的齿。孢子叶与营养叶同形。孢子囊肾形，淡黄色，横生于叶腋。

【分布】生于山谷、山坡或林下荫蔽处。产于广西、广东、云南、福建、四川、浙江等地。

【性能主治】全草味辛、甘、微苦，性平；有小毒。具有清热解毒、燥湿敛疮、止血、定痛散瘀、消肿的功效。主治肺炎，肺痈，劳伤吐血，痔疮便血，白带异常，跌打损伤，肿毒，水湿膨胀，溃疡久不收口，烧烫伤。

【采收加工】夏末秋初采收，除去泥土，晒干。

【附注】现代研究表明，蛇足石杉可提取石杉碱甲等生物碱，因市场需求量不断增加而遭到掠夺式采摘，野生资源量逐年减少。为珍稀濒危药用植物，国家二级重点保护植物。

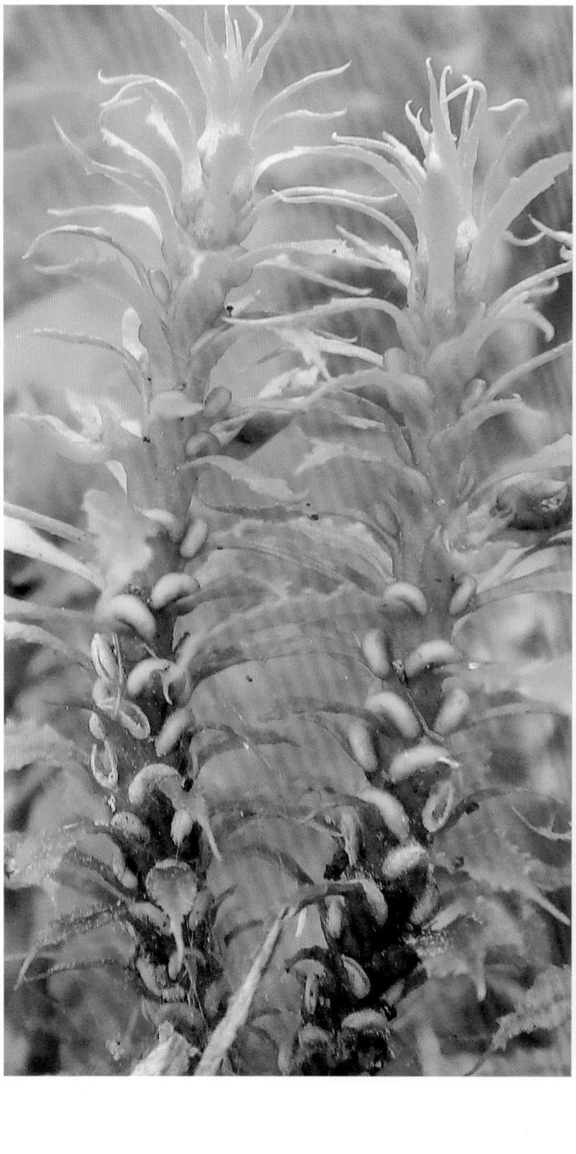

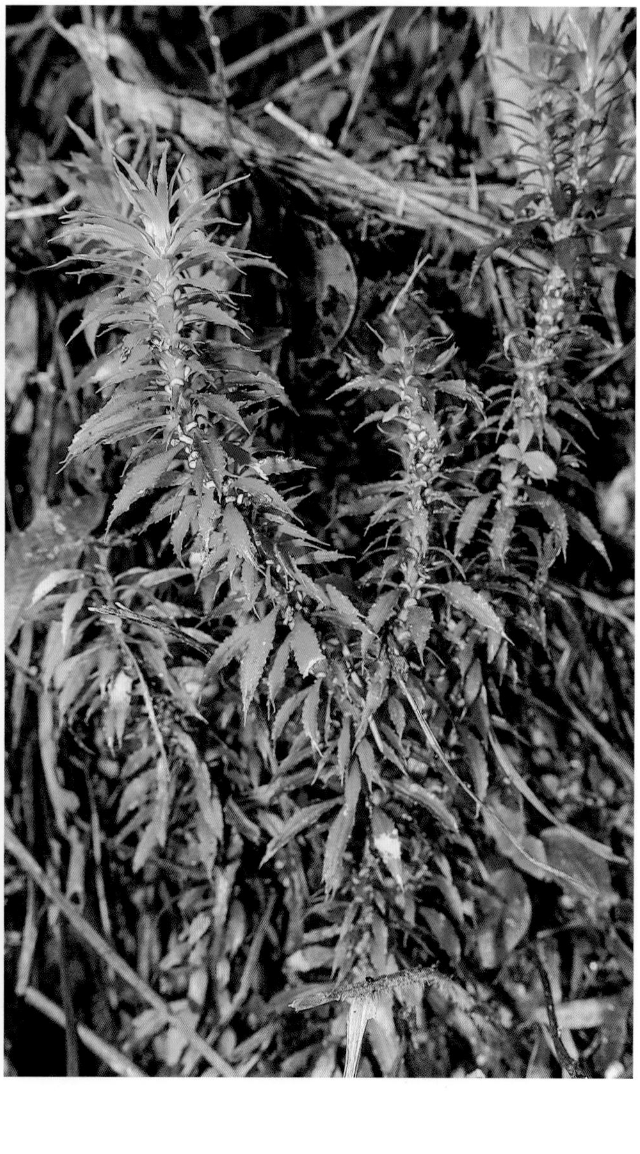

过江龙

【基原】为石松科扁枝石松*Diphasiastrum complanatum* (L.) Holub 的全草或孢子。

【别名】地刷子、扁叶石松、舒筋草。

【形态特征】多年生草本。主茎匍匐状，侧枝近直立，多回不等位二叉分枝，小枝明显扁平状。叶4行排列，密集；叶片三角形，基部贴生在枝上，无柄，全缘，草质。孢子囊穗生于孢子枝顶端，圆柱状，淡黄色；孢子叶宽卵形，覆瓦状排列，边缘具齿；孢子囊圆肾形，黄色。

【分布】生于林下、灌木丛中或山坡草地。产于西南、华南、华中、东北大部分省区。

【性能主治】全草或孢子味苦、辛，性温。具有祛风除湿、舒筋活络、散瘀止痛、利尿的功效。主治风湿痹痛，跌打损伤，手脚麻木，月经不调。

【采收加工】6~7月采收全草，除去根茎，鲜用或晒干。7~8月孢子囊穗变黄、孢子成熟时采收，用40 ℃以下的温度烘干，取孢子。

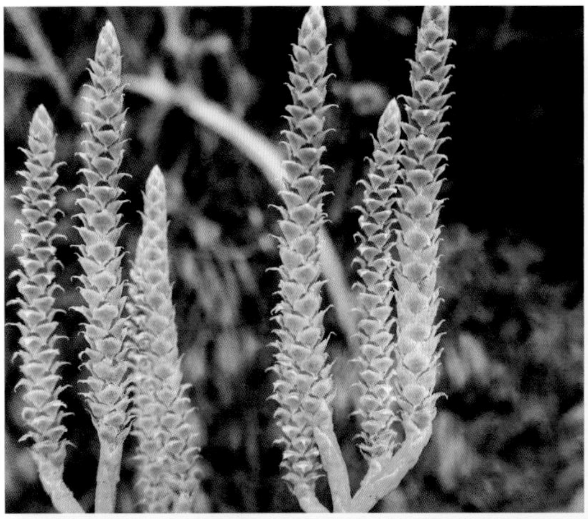

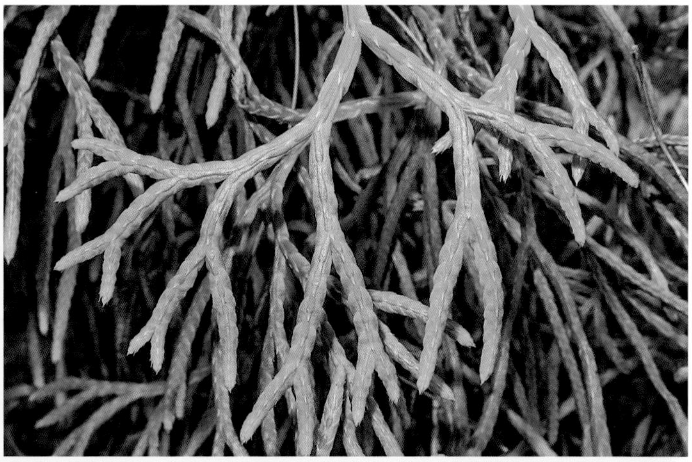

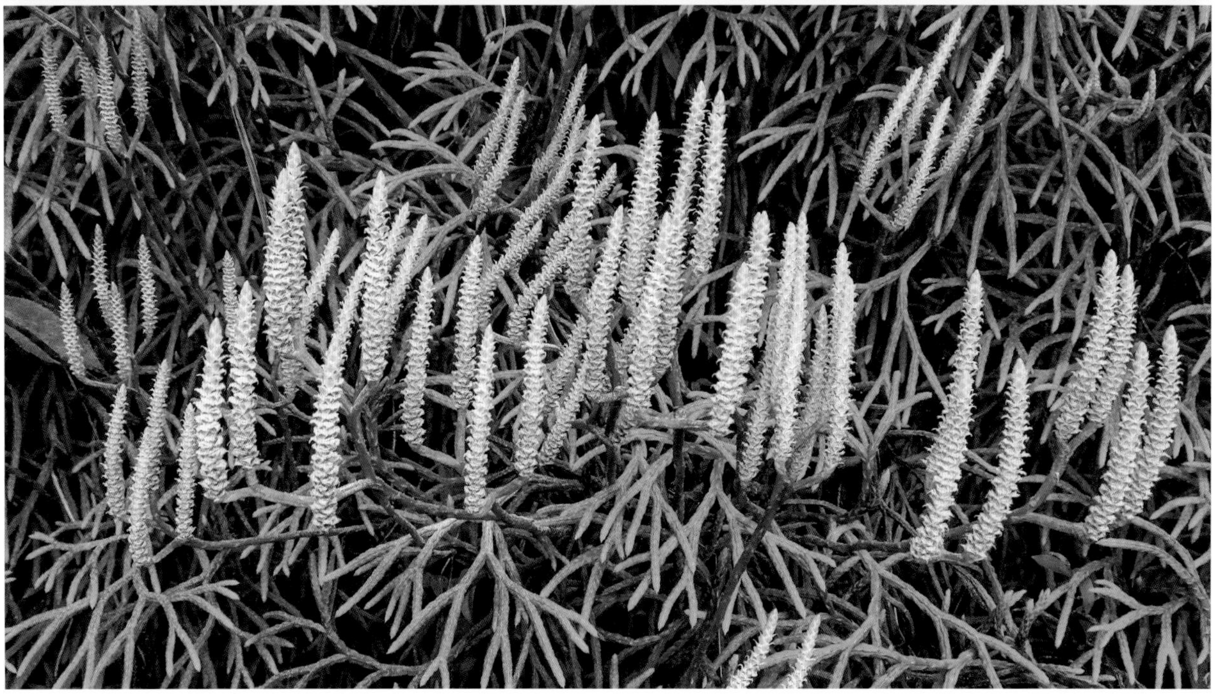

舒筋草

【基原】为石松科藤石松*Lycopodiastrum casuarinoides* (Spring) Holub ex Dixit的地上部分。

【别名】吊壁伸筋、浸骨风、伸筋草。

【形态特征】攀援藤本植物。地上圆柱状主枝可达数米，侧枝柔软，多回二叉分枝；小枝扁平，柔软下垂，常分化为营养枝和孢子枝。叶片革质，钻形，基部下延贴生枝上。孢子囊穗每簇6~12个，排成复圆锥状，顶生，具直立小柄；孢子囊内藏于孢子叶腋，圆肾形；孢子表面粗糙，具颗粒状纹饰。

【分布】生于灌木丛及疏林中，常攀援于林中树冠上。产于华南、华东、华中及西南地区的大部分省区。

【性能主治】地上部分味微甘，性温。具有舒筋活血、祛风湿的功效。主治风湿关节痛，跌打损伤，月经不调，盗汗，夜盲症。

【采收加工】全年均可采收，除去杂质，晒干。

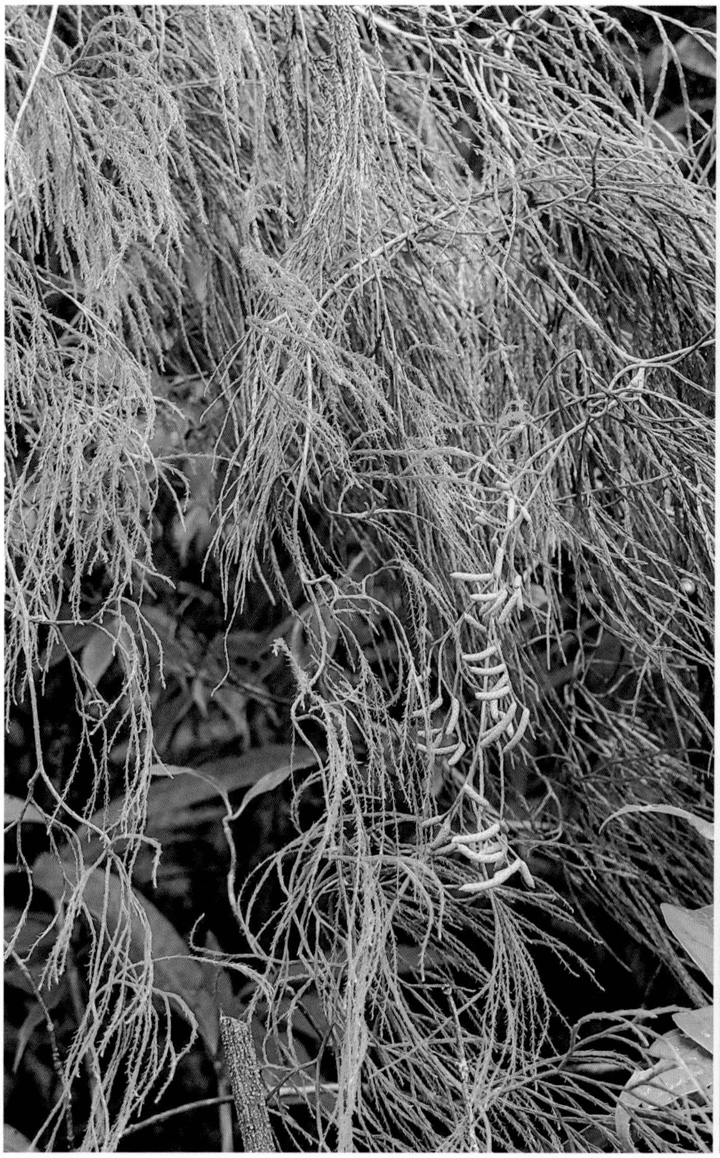
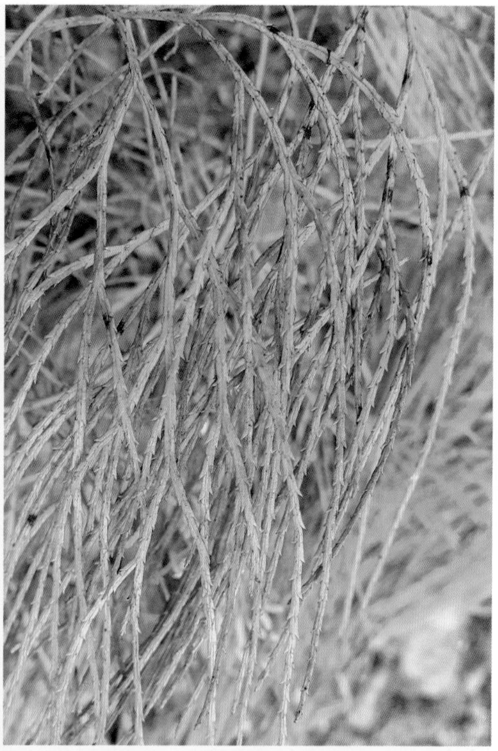
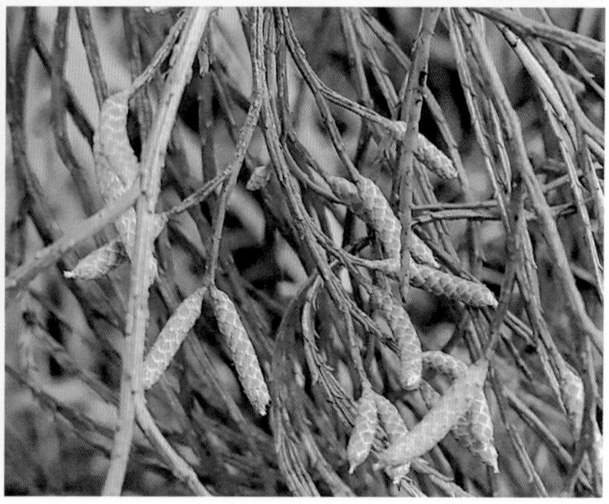

石上柏

【基原】为卷柏科深绿卷柏*Selaginella doederleinii* Hieron. 的全草。

【别名】山扁柏、退云草。

【形态特征】多年生草本。基部横卧，高25~45 cm，多回分枝，分枝处常有根托。叶交互排列，二型；叶片翠绿色或深绿色；侧叶向两侧平展，长圆形；中叶长卵形，大小约为侧叶的1/3，先端直指枝顶。孢子囊穗常双生于枝顶，四棱柱形；大孢子白色，小孢子橘黄色。

【分布】生于林下湿处。产于广西、广东、海南、云南、贵州、湖南、香港、四川、重庆、台湾、安徽、福建、江西、浙江等地。

【性能主治】全草味甘，性平。具有清热解毒、抗癌、止血的功效。主治癌症，肺炎，急性扁桃体炎，结膜炎，乳腺炎。

【采收加工】全年均可采收，洗净，鲜用或晒干。

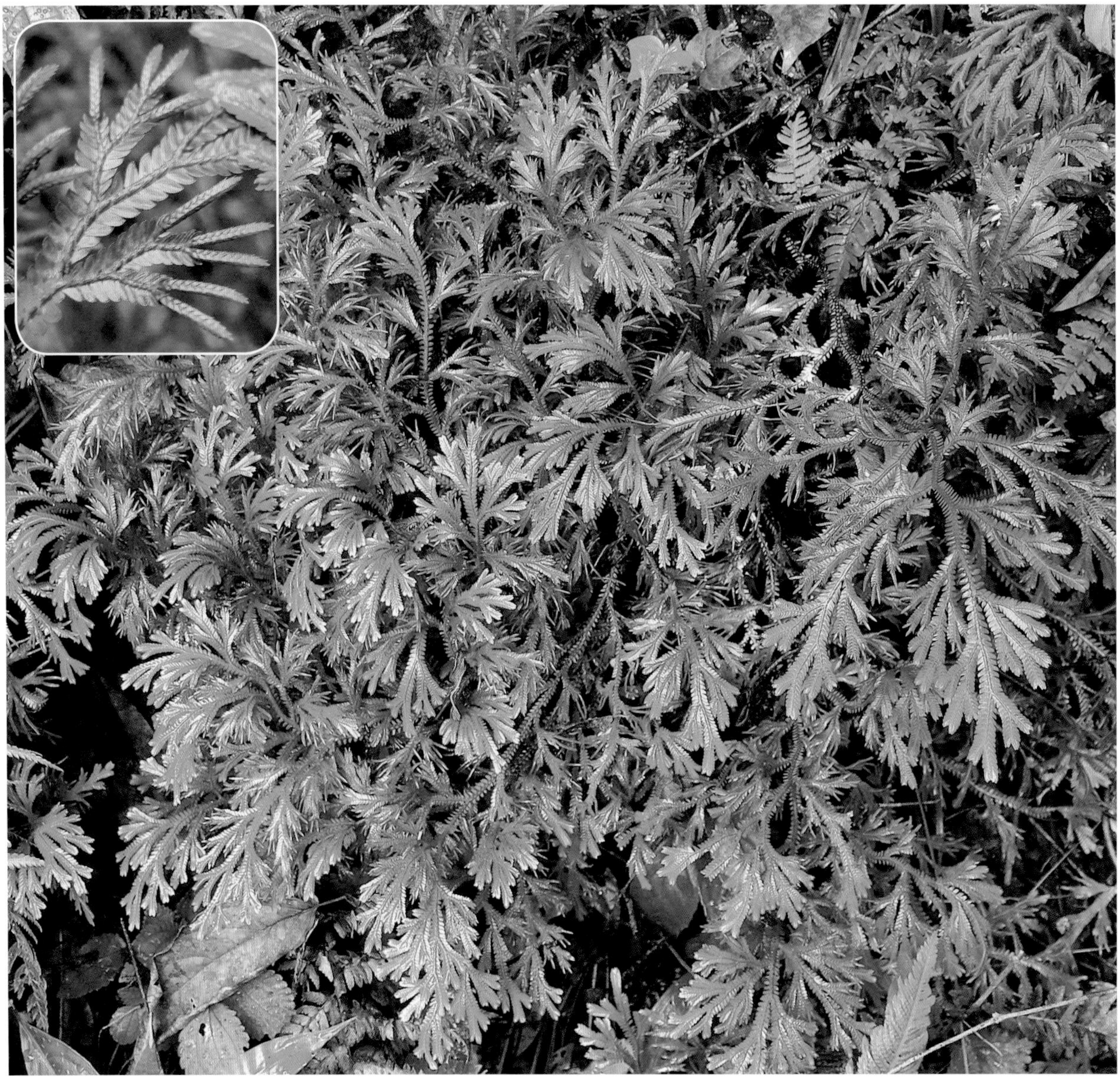

江南卷柏

【基原】为卷柏科江南卷柏*Selaginella moellendorffii* Hieron. 的全草。

【别名】石柏、岩柏草、打不死。

【形态特征】直立草本，高20~65 cm。具横走的地下根状茎和游走茎，其上生鳞片状淡绿色的叶；主茎呈红色或禾秆色，茎枝光滑无毛。上部茎生叶二型；侧叶斜展，卵状至卵状三角形；中部叶疏生，斜卵圆形，边缘有细齿和白边。孢子囊穗紧密，单生于枝顶，四棱柱形。

【分布】生于林下或石灰岩灌木丛中。产于广西、广东、云南、贵州、重庆、福建、安徽、甘肃。

【性能主治】全草味微甘，性平。具有清热利尿、活血消肿的功效。主治急性肝炎，病毒性肝炎，胸胁腰部挫伤，全身浮肿，血小板减少。

【采收加工】夏、秋季采收，除去杂质，鲜用或晒干。

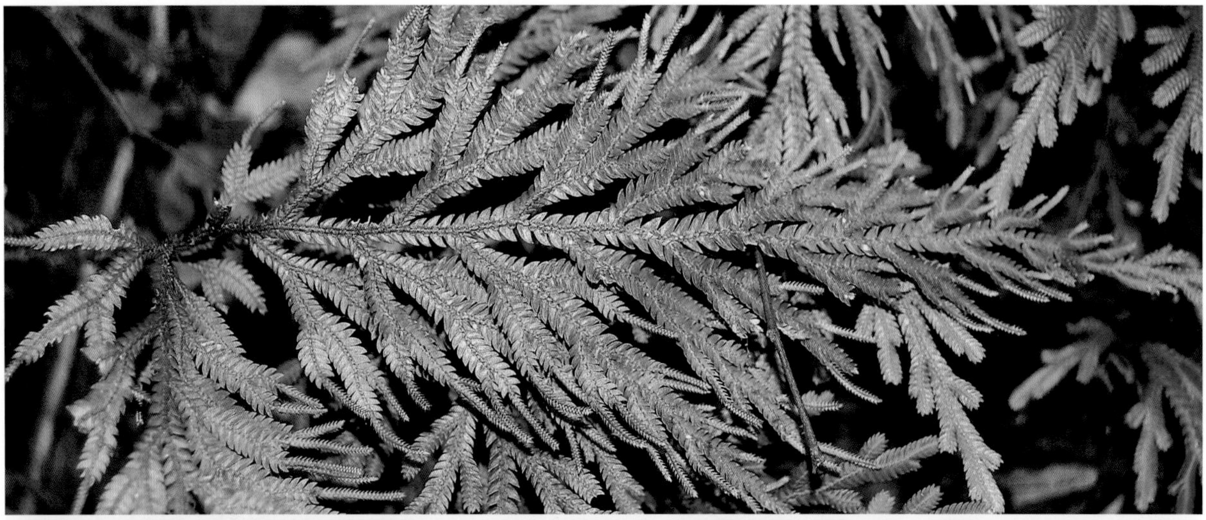

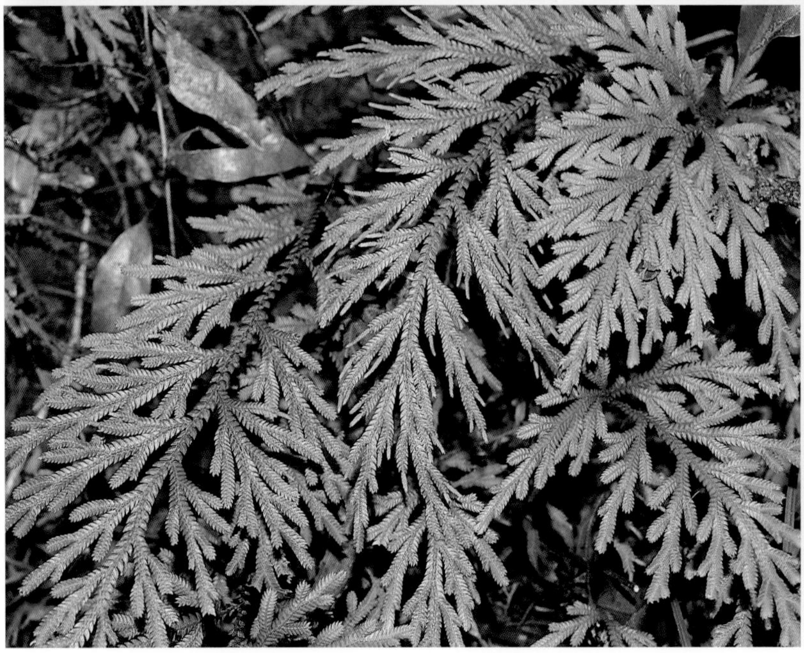

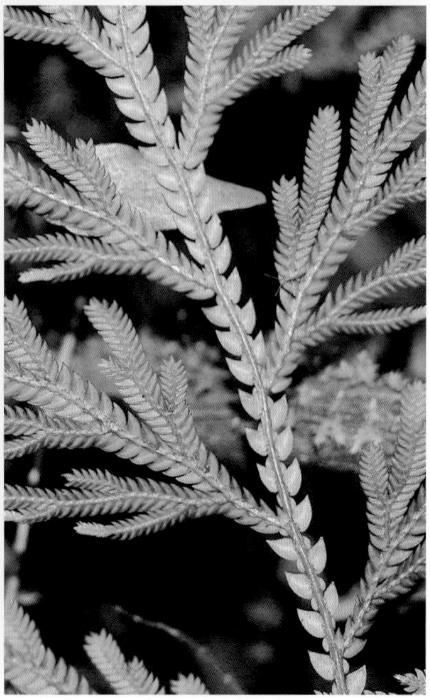

卷柏

【基原】为卷柏科卷柏*Selaginella tamariscina* (Beauv.) Spring 的全草。

【别名】还魂草、九死还魂草。

【形态特征】植株莲座状。主茎短，侧枝丛生于主茎顶端，干旱时内卷。叶二型，薄革质，侧叶卵形至长圆形，中叶斜卵形，叶缘均具细齿。孢子叶穗单生于小枝末端，四棱柱形；孢子叶一型，卵状三角形，边缘有细齿；大孢子浅黄色，小孢子橘黄色。

【分布】生于林下或溪边石壁上。产于广西、广东、海南、湖南、贵州、云南、四川、台湾、香港、浙江、河北、河南、江苏、江西、吉林等地。

【性能主治】全草味辛，性平。具有活血通经的功效。主治闭经，痛经，癥瘕痞块，跌扑损伤。卷柏炭化瘀止血。主治吐血，崩漏，便血，脱肛。

【采收加工】全年均可采收，除去须根和泥土，晒干。

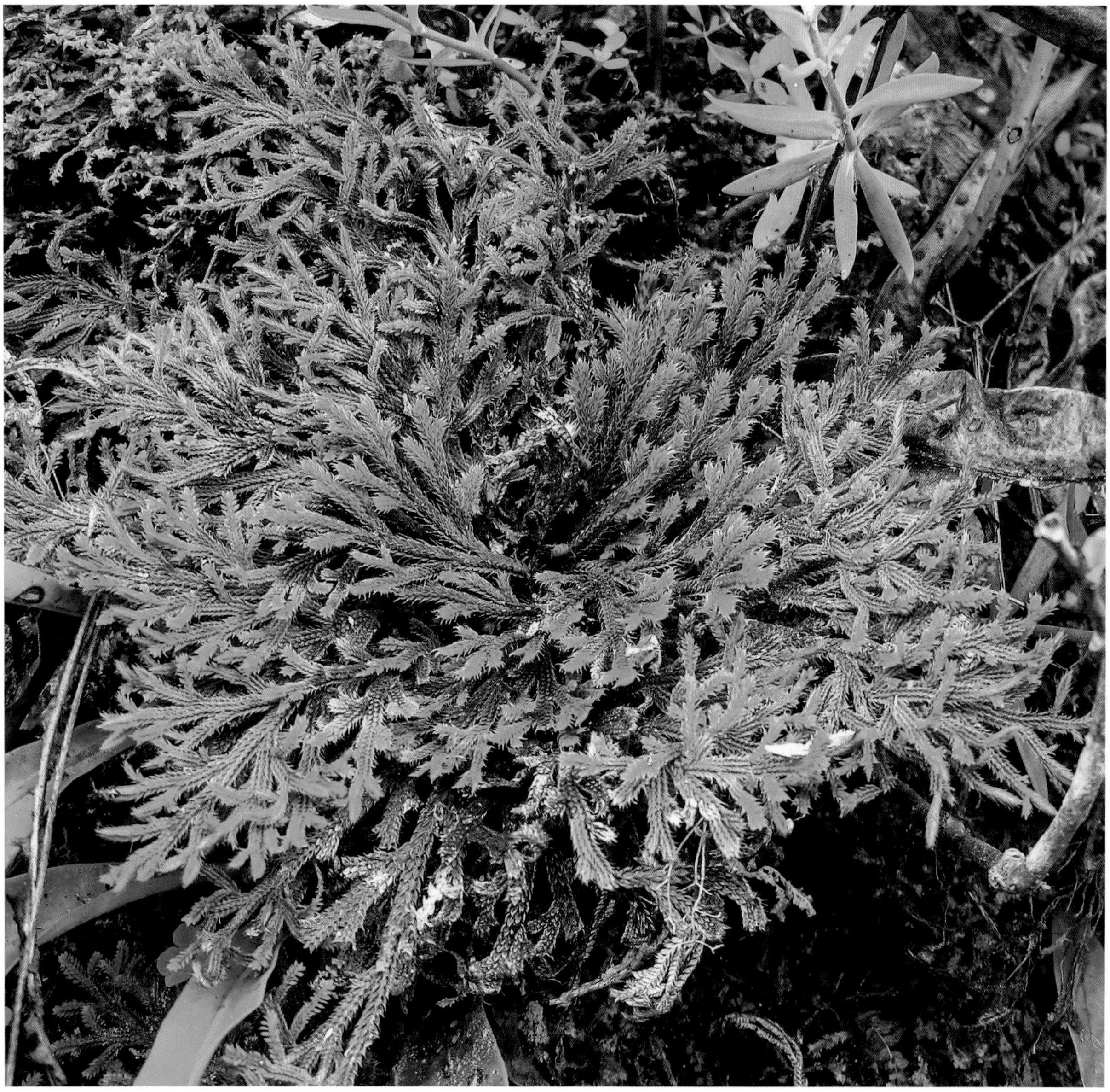

瓶尔小草

【基原】为瓶尔小草科瓶尔小草*Ophioglossum vulgatum* L. 的全草。

【别名】一枝枪、一枝箭、矛盾草。

【形态特征】植株高10~26 cm。根状茎短而直立，具一簇肉质粗根。营养叶1片，卵状长圆形，长4~6 cm，宽1.5~2.4 cm，先端钝尖，基部略下延，无柄，微肉质到草质，边缘全缘，网脉明显。孢子叶于初夏从营养叶腋间抽出，长9~18 cm；囊穗远高于营养叶之上。

【分布】生于林下、路边、石缝中。产于广西、贵州、云南、四川、湖北、陕西等地。

【性能主治】全草味微甘、酸，性凉。具有清热解毒、消肿止痛的功效。主治小儿肺炎，疔疮肿毒，蛇虫咬伤；外用治急性结膜炎，角膜薄翳，睑缘炎。

【采收加工】夏、秋季采收，洗净，鲜用或晒干。

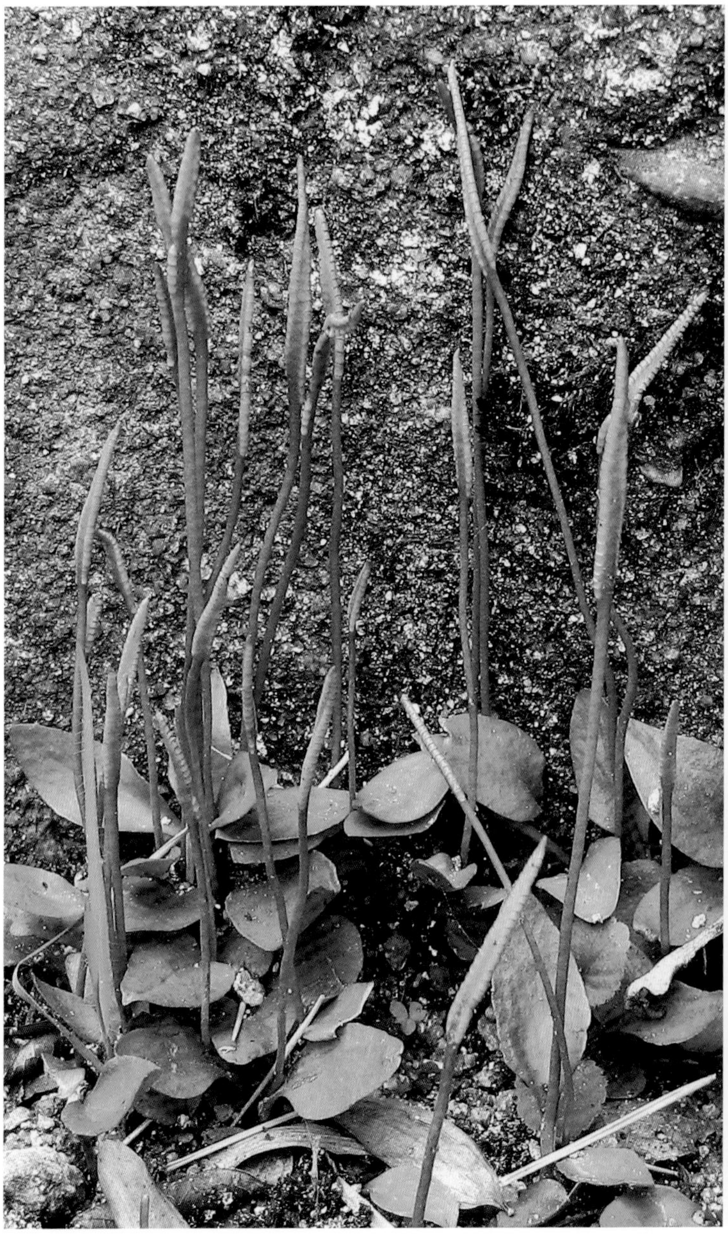
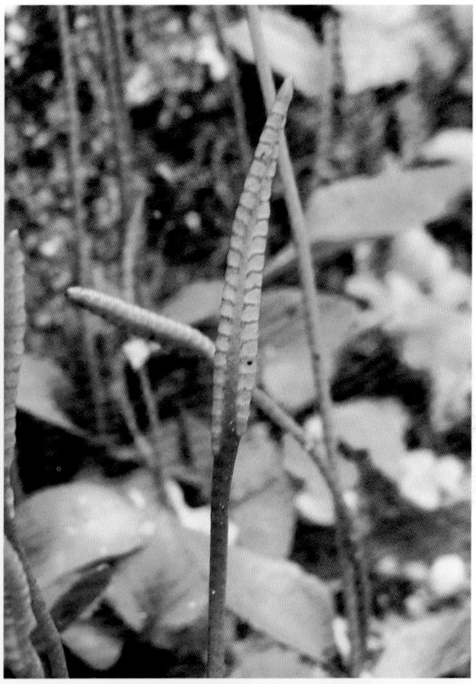
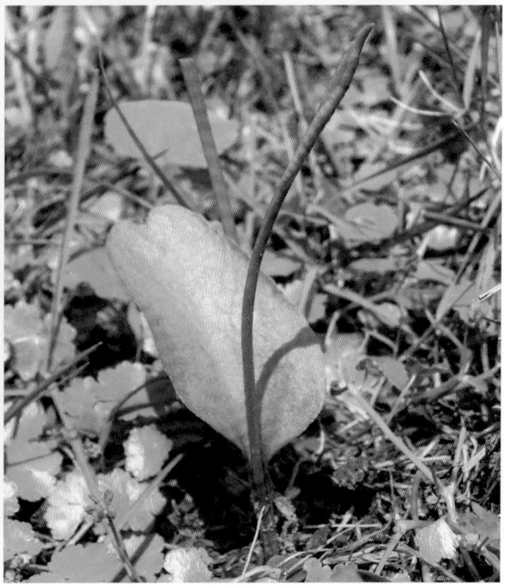

紫萁贯众

【基原】为紫萁科紫萁*Osmunda japonica* Thunb. 的根状茎和叶柄残基。

【别名】高脚贯众、老虎台。

【形态特征】多年生草本。根状茎短粗，或呈短树干状并稍弯。叶簇生，直立；叶柄禾秆色；叶片三角状广卵形，顶部一回羽状，其下为二回羽状；羽片3~5对，对生，长圆形。孢子叶与营养叶等高或稍高，羽片和小羽片均短缩；小羽片线形，沿中肋两侧背面密生孢子囊。

【分布】生于林下或溪边。产于广西、广东、四川、云南、贵州、山东等地。

【性能主治】根状茎和叶柄残基味苦，性微寒；有小毒。具有清热解毒、止血、杀虫的功效。主治疫毒感冒，热毒泻痢，痈疮肿毒，吐血，鼻出血，便血，崩漏，虫积腹痛。

【采收加工】春、秋季采收，洗净，除去须根，晒干。

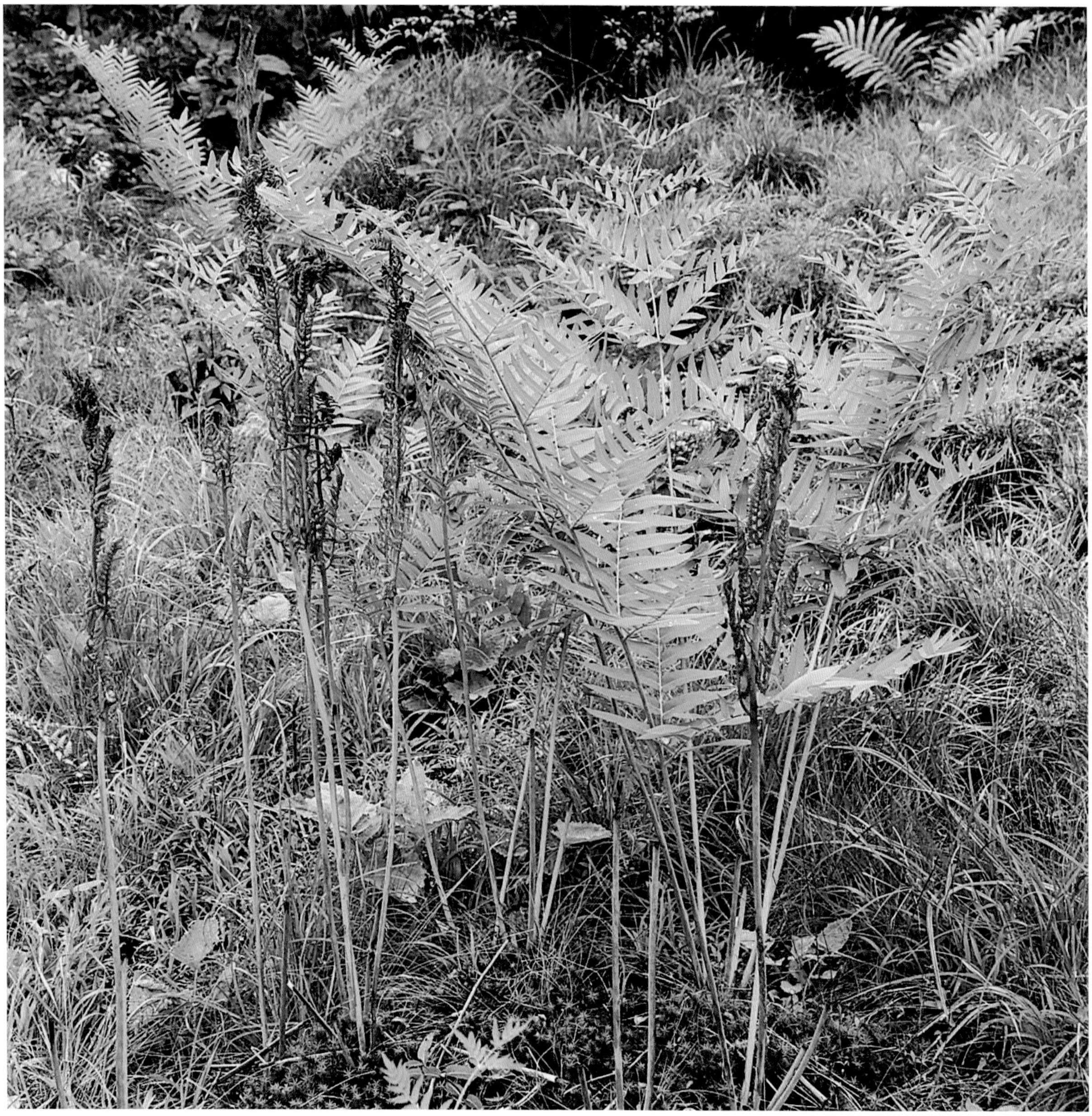

华南紫萁

【基原】为紫萁科华南紫萁*Osmunda vachellii* Hook. 的根状茎及叶柄的髓部。

【别名】贯众、疯狗药、大凤尾蕨。

【形态特征】多年生草本，植株高达 1 m。根状茎直立，粗壮，成圆柱状主轴。叶簇生主轴顶部，一型，羽片二型，一回羽状；叶柄棕禾秆色；叶片长圆形，一回羽状，厚纸质；下部 3~4 对羽片能育，羽片紧缩为线形，中肋两侧密生圆形孢子囊穗，穗上着生孢子囊，深棕色。

【分布】生于草坡和溪边湿处。产于广西、广东、云南、海南、贵州、福建等地。

【性能主治】根状茎及叶柄的髓部味微苦、涩，性平。具有祛湿舒筋、清热解毒、驱虫的功效。主治妇女带下，筋脉拘挛，流行性感冒，腮腺炎，痈肿疮疖，胃痛，肠道寄生虫病。

【采收加工】全年均可采收，除去须根、茸毛，鲜用或晒干。

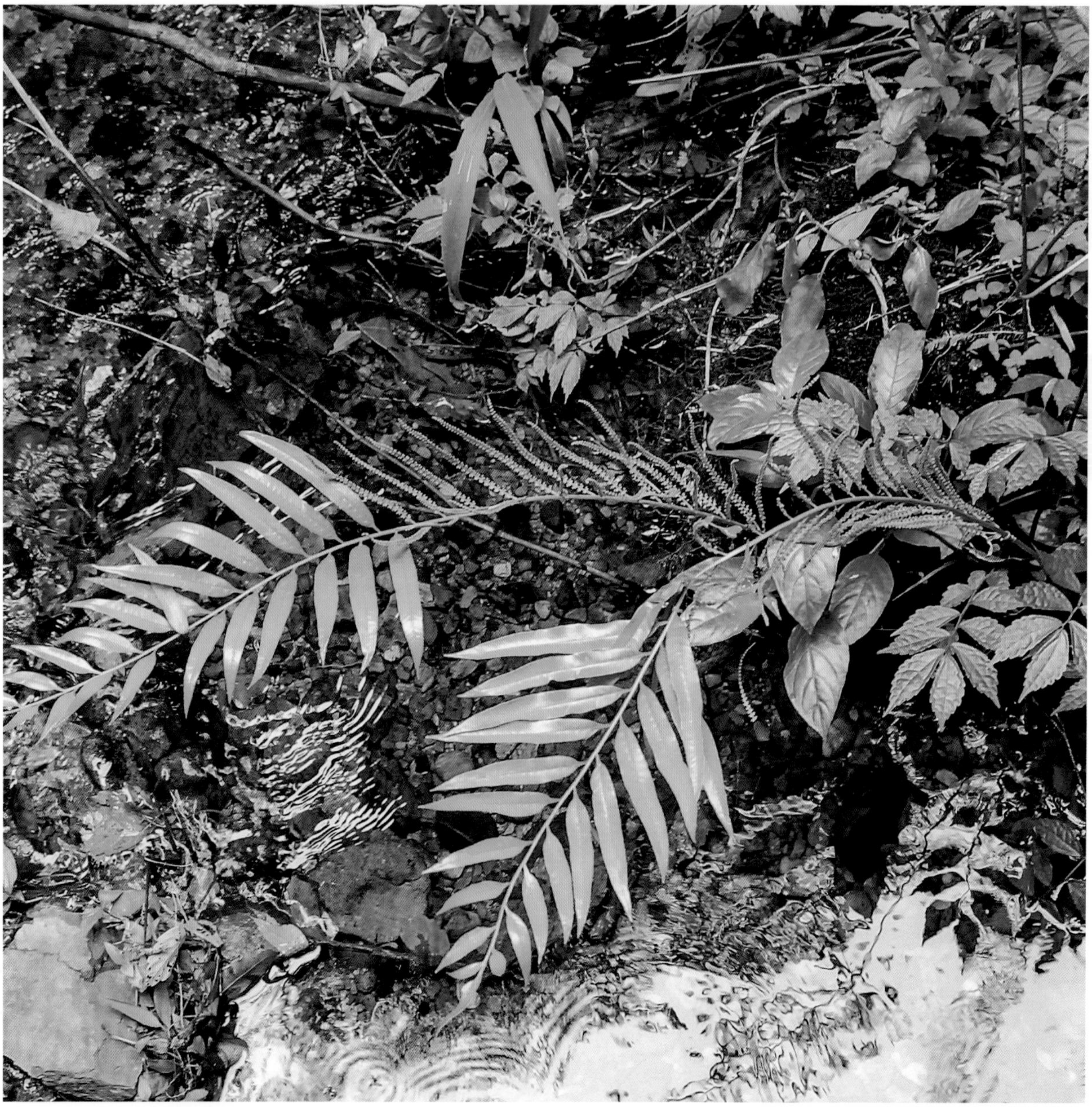

芒萁

【基原】为里白科芒萁*Dicranopteris pedata* (Houtt.) Nakaike 的幼叶、叶柄、根茎。

【别名】草芒、山蕨、乌萁。

【形态特征】多年生草本。根状茎横走，褐棕色，被棕色鳞片及根。叶远生；叶柄褐棕色，无毛；叶片重复假两歧分叉；羽片披针形或宽披针形，先端渐尖，羽片深裂；裂片长线形，边缘干后稍反卷；叶背面白色，与羽轴、裂片轴均被棕色鳞片。孢子囊群着生于细脉中段，有孢子囊6~8个。

【分布】生于酸性的红壤丘陵、荒坡林缘或马尾松林下。产于广西、广东、湖南、湖北、安徽、台湾、福建、江苏、江西、浙江等地。

【性能主治】幼叶、叶柄味苦、涩，性凉。具有化瘀止血、清热利尿、解毒消肿的功效。主治妇女血崩，跌打损伤，热淋涩痛，白带异常，小儿腹泻，痔瘘，目赤肿痛，外伤出血，烧烫伤，毒虫咬伤。根茎味苦，性凉。具有清热利湿、化瘀止血、止咳的功效。主治湿热膨胀，小便涩痛，阴部湿痒，白带异常，跌打损伤，外伤出血，血崩，鼻出血，肺热咳嗽。

【采收加工】幼叶、叶柄全年均可采收，洗净，鲜用或晒干。根茎全年均可采挖，洗净，鲜用或晒干。

【附注】《中华本草》记载芒萁以幼叶、叶柄及根状茎入药的药材名分别为芒萁骨、芒萁骨根。

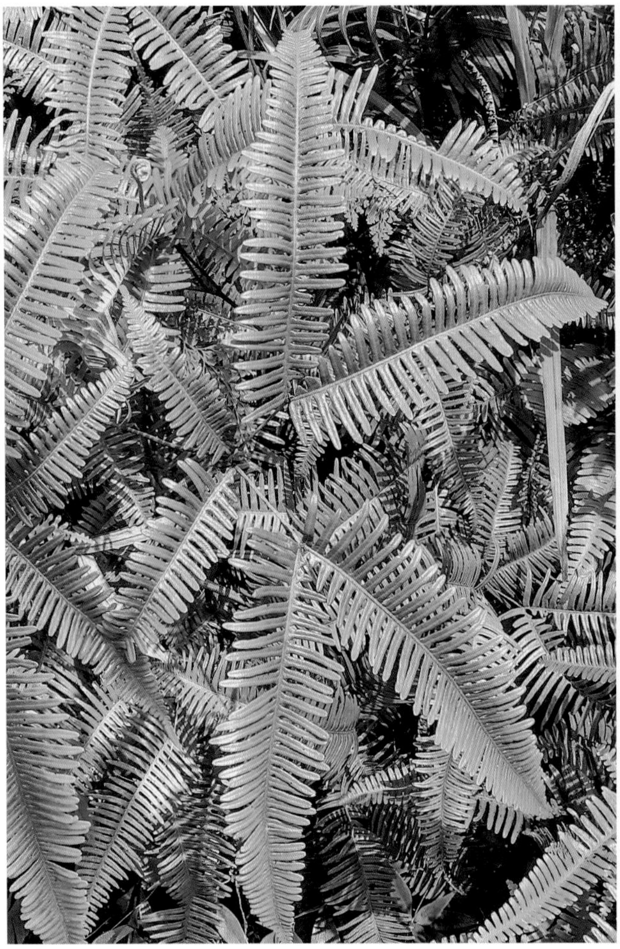

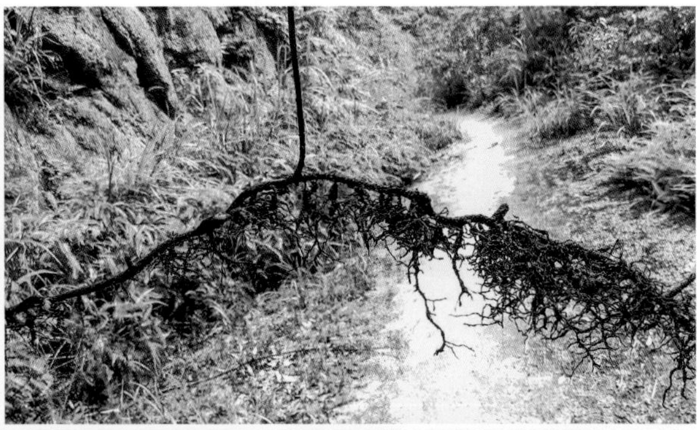

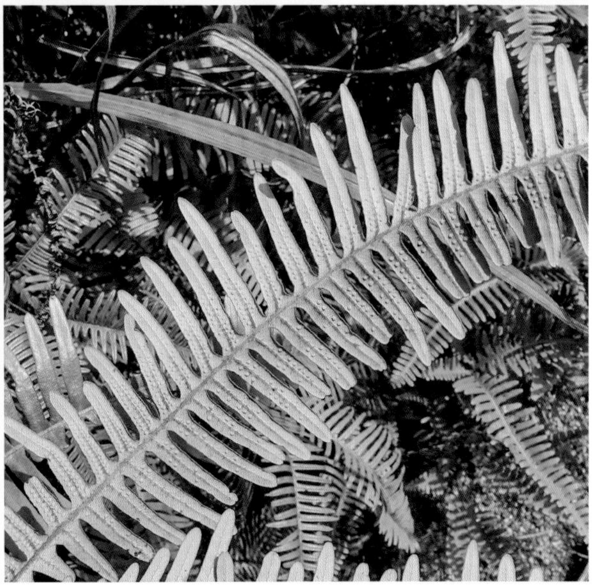

海金沙

【基原】为海金沙科海金沙*Lygodium japonicum* (Thunb.) Sw. 的成熟孢子、地上部分。

【别名】金沙藤、望骨风。

【形态特征】攀援草本，可长达4 m。茎细弱。叶轴上面有两条狭边；羽片多数，对生于叶轴上的短距两侧，平展；叶为一至二回羽状复叶，小叶卵状披针形，边缘有齿或不规则分裂；能育羽片卵状三角形，长宽几相等。孢子囊生于能育羽片的背面，排列稀疏；孢子表面有小疣。

【分布】生于林缘或灌木丛中。产于广西、广东、四川、湖南、江西、福建、陕西等地。

【性能主治】成熟孢子味甘、咸，性寒。具有清利湿热、通淋止痛的功效。主治热淋，石淋，血淋，膏淋，尿道涩痛。地上部分味甘，性寒。具有清热解毒、利水通淋的功效。主治热淋，砂淋，血淋，膏淋，尿道涩痛，湿热黄疸，风热感冒，咳嗽，咽喉肿痛，泄泻，痢疾。

【采收加工】秋季孢子未脱落时采割藤叶，晒干，搓揉或打下孢子，除去藤叶。夏秋季采收地上部分，除去杂质，晒干。

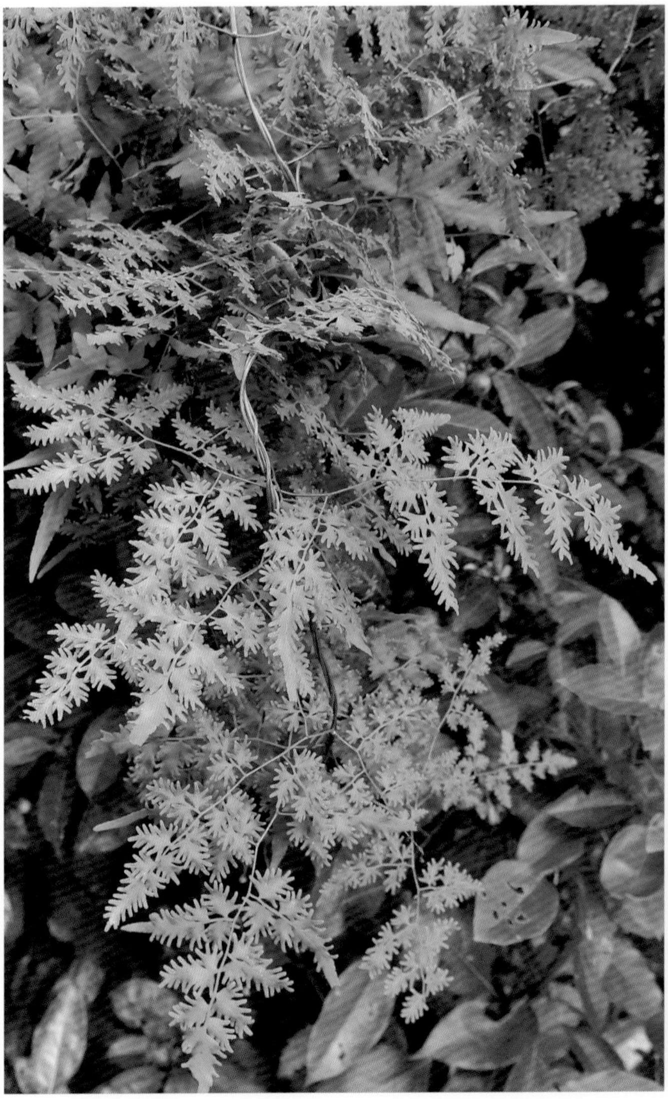
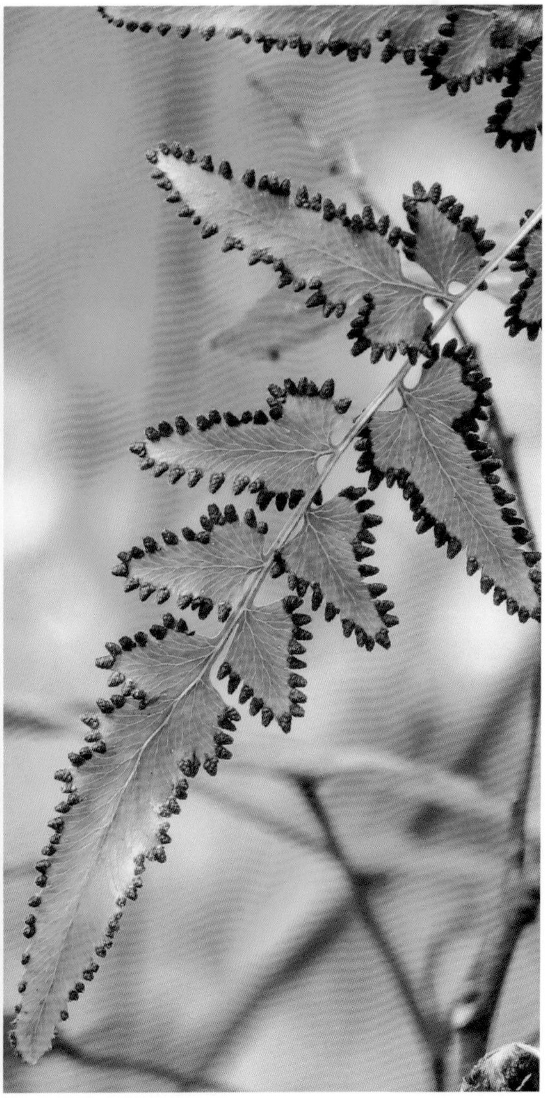

金沙藤

【基原】为海金沙科小叶海金沙*Lygodium microphyllum* (Cav.) R. Br. 的地上部分。

【别名】牛吊西、金沙草。

【形态特征】植株蔓攀。叶轴纤细，二回羽状；羽片对生于叶轴的距上，距长2~4 mm，顶端密生红棕色毛；不育羽片生于叶轴下部，奇数羽状，或顶生小羽片有时两叉，小羽片4对，互生；能育羽片长圆形，奇数羽状，小羽片互生，柄端有关节。孢子囊穗排列于叶缘，到达先端，5~8对，线形，黄褐色。

【分布】生于溪边灌木丛中。产于广西、广东、海南、云南、福建等地。

【性能主治】地上部分味甘，性寒。具有清热解毒、利水通淋的功效。主治热淋，砂淋，血淋，膏淋，尿道涩痛，湿热黄疸，风热感冒，咳嗽，咽喉肿痛，泄泻，痢疾。

【采收加工】夏、秋季采收，除去杂质，晒干。

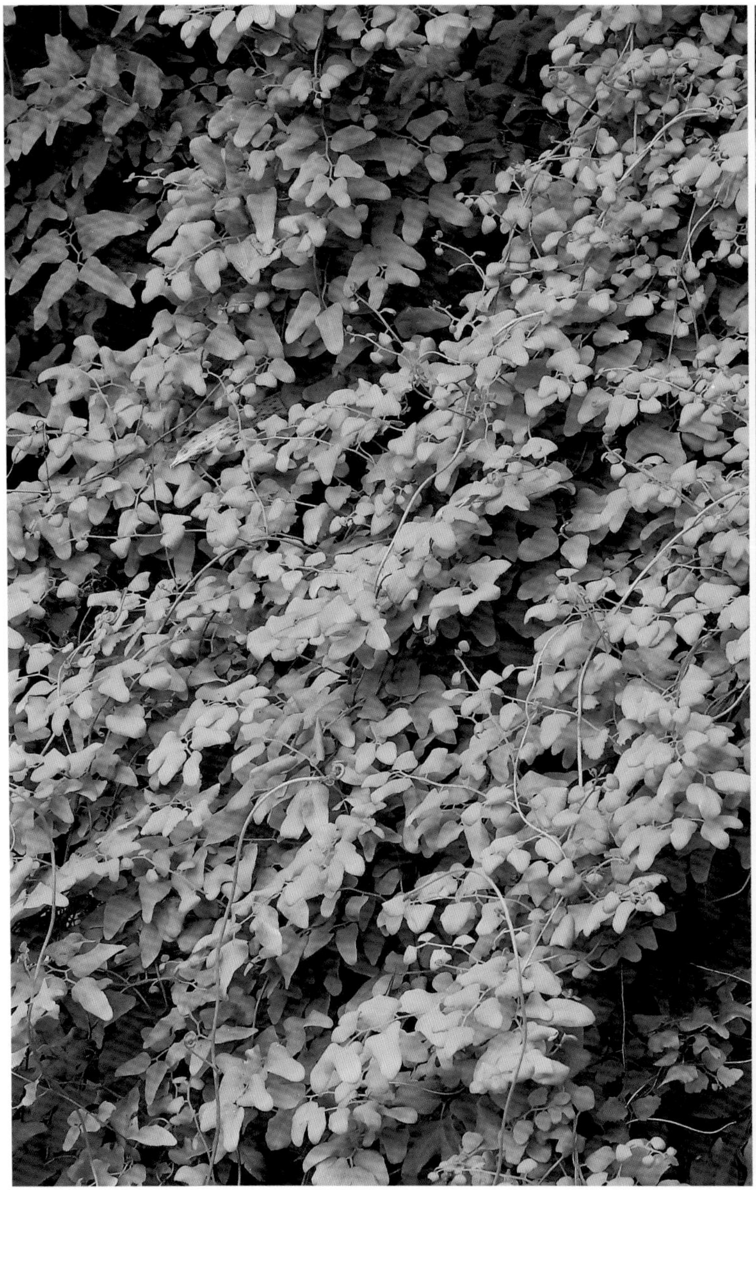
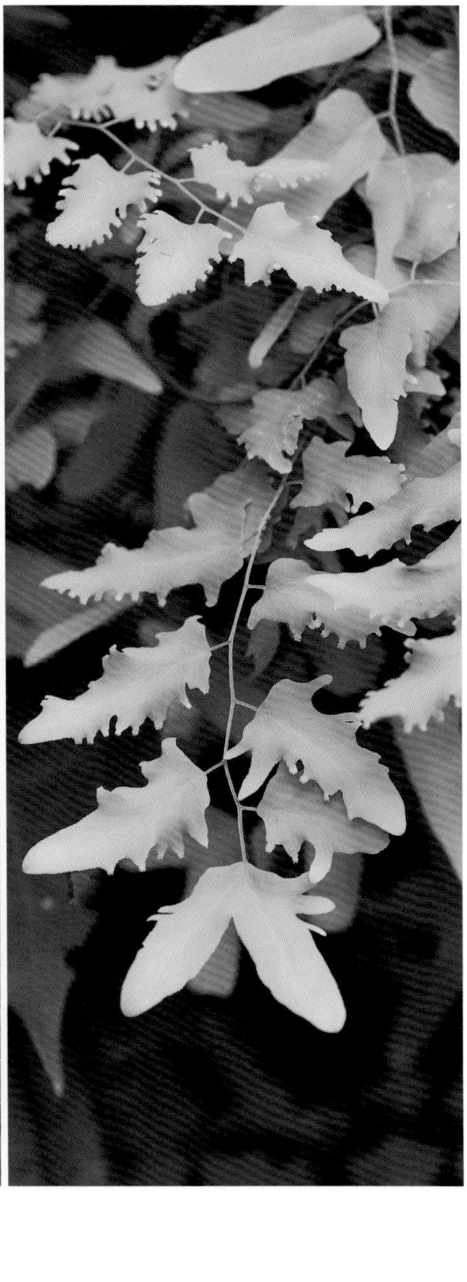

蕗蕨

【基原】为膜蕨科蕗蕨*Mecodium badium* (Hook. et Grev.) Copel. 的全草。

【形态特征】附生蕨类植物。根状茎铁丝状，长而横走。叶远生，相距约 2 cm；叶柄长 5~10 cm，两侧有平直或呈波状的宽翅至叶柄基部；叶片三回羽裂，羽片 10~12 对，互生，卵状三角形至狭卵形，小羽片 3~4 对，无柄。孢子囊群多数，着生于羽片向轴的短裂片顶端。

【分布】生于山坡阔叶林中，附生于树上或密林、溪边潮湿的岩石上。产于广西、广东、台湾、福建、江西、湖北、西藏等地。

【性能主治】全草味苦、涩，性凉。具有解毒清热、生肌止血的功效。主治烧烫伤，痈疖，肿毒，外伤出血。

【采收加工】全年均可采收，鲜用或晒干。

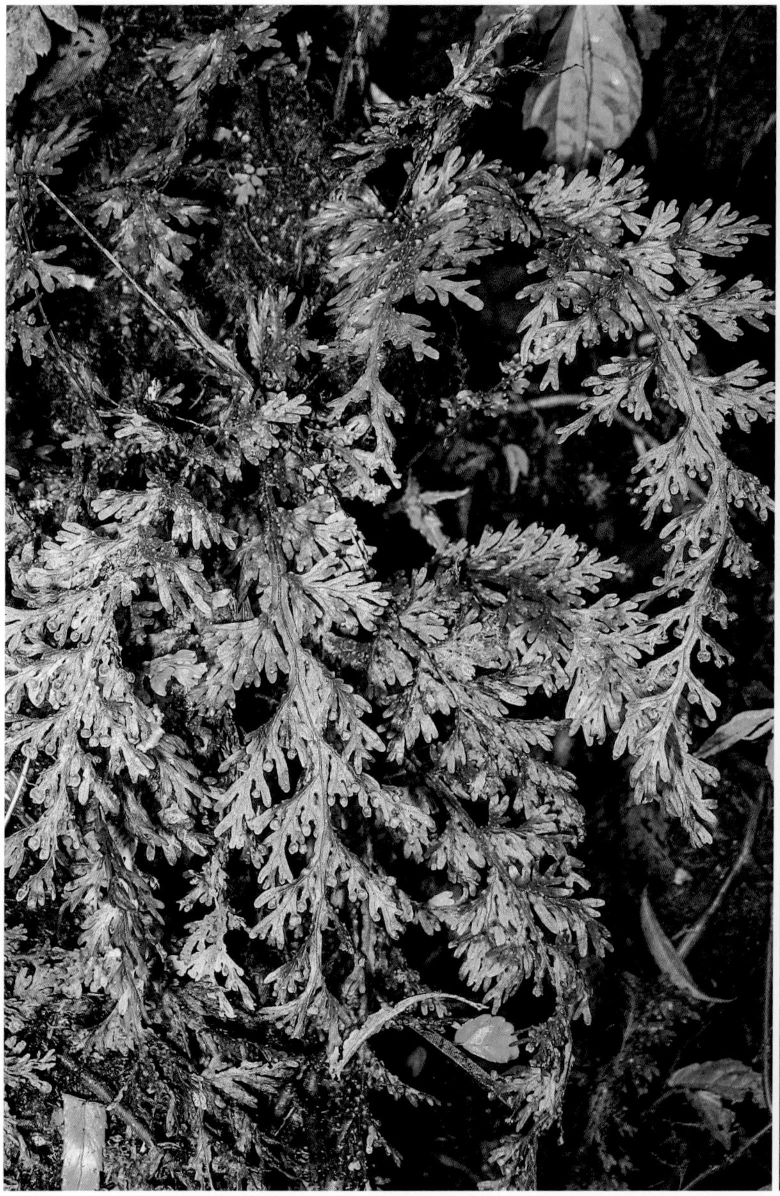

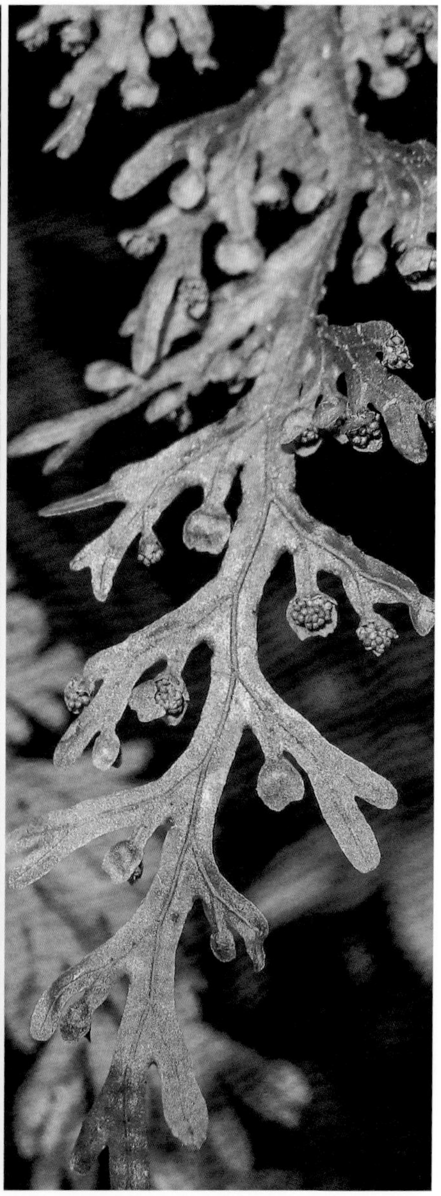

狗脊

【基原】为蚌壳蕨科金毛狗*Cibotium barometz* (L.) J. Sm. 的根状茎。

【别名】金猫头、金毛狗、黄狗头。

【形态特征】大型草本植物，高可达3 m。根状茎横卧，粗大，顶端生出一丛大叶。叶柄长达120 cm，基部密被金黄色长毛；叶大型，密生，三回羽状深裂；羽片长披针形，裂片边缘具细齿。孢子囊群生于小脉顶端；囊群盖棕褐色，横长圆形，形如蚌壳。

【分布】生于林中阴处或山沟边。产于广西、广东、云南、海南、湖南、贵州、四川、浙江等地。

【性能主治】根状茎味苦、甘，性温。具有祛风湿、补肝肾、强腰膝的功效。主治风湿痹痛，腰膝酸软，下肢无力。

【采收加工】秋、冬季采挖，除去泥沙，干燥；或除去硬根、叶柄及金黄色茸毛，切厚片，干燥，为生狗脊片；蒸后晒至六七成干，切厚片，干燥，为熟狗脊片。

【附注】为国家二级重点保护野生植物。

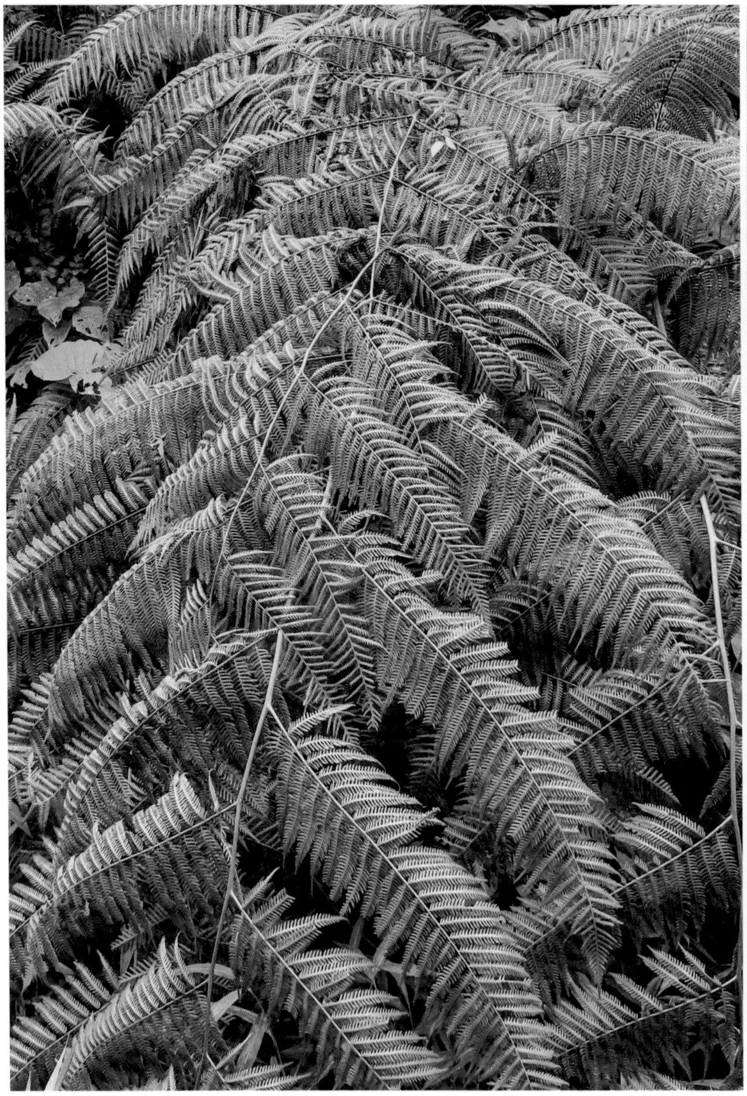
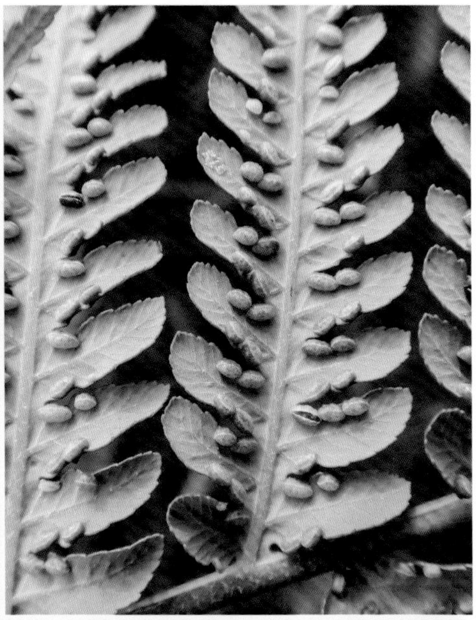
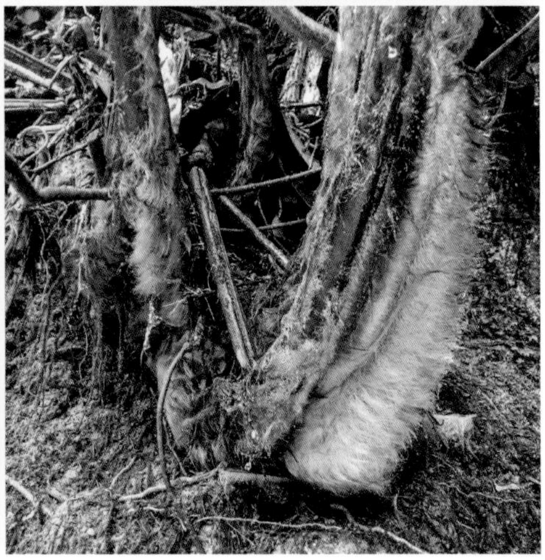

龙骨风

【基原】为桫椤科桫椤*Alsophila spinulosa* (Wall. ex Hook.) R. M. Tryon 的茎干。

【别名】大贯众、树蕨、刺桫椤。

【形态特征】树蕨，高3~8 m。茎干上部有残存的叶柄，向下密被交织的不定根。叶簇生于茎顶端；叶柄、叶轴和羽轴鲜时通常绿色，具刺；叶片大，长可达3 m，三回深羽裂；羽片矩圆形，裂片长圆形，边缘具齿。孢子囊群生于裂片背面小脉分叉处；囊群盖近圆球形。

【分布】生于山地溪边、林缘或疏林中。产于广西、广东、云南、贵州、四川、福建等地。

【性能主治】茎干味微苦，性平。具有清肺胃热、祛风除湿的功效。主治流感，肺热咳喘，吐血，风火牙痛，风湿关节痛，腰痛。

【采收加工】全年均可采收，除去外皮，晒干。

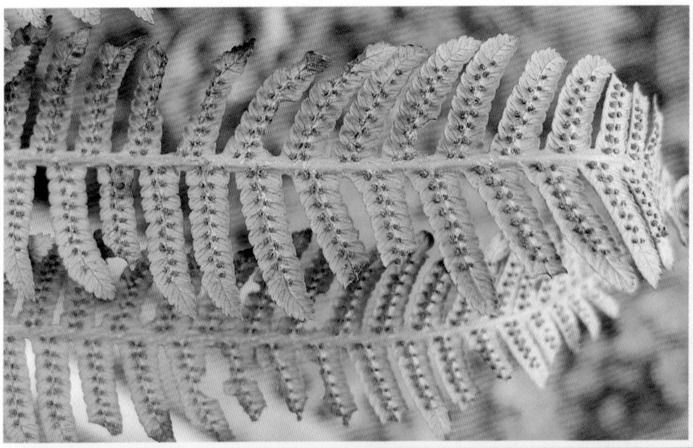

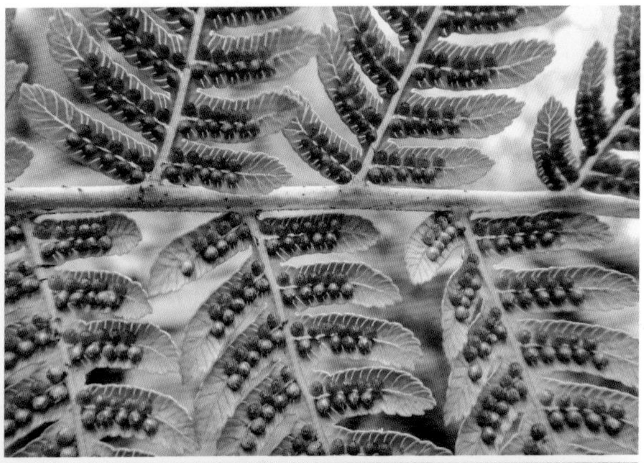

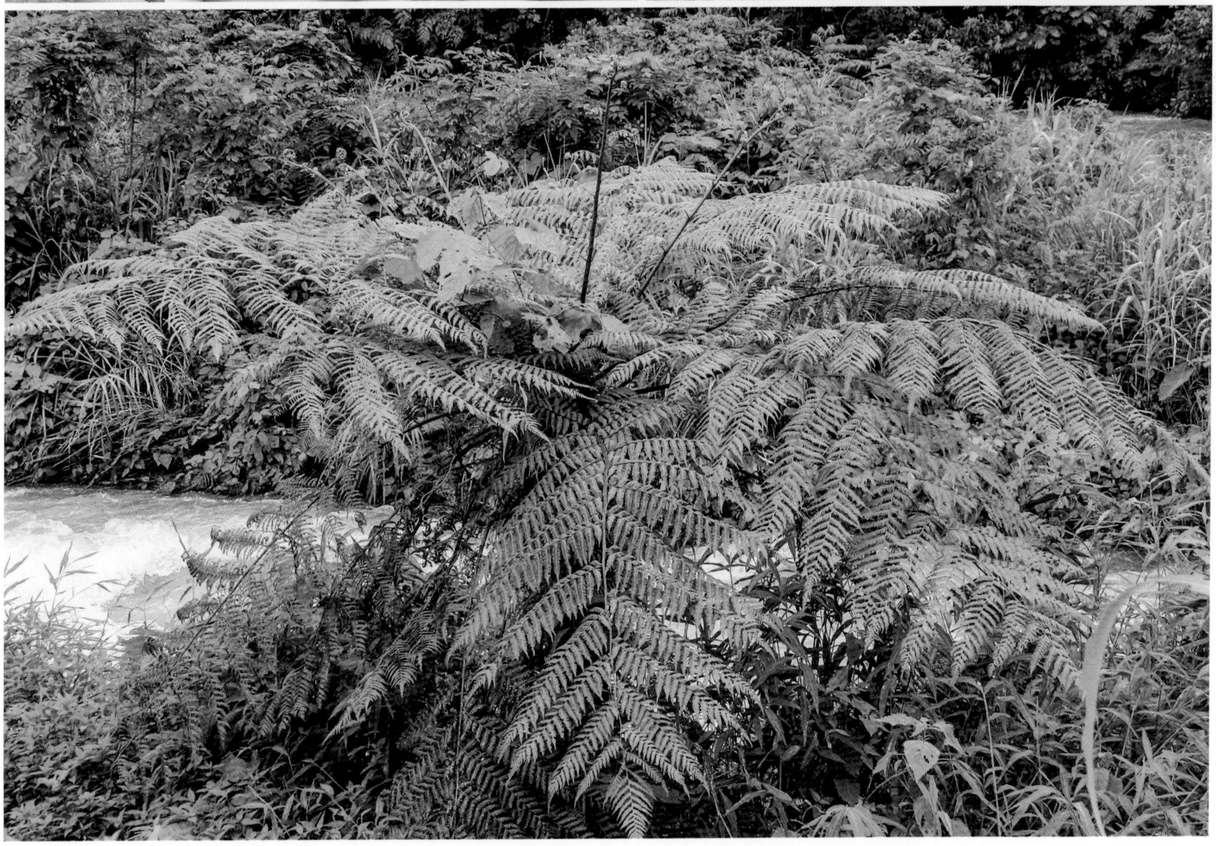

蜈蚣草

【基原】为凤尾蕨科蜈蚣草*Pteris vittata* L. 的全草或根状茎。

【别名】蜈蚣蕨、斩草剑、黑舒筋草。

【形态特征】多年生草本。根状茎直立，密被黄褐色鳞片。叶簇生；叶片倒披针状长圆形，一回羽状，顶生羽片与侧生羽片同形，互生或有时近对生，下部羽片较疏离，中部羽片最长，狭线形；不育的叶缘具密齿。在成熟的植株上除下部缩短的羽片不育外，几乎全部羽片能育。

【分布】生于钙质土上或石灰岩石山石缝中。产于我国秦岭南坡以南各省区。

【性能主治】全草或根状茎味淡，性平。具有祛风活血、解毒杀虫的功效。主治流行性感冒，痢疾，风湿疼痛，跌打损伤；外用治蜈蚣咬伤，疥疮。

【采收加工】全年均可采收，洗净，鲜用或晒干。

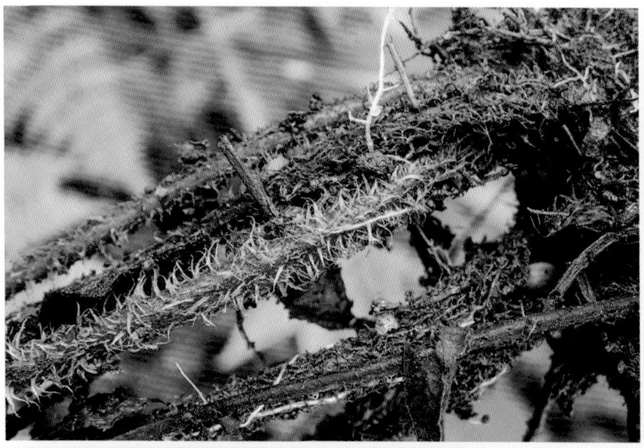
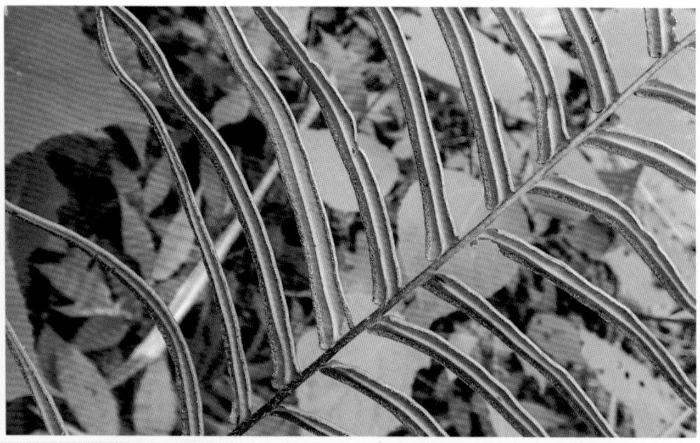
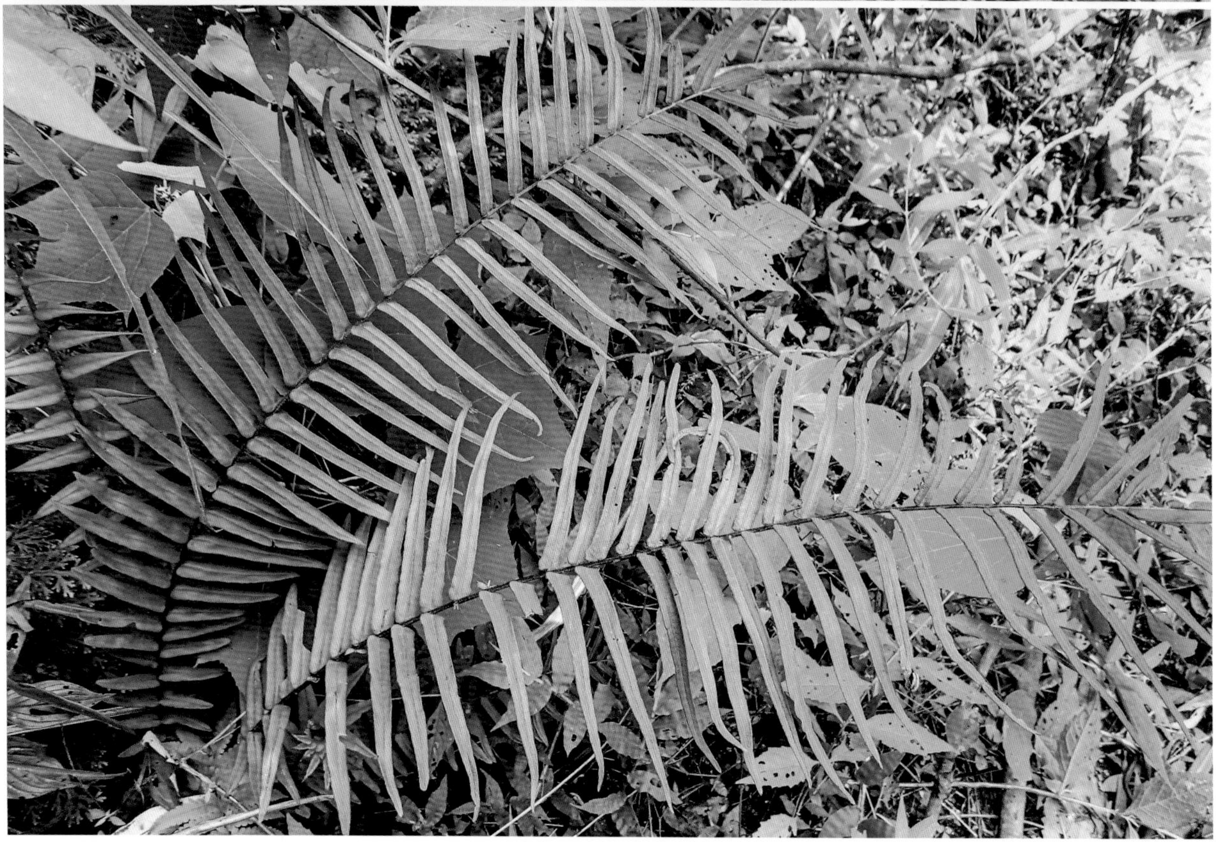

小野鸡尾

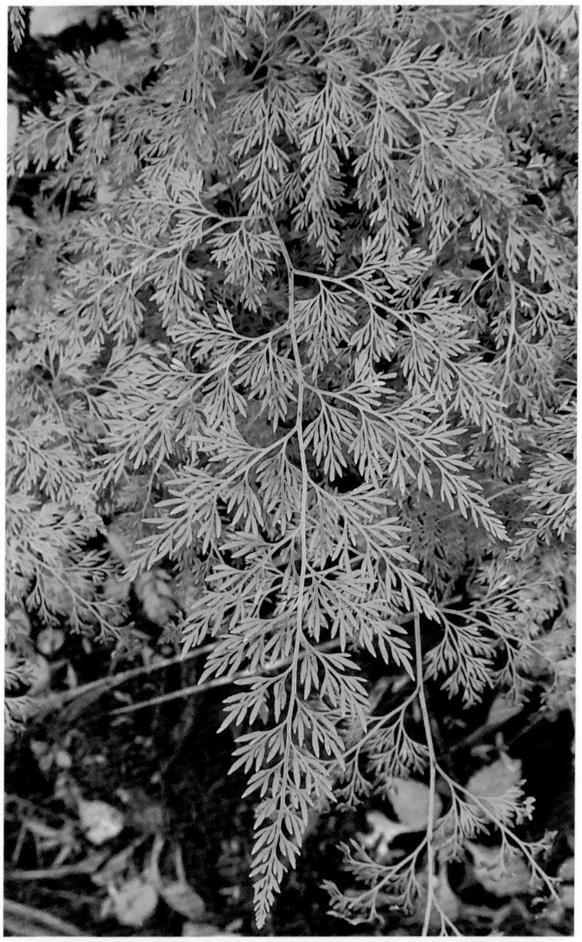

【基原】为中国蕨科野雉尾金粉蕨*Onychium japonicum* (Thunb.) Kunze 的全草。

【别名】野鸡尾、小鸡尾草、柏香莲。

【形态特征】植株高25~60 cm。根状茎长而横走，疏被鳞片。叶散生；叶片几与叶柄等长，卵状三角形或卵状披针形，四回羽状细裂；羽片12~15对，互生，长圆披针形或三角状披针形，先端渐尖，并具羽裂尾头，三回羽裂。孢子囊群长3~6 mm；囊群盖线形或短长圆形，全缘。

【分布】生于山坡路旁、林下沟边或灌木丛中阴处。产于长江以南各地，北至河北、西至甘肃南部。

【性能主治】全草味苦，性寒。具有清热解毒、利湿、止血的功效。主治风热感冒，咳嗽，咽痛，泄泻，痢疾，小便淋痛，湿热黄疸，吐血，咳血，便血，痔血，尿血，疮毒，跌打损伤，蛇虫咬伤，烧烫伤。

【采收加工】夏、秋季采收，鲜用或晒干。

岩风子

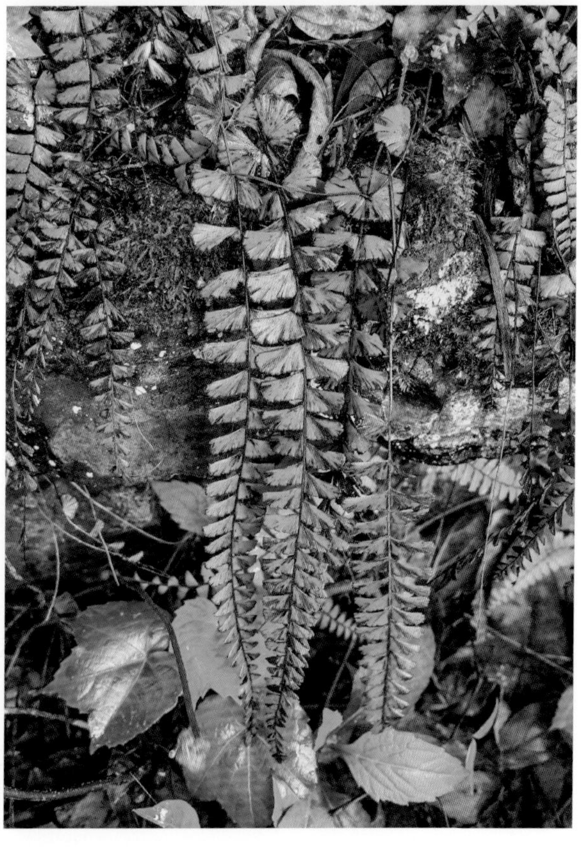

【基原】为铁线蕨科假鞭叶铁线蕨*Adiantum malesianum* Ghatak 的全草。

【形态特征】多年生草本，植株高15~20 cm。根状茎短而直立，密被棕色鳞片。叶簇生；叶柄栗黑色，基部被棕色鳞片，通体被长毛；叶片线状披针形，一回羽状；羽片约25对，基部一对羽片不缩小，近团扇形；叶轴先端往往延长成鞭状，落地生根。孢子囊群每羽片5~12个。

【分布】生于山坡灌木丛中岩石上或石缝中。产于广西、广东、海南、贵州、四川等地。

【性能主治】全草味苦，性凉。具有利水通淋、清热解毒的功效。主治淋证，水肿，乳痈，疮毒。

【采收加工】夏、秋季采收，洗净，晒干。

单叶双盖蕨

【基原】为蹄盖蕨科单叶双盖蕨*Diplazium subsinuatum* (Wall. ex Hook. et Grev.) Tagawa 的全草。

【别名】手甲草、斩蛇剑、石上剑。

【形态特征】多年生草本。根状茎细长，横走，被黑色或棕褐色鳞片。叶远生；叶柄淡灰色，基部被褐色鳞片；叶片披针形或线状披针形，边缘全缘或稍呈波状；中脉两面均明显，小脉斜展，直达叶边。孢子囊群线形，常多分布于叶片上半部，每组小脉上常有1条；囊群盖成熟时膜质，浅褐色。

【分布】生于溪旁林下酸性土或岩石上。产于广西、广东、湖南、云南、贵州、四川、台湾、江苏、浙江、江西、河南等地。

【性能主治】全草味苦、涩，性寒。具有清热、利水的功效。主治淋病，烧烫伤，蛇虫咬伤，骨鲠喉，小儿疳积；外用治跌打肿痛。

【采收加工】全年均可采收，洗净，鲜用或晒干。

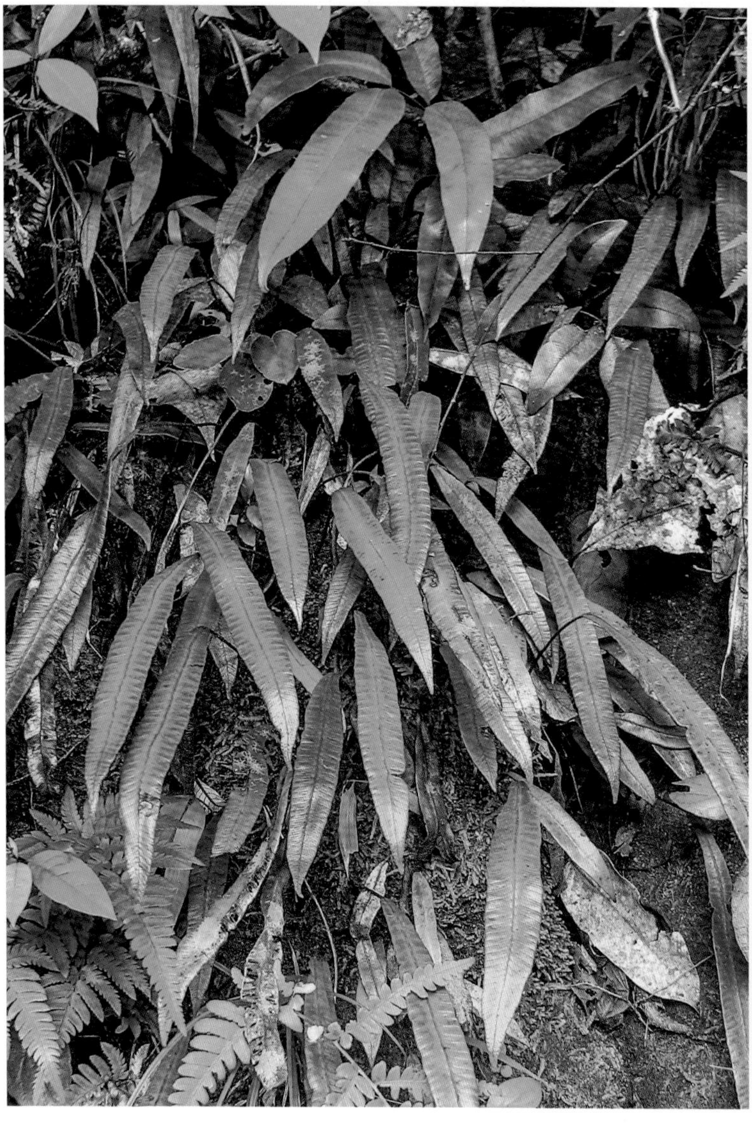

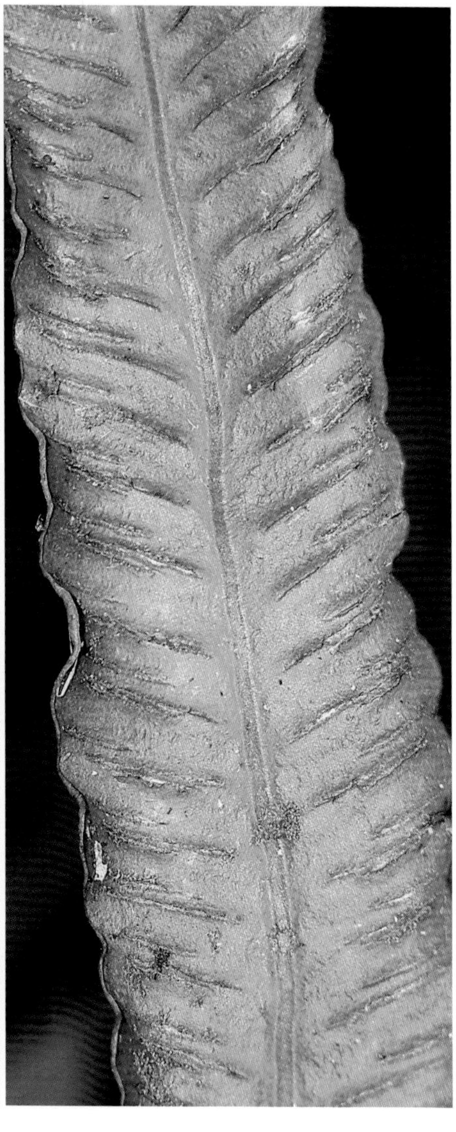

渐尖毛蕨

【基原】为金星蕨科渐尖毛蕨*Cyclosorus acuminatus* (Houtt.) Nakai 的根状茎。

【别名】小水火蕨、尖羽毛蕨、舒筋草。

【形态特征】植株高70~80 cm。根状茎长而横走，先端密被棕色鳞片。叶二列，远生；叶片长圆状披针形，先端尾状渐尖并羽裂，基部不变狭，二回羽裂；羽片13~18对，互生，披针形，先端长渐尖。孢子囊群大，圆形，着生于叶下侧脉中部以上，每裂片5~8对；囊群盖圆肾形，密生柔毛。

【分布】生于路旁、田边或山谷。产于广西、广东、云南、贵州、四川、湖南、湖北、福建、台湾、陕西、河南等地。

【性能主治】根状茎味苦，性平。具有清热解毒、祛风除湿、健脾的功效。主治泄泻，痢疾，热淋，咽喉肿痛，风湿痹痛，小儿疳积，狂犬咬伤，烧烫伤。

【采收加工】夏、秋季采收，晒干。

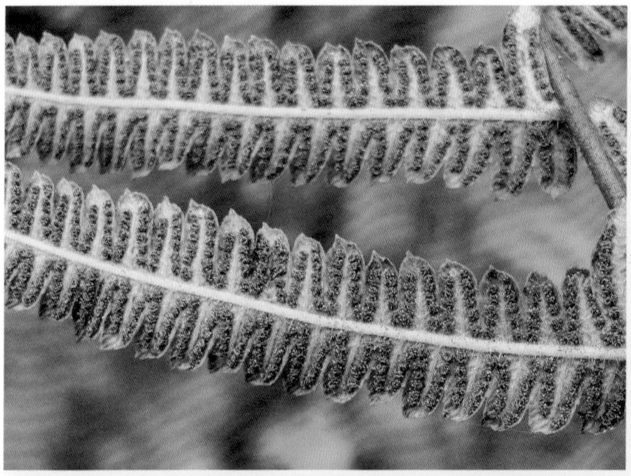
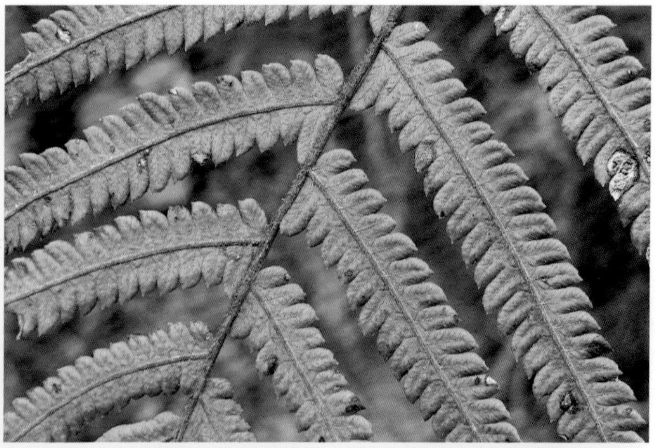
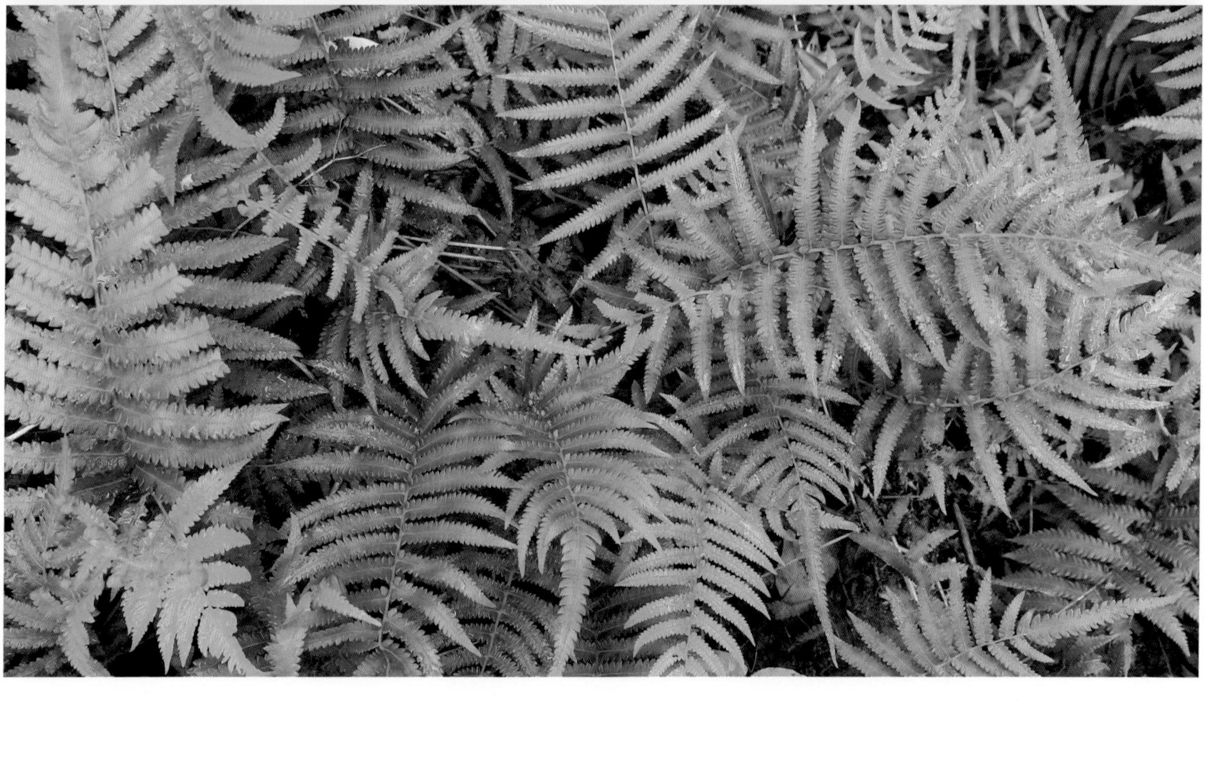

镰羽贯众

【基原】为鳞毛蕨科镰羽贯众*Cyrtomium balansae* (Christ) C. Chr 的根状茎。

【别名】巴兰贯众。

【形态特征】植株高25~60 cm。根茎直立，密被披针形棕色鳞片。叶簇生；叶柄被鳞片；叶片披针形或宽披针形，一回羽状；羽片12~18对，互生，镰状披针形，先端渐尖或近尾状，边缘有齿；羽片纸质，腹面光滑，背面疏生棕色小鳞片或秃净。孢子囊位于中脉两侧各成2行；囊群盖圆形，盾状。

【分布】生于山谷溪沟边或林下阴湿处。产于广西、海南、安徽、福建、浙江、江西、湖南、贵州等地。

【性能主治】根状茎味苦，性寒。具有清热解毒、驱虫的功效。主治流行性感冒，肠寄生虫病。

【采收加工】全年均可采挖，除去泥沙及叶，鲜用或晒干。

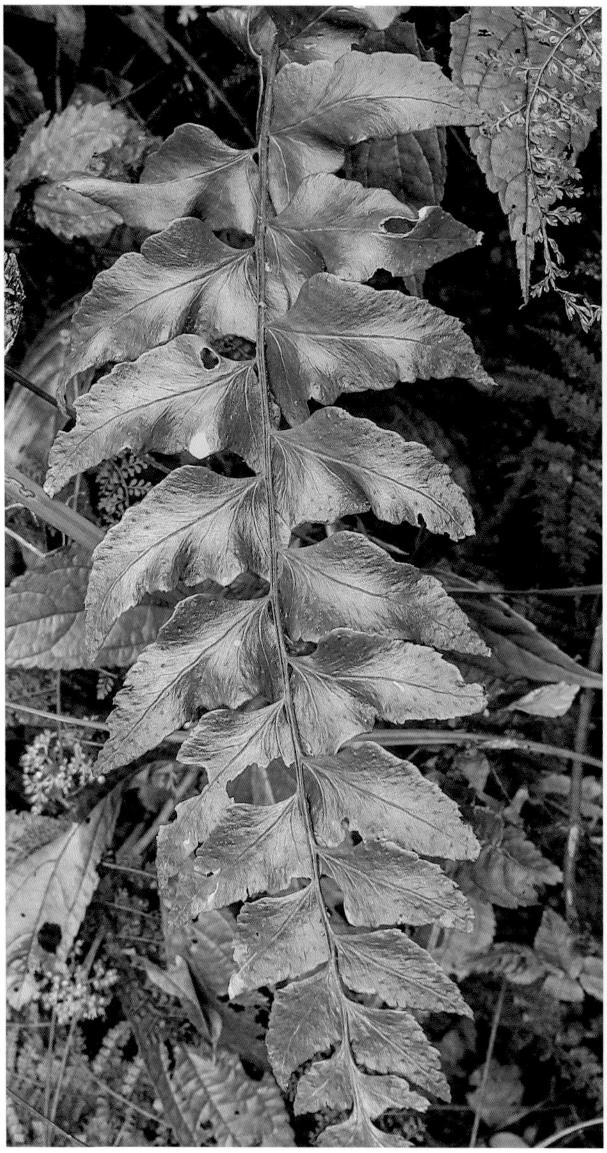
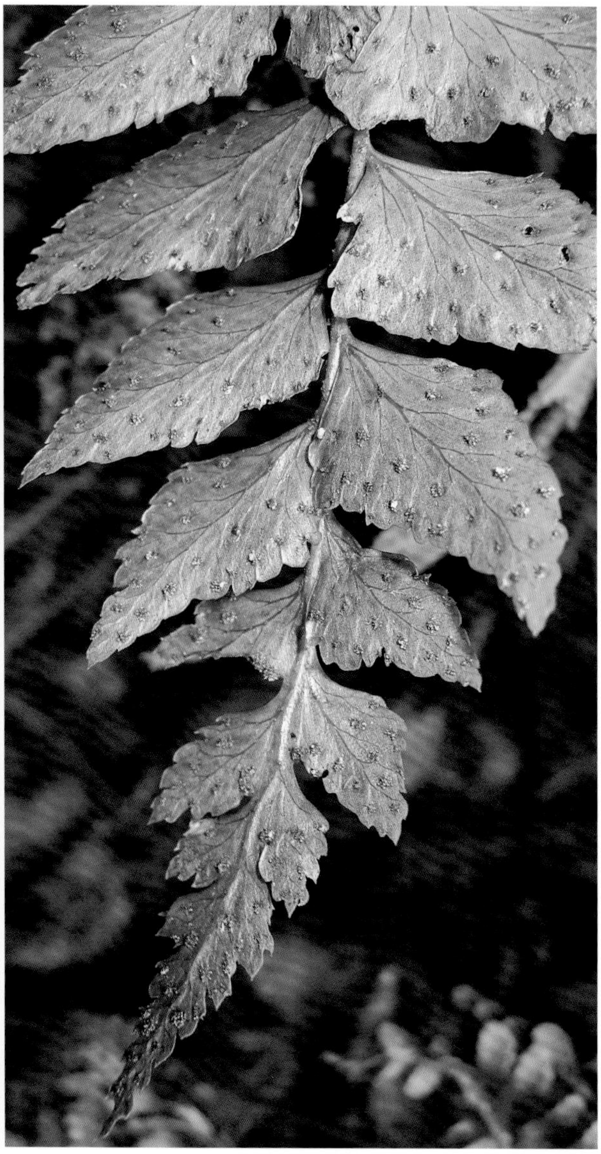

小贯众

【基原】为鳞毛蕨科贯众*Cyrtomium fortunei* J. Sm. 的根状茎、叶柄残基。

【别名】昏鸡头、鸡脑壳、鸡公头。

【形态特征】植株高25~50 cm。根茎直立，密被棕色鳞片。叶簇生；叶柄禾秆色，密生棕色鳞片；叶片长圆状披针形，一回羽状；侧生羽片7~16对，互生，披针形，多少上弯成镰状，先端渐尖少数成尾状；顶生羽片狭卵形。孢子囊群遍布羽片背面；囊群盖圆形。

【分布】生于林下或石灰岩缝中。产于广西、广东、云南、江西、福建、台湾、湖南、江苏、山东、河北、甘肃等地。

【性能主治】根状茎、叶柄残基味苦，性微寒；有小毒。具有清热平肝、解毒杀虫、止血的功效。主治头晕目眩，高血压，痢疾，尿血，便血，崩漏，白带异常，钩虫病。

【采收加工】全年均可采收，以秋季采收较好，除去须根和部分叶柄，晒干。

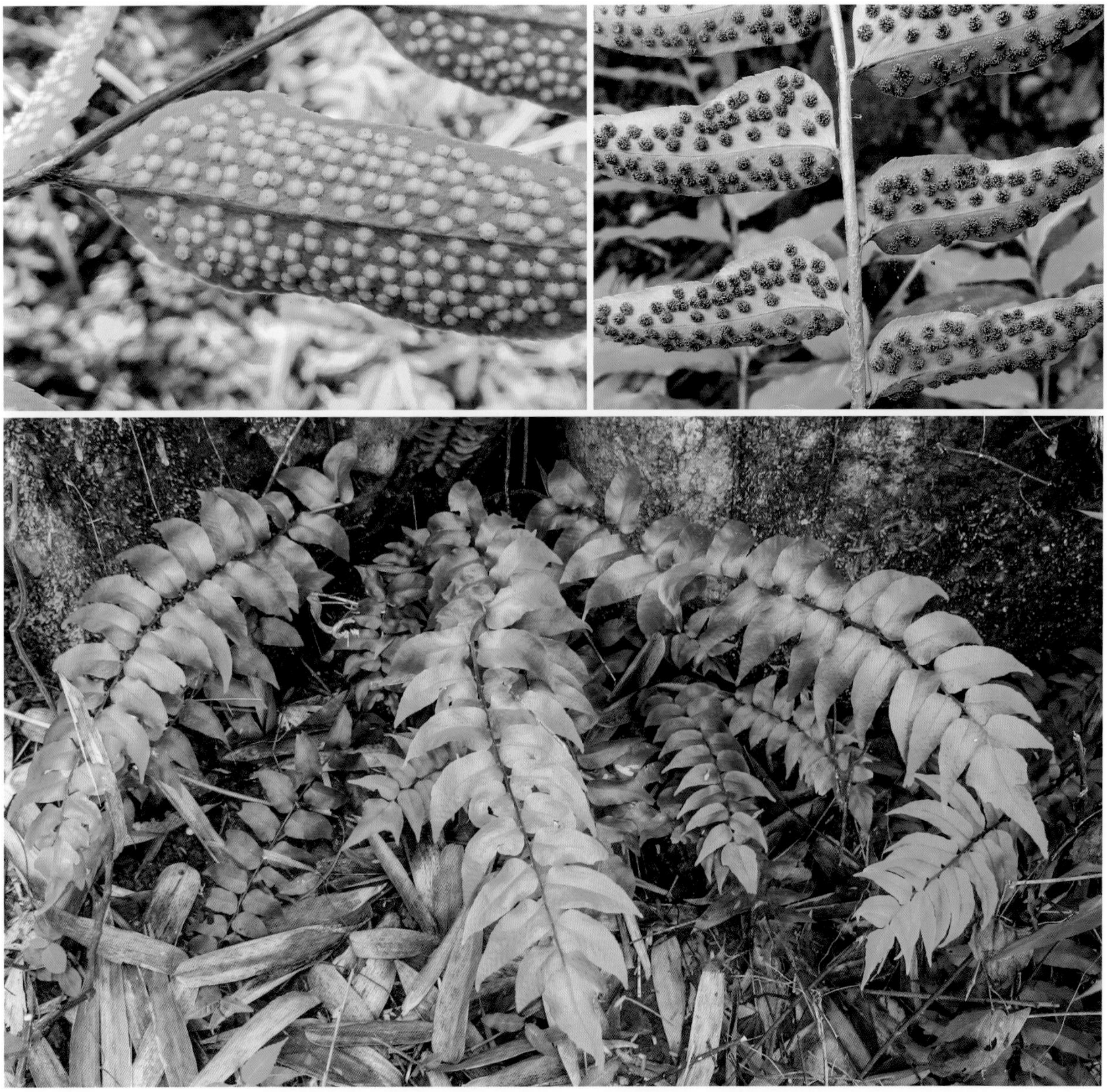

肾蕨

【基原】为肾蕨科肾蕨*Nephrolepis cordifolia* (L.) C. Presl 的根状茎、叶或全草。

【别名】马骝卵、石黄皮、蜈蚣草。

【形态特征】附生或土生植物。根茎直立，被淡棕色鳞片，根下有球茎，肉质多汁。叶丛生；叶柄暗褐色，密被淡棕色鳞片；叶片披针形，光滑，无毛，一回羽状；羽片多数，无柄，互生，覆瓦状排列，披针形。孢子囊群生于羽片两缘的小脉顶端；囊群盖肾形，褐棕色。

【分布】生于石山溪边、路旁或疏林下。产于广西、广东、海南、云南、湖南、福建、浙江等地。

【性能主治】根状茎、叶或全草味甘、淡、涩，性凉。具有清热利湿、通淋止咳、消肿解毒的功效。主治感冒发热，肺热咳嗽，黄疸，淋浊，小便涩痛，泄泻，痢疾，带下，疝气，乳痈，瘰疬，烧烫伤，刀伤，淋巴结炎，体癣，睾丸炎。

【采收加工】根状茎全年均可采收，除去鳞片，洗净，鲜用或晒干。叶或全草夏、秋季采收，洗净，鲜用或晒干。

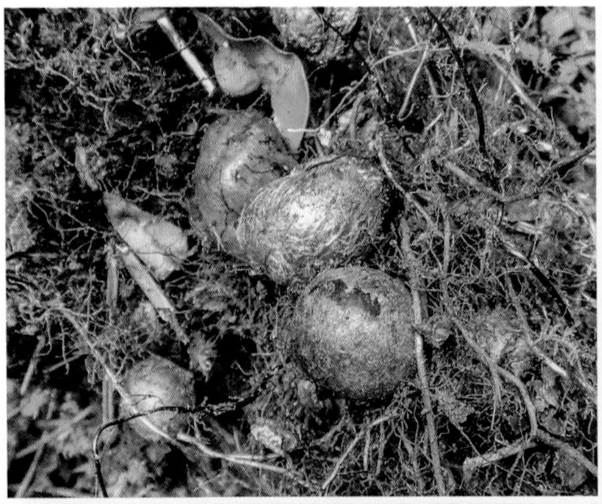

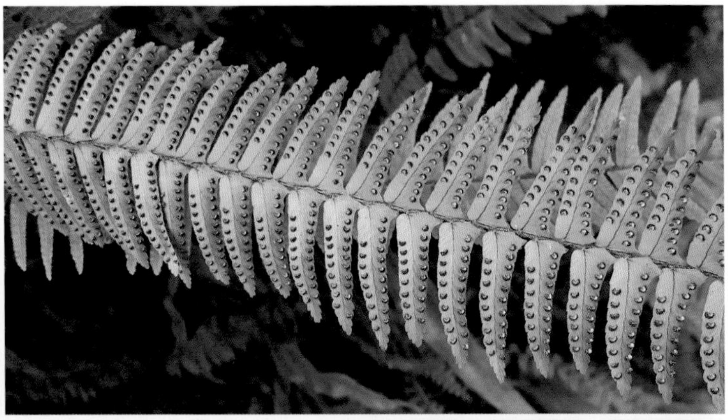

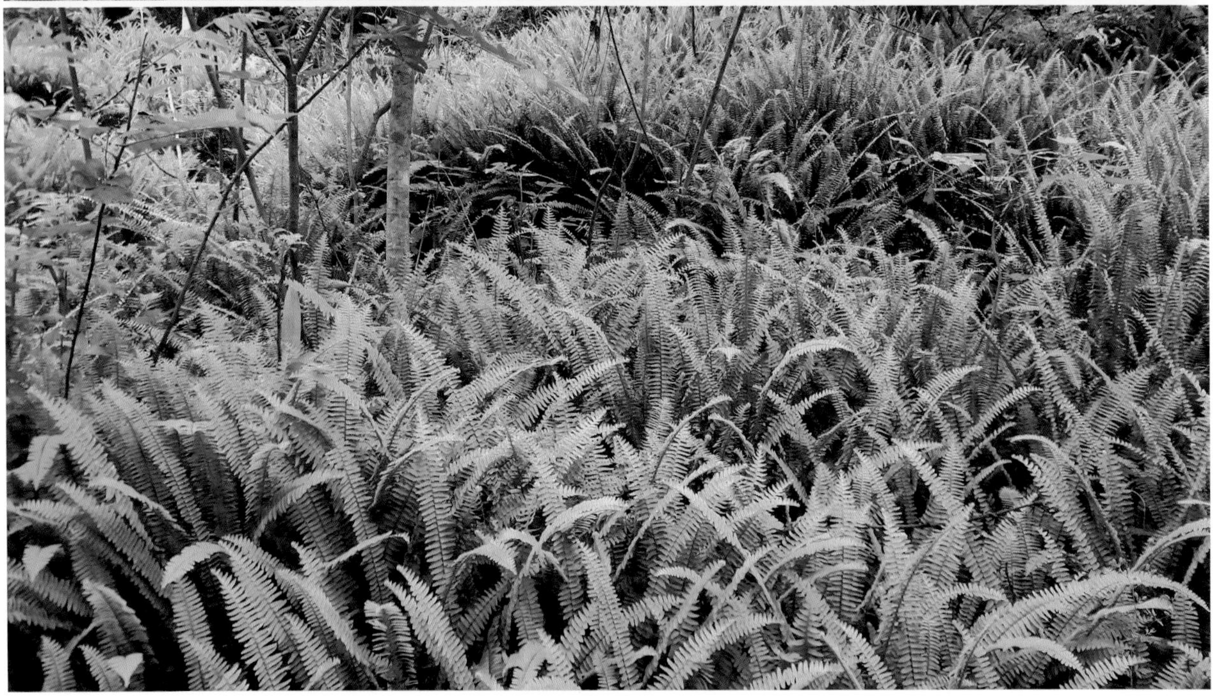

白毛蛇

【基原】为骨碎补科圆盖阴石蕨*Humata tyermannii* T. Moore 的根状茎。

【别名】白伸筋、石上蚂蟥、马骝尾。

【形态特征】植株高达20 cm。根状茎长而横走，密被蓬松的淡棕色鳞片。叶远生；叶柄长6~8 cm，棕色或深禾秆色；叶片长阔卵状三角形，长宽几相等，各10~15 cm，3~4回羽状深裂；羽片约10对，互生，彼此密接。孢子囊群生于小脉顶端；囊群盖近圆形，全缘，浅棕色。

【分布】生于林下树干上或石上。产于广西、湖南、贵州、云南、重庆等地。

【性能主治】根状茎味微苦、甘，性凉。具有祛风除湿、止血、利尿的功效。主治风湿性关节炎，慢性腰腿痛，腰肌劳损，跌打损伤，骨折，黄疸性肝炎，吐血，便血，血尿；外用治疮疖。

【采收加工】全年均可采收，洗净，晒干。

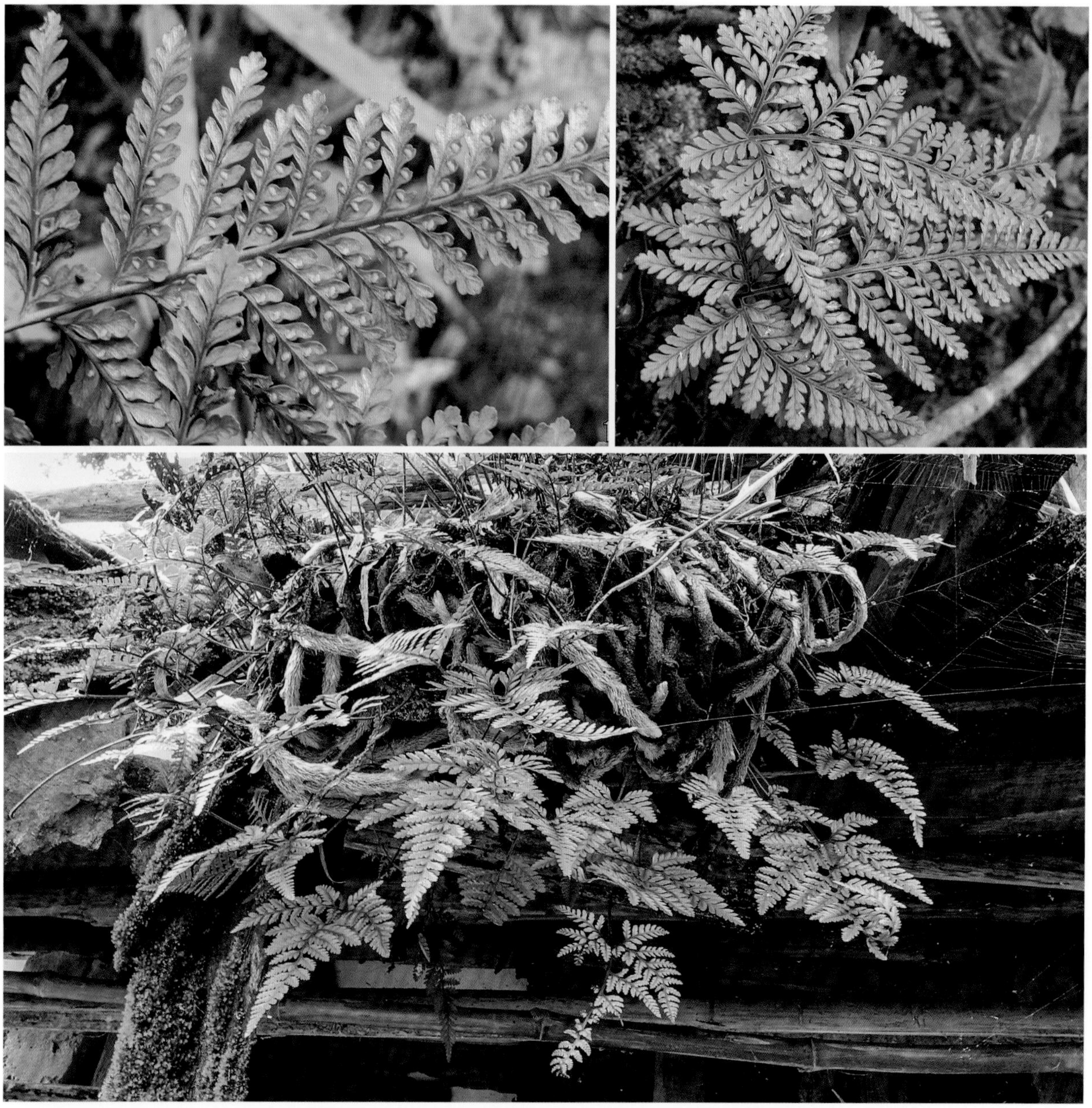

羊七莲

【基原】为水龙骨科线蕨*Colysis elliptica* (Thunb.) Ching 的全草。

【别名】雷松草。

【形态特征】多年生草本，高20~60 cm。根状茎长而横走，密生褐棕色鳞片。叶远生，近二型；叶柄禾秆色，基部密生鳞片；叶片长圆状卵形或卵状披针形，一回羽裂；羽片6~11对，狭长披针形或线形。孢子囊群线形，在每侧脉间各排成1行，伸达叶边，无囊群盖。

【分布】生于山坡林下或溪边岩石上。产于广西、云南、贵州、湖南、江苏、浙江、江西等地。

【性能主治】全草味微苦，性凉。具有活血散瘀、清热利尿的功效。主治跌打损伤，尿路感染，肺结核。

【采收加工】全年均可采收，洗净，鲜用或晒干。

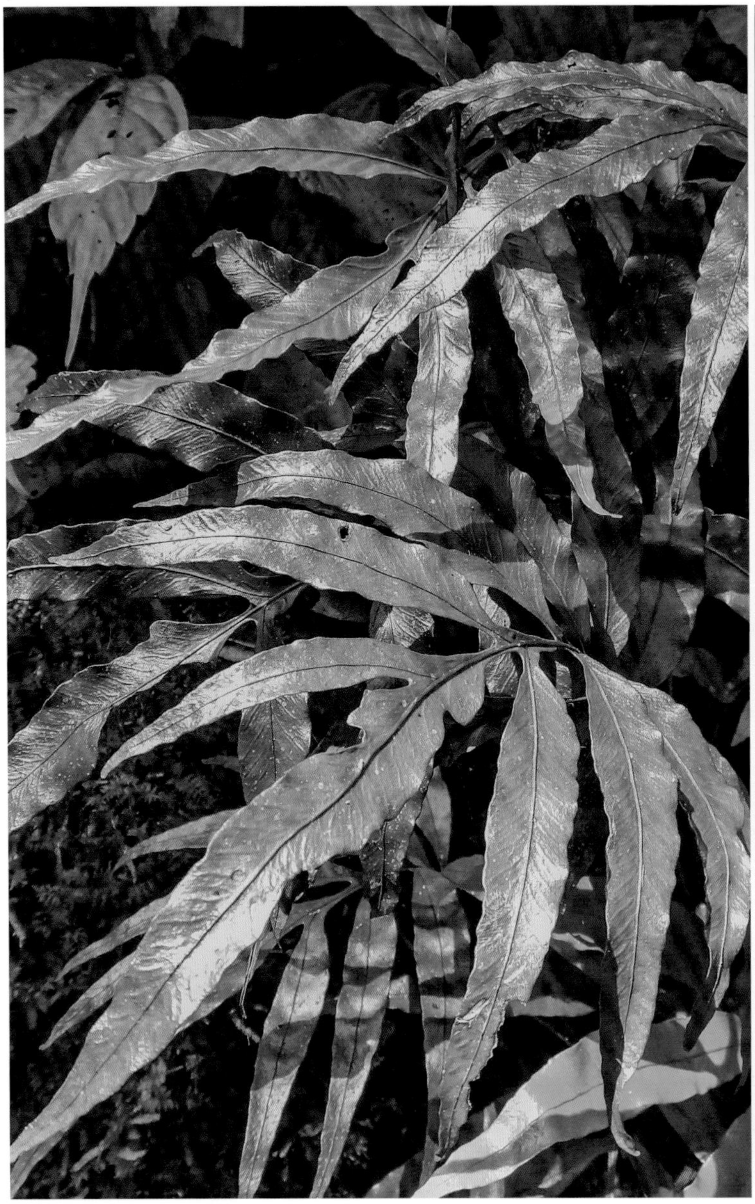

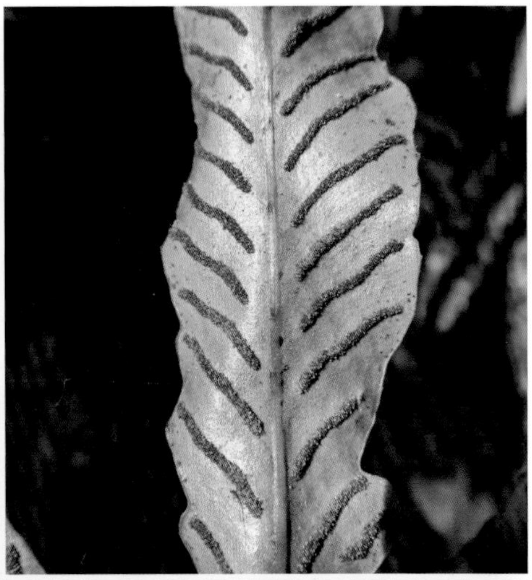

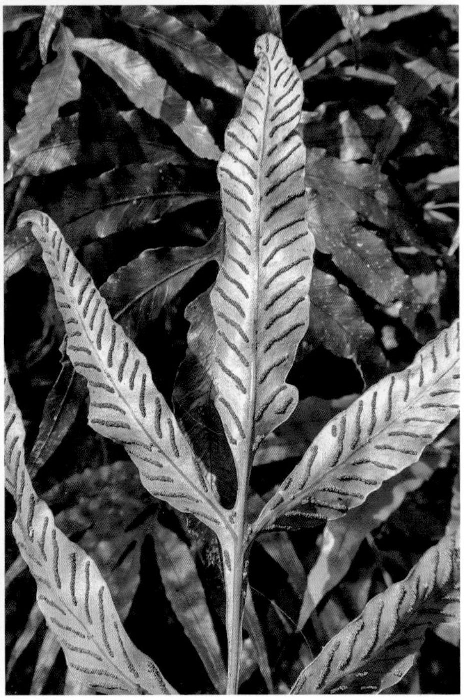

鱼鳖金星

【基原】为水龙骨科抱石莲*Lepidogrammitis drymoglossoides* (Baker) Ching 的全草。

【别名】抱石蕨、瓜子草、瓜子莲。

【形态特征】多年生小型附生草本。根状茎细长，横走，疏被鳞片。叶远生，二型，肉质；营养叶长圆形至卵形，圆头或钝圆头，基部楔形，几无柄，全缘；能育叶倒披针形或舌状，有时与营养叶同形，背面疏被鳞片。孢子囊群圆形，沿主脉两侧各有1行，位于主脉与叶边之间。

【分布】附生于林下阴湿树干或岩石上。产于广西、广东、贵州、陕西、甘肃等地。

【性能主治】全草味甘、苦，性寒。具有清热解毒、祛风化痰、凉血祛瘀的功效。主治小儿高热，肺结核，内、外伤出血，风湿性关节痛，跌打损伤；外用治疗疮肿毒。

【采收加工】全年均可采收，洗净，鲜用或晒干。

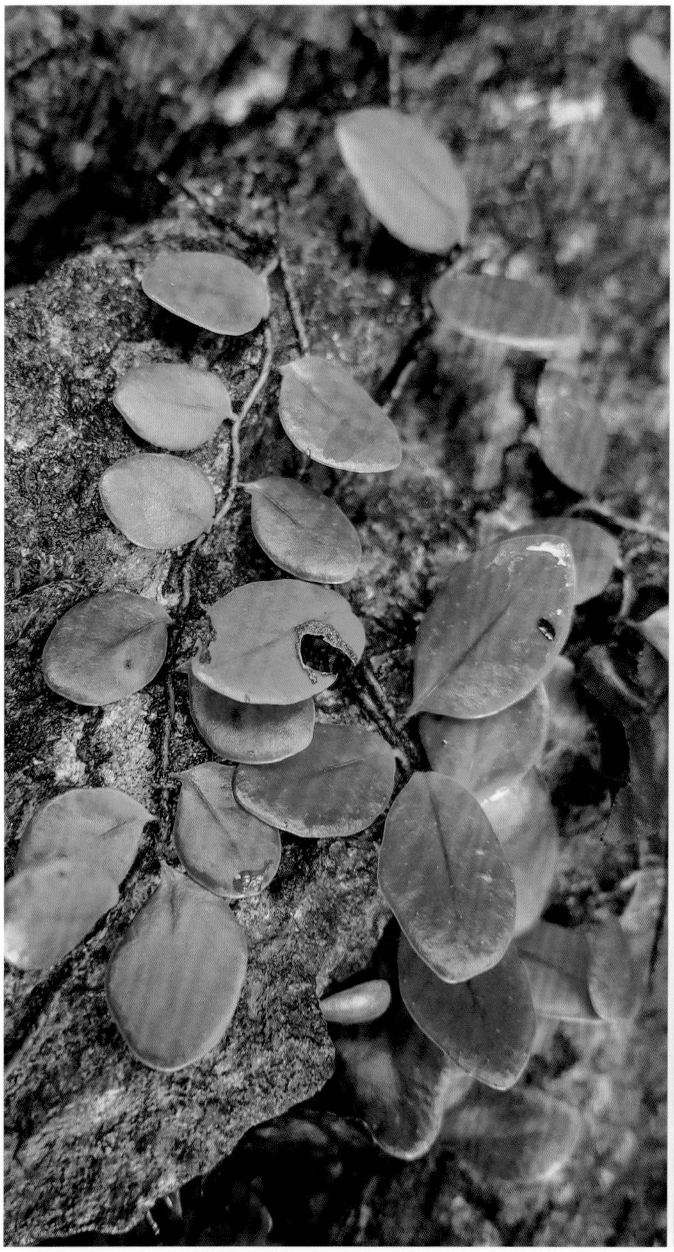
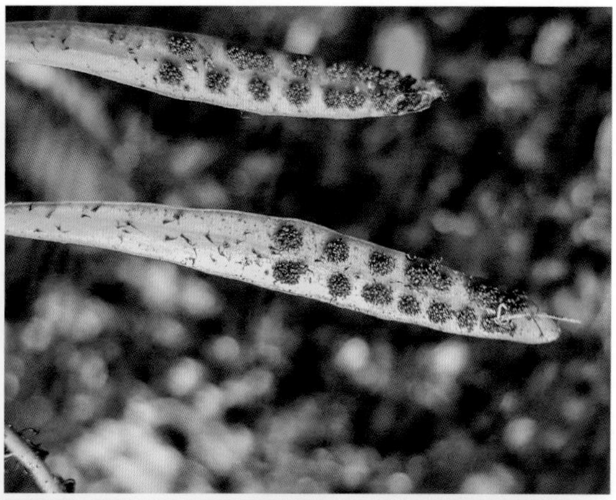
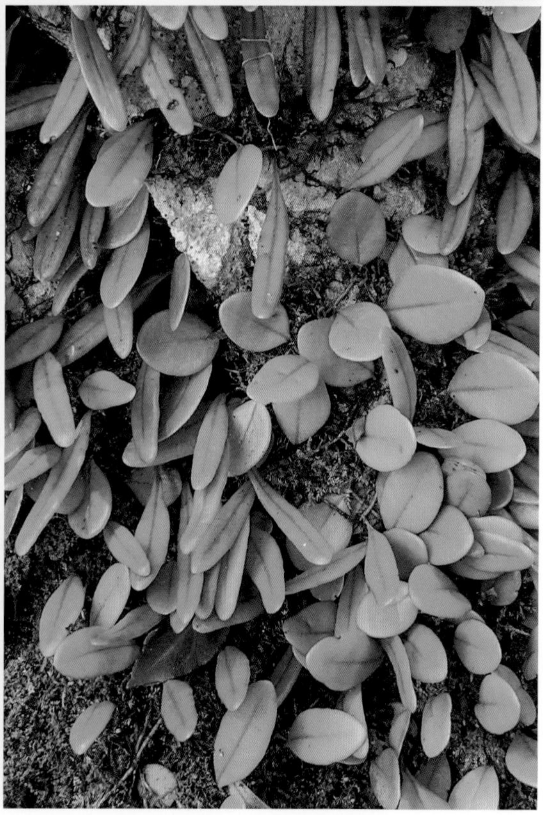

瓦韦

【基原】为水龙骨科瓦韦*Lepisorus thunbergianus* (Kaulf.) Ching 的全草。

【别名】剑丹、金星草、骨牌草。

【形态特征】多年生草本，高6~20 cm。根状茎横走，密生黑色鳞片。叶片长条状披针形，革质，基部渐变狭并下延，每片垂直生于根茎上，有短柄或几无柄，除主脉外叶脉不明显。孢子囊群圆形或椭圆形，沿着主脉呈2列排列，幼时被圆形褐棕色的隔丝覆盖。

【分布】附生于山坡林下树干或岩石上。产于广西、云南、湖南、湖北、台湾、福建、江西、安徽、甘肃、浙江等地。

【性能主治】全草味苦，性平。具有清热解毒、利尿消肿、止血、止咳的功效。主治尿路感染，肾炎，痢疾，肝炎，眼结膜炎，口腔炎，咽炎，肺热咳嗽，百日咳，咯血，血尿，发背痈疮。

【采收加工】全年均可采收，洗净，晒干。

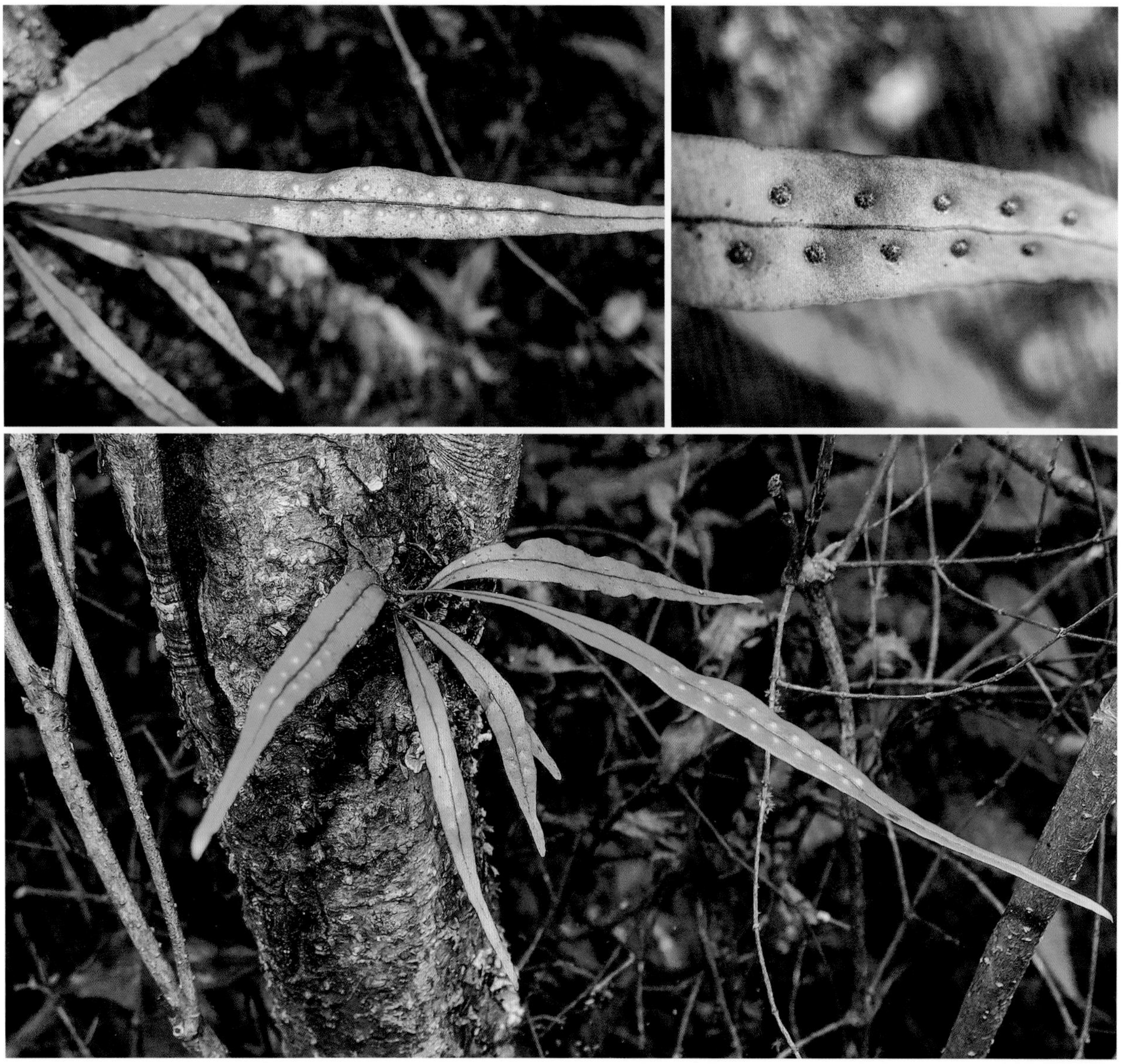

光石韦

【基原】为水龙骨科光石韦*Pyrrosia calvata* (Baker) Ching 的全草。

【别名】石韦、大石韦、牛舌条。

【形态特征】多年生，高25~70 cm。根状茎短粗，横卧，被棕色狭披针形鳞片。叶近生，一型；叶柄木质，禾秆色，基部密被鳞片和深棕色星状毛；叶片狭长披针形，基部狭楔形并长下延，边缘全缘，腹面棕色，有黑色点状斑点。孢子囊群近圆形，聚生于叶片上半部，熟时扩张并略汇合。

【分布】附生于林下树干或岩石上。产于广西、广东、云南、贵州、四川、湖南、湖北、浙江、福建、陕西、甘肃等地。

【性能主治】全草味苦、酸，性凉。具有清热、利尿、止咳、止血的功效。主治肺热咳嗽，痰中带血，小便不利，热淋，沙淋，颈淋巴结核，烧烫伤，外伤出血。

【采收加工】全年均可采收，除去杂质，洗净，鲜用或晒干。

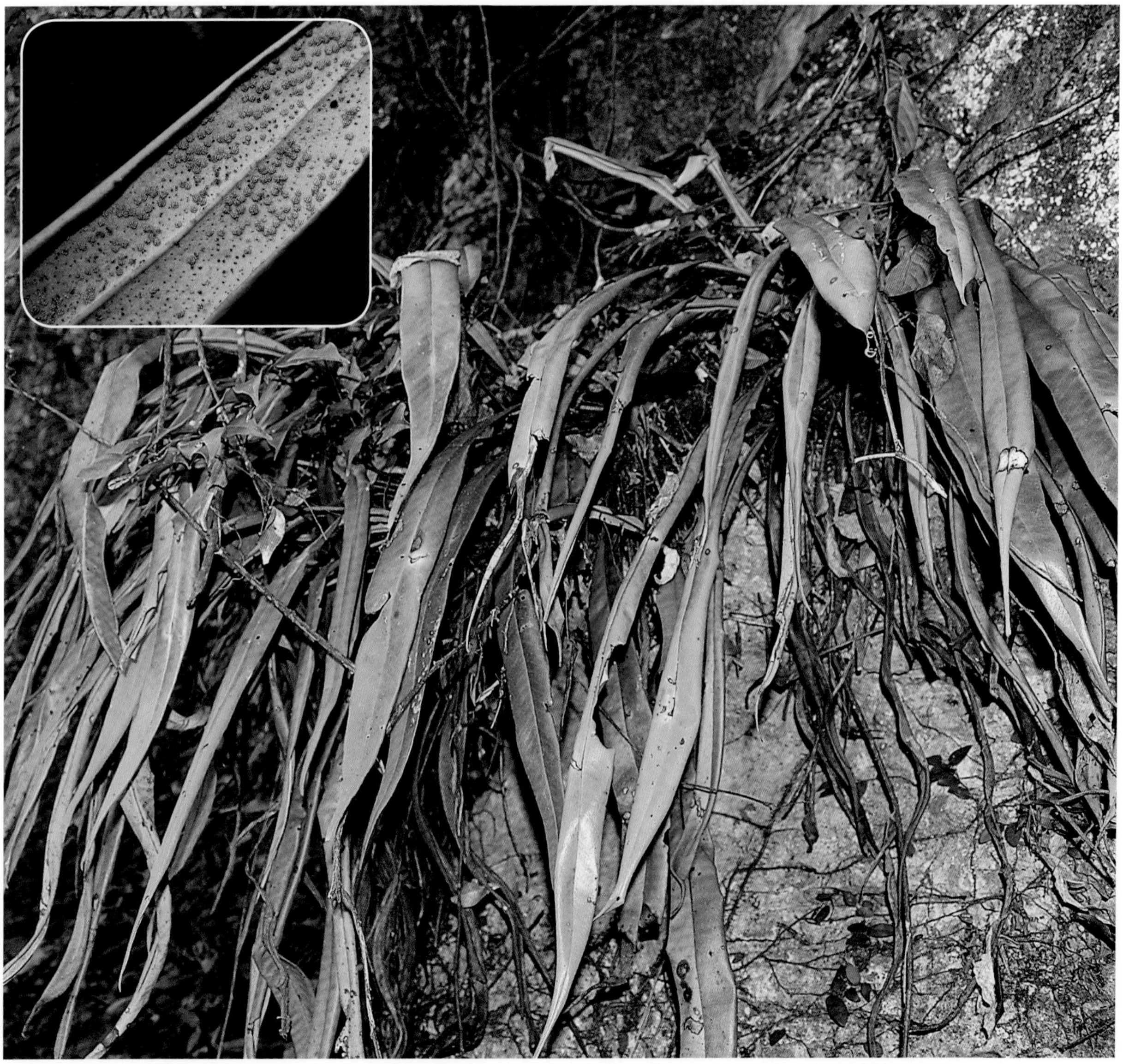

石韦

【基原】为水龙骨科石韦*Pyrrosia lingua* (Thunb.) Farwell或庐山石韦*Pyrrosia sheareri* (Baker) Ching 的叶。

【别名】石耳朵、蛇舌风、小叶下红。

【形态特征】植株高10~30 cm。根状茎长而横走，密被淡棕色鳞片。叶远生，近二型，有长柄；叶片革质，披针形至矩圆披针形，背面密被灰棕色星状毛，近1/3处最宽，基部楔形；能育叶常远比营养叶高而狭窄。孢子囊群沿着叶背侧脉整齐排列，初被星状毛包被，熟后开裂外露而呈砖红色。庐山石韦与石韦相似，但前者叶片基部最宽，圆截形或心形。

【分布】附生于林中树干或溪边石上。产于华东、中南、西南地区。

【性能主治】叶味苦、甘，性微寒。具有利尿通淋、清肺止咳、凉血止血的功效。主治热淋，血淋，石淋，小便不通，淋沥涩痛，肺热喘咳，吐血，鼻出血，尿血，崩漏。

【采收加工】全年均可采收，除去根茎和根，晒干或阴干。

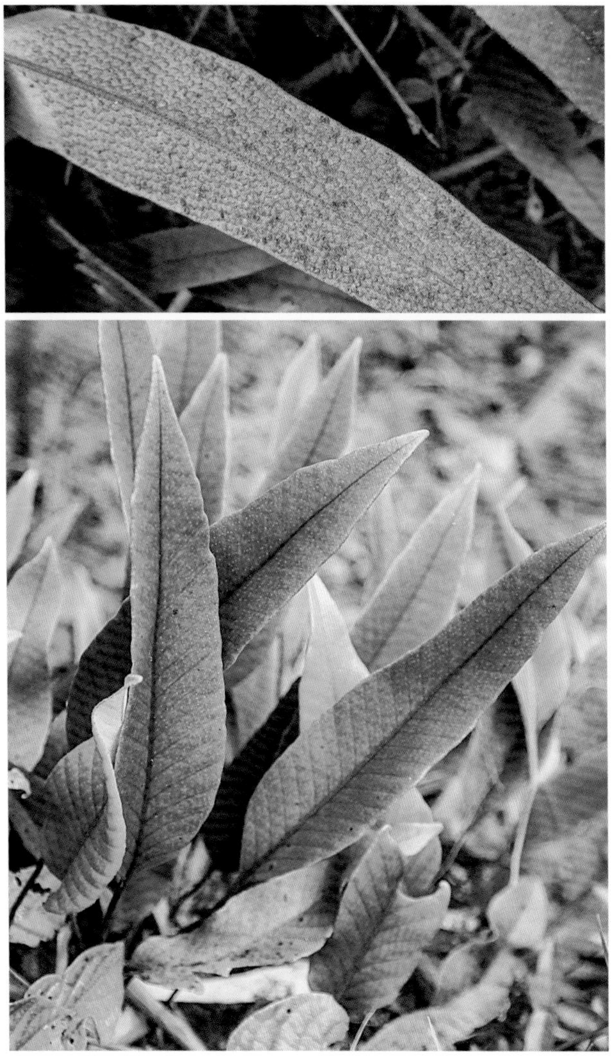

石韦 ***Pyrrosia lingua***

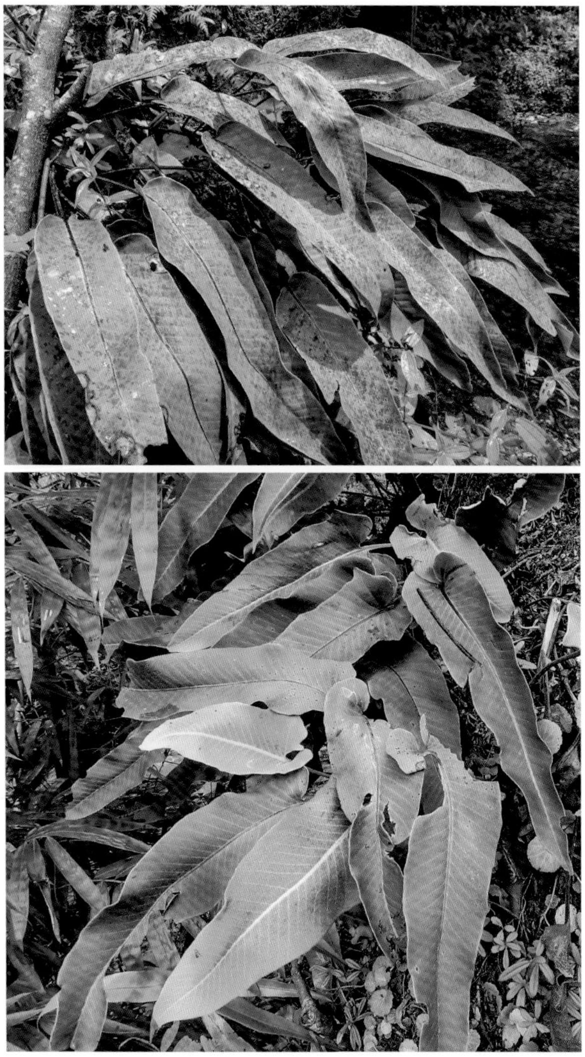

庐山石韦 ***Pyrrosia sheareri***

宽尾石韦

【基原】为水龙骨科中越石韦*Pyrrosia tonkinensis* (Giesenh.) Ching 的全草。

【别名】毛石韦、小石韦、舌鹅草。

【形态特征】植株高10~40 cm。根状茎粗短而横卧，密被棕色披针形鳞片。叶近生，一型；叶片线状，长渐尖头，下半部两边沿主脉近平行下延几到着生处，背面密被星状毛。孢子囊群通常聚生于叶片上半部，在主脉两侧成多行排列，无盖，熟时孢子囊开裂，呈砖红色。

【分布】附生林下树干上或岩石上。产于广西、广东、海南、贵州、云南等地。

【性能主治】全草味微苦，性凉。具有清肺热、利尿通淋的功效。主治肺热咳嗽，湿热淋证。

【采收加工】全年均可采收，除去杂质，洗净，鲜用或晒干。

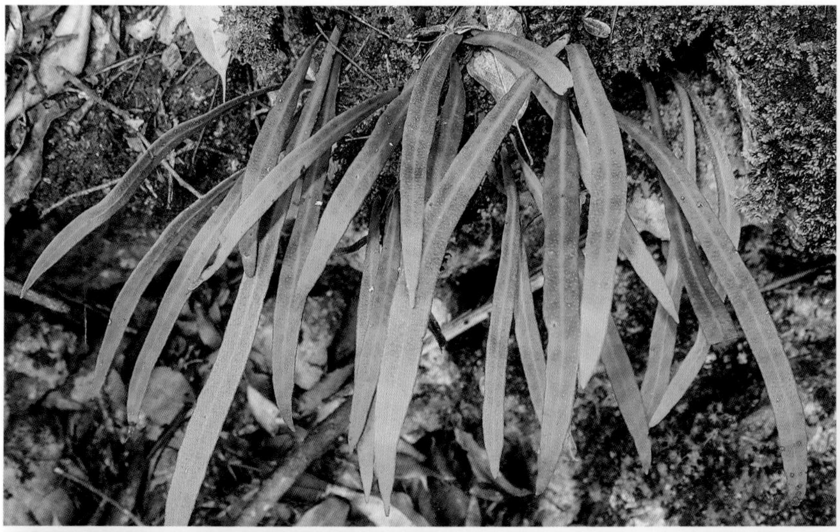
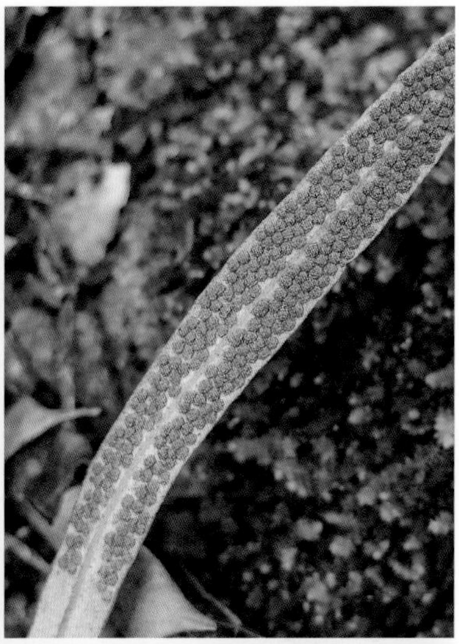
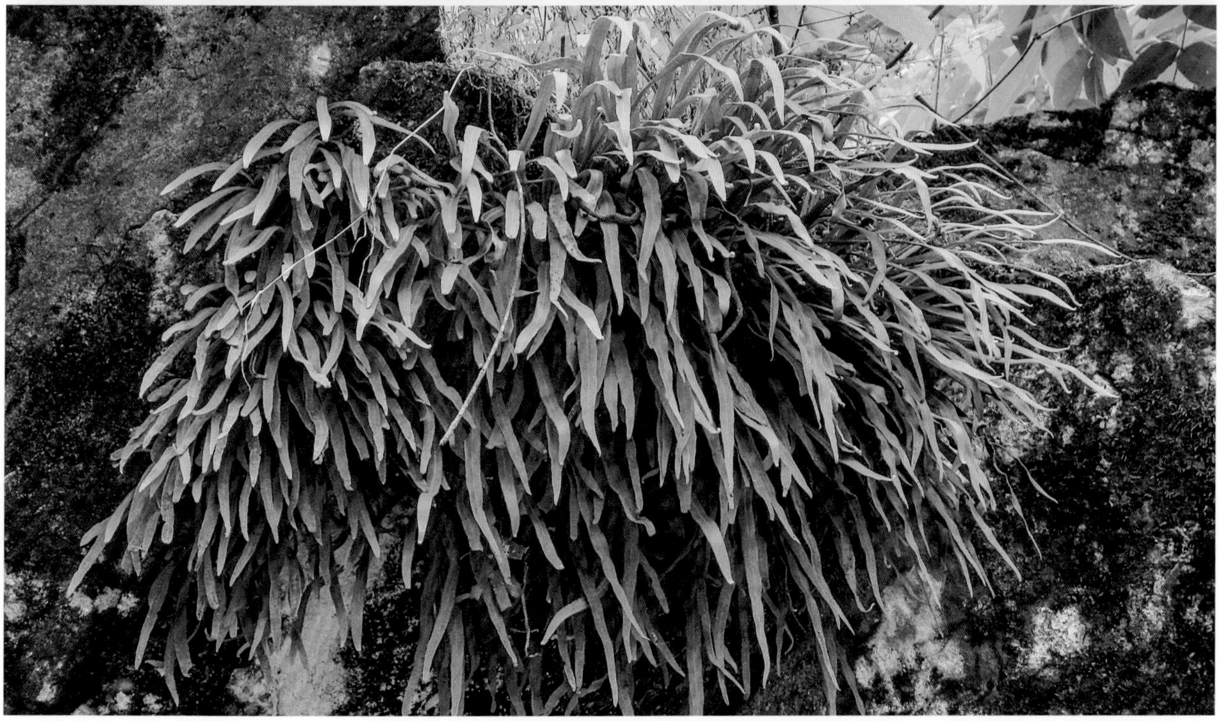

骨碎补

【基原】为槲蕨科槲蕨*Drynaria roosii* Nakaike 的根茎。

【别名】猴子姜、飞蛾草。

【形态特征】附生草本，高25~40 cm。根状茎横走，粗壮肉质，为扁平的条状或块状，密被鳞片。叶二型；营养叶枯棕色，厚干膜质，覆盖于根状茎上；孢子叶高大，绿色，中部以上深羽裂；裂片7~13对，披针形。孢子囊群生于内藏小脉的交叉处，在主脉两侧各有2~3行。

【分布】附生于树干或岩石上。产于广西、广东、海南、云南、江西、湖北、江苏等地。

【性能主治】根茎味苦，性温。具有疗伤止痛、补肾强骨、消风祛斑的功效。主治跌扑闪挫，筋骨折伤，肾虚腰痛，筋骨痿软，耳鸣耳聋，牙齿松动；外用治斑秃，白癜风。

【采收加工】全年均可采收，除去泥沙，干燥，或再刮去鳞片。

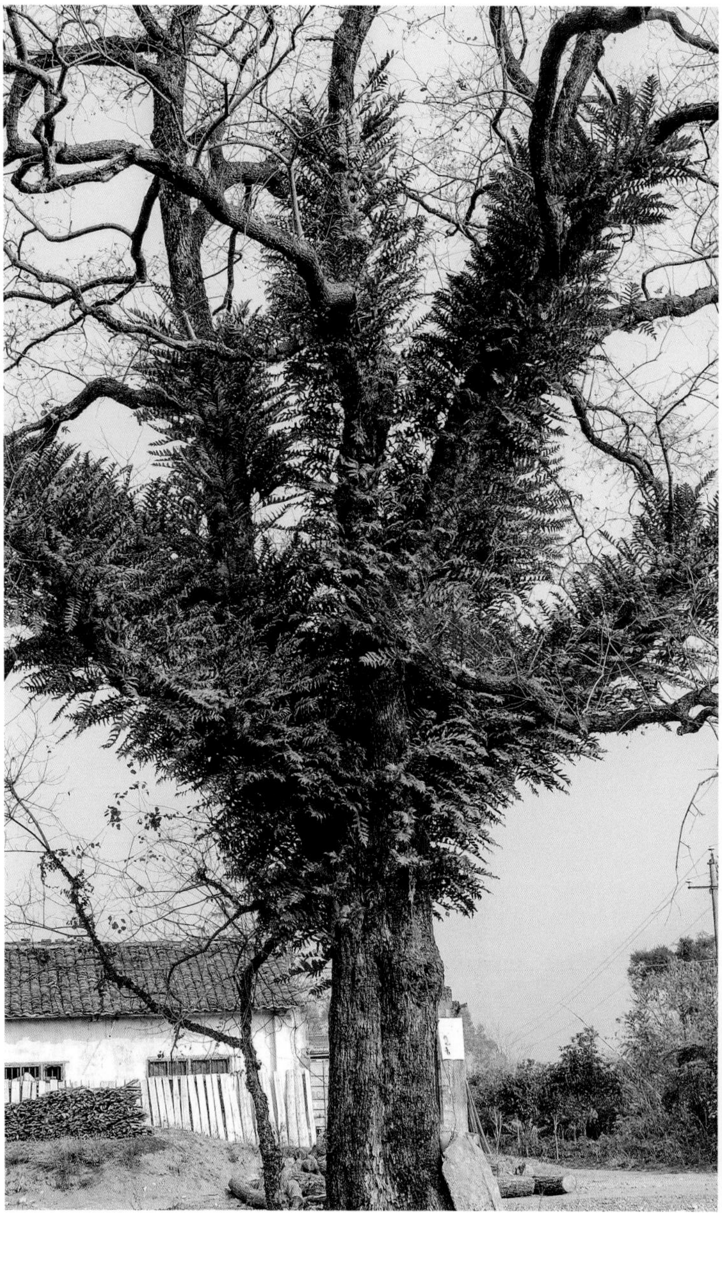
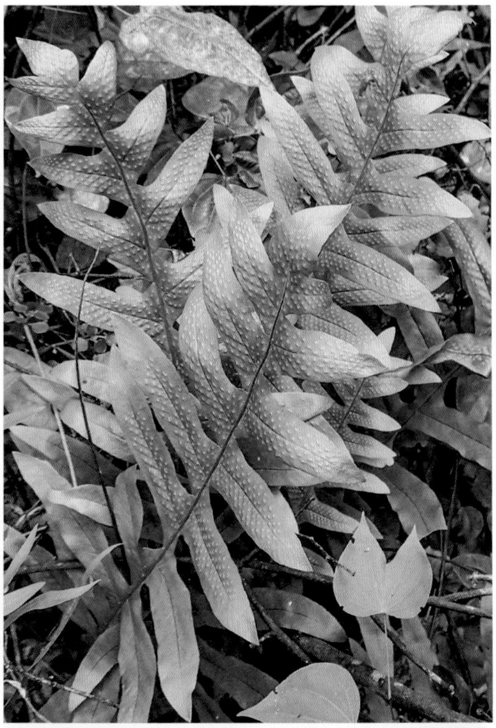
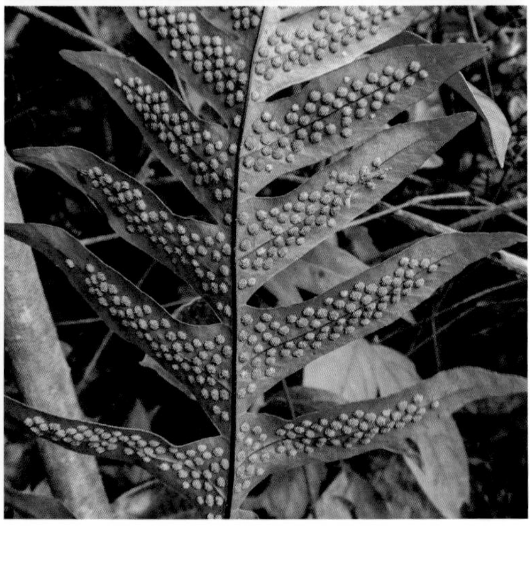

苏铁

【基原】为苏铁科苏铁*Cycas revoluta* Thunb. 的叶、根、大孢子叶及种子。

【别名】凤尾草、铁树、凤尾棕。

【形态特征】常绿木本植物，雌雄异株。树干有明显的螺旋状排列的菱形叶柄残痕。羽状叶从茎的顶部生出，羽片达100对以上，条形，厚革质。小孢子叶窄楔形，腹面近于龙骨状；大孢子叶密被褐黄色茸毛，边缘羽状分裂为细条形，其下方两侧着生数个胚珠。种子卵圆形，熟时朱红色。

【分布】为优美的观赏树种，栽培极为普遍。在广西、广东、云南、贵州、四川、福建、江西等地均有栽培。

【性能主治】叶、根、大孢子叶及种子味甘，淡，性平；有小毒。叶具有收敛止血、解毒止痛的功效。主治各种出血，胃炎，胃溃疡，高血压，神经痛，闭经，癌症。大孢子叶具有理气止痛、益肾固精的功效。主治胃痛，遗精，白带异常，痛经。种子具有平肝、降血压的功效。主治高血压。根具有祛风活络、补肾的功效。主治肺结核咯血，肾虚牙痛，腰痛，白带异常，风湿性关节麻木疼痛，跌打损伤。

【采收加工】根、叶全年均可采收，夏季采收大孢子叶，秋冬采收种子，晒干。

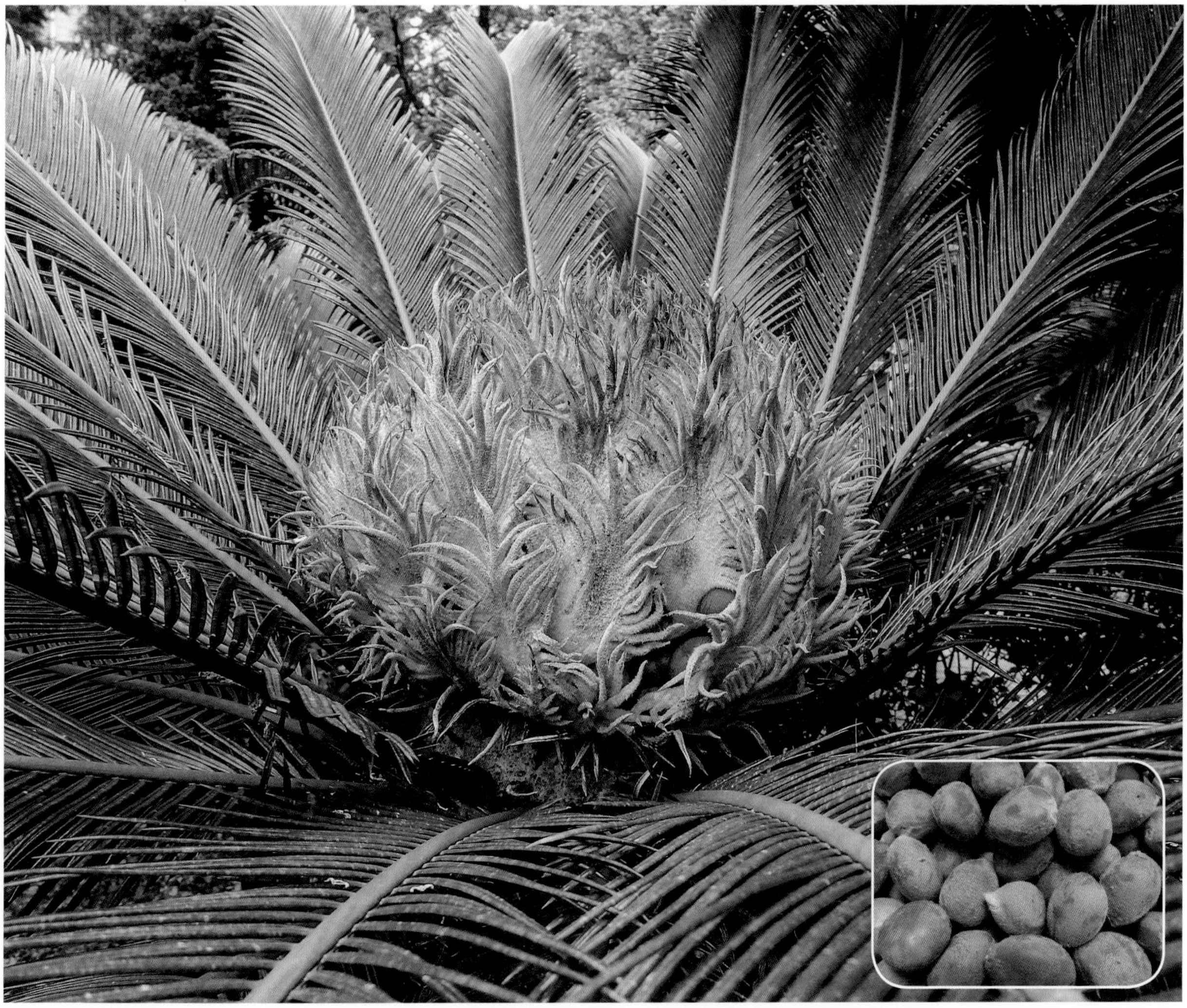

银杏

【基原】为银杏科银杏*Ginkgo biloba* L.的叶及成熟种子。

【别名】白果树、公孙树。

【形态特征】乔木。一年生长枝淡褐黄色，二年生以上变灰色，短枝密被叶痕。叶在一年生长枝上螺旋状散生，在短枝上3~8叶呈簇生状，具长柄；叶片扇形，淡绿色，秋季落叶前变为黄色。球花雌雄异株，生于短枝顶端的鳞片状叶的腋内，呈簇生状。种子椭圆形、倒卵圆形或近球形。花期3~4月，种子9~10月成熟。

【分布】生于天然林中，常见栽培。产于广西、四川、河南、山东、湖北、辽宁等地。

【性能主治】叶味甘、苦、涩，性平。具有活血化瘀、通络止痛、敛肺平喘、化浊降脂的功效。主治瘀血阻络，胸痹心痛，中风偏瘫，肺虚咳喘，高脂血症。种子味甘、苦、涩，性平；有毒。具有敛肺定喘、止带缩尿的功效。主治痰多喘咳，带下白浊，遗尿尿频。

【采收加工】秋季叶尚绿时采收，及时干燥。秋季种子成熟时采收，除去肉质外种皮，洗净，稍蒸或略煮后烘干。

【附注】《中国药典》（2020年版）记载银杏以叶、种子入药的药材名分别为银杏叶、白果。

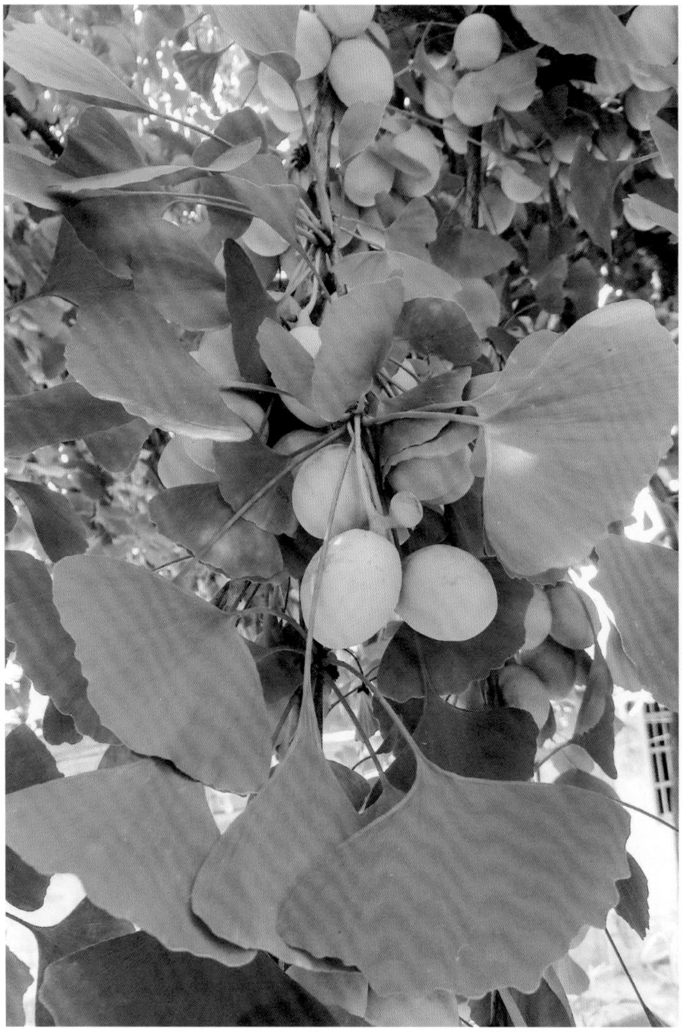

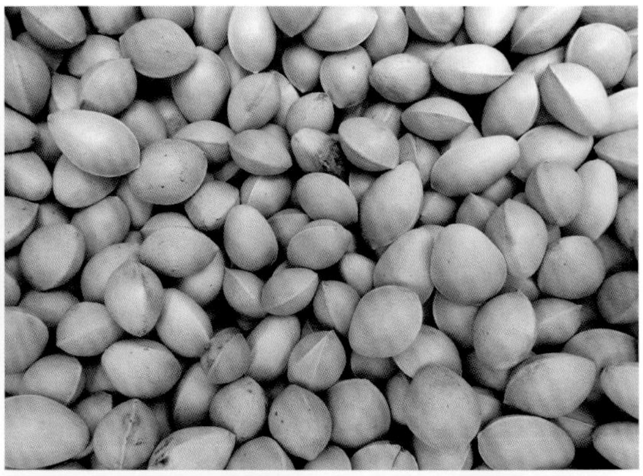

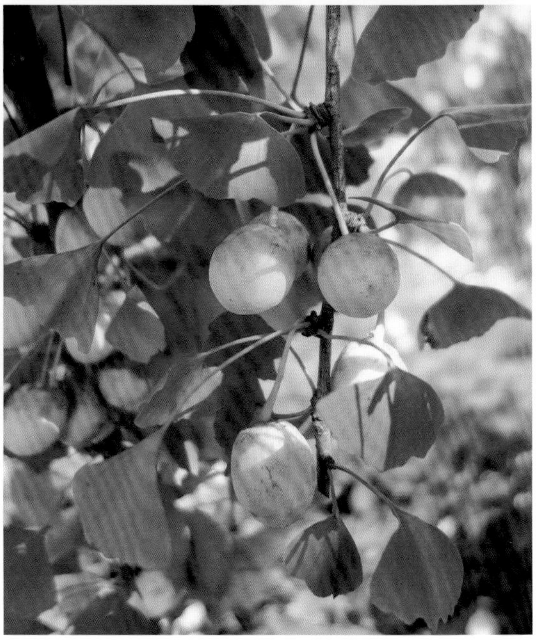

侧柏

【基原】为柏科侧柏*Platycladus orientalis* (L.) Franco 的枝梢和叶、成熟种仁。

【别名】扁柏。

【形态特征】常绿乔木，高达20 m。树皮薄，浅灰褐色，纵裂成条片。多分枝；小枝扁平，呈羽状排列。叶十字对生，细小鳞片状。雌雄同株；雄球花多生在小枝的下部，具短柄；雌球花多生在小枝的上部。种子卵圆形或近椭圆形，顶端微尖，稍有棱脊。花期3~4月，种子10月成熟。

【分布】生于常绿针、阔混交林中。产于广西、广东、云南、贵州、四川、湖南、湖北、辽宁、河北、甘肃等地。

【性能主治】枝梢及叶味苦、涩，性寒。具有凉血止血、化痰止咳、生发乌发的功效。主治吐血，鼻出血，咯血，便血，崩漏下血，肺热咳嗽，血热脱发，须发早白。成熟种仁味甘，性平。具有养心安神、润肠通便、止汗的功效。主治阴血不足，虚烦失眠，心悸怔忡，肠燥便秘，阴虚盗汗。

【采收加工】枝梢和叶多在夏、秋季采收，阴干。秋、冬季采收成熟种子，晒干，除去种皮，收集种仁。

【附注】《中国药典》（2020年版）记载侧柏以枝梢和叶、成熟种仁入药的药材名分别为侧柏叶、柏子仁。

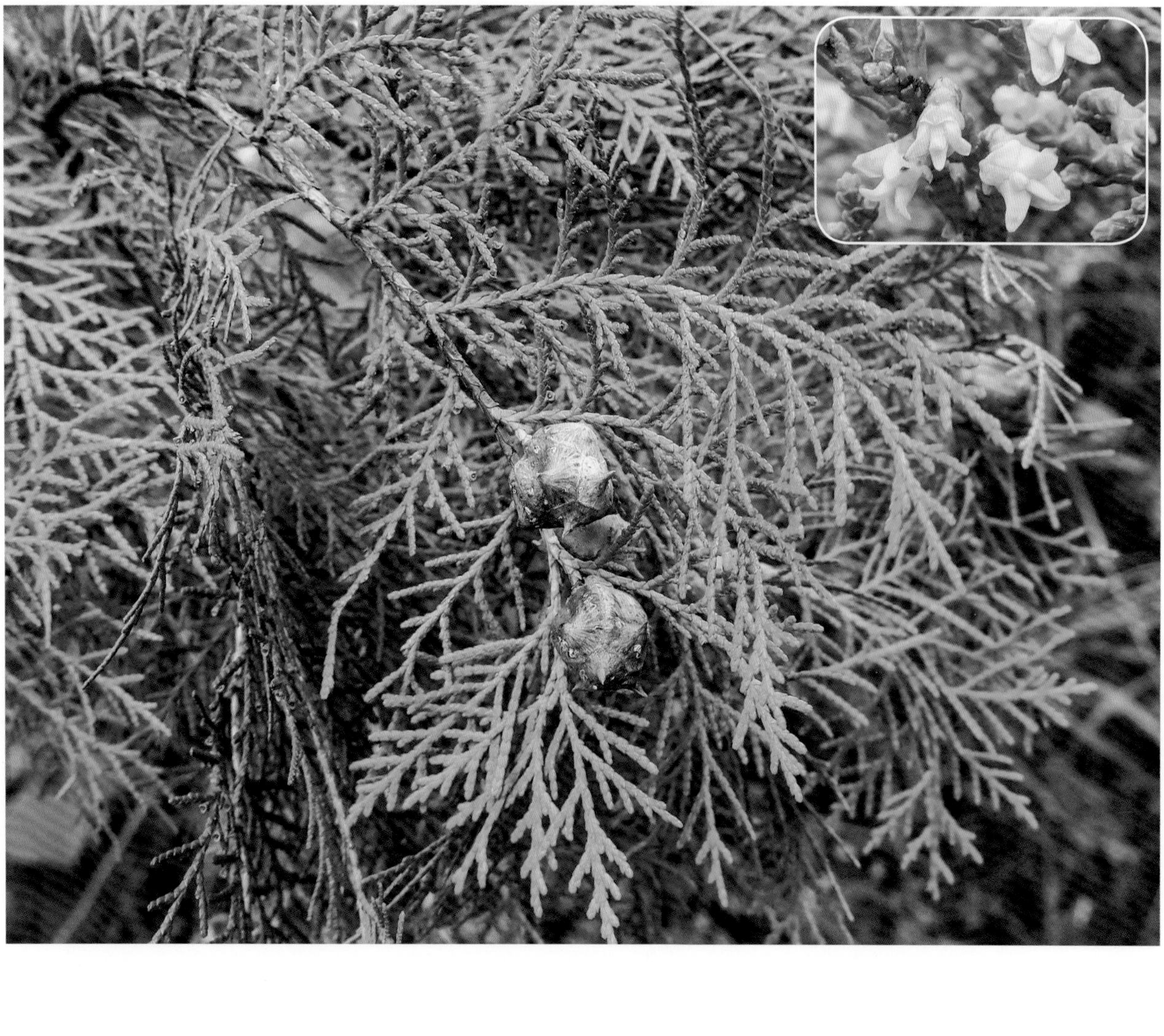

三尖杉

【基原】为三尖杉科三尖杉*Cephalotaxus fortunei* Hook. 的种子及枝、叶。

【别名】沙巴豆、岩杉木、杉巴果。

【形态特征】常绿乔木，高可达20 m。树皮褐色或红褐色，片状脱落。叶排成2列；叶片披针状线形，长可达13.5 cm，先端有长尖头，基部楔形或宽楔形，背面白色气孔带较绿色边带宽3~5倍。雌雄异株。种子卵圆形，熟时假种皮紫色或红紫色。花期3~4月，种子9~10月成熟。

【分布】生于常绿针、阔叶混交林中。产于广西、广东、云南、贵州、湖南、湖北、四川、浙江、安徽、福建、江西、河南、陕西、甘肃等地。

【性能主治】种子味甘、涩，性平。具有驱虫、消积的功效。主治蛔虫病，钩虫病，食积。枝、叶味苦、涩，性寒。具有抗癌的功效。主治恶性肿瘤。

【采收加工】种子秋季采摘。枝、叶全年均可采收。

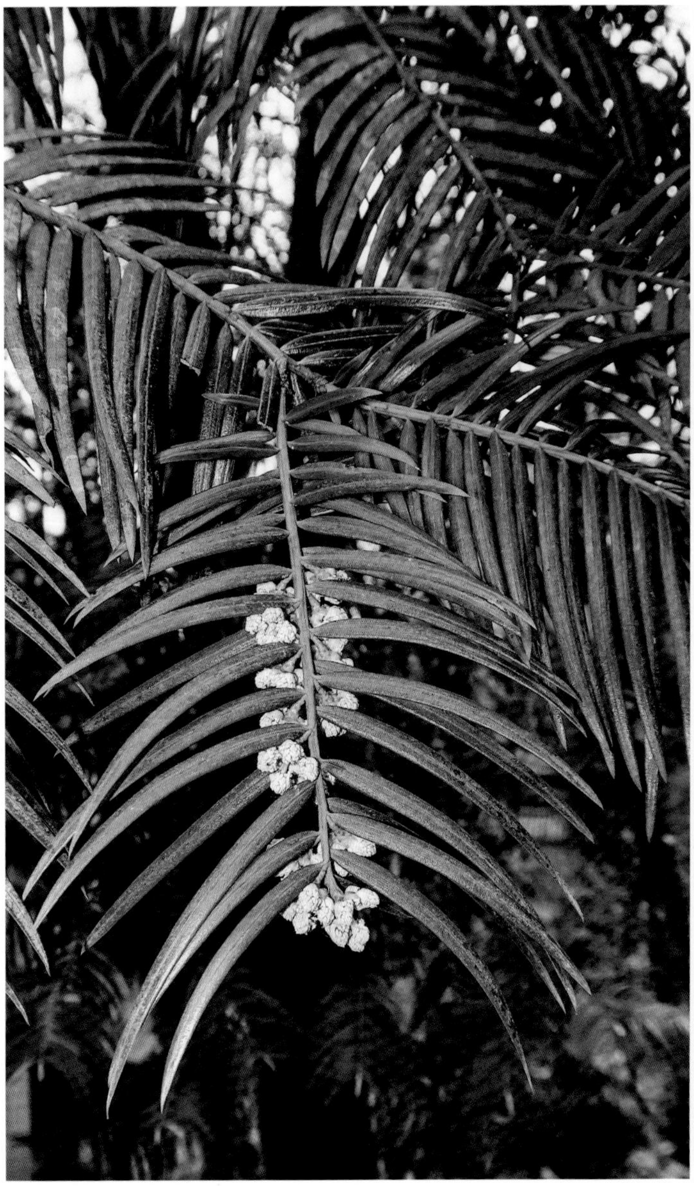

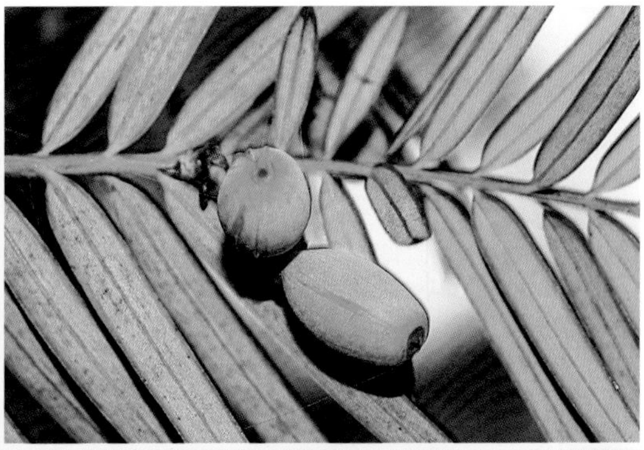

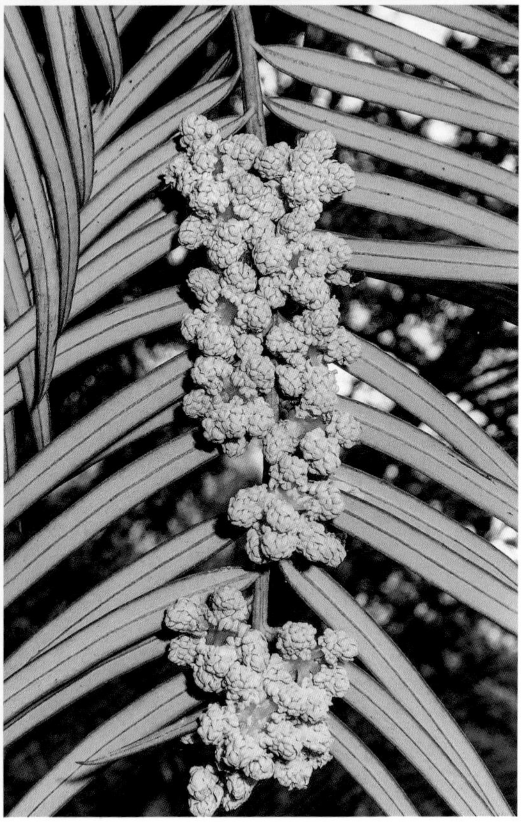

南方红豆杉

【基原】为红豆杉科南方红豆杉*Taxus wallichiana* var. *mairei* (Lemée et H. Lév.) L. K. Fu et Nan Li 的种子。

【别名】红豆杉、酸把果。

【形态特征】常绿乔木，高达30 m。树皮纵裂成长条薄片剥落。叶2列；叶片弯镰状条形，长2~4.5 cm，宽3~5 mm，背面中脉带明晰可见，其色泽与气孔带相异，呈淡黄绿色或绿色，绿色边带较宽。种子倒卵圆形，生于杯状红色肉质的假种皮中。花期2~3月，种子10~11月成熟。

【分布】生于天然林中或栽培。产于广西、云南、湖南、湖北、四川、甘肃等地。

【性能主治】种子具有驱虫的功效。主治食积，蛔虫病。

【采收加工】秋季采摘成熟种子，鲜用或晒干。

【附注】树皮含有抗癌物质紫杉醇，因此不断遭到采剥，导致其数量急剧下降。现列为国家一级重点保护野生植物。野生资源量少，现有人工栽培。

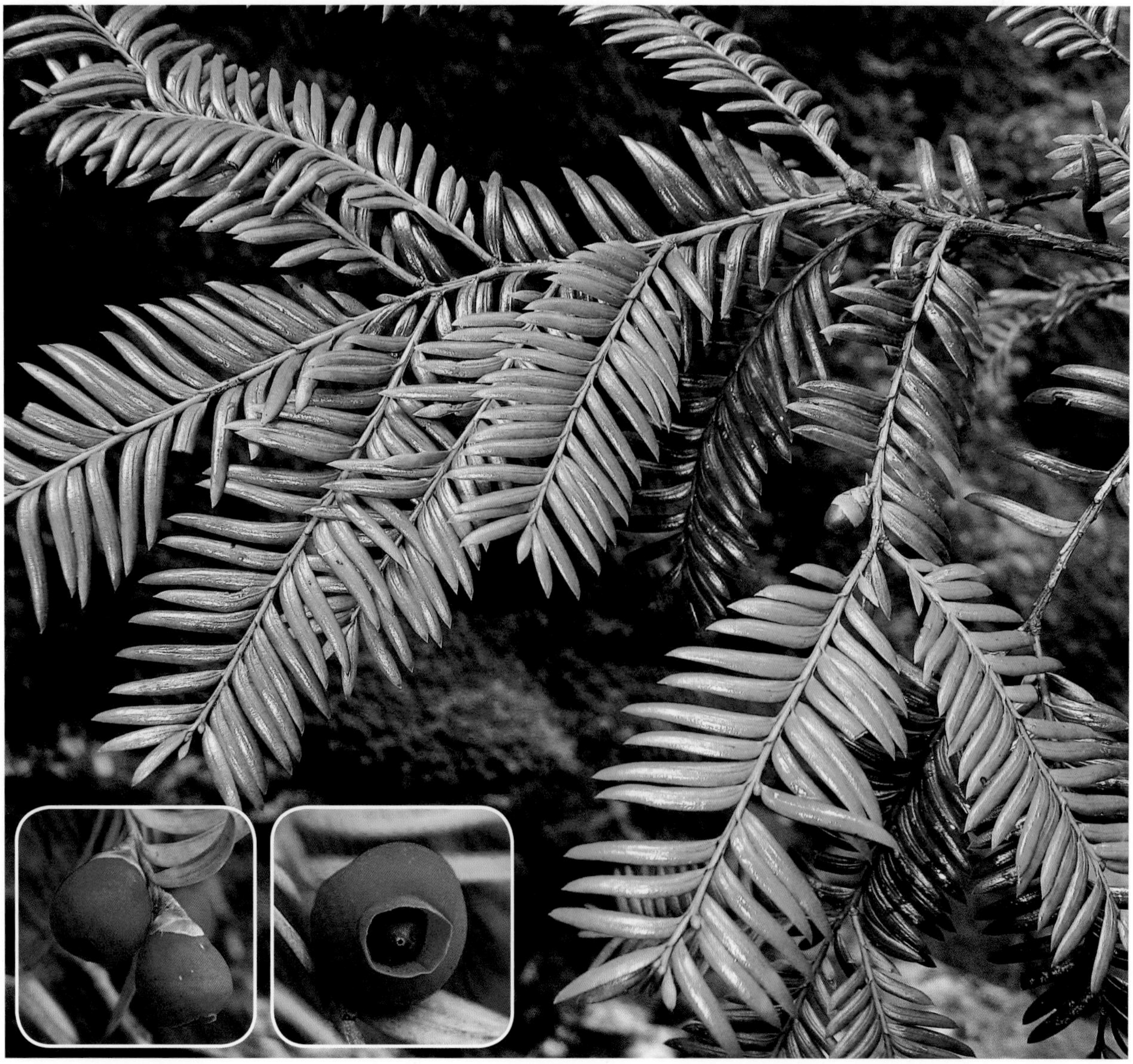

小叶买麻藤

【基原】为买麻藤科小叶买麻藤*Gnetum parvifolium* (Warb.) W. C. Cheng 的藤茎。

【别名】五层风、大节藤、麻骨风。

【形态特征】常绿木质藤本。茎节膨大呈关节状，皮孔明显，横断面有5层黑色圆圈，呈蛛网状花纹。叶片革质，长卵形，先端急尖或渐尖而钝，基部宽楔形或微圆。成熟种子长椭圆形或窄矩圆状倒卵圆形，几无柄；假种皮红色。花期4~6月，种子9~11月成熟。

【分布】生于低海拔的林中，常缠绕于其他树上。产于广西、广东、湖南、福建等地。

【性能主治】藤茎味苦，性微温。具有祛风活血、消肿止痛、化痰止咳的功效。主治风湿性关节炎，腰肌劳损，筋骨酸软，跌打损伤，骨折，支气管炎，溃疡病出血，小便不利，蜂窝组织炎。

【采收加工】全年均可采收，切段，鲜用或晒干。

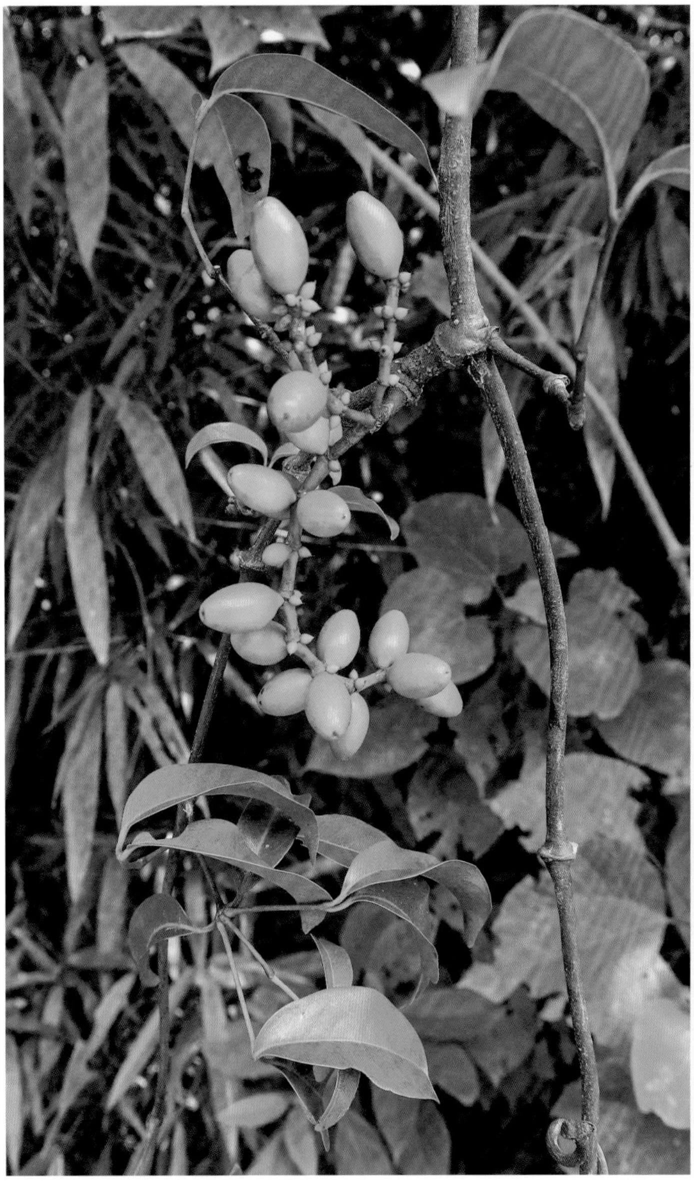

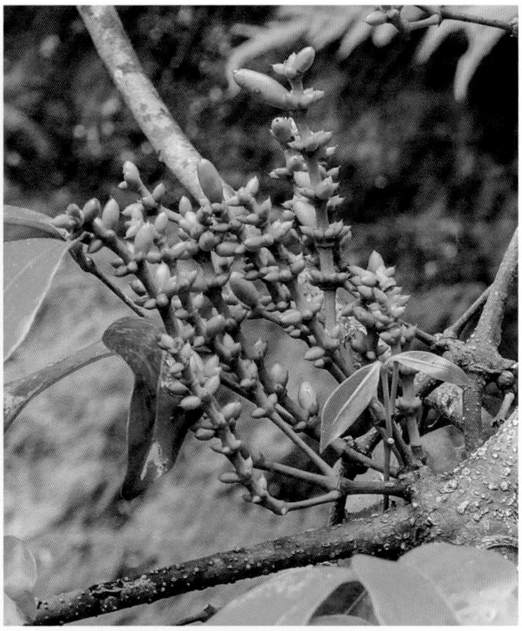

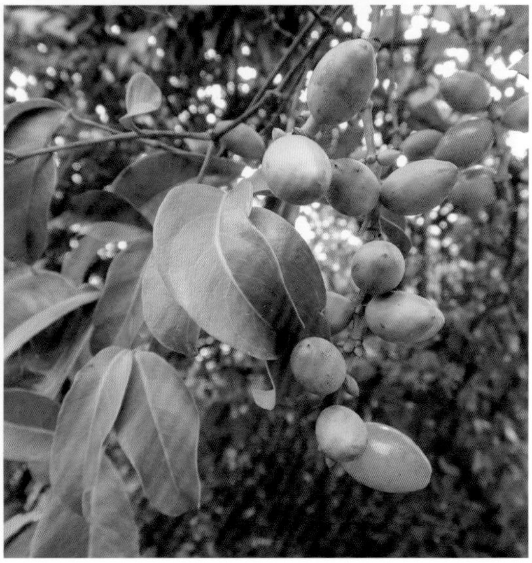

厚朴

【基原】为木兰科厚朴*Houpoea officinalis* (Rehder et E. H. Wilson) N. H. Xia et C. Y. Wu 的干皮、根皮、枝皮及花蕾。

【别名】川朴、紫油厚朴。

【形态特征】落叶乔木。树皮厚，褐色，不开裂。叶片大，近革质，长圆状倒卵形，先端具短急尖或圆钝，基部楔形，边缘全缘且微波状，腹面绿色，无毛，背面灰绿色，被灰色柔毛，有白粉。花白色；花梗粗短，被长柔毛。聚合果长圆状卵圆形。种子三角状倒卵形。花期5~6月，果期8~10月。

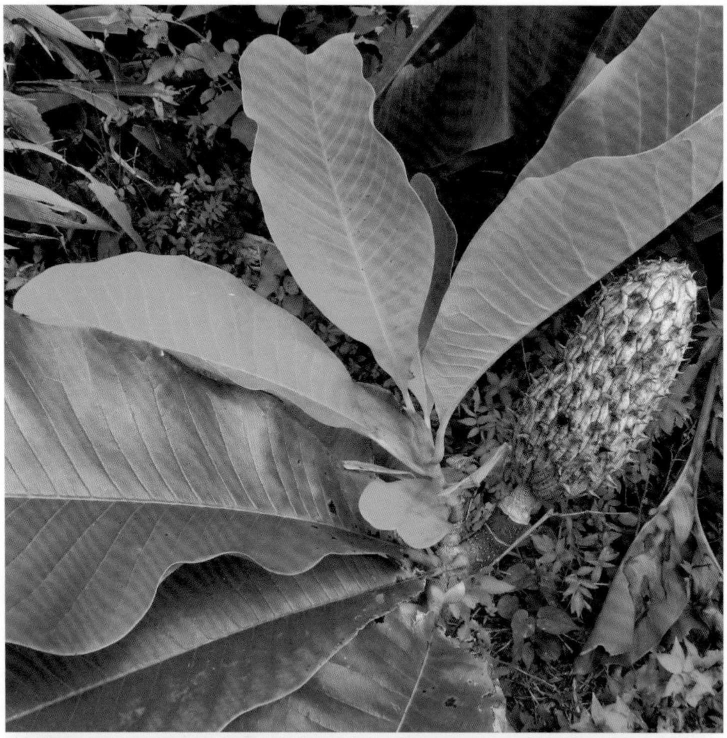

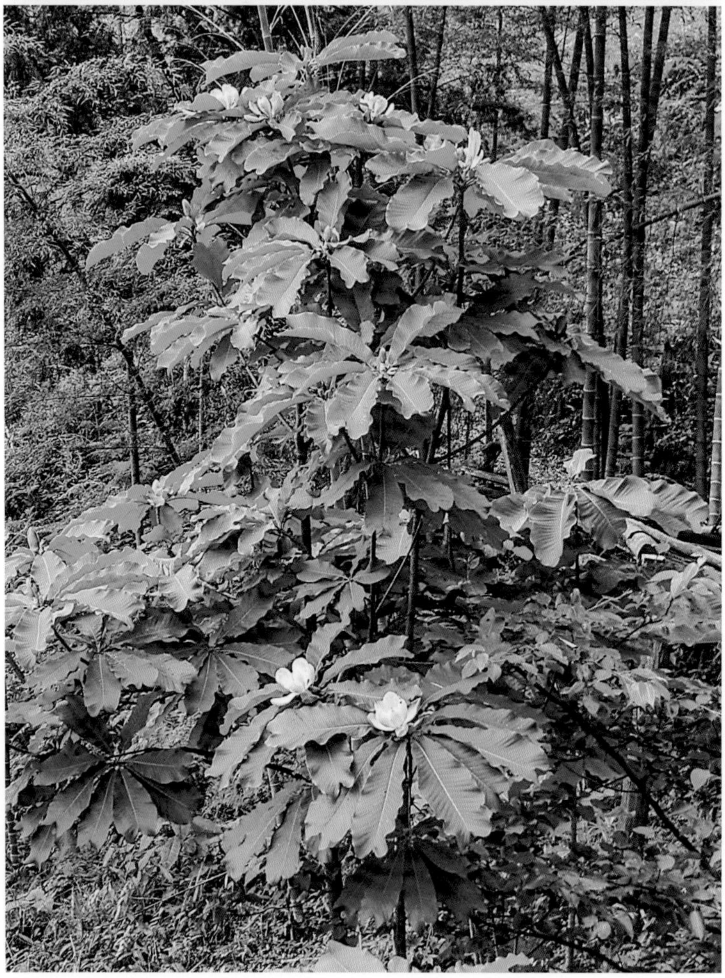

【分布】生于山地林间。产于广西北部和东北部地区及广东北部、湖南、福建、江西等地。

【性能主治】干皮、根皮及枝皮味辛、苦，性温。具有燥湿消痰、下气除满的功效。主治湿滞伤中，脘痞吐泻，食积气滞，腹胀便秘，痰饮喘咳。花蕾味苦，性微温。具有芳香化湿、理气宽中的功效。主治脾胃气滞湿阻，胸脘痞闷胀满，纳谷不香。

【采收加工】4~6月剥取干皮、根皮、枝皮，根皮和枝皮直接阴干；干皮置沸水中微煮后，堆置阴湿处，“发汗”至内表面变紫褐色或棕褐色时，蒸软，取出，卷成筒状，干燥。花蕾春季未开花时采收，晒干。

【附注】《中国药典》（2020年版）记载厚朴以花蕾入药的药材名为厚朴花。

八角茴香

【基原】为木兰科八角*Illicium verum* Hook. f. 的果实。

【别名】唛角、大茴香、大料。

【形态特征】乔木。树皮深灰色。叶不整齐互生，近轮生或松散簇生；叶片革质或厚革质，倒卵状椭圆形、倒披针形或椭圆形，在阳光下可见密布透明油点。花粉红色至深红色，常具不明显的半透明腺点。聚合果，饱满平直。正造果3~5月开花，9~10月果实成熟，春造果8~10月开花，翌年3~4月果实成熟。

【分布】产于广西西南部和南部、广东西部、云南东南部和南部、福建南部。

【性能主治】果实味辛，性温。具有温阳散寒、理气止痛的功效。主治寒疝腹痛，肾虚腰痛，胃寒呕吐，脘腹冷痛。

【采收加工】秋、冬季果实由绿色变黄色时采摘，置沸水中略烫后干燥或直接干燥。

【附注】野生资源极少见，通常为人工大面积栽培，果实为著名的调味香料。

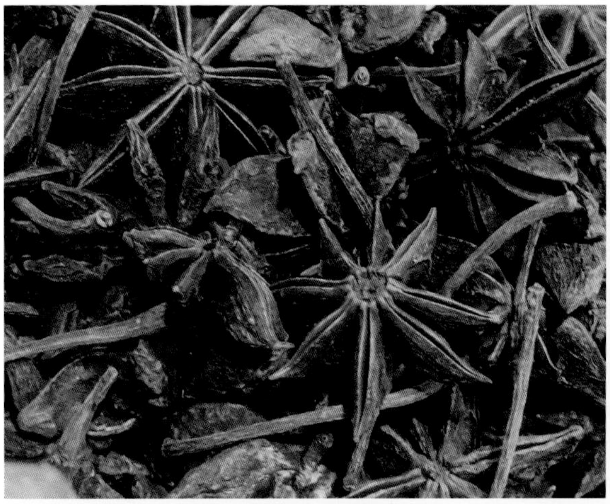
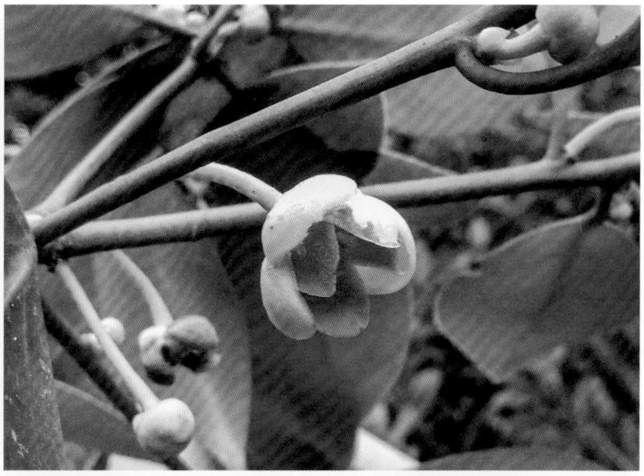
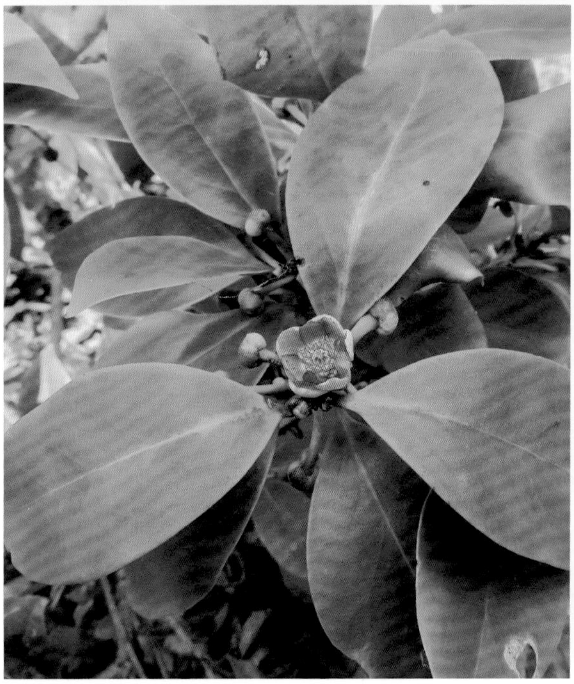
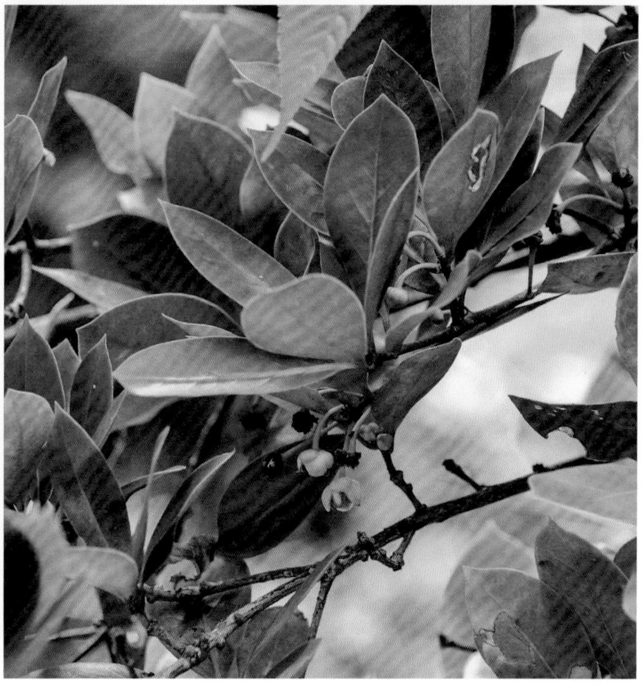

假地枫皮

【基原】为八角科假地枫皮*Illicium jiadifengpi* B. N. Chang 的树皮。

【别名】八角。

【形态特征】乔木。树皮褐黑色，剥下为板块状。芽卵形，芽鳞卵形或披针形，有短缘毛。叶常聚生于小枝近顶端；叶片狭椭圆形或长椭圆形，先端尾尖或渐尖，基部渐狭，下延至叶柄成狭翅。花白色或带浅黄色，腋生或近顶生。果实直径3~4 cm，蓇葖12~14果。花期3~5月，果期8~10月。

【分布】生于密林、疏林中。产于广西、广东、湖南、江西等地。

【性能主治】树皮味微辛、涩，性温；有小毒。具有祛风除湿、行气止痛的功效。主治风湿痹痛，腰肌劳损。

【采收加工】春、秋季采收，选10年生以上的老株，在植株的一侧锯树皮的上下两端，再用刀直划，将树皮剥下，其余树皮保留不剥，将树皮置于通风处阴干。

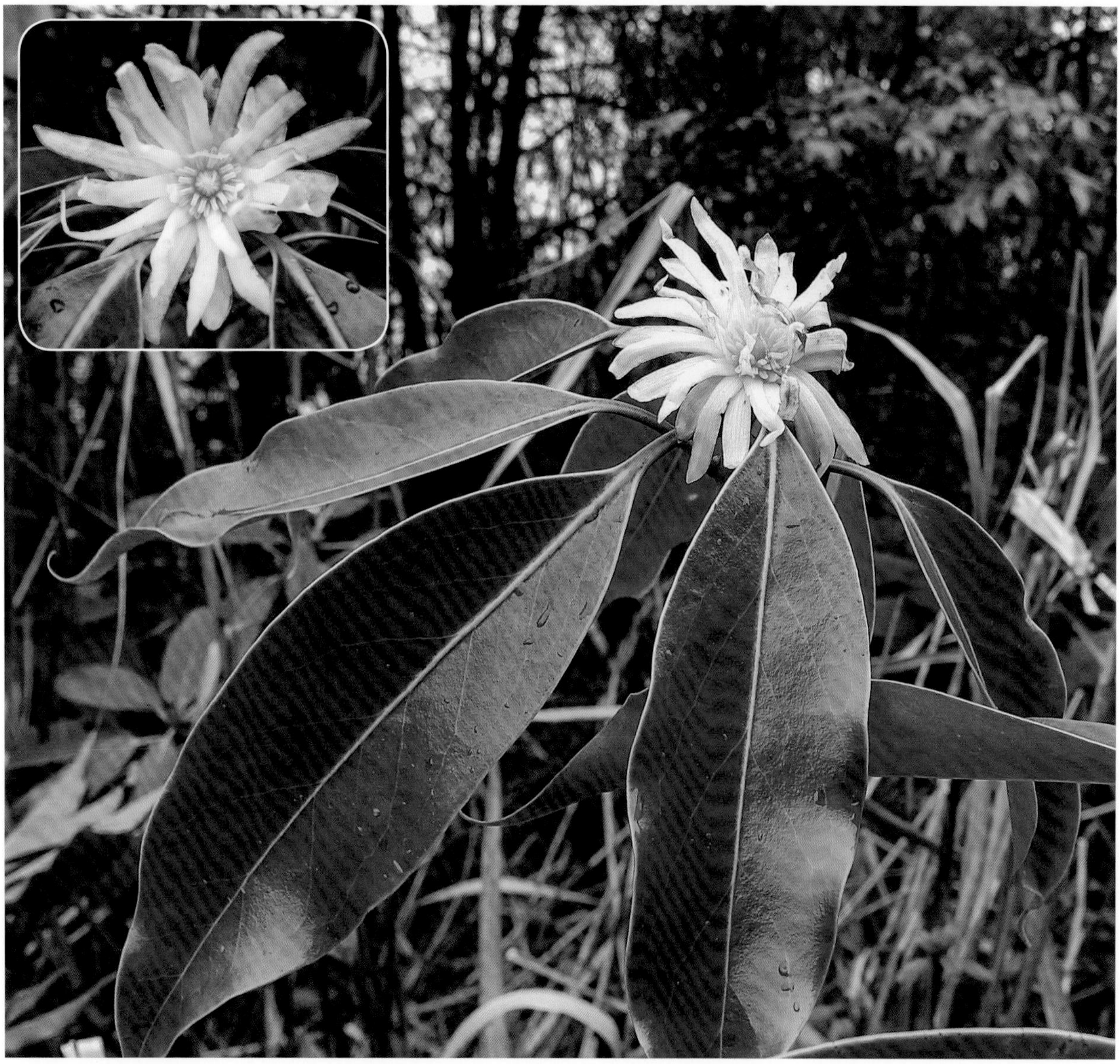

黑老虎

【基原】为五味子科黑老虎*Kadsura coccinea* (Lem.) A. C. Smith 的根。

【别名】大钻、大叶钻骨风、过山风。

【形态特征】藤本。全株无毛。叶片革质，长圆形至卵状披针形，基部宽楔形或近圆形，边缘全缘。雌雄异株；花单生于叶腋，稀成对。聚合果近球形，红色或暗紫色；小浆果倒卵形，外果皮革质，不显出种子。种子心形或卵状心形。花期4~7月，果期7~11月。

【分布】生于林中。产于广西、广东、香港、云南、贵州、四川、湖南等地。

【性能主治】根味辛、微苦，性温。具有行气活血、祛风止痛的功效。主治胃痛，腹痛，风湿痹痛，跌打损伤，痛经，产后瘀血腹痛，疝气痛。

【采收加工】全年均可采挖，洗净，干燥。

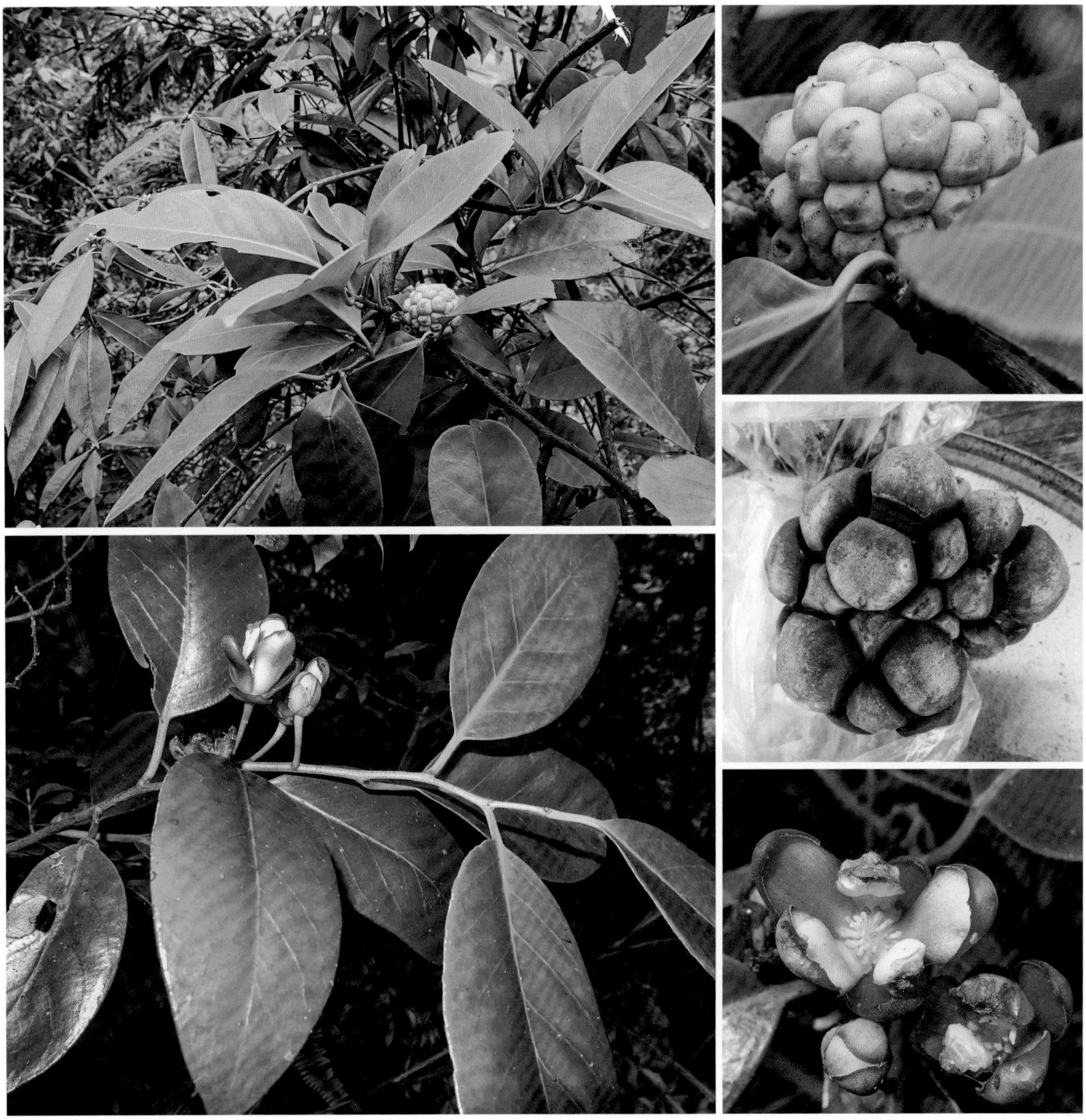

南五味子

【基原】为五味子科南五味子*Kadsura longipedunculata* Finet et Gagnep. 的根、根皮及茎。

【别名】钻骨风、小钻、风沙藤。

【形态特征】藤本，各部无毛。叶片长圆状披针形、倒卵状披针形或卵状长圆形，先端渐尖或尖，边缘具疏齿，腹面具淡褐色透明腺点。花单生于叶腋，雌雄异株。聚合果球形；小浆果倒卵圆形，外果皮薄革质，干时显出种子。种子肾形或肾状椭圆形。花期6~9月，果期9~12月。

【分布】生于山坡、林中。产于广西、广东、云南、四川、湖南、湖北、安徽、浙江、江苏、江西、福建等地。

【性能主治】根、根皮及茎味辛、苦，性温。具有活血理气、祛风活络、消肿止痛的功效。主治溃疡病，胃肠炎，中暑腹痛，月经不调，风湿性关节炎，跌打损伤。

【采收加工】全年均可采收，晒干。

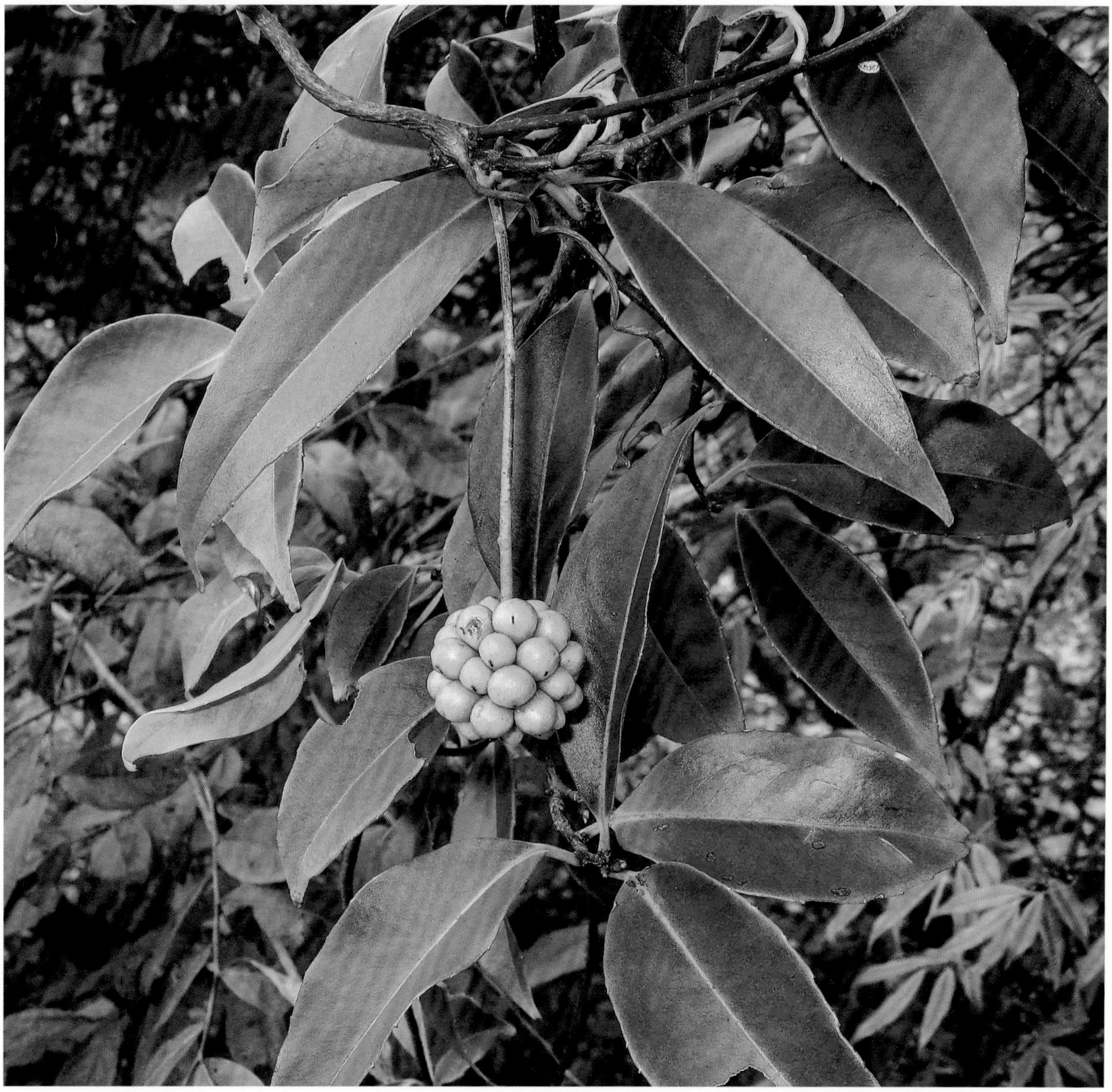

边缘罗裙子

【基原】为五味子科东南五味子*Schisandra henryi* C. B. Clarke subsp. *marginalis* (A. C. Smith) R. M. K. Saunders 的地上部分。

【形态特征】茎呈圆柱形，直径0.2~1 cm，表面灰褐色，粗糙，具纵皱纹或棱翅，质轻易折断，断面皮部常粘连，木质部灰白色，髓部灰黑色或中空。叶片近革质，多皱缩，完整展开后呈宽卵形，长8~12 cm，宽5~8 cm，先端渐尖，基部楔形或圆形，边缘具疏齿，腹面灰绿色，质脆。

【分布】产于广西、广东、福建、湖南、浙江等地。

【性能主治】地上部分味微辛、涩，性温。具有祛风除湿、行气止痛、活血止血的功效。主治风湿痹痛，心胃气痛，痨伤吐血，闭经，月经不调，跌打损伤，金疮肿毒。

【采收加工】夏、秋季采收，切段，晒干。

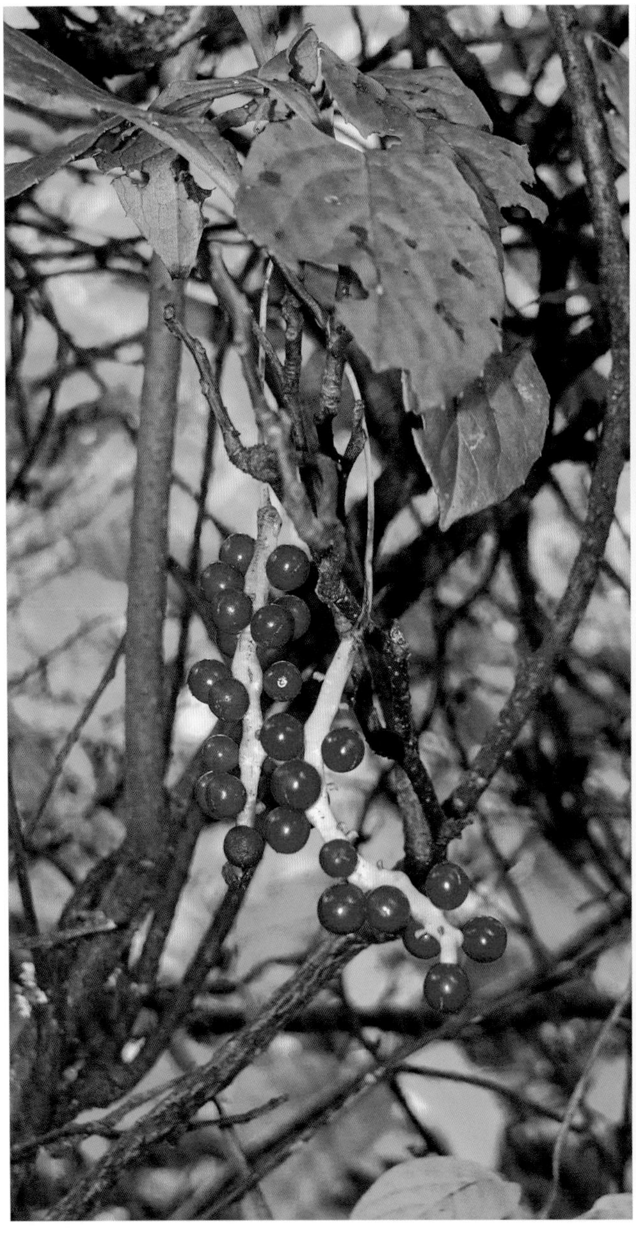

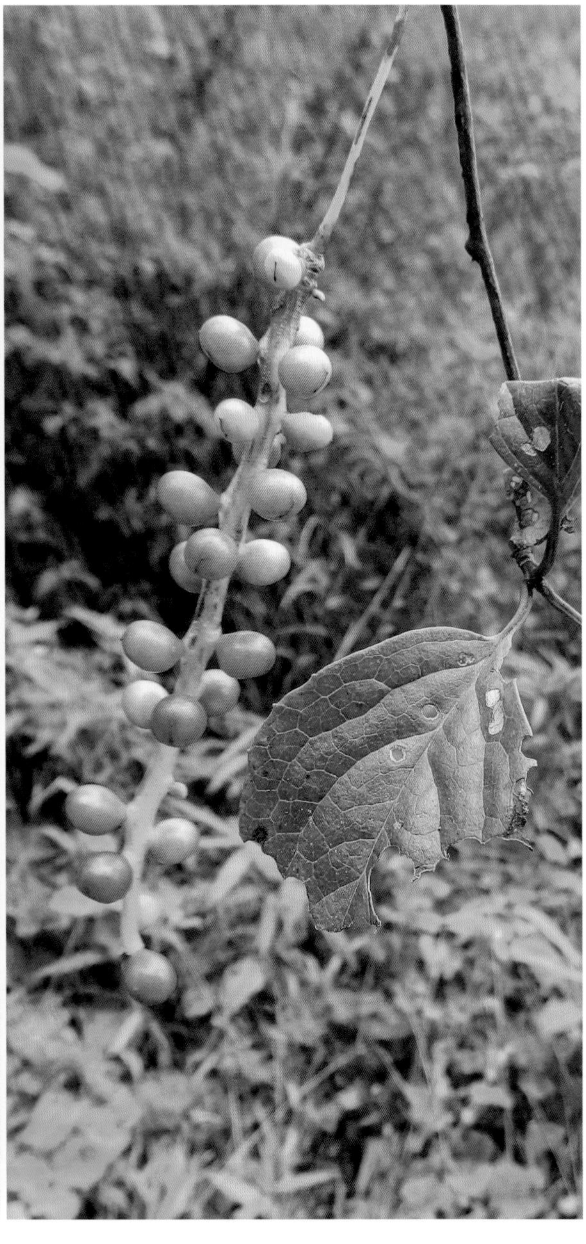

阴香皮

【基原】为樟科阴香*Cinnamomum burmannii* (Nees et T. Nees) Blume 的树皮。

【别名】广东桂皮、小桂皮、山肉桂。

【形态特征】乔木，高达14 m。树皮光滑，灰褐色至黑褐色，内皮红色，味似肉桂。叶互生或近对生；叶片卵圆形至披针形，具离基三出脉。圆锥花序腋生或近顶生，少花，疏散，密被灰白色微柔毛，最末分枝为3花的聚伞花序。果实卵球形；果托具齿裂，齿顶端截平。花期主要在秋冬季，果期主要在冬末及春季。

【分布】生于疏林、密林或灌木丛中或溪边、路旁。产于广西、广东、云南、福建等地。

【性能主治】树皮味辛、微甘，性温。具有温中止痛、祛风散寒、解毒消肿、止血的功效。主治寒性胃痛，腹痛泄泻，食欲不振，风寒湿痹，腰腿疼痛，跌打损伤，创伤出血，疮疖肿毒。

【采收加工】夏季剥取树皮，晒干。

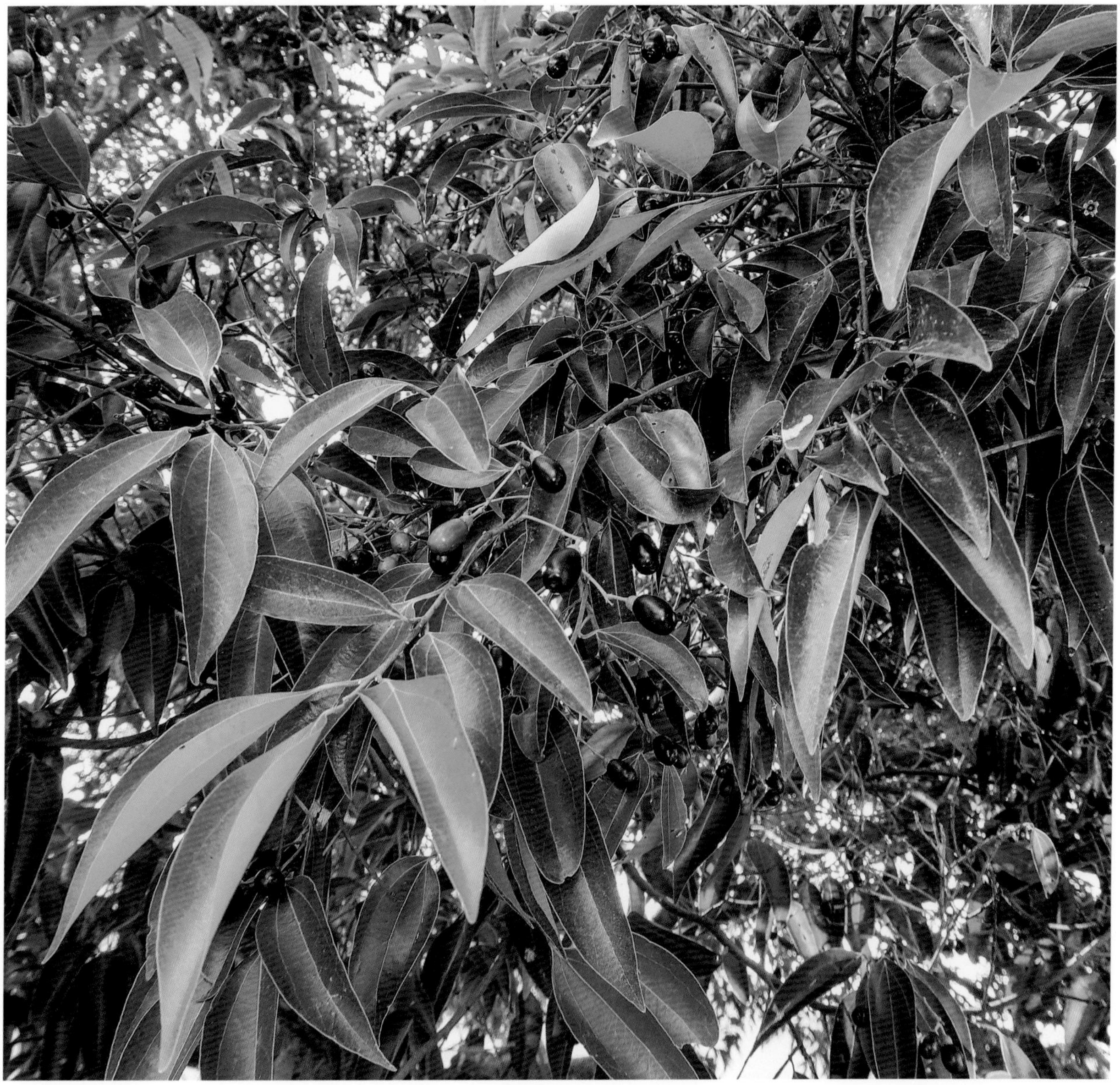

川木通

【基原】为毛茛科小木通*Clematis armandii* Franch. 的藤茎。

【别名】淮通、淮木通。

【形态特征】木质藤本。三出复叶；小叶片革质，卵状披针形、长椭圆状卵形至卵形，两面无毛。聚伞花序或圆锥状聚伞花序，腋生或顶生；萼片开展，白色，偶带淡红色，长圆形或长椭圆形，大小变异极大。瘦果扁，卵形至椭圆形，疏生柔毛。花期3~4月，果期4~7月。

【分布】生于山坡、山谷、路边灌木丛中、林边或水沟边。产于广西、广东、福建、湖南、湖北、贵州、云南、四川、陕西、甘肃等地。

【性能主治】藤茎味苦，性寒。具有清热解毒、利尿通淋、清心除烦、通经下乳的功效。主治淋证，水肿，心烦尿赤，口舌生疮，闭经，乳少，湿热痹痛。

【采收加工】春、秋季采收，除去粗皮，晒干；或趁鲜切薄片，晒干。

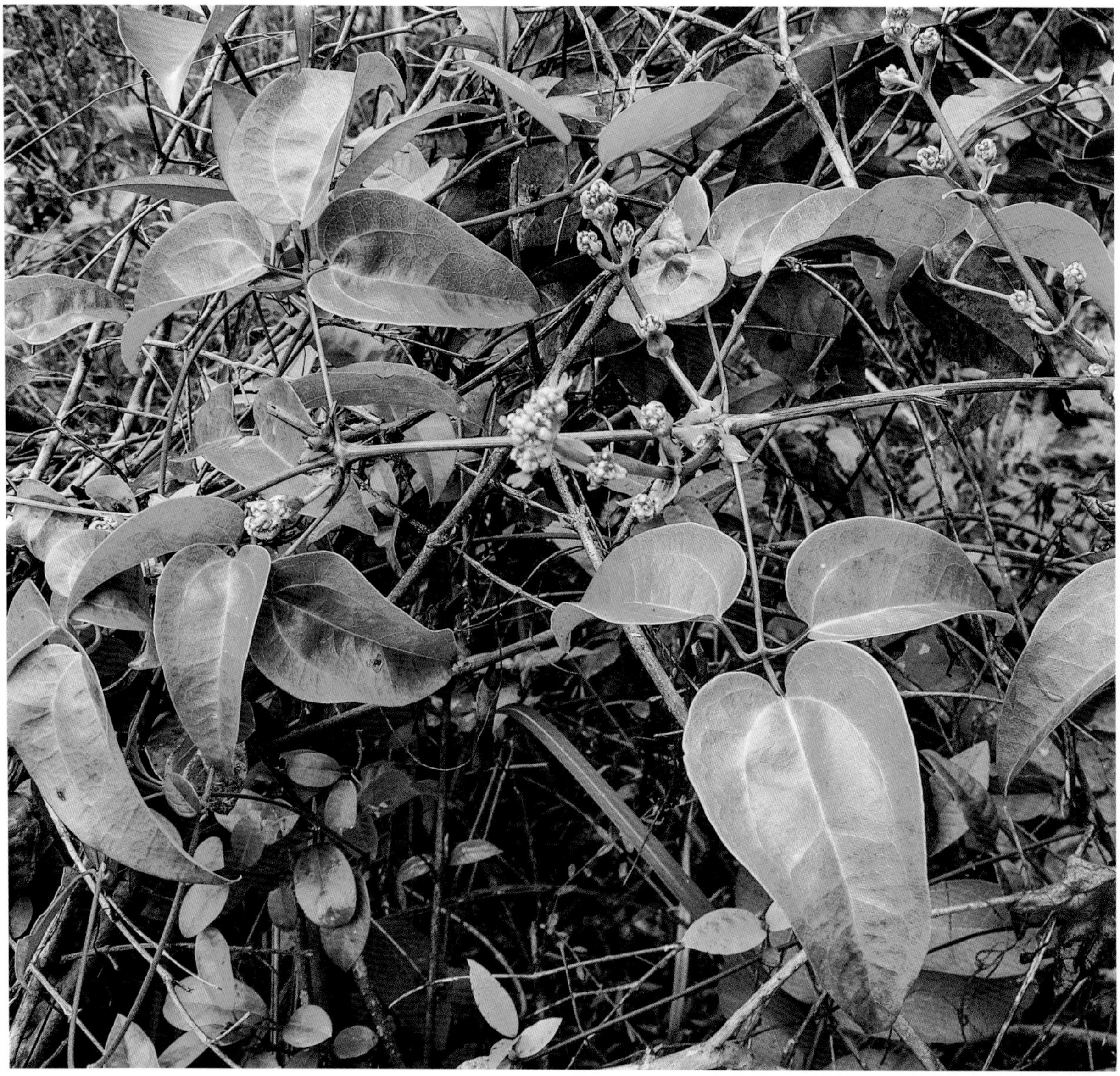

岩节连

【基原】为毛茛科蕨叶人字果*Dichocarpum dalzielii* (J. R. Drumm. et Hutch.) W. T. Wang et P. G. Xiao 的根茎及根。

【别名】野黄连、龙节七。

【形态特征】植株全体无毛。根状茎较短，密生多数黄褐色的须根。叶全部基生，为鸟趾状复叶。复单歧聚伞花序；花萼片白色，倒卵状椭圆形，顶端钝尖；花瓣金黄色，瓣片近圆形，顶端微凹或有时全缘，常在凹缺中央具1个小短尖。蓇葖倒人字状叉开，狭倒卵状披针形。花期4~5月，果期5~6月。

【分布】生于山地密林下、溪旁及沟边等阴湿处。产于广西、广东、贵州、四川东南部、江西、福建西部、浙江。

【性能主治】根茎及根味辛、微苦，性寒。具有清热解毒、消肿止痛的功效。主治痈疮肿毒，外伤肿痛，跌打疼痛。

【采收加工】栽培3~4年后于冬季将根挖出，除去地上部分，洗净，晒干或烘干。

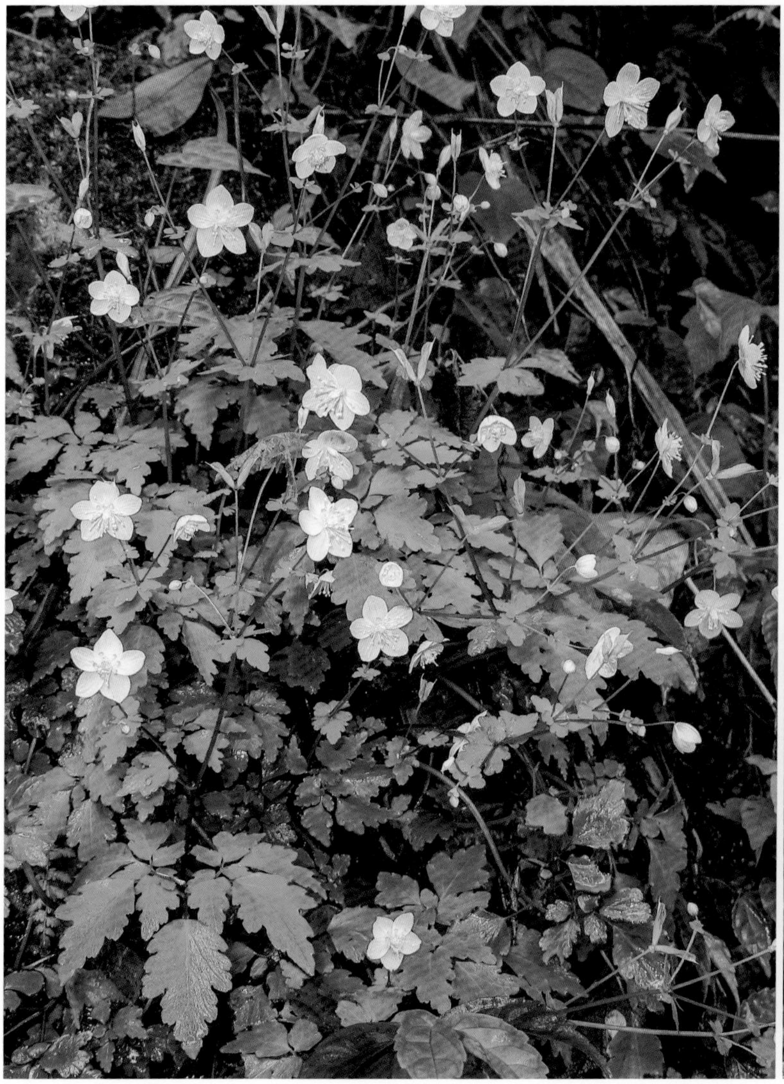

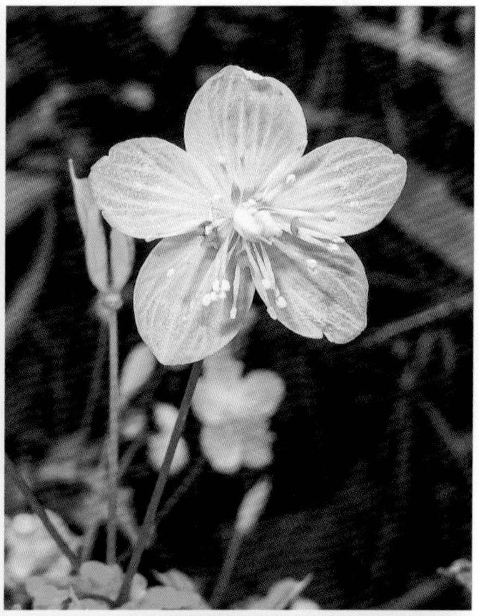

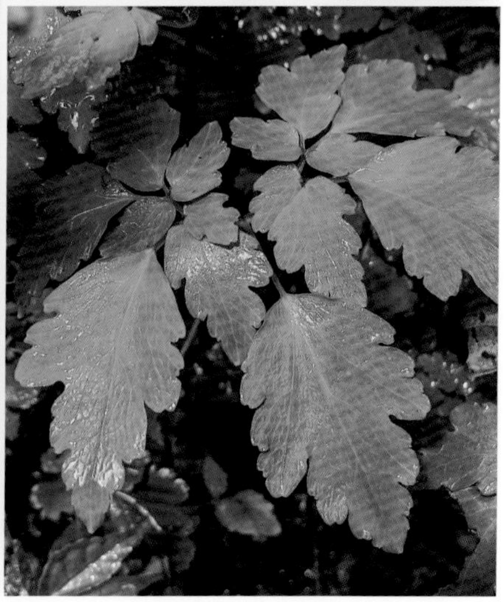

茴茴蒜

【基原】为毛茛科茴茴蒜*Ranunculus chinensis* Bunge 的全草。

【别名】鸭脚板、山辣椒、青果草。

【形态特征】一年生草本。茎直立，多分枝，中空，密生开展的淡黄色糙毛。基生叶与下部叶为三出复叶；叶片宽卵形至三角形，上部叶较小和叶柄较短，叶片3全裂，裂片有粗齿或再分裂。花序疏生多花；萼片5枚，狭卵形，外面被柔毛；花瓣5片，宽卵圆形，黄色，雄蕊多数。瘦果扁平。花果期5~9月。

【分布】生于平原与丘陵、溪边、田边的水湿草地。产于广西、广东、云南、贵州、四川、湖南、湖北、江西、安徽、江苏、浙江、山西、山东、河南、河北、陕西、甘肃、青海、西藏、新疆、内蒙古、吉林、辽宁、黑龙江等地。

【性能主治】全草味辛、苦，性温；有小毒。具有消炎退肿、截疟、杀虫的功效。主治肝炎，肝硬化腹水，疟疾，疮癞，牛皮癣。

【采收加工】夏季采收，鲜用或晒干。

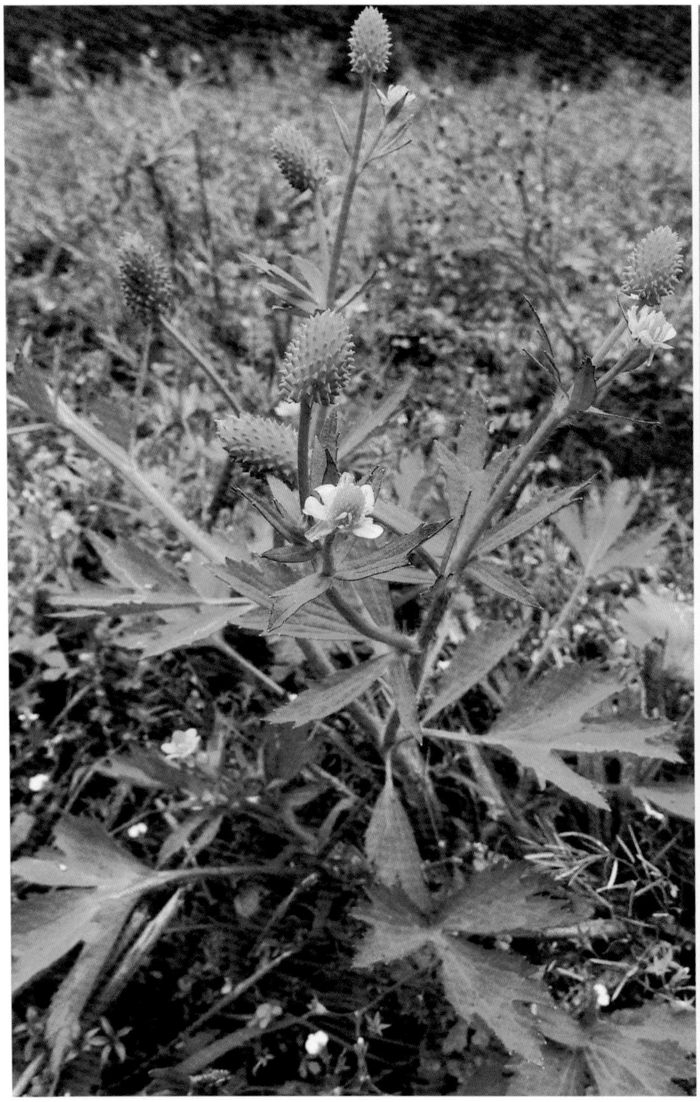
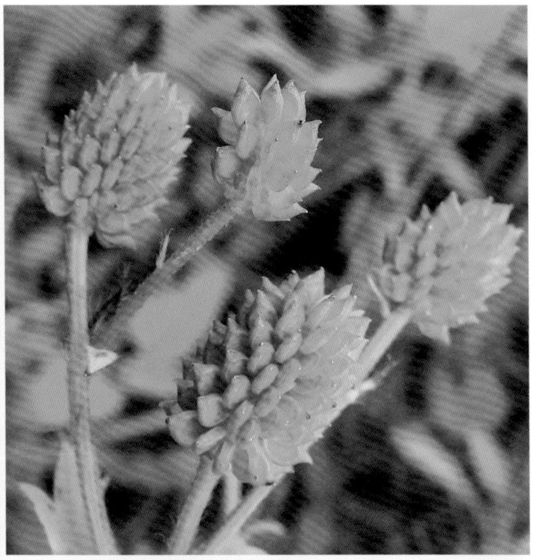
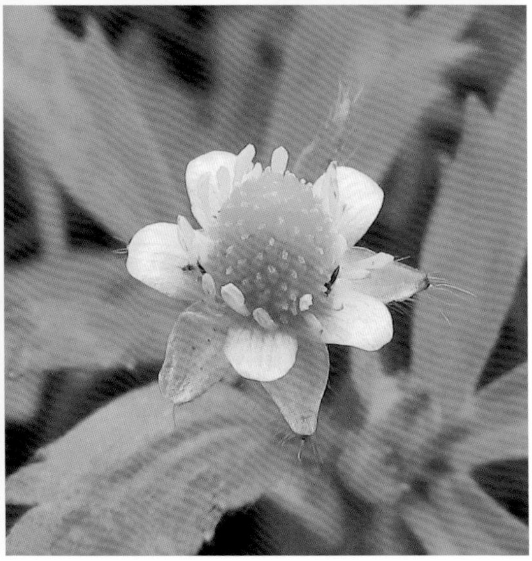

石龙芮

【基原】为毛茛科石龙芮*Ranunculus sceleratus* L. 的全草、果实。

【别名】水堇、姜苔、鲁果能。

【形态特征】一年生草本。叶片肾状圆形，基部心形，裂片倒卵状楔形，无毛；茎生叶多数；下部叶与基生叶相似；上部叶3全裂，无毛。聚伞花序有多数花；花梗长1~2 cm，无毛；花瓣5片，等长或稍长于花萼，基部有短爪。聚合果长圆形；瘦果倒卵球形，无毛，喙短至近无。花果期5~8月。

【分布】生于河沟边、水田或路边湿地。产于全国各地。

【性能主治】全草味苦、辛，性寒；有毒。具有清热解毒、消肿散结、止痛、截疟的功效。主治痈疖肿毒，蛇虫咬伤，痰核瘰疬，风湿关节肿痛，牙痛，疟疾。果实味苦，性平。具有和胃、益肾、明目、祛风湿的功效。主治心腹烦满，肾虚遗精，阳痿阴冷，不孕不育，风寒湿痹。

【采收加工】在5月开花末期采收全草，洗净，鲜用或阴干。果实夏季采收，除去杂质，晒干。

【附注】《中华本草》记载石龙芮以全草和果实入药的药材名分别为石龙芮和石龙芮子。

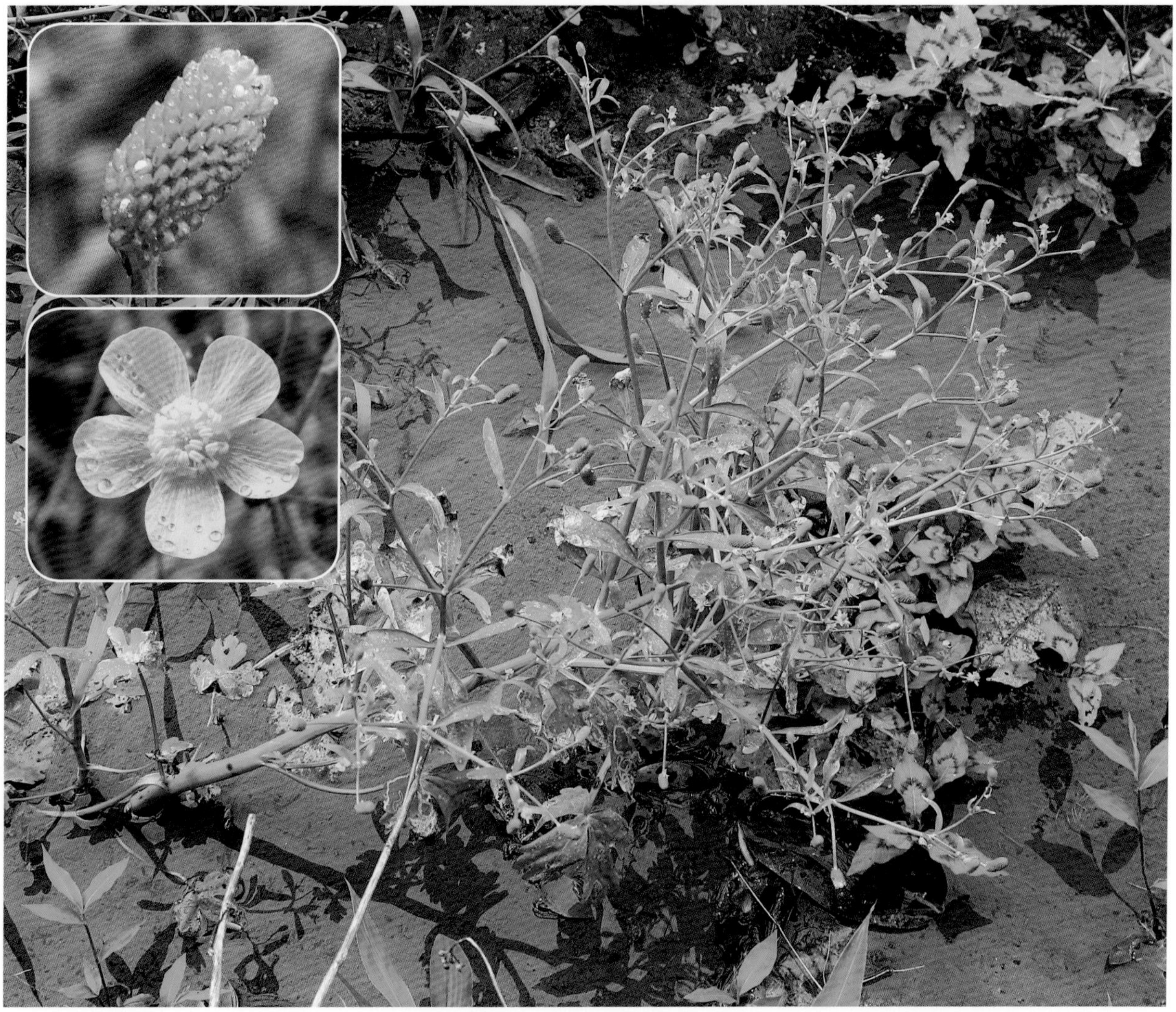

八角莲根

【基原】为小檗科八角莲*Dysosma versipellis* (Hance) M. Cheng 的根状茎。

【别名】鬼臼叶、一把伞、独脚莲。

【形态特征】多年生草本。茎直立，不分枝，无毛，淡绿色。茎生叶2片，互生；叶片薄纸质，盾状，近圆形，裂片阔三角形、卵形或卵状长圆形。花深红色，5~8朵簇生于离叶基部不远处，下垂；萼片6枚，长圆状椭圆形，先端急尖，外面被短柔毛，内面无毛。花期3~6月，果期5~9月。

【分布】生于山坡林下、灌木丛中、溪旁阴湿处、竹林下或石灰岩石山常绿阔叶林下。产于广西、广东、云南、贵州等地。

【性能主治】根状茎味苦、辛，性平。具有清热解毒、化痰散结、祛瘀消肿的功效。主治痈肿疔疮，瘰疬，咽喉肿痛，跌打损伤。

【采收加工】秋、冬季采挖，鲜用或晒干。

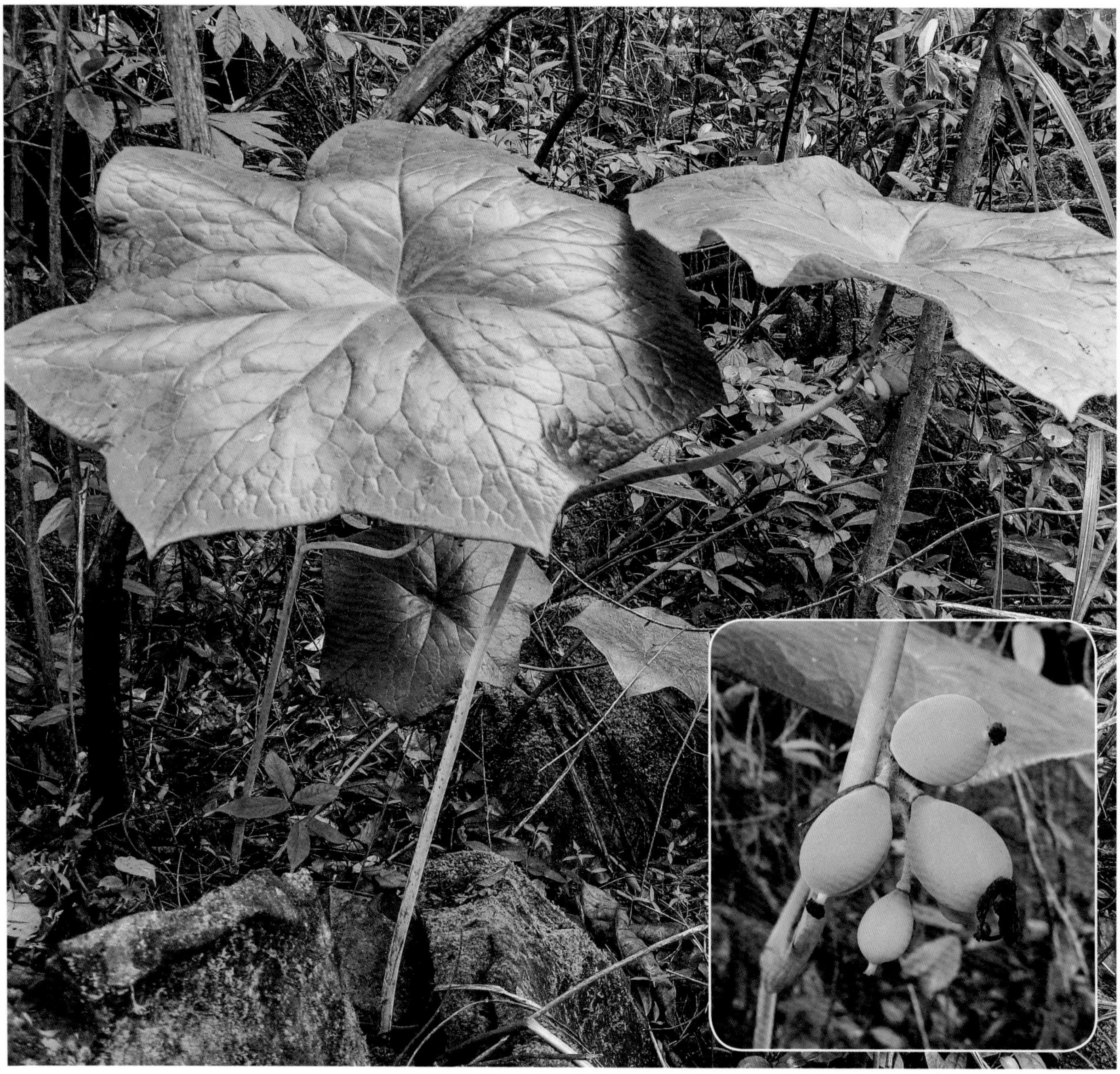

八月炸

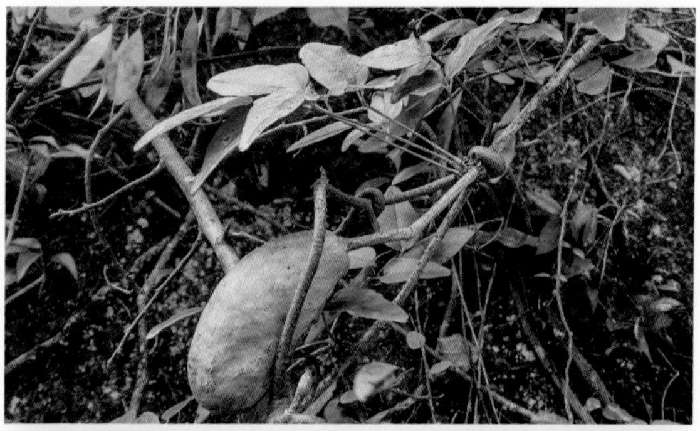

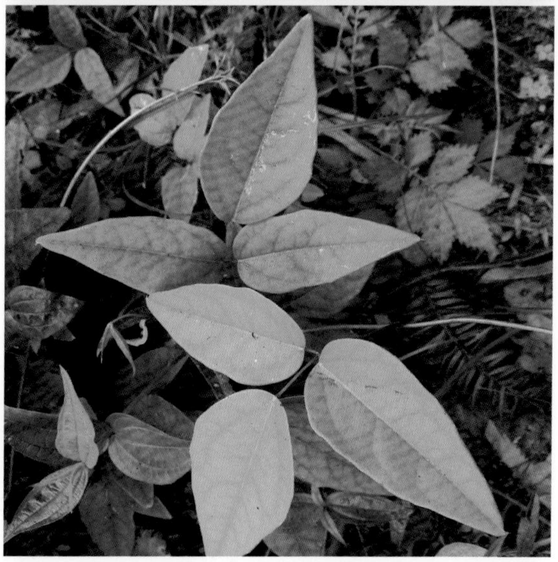

【基原】为木通科白木通*Akebia trifoliata* (Thunb.) Koidz. subsp. *australis* (Diels) T. Shimizu 的果实及根。

【别名】闹鱼果、三叶藤、八月扎。

【形态特征】落叶木质藤本。小叶革质，卵状长圆形或卵形，边通常全缘；有时略具少数不规则的浅缺刻。总状花序腋生或生于短枝上。雄花萼片2~3 mm，紫色；雌花萼片长9~12 mm；雄蕊6枚，红色或紫红色，干后褐色或淡褐色。果长圆形，熟时黄褐色。种子卵形，黑褐色。花期4~5月，果期6~9月。

【分布】生于山坡灌木丛或沟谷疏林中。产于长江流域各地，向北分布至河南、山西和陕西。

【性能主治】果实及根味甘，性温。具有疏肝、补肾、止痛的功效。主治胃痛，疝痛，睾丸肿痛，腰痛，遗精，月经不调，白带异常，子宫脱垂。

【采收加工】秋季采收果实及根，晒干。

野木瓜果

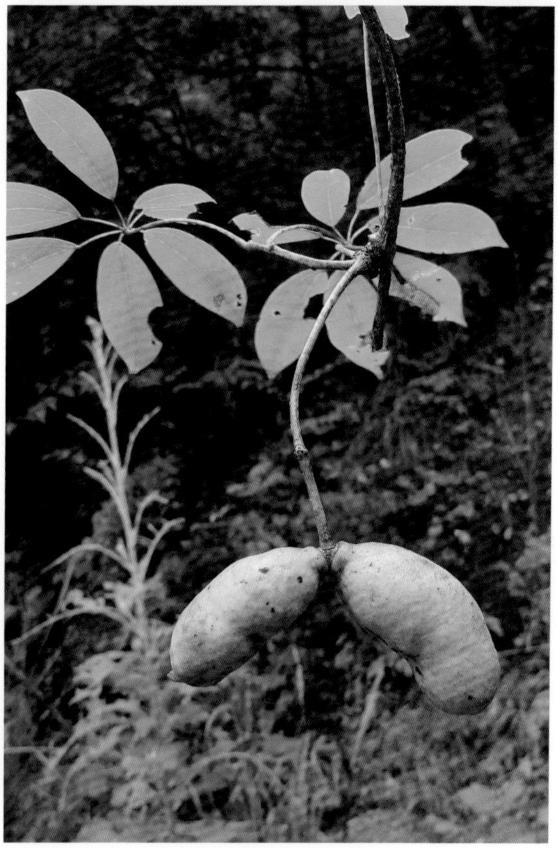

【基原】为木通科野木瓜*Stauntonia chinensis* DC. 的果实。

【别名】七叶枫、五爪金龙、野木通。

【形态特征】木质藤本。掌状复叶有小叶5~7片；小叶长圆形、椭圆形或长圆状披针形，嫩时常密布更线色的斑点。花雌雄同株，通常3~4朵组成伞房花序式的总状花序；雄花萼片外面淡黄色或乳白色，内面紫红色；雌花萼片与雄花相似但稍大。果长圆形。种子近三角形。花期3~4月，果期6~10月。

【分布】生于山地密林、山腰灌木丛或山谷溪边疏林中。产于广西、广东、香港、云南、贵州、湖南、安徽、浙江、江西、福建等地。

【性能主治】果实味酸、甘，性平。具有敛肠益胃的功效。主治急性胃肠炎。

【采收加工】夏、秋季采摘，鲜用或晒干。

黑风散

【基原】为防己科细圆藤*Pericampylus glaucus* (Lam.) Merr. 的藤茎或叶。

【别名】广藤、小广藤、土藤。

【形态特征】木质藤本。小枝通常被灰黄色茸毛，有条纹，老枝无毛。叶片三角状卵形至三角状近圆形，有小突尖，基部近截平至心形，边缘具圆齿或近全缘，两面被茸毛或腹面被疏柔毛至近无毛，很少两面近无毛。聚伞花序伞房状，被茸毛。核果红色或紫色，果核直径5~6 mm。花期4~6月，果期9~10月。

【分布】生于林中、林缘和灌木丛中。广泛分布于长江流域以南各地，尤以广西、广东、云南较常见。

【性能主治】藤茎或叶味苦，性凉。具有清热解毒、息风止痉、祛风除湿的功效。主治疮疡肿毒，咽喉肿痛，惊风抽搐，风湿痹痛，跌打损伤，蛇虫咬伤。

【采收加工】全年均可采收，晒干。

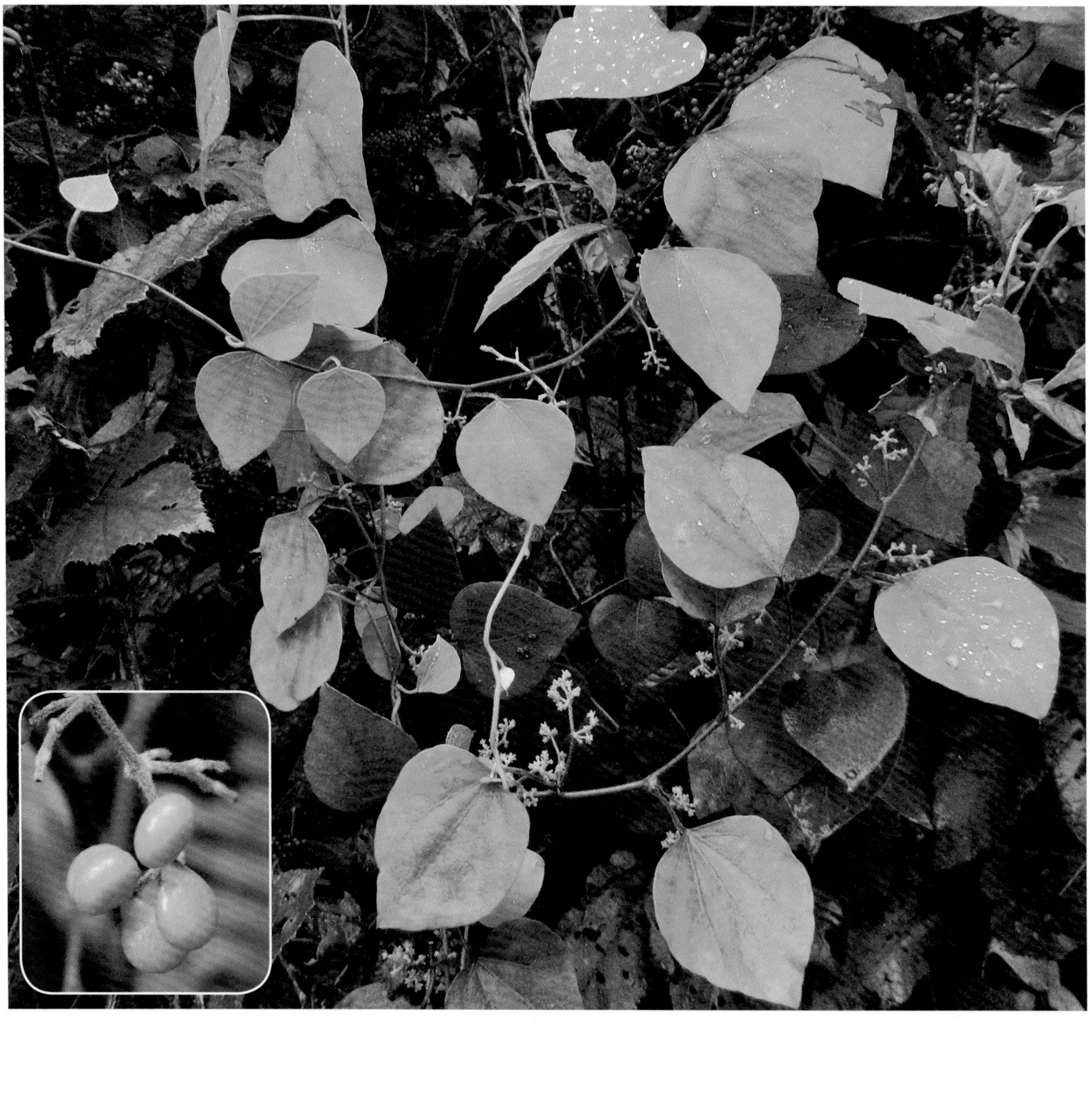

白药子

【基原】为防己科金线吊乌龟*Stephania cephalantha* Hayata 的块根。

【别名】白药、白药根、山乌龟。

【形态特征】草质落叶无毛藤本。块根团块状或近圆锥状，有时不规则，褐色，生有许多突起的皮孔。叶片纸质，三角状扁圆形至近圆形，顶端具小突尖，基部圆或近截平，边缘全缘或多少浅波状。雄花序花序梗丝状，常腋生于具小型叶的小枝上呈总状花序式排列。核果红色，倒卵形。花期4~5月，果期6~7月。

【分布】生于村边、旷野、林缘等土层深厚肥沃处。分布地区南至广西、广东，西南至四川东部和南部、贵州东部和南部、西北至陕西汉中，东至浙江、江苏和台湾。

【性能主治】块根味苦、辛，性寒；有小毒。具有清热解毒、祛风止痛、凉血止血的功效。主治咽喉肿痛，热毒痈肿，风湿痹痛，腹痛，泻痢，吐血，鼻出血，外伤出血。

【采收加工】全年或秋末冬初采挖，除去须根、泥土，洗净，切片，晒干。

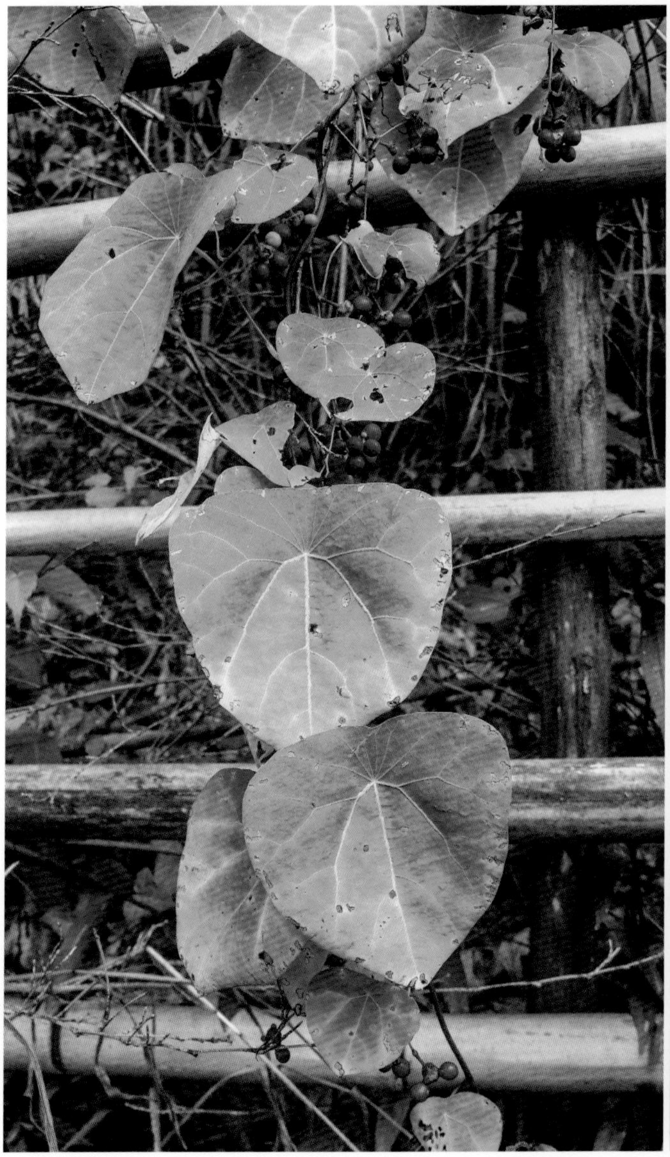

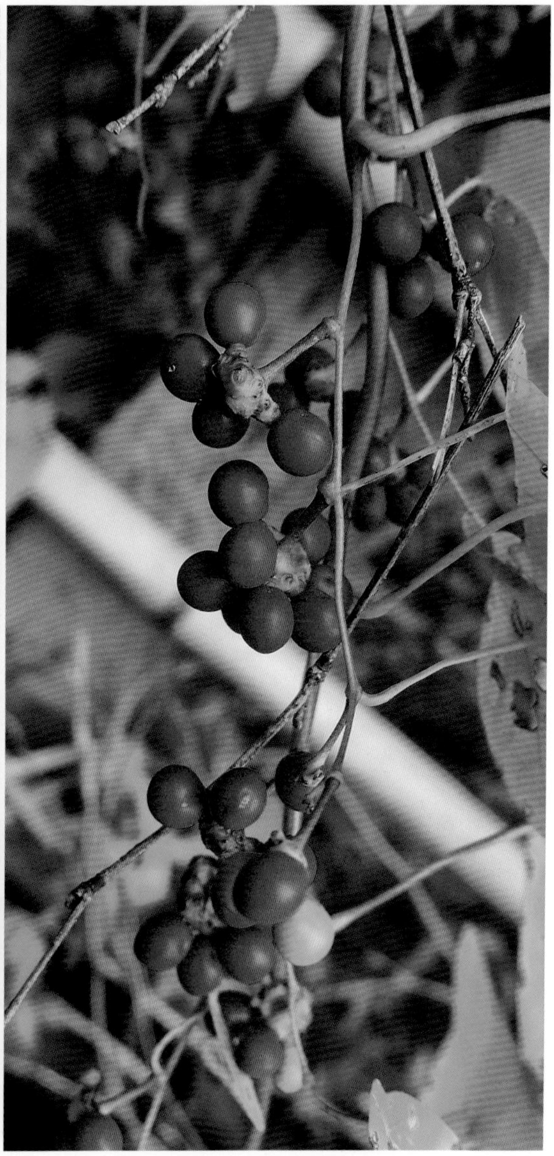

尾花细辛

【基原】为马兜铃科尾花细辛*Asarum caudigerum* Hance 的全草。

【别名】马蹄金、土细辛、金耳环。

【形态特征】多年生草本。全株被散生柔毛。根状茎粗壮，有多条纤维状不定根。叶片阔卵形、三角状卵形或卵状心形，基部耳状或心形。花被片绿色，被紫红色圆点状短毛丛；花被裂片上部卵状长圆形，先端骤窄成细长尾尖，尾长可达1.2 cm。果近球状，具宿存花被。花期4~5月，广西可晚至11月。

【分布】生于林下、溪边和路旁阴湿处。产于广西、广东、云南、贵州、四川、湖南等地。

【性能主治】全草味辛、微苦，性温；有小毒。具有温经散寒、消肿止痛、化痰止咳的功效。主治头痛，风寒感冒，咳嗽哮喘，口舌生疮，风湿痹痛，跌打损伤，蛇虫咬伤，疮疡肿毒。

【采收加工】全年均可采收，阴干。

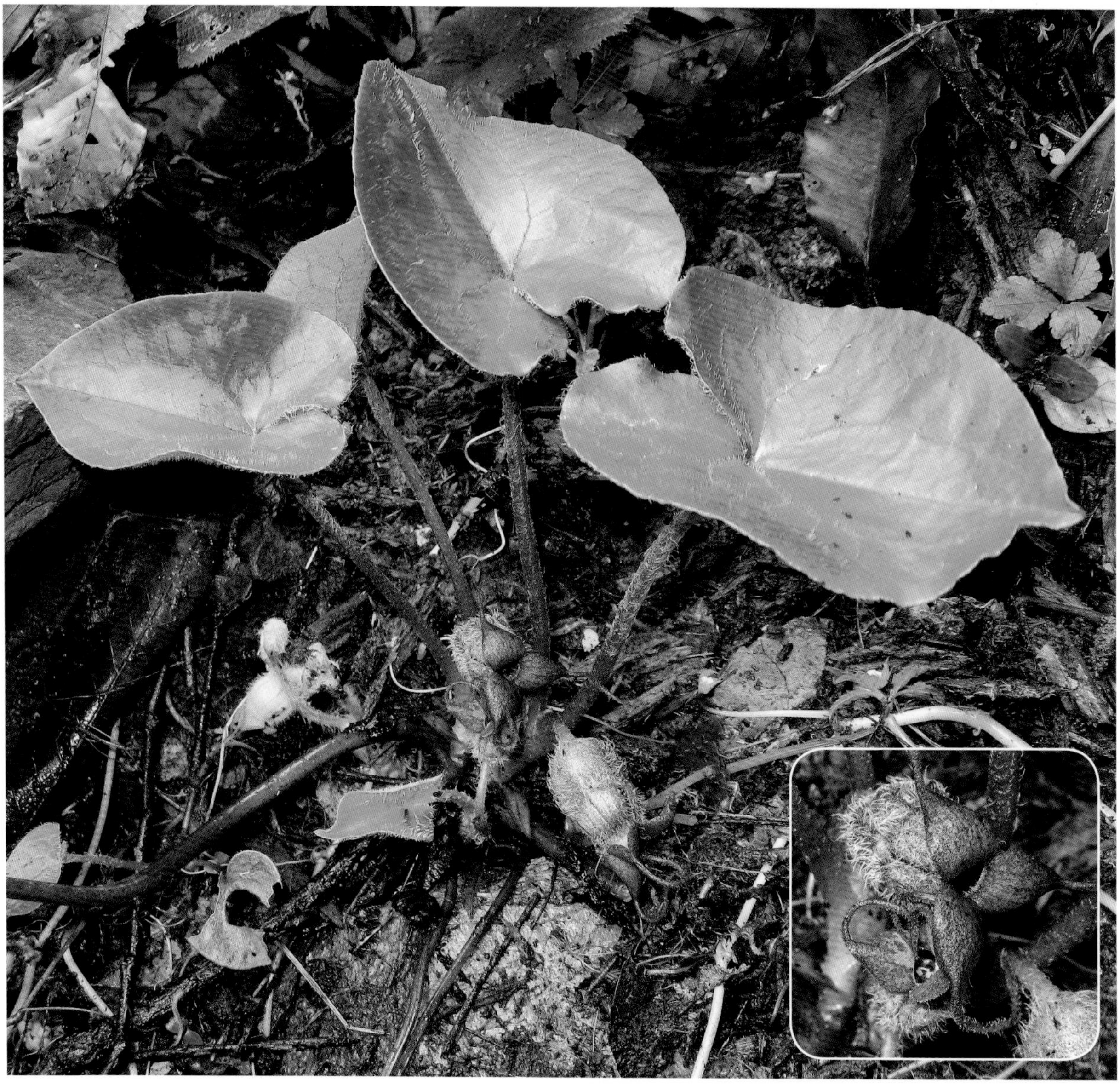

山蒟

【基原】为胡椒科山蒟*Piper hancei* Maxim. 的茎叶或根。

【别名】酒饼藤、爬岩香、石蒟。

【形态特征】攀援藤本。除花序轴和苞片柄外，其余均无毛。叶片纸质或近革质，卵状披针形或椭圆形，顶端短尖或渐尖，基部渐狭或楔形，网状脉通常明显。雌雄异株；花单性，聚集成与叶对生的穗状花序；花序梗与叶柄等长或略长，花序轴被毛。浆果球形，黄色，直径2.5~3 mm。花期3~8月。

【分布】生于山地溪涧边、密林或疏林中，攀援于树上或石上。产于广西、广东、云南、贵州、湖南、江西、福建、浙江等地。

【性能主治】茎叶或根味辛，性温。具有祛风除湿、活血消肿、行气止痛、化痰止咳的功效。主治风湿痹痛，胃痛，痛经，跌打损伤，风寒咳喘，疝气痛。

【采收加工】秋季采收，切段，晒干。

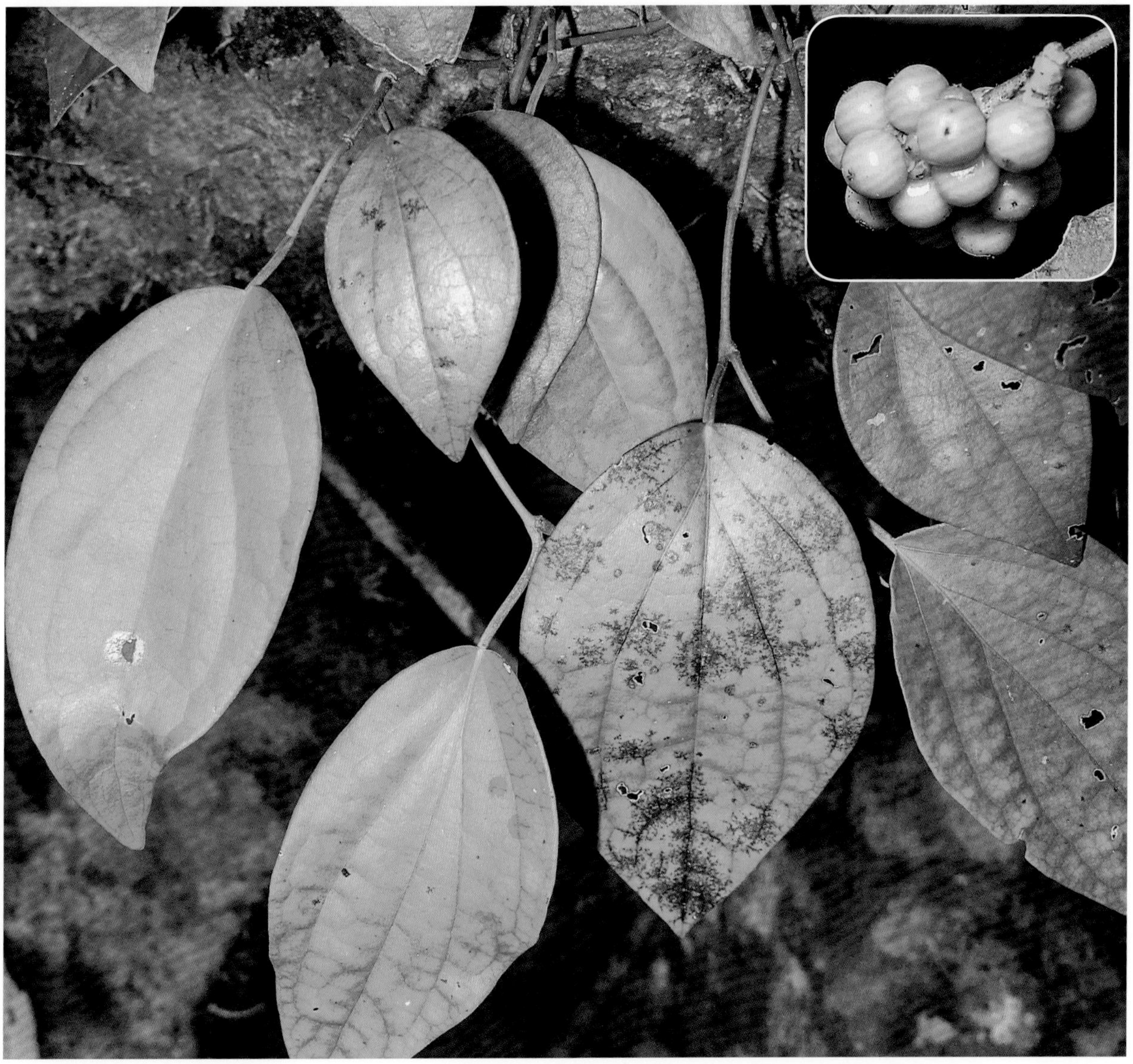

海风藤

【基原】为胡椒科风藤*Piper kadsura* (Choisy) Ohwi 的全株。

【别名】爬岩香、风藤、巴岩香。

【形态特征】木质藤本。茎有纵棱，幼时被疏毛，节上生根。叶片具白色腺点，卵形或长卵形，基部心形，腹面无毛，背面通常被短柔毛，叶脉5条，基出或近基部发出。雌雄异株；花单性，聚集成与叶对生的穗状花序；花序梗与叶柄等长；子房球形，柱头3~4裂，线形，被短柔毛。浆果球形。花期5~8月。

【分布】生于低海拔林中，攀援于树上或石上。产于广西、台湾、福建、浙江等地。

【性能主治】全株味辛、苦，性温。具有祛风湿、通经络、止痹痛的功效。主治风寒湿痹，肢节疼痛，筋脉拘挛，屈伸不利。

【采收加工】夏、秋季采收，除去杂质，晒干。

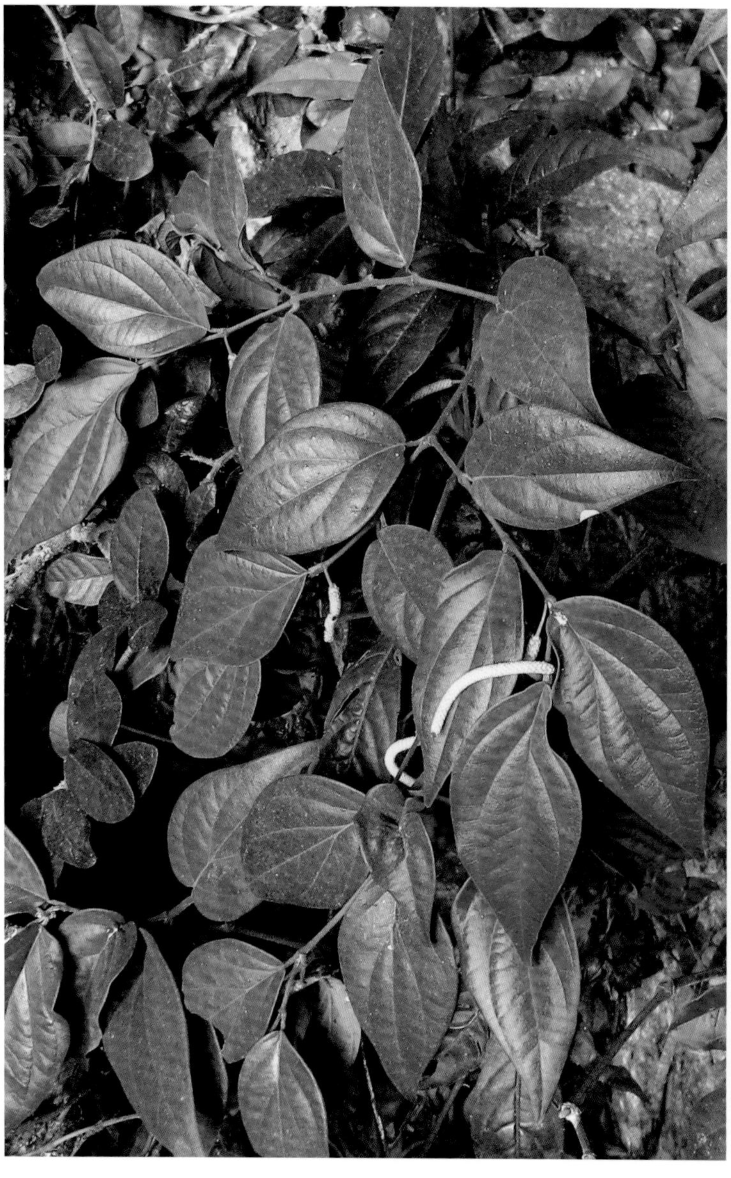

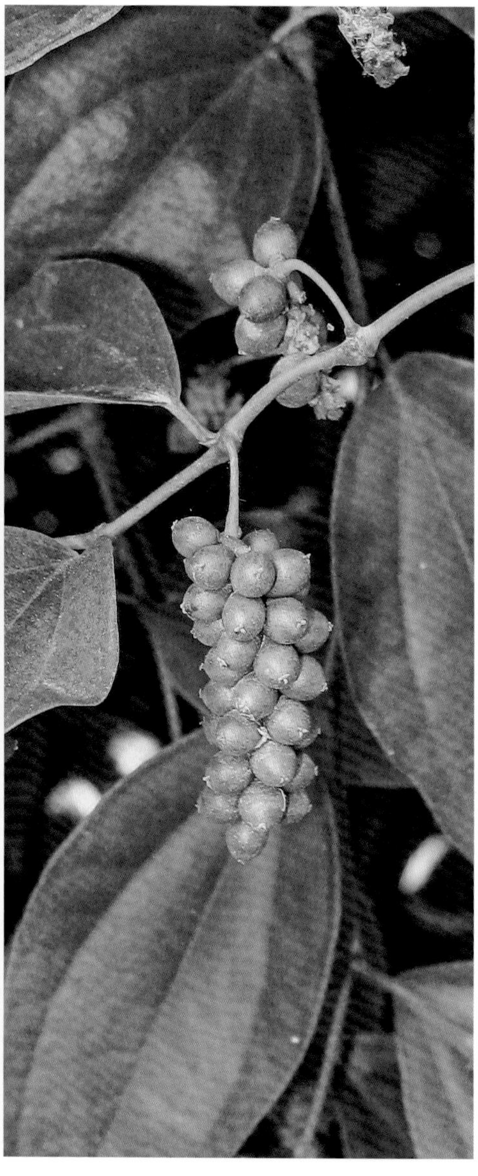

百部还魂

【基原】为三白草科裸蒴*Gymnotheca chinensis* Decne. 的全草或叶。

【别名】还魂草、狗笠耳、水折耳。

【形态特征】无毛草本。茎纤细，匍匐，节上生根。叶片纸质，无腺点，肾状心形，顶端阔短尖或圆，边缘全缘或有不明显的细圆齿。花序单生，花序梗与花序等长或略短，花序两侧具阔棱或几成翅状；苞片倒披针形；花药长圆形，纵裂；花丝与花药近等长或稍长，基部较宽。花期4~11月。

【分布】生于水边或林谷中。产于广西、广东、湖南、湖北、云南、贵州及四川等地。

【性能主治】全草或叶味苦，性温。具有消食、利水、活血、解毒的功效。主治食积腹胀，痢疾，泄泻，水肿，小便不利，带下，跌打损伤，疮疡肿毒，蜈蚣咬伤。

【采收加工】夏、秋季采收，洗净，鲜用或晒干。

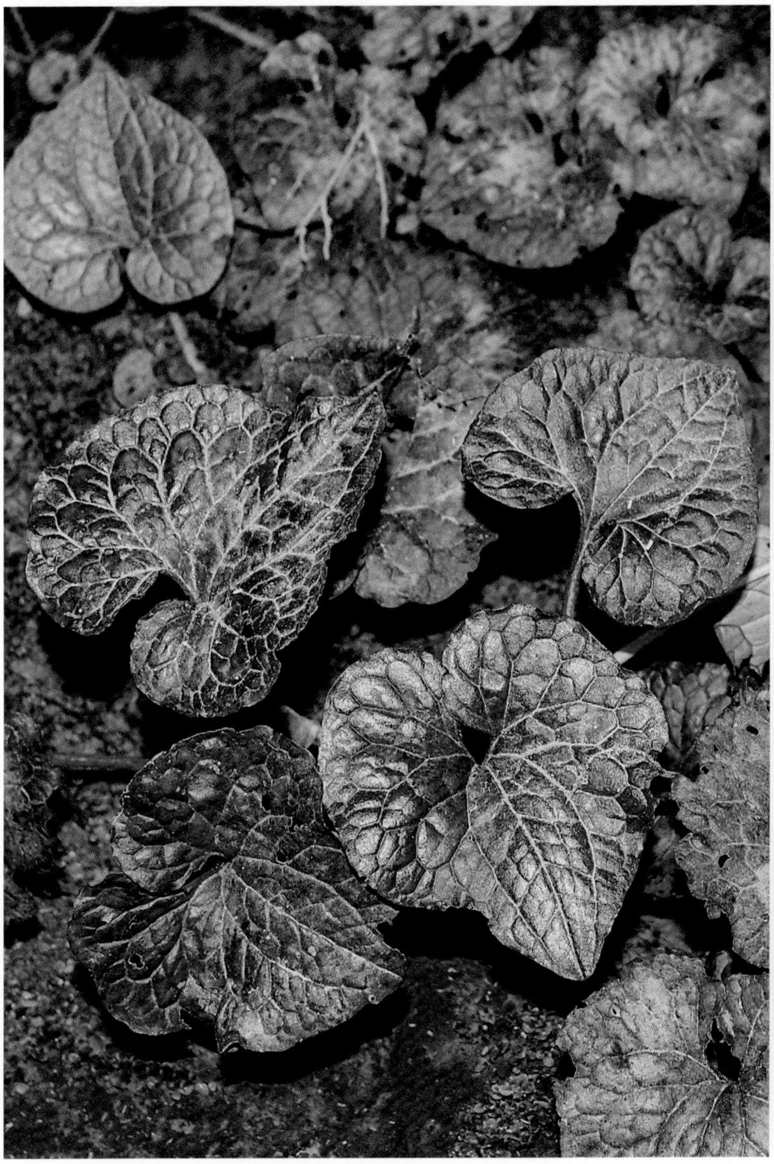

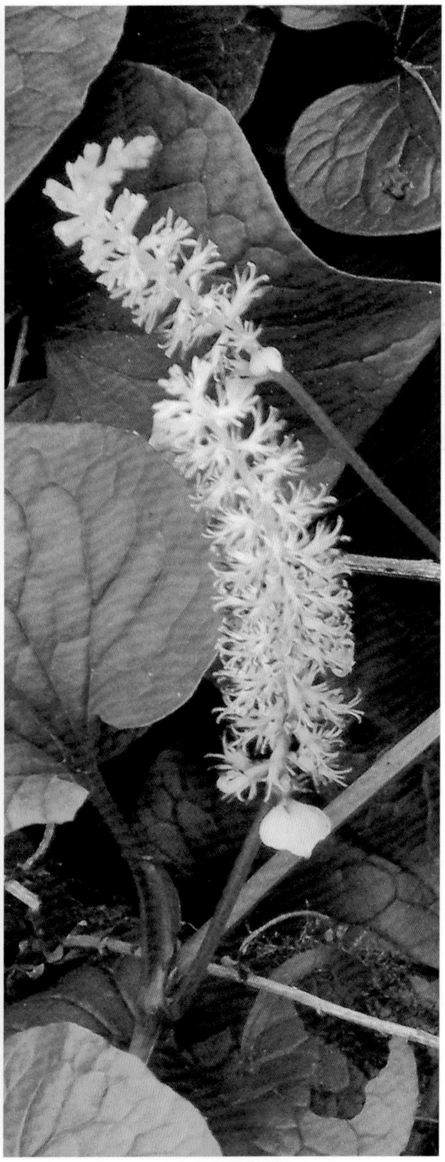

如意草

【基原】为堇菜科如意草*Viola arcuata* Blume 的全草。

【别名】白三百棒、红三百棒。

【形态特征】多年生草本。根状茎横走，褐色，密生多数纤维状根，向上发出多条地上茎或匍匐枝。基生叶深绿色，三角状心形或卵状心形，弯缺呈新月形，边缘具浅而内弯的疏齿，两面通常无毛或背面沿脉被疏柔毛。花淡紫色或白色，皆自茎生叶或匍匐枝的叶腋抽出，具长梗。花期3~6月。

【分布】生于溪谷潮湿地、沼泽地、灌木丛中、林缘。产于广西、广东、云南、台湾等地。

【性能主治】全草味辛麻、微酸，性寒。具有清热解毒、散瘀止血的功效。主治疮疡肿毒，乳痈，跌打损伤，开放性骨折，外伤出血。

【采收加工】秋季采收，洗净，晒干。

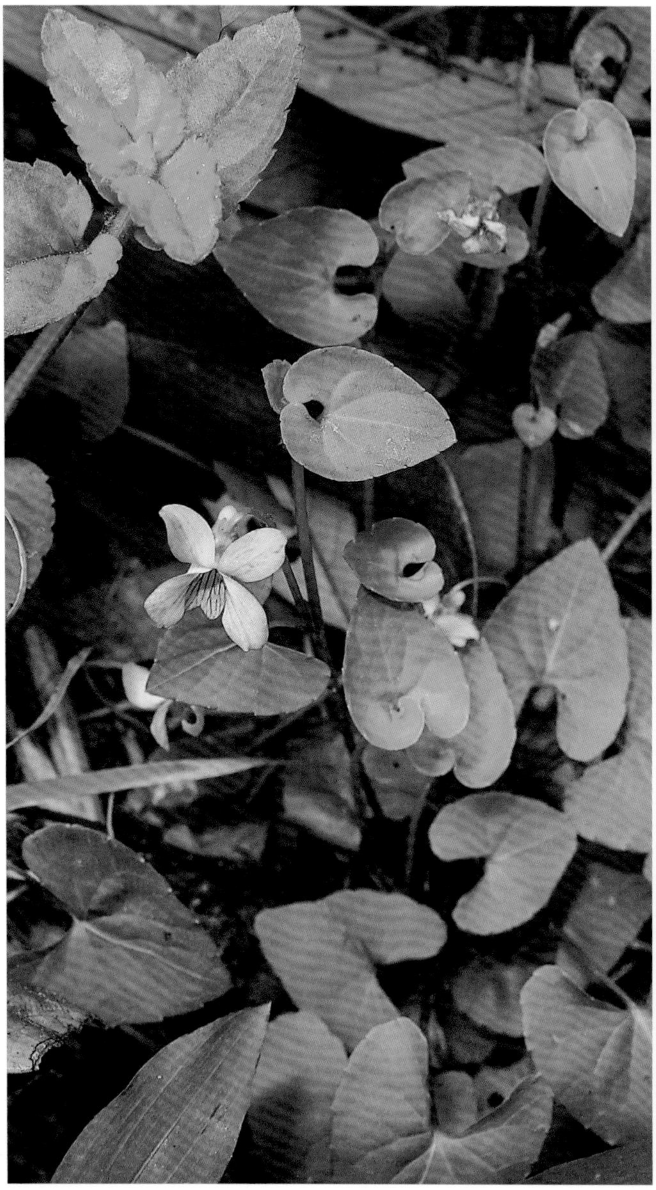

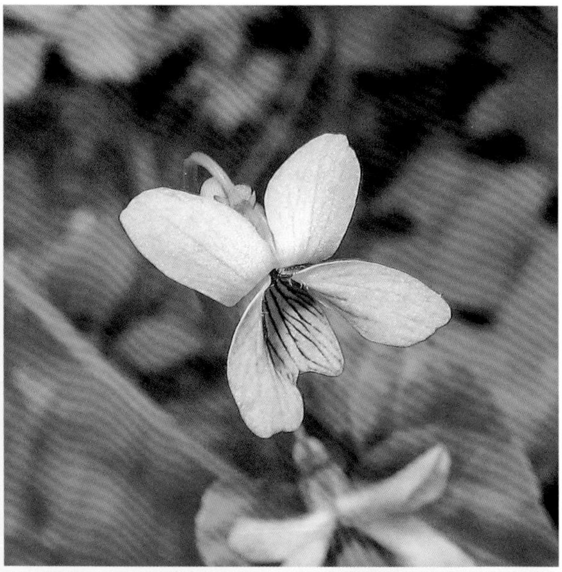

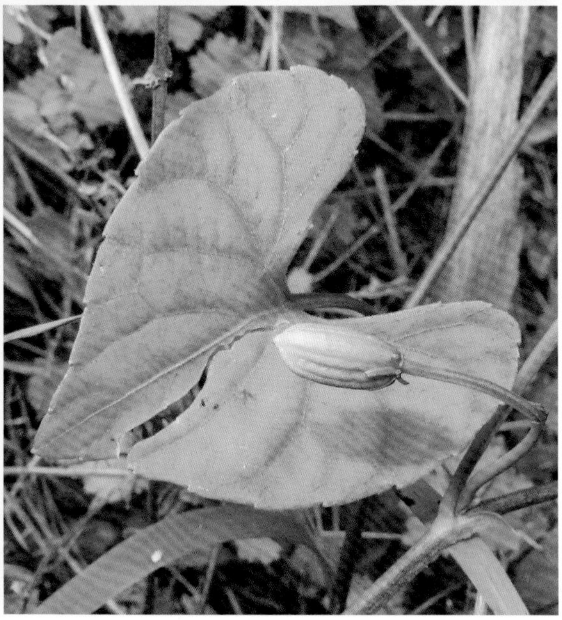

落新妇

【基原】为虎耳草科华南落新妇*Astilbe grandis* Stapf ex E. H. Wilson 的全草。

【别名】小升麻、术活、马尾参。

【形态特征】多年生草本。根状茎粗壮。茎通常不分枝，被褐色长柔毛和腺毛。二回至三回三出复叶至羽状复叶；叶轴与小叶柄均多少被腺毛，叶腋近旁具长柔毛；小叶卵形、狭卵形至长圆形，边缘具重齿，腹面被糙伏腺毛，背面沿脉生短腺毛。圆锥花序顶生；花瓣5片，白色或紫色，线形。花果期6~9月。

【分布】生于林下、灌木丛中或沟谷阴湿处。产于广西、广东、四川、贵州、江西、福建、安徽、浙江、山西、山东、吉林、辽宁、黑龙江等地。

【性能主治】全草味苦，性凉。具有祛风、清热、止咳的功效。主治风热感冒，头身疼痛，咳嗽。

【采收加工】秋季采收，鲜用或晒干。

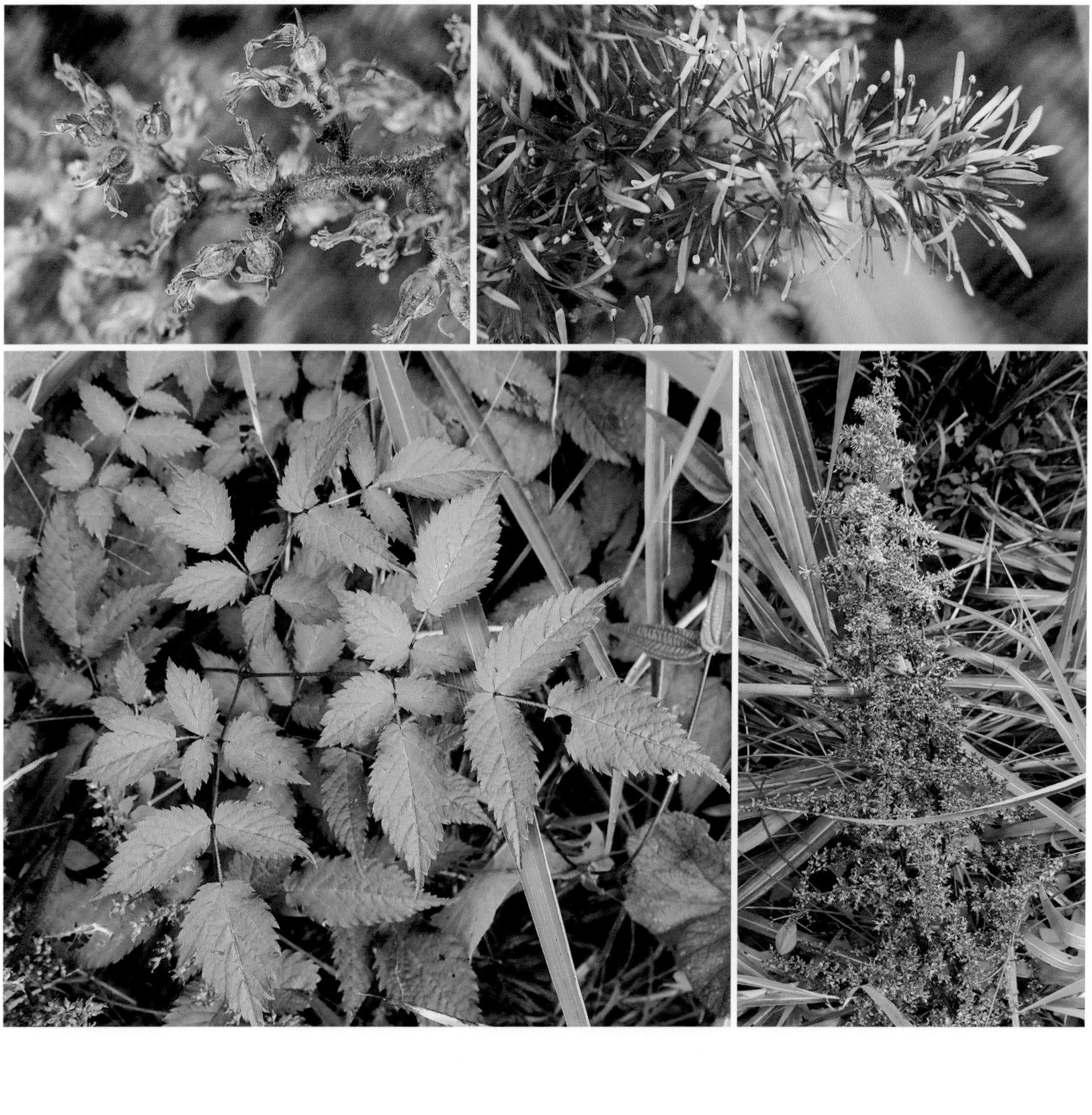

鹅肠草

【基原】为石竹科鹅肠菜*Myosoton aquaticum* (L.) Moench 的全草。

【别名】抽筋草、伸筋藤、伸筋草。

【形态特征】二年生或多年生草本。茎上升，多分枝，上部被腺毛。叶片卵形或宽卵形，有时边缘具毛；上部叶常无柄或具短柄，疏生柔毛。顶生二歧聚伞花序；苞片叶状，边缘具腺毛；花瓣白色，2深裂至基部，裂片线形或披针状线形。种子近肾形，褐色，具小疣粒。蒴果卵圆形。花期5~8月，果期6~9月。

【分布】生于河流两旁冲积沙地的低湿处或灌木丛中、林缘和水沟旁。产于我国南北各地。

【性能主治】全草味甘、酸，性平。具有清热解毒、散瘀消肿的功效。主治肺热喘咳，痢疾，痈疽，痔疮，牙痛，月经不调，小儿疳积。

【采收加工】春季生长旺盛时采收，鲜用或晒干。

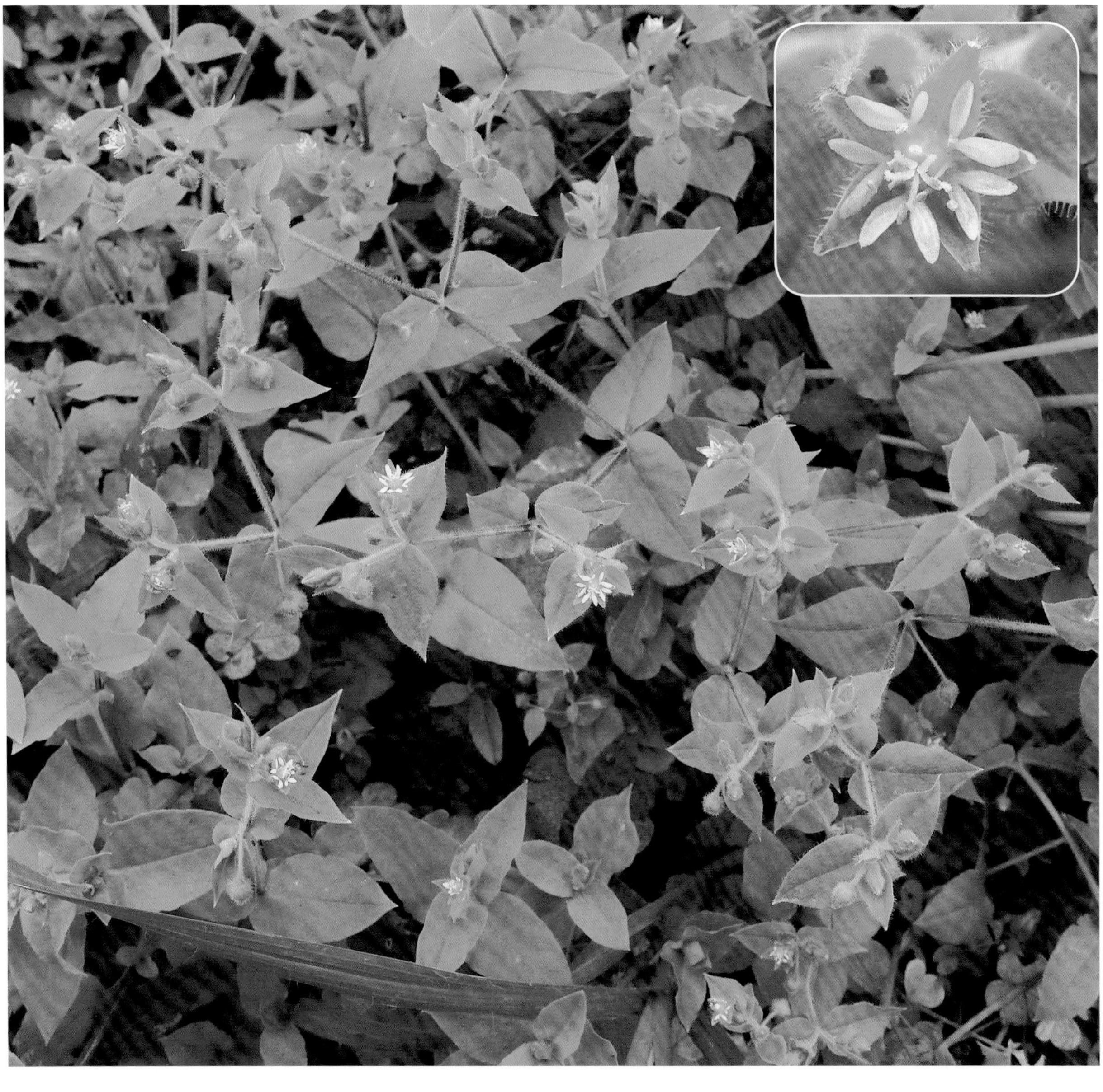

漆姑草

【基原】为石竹科漆姑草*Sagina japonica* (Sw.) Ohwi 的全草。

【别名】牛毛粘、瓜糙草、蛇牙草。

【形态特征】一年生小草本。上部被稀疏腺柔毛。茎丛生，稍铺散。叶片线形，顶端急尖，无毛。花小形，单生于枝端，卵状椭圆形，顶端尖或钝，外面疏生短腺柔毛，边缘膜质；花瓣5片，狭卵形，白色；花梗细，被稀疏短柔毛。蒴果卵圆形。种子细，圆肾形，褐色，表面具尖瘤状突起。花期4~5月，果期5~6月。

【分布】生于河岸沙质地、撂荒地或路旁草地。产于我国东北、西北（陕西、甘肃）、东部、中部和西南地区。

【性能主治】全草味苦、辛，性凉。具有凉血解毒、杀虫止痒的功效。主治漆疮，秃疮，湿疹，丹毒，瘰疬，无名肿毒，蛇虫咬伤，鼻渊，龋齿痛，跌打内伤。

【采收加工】4~5月采收，洗净，鲜用或晒干。

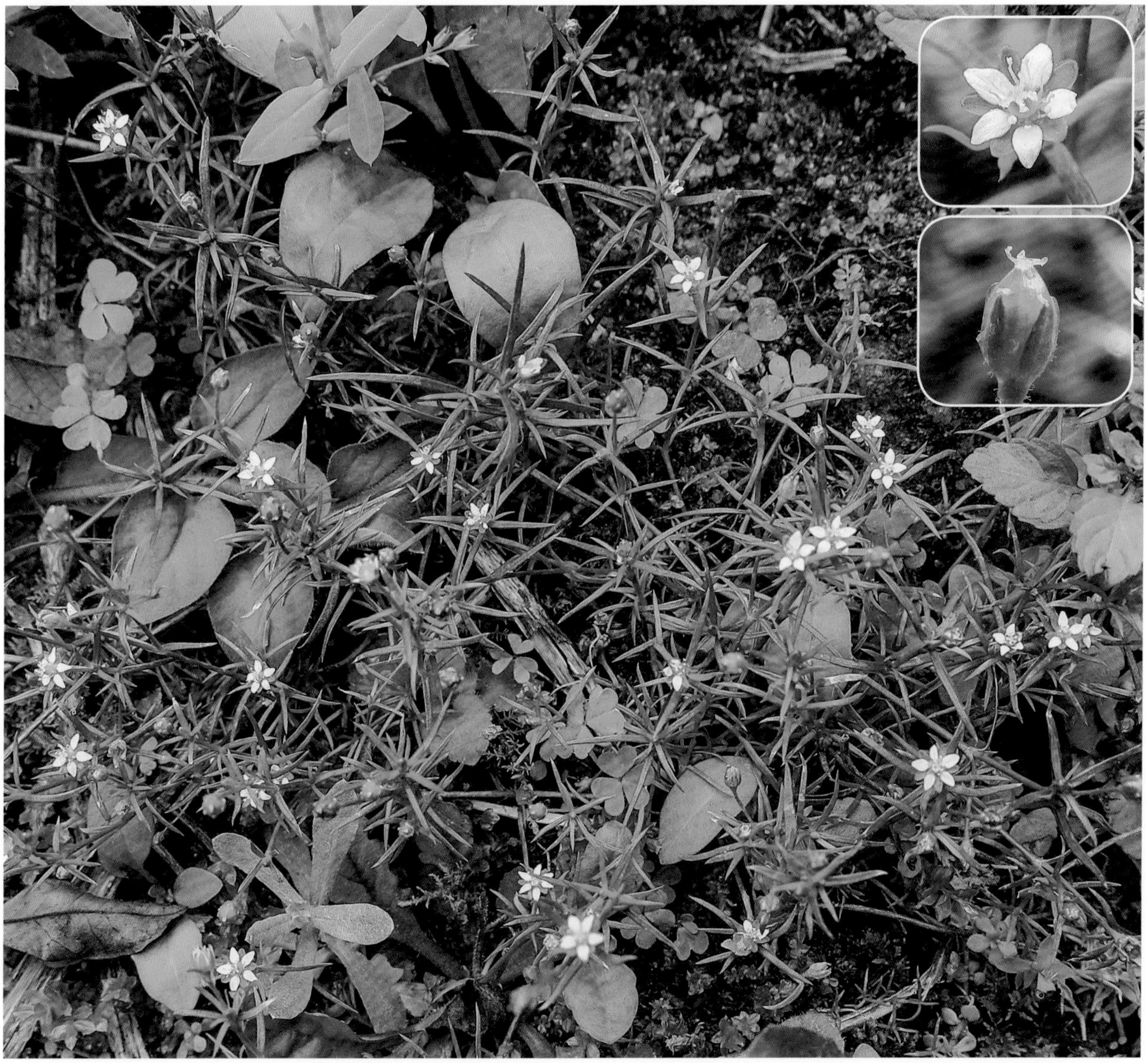

粟米草

【基原】为粟米草科粟米草*Mollugo stricta* L. 的全草。

【别名】地麻黄、地杉树、鸭脚瓜子草。

【形态特征】铺散一年生草本。茎纤细，多分枝，无毛，老茎常淡红褐色。叶3~5片假近轮生或对生；叶片披针形或线状披针形，边缘全缘，中脉明显。花极小，组成疏松聚伞花序；花序梗细长，顶生或与叶对生。蒴果近球形，3爿裂。种子多数，肾形，栗色，具多数颗粒状突起。花期6~8月，果期8~10月。

【分布】生于空旷荒地、农田和海岸沙地。产于秦岭、黄河以南及东南至西南地区。

【性能主治】全草味淡、涩，性凉。具有清热化湿、解毒消肿的功效。主治腹痛泄泻，痢疾，感冒咳嗽，中暑，皮肤热疹，目赤肿痛，疮疖肿毒，蛇虫咬伤，烧烫伤。

【采收加工】秋季采收，鲜用或晒干。

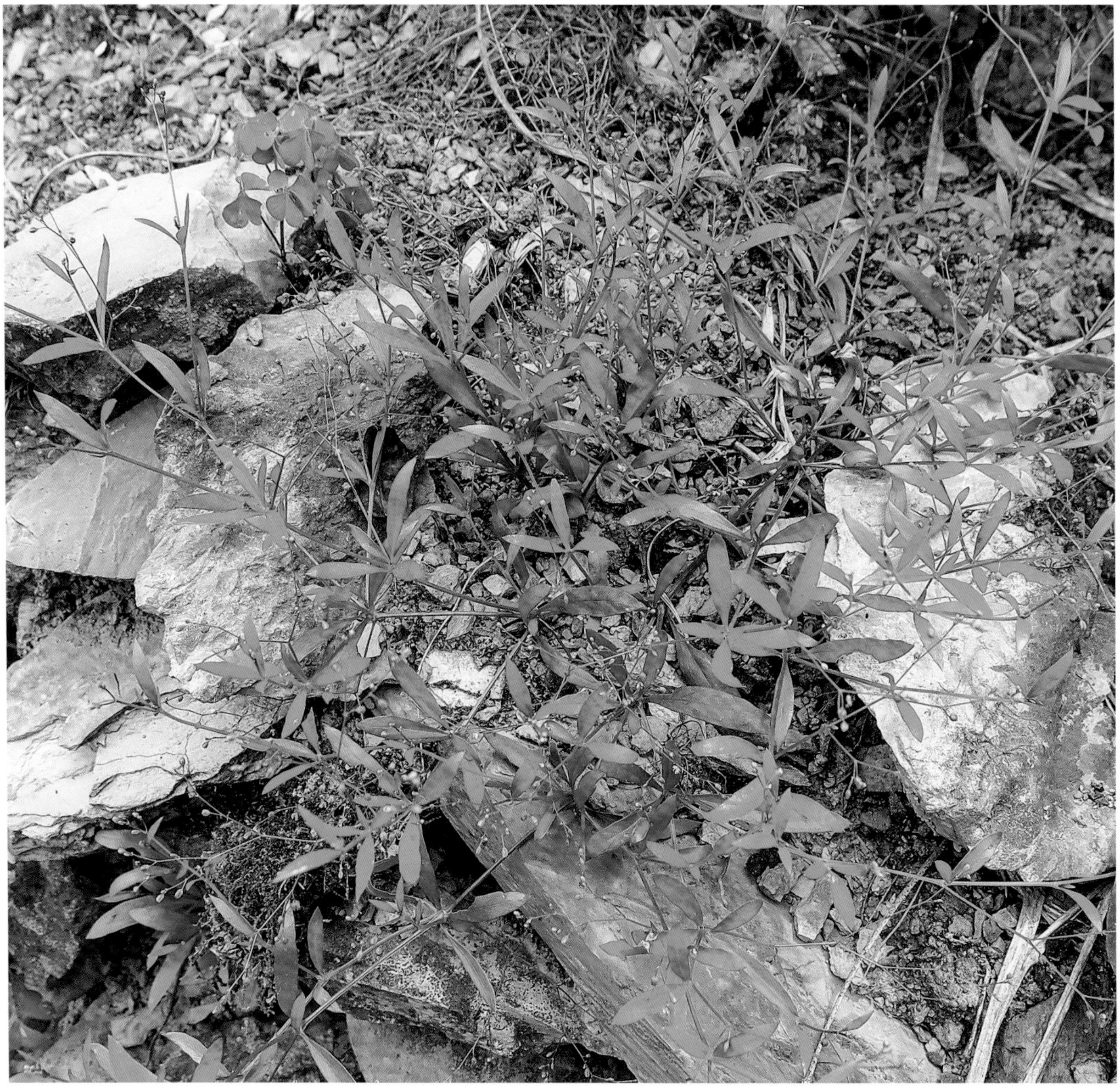

小萹蓄

【基原】为蓼科习见蓼*Polygonum plebeium* R. Br. 的全草。

【别名】姑巴草、扁竹、水米草。

【形态特征】一年生草本。茎平卧，自基部分枝，通常小枝的节间比叶片短。叶片窄椭圆形或倒披针形，两面无毛，侧脉不明显；托叶鞘膜质，白色，透明，顶端撕裂。花3~6朵簇生叶腋，遍布全植株；花被5深裂，绿色，边缘白色或淡红色。瘦果宽卵形，黑褐色，包于宿存花被内。花期5~8月，果期6~9月。

【分布】生于田边、路旁、水边湿地。产于除西藏外的全国大部分省区。

【性能主治】全草味苦，性凉。具有清热解毒、利尿通淋、化湿杀虫的功效。主治热淋，石淋，黄疸，痢疾，恶疮疥癣，蛔虫病。

【采收加工】开花时采收，晒干。

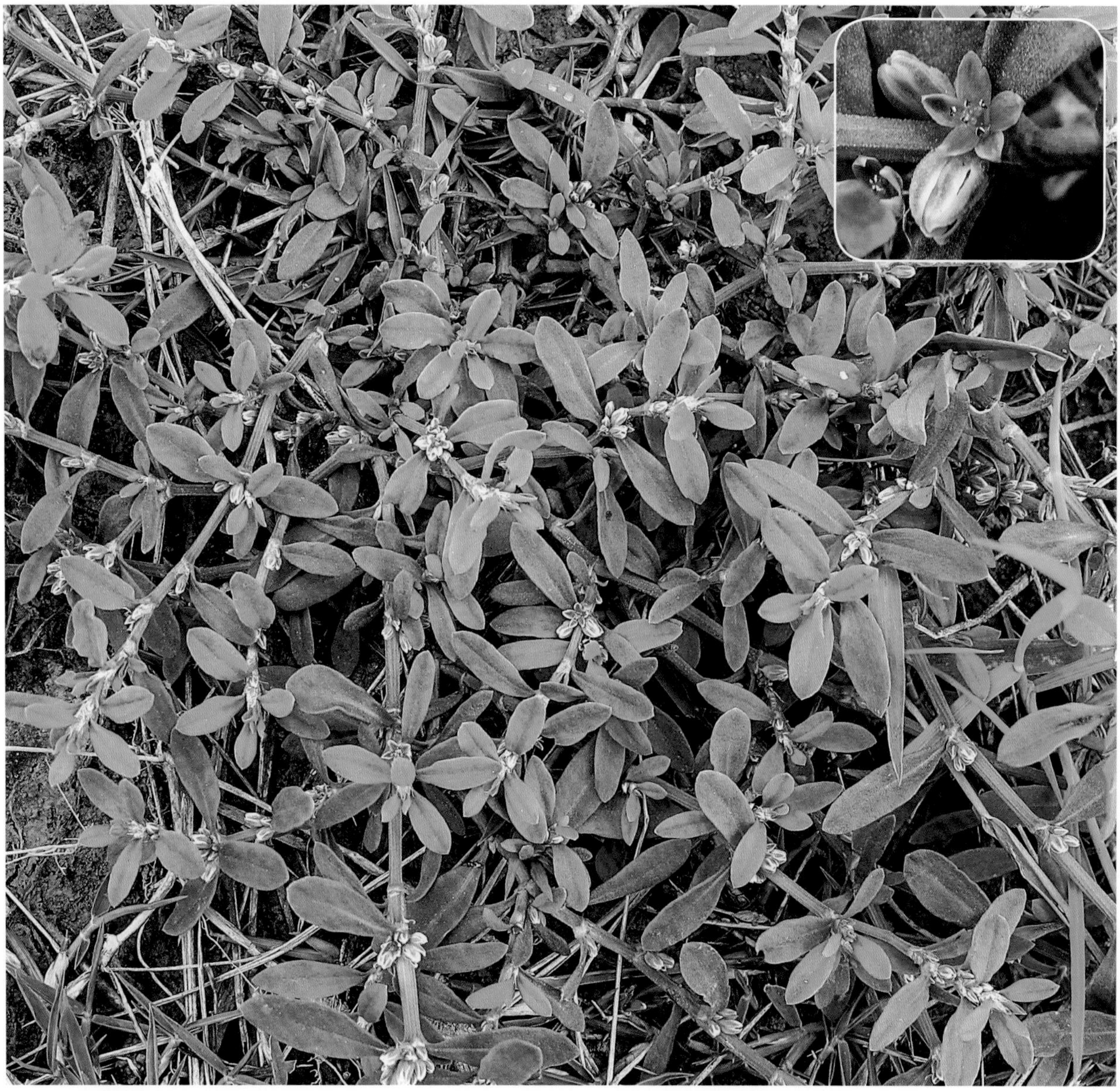

赤胫散

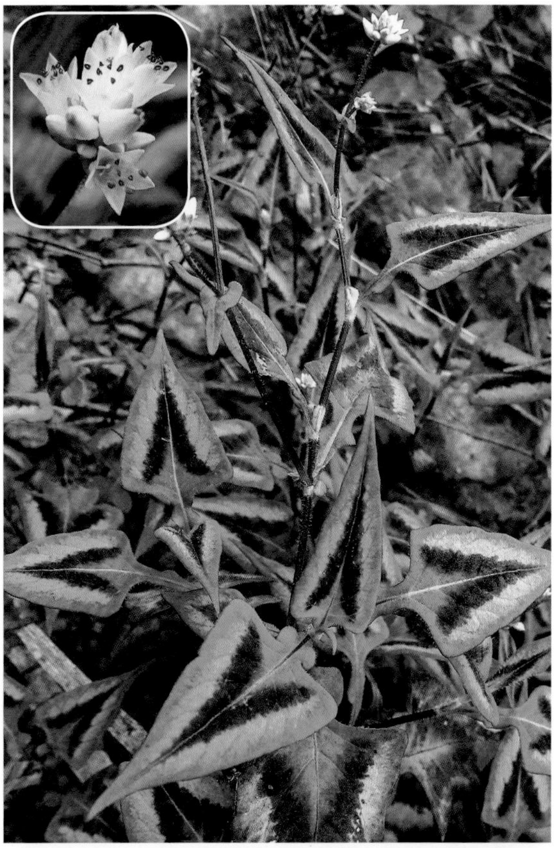

【基原】为蓼科赤胫散 *Polygonum runcinatum* Buch.-Ham. ex D. Don var. *sinense* Hemsl. 的全草。

【别名】土竭力、花蝴蝶、花脸荞。

【形态特征】多年生草本。茎近直立或上升，有毛或近无毛，节部通常具倒生伏毛。叶片三角状卵形，两面疏生糙伏毛，具短缘毛；下部叶叶柄具狭翅。头状花序小，紧密；花序梗具腺毛；苞片长卵形，边缘膜质；花被5深裂，淡红色或白色。瘦果卵形，黑褐色。花期4~8月，果期6~10月。

【分布】生于山坡草地、山谷、路旁。产于广西、云南、贵州、四川、西藏、湖南、湖北、台湾等地。

【性能主治】全草味苦、微酸、涩，性平。具有清热解毒、活血舒筋的功效。主治痢疾，泄泻，赤白带下，闭经，痛经，乳痈，疮疖，无名肿毒，蛇虫咬伤，跌打损伤，劳伤腰痛。

【采收加工】夏、秋季采收，鲜用或晒干。

藤三七

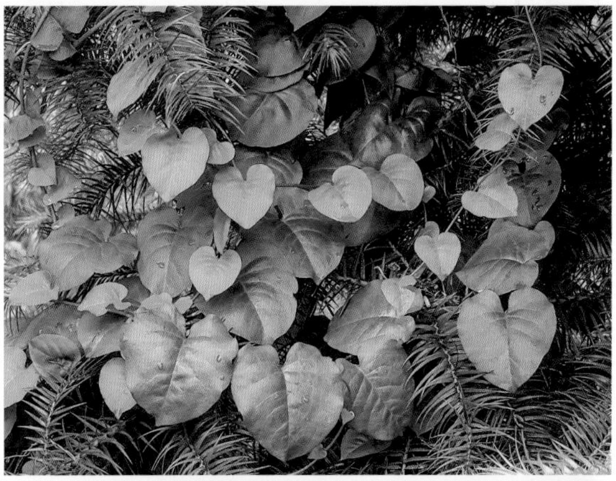

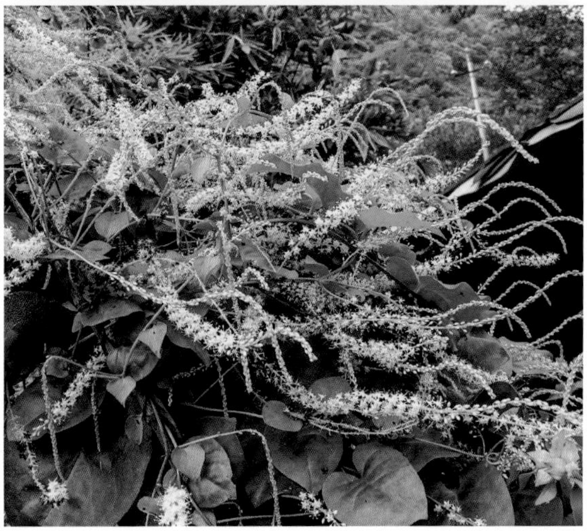

【基原】为落葵科落葵薯*Anredera cordifolia* (Ten.) Steenis 的瘤块状珠芽。

【别名】藤子三七、小年药、土三七。

【形态特征】缠绕藤本。根状茎粗壮。叶具短柄；叶片卵形至近圆形，稍肉质，腋生小块茎（珠芽）。总状花序具多花；花序轴纤细；花托顶端杯状，花常由此脱落；花被片白色，渐变为黑色，开花时张开，卵形、长圆形至椭圆形，顶端钝圆；雄蕊白色；花丝顶端在芽中反折，开花时伸出花外。花期6~10月。

【分布】广西、广东、云南、四川、福建、江苏、浙江、北京有栽培。

【性能主治】瘤块状珠芽味微苦，性温。具有补肾强腰、散瘀消肿的功效。主治腰膝痹痛，病后体弱，跌打损伤，骨折。

【采收加工】在珠芽形成后采摘，除去杂质，鲜用或晒干。

水马齿苋

【基原】为千屈菜科节节菜*Rotala indica* (Willd.) Koehne 的全草。

【别名】碌耳草、水泉。

【形态特征】一年生草本。多分枝，节上生根，基部常匍匐，上部直立或稍披散。叶对生，无柄或近无柄；叶片倒卵状椭圆形或矩圆状倒卵形，先端近圆形或钝形而有小尖头，叶脉明显，边缘为软骨质。穗状花序；花小，淡红色。蒴果椭圆形，稍有棱。花期9~10月，果期10月至翌年4月。

【分布】常生于稻田中或湿地上。产于广西、广东、云南、贵州、四川、湖南、湖北、江西、福建、安徽、浙江、江苏、陕西等地。

【性能主治】全草味酸、苦，性凉。具有清热解毒、止泻的功效。主治疮疖肿毒，小儿泄泻。

【采收加工】夏、秋季采收，洗净，鲜用或晒干。

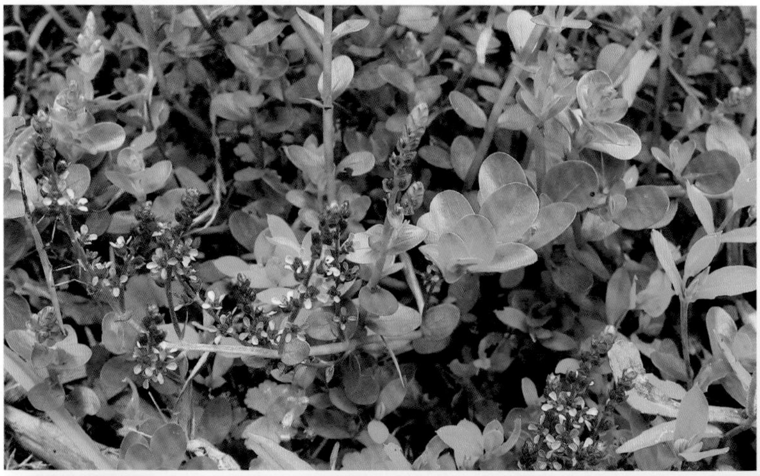

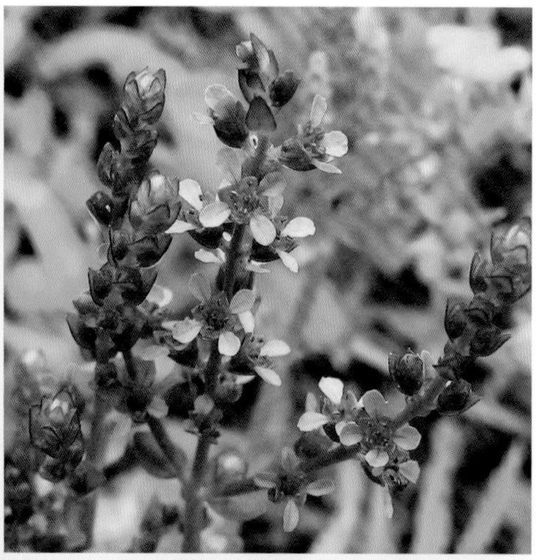

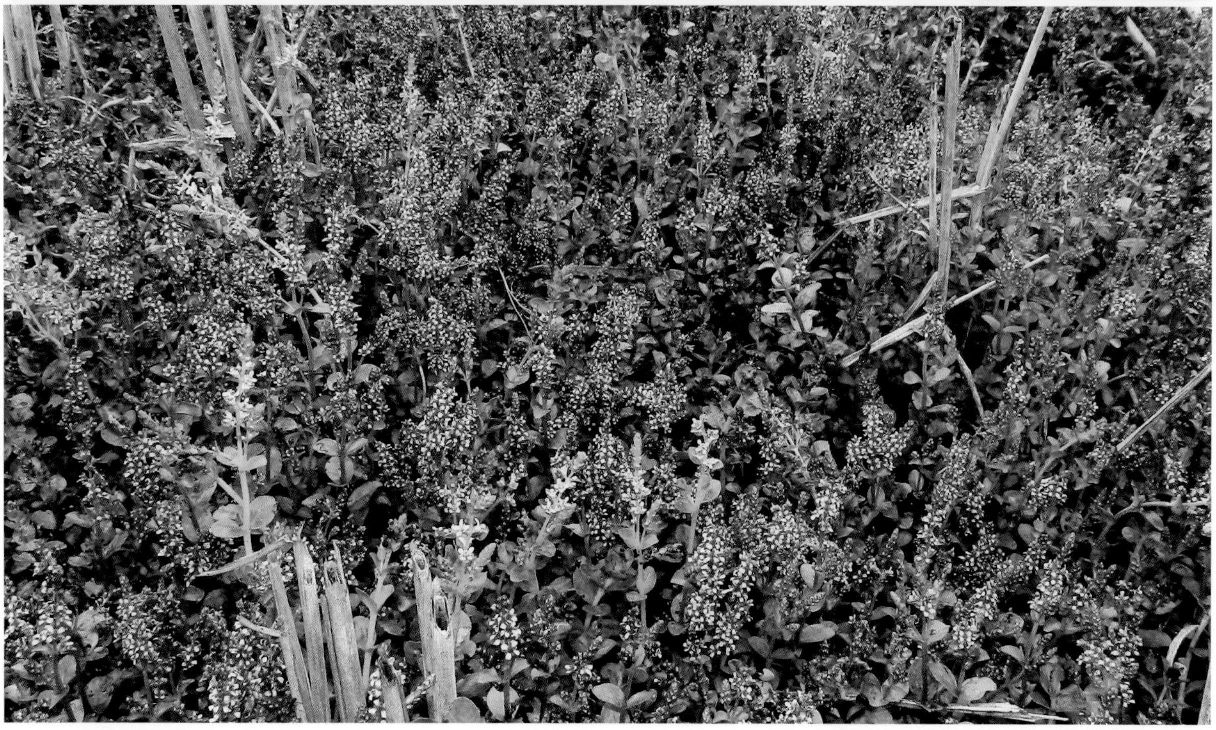

草龙

【基原】为柳叶菜科草龙*Ludwigia hyssopifolia* (G. Don) Exell 的全草。

【别名】水映草、田石梅、针筒草。

【形态特征】一年生直立草本。叶片披针形至线形，先端渐狭或锐尖，基部狭楔形。花腋生，无毛或被短柔毛；花瓣4片，黄色。种子在蒴果上部每室排成多列，游离生，牢固地嵌入在近锥状盒子的硬内果皮中，近椭圆状，两端多少锐尖，淡褐色，表面有纵横条纹，腹面有纵形种脊。花果期几乎全年。

【分布】生于田边、水沟、河滩、塘边、湿草地等湿润向阳处。产于云南、广西、广东、海南、香港、台湾等地。

【性能主治】全株味辛、微苦，性凉。具有发表清热、解毒利尿、凉血止血的功效。主治感冒发热，咽喉肿痛，牙痛，口舌生疮，湿热泻痢，水肿，淋痛，疳积，咯血，咳血，吐血，便血，崩漏，痈疮疖肿。

【采收加工】夏、秋季采收，洗净，切段，鲜用或晒干。

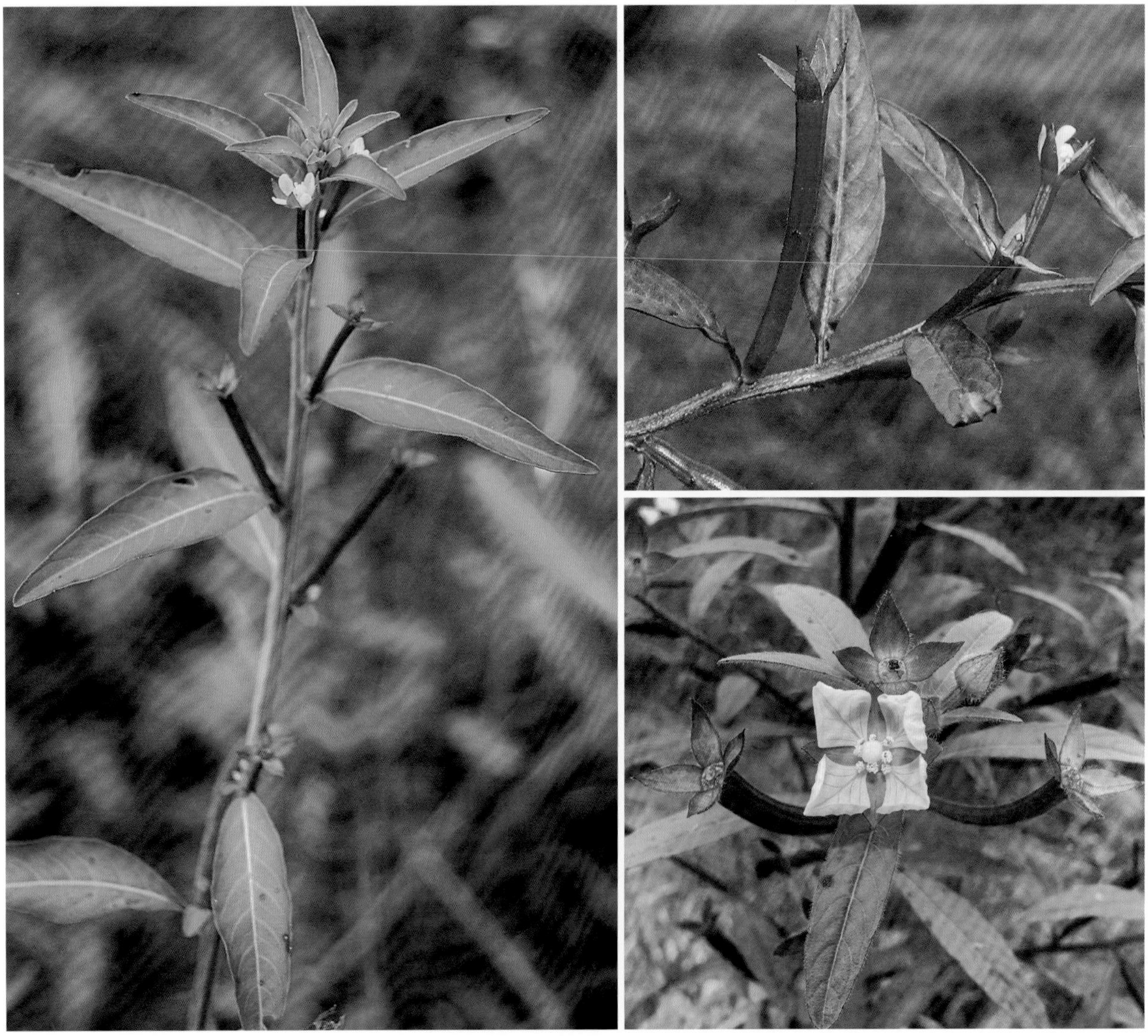

毛草龙

【基原】为柳叶菜科毛草龙*Ludwigia octovalvis* (Jacq.) P. H. Raven 的全草。

【别名】锁匙筒、水仙桃、针筒草。

【形态特征】多年生粗壮直立草本。有时基部木质化，甚至亚灌木状，常被伸展的黄褐色粗毛。叶片披针形至线状披针形，两面被黄褐色粗毛。萼片4枚，卵形，两面被粗毛；花瓣黄色，倒卵状楔形。蒴果圆柱状，绿色至紫红色，被粗毛，熟时迅速并不规则地室背开裂。种子多数。花期6~8月，果期8~11月。

【分布】生于田边、湖塘边、沟谷旁及开阔湿润处。产于广西、广东、云南、海南、江西、福建、台湾、香港、浙江等地。

【性能主治】全草味苦、微辛，性寒。具有清热利湿、解毒消肿的功效。主治感冒发热，小儿疳积，咽喉肿痛，口舌生疮，高血压，水肿，湿热泻痢，淋痛，白浊，带下，乳痈，疔疮肿毒，痔疮，烧烫伤，蛇虫咬伤。

【采收加工】夏、秋季采收，洗净，鲜用或晒干。

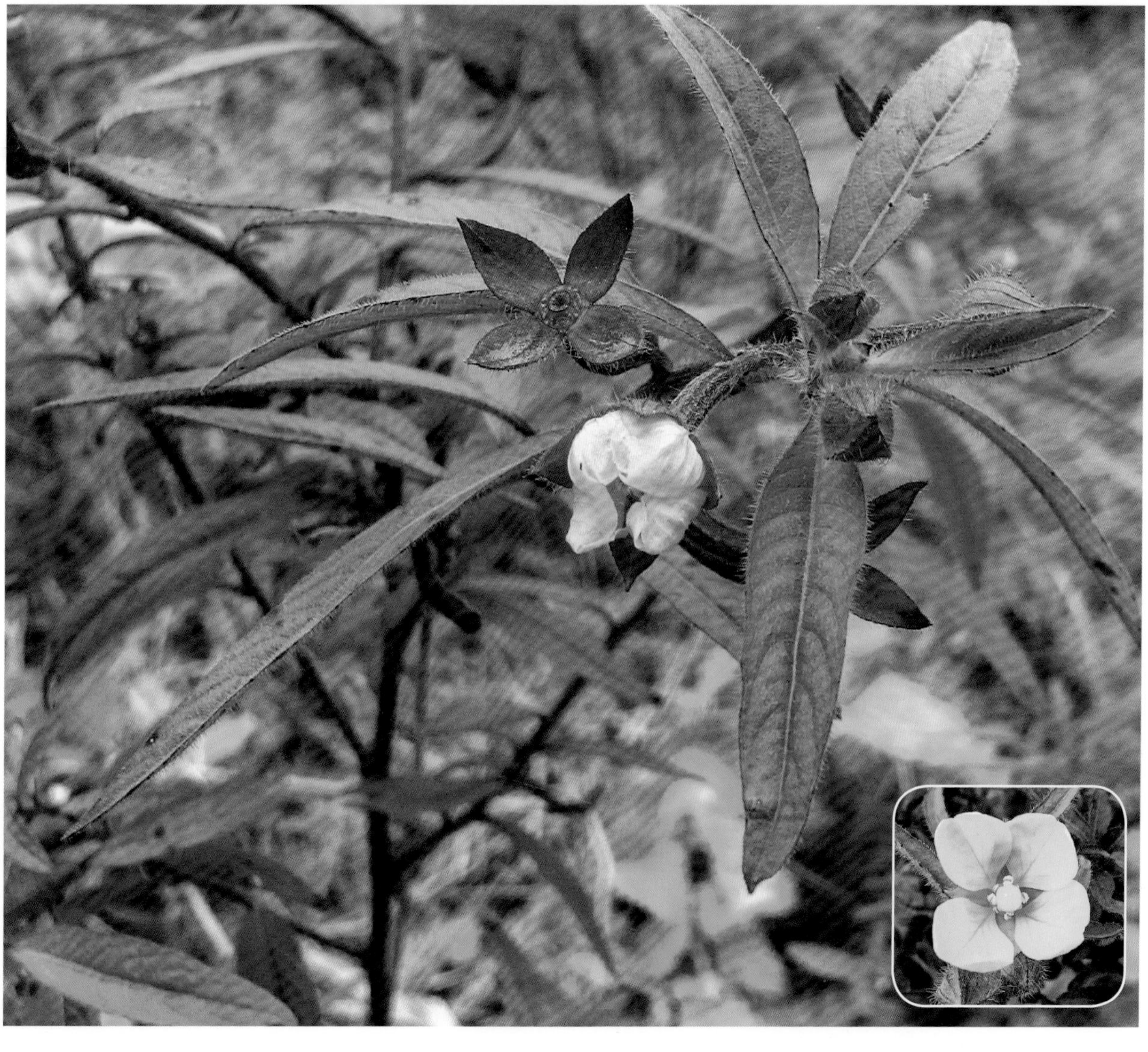

铁牛皮

【基原】为瑞香科毛瑞香*Daphne kiusiana* Miq. var. *atrocaulis* (Rehder) F. Maekawa 的全株。

【别名】大金腰带、金腰带、蒙花皮。

【形态特征】常绿直立灌木。枝深紫色或紫红色，无毛。叶互生；叶片革质，椭圆形或披针形，深绿色，具光泽，腹面深绿色，干燥后有时起皱纹，腹面淡绿色，中脉纤细。花白色，有时淡黄白色，芳香，9~12朵簇生于枝顶呈头状花序。果红色，卵状椭圆形。花期11月至翌年2月，果期4~5月。

【分布】生于湿润的山顶林缘或丛林中。产于广西、广东、江西、福建、台湾、湖南、湖北、安徽、四川、浙江、江苏等地。

【性能主治】全株味辛、苦，性温；有小毒。具有祛风除湿、调经止痛、解毒的功效。主治风湿骨痛，手足麻木，月经不调，闭经，产后风湿，跌打损伤，骨折，脱臼。

【采收加工】全年均可采收，切段，晒干。

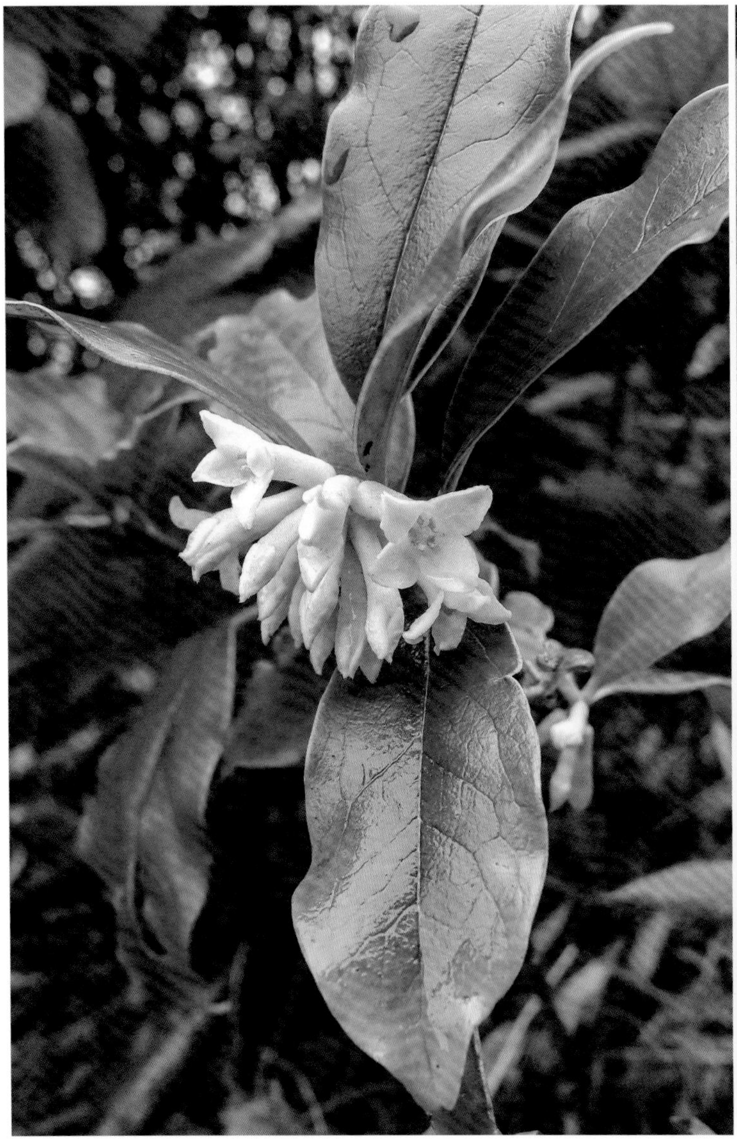

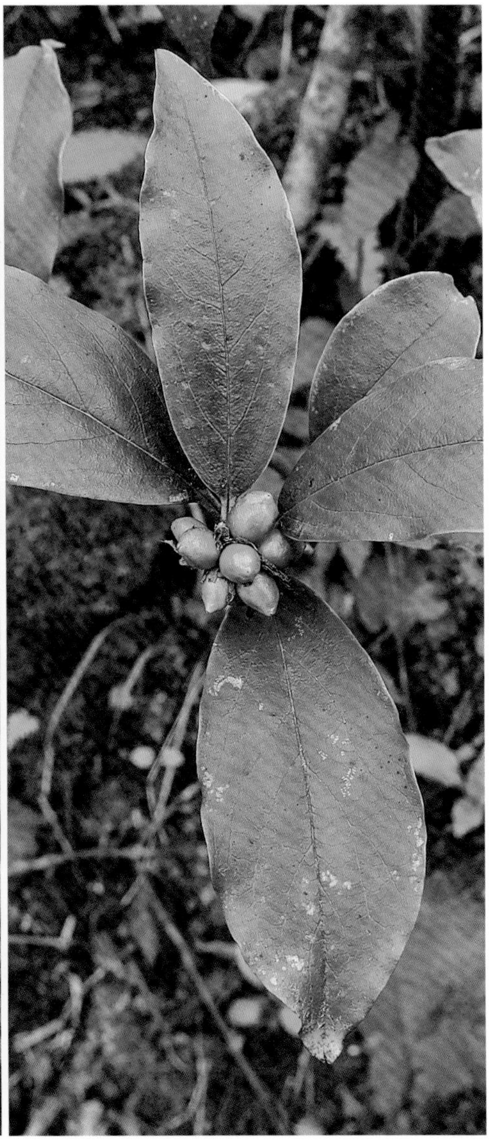

黄瑞香

【基原】为瑞香科结香*Edgeworthia chrysantha* Lindl. 的全株。

【别名】野蒙花、新蒙花。

【形态特征】灌木。小枝粗壮，褐色，常三叉分枝；幼枝常被短柔毛。叶片长圆形、披针形至倒披针形，先端短尖，基部楔形或渐狭，两面均被银灰色绢状柔毛。头状花序顶生或侧生，具花30~50朵成绒球状；花序梗被灰白色长硬毛；花黄色，芳香。果椭圆形，绿色。花期冬末春初，果期春夏间。

【分布】多生于阴湿肥沃地。产于河南、陕西及长江流域以南各地。

【性能主治】全株味甘、辛，性温。具有舒筋络、益肝肾的功效。主治跌打损伤，风湿痹痛，夜盲症，小儿抽筋。

【采收加工】全年均可采收，洗净，切片，晒干。

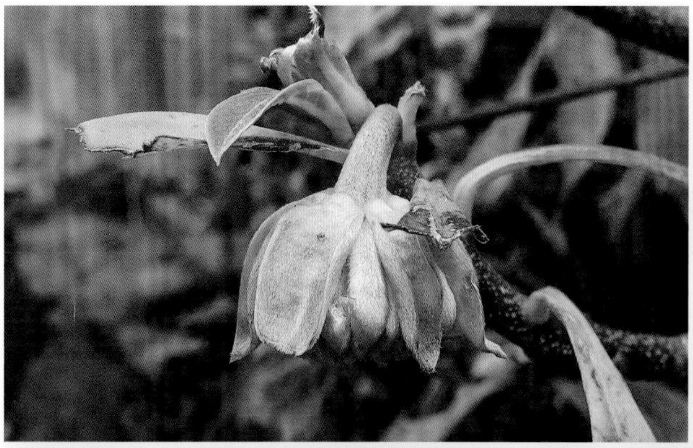
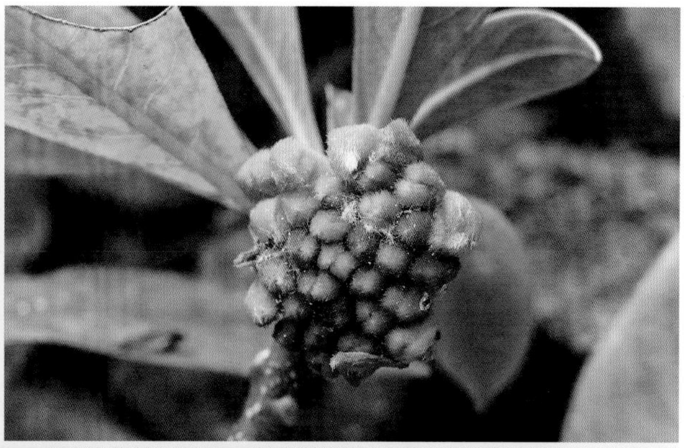
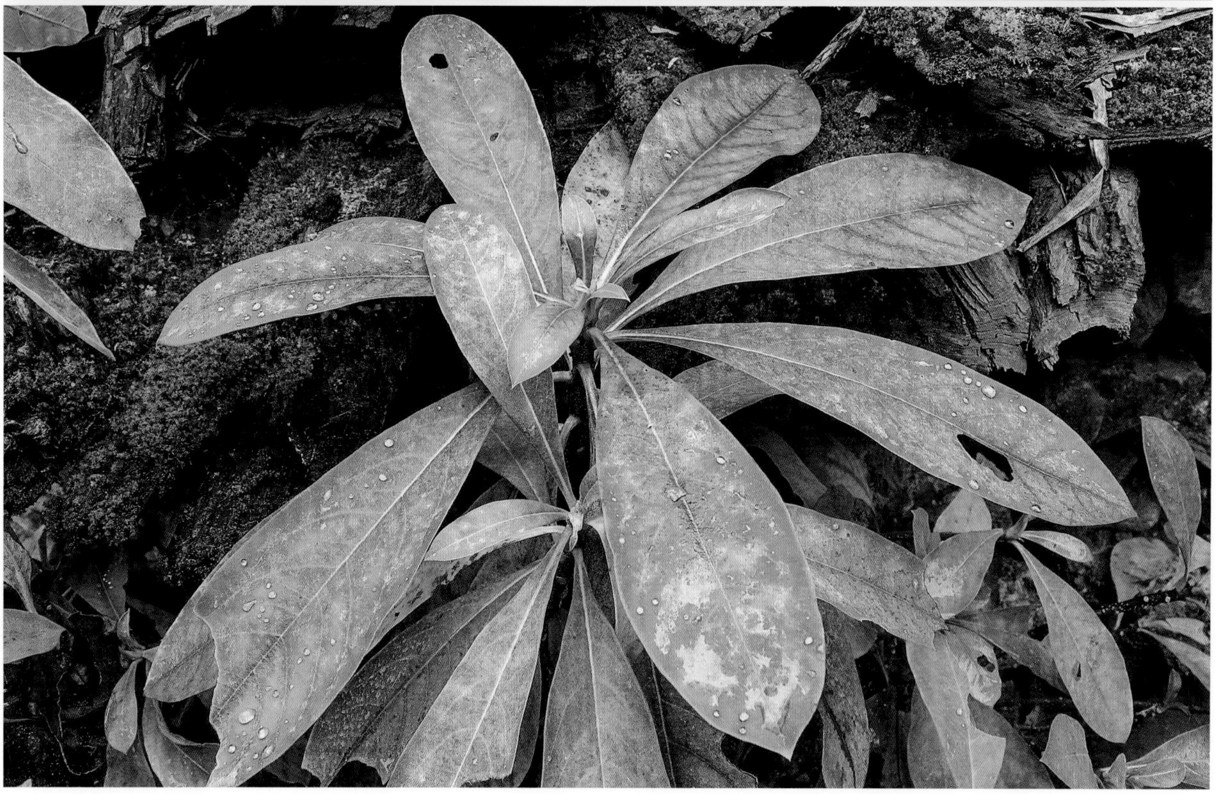

了哥王

【基原】为瑞香科了哥王*Wikstroemia indica* (L.) C. A. Mey. 的茎叶。

【别名】九信菜、九信药、鸡仔麻。

【形态特征】灌木。小枝红褐色，无毛。叶对生；叶纸质至近革质，倒卵形、椭圆状长圆形或披针形，干时棕红色，无毛，侧脉细密。花黄绿色，数朵组成顶生头状总状花序；花序梗长5~10 mm，无毛；花梗长1~2 mm；花近无毛，裂片4片，宽卵形至长圆形。果椭圆形，熟时红色至暗紫色。花果期夏秋间。

【分布】生于开旷林下或石山上。产于广西、广东、四川、湖南、浙江、江西、福建、台湾等地。

【性能主治】茎叶味苦、辛，性寒；有毒。具有消热解毒、化痰散结、消肿止痛的功效。主治痈肿疮毒，瘰疬，风湿痛，跌打损伤，蛇虫咬伤。

【采收加工】茎叶全年均可采收，洗净，切段，鲜用或晒干。

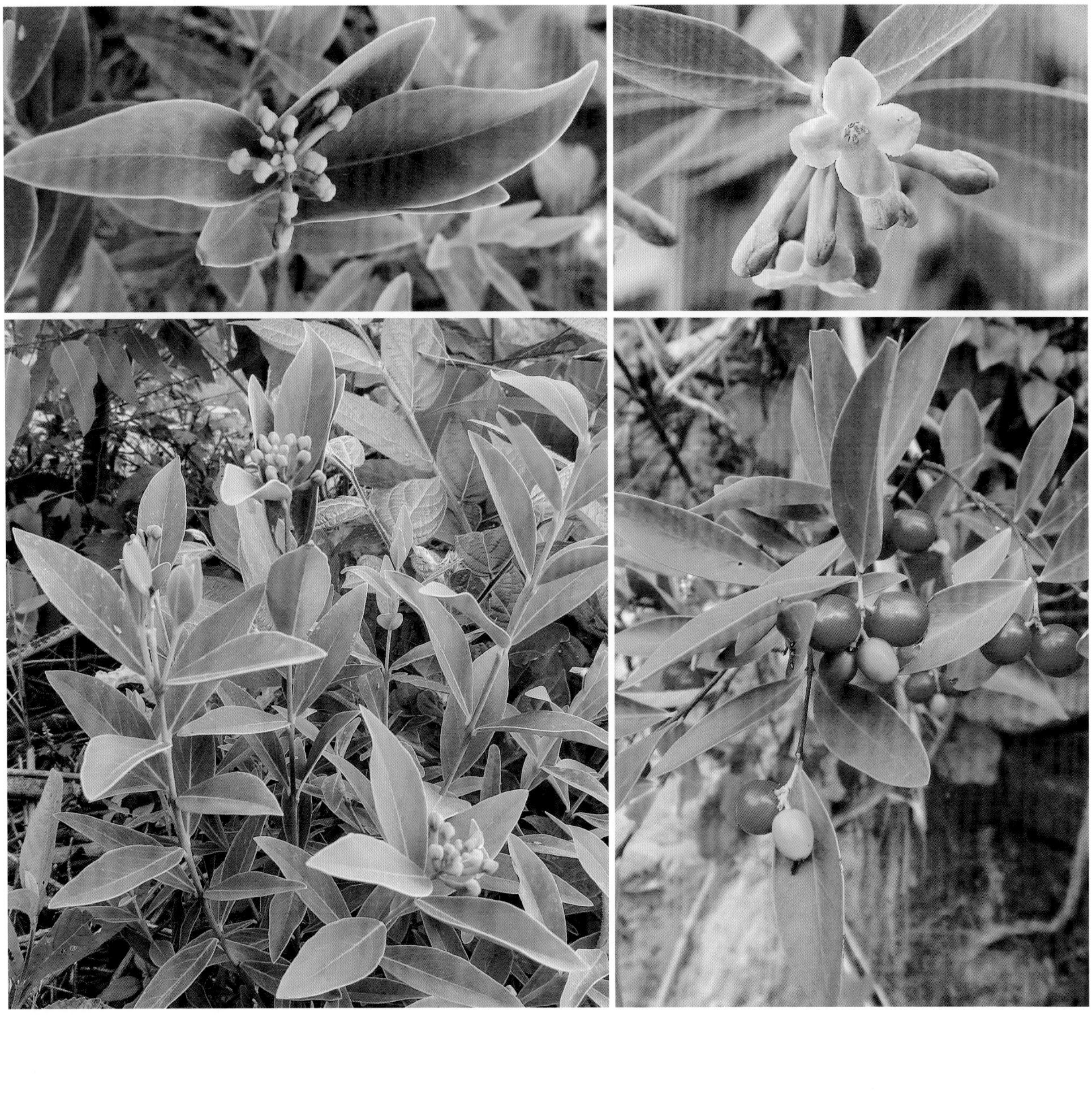

紫茉莉

【基原】为紫茉莉科紫茉莉*Mirabilis jalapa* L. 的叶、果实。

【别名】胭脂花、胭粉豆、白粉果。

【形态特征】一年生草本。茎直立，多分枝，无毛或疏生细柔毛；节稍膨大。叶片卵形或卵状三角形，边缘全缘，两面均无毛。花常数朵簇生于枝端；花紫红色、黄色、白色或杂色，花被筒高脚碟状；花午后开放，有香气，翌日午前凋萎。瘦果球形，黑色，表面具皱纹。花期6~10月，果期8~11月。

【分布】我国南北各地常栽培，为观赏花卉，有时逸为野生。

【性能主治】叶味甘、淡，性微寒。具有清热解毒、祛风渗湿、活血的功效。主治痈肿疮毒，疥癣，跌打损伤。果实味甘，性微寒。具有清热化斑、利湿解毒的功效。主治斑痣，脓疱疮。

【采收加工】叶生长茂盛花未开时采收，洗净，鲜用。果实9~10月成熟时采收，除去杂质，晒干。

【附注】《中华本草》记载紫茉莉以叶和果实入药的药材名分别为紫茉莉叶和紫茉莉子。

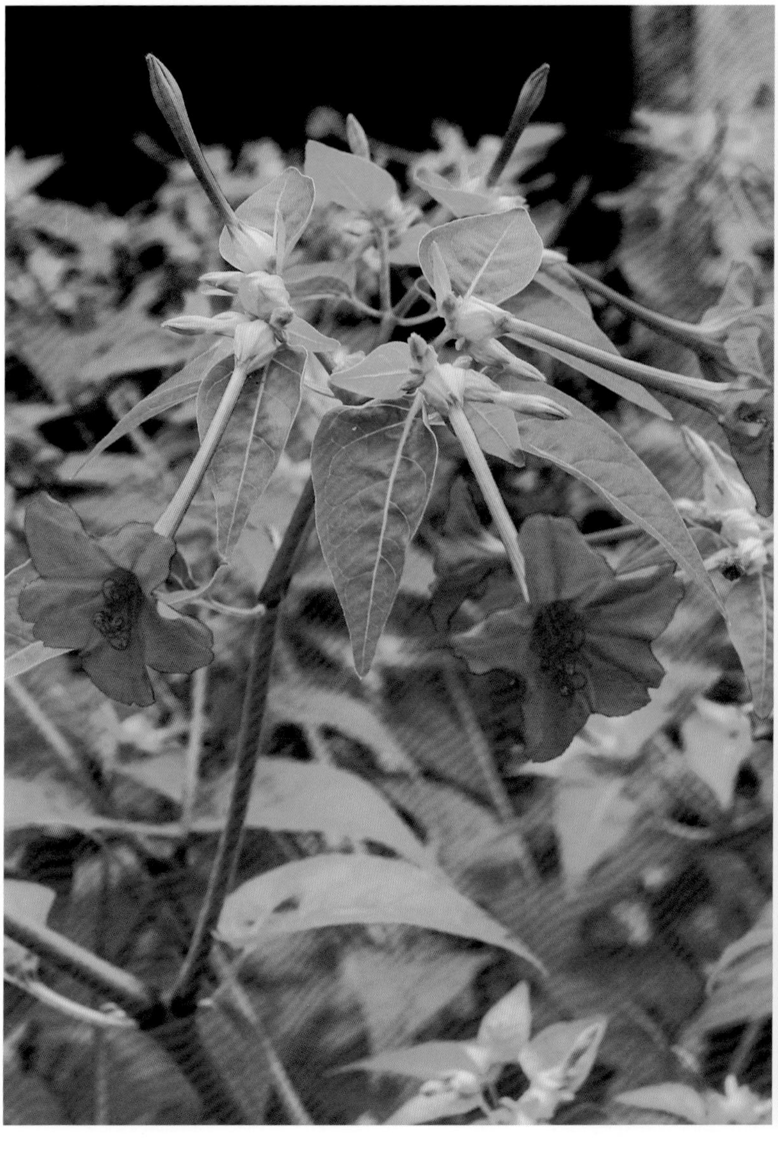
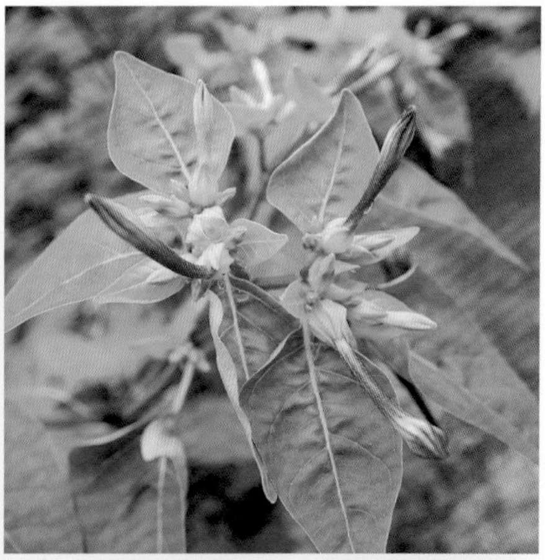
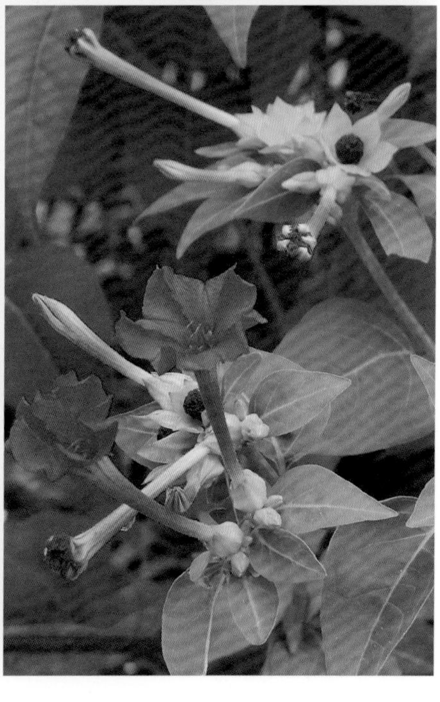

光叶海桐

【基原】为海桐花科光叶海桐*Pittosporum glabratum* Lindl. 的叶、根或根皮、种子。

【别名】一朵云、钻山虎、崖花子。

【形态特征】常绿灌木。叶聚生于枝顶，二年生；叶片薄革质，窄矩圆形或倒披针形。花序伞形，1~4个簇生于枝顶叶腋，多花；花瓣分离，倒披针形。蒴果椭圆形或长筒形，果梗短而粗壮，3爿裂开；果爿薄，革质，每片有种子约6粒。种子近圆形，红色。花期3~8月，果期9~12月。

【分布】生于山坡、溪边、林间阴湿处。产于广西、广东、贵州、湖南等地。

【性能主治】叶味苦、辛，性微温。具有消肿解毒、止血的功效。主治蛇虫咬伤，烧烫伤，外伤出血。根或根皮味苦、辛，性微温。具有祛风除湿、活血通络、止咳涩精的功效。主治虚劳喘咳，遗精早泄，失眠，头晕，风湿性关节疼痛，腰腿疼痛，跌打骨折。种子味苦、涩，性平。具有清热利咽、止泻的功效。主治虚热心烦，口渴，咽痛，泄泻。

【采收加工】叶全年均可采收，鲜用或晒干研粉。根或根皮全年或秋季采收。秋季采摘果实，取出种仁，晒干。

【附注】《中华本草》记载光叶海桐以叶、根或根皮、种子入药的药材名分别为光叶海桐叶、光叶海桐根、广枝仁。

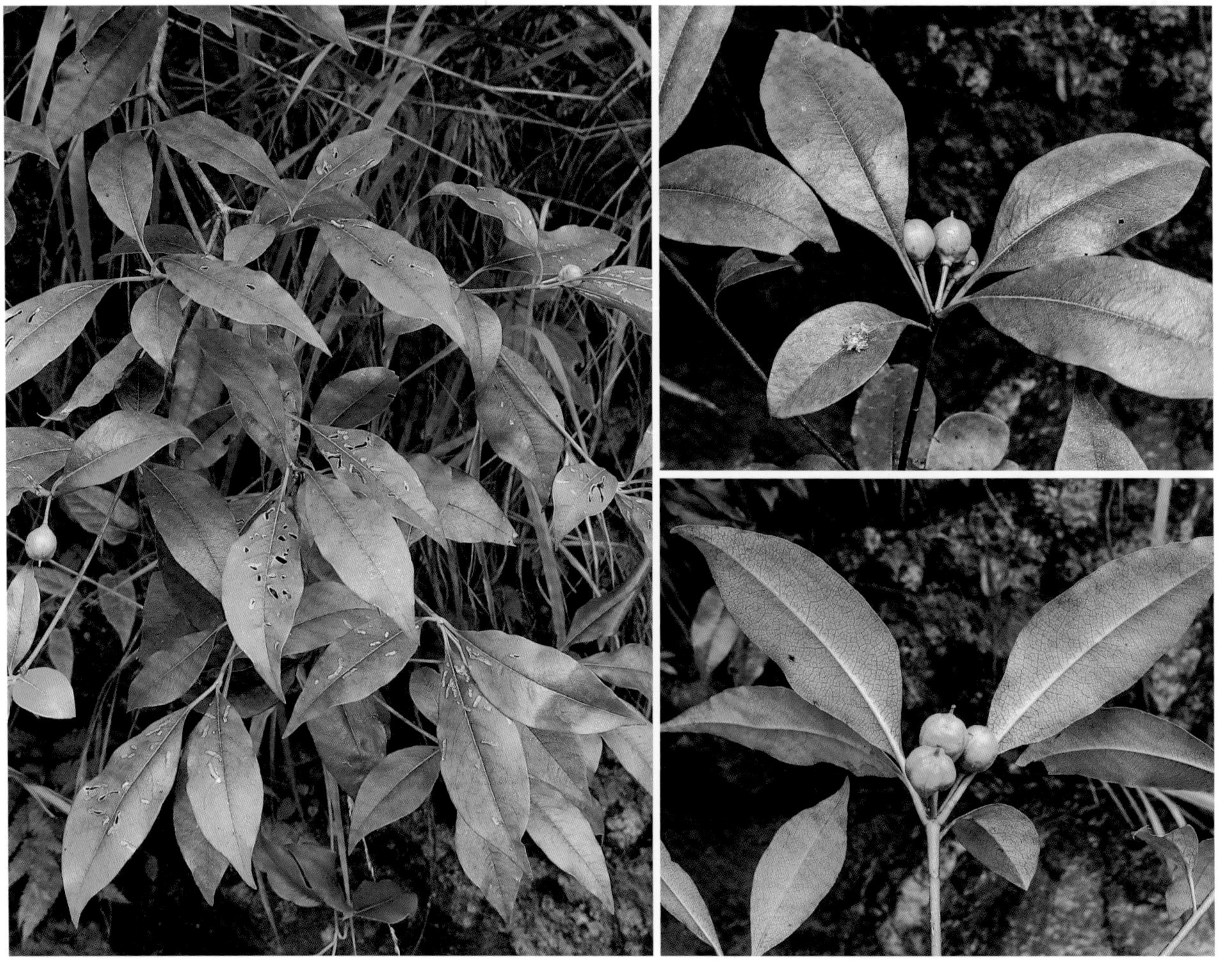

海桐树

【基原】为海桐花科海金子*Pittosporum illicioides* Makino 的根、种子。

【别名】山枝条、山枝仁、山栀茶、满山香。

【形态特征】常绿灌木。嫩枝无毛，老枝有皮孔。叶生于枝顶，3~8 片簇生呈假轮生状；叶片薄革质，倒卵状披针形或倒披针形。伞形花序顶生，有花 2~10 朵；萼片卵形，先端钝；子房长卵形，被糠秕或微毛。蒴果近圆形，3 爿裂开，果爿薄木质。种子 8~15 个。花期 3~5 月，果期 6~11 月。

【分布】生于山谷、溪边灌木丛中及石灰岩山地杂木林下。产于广西、湖南、贵州、江西、湖北、福建、浙江、江苏、安徽等地。

【性能主治】根味苦、辛，性温。具有祛风活络、散瘀止痛的功效。主治风湿性关节炎，坐骨神经痛，骨痛，骨折，高血压，神经衰弱。种子味苦，性寒。具有涩肠固精的功效。主治肠炎，白带异常，滑精。

【采收加工】根全年均可采收，洗净，切片，晒干。11月采果，晒至果皮脆硬，击破果壳，筛取种子。

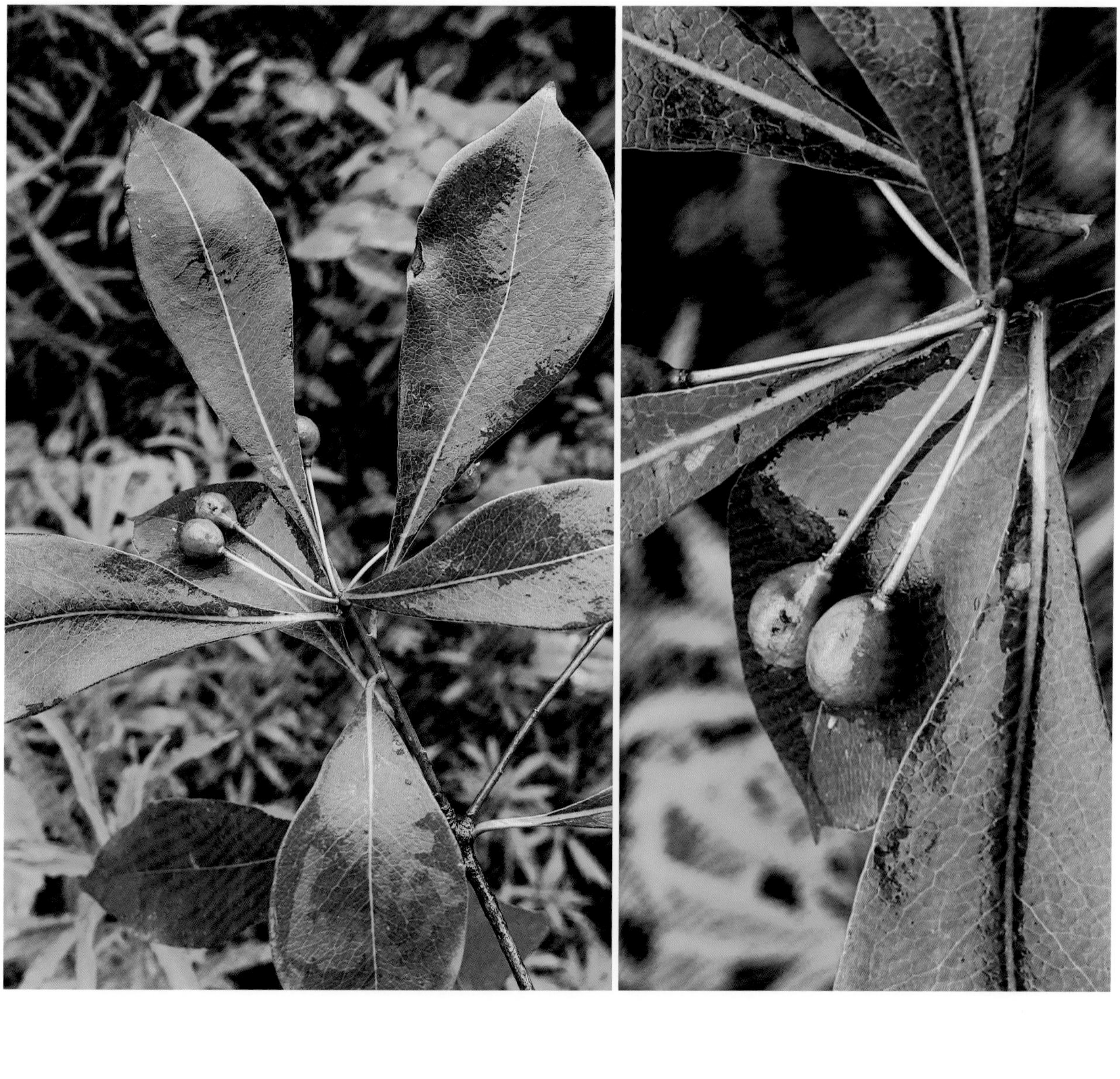

海金子

【基原】为海桐花科少花海桐*Pittosporum pauciflorum* Hook. et Arn. 的茎、枝。

【别名】上山虎、山玉桂。

【形态特征】常绿灌木。嫩枝无毛，老枝有皮孔。叶散布于嫩枝上，有时呈假轮生状；叶片薄革质，狭窄矩圆形或狭倒披针形，先端渐尖。花3~5朵生于枝顶叶腋内，呈假伞形状；子房长卵形，被灰茸毛。蒴果椭圆形或卵形，3爿裂开，果爿阔椭圆形，种子红色。花期4~5月，果期5~10月。

【分布】生于山坡林下或灌木丛中。产于广西、广东及江西。

【性能主治】茎、枝味甘、苦、辛，性凉。具有祛风活络、散寒止痛、镇静的功效。主治腰腿疼痛，牙痛，胃痛，神经衰弱，遗精，早泄，蛇虫咬伤。

【采收加工】全年均可采收，切段，晒干。

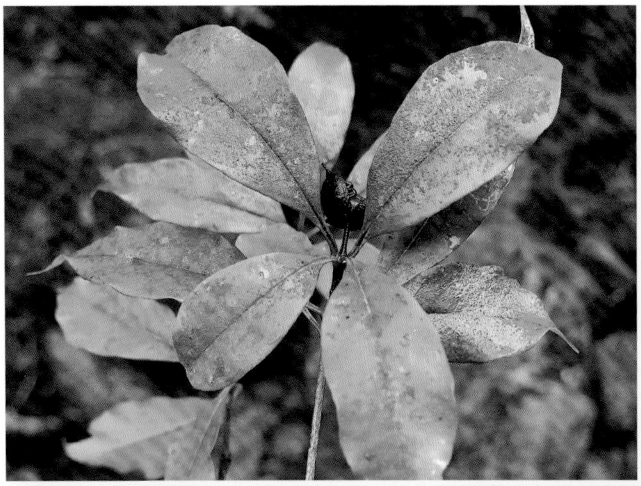

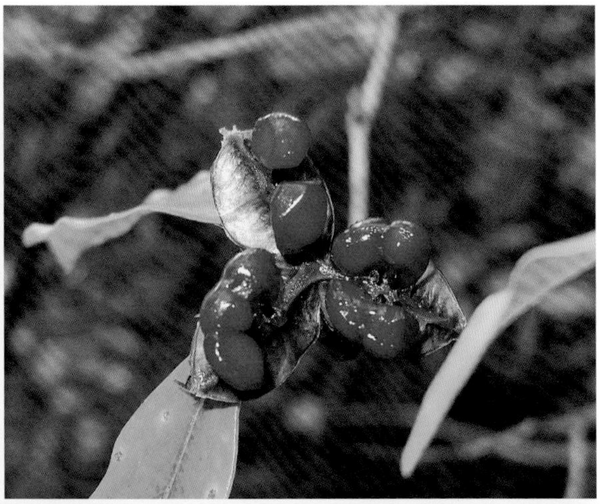

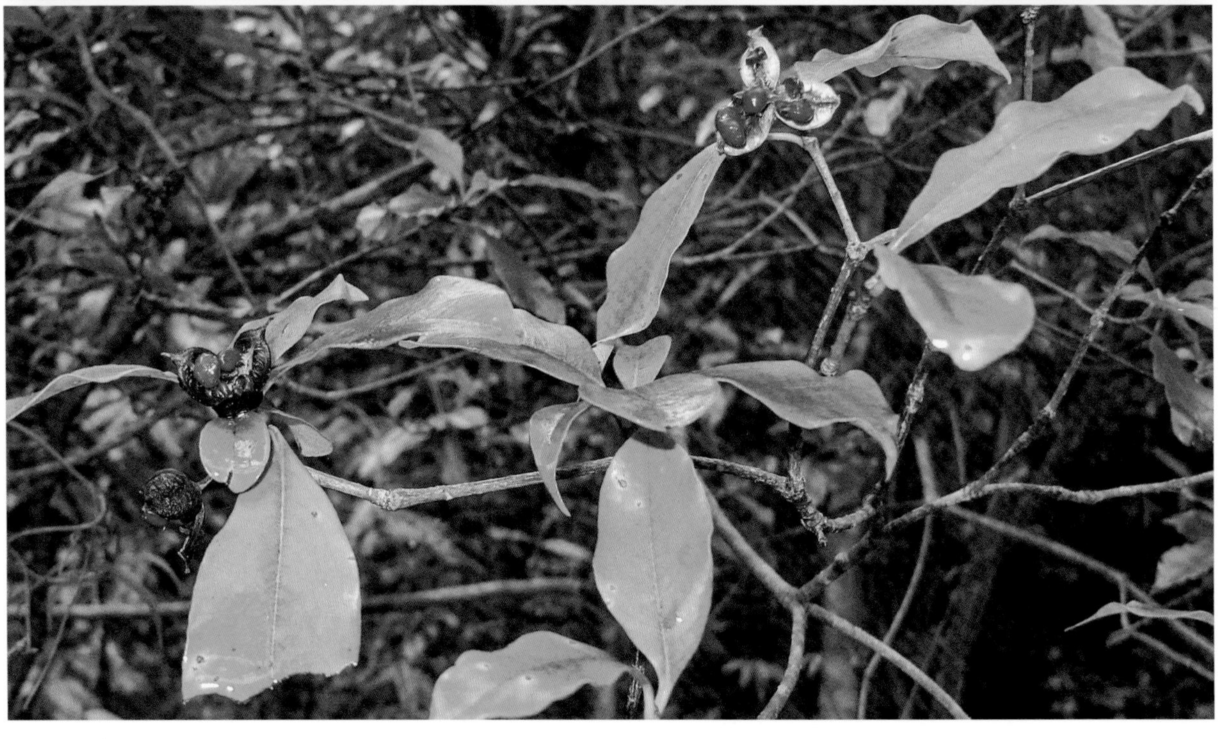

盒子草

【基原】为葫芦科盒子草*Actinostemma tenerum* Griff. 的全草或种子。

【别名】合子草、水荔枝、盒儿藤。

【形态特征】柔弱草本。枝纤细，疏被长柔毛。叶片形变异大，心状戟形、心状狭卵形或披针状三角形，不分裂或3~5裂或仅在基部分裂。雄花总状；雌花单生，双生或雌雄同序。果绿色，疏生暗绿色鳞片状突起，果盖锥形，具种子2~4粒。种子表面有不规则的雕纹。花期7~9月，果期9~11月。

【分布】生于水边草丛中。产于广西、云南西部、江西、福建、河北、河南、山东、江苏、浙江等地。

【性能主治】全草或种子味苦，性寒。具有利水消肿、清热解毒的功效。主治水肿，臌胀，湿疹，疮疡，蛇虫咬伤。

【采收加工】夏、秋季采收全草，晒干。秋季采收成熟果实，收集种子，晒干。

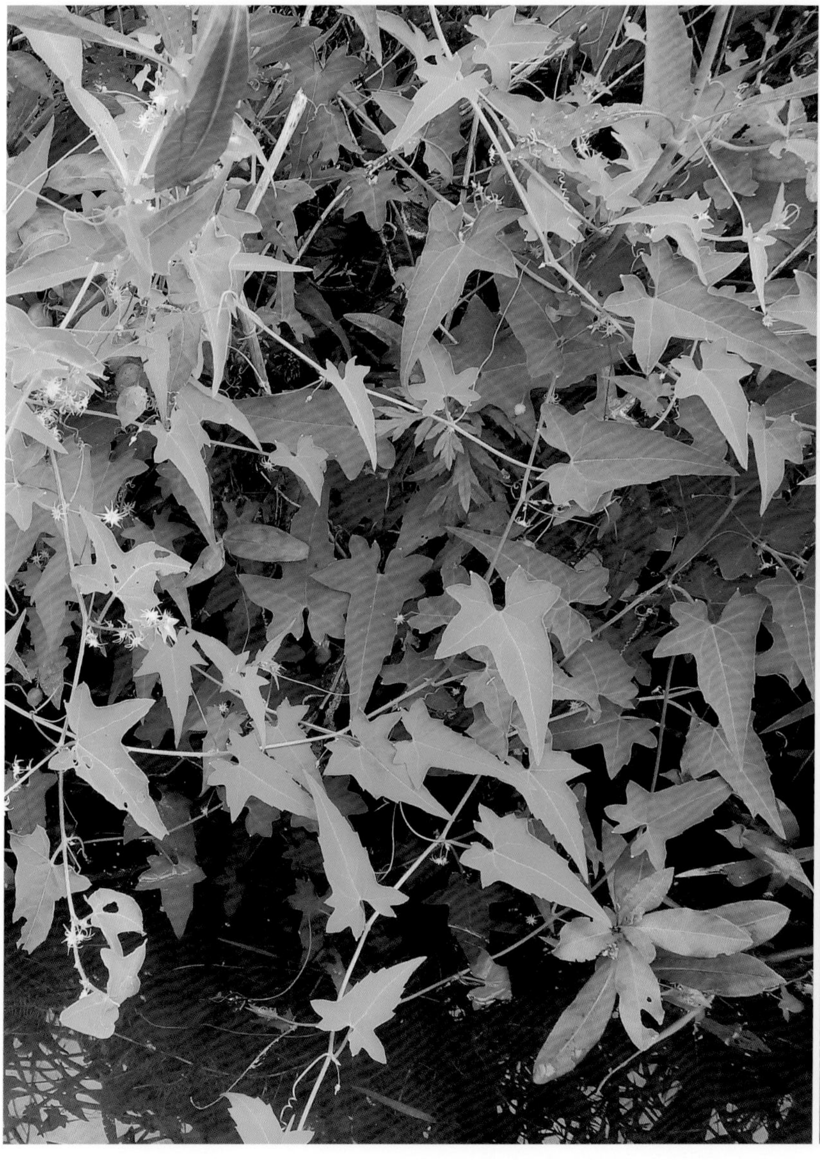

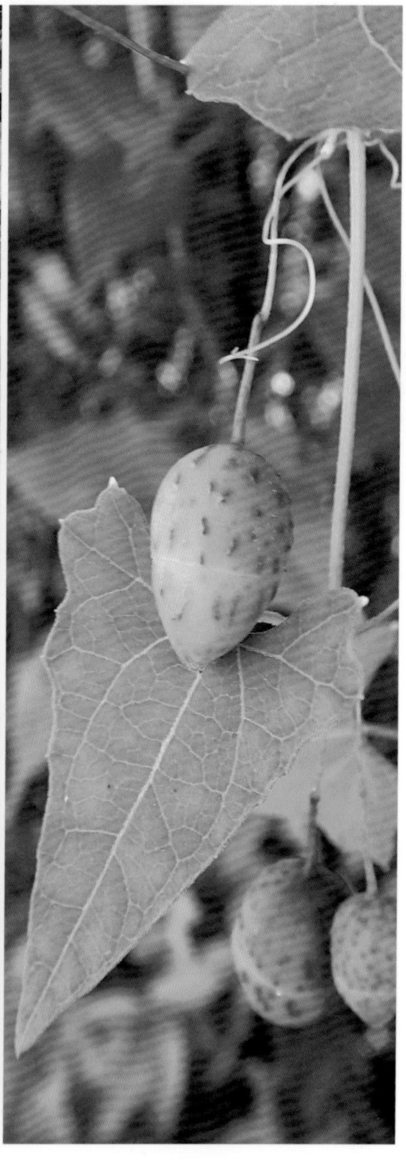

绞股蓝

【基原】为葫芦科绞股蓝*Gynostemma pentaphyllum* (Thunb.) Makino 的全草。

【别名】盘王茶、五叶参。

【形态特征】常绿草质藤本。茎细弱，具纵棱及槽。叶片膜质或纸质，鸟足状5~7小叶。卷须纤细，二歧，稀单一。花雌雄异株；雄花圆锥花序，花绿白色；雌花圆锥花序远较雄花花序短小，花萼及花冠似雄花。果肉质不裂，球形，熟后黑色。种子卵状心形。花期3~11月，果期4~12月。

【分布】生于沟谷林下、山坡或灌木丛中。产于我国南部地区。

【性能主治】全草味苦、微甘，性寒。具有清热解毒、止咳祛痰、益气养阴、延缓衰老的功效。主治胸膈痞闷，痰阻血瘀，心悸气短，眩晕头痛，健忘耳鸣，自汗乏力，高血脂症，单纯性肥胖，老年咳嗽。

【采收加工】夏、秋季采收，除去杂质，洗净，晒干。

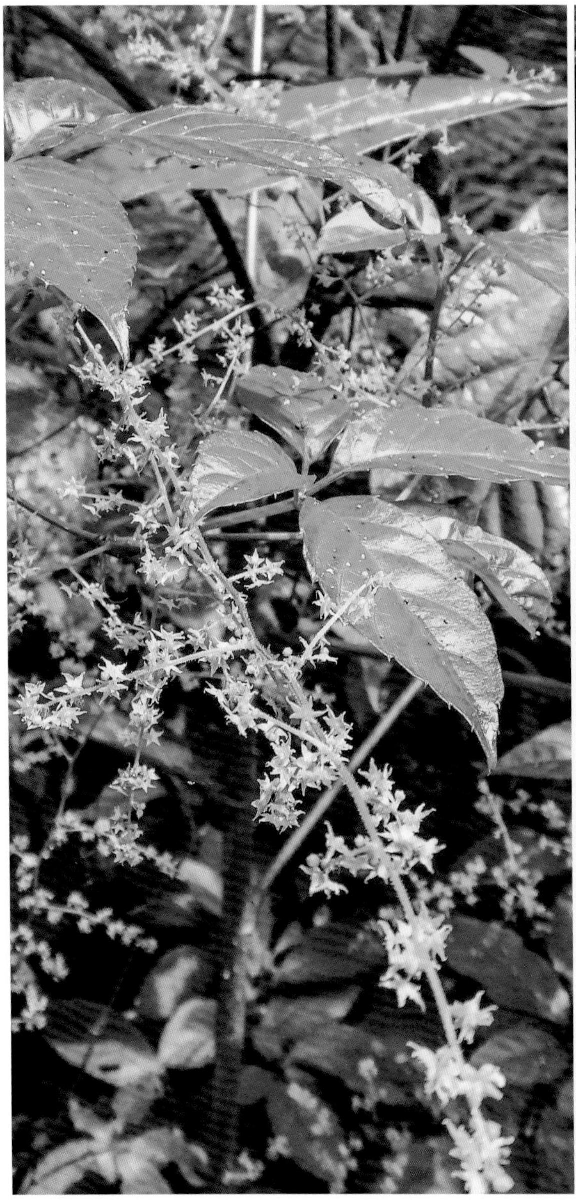
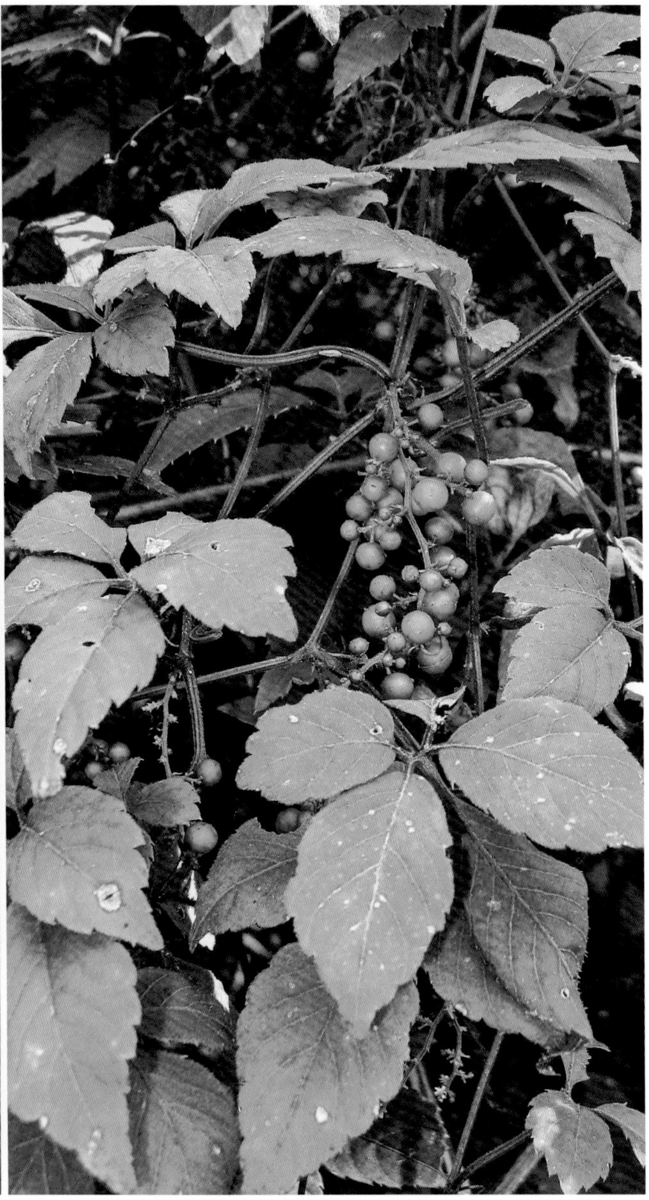

木鳖子

【基原】为葫芦科木鳖子*Momordica cochinchinensis* (Lour.) Spreng. 的种子。

【别名】木鳖、木鳖瓜。

【形态特征】多年生粗壮大藤本。具块状根。叶柄具2~4个腺体；叶片3~5中裂至深裂。卷须颇粗壮，光滑无毛，不分歧。雌雄异株；花冠黄色，基部有齿状黄色腺体。果卵形，顶端具短喙，熟时红色，具刺尖的突起。种子卵形或方形，干后黑褐色，具雕纹。花期6~8月，果期8~10月。

【分布】生于山沟、疏林中或路旁，野生或栽培。产于广西、广东、湖南、江苏、江西、贵州、云南、四川等地。

【性能主治】种子味苦、微甘，性凉；有毒。具有散结消肿、攻毒疗疮的功效。主治疮疡肿毒，乳痈，瘰疬，痔漏，干癣，秃疮。

【采收加工】冬季采收成熟果实，剖开，晒至半干，除去果肉，取出种子，干燥。

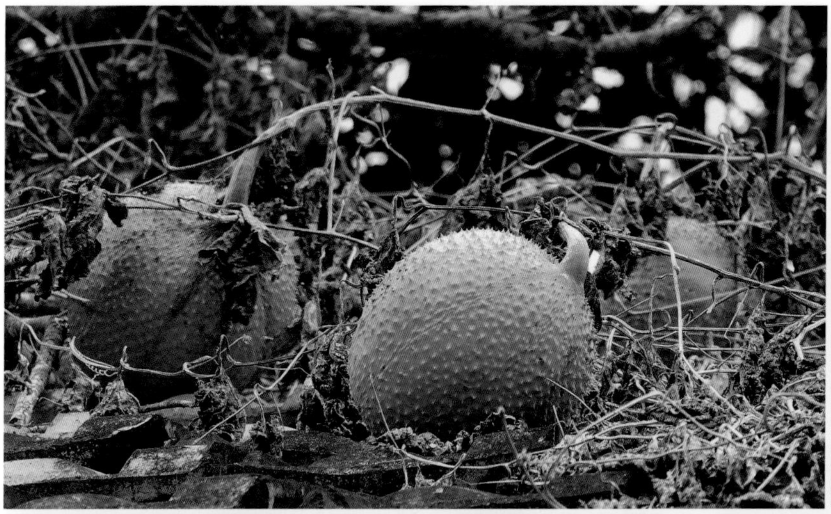
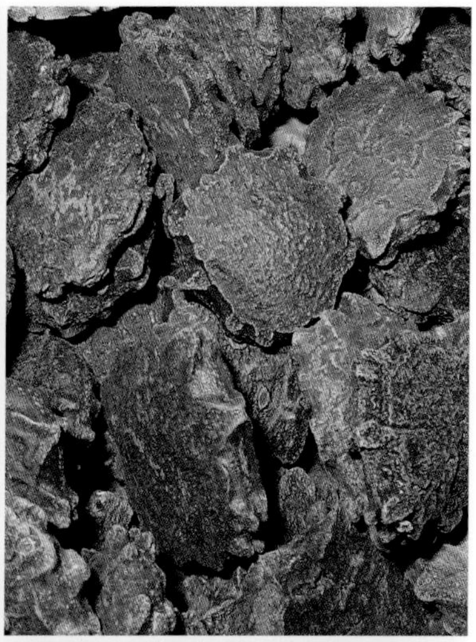
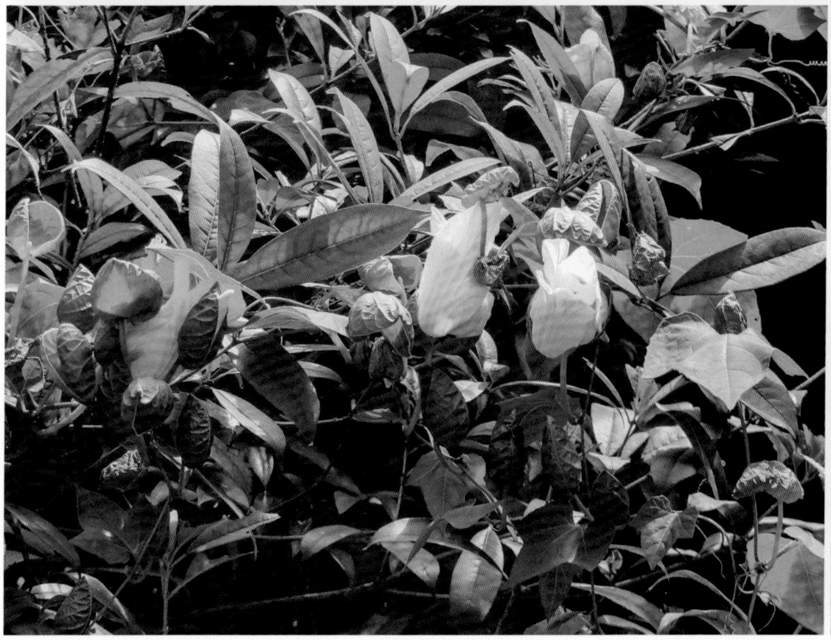
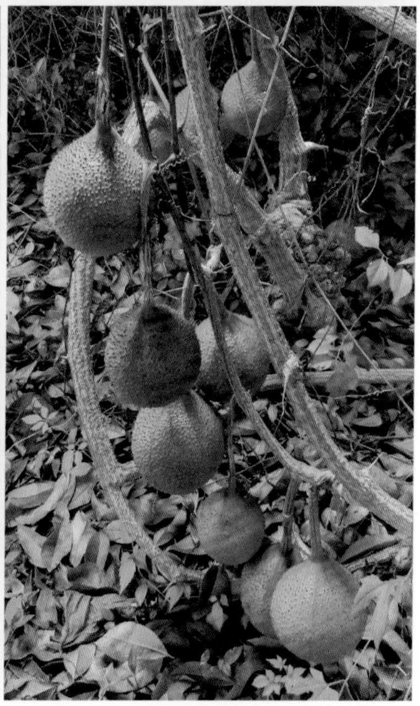

罗汉果

【基原】为葫芦科罗汉果*Siraitia grosvenorii* (Swingle) C. Jeffrey ex A. M. Lu et Z. Y. Zhang 的果实。

【别名】野栝楼、光果木鳖。

【形态特征】多年生攀援草本。根多年生，肥大，纺锤形或近球形。全株被黄褐色柔毛和黑色疣状腺鳞。叶片膜质，卵状心形，边缘近全缘。雌雄异株；雄花序总状；花黄色，被黑色腺点。果实阔椭圆形或近球形，被黄色柔毛，老后脱落变光滑。种子压扁状，有放射状沟纹。花期2~5月，果期7~9月。

【分布】生于山地林中，多为栽培。产于广西、贵州、湖南、广东和江西等地。

【性能主治】果实味甘，性凉。具有清热润肺、利咽开音、滑肠通便的功效。主治肺火燥咳，咽痛失音，肠燥便秘。

【采收加工】秋季果实由嫩绿色变深绿色时采收，晾数天后低温干燥。

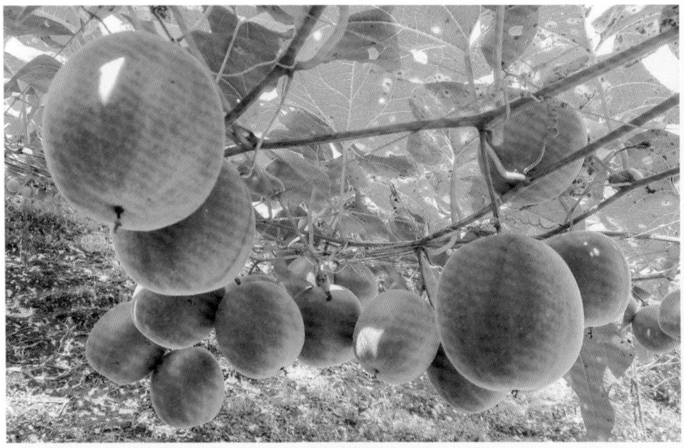

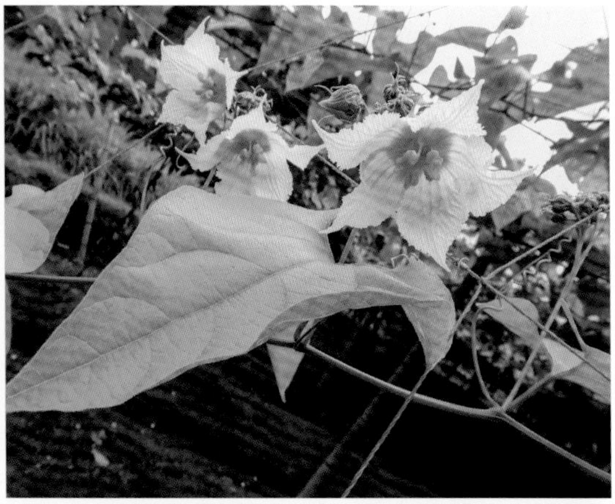

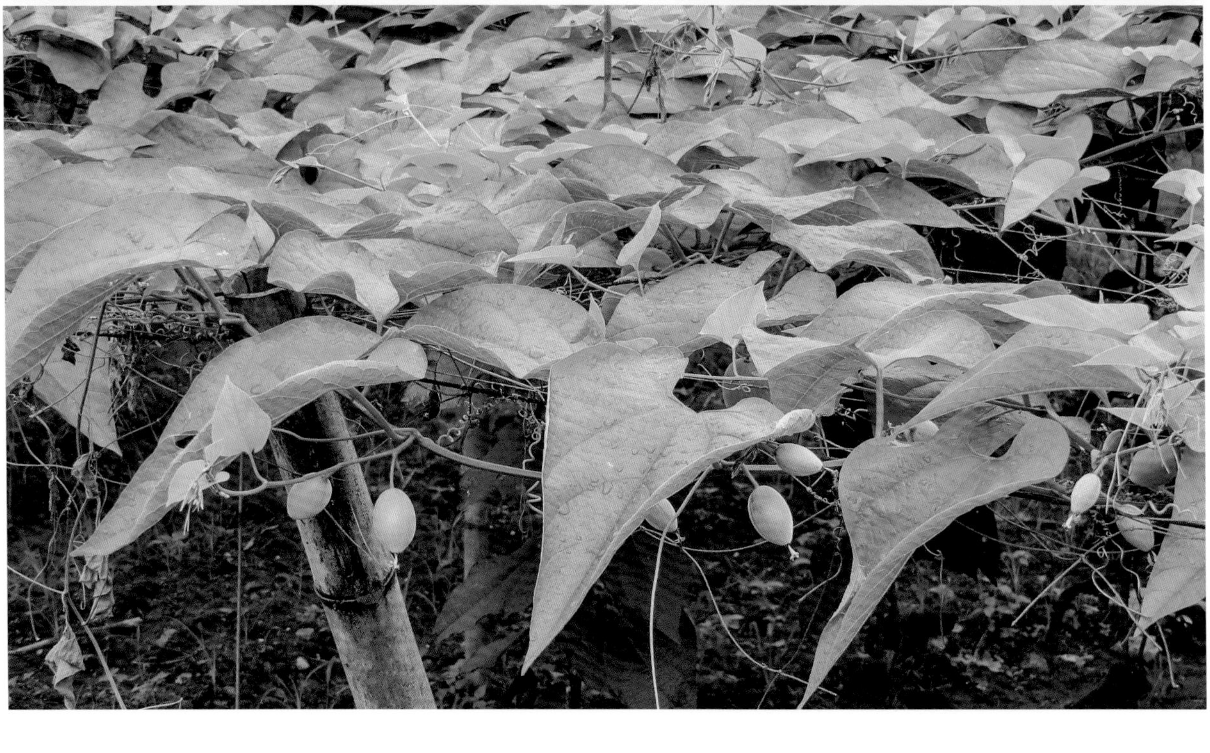

实葫芦根

【基原】为葫芦科全缘栝楼*Trichosanthes ovigera* Blume 的根。

【别名】实葫芦。

【形态特征】藤本。茎细弱，被短柔毛。叶片纸质，卵状心形至近圆心形，不分裂或3~5中裂至深裂，先端渐尖，基部深心形。花雌雄异株；花冠白色，裂片狭长圆形，具丝状流苏。果卵圆形或纺锤状椭圆形，熟时橙红色。种子轮廓三角形，中央环带宽而隆起。花期5~9月，果期9~12月。

【分布】生于山谷灌木丛或疏林林中。产于广西、广东、云南、贵州等地。

【性能主治】根味辛、微苦，性平。具有散瘀消肿、清热解毒的功效。主治跌打损伤，骨折，疮疖肿毒，肾囊肿大。

【采收加工】秋后采挖，洗净，鲜用或切片晒干。

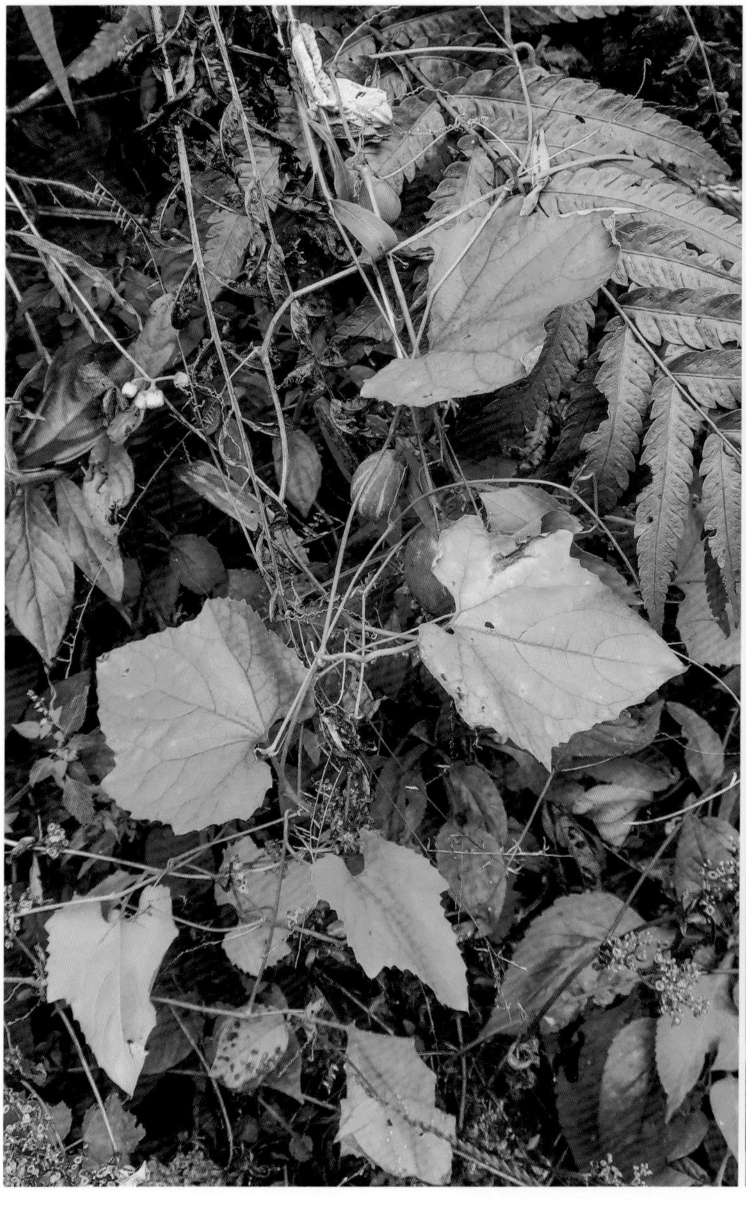

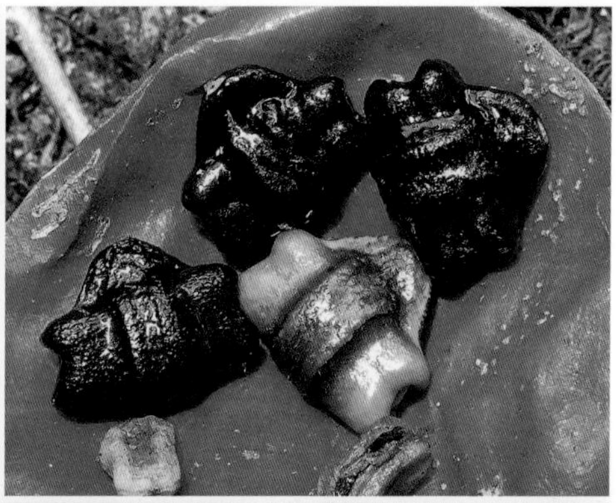

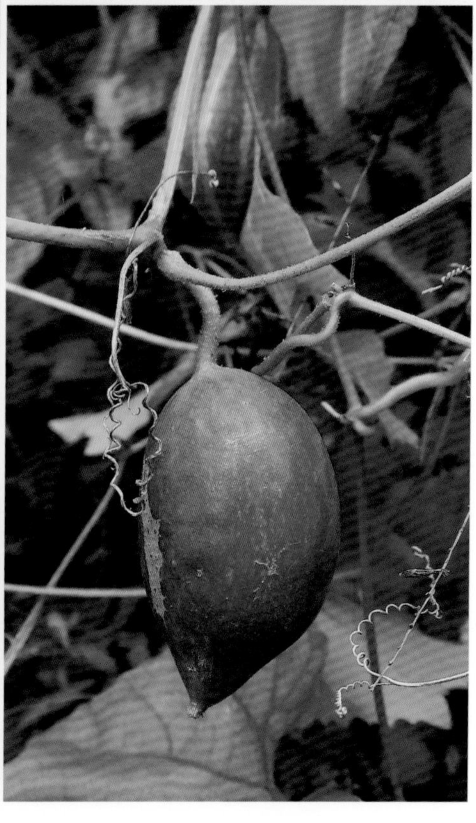

马瓟儿

【基原】为葫芦科马瓟儿*Zehneria indica* (Lour.) Keraudren 的根或叶。

【别名】老鼠拉冬瓜、老鼠瓜、山冬瓜。

【形态特征】攀援或平卧草本。叶片膜质，三角状卵形、卵状心形或戟形，不分裂或 3~5 浅裂。雌雄同株；雄花单生或稀 2~3 朵生于短的总状花序上；雌花与雄花在同一叶腋内单生或稀双生。果长圆形或狭卵形，熟后橘红色或红色。种子灰白色，卵形。花期 4~7 月，果期 7~10 月。

【分布】生于山坡、村边草丛、路旁灌木丛中。产于广西、广东、云南、江苏、福建等地。

【性能主治】根或叶味甘、苦，性凉。具有清热解毒、消肿散结的功效。主治咽喉肿痛，结膜炎，外治疮疡肿毒，睾丸炎，皮肤湿疹。

【采收加工】夏季采叶，秋季挖根，洗净，鲜用或晒干。

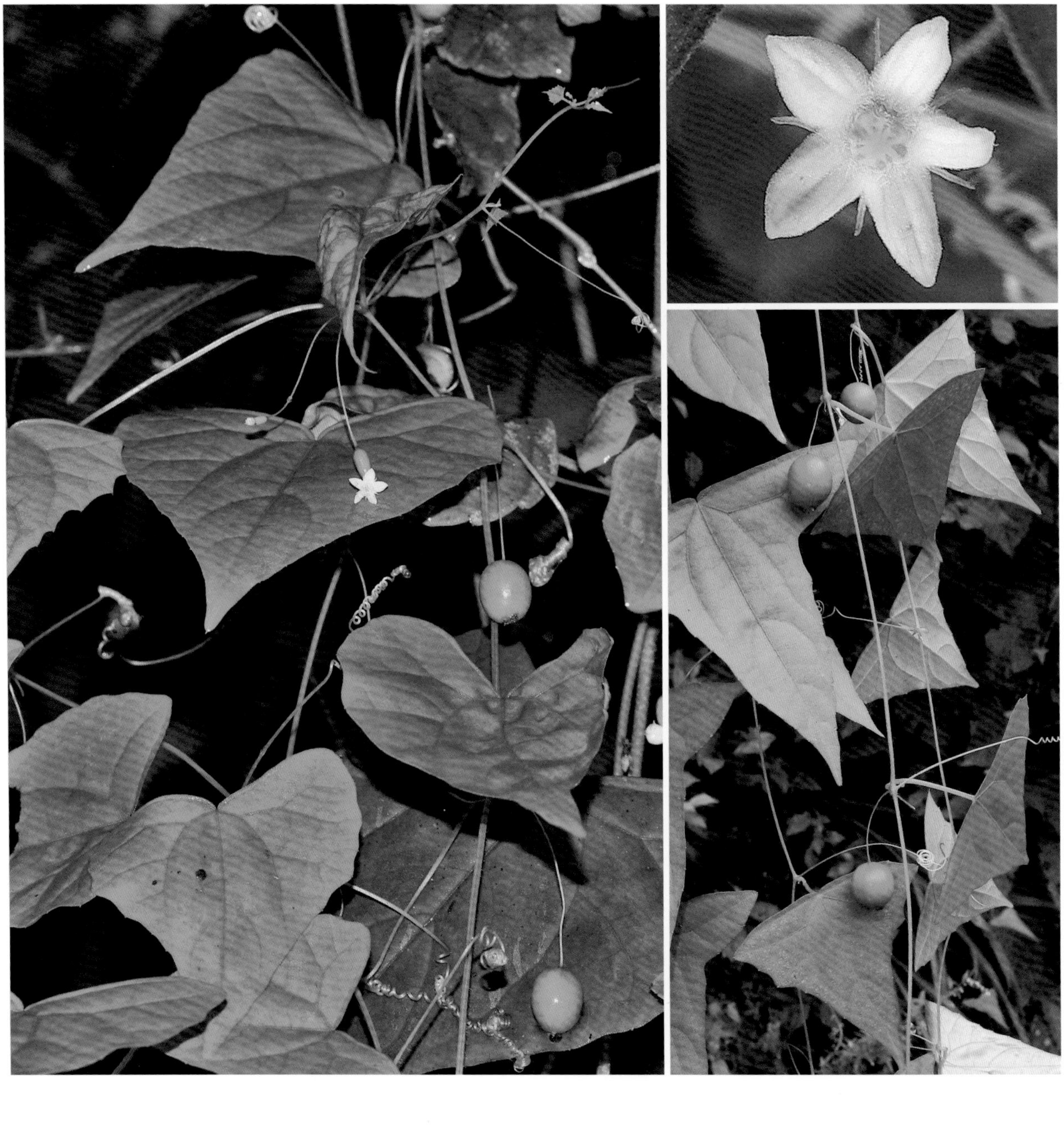

钮子瓜

【基原】为葫芦科钮子瓜*Zehneria maysorensis* (Wight et Arn.) Arn. 的全草或根。

【别名】野苦瓜、三角枫。

【形态特征】草质藤本。叶片宽卵形或稀三角状卵形，长、宽均为3~10 cm。雌雄同株；雄花常3~9朵生于总梗顶端呈近头状或伞房状花序，花白色；雌花单生，稀几朵生于总梗顶端或极稀雌雄同序。果球状或卵状，浆果状。种子卵状长圆形，扁压。花期4~8月，果期8~11月。

【分布】生于村边、林边或山坡潮湿处。产于广西、广东、云南、四川、贵州、福建等地。

【性能主治】全草或根味甘，性平。具有清热解毒、通淋的功效。主治发热，惊厥，头痛，咽喉肿痛，疮疡肿毒，淋证。

【采收加工】夏、秋季采收，洗净，鲜用或晒干。

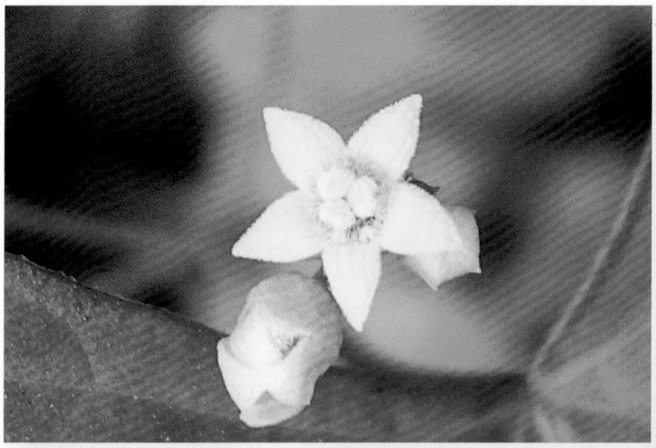

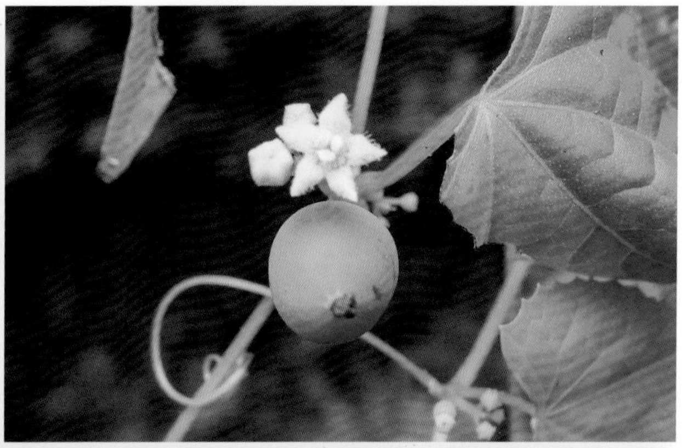

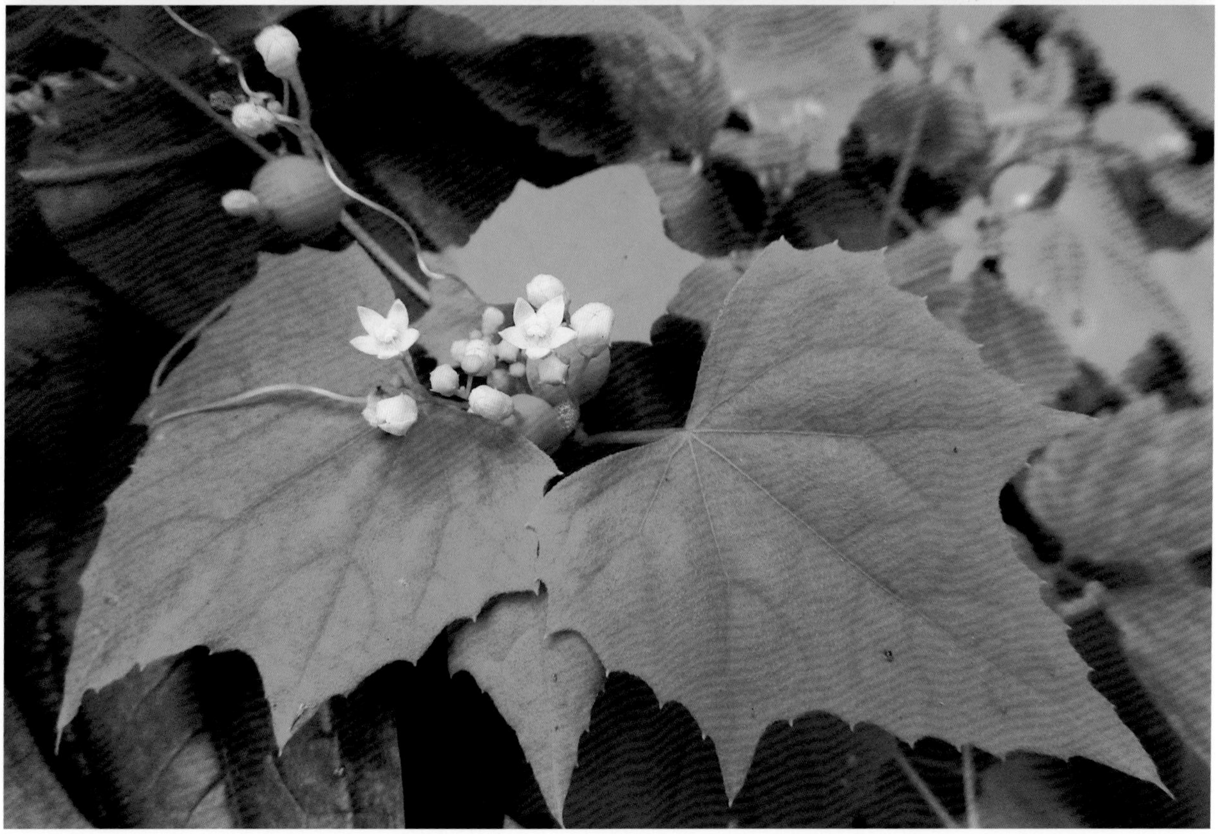

阔叶猕猴桃

【基原】为猕猴桃科阔叶猕猴桃*Actinidia latifolia* (Gardn. et Champ.) Merr. 的茎、叶。

【别名】红蒂砣、多果猕猴桃。

【形态特征】大型落叶藤本。髓白色，片层状或中空或实心。叶片坚纸质，边缘具疏生的突尖状硬头小齿。花序为三歧至四歧多花的大型聚伞花序；萼片5枚，瓢状卵形；花瓣5~8片，前半部及边缘部分白色，下半部的中央部分橙黄色。果暗绿色，具斑点。花期5月上旬至6月中旬，果期11月。

【分布】生长于山谷或山沟地带的灌木丛中或森林迹地上。产于广西、广东、云南、贵州、四川、安徽、浙江、台湾、福建、江西、湖南等地。

【性能主治】茎、叶味淡、涩，性平。具有清热解毒、消肿止痛、除湿的功效。主治咽喉肿痛，痈肿疔疮，蛇虫咬伤，烧烫伤，泄泻。

【采收加工】春、夏季采收，鲜用或晒干。

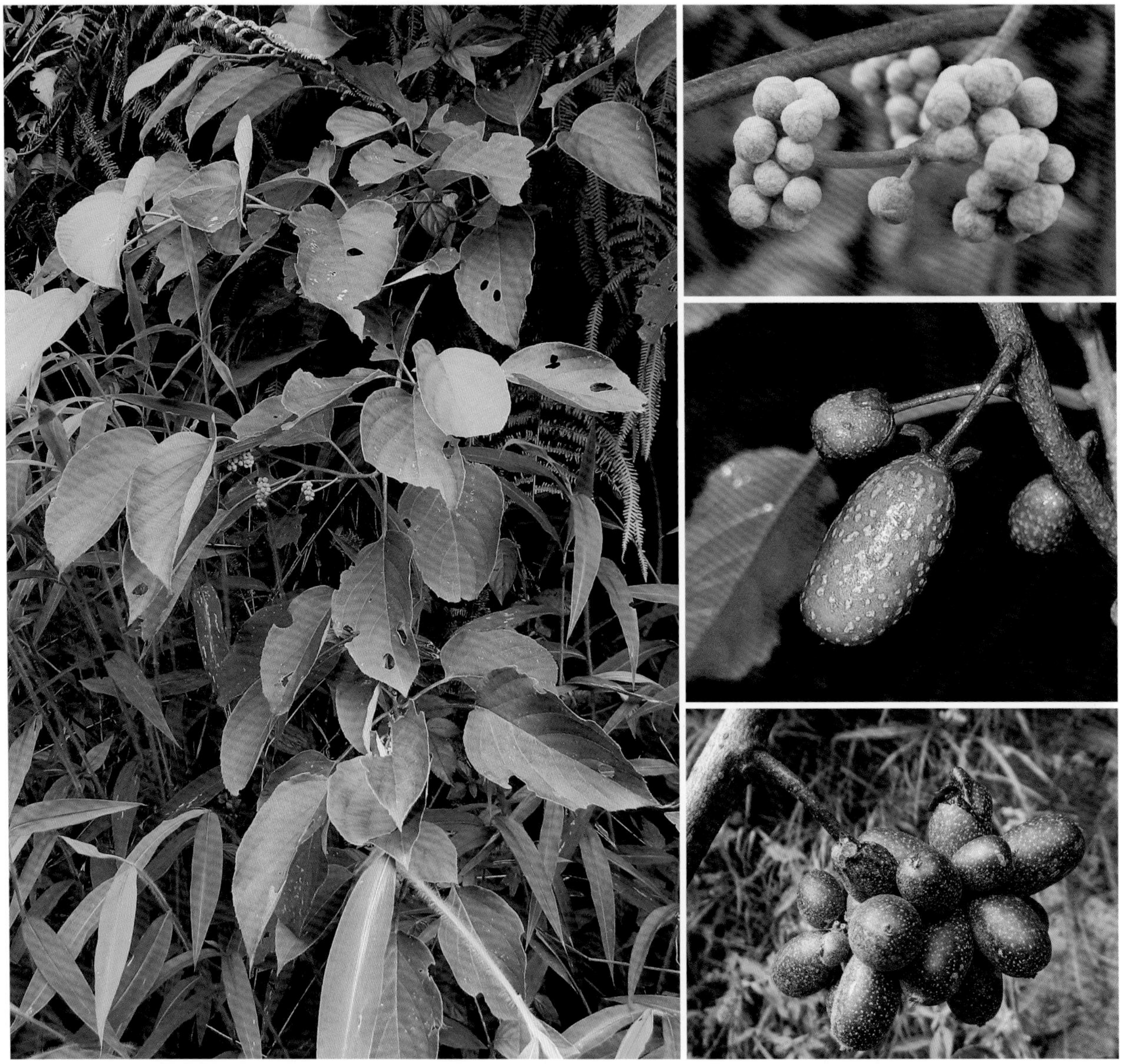

桃金娘

【基原】为桃金娘科桃金娘*Rhodomyrtus tomentosa* (Aiton) Hassk. 的根、叶、花、果实。

【别名】金丝桃、山稔子、山菍。

【形态特征】灌木，高1~2 m。叶对生；叶片革质，椭圆形或倒卵形，先端圆或钝，常微凹入，有时稍尖，基部阔楔形，离基三出脉，网脉明显。花有长梗，常单生，紫红色；花瓣5片，倒卵形；雄蕊红色；子房下位，3室。浆果卵状壶形，熟时紫黑色。种子每室2列。花期4~5月。

【分布】生于丘陵坡地、灌木丛中。产于广西、广东、海南、云南、贵州、湖南、福建、台湾等地。

【性能主治】根味辛、甘，性平。具有理气止痛、利湿止泻、益肾养血的功效。主治脘腹疼痛，消化不良，呕吐泻痢，崩漏，劳伤出血，跌打伤痛，风湿痹痛，肾虚腰痛，膝软，白浊，烧烫伤。叶味甘，性平。具有利湿止泻、生肌止血的功效。主治泄泻，痢疾，关痛，胃痛，乳痈，疮肿，外伤出血，蛇虫咬伤。花味甘、涩，性平。具有收敛止血的功效。主治咳血，咯血，鼻出血。果实味甘、涩，性平。具有养血止血、涩肠固精的功效。主治血虚体弱，吐血，鼻出血，劳伤咳血，便血，带下，痢疾，烫伤，外伤出血。

【采收加工】根、叶全年均可采收，鲜用或晒干。花4~5月采收，鲜用或阴干。果实秋季成熟时采收，晒干。

【附注】《中华本草》记载桃金娘以根、叶、花、果实入药的药材名分别为山稔根、山稔叶、桃金娘花、桃金娘。

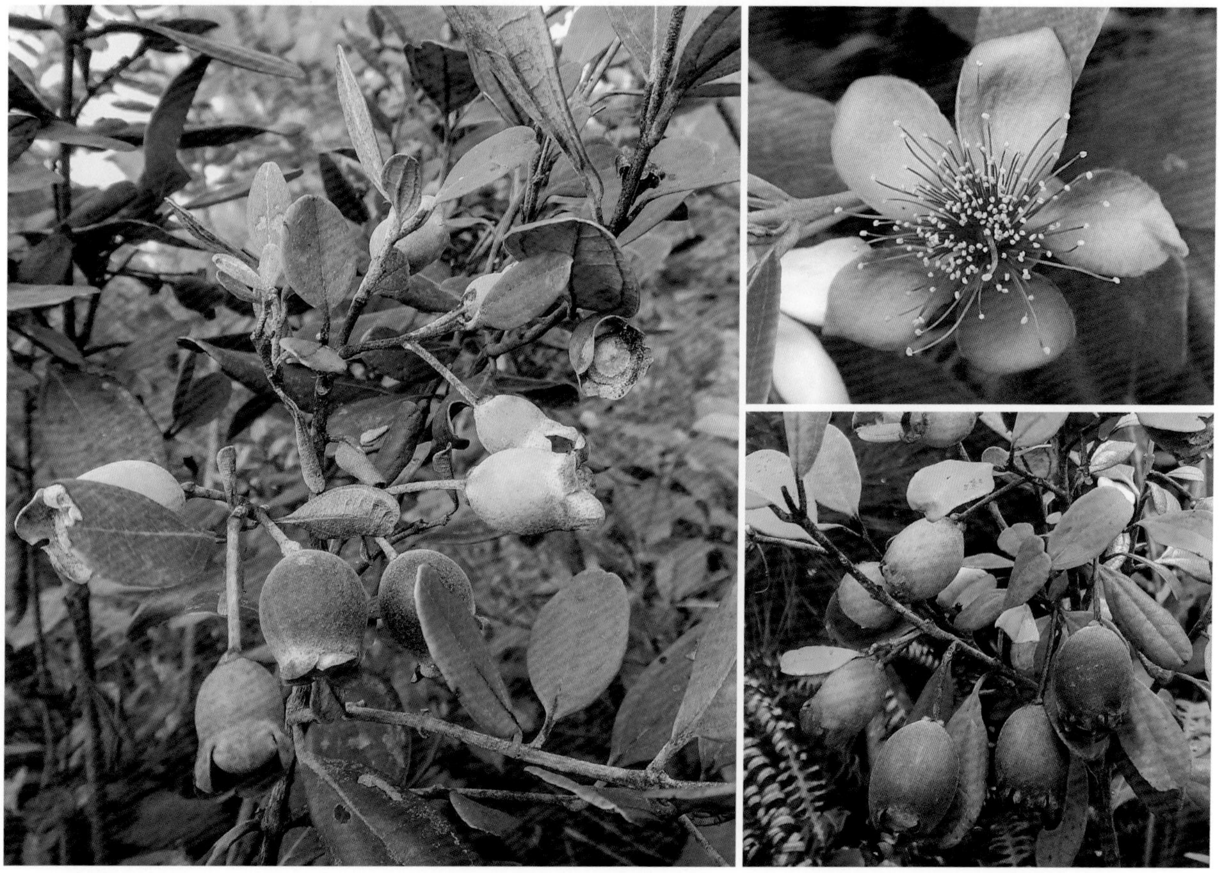

赤楠

【基原】为桃金娘科赤楠*Syzygium buxifolium* Hooker & Arnott 的根或根皮、叶。

【别名】牛金子、鱼鳞木、赤兰。

【形态特征】灌木或小乔木。嫩枝有棱，干后黑褐色。叶片革质，阔椭圆形至椭圆形，有时阔倒卵形，腹面干后暗褐色，无光泽，背面稍浅色，有腺点，侧脉多而密，离边缘1~1.5 mm处结合成边脉。聚伞花序顶生，有花数朵；花瓣4片，分离。果实球形，直径5~7 mm。花期6~8月。

【分布】生于低山疏林或灌木丛中。产于广西、广东、贵州、江西、福建、台湾、湖南、安徽、浙江等地。

【性能主治】根或根皮味甘、微苦、辛，性平。具有健脾利湿、平喘、散瘀消肿的功效。主治喘咳，浮肿，淋浊，尿路结石，痢疾，肝炎，子宫脱垂，风湿痛，疝气，睾丸炎，痔疮，痈肿，烧烫伤，跌打肿痛。叶味苦，性寒。具有清热解毒的功效。主治痈疽疔疮，漆疮，烧烫伤。

【采收加工】夏、秋季采挖根，洗净，切片，晒干。根皮在挖取根部时，及时剥割，切碎，晒干。叶全年均可采收，鲜用或晒干。

【附注】《中华本草》记载赤楠以根或根皮、叶入药的药材名分别为赤楠、赤楠蒲桃叶。

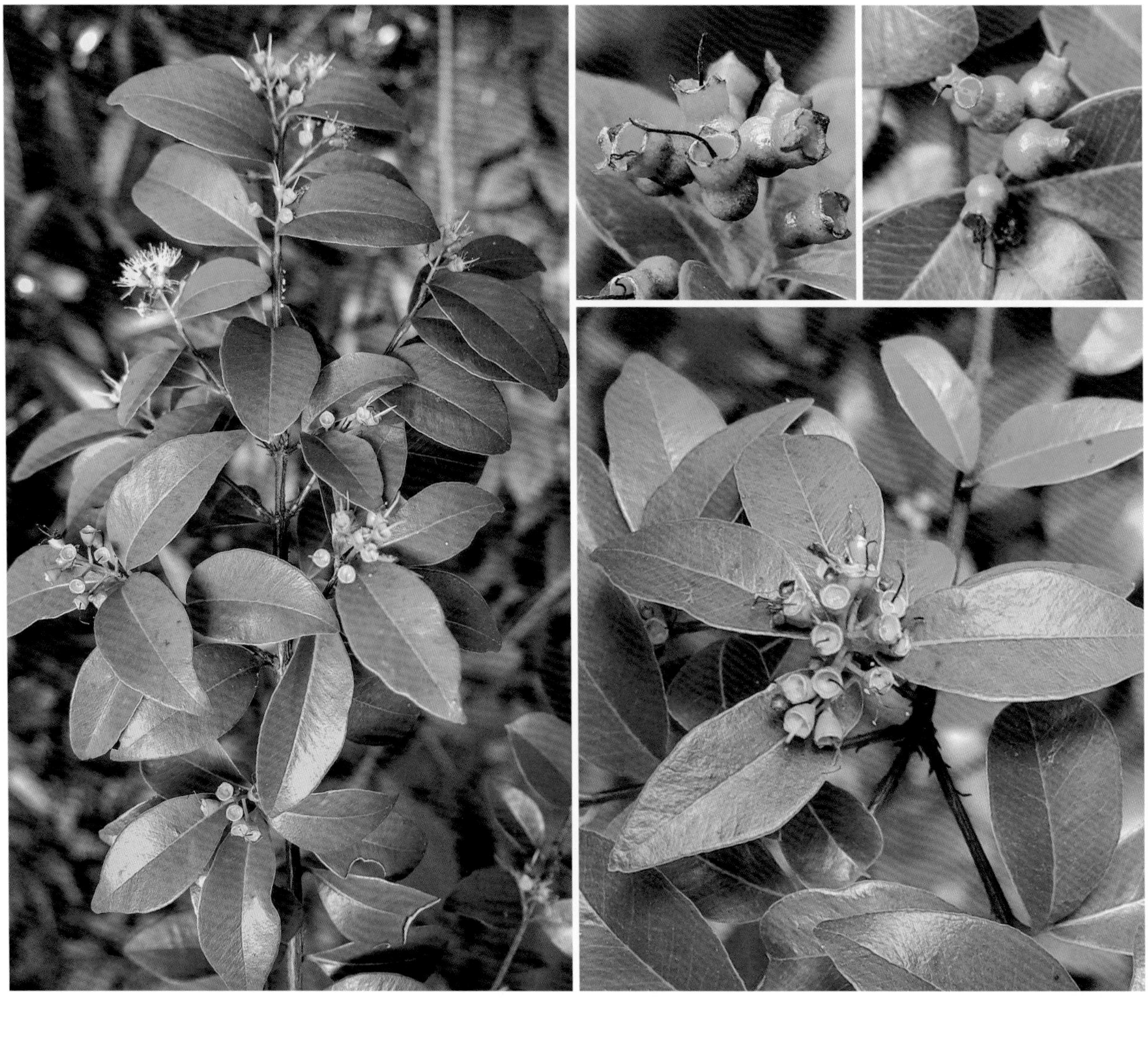

地菍

【基原】为野牡丹科地菍*Melastoma dodecandrum* Lour. 的全草、果实。

【别名】铺地锦、地枇杷、山地菍。

【形态特征】小灌木，高10~30 cm。茎匍匐上升，逐节生根，分枝多，披散。叶片坚纸质，对生，卵形或椭圆形，3~5条基出脉。聚伞花序顶生；花淡紫红色，菱状倒卵形，上部略偏斜，顶端有1束刺毛。果坛状球形，平截，近顶端略缢缩，肉质，熟时紫黑色。花期5~7月，果期7~9月。

【分布】生于丘陵山地，为酸性土壤常见的植物。产于广西、广东、贵州、湖南、江西、福建等地。

【性能主治】全草味甘、涩，性凉。具有清热解毒、活血止血的功效。主治高热，咽肿，牙痛，黄疸，水肿，痛经，产后腹痛，瘰疬，疔疮，蛇虫咬伤。果味甘，性温。具有补肾养血、止血安胎的功效。主治肾虚精专，腰膝酸软，血虚萎黄，气虚乏力，胎动不安，阴挺。

【采收加工】5~6 月采收全草，洗净，除去杂质，晒干或烘干。秋季果实成熟时采收，晒干。

【附注】《中华本草》记载地菍以全草、果实入药的药材名分别为地菍、地菍果。

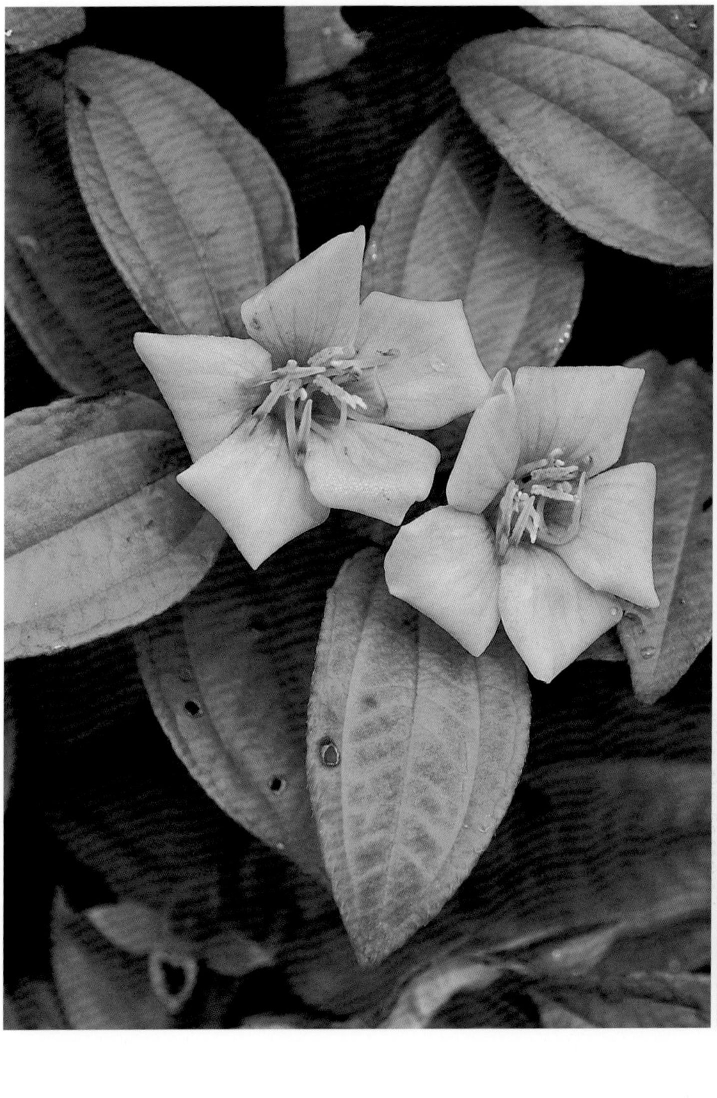

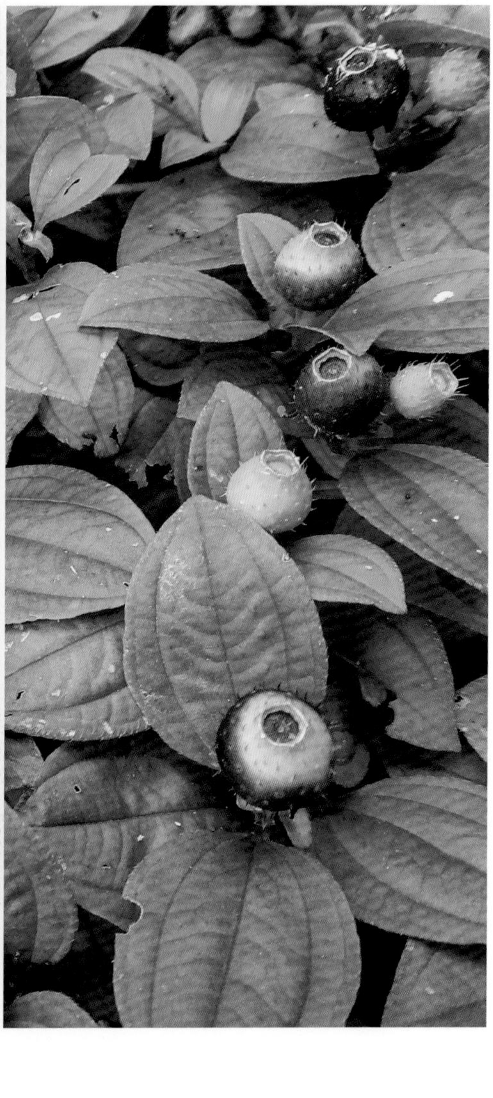

野牡丹

【基原】为野牡丹科野牡丹*Melastoma malabathricum* L. 的根及茎。

【别名】爆牙狼、羊开口。

【形态特征】灌木。茎钝四棱形或近圆柱形，密被紧贴的鳞片状糙伏毛。叶片坚纸质，卵形或广卵形，顶端急尖，基部浅心形或近圆形。伞房花序生于分枝顶端，近头状，有花3~5朵，稀单生；花瓣玫瑰红色或粉红色。蒴果坛状球形，与宿存萼贴生。花期5~7月，果期10~12月。

【分布】生于山坡疏林或路边灌木丛中。产于广西、云南西北部、四川西南部及西藏东南部。

【性能主治】根及茎味甘、酸、涩，性微温。具有收敛止血、消食、清热解毒的功效。主治泻痢，崩漏，带下，内外伤出血。

【采收加工】秋、冬季采挖，洗净，切段，干燥。

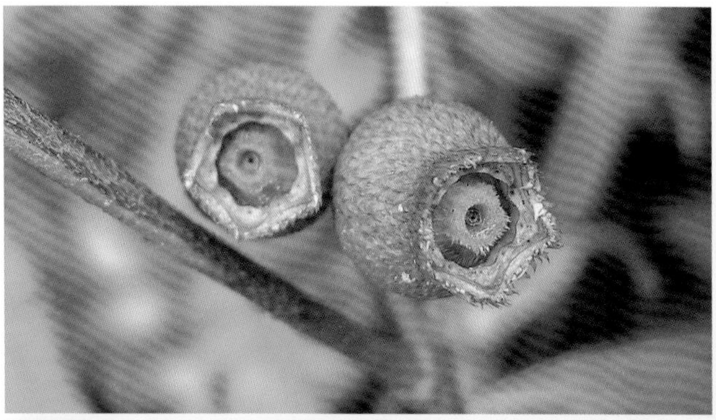

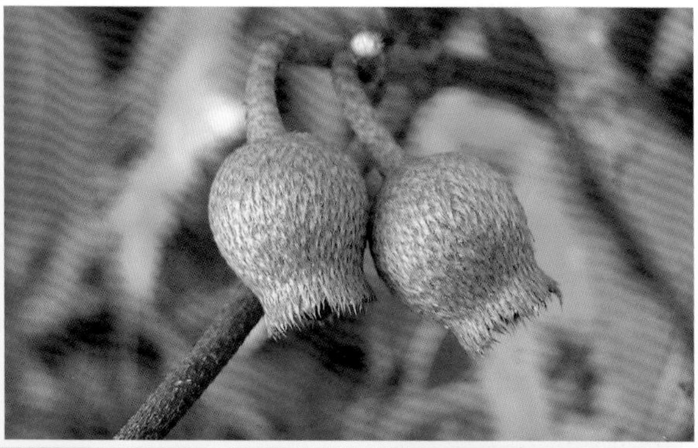

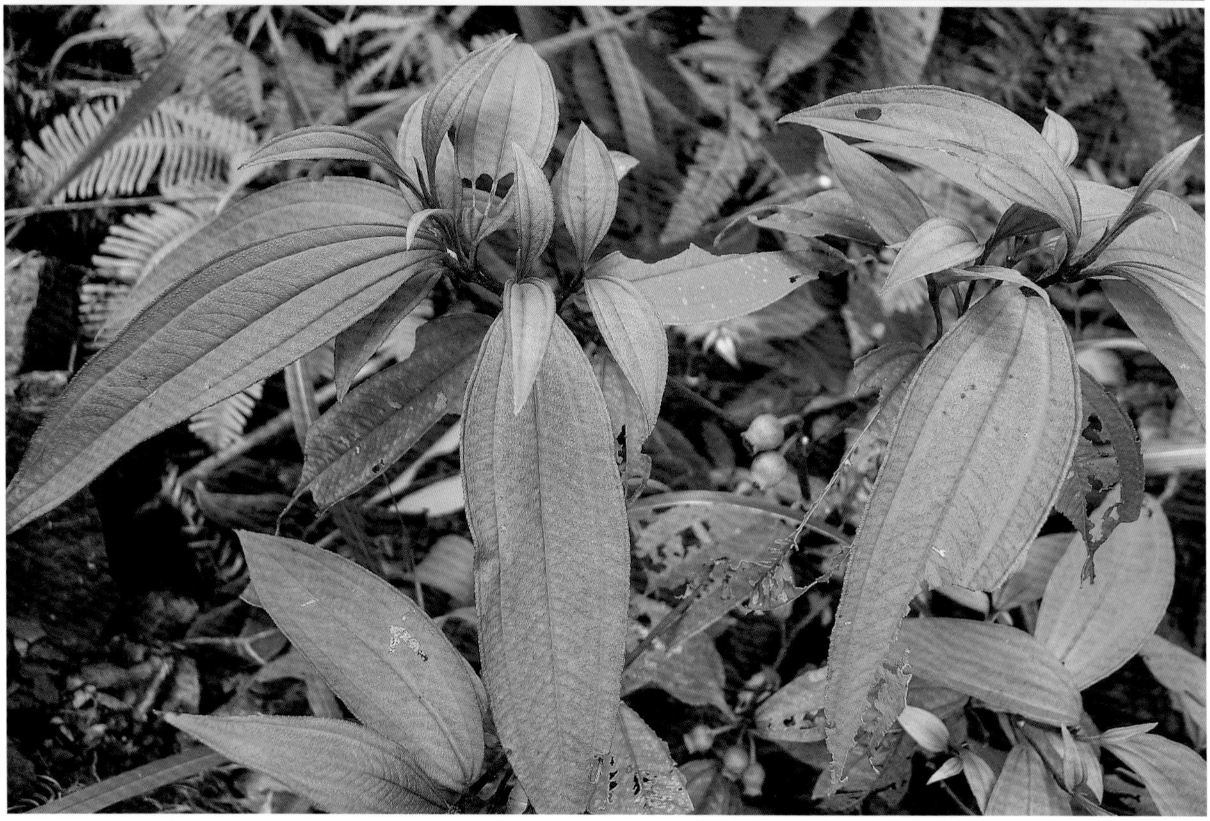

使君子

【基原】为使君子科使君子*Quisqualis indica* L. 的成熟果实。

【别名】留求子、四君子。

【形态特征】攀援状灌木，高2~8 m。叶对生或近对生，叶脱落后叶柄基部残存成坚硬的刺状体。花萼管细长，长5~9 cm。花瓣初为白色，后转为淡红色。果橄榄形，具5条锐棱，横切面为等边五角形，熟时外果皮脆薄，呈青黑色或栗色。花期5~6月，果期8~9月。

【分布】生于平地、山坡、路旁或灌木丛中。产于广西、广东、福建、台湾（栽培）、江西、湖南、贵州、云南、四川等地。

【性能主治】果实味甘，性温。具有杀虫消积的功效。主治蛔虫病，蛲虫病，虫积腹痛，小儿疳积。

【采收加工】秋季果皮变紫黑色时采收，除去杂质，干燥。

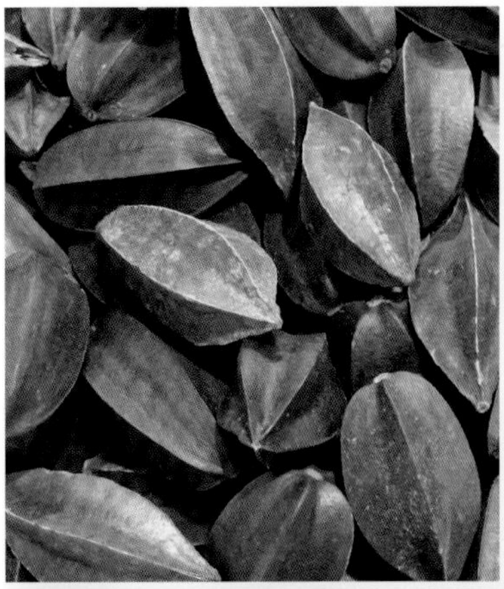
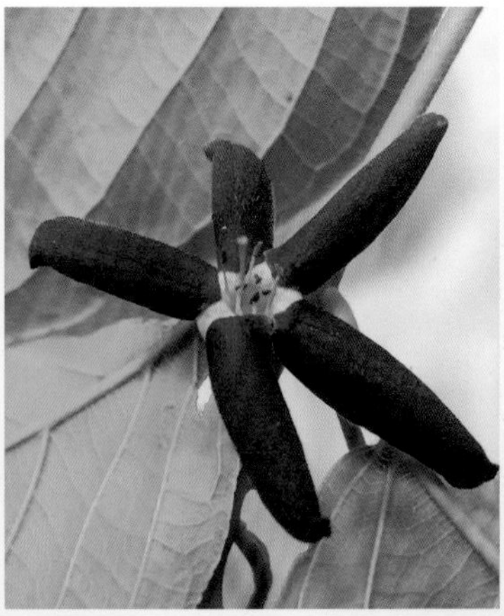
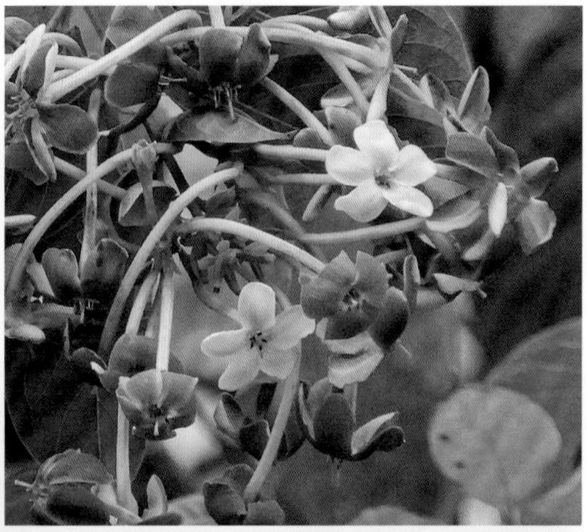
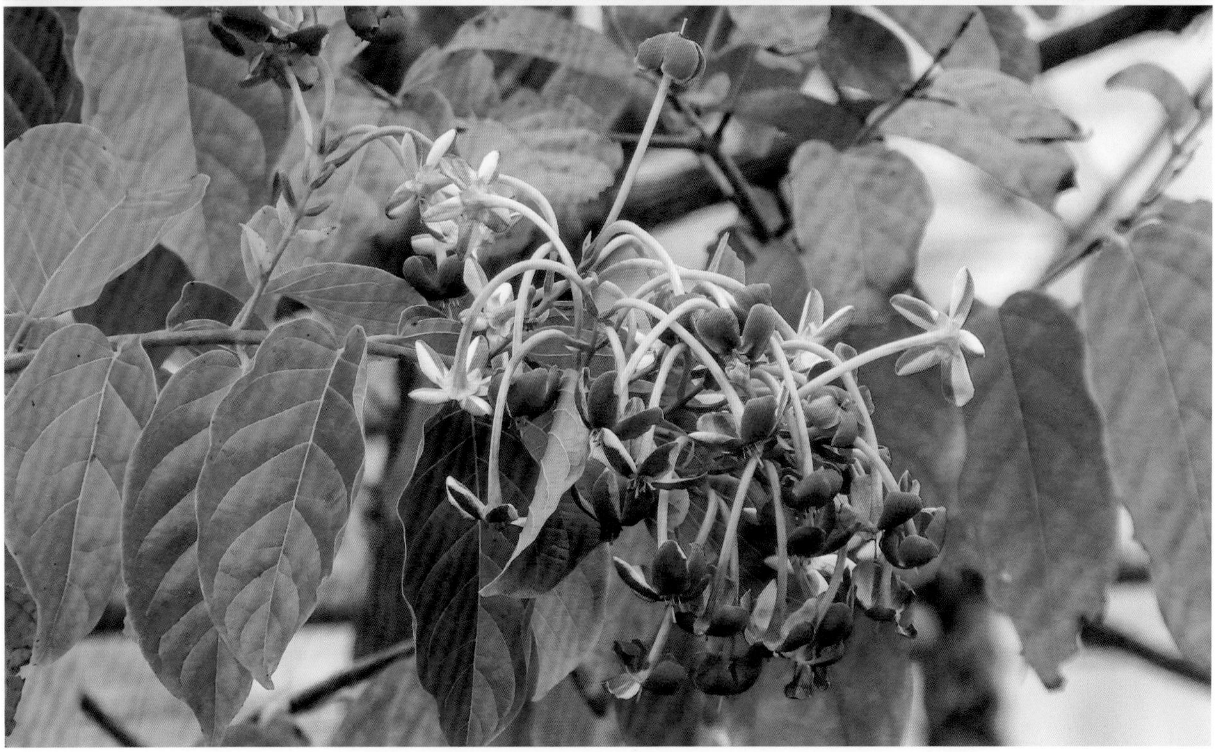

木芙蓉

【基原】为锦葵科木芙蓉*Hibiscus mutabilis* L. 的根、叶、花。

【别名】芙蓉木、芙蓉。

【形态特征】落叶灌木或小乔木，高2~5 m。小枝、叶柄、花梗和花萼均密被星状毛与直毛相混的细绵毛。叶片宽卵形至圆卵形或心形，常5~7裂，裂片三角形；叶柄长5~20 cm。花单生于枝端叶腋，花初开时白色或淡红色，后变为深红色。蒴果扁球形，直径约2.5 cm。花期8~10月。

【分布】生于山坡路旁、草地、庭园中，常栽培。产于广西、广东、湖南、贵州、云南、山东、陕西、江西、湖北、四川等地。

【性能主治】根、叶、花味微辛，性凉。具有清热解毒、消肿排脓、凉血止血的功效。主治肺热咳嗽，月经过多，白带异常；外用治痈肿疮疖，乳腺炎，淋巴结炎，腮腺炎，烧烫伤，蛇虫咬伤，跌打损伤。

【采收加工】夏秋采收花蕾，晒干；同时采收叶，阴干研粉贮存。秋、冬季采挖根，晒干。

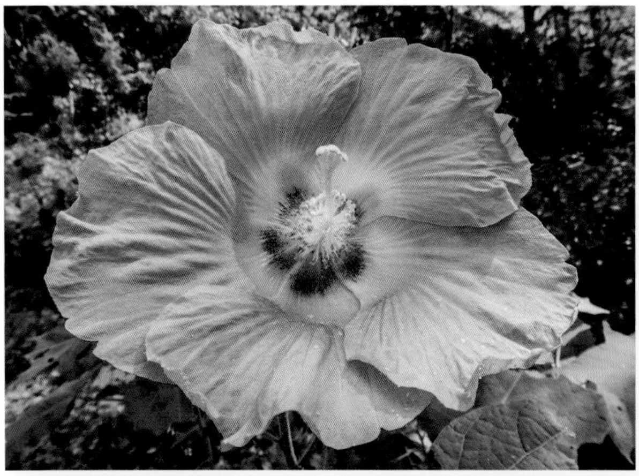

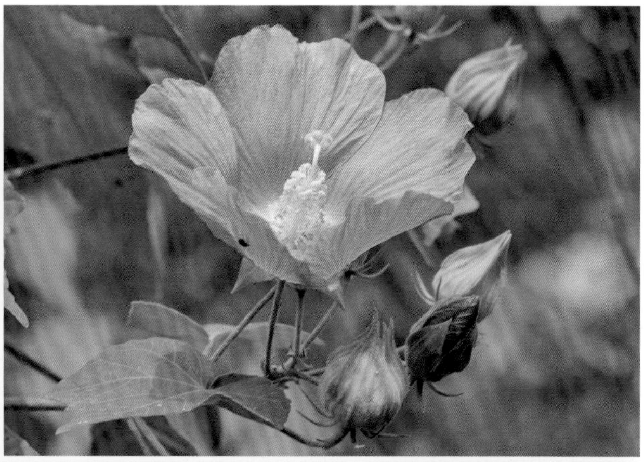

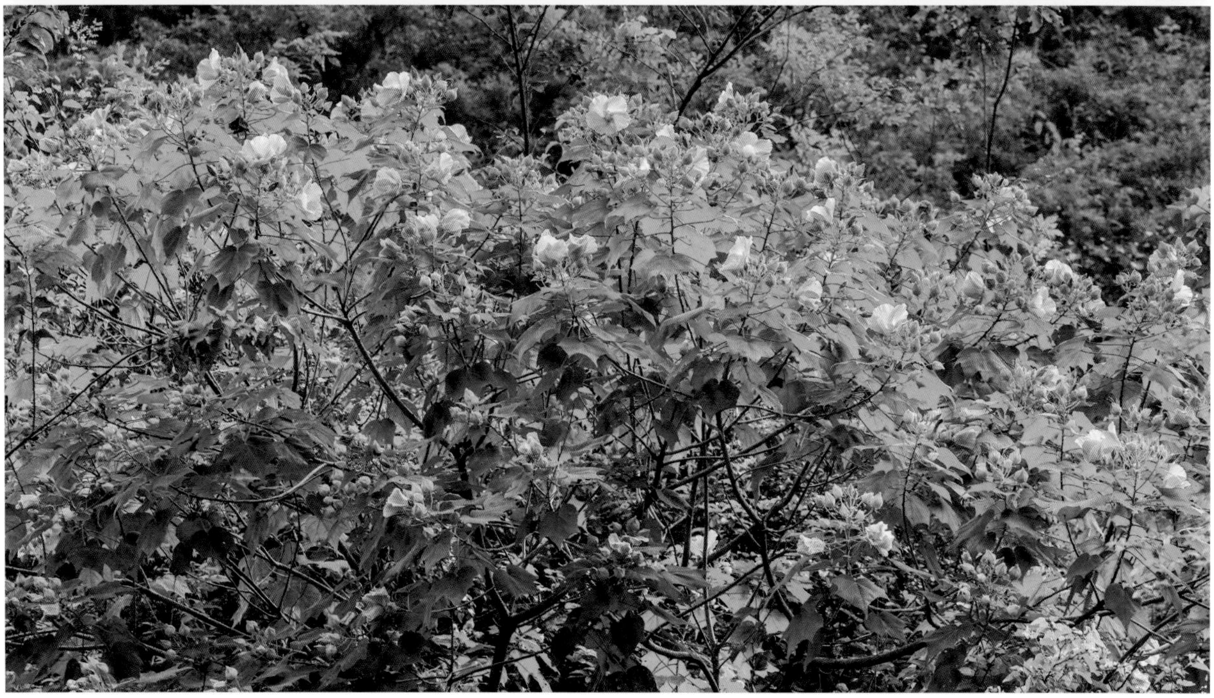

赛葵

【基原】为锦葵科赛葵*Malvastrum coromandelianum* (L.) Garcke 的全草。

【别名】黄花草、黄花棉。

【形态特征】半灌木状。全株疏被单毛和星状粗毛。叶片卵状披针形或卵形，基部宽楔形至圆形，边缘具粗齿，腹面疏被长毛，背面疏被长毛和星状长毛。花单生于叶腋，黄色；花梗被长毛；花瓣5片，倒卵形。果直径约6 mm，分果爿8~12个，肾形，疏被星状柔毛，具2枚芒刺。花期几全年。

【分布】生于路旁或林缘灌木丛中。产于广西、广东、台湾、福建等地。

【性能主治】全草微甘，性凉。具有清热利湿、解毒消肿的功效。主治湿热泻痢，黄疸，肺热咳嗽，咽喉肿痛，痔疮，痈肿疮毒，跌打损伤，前列腺炎。

【采收加工】秋季采挖全株，除去泥沙及杂质，切碎，鲜用或晒干。

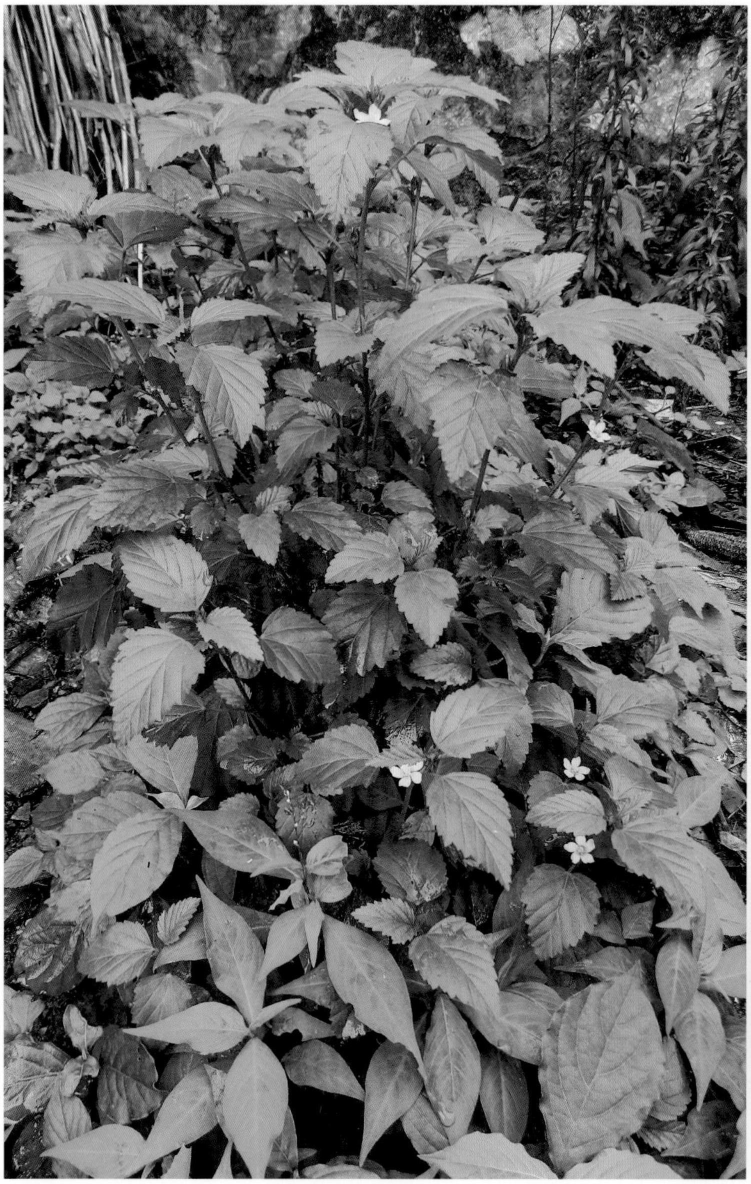

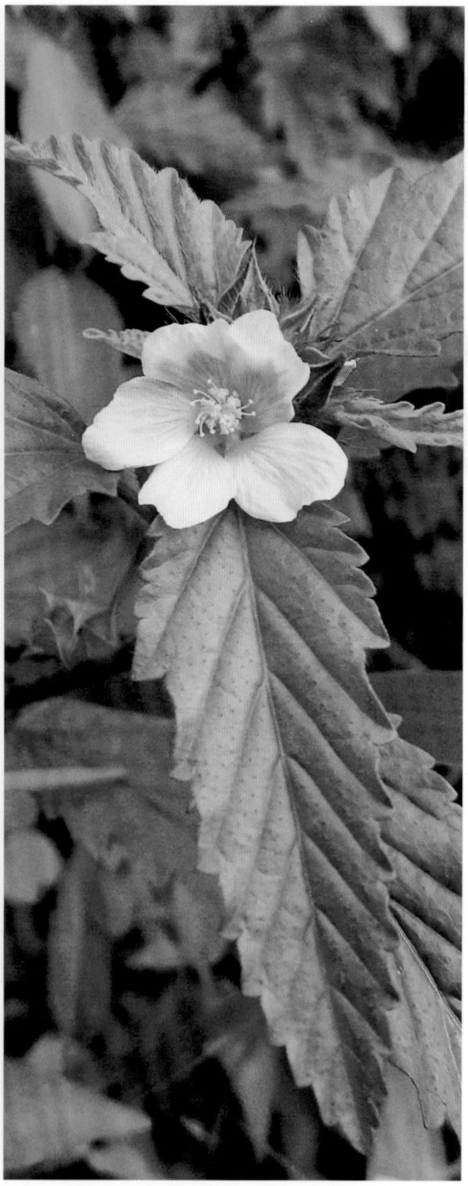

地桃花

【基原】为锦葵科地桃花*Urena lobata* L. 的根或全草。

【别名】野棉花、半边月。

【形态特征】直立半灌木状草本。小枝被星状茸毛。茎下部叶近圆形，先端浅3裂，基部圆形或近心形，边缘具齿；中部叶卵形；上部叶长圆形至披针形。花腋生，单生或稍丛生，淡红色；花瓣5片，倒卵形，外面被星状柔毛。果扁球形，分果爿被星状短柔毛和锚状刺。花期7~10月。

【分布】生于荒地、路边或疏林下。产于广西、福建等地。

【性能主治】根、全草味甘、辛，性凉。具有祛风利湿、消热解毒、活血消肿的功效。主治感冒，风湿痹痛，痢疾，泄泻，带下，月经不调，跌打肿痛，喉痹，蛇虫咬伤。

【采收加工】全年均可采收，洗净，鲜用或晒干。

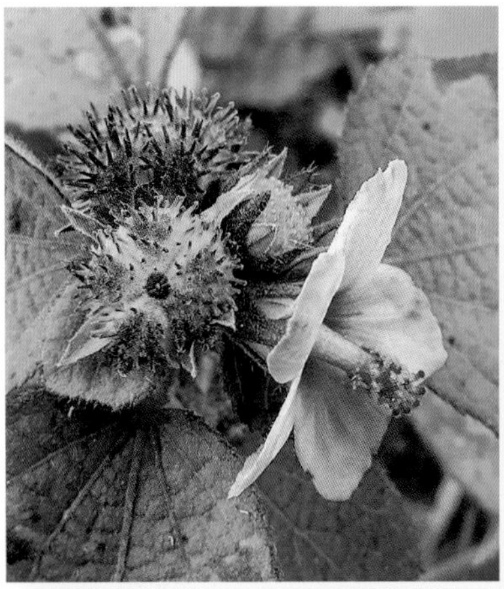

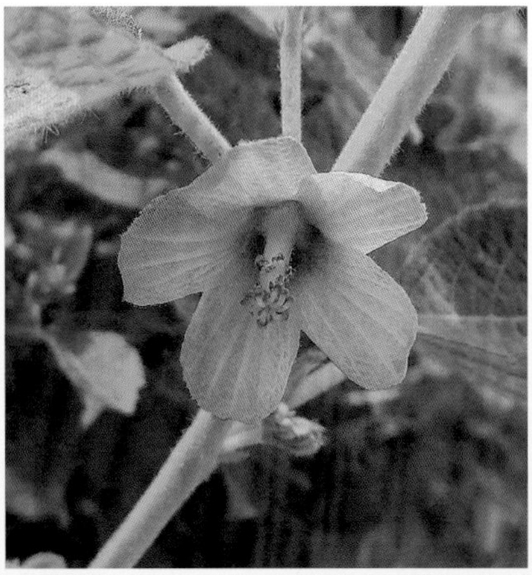

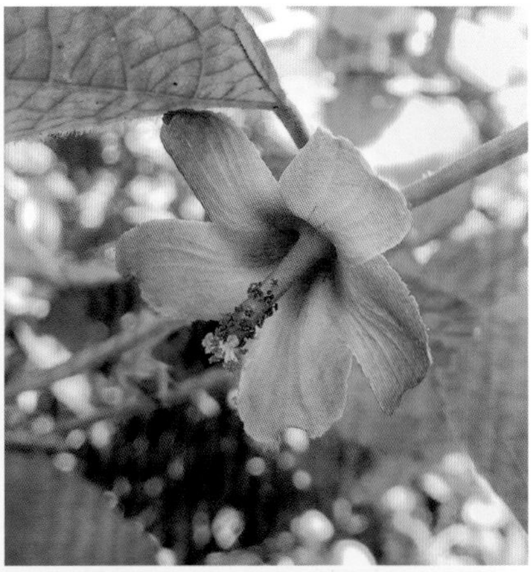

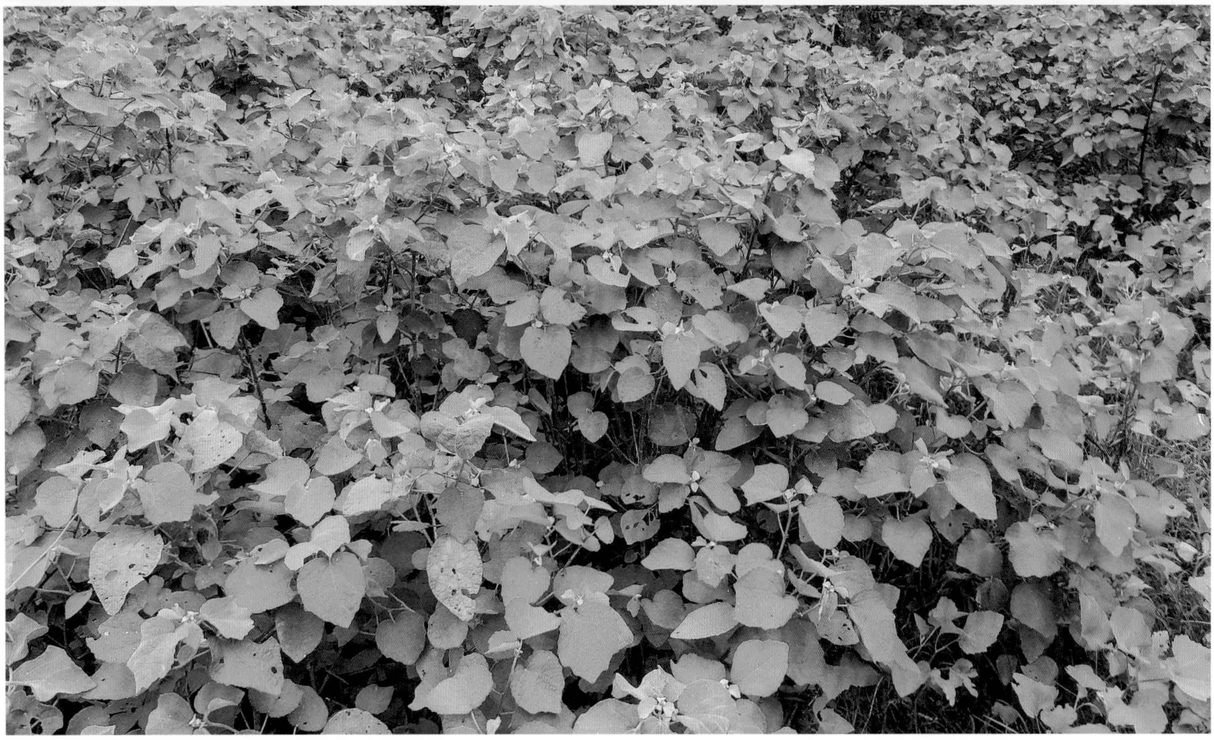

梵天花

【基原】为锦葵科梵天花*Urena procumbens* L. 的全草。

【别名】狗脚迹、野棉花、铁包金。

【形态特征】直立小灌木。小枝、叶柄、花梗均被星状柔毛。下部生叶为掌状3~5深裂，裂口深达中部以下，圆形而狭。花单生于叶腋或簇生；花冠淡红色；雄蕊柱无毛，与花瓣等长。果球形，直径约6 mm，具刺和长硬毛，刺端有倒钩。种子平滑无毛。花期6~9月。

【分布】生于山坡灌木丛或路旁。产于广西、广东、湖南、福建、江西、浙江等地。

【性能主治】全草味甘、苦，性凉。具有祛风利湿、消热解毒的功效。主治风湿痹痛，泄泻，感冒，咽喉肿痛，肺热咳嗽，风毒流注，跌打损伤，蛇虫咬伤。

【采收加工】夏、秋季采挖全草，洗净，除去杂质，切碎，晒干。

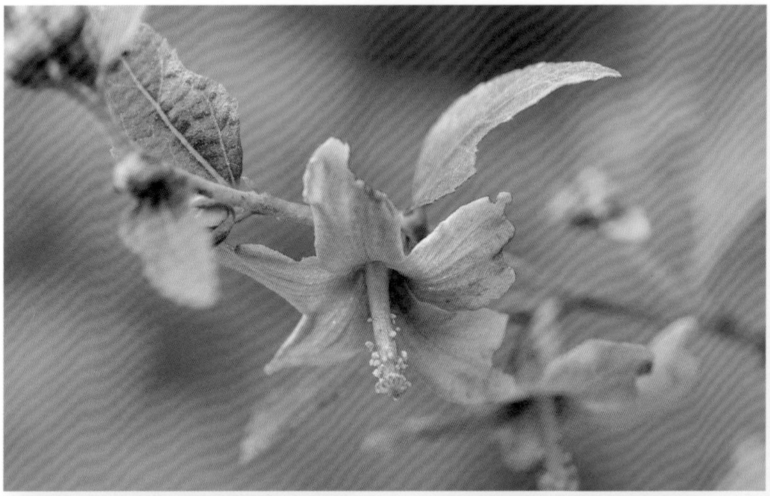

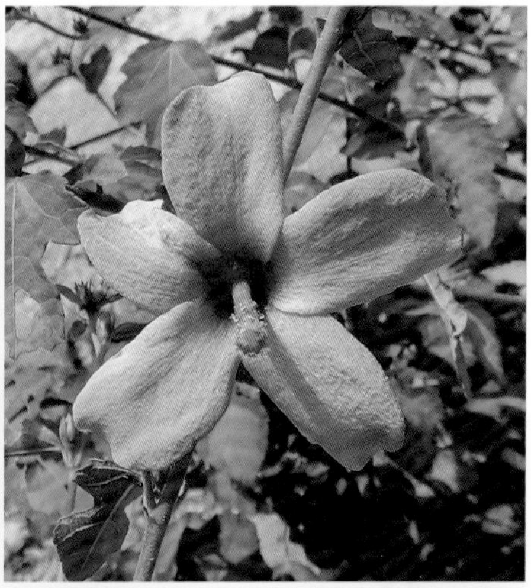

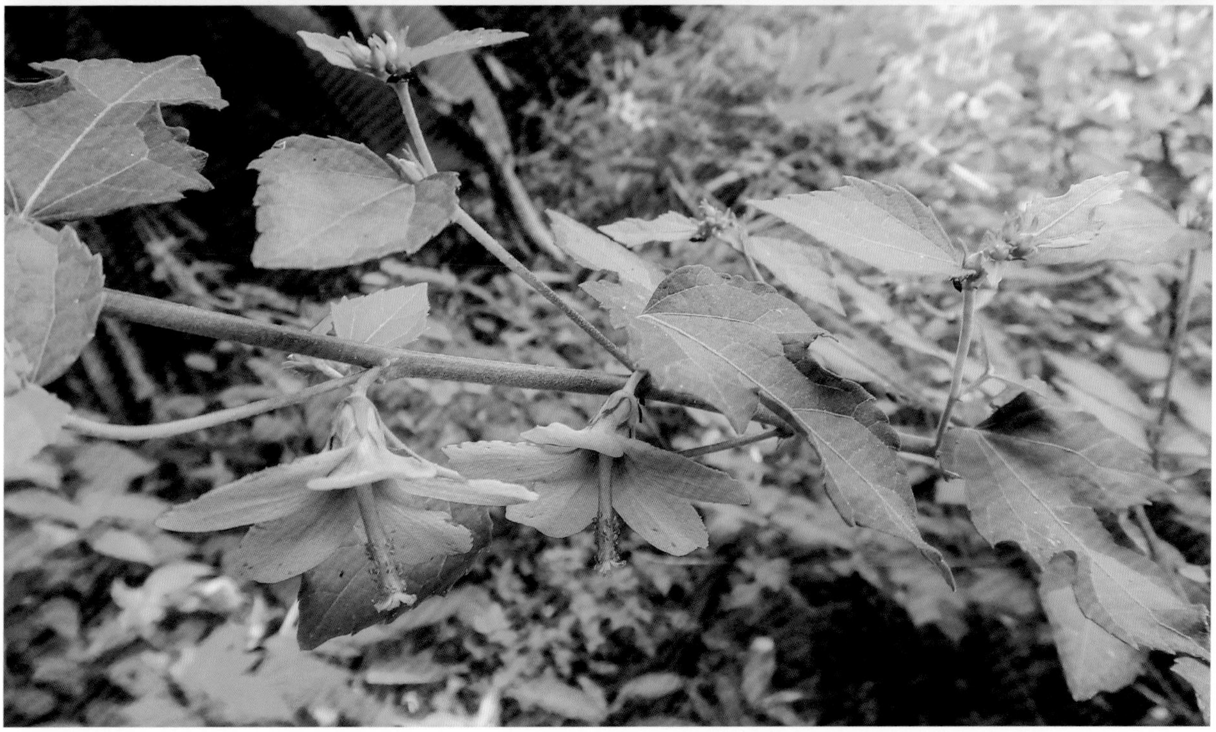

铁苋

【基原】为大戟科铁苋菜*Acalypha australis* L. 的全草。

【别名】海蚌含珠、耳仔茶。

【形态特征】一年生草本，多分枝。叶片长卵形、近菱状卵形或阔披针形。雌雄花同序，雄花在上，雌花在下，2~3朵生于叶状苞片内；花柱羽裂至基部；雌花苞片特殊，开放时为肾形，合拢时为蚌壳状，其中藏有果实，故有海蚌含珠之名。花果期4~12月。

【分布】生于荒地、山坡或村边较湿润处。产于我国大部分省区。

【性能主治】全草味苦、涩，性凉。具有清热解毒、止痢、止血、消积的功效。主治痢疾，泄泻，吐血，鼻出血，尿血，崩漏，小儿疳积，痈疖疮疡，皮肤湿疹。

【采收加工】夏秋采集全草，去泥土，洗净，晒干。

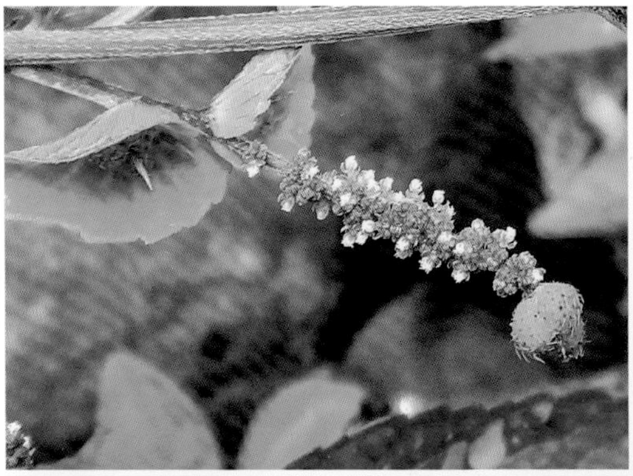

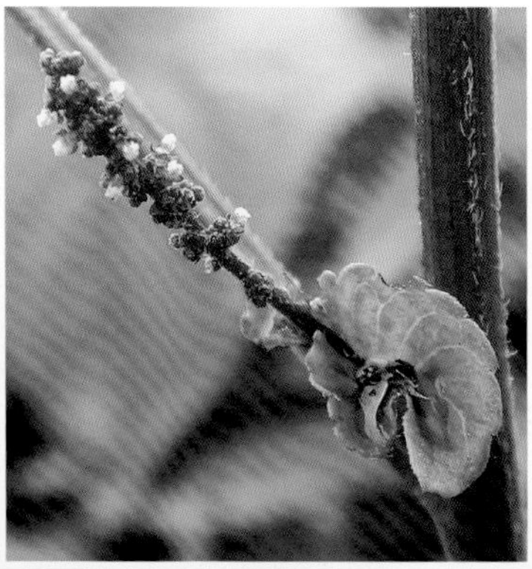

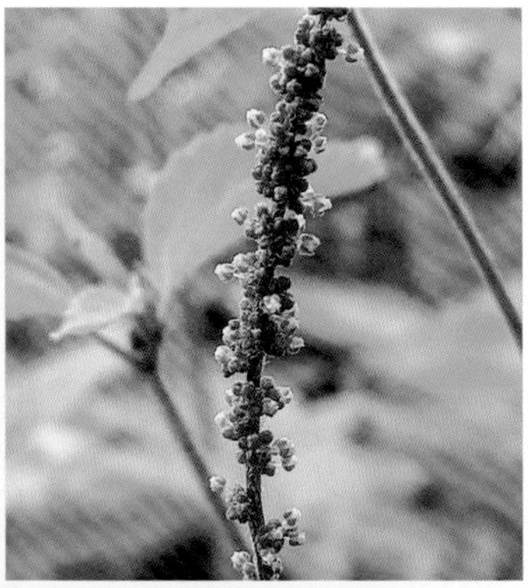

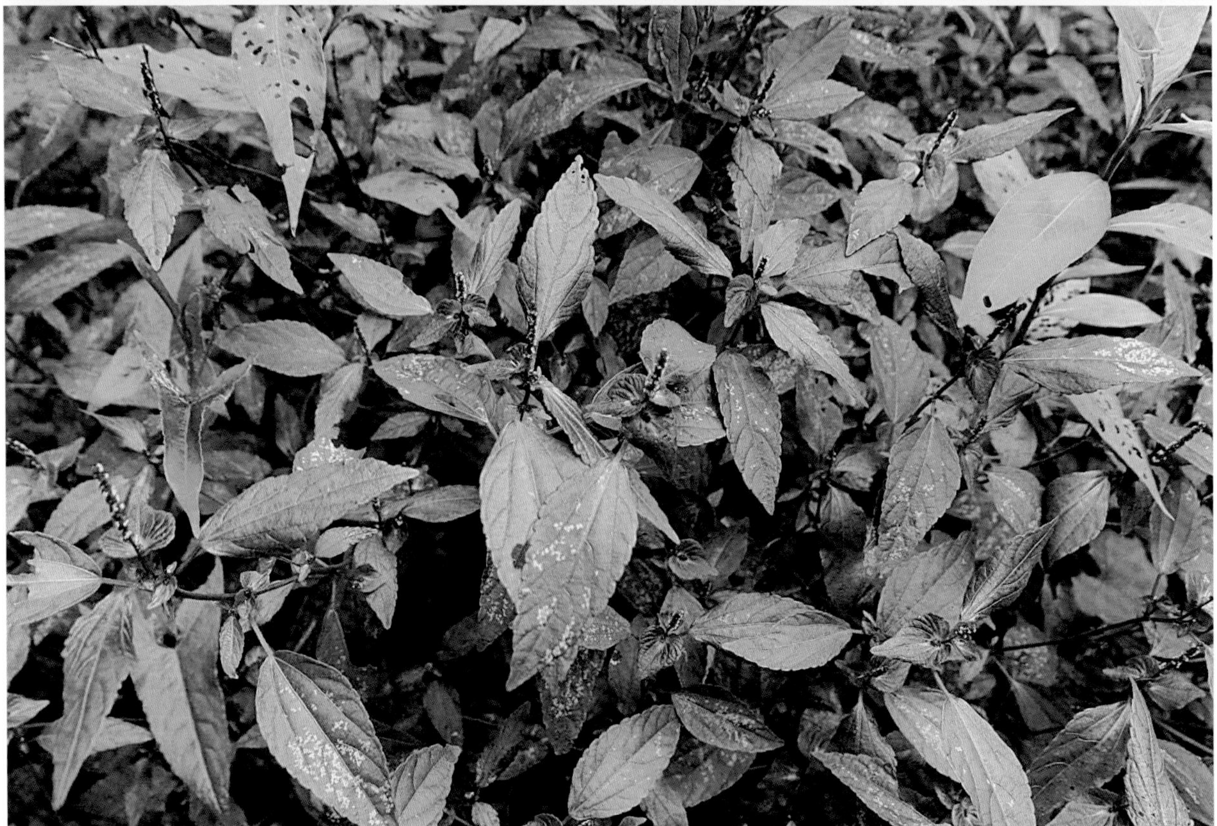

飞扬草

【基原】为大戟科飞扬草*Euphorbia hirta* L. 的全草。

【别名】大飞扬、奶母草、奶汁草。

【形态特征】一年生草本。茎单一，自中部向上分枝或不分枝，被褐色或黄褐色的粗硬毛。叶对生；叶片先端极尖或钝，基部略偏斜，边缘于中部以上有细齿。花序多数，于叶腋处密集成头状，基部近无梗。蒴果三棱状，被短柔毛，熟时分裂为3个分果爿。花果期6~12月。

【分布】生于山坡、山谷、草丛或灌木丛中，多见于沙质土。产于广西、湖南、广东、海南、江西、贵州和云南等地。

【性能主治】全草味辛、酸，性凉；有小毒。具有清热解毒、止痒利湿、通乳的功效。主治肺痈，乳痈，疔疮肿毒，牙疳，痢疾，泄泻，热淋，血尿，湿疹，脚癣，皮肤瘙痒，产后少乳。

【采收加工】夏、秋采收，洗净，晒干。

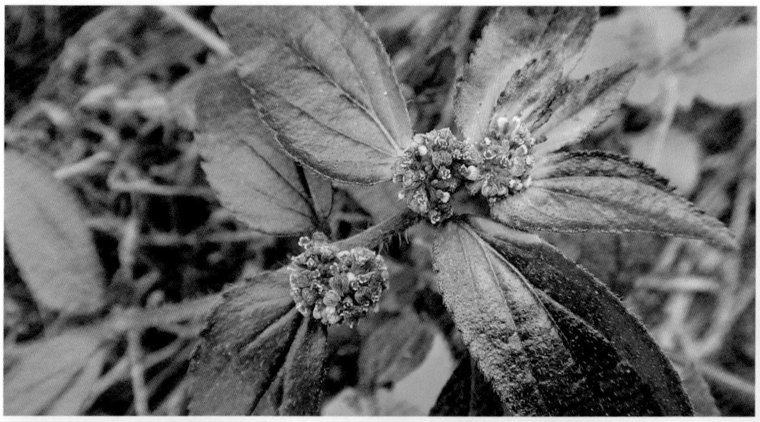
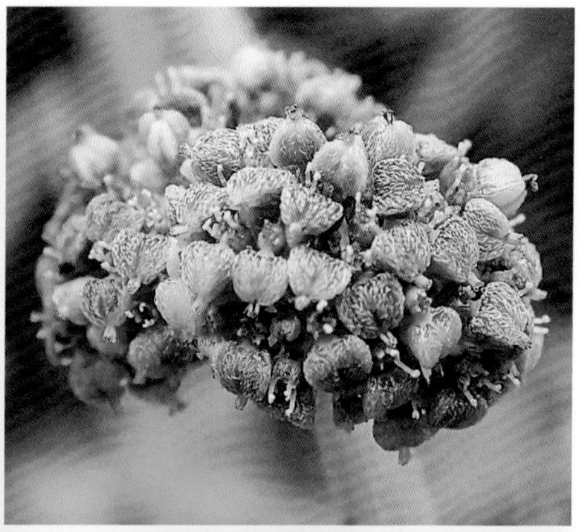
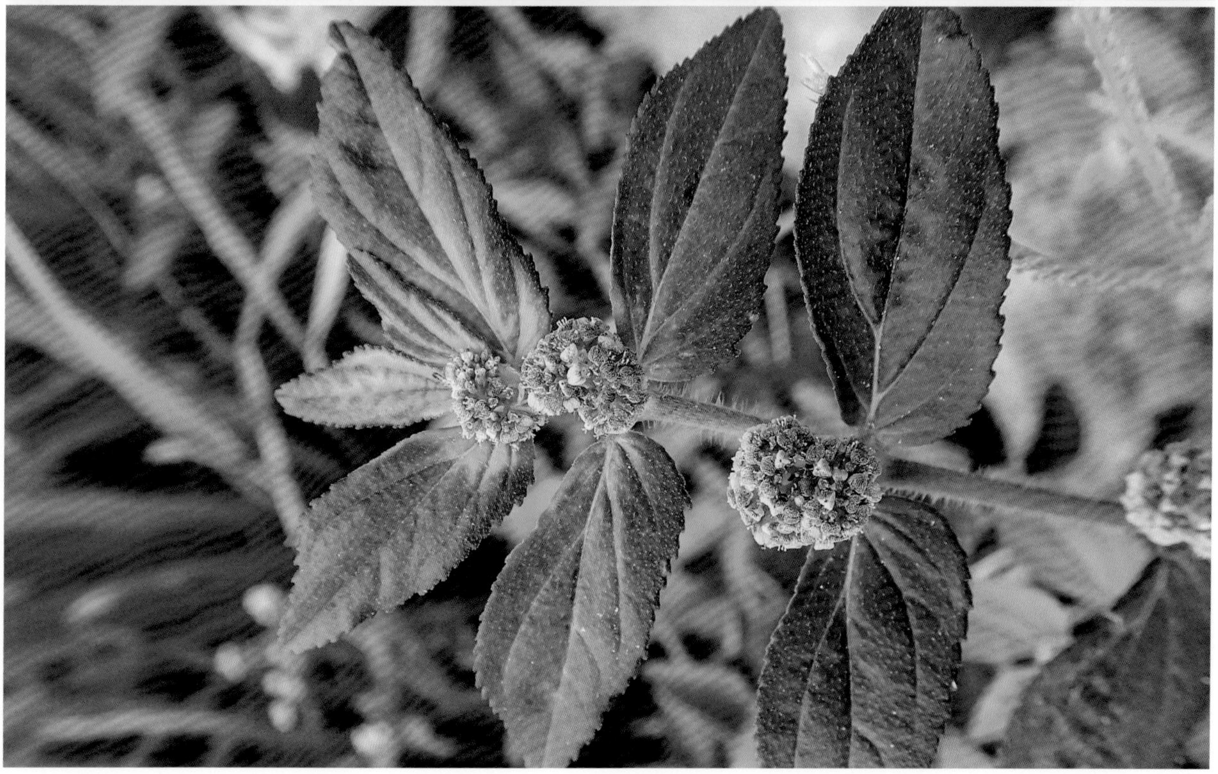

白饭树

【基原】为大戟科白饭树*Flueggea virosa* (Roxb. ex Willd.) Voigt 的全株。

【别名】白倍子、鱼眼木、鹊饭树。

【形态特征】灌木，高1~6 m。小枝具纵棱槽，有皮孔，全株无毛。叶片纸质，椭圆形、长圆形、倒卵形或近圆形，先端圆至急尖，有小尖头。雌雄异株；花小，淡黄色，多朵簇生于叶腋。蒴果浆果状，近圆球形。种子栗褐色，具光泽，有小疣状突起及网纹。花期3~8月，果期7~12月。

【分布】生于山地灌木丛中。产于西南、华南、华东地区。

【性能主治】全株味苦、微涩，性凉；有小毒。具有清热解毒、消肿止痛、止痒止血的功效。主治湿疹，脓疱疮，过敏性皮炎，疮疖，烧烫伤。

【采收加工】随用随采，多鲜用。

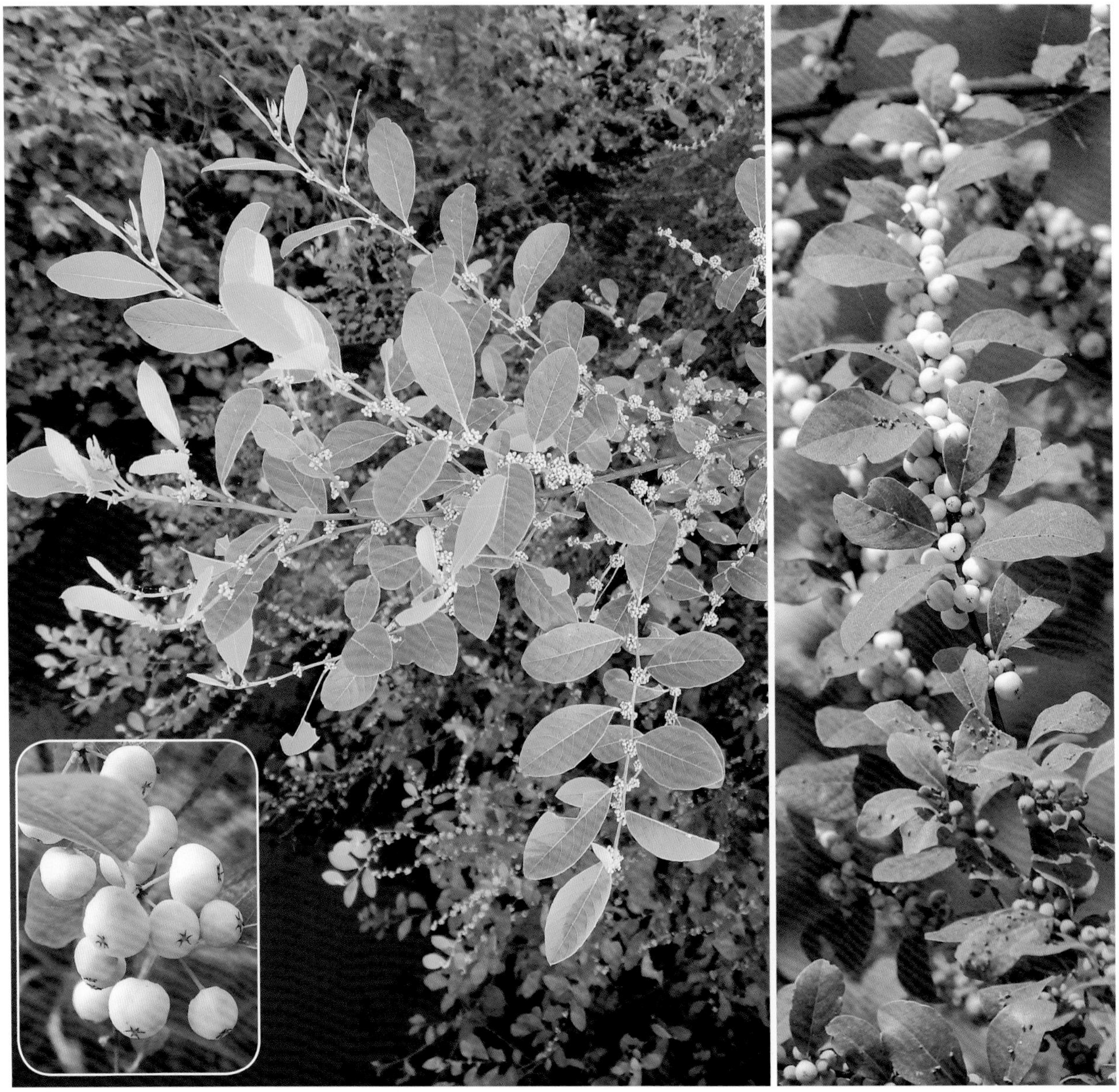

算盘子

【基原】为大戟科算盘子*Glochidion puberum* (L.) Hutch. 的根、叶、果实。

【别名】算盘珠、八瓣橘、馒头果。

【形态特征】直立灌木。小枝、叶背、花序和果均密被短柔毛。叶片长圆状披针形或长圆形，基部楔形，背面粉绿色。雌雄同株或异株；花小，2~4朵簇生于叶腋内；雌花生于小枝上部，雄花生于小枝下部。蒴果扁球状，具8~10条纵沟，熟时带红色。花期4~8月，果期7~11月。

【分布】生于山坡、路边或草地向阳的灌木丛中。产于广西、广东、四川、福建、湖南、湖北、江西、河南等地。

【性能主治】根味苦，性凉；有小毒。具有清热利湿、行气、活血、解毒消肿的功效。主治感冒发热，咽喉肿痛，咳嗽，牙痛，湿热泻疾，带下，风湿痹痛，腰痛，闭经，跌打损伤，蛇虫咬伤。叶味苦、涩，性凉；有小毒。具有清热利湿、解毒消肿的功效。主治湿热泻痢，黄疸，带下，发热，咽喉肿痛，痈疮疖肿，漆疮，虫蛇咬伤。果实味苦，性凉；有小毒。具有清热除湿、解毒利咽、行气活血的功效。主治痢疾，泄泻，黄疸，疟疾，带下，咽喉肿痛，牙痛，疝痛，产后腹痛。

【采收加工】根全年均可采挖，洗净，鲜用或晒干。叶夏、秋季采收，鲜用或晒干。果实秋季采收，除去杂质，晒干。

【附注】《中华本草》记载算盘子以根、叶、果实入药的药材名分别为算盘子根、算盘子叶、算盘子。

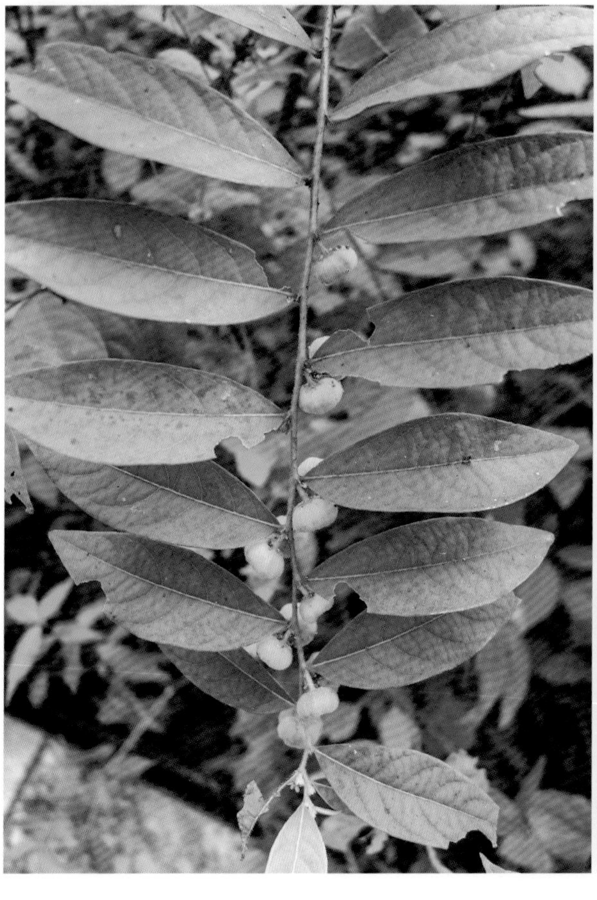

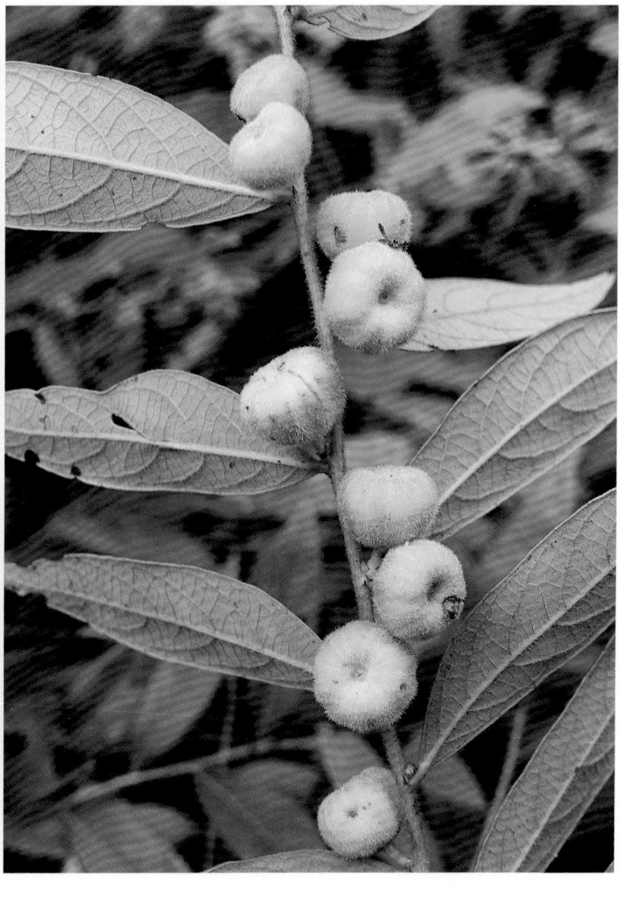

粗糠柴

【基原】为大戟科粗糠柴*Mallotus philippinensis* (Lam.) Müll. Arg. 的果实表面的粉状茸毛和根。

【别名】铁面将军、香桂树、香檀。

【形态特征】小乔木或灌木。小枝、嫩叶和花序均密被黄褐色星状柔毛。叶片卵形、长圆形或卵状披针形，叶脉上具长柔毛，散生红色颗粒状腺体。花雌雄异株；总状花序顶生或腋生，单生或数个簇生。蒴果扁球形，密被红色颗粒状腺体和粉末状茸毛。花期4~5月，果期5~8月。

【分布】生于山地林中或林缘。产于广西、广东、海南、贵州、湖南、湖北、江西、安徽、江苏等地。

【性能主治】果实表面的粉状茸毛和根味微苦、微涩，性凉。果上腺体粉末具有驱虫的功效。主治绦虫病，驱蛲虫病，线虫病。根具有清热利湿的功效。主治急、慢性痢疾，咽喉肿痛。

【采收加工】根随时可采收，腺毛及茸毛秋季采收，晒干。

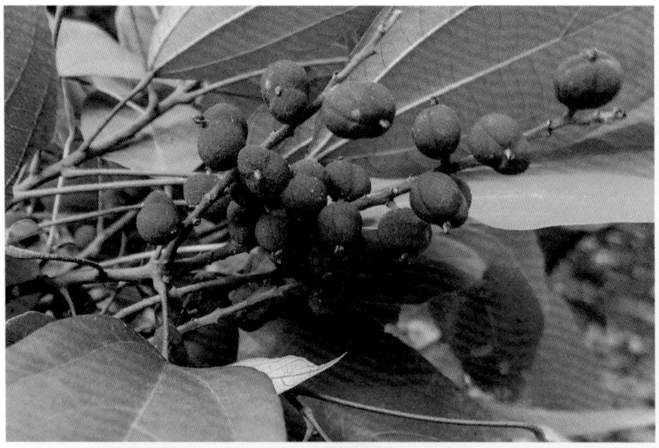
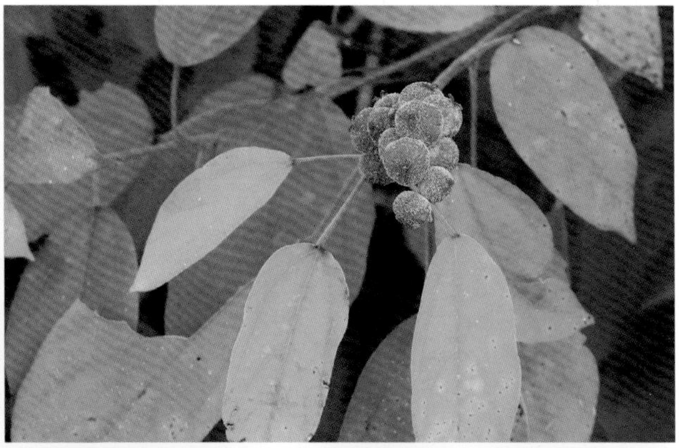
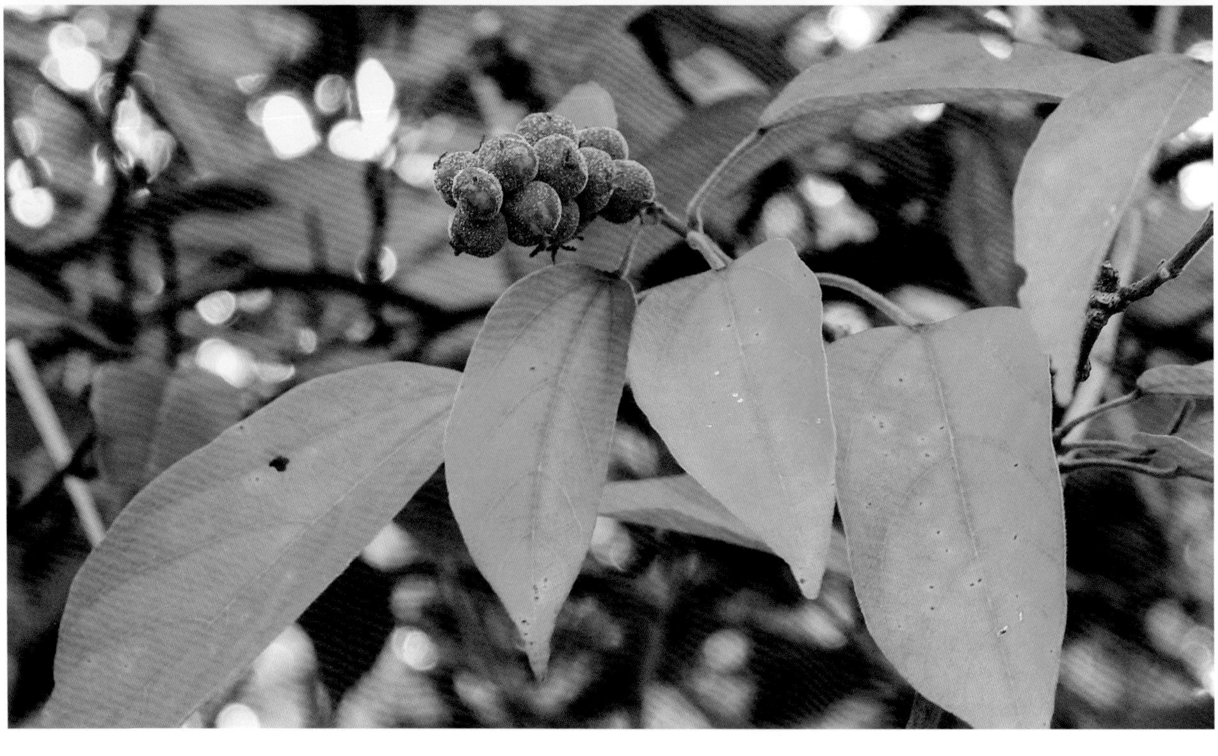

杠香藤

【基原】为大戟科石岩枫*Mallotus repandus* (Willd.) Müll. Arg. 的根、茎、叶。

【别名】黄豆树、倒挂茶、倒挂金钩。

【形态特征】攀援状灌木。嫩枝、叶柄、花序和花梗均密生黄色星状柔毛，老枝无毛，常有皮孔。叶片卵形或椭圆状卵形。花雌雄异株；总状花序或下部有分枝；雄花序顶生，稀腋生；雌花序顶生。蒴果具2~3个分果爿，密生黄色粉末状毛和具颗粒状腺体。种子卵形。花期3~5月，果期8~9月。

【分布】生于山地疏林中或林缘。产于广西、广东、海南和台湾等地。

【性能主治】根、茎、叶味苦、辛，性温。具有祛风除湿、活血通络、解毒消肿、驱虫止痒的功效。主治风湿痹证，腰腿疼痛，跌打损伤，痈肿疮疡，绦虫病，湿疹，顽癣，蛇犬咬伤。

【采收加工】根、茎全年均可采收，洗净，切片，晒干。夏、秋季采叶，鲜用或晒干。

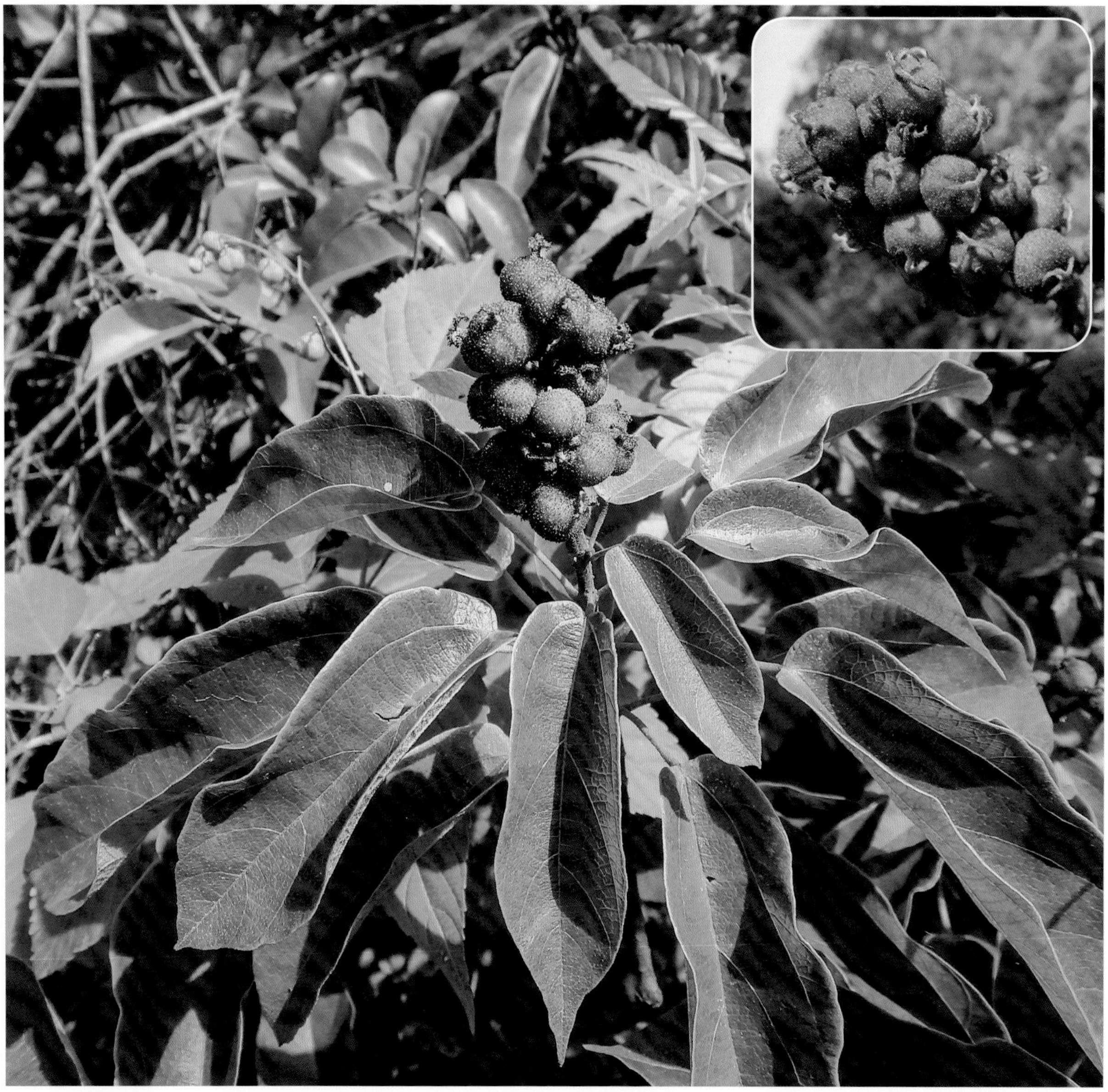

叶下珠

【基原】为大戟科叶下珠*Phyllanthus urinaria* L. 的全草。

【别名】夜关门、鱼蛋草。

【形态特征】一年生草本，高约30 cm。叶片纸质，因叶柄扭转而呈羽状排列，长圆形或倒卵形。雄花2~4朵簇生于叶腋；雌花单生于小枝中下部的叶腋内。蒴果无柄，近圆形，叶下2列着生，熟时赤褐色，表面有小鳞状突起物，呈一列珠状，故名叶下珠。花期6~8月，果期9~10月。

【分布】生于山地疏林、灌木丛中、荒地或山沟向阳处。产于广西、广东、贵州、海南、云南、四川、台湾、福建等地。

【性能主治】全草微苦、甘，性凉。具有清热利尿、消积、明目的功效。主治肾炎水肿，泌尿系统感染、结石，肠炎，眼角膜炎，黄疸型肝炎；外用治蛇虫咬伤。

【采收加工】夏秋季采集全草，去杂质，晒干。

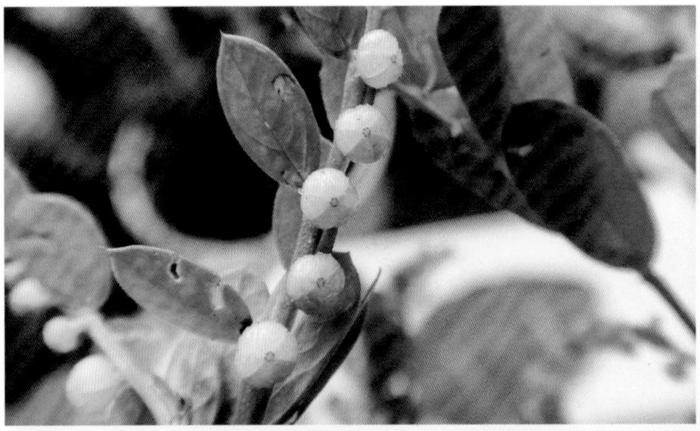
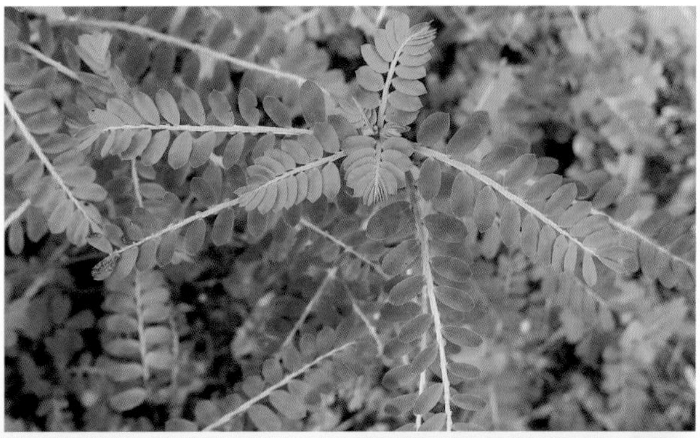
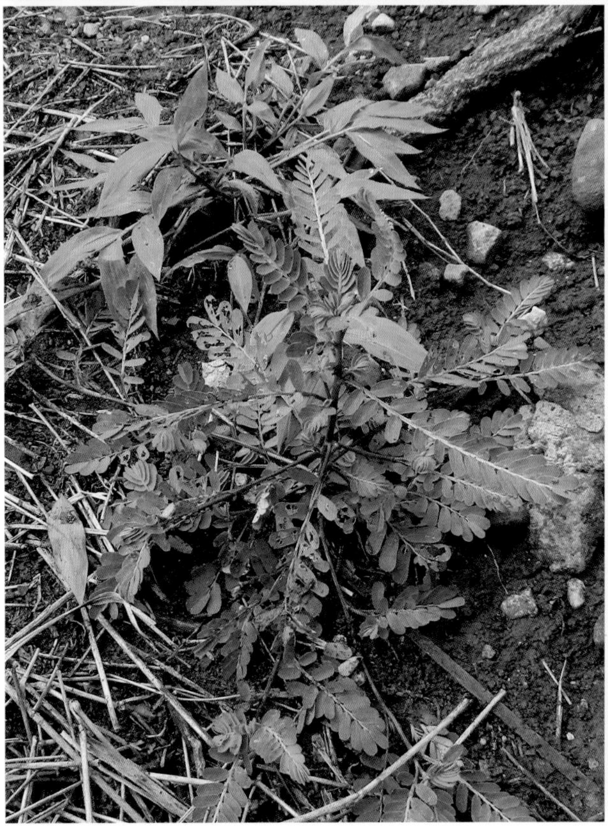
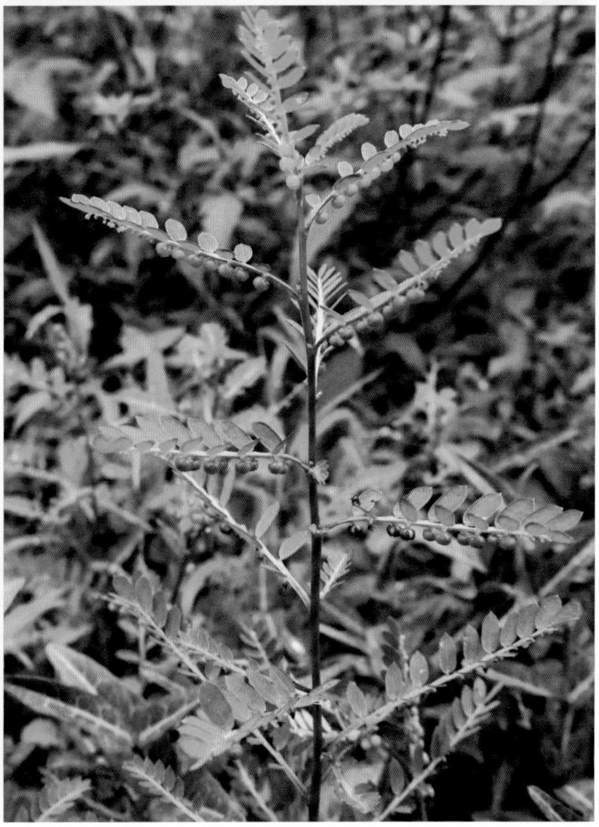

山乌桕

【基原】为大戟科山乌桕*Sapium discolor* (Champ. ex Benth.) Müll. Arg. 的根皮、树皮及叶。

【别名】红乌桕、红叶乌桕。

【形态特征】乔木或灌木。叶片椭圆形或长卵形，背面近缘常有数个圆形腺体；叶柄顶端具2个毗连的腺体。花单性，雌雄同株，密集成顶生总状花序；雌花生于花序轴下部，雄花生于花序轴上部或有时整个花序全为雄花。蒴果黑色，球形。种子近球形，外薄被蜡质的假种皮。花期4~6月。

【分布】生于山坡或山谷林中。产于广西、广东、贵州、云南、湖南、四川、江西、台湾等地。

【性能主治】根皮、树皮及叶味苦，性寒；有小毒。具有泻下逐水、消肿散瘀的功效。根皮、树皮主治肾炎水肿，肝硬化腹水，大、小便不通。叶外用治跌打肿痛，蛇虫咬伤，带状疱疹，过敏性皮炎，湿疹。

【采收加工】根皮、树皮全年均可采收。叶夏秋可采收，晒干。

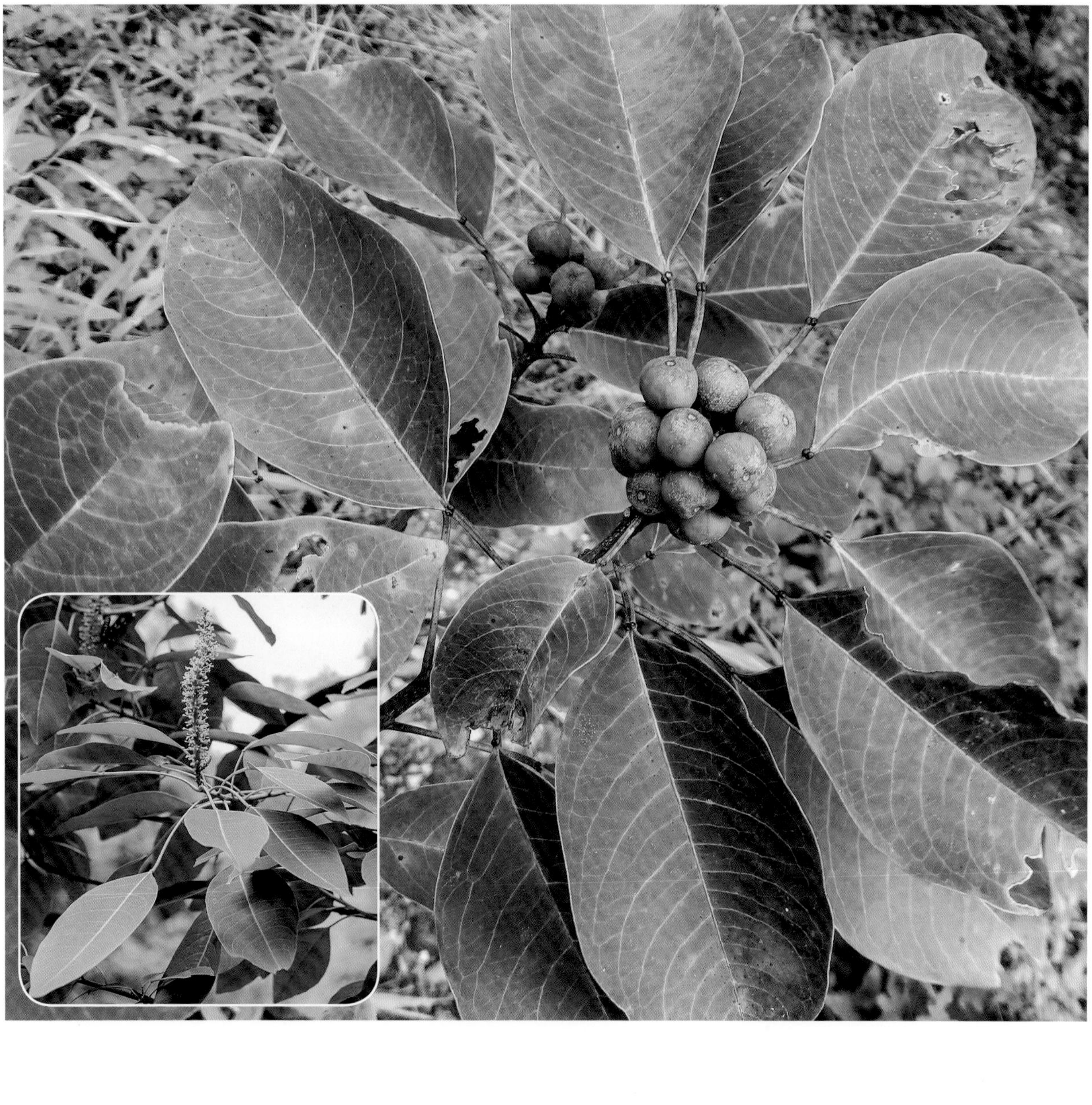

圆叶乌桕

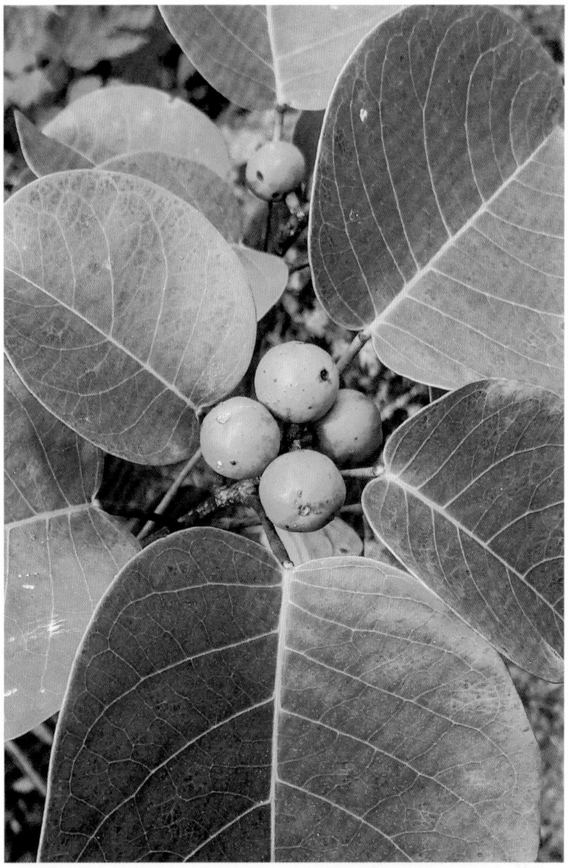

【基原】为大戟科圆叶乌桕*Sapium rotundifolium* Hemsl. 的叶或果实。

【别名】妹吭。

【形态特征】灌木或乔木，无毛。叶互生，叶片厚革质，近圆形，先端圆，稀突尖，边缘全缘；叶柄圆柱形，顶端具2个腺体。花单性，雌雄同株，密集成顶生的总状花序；雌花生于花序轴下部，雄花生于花序轴上部或有时整个花序全为雄花。蒴果近球形，直径约1.5 cm。花期4~6月。

【分布】生于阳光充足的石灰岩石山山坡或山顶。产于广西、广东、湖南、贵州和云南等地。

【性能主治】叶、果实味辛、苦，性凉。具有解毒消肿、杀虫的功效。主治蛇伤，疥癣，湿疹，疮毒。

【采收加工】夏、秋季采叶，鲜用或晒干。果实成熟时采摘，晒干或鲜用。

乌桕子

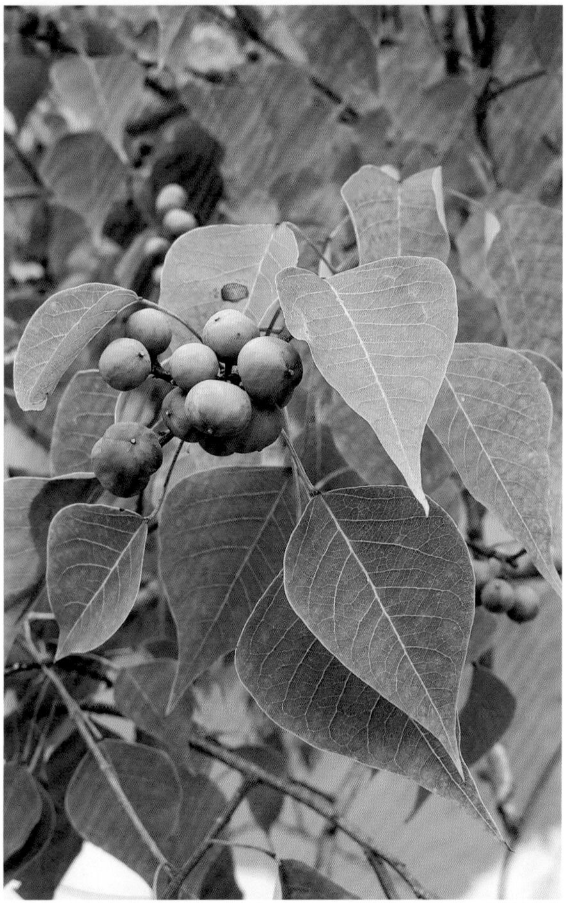

【基原】为大戟科乌桕*Sapium sebiferum* (L.) Roxb. 的种子。

【别名】腊子树、桕子树、木子树。

【形态特征】乔木，高可达15 m。叶互生；叶片菱形、菱状卵形或稀有菱状倒卵形，先端骤然紧缩具长短不等的尖头；叶柄顶端具2个腺体。花单性，雌雄同株，聚集成顶生总状花序。蒴果梨状球形，熟时黑色，具3粒种子，分果爿脱落后中轴宿存。种子扁球形，黑色。花期4~8月。

【分布】生于村边、路旁、山坡。产于西南、华东、中南及甘肃等地。

【性能主治】种子味甘，性凉；有毒。具有拔毒消肿、杀虫止痒的功效。主治湿疹，癣疮，皮肤皲裂，水肿，便秘。

【采收加工】果实成熟时采摘，取出种子，鲜用或晒干。

油桐

【基原】为大戟科油桐*Vernicia fordii* (Hemsl.) Airy Shaw 的根、叶、花、果实、种子油。

【别名】三年桐、光桐。

【形态特征】落叶乔木。树皮灰色，近光滑，枝条具明显皮孔。叶片卵形或阔卵形；叶柄顶端有2个盘状、无柄的红色腺体。花雌雄同株，先叶或与叶同时开放；花瓣白色，基部有淡红色斑纹。核果球形或扁球形，光滑。种子3~5颗，种皮木质。花期3~4月，果期8~9月。

【分布】通常栽培于丘陵山地。产于广西、广东、湖南、贵州、云南、四川、江西、浙江、江苏等地。

【性能主治】根、叶、花味苦、微辛，性寒；有毒。根具有下气消积、利水化痰、驱虫的功效。主治食积痞满，水肿，哮喘，瘰疬，蛔虫病。叶具有清热消肿、解毒杀虫的功效。主治肠炎，痢疾，痈肿，臁疮，疥癣，漆疮，烫伤。花具有清热解毒、生肌的功效。主治新生儿湿疹，秃疮，热毒疮，天沟疮，烧烫伤。果实味苦，性平。具有行气消食、清热解毒的功效。主治疝气，食积，月经不调，疔疮疖肿。种子油味甘、辛，性寒；有毒。具有涌吐痰涎、清热解毒、收湿杀虫、润肤生肌的功效。主治喉痹，痈疡，疥癣，烫伤，冻疮，皲裂。

【采收加工】根全年均可采挖，洗净，鲜用或晒干。叶秋季采集，鲜用或晒干。4~5月收集凋落的花，晒干。收集未成熟而早落的果实，除净杂质，鲜用或晒干。收集成熟种子，榨油。

【附注】《中华本草》记载油桐以根、叶、花、果实、种子油入药的药材名分别为油桐根、油桐叶、桐子花、气桐籽、桐油。

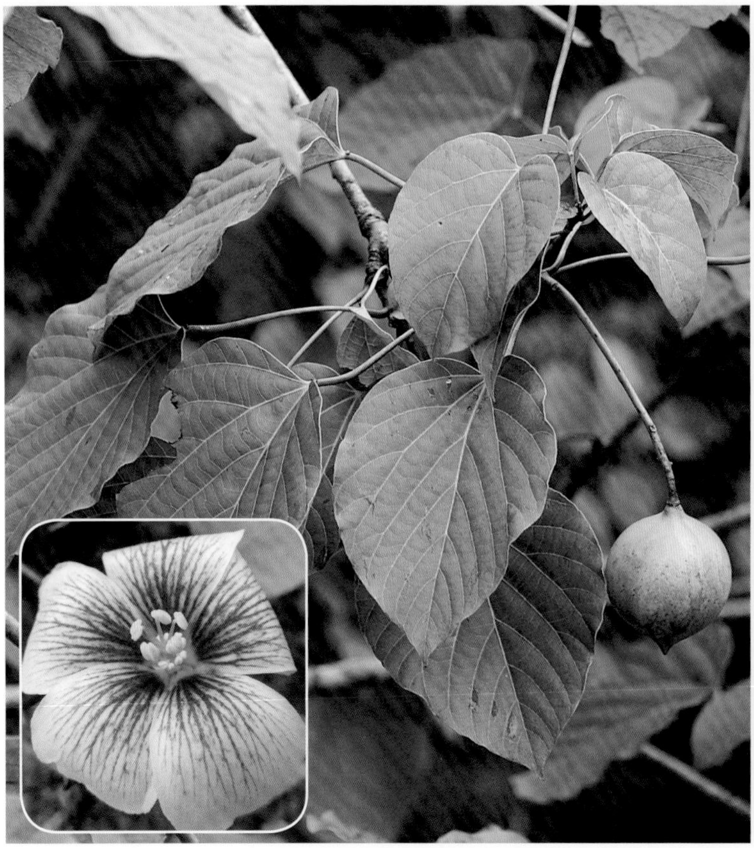
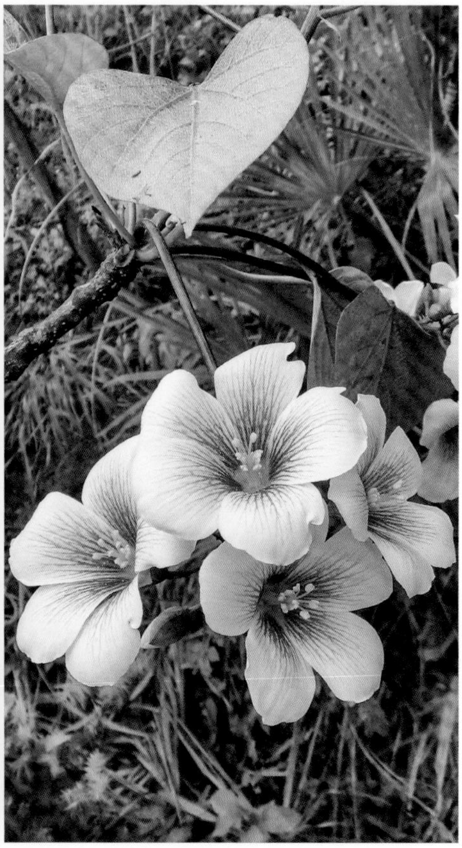

牛耳枫

【基原】为虎皮楠科牛耳枫*Daphniphyllum calycinum* Benth. 的根、小枝和叶、果实。

【别名】假鸦胆子、羊屎子。

【形态特征】灌木，高1.5~4 m。叶片阔椭圆形或倒卵形，干后两面绿色，腹面具光泽，背面多少被白粉，具细小乳突体，侧脉8~11对，在腹面清晰，背面突起。总状花序腋生，长2~3 cm。果卵圆形，被白粉，具小疣状突起，先端具宿存柱头，基部具宿萼。花期4~6月，果期8~11月。

【分布】生于灌木丛、疏林中。产于广西、广东、福建、江西等地。

【性能主治】根味辛、苦，性凉；有小毒。具有清热解毒、活血化瘀的功效。主治感冒发热，扁桃体炎，风湿关节痛，跌打损伤。小枝和叶味辛、甘，性凉；有小毒。具有祛风止痛、解毒消肿的功效。主治风湿骨痛，疮疡肿毒，跌打骨折，蛇虫咬伤。果实味苦、涩，性平；有毒。具有止痢的功效。主治久痢。

【采收加工】根全年均可采收，鲜用或切片晒干。夏、秋采小枝和叶，鲜用或切段晒干。秋后果实成熟时采收，晒干。

【附注】《中华本草》记载牛耳枫以根、小枝和叶、果实入药的药材名分别为牛耳枫根、牛耳枫枝叶、牛耳枫子。

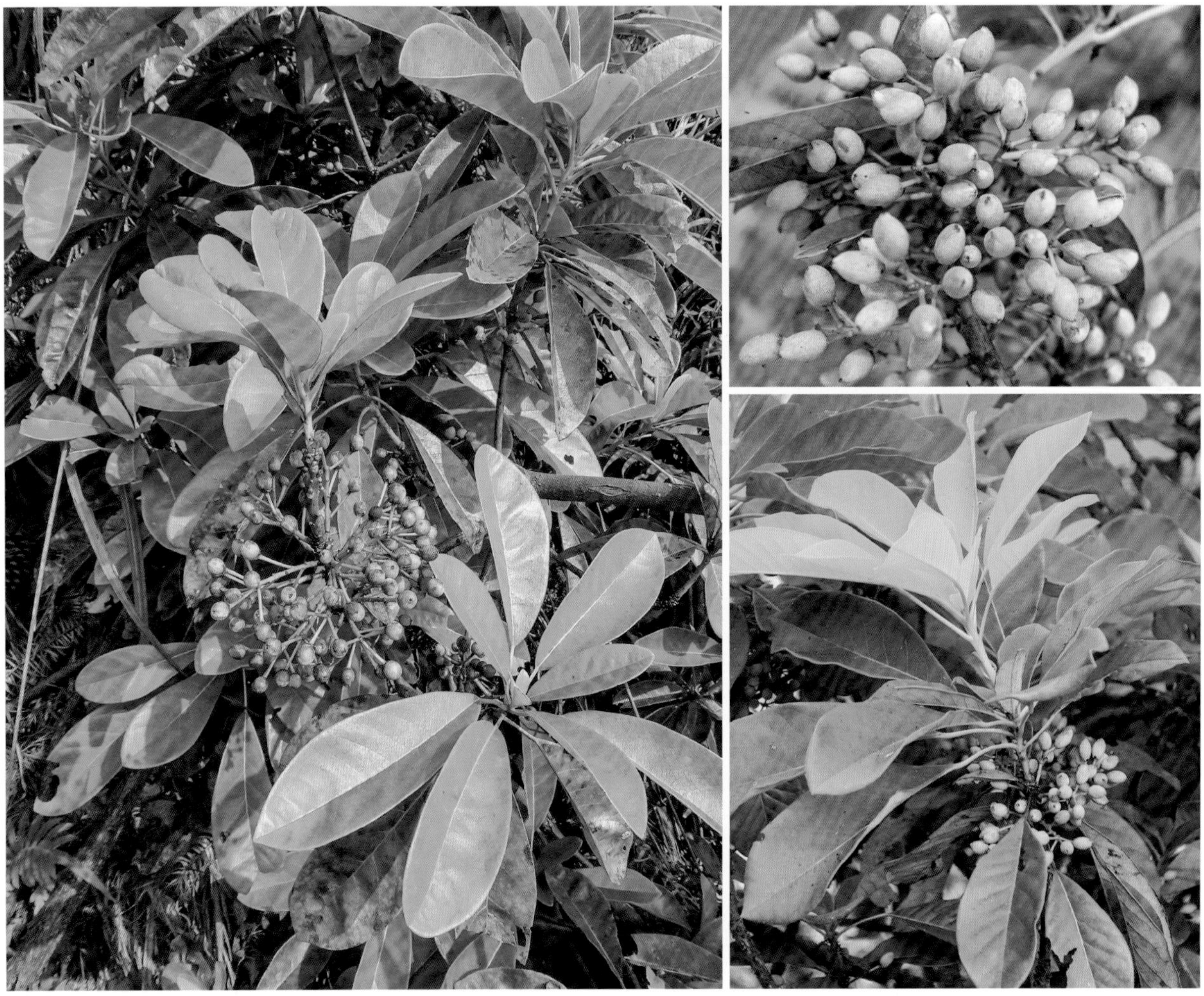

常山

【基原】为绣球花科常山*Dichroa febrifuga* Lour. 的根。

【别名】黄常山、鸡骨常山。

【形态特征】灌木，高1~2 m。小枝、叶柄和叶无毛或有微柔毛。叶形状大小变异大，椭圆形、椭圆状长圆形或披针形，两端渐尖，边缘具齿。伞房状圆锥花序顶生，有时叶腋有侧生花序；花蓝色或白色。浆果蓝色，干时黑色。种子长约1 mm，具网纹。花期2~4月，果期5~8月。

【分布】生于山谷、林缘、沟边、路边等地。产于广西、广东、云南、贵州、四川、西藏、江西、福建、台湾、湖南、湖北、安徽、江苏、浙江、陕西、甘肃等地。

【性能主治】根味苦、辛，性寒；有毒。具有涌吐痰涎、截疟的功效。主治痰饮停聚，胸膈痞塞，疟疾。

【采收加工】秋季采挖，除去须根，洗净，晒干。

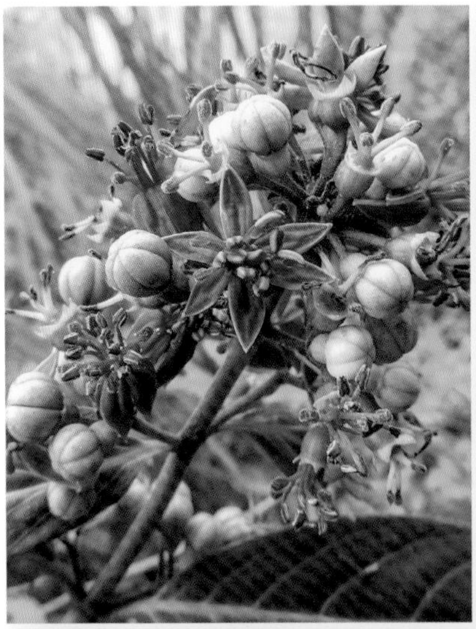
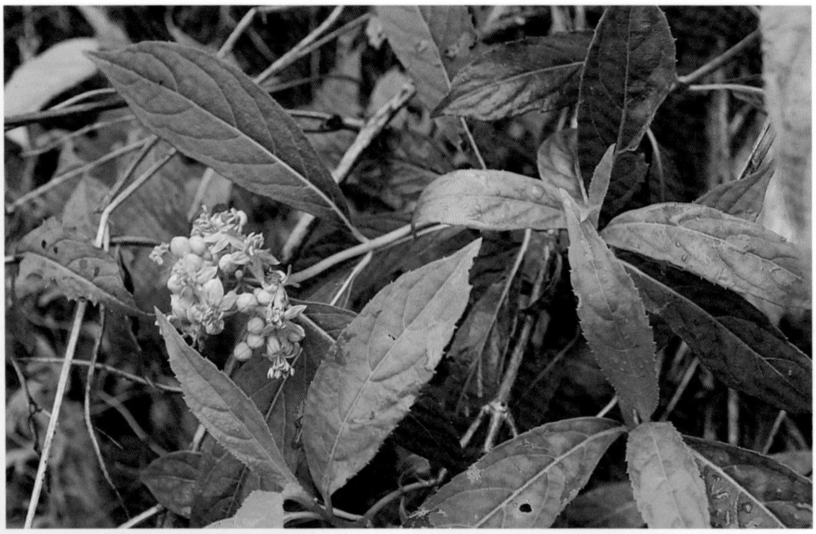
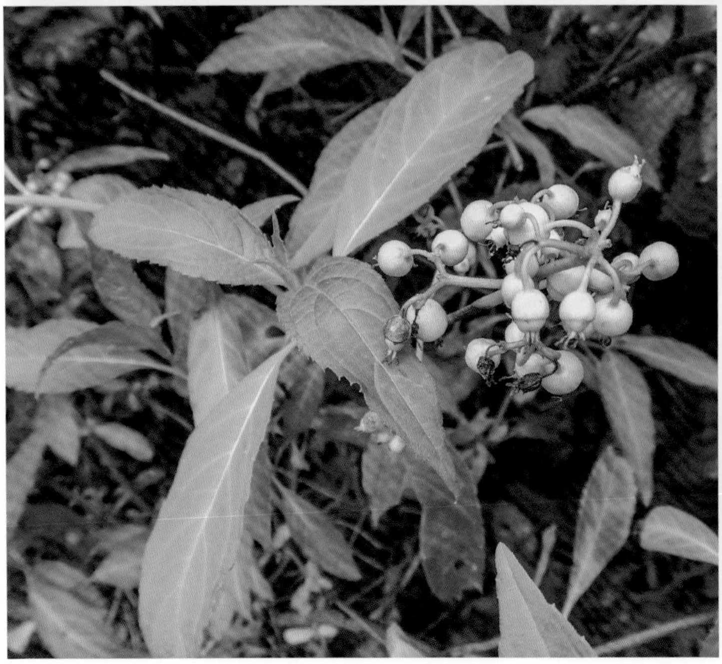
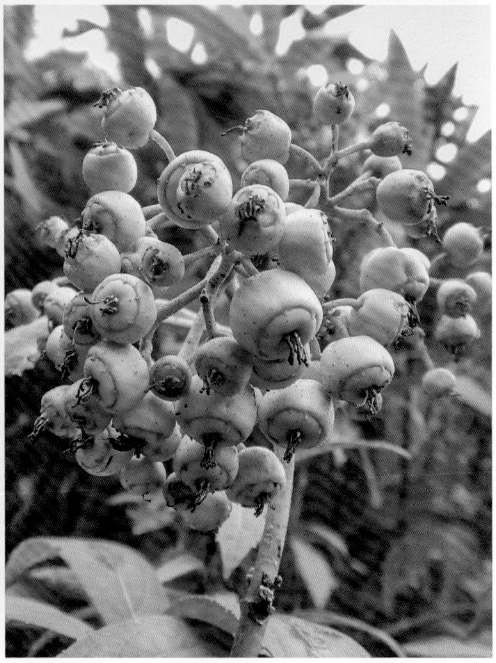

枇杷叶

【基原】为蔷薇科枇杷*Eriobotrya japonica* (Thunb.) Lindl. 的叶。

【别名】白花木。

【形态特征】常绿灌木至小乔木。枝及叶均密被锈色茸毛。叶片革质，长椭圆形或倒卵状披针形，边缘有疏齿，腹面光亮，多皱，背面密生灰棕色茸毛。圆锥花序顶生；花瓣白色，长圆形或卵形。果近圆形，熟时橙黄色。种子1~5粒，球形或扁球形。花期4~5月，果期5~10月。

【分布】多栽种于村边、平地或坡地。产于广西、贵州、云南、福建、江苏、安徽、浙江、江西等地。

【性能主治】叶味苦，性微寒。具有清肺止咳、降逆止呕的功效。主治肺热咳嗽，气逆喘急，胃热呕逆，烦热口渴。

【采收加工】全年均可采收，晒至七成干时，扎成小把，再晒干。

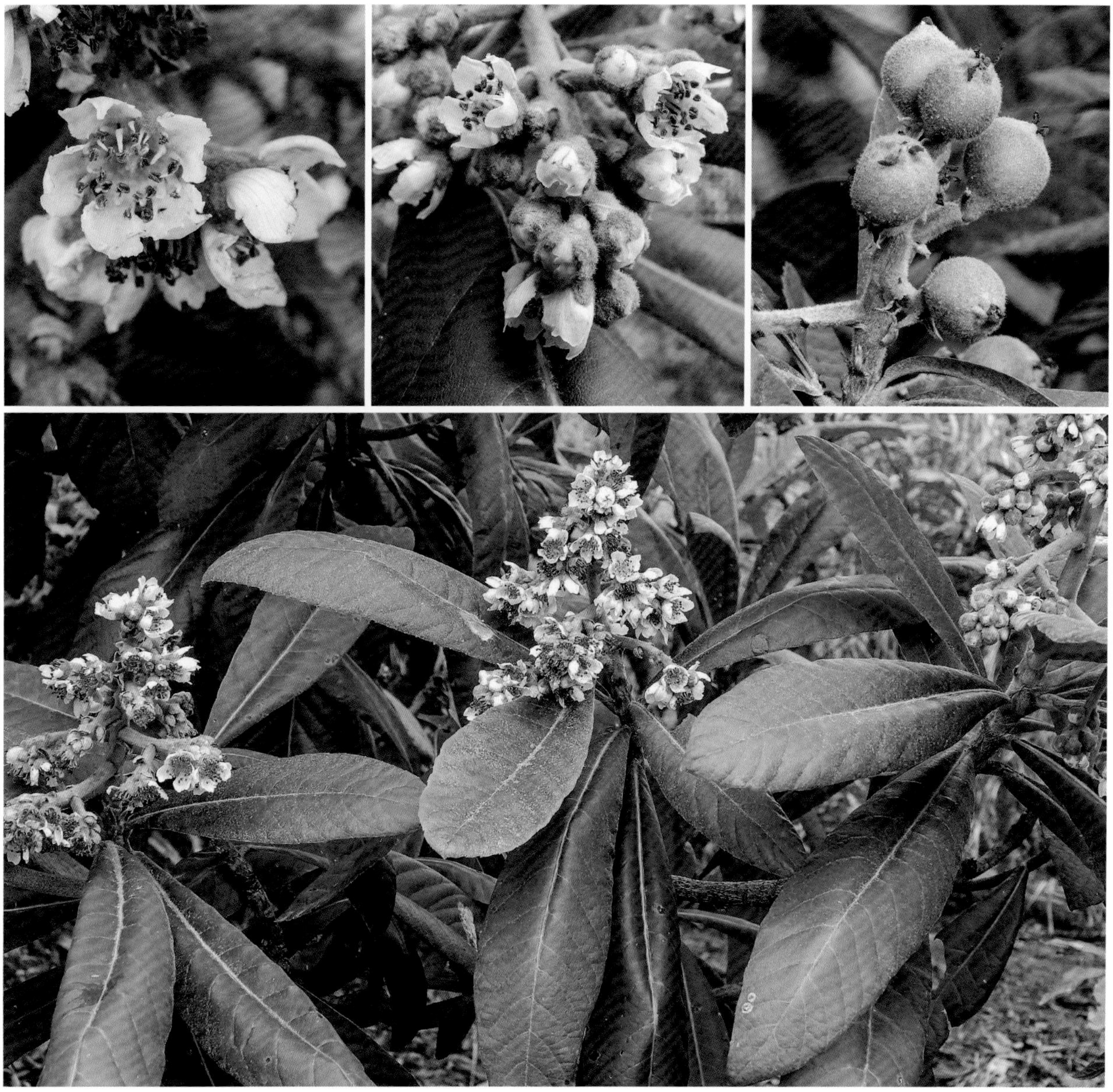

蓝布正

【基原】为蔷薇科柔毛路边青*Geum japonicum* Thunb. var. *chinense* F. Bolle 的全草。

【别名】野白、头晕草、柔毛水杨梅。

【形态特征】多年生草本。茎直立，高25~60 cm，被黄色短柔毛及粗硬毛。基生叶为大头羽状复叶，通常有小叶1~2对，下部茎生3小叶，上部茎生叶单叶；叶片3浅裂。花序疏散，数个顶生；花黄色。聚合果卵球形或椭球形；瘦果被长硬毛，顶端有小钩；果托被长硬毛。花果期5~10月。

【分布】生于山坡草地、路边、灌木丛及疏林下。产于广西、广东、贵州、湖南、湖北、四川、福建、山东、安徽、浙江、陕西、甘肃等地。

【性能主治】全草味甘、微苦，性凉。具有益气健脾、补血养阴、润肺化痰的功效。主治气血不足，虚痨咳嗽，脾虚带下。

【采收加工】夏、秋季采收，洗净，晒干。

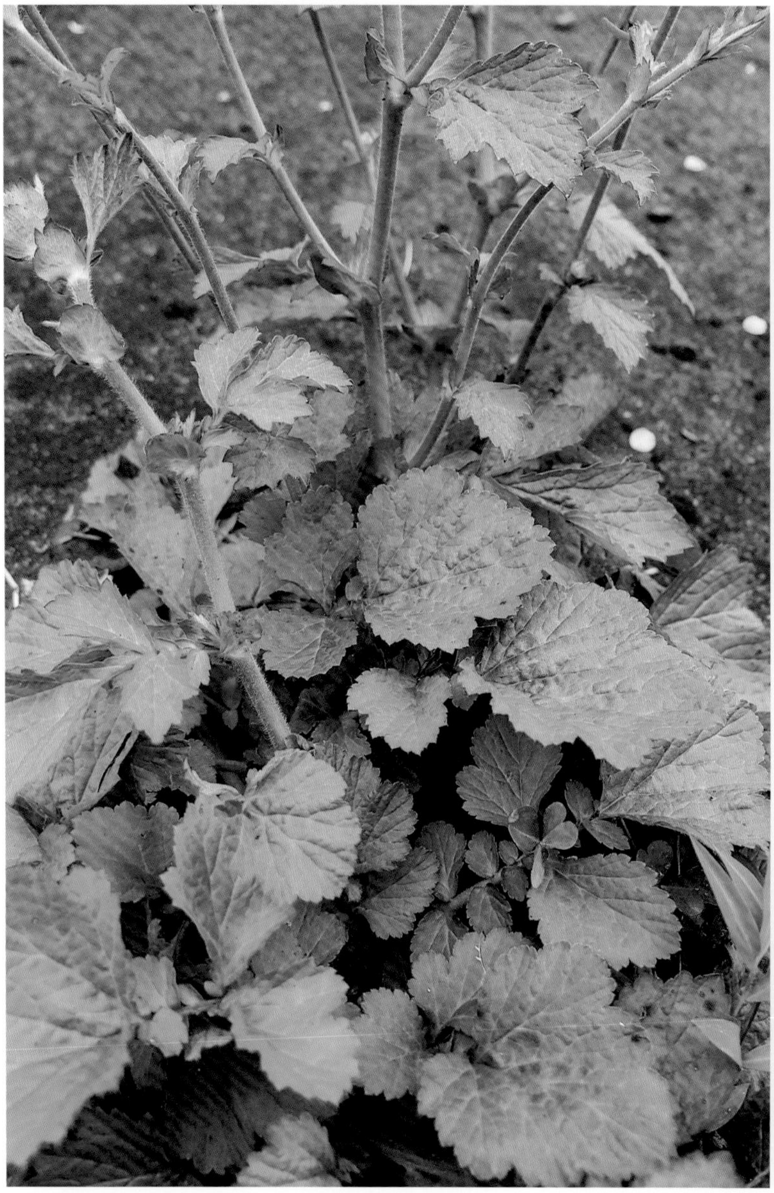
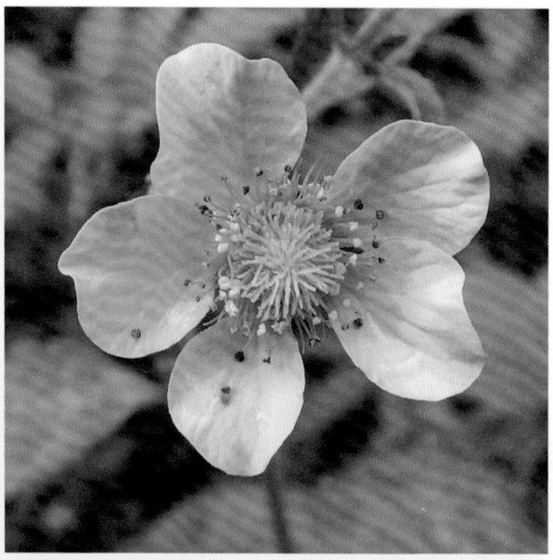
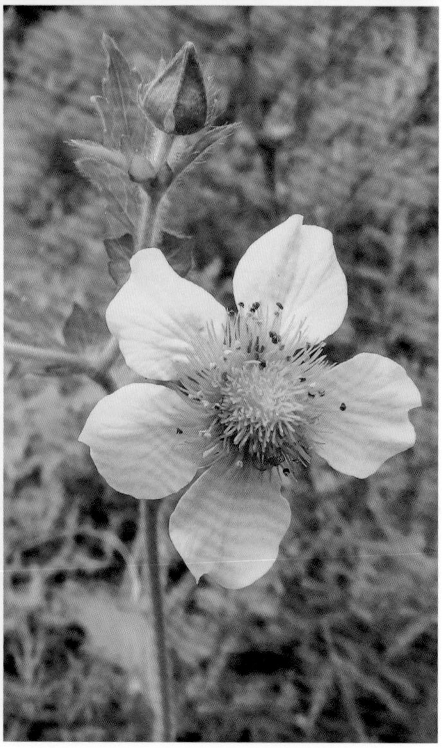

火棘

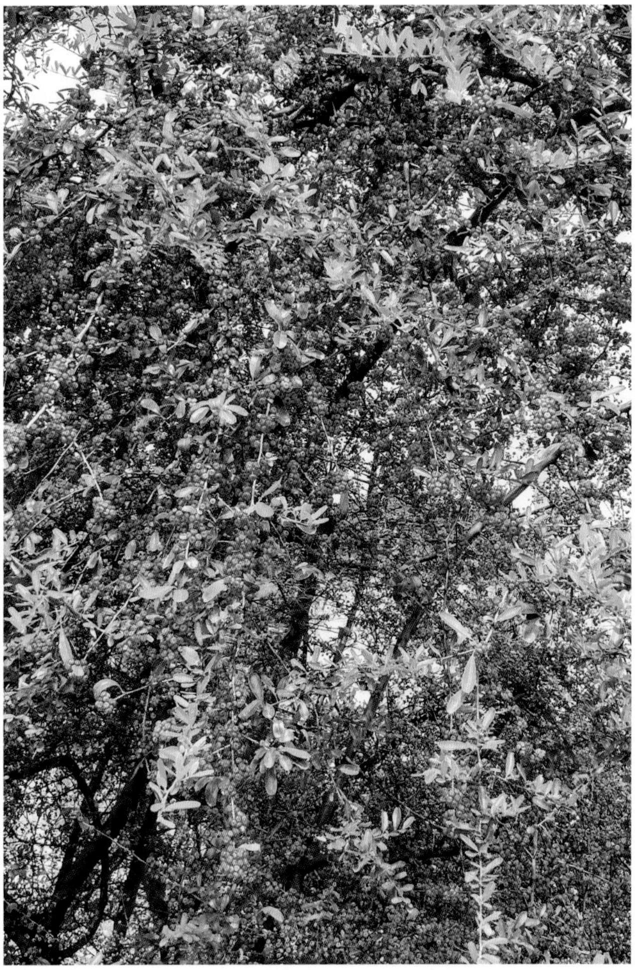

【基原】为蔷薇科火棘*Pyracantha fortuneana* (Maxim.) Li 的叶、果实。

【别名】火把果、救兵粮。

【形态特征】常绿灌木，高达3 m。侧枝短，先端成刺状。叶片倒卵形至倒卵状长圆形，先端圆钝或微凹，有时具短尖头，基部楔形，下延连于叶柄。花集成复伞房花序；萼筒钟状，无毛；萼片三角卵形；花瓣白色，近圆形。果实近球形，橘红色或深红色。花期3~5月，果期8~11月。

【分布】生于山地、丘陵阳坡灌木丛中、草地及河沟路旁。产于广西、湖南、湖北、西藏、陕西、江苏、浙江、河南等地。

【性能主治】叶味微苦，性凉。具有清热解毒、止血的功效。主治疮疡肿痛，目赤，痢疾，便血，外伤出血。果实味甘、酸、涩，性平。具有健脾消积、收敛止痢、止痛的功效。主治痞块，食积停滞，脘腹胀满，泄泻，痢疾，崩漏，带下，跌打损伤。

【采收加工】全年均可采收，鲜用，随采随用。秋季果实成熟时采摘，晒干。

【附注】《中华本草》记载火棘以叶、果实入药的药材名分别为救军粮叶、赤阳子。

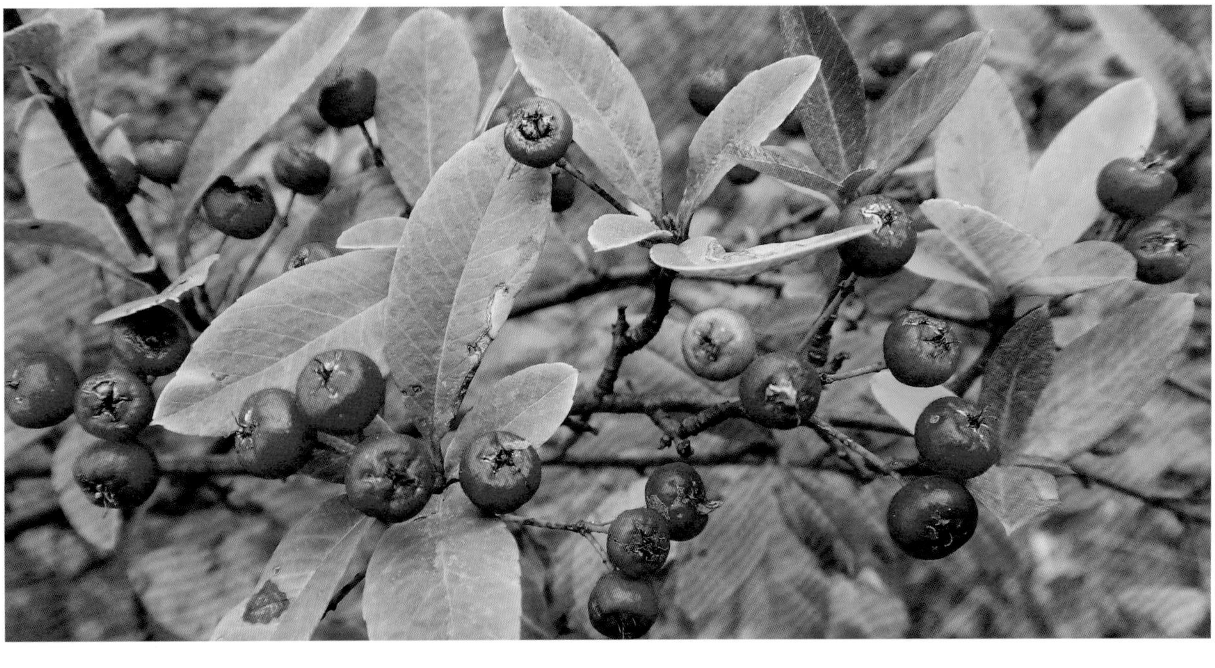

豆梨

【基原】为蔷薇科豆梨*Pyrus calleryana* Decne. 的根皮、果实。

【别名】糖梨子、山沙梨、野梨。

【形态特征】乔木，高5~8 m。小枝粗壮，圆柱形，在幼嫩时有茸毛，不久脱落；二年生枝条灰褐色。冬芽三角卵形。叶片宽卵形至卵形，稀长椭圆形，边缘有钝齿。伞形总状花序有花6~12朵；花白色。梨果球形，黑褐色，有斑点；果柄细长。花期4月，果期8~9月。

【分布】生于山坡或山谷林中。产于广西、广东、福建、湖南、湖北、浙江、江苏、河南等地。

【性能主治】根皮味酸、涩，性寒。具有清热解毒、敛疮的功效。主治疮疡，疥癣。果实味酸、涩，性寒。具有健脾消食、涩肠止痢的功效。主治饮食积滞，泻痢。

【采收加工】根皮全年均可采收，挖出侧根，剥取根皮，鲜用。果实8~9月成熟时采摘，晒干。

【附注】《中华本草》记载豆梨以根皮、果实入药的药材名分别为鹿梨根皮、鹿梨。

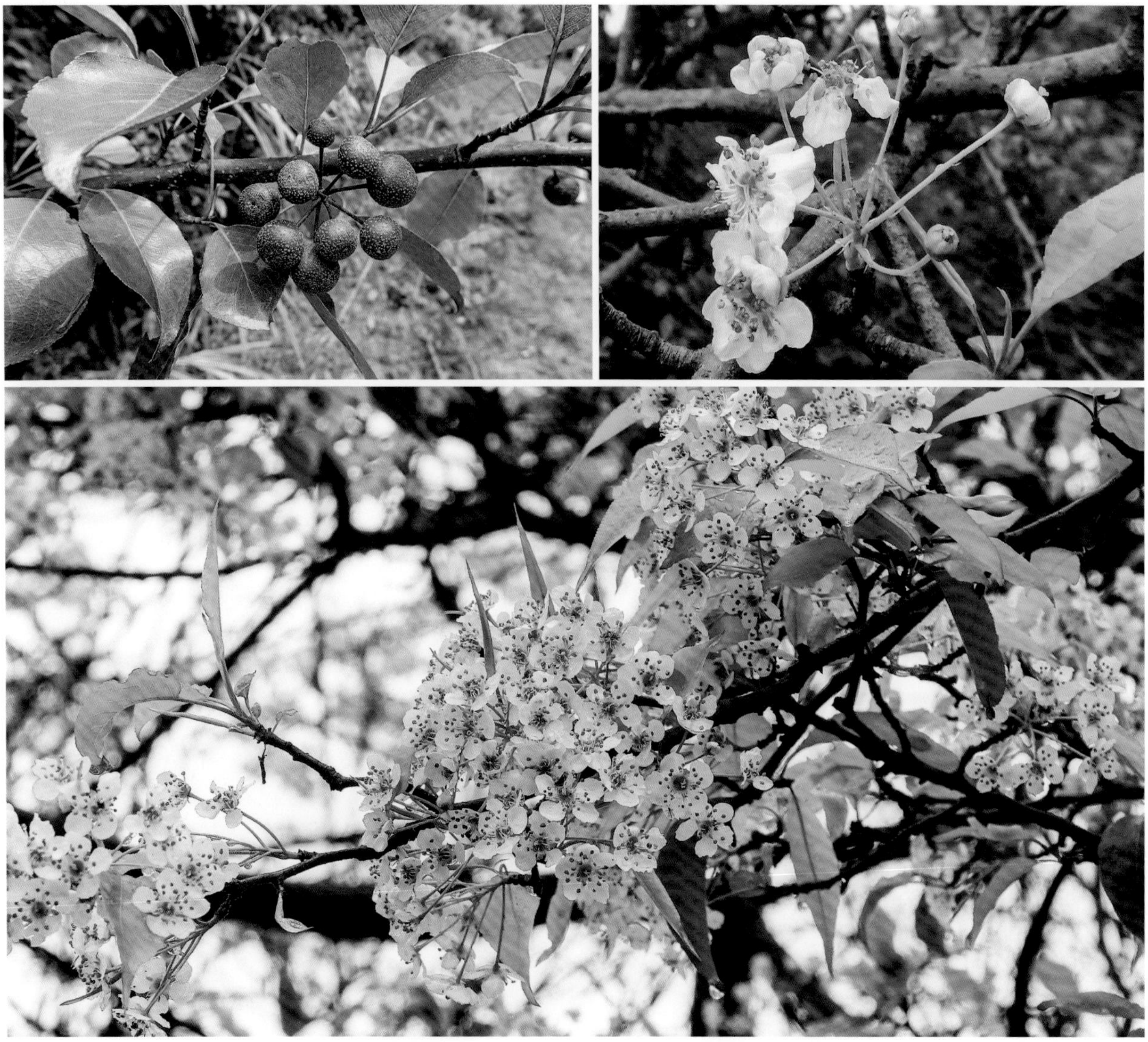

金樱子

【基原】为蔷薇科金樱子*Rosa laevigata* Michx. 的成熟果实。

【别名】刺糖果、倒挂金钩、黄茶瓶。

【形态特征】攀援灌木。小枝粗壮，具疏钩刺，无毛，幼时被腺毛，老时逐渐脱落减少。三出复叶；小叶片革质，椭圆状卵形，边缘有细齿。花单生于叶腋；花梗和萼筒密被腺毛；花瓣白色，宽倒卵形，先端微凹。果梨形，熟时红褐色，密被刺毛。花期4~6月，果期7~11月。

【分布】生于山野、田边、灌木丛中向阳处。产于广西、广东、湖南、四川、浙江、江西、安徽、福建等地。

【性能主治】果实味酸、甘、涩，性平。具有固精缩尿、固崩止带、涩肠止泻的功效。主治遗精滑精，遗尿尿频，崩漏带下，久泻久痢。

【采收加工】10~11月果实成熟变红时采收，干燥，除去毛刺。

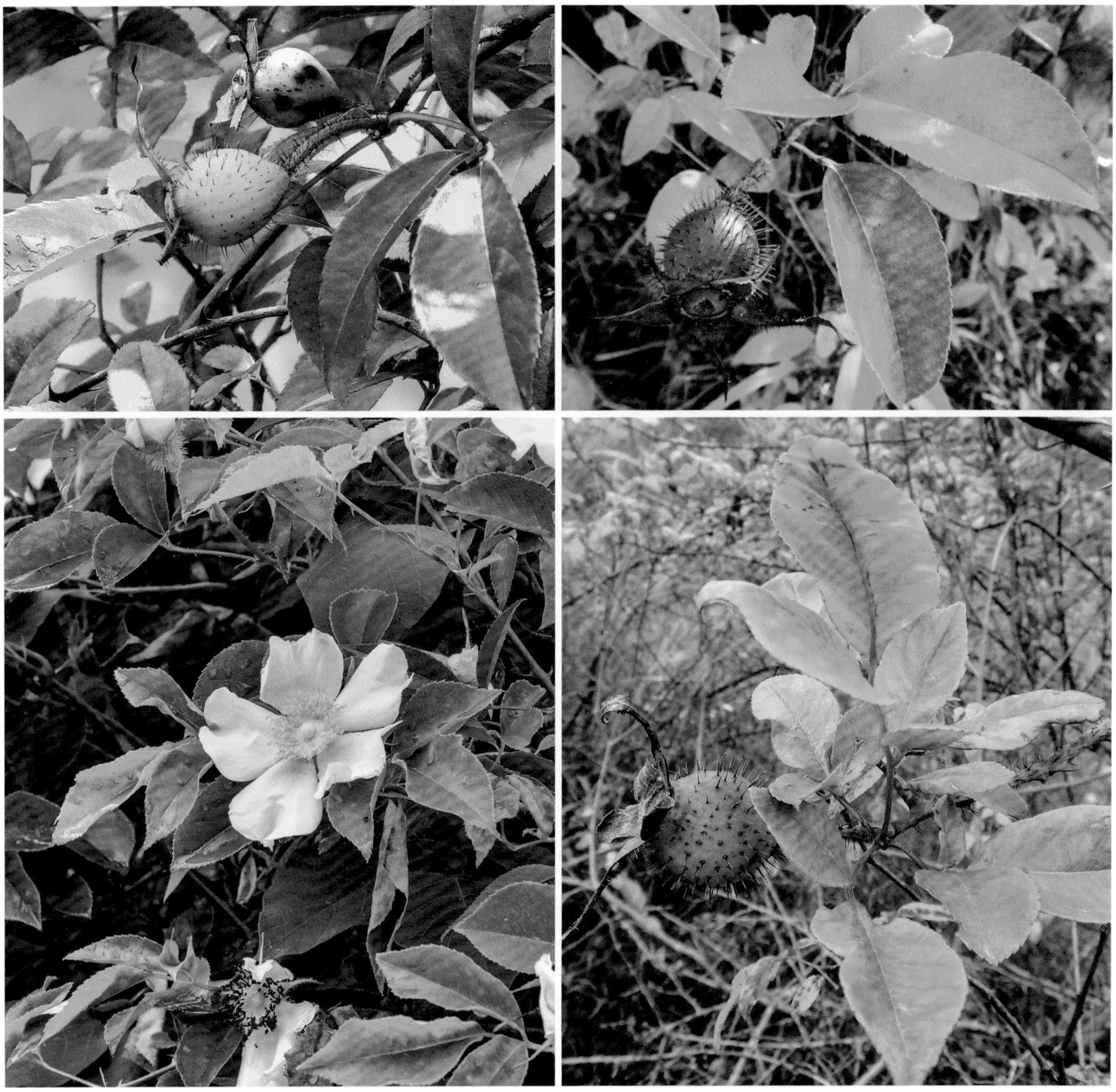

七爪风

【基原】为蔷薇科深裂悬钩子*Rubus reflexus* Ker Gawl. var. *lanceolobus* F. P. Metcalf 的根。

【别名】七指风、深裂锈毛莓、红泡刺。

【形态特征】攀援灌木，高达2 m。枝和叶柄有稀疏小皮刺，枝、叶背、叶柄和花序被锈色长柔毛。单叶；叶片心状宽卵形或近圆形，边缘5~7深裂，裂片披针形或长圆状披针形。花数朵集生于叶腋或成顶生短总状花序；花瓣白色，与萼片近等长。果实近球形，深红色。花期6~7月，果期8~9月。

【分布】生于低海拔的山谷或水沟边疏林中。产于广西、广东、湖南、福建等地。

【性能主治】根味苦，涩，酸，性平。具有祛风除湿、活血通络的功效。主治风寒湿痹，四肢关节痛，中风偏瘫，肢体麻木，活动障碍。

【采收加工】全年均可采收，鲜用或晒干。

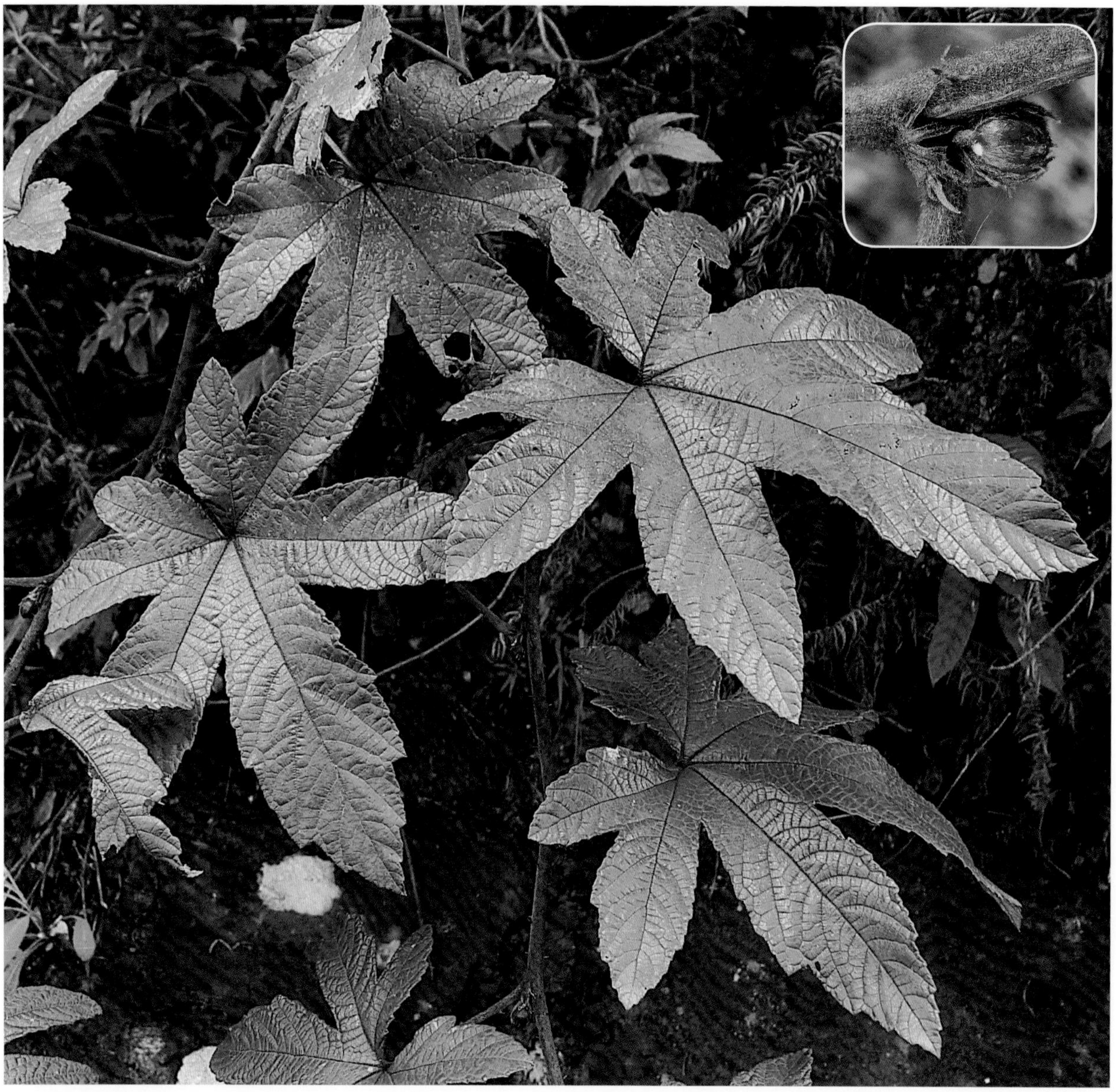

地榆

【基原】为蔷薇科地榆*Sanguisorba officinalis* L.的根。

【别名】黄瓜香、玉札、山枣子。

【形态特征】多年生草本。根多呈纺锤形，表面棕褐色或紫褐色，横切面黄白色或紫红色。基生叶为羽状复叶；小叶片卵形或长圆状卵形，基部心形至浅心形，边缘有粗大圆钝齿。穗状花序直立，椭圆形至卵球形，从花序顶端向下开放。果实包藏在宿存萼筒内，外面有斗棱。花果期7~10月。

【分布】生于山坡草地、灌木丛中及山地路旁。产于广西、云南、贵州、四川、西藏、江西、湖南、湖北、安徽、江苏、浙江、山东、山西等地。

【性能主治】根味苦、酸、涩，性微寒。具有凉血止血、解毒敛疮的功效。主治便血，痔血，血痢，崩漏，烧烫伤，痈肿疮毒。

【采收加工】春季将发芽时或秋季植株枯萎后采挖，除去须根，洗净，干燥，或趁鲜切片，干燥。

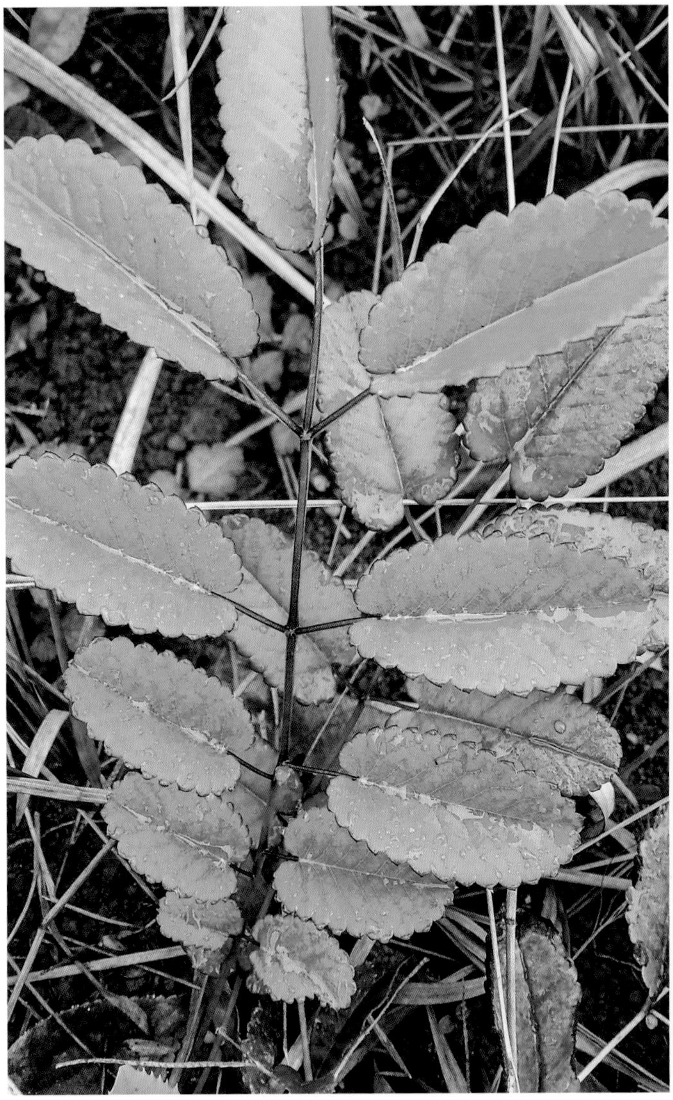
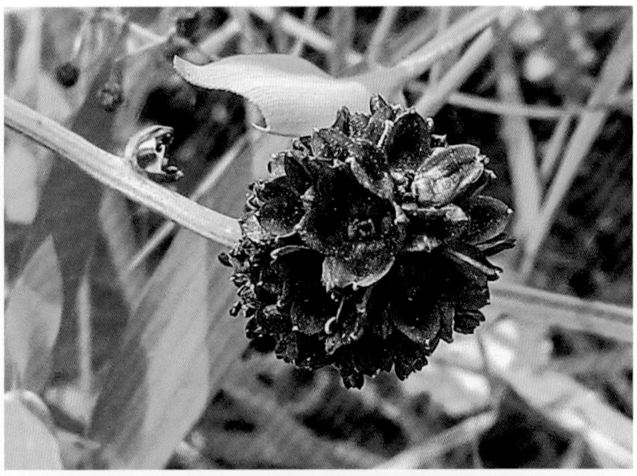
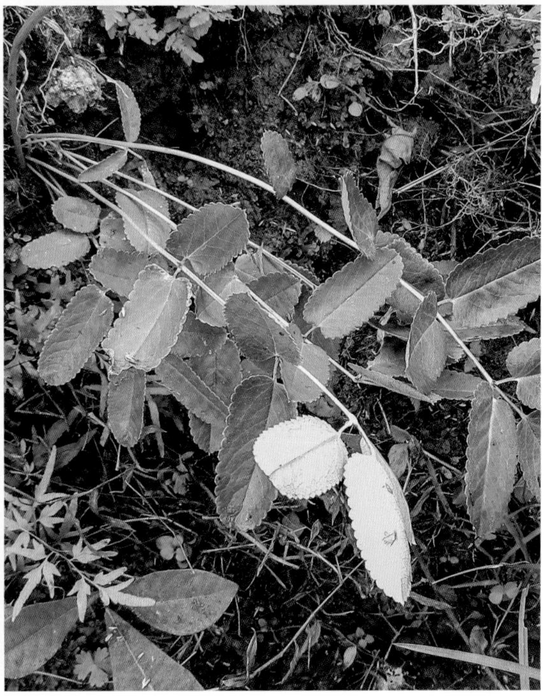

龙须藤

【基原】为云实科龙须藤*Bauhinia championii* Benth. 的根或茎、叶、种子。

【别名】燕子尾、过岗龙、过江龙。

【形态特征】攀援灌木。藤茎圆柱形，稍扭曲，表面粗糙，切断面皮部棕红色，木质部浅棕色，有4~9圈深棕红色环纹，形似舞动的龙而得名。单叶互生；叶片卵形或心形，先端2浅裂或不裂，裂片尖。总状花序；花瓣白色，具瓣柄，瓣片匙形。荚果扁平；果瓣革质。花期6~10月，果期7~12月。

【分布】生于石山灌木丛或山地林中。产于广西、广东、湖南、贵州、浙江、台湾、湖北、海南等地。

【性能主治】根或茎味苦，性平。具有祛风除湿、行气活血的功效。主治风湿骨痛，跌打损伤，偏瘫，胃脘痛，痢疾。叶味甘、苦，性平。具有利尿、化瘀、理气止痛的功效。主治小便不利，腰痛，跌打损伤。种子味苦、辛，性温。具有行气止痛、活血化瘀的功效。主治胁肋胀痛，胃脘痛，跌打损伤。

【采收加工】根或茎、叶全年均可采收，鲜用或晒干。秋季果实成熟时采收，晒干，打出种子。

【附注】《中华本草》记载龙须藤以根或茎、叶、种子入药的药材名分别为九龙藤、九龙藤叶、过江龙子。

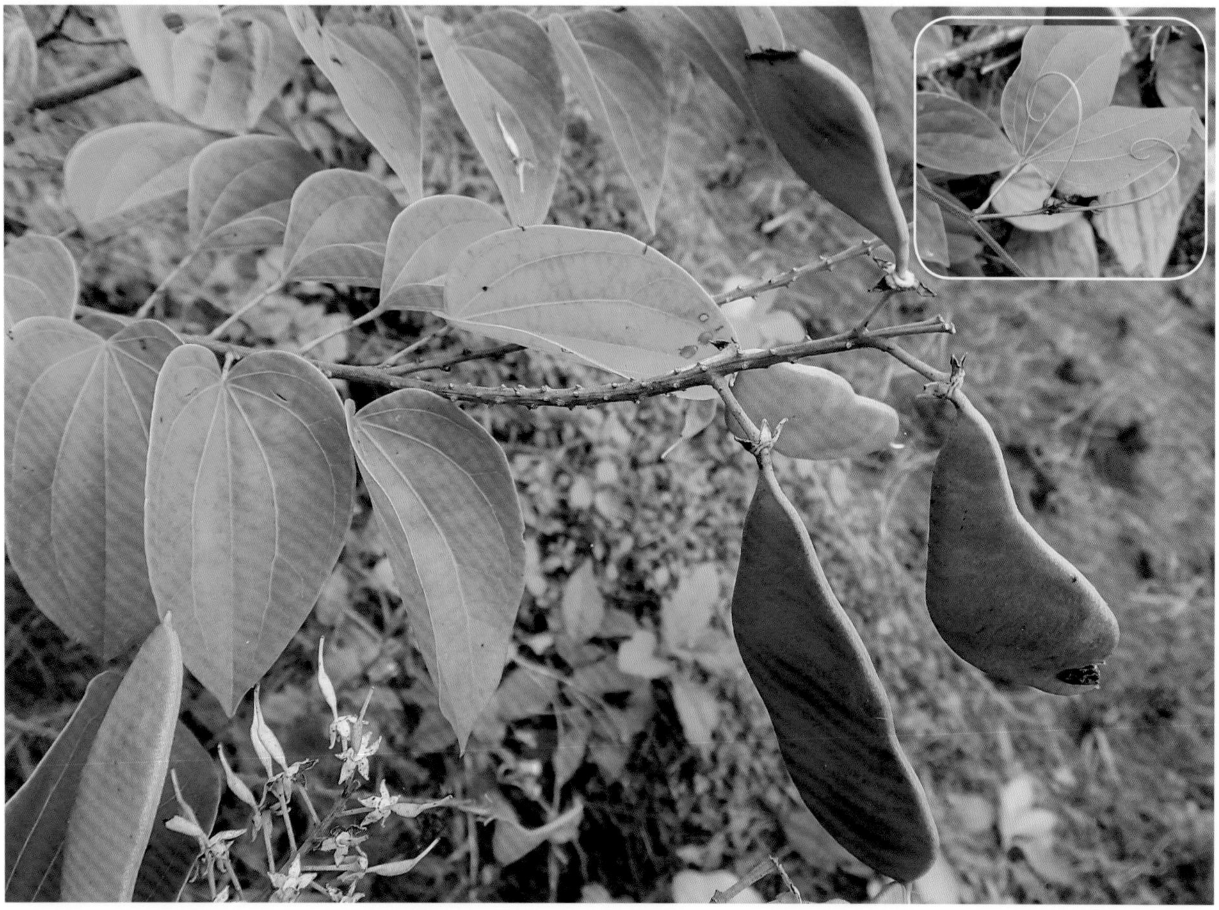

云实

【基原】为云实科云实*Caesalpinia decapetala* (Roth) Alston 的根或根皮、种子。

【别名】铁场豆、马豆、阎王刺根。

【形态特征】藤本。树皮暗红色。枝、叶轴和花序均被柔毛和钩刺。二回羽状复叶长20~30 cm；羽片3~10对，基部有刺1对；小叶8~12对，长圆形。总状花序顶生，具多朵花；花瓣黄色，膜质，圆形或倒卵形。荚果长圆状舌形，栗褐色，顶端具尖喙。花果期4~10月。

【分布】生于山坡灌木丛中、平原、山谷及河边。产于广西、广东、云南、四川、湖北、江西、江苏、河南、河北。

【性能主治】根或根皮味苦、辛，性平。具有祛风除湿、解毒消肿的功效。主治感冒发热，咳嗽，咽喉肿痛，牙痛，风湿痹痛，肝炎，痢疾，痈疽肿毒，皮肤瘙痒，蛇虫咬伤。种子味辛、苦，性温。具有解毒除湿、止咳化痰、杀虫的功效。主治痢疾，疟疾，慢性气管炎，小儿疳积，虫积。

【采收加工】全年均可采收，挖取根部，洗净，切片或剥取根皮。秋季果实成熟时采收，剥取种子，晒干。

【附注】《中华本草》记载云实以根或根皮、种子入药的药材名分别为云实根、云实。

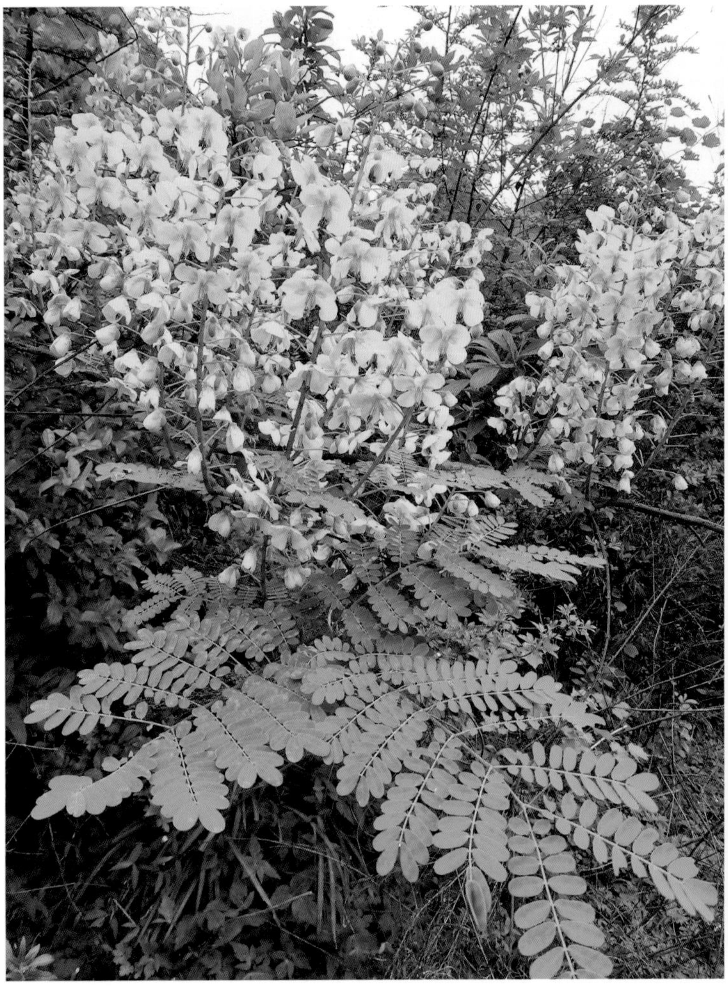

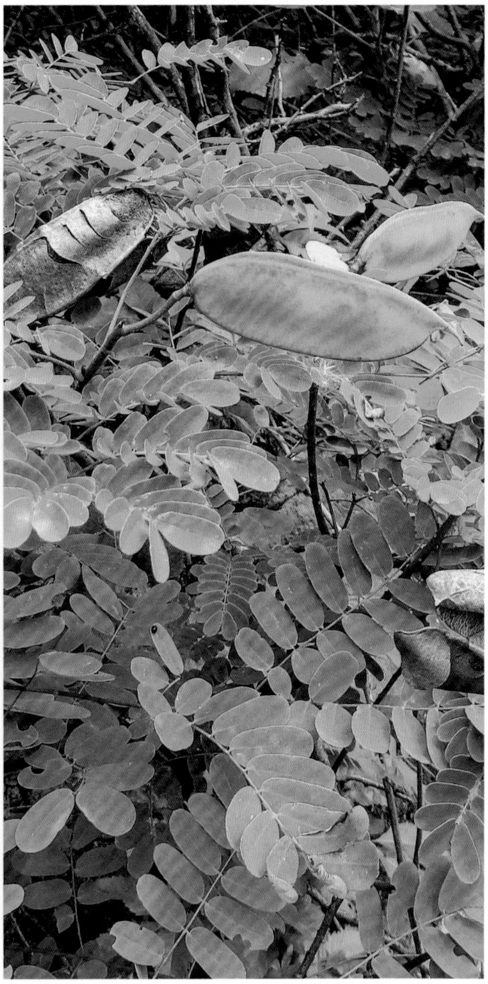

老虎刺

【基原】为云实科老虎刺*Pterolobium punctatum* Hemsl. 的根。

【别名】倒爪刺、假虎刺、绣花针。

【形态特征】木质藤本或攀援性灌木。小枝具下弯的短钩刺。羽片9~14对；小叶19~30对，对生，狭长圆形。总状花序腋生或于枝顶排列成圆锥状；花瓣稍长于萼，倒卵形，顶端稍呈啮蚀状。荚果发育部分菱形，翅一边直，另一边弯曲。种子椭圆形。花期6~8月，果期9月至翌年1月。

【分布】生于山坡阳处、路边。产于广西、广东、云南、贵州、四川、湖南、湖北等地。

【性能主治】根味苦、辛，性温。具有消炎、解热、止痛的功效。主治黄疸型肝炎，胃痛，风湿性关节炎，淋巴腺炎，急性结膜炎，牙周炎，咽喉炎。

【采收加工】全年均可采收。除去杂质，晒干。

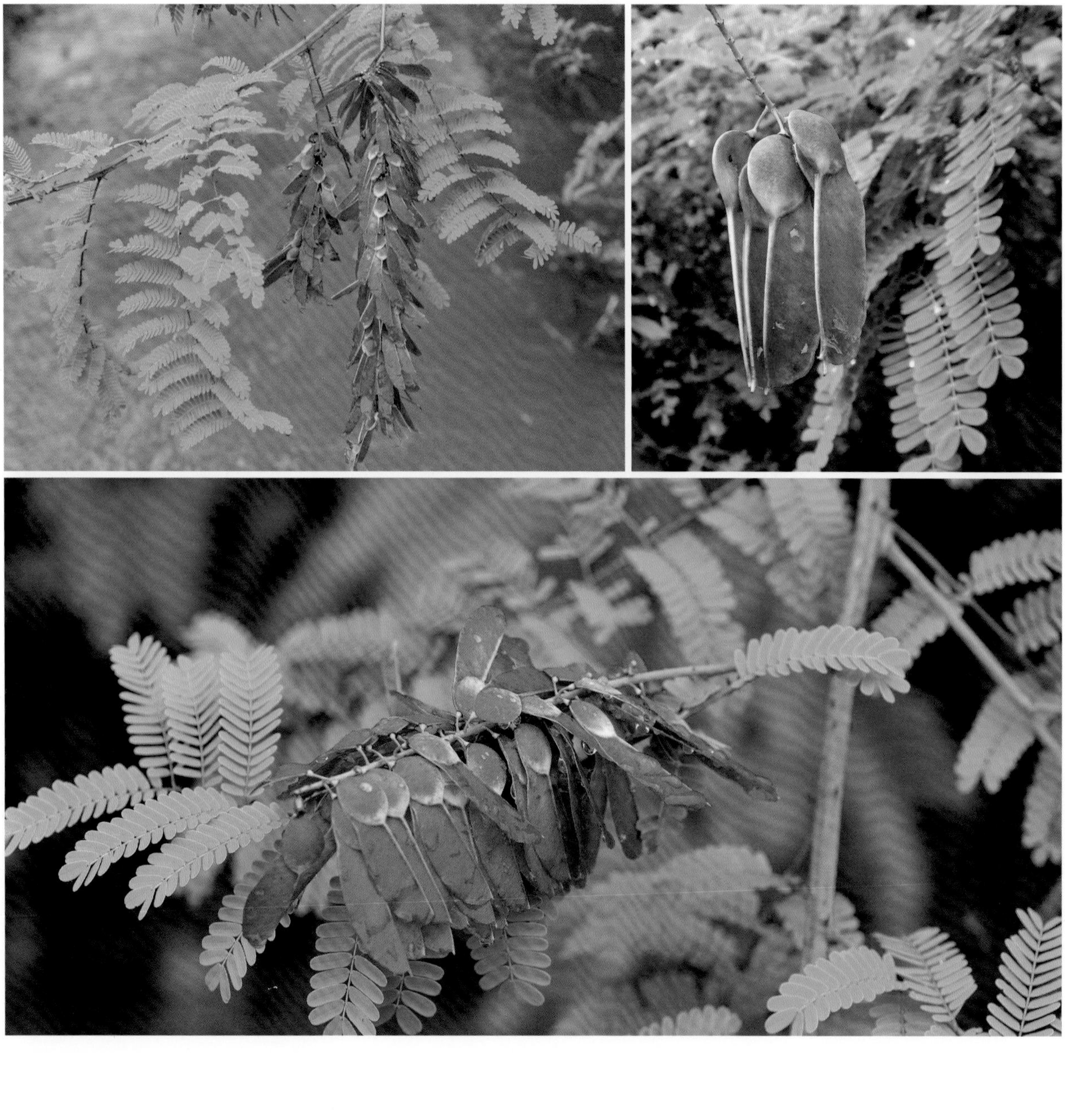

决明子

【基原】为云实科决明*Senna tora* (L.) Roxb. 的成熟种子。

【别名】草决明、假绿豆、枕头子。

【形态特征】一年生亚灌木状草本。叶柄无腺体；叶轴上每对小叶间有棒状的腺体1个；小叶3对，膜质，倒卵形或倒卵状长椭圆形，先端圆钝而有小尖头。花腋生，通常2朵聚生；花瓣黄色，下面2片略长。荚果细，近四棱柱形，长达15 cm。种子菱形，光亮。花果期8~11月。

【分布】生于山坡、河边或栽培。产于广西、广东、湖南、四川、安徽等地。

【性能主治】种子味甘、苦、咸，性微寒。具有清热明目、润肠通便的功效。主治目赤涩痛，羞明多泪，目暗不明，头痛眩晕，大便秘结。

【采收加工】秋季采收成熟果实，晒干，除去杂质，留下种子。

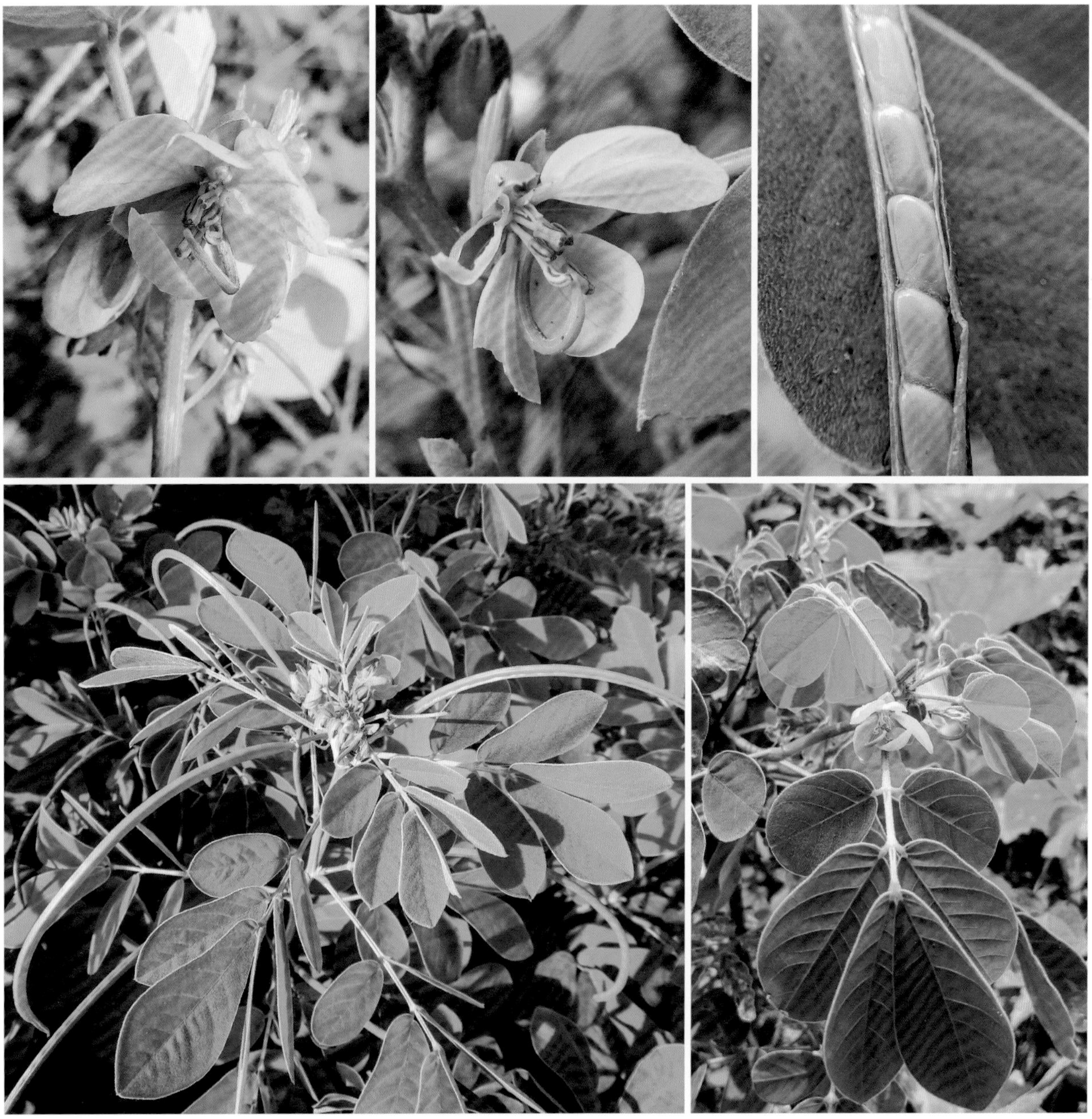

半边钱

【基原】为蝶形花科铺地蝙蝠草*Christia obcordata* (Poir.) Bakh. f. ex Meeuwen 的全株。

【别名】罗藟草、土豆草、马蹄香。

【形态特征】多年生平卧草本。茎与枝极纤细，被灰色短柔毛。叶通常为三出复叶，稀为单小叶；顶生小叶多为肾形、圆三角形或倒卵形，宽稍超过长。总状花序多顶生，每节生1朵花；花小，蓝紫色或玫瑰红色。荚果有荚节4~5节，完全藏于萼内。花期5~8月，果期9~10月。

【分布】生于旷野草地、荒坡及丛林中。产于广西、广东、海南、福建、台湾等地。

【性能主治】全株味苦、辛，性寒。具有利水通淋、散瘀止血、清热解毒的功效。主治小便不利，石淋，水肿，白带异常，跌打损伤，吐血，咯血，血崩，目赤痛，乳痈，蛇虫咬伤。

【采收加工】夏、秋季采收，洗净，鲜用或晒干。

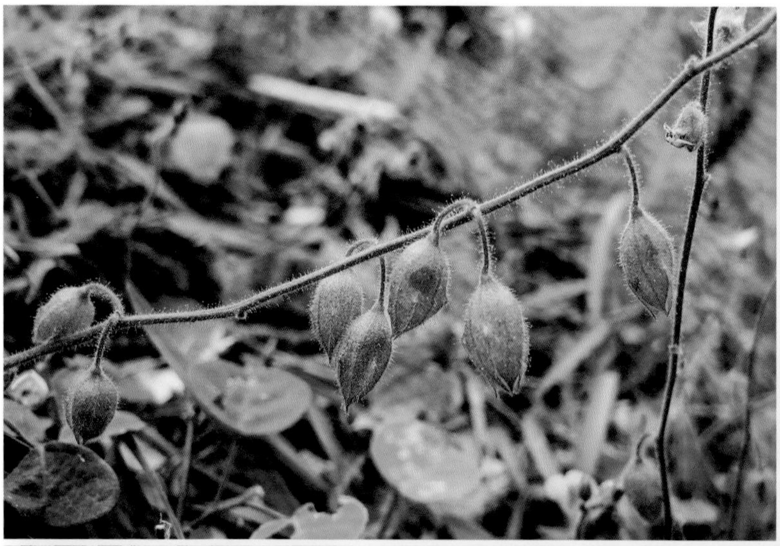

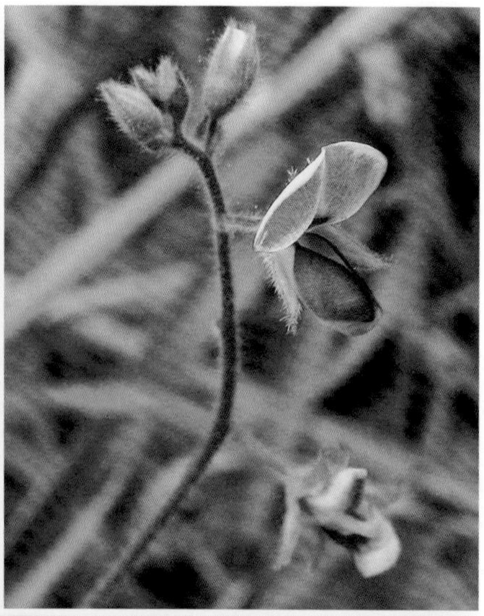

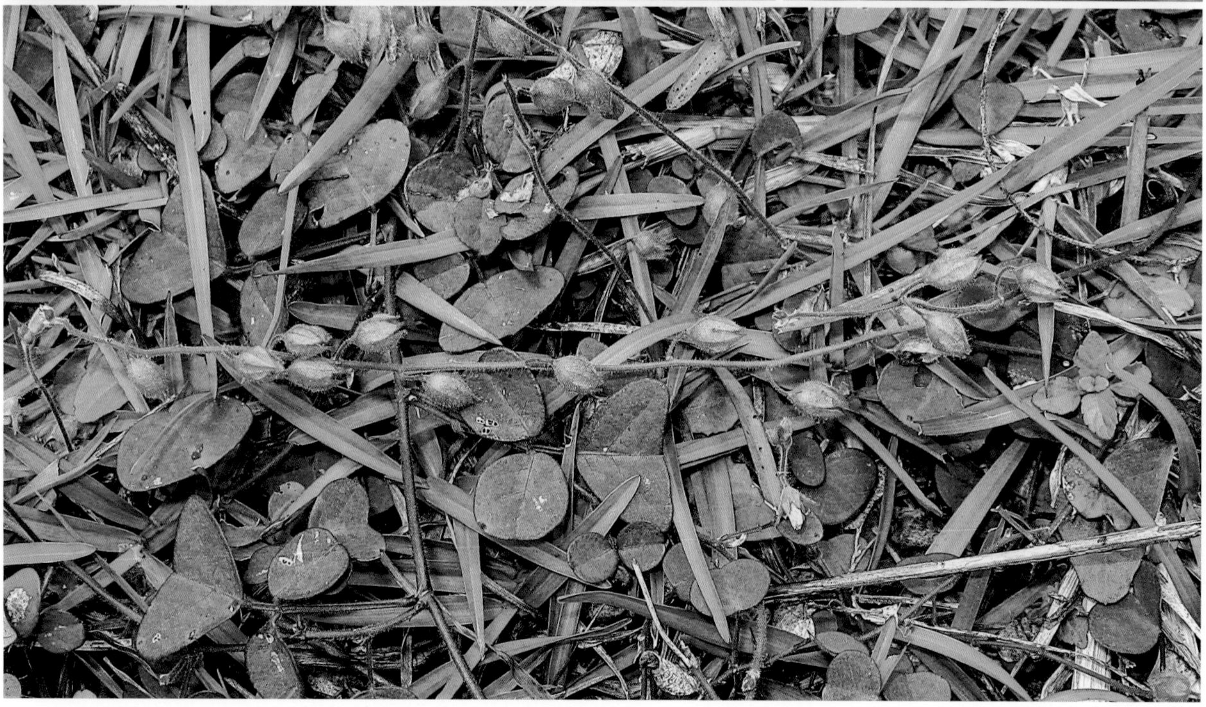

响铃豆

【基原】为蝶形花科响铃豆*Crotalaria albida* B. Heyne ex Roth 的根及全草。

【别名】黄花地丁、小响铃、马口铃。

【形态特征】多年生直立草本。茎基部常木质，分枝细弱。叶片倒卵形、长圆状椭圆形或倒披针形，先端钝或圆，基部楔形。总状花序顶生或腋生，有花20~30朵；花冠淡黄色，旗瓣椭圆形，先端具束状柔毛，基部胼胝体可见。荚果短圆柱形。种子6~12颗。花果期5~12月。

【分布】生于路旁、荒地、山坡林下。产于广西、广东、云南、湖南、贵州、四川等地。

【性能主治】根及全草味苦、辛，性凉。具有清热解毒、止咳平喘的功效。主治尿道炎，膀胱炎，肝炎，胃肠炎，痢疾，支气管炎，肺炎，哮喘；外用治痈肿疮毒，乳腺炎。

【采收加工】夏、秋季采收，洗净，切碎，晒干。

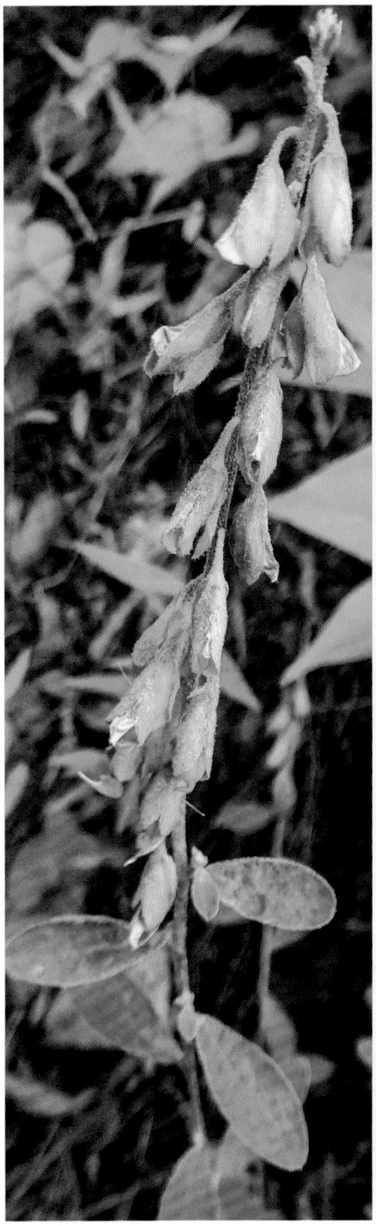

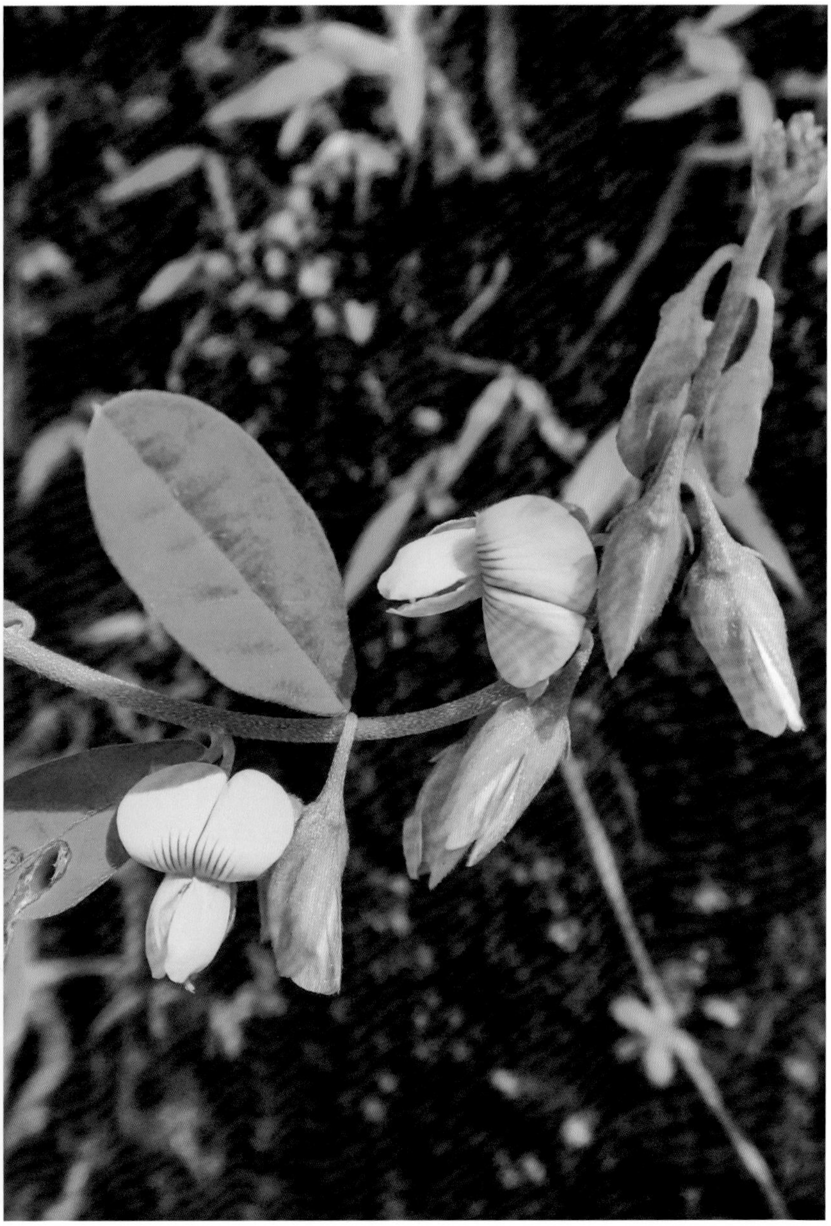

猪屎豆

【基原】为蝶形花科猪屎豆*Crotalaria pallida* Aiton 的全草。

【别名】大马铃、白猪屎豆、野苦豆。

【形态特征】多年生草本，或呈灌木状。枝密被紧贴短柔毛。叶为三出复叶，小叶倒卵形至倒卵状长椭圆形，先端极钝且常微凹。总状花序顶生，具花10~40朵；花萼近钟形；花冠黄色，伸出萼外，旗瓣圆形或椭圆形。荚果长圆状，果瓣开裂后扭转。种子20~30粒。花果期6~10月。

【分布】生于荒山草地及沙质土壤中。产于广西、广东、湖南、福建、浙江、云南、四川、山东等地。

【性能主治】全草味苦、辛，性平；有毒。具有清热利湿、解毒散结的功效。主治湿热腹泻，小便淋沥，小儿疳积，乳腺炎。

【采收加工】秋季采收茎叶，打去荚果及种子，鲜用或晒干。

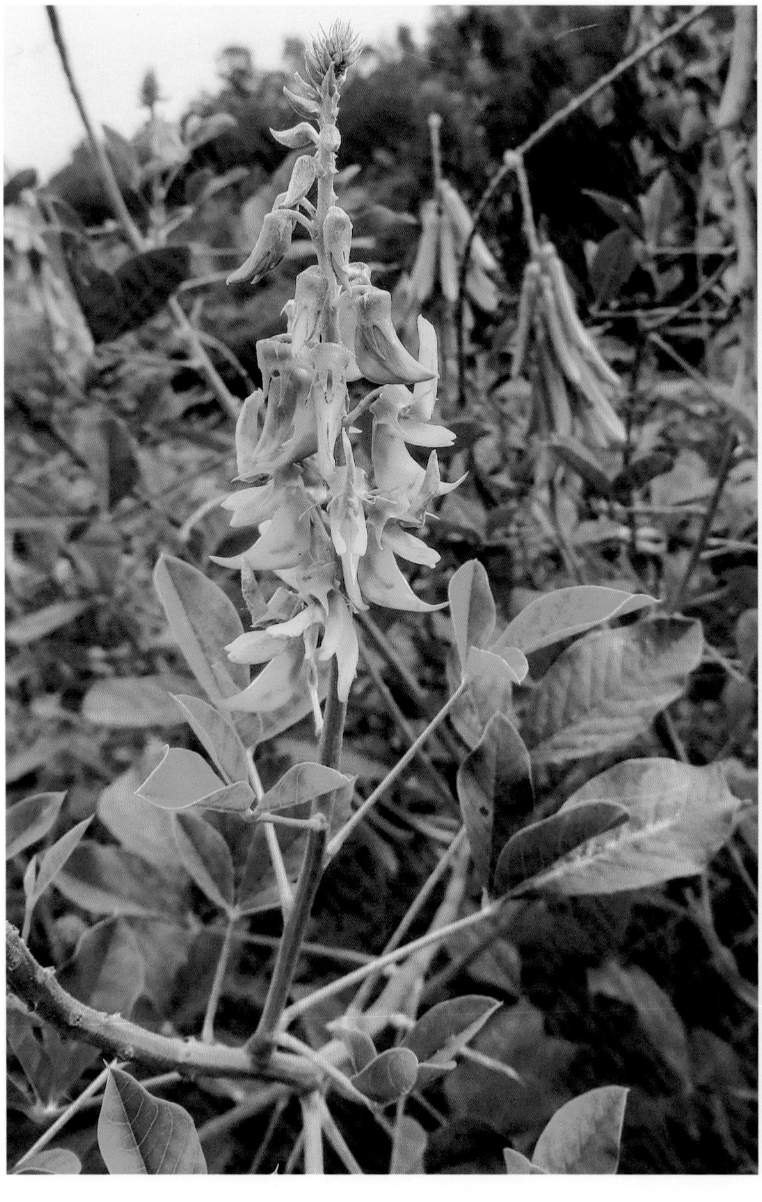

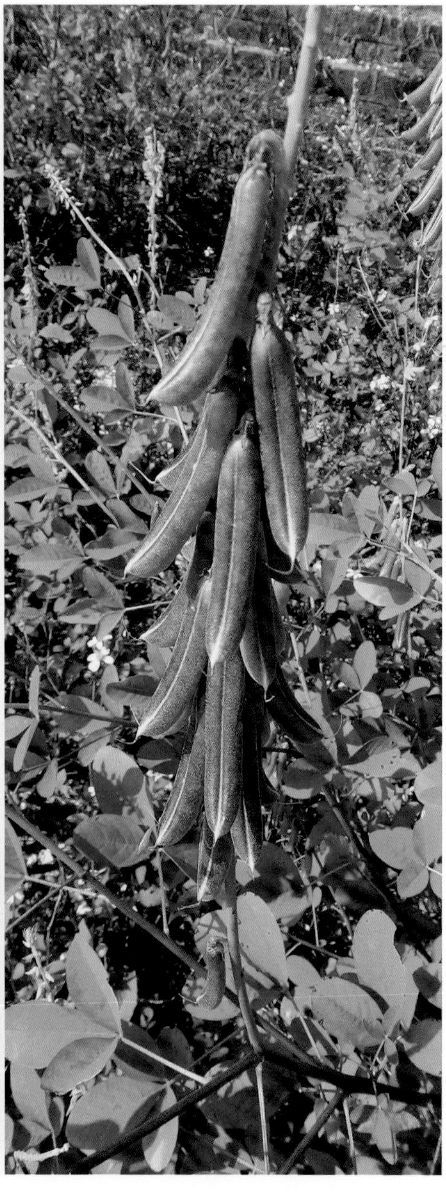

广金钱草

【基原】为蝶形花科广东金钱草*Desmodium styracifolium* (Osbeck) Merr. 的地上部分。

【别名】金钱草、铜钱射草、铜钱沙。

【形态特征】半灌木状草本。茎平卧或稍直立，幼枝、花序密被黄色开展的长柔毛。小叶1片或偶有3片，近圆形，基部心形，腹面无毛，背面被灰白色紧贴的长丝毛。总状花序腋生或顶生；花冠紫红色。荚果有3~6个荚节，被短柔毛和钩状毛，腹缝线直，背缝线波状。花果期6~9月。

【分布】生于山坡、草地或灌木丛中。产于广西、广东、海南、云南等地。

【性能主治】地上部分味甘、淡，性凉。具有利湿退黄、利尿通淋的功效。主治黄疸尿赤，热淋，石淋，小便涩痛，水肿尿少。

【采收加工】夏、秋季采割，除去杂质，晒干。

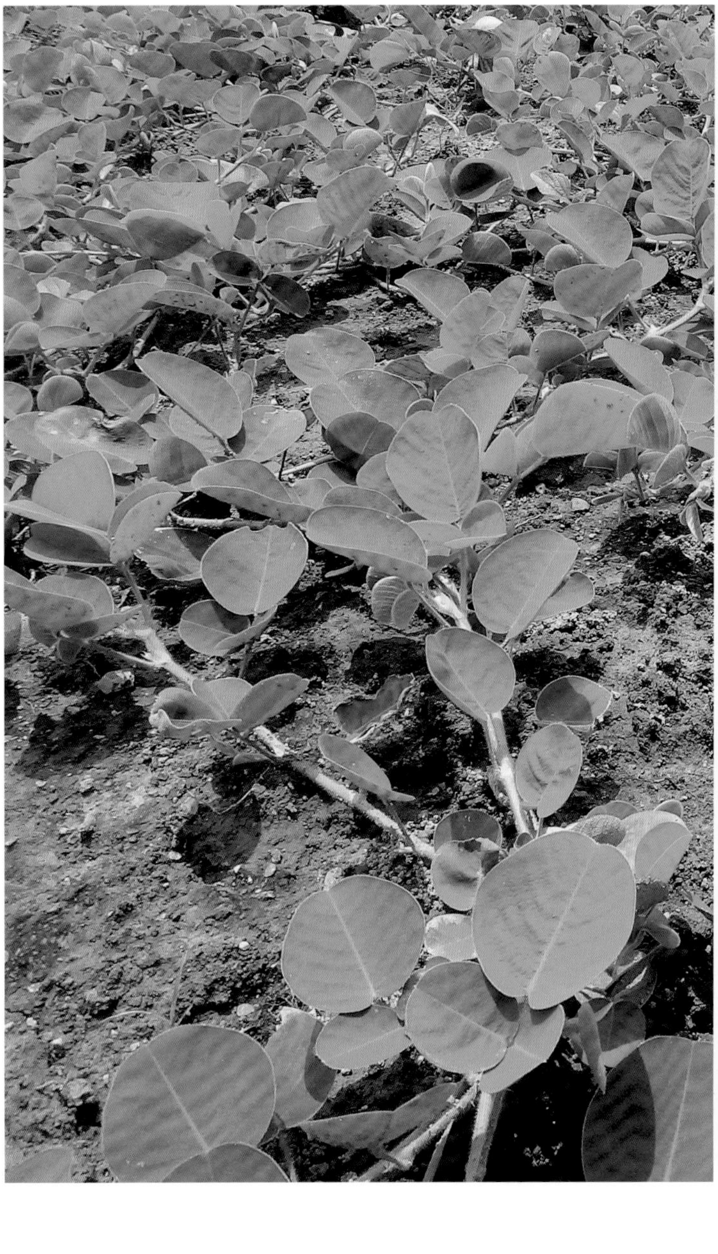
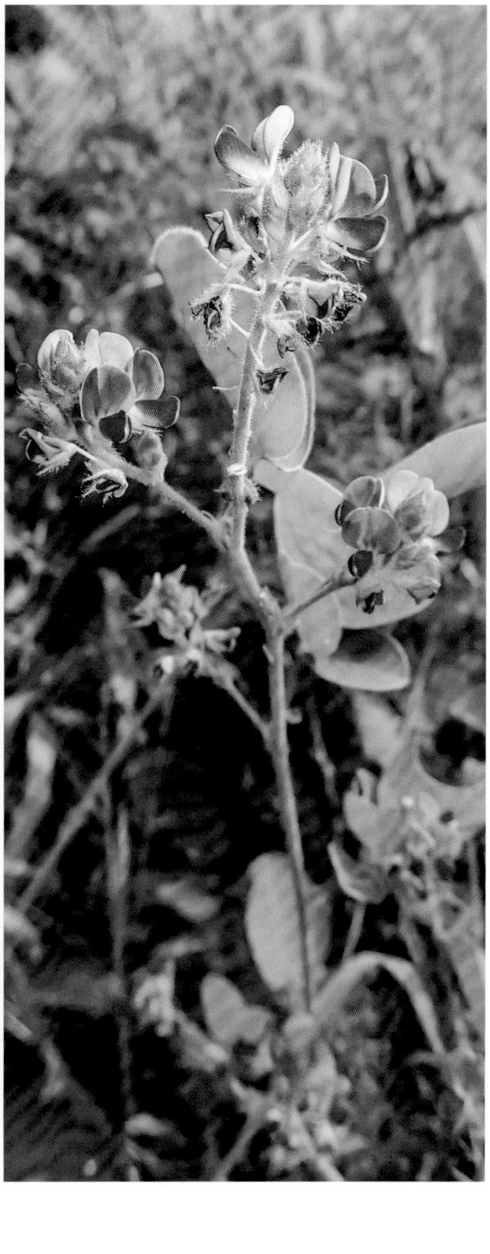

千斤拔

【基原】为蝶形花科千斤拔*Flemingia prostrata* Roxb. f. ex Roxb. 的根。

【别名】蔓性千斤拔、掏马桩。

【形态特征】直立或披散亚灌木。幼枝三棱柱状，密被灰褐色短柔毛。叶具指状3小叶；托叶线状披针形，有纵纹，被毛，先端细尖，宿存；小叶厚纸质，背面密生灰褐色柔毛。总状花序腋生；花密生，花冠紫红色。荚果椭圆状，被短柔毛。种子2粒，近圆球形，黑色。花果期夏秋季。

【分布】生于平地旷野或山坡草丛。产于广西、广东、云南、海南、湖南、贵州、四川、湖北、江西、福建、台湾等地。

【性能主治】根味甘、微温，性平。具有祛风湿、强腰膝的功效。主治风湿性关节炎，腰腿痛，腰肌劳损，白带异常，跌打损伤。

【采收加工】春、秋季采挖，洗净切片晒干，也可鲜用。

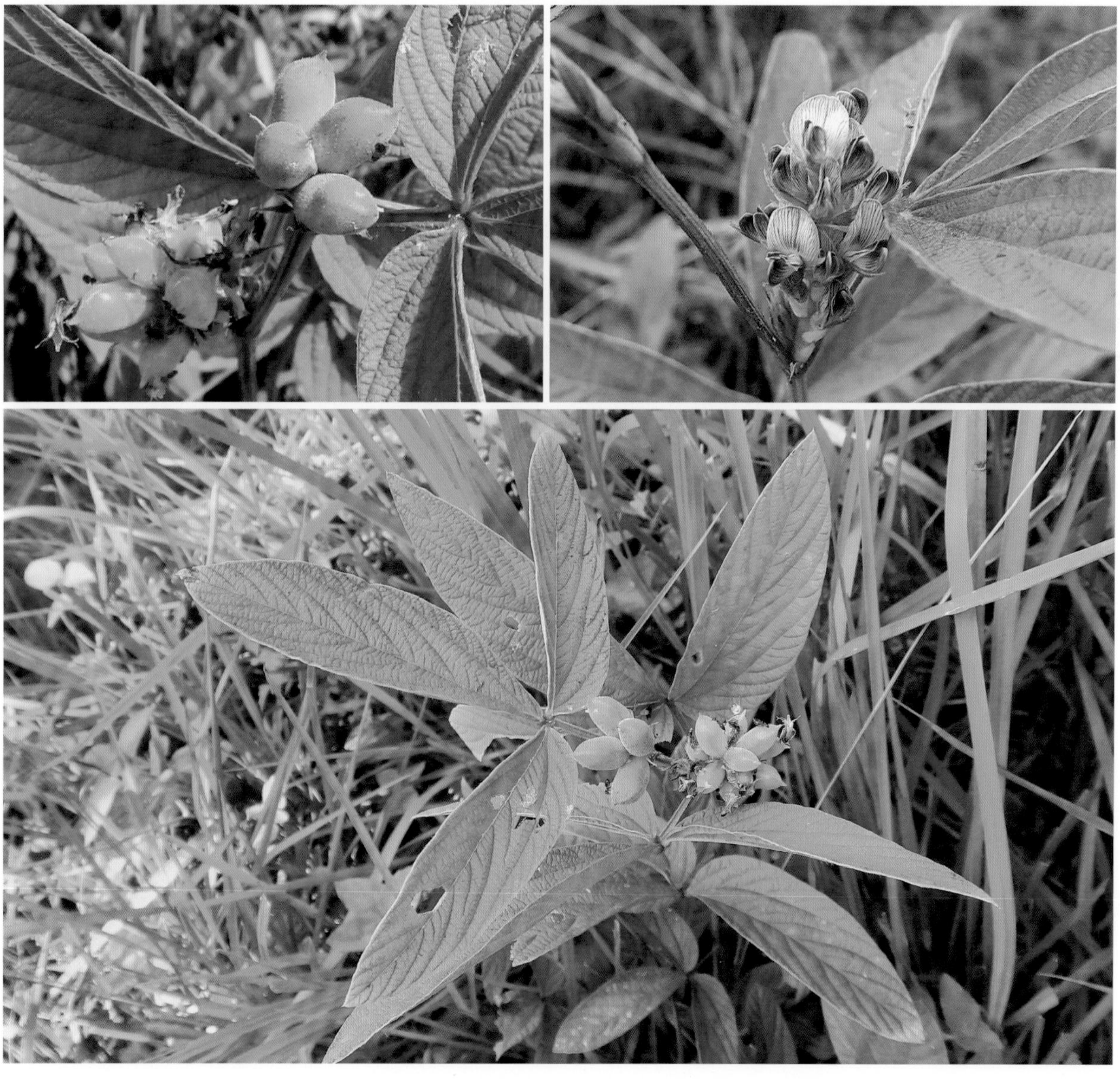

鸡眼草

【基原】为蝶形花科鸡眼草*Kummerowia striata* (Thunb.) Schindl. 的全草。

【别名】人字草、三叶人字草、夜关门。

【形态特征】一年生草本。披散或平卧，多分枝，茎和枝上被倒生的白色细毛。三出羽状复叶；小叶全缘，两面沿中脉及边缘有白色粗毛。花小，单生或2~3朵簇生于叶腋；花冠粉红色或紫色。荚果圆形或倒卵形，稍侧扁，先端短尖，被小柔毛。花期7~9月，果期8~10月。

【分布】生于路旁、田中、林中及山坡草地。产于西南、东北、华北、华东、中南地区。

【性能主治】全草味甘、辛、微苦，性平。具有清热解毒、健脾利湿、活血止血的功效。主治感冒发热，暑湿吐泻，黄疸，痈疖疮疡，痢疾，血淋，鼻出血，跌打损伤，赤白带下。

【采收加工】7~8月采收，鲜用或晒干。

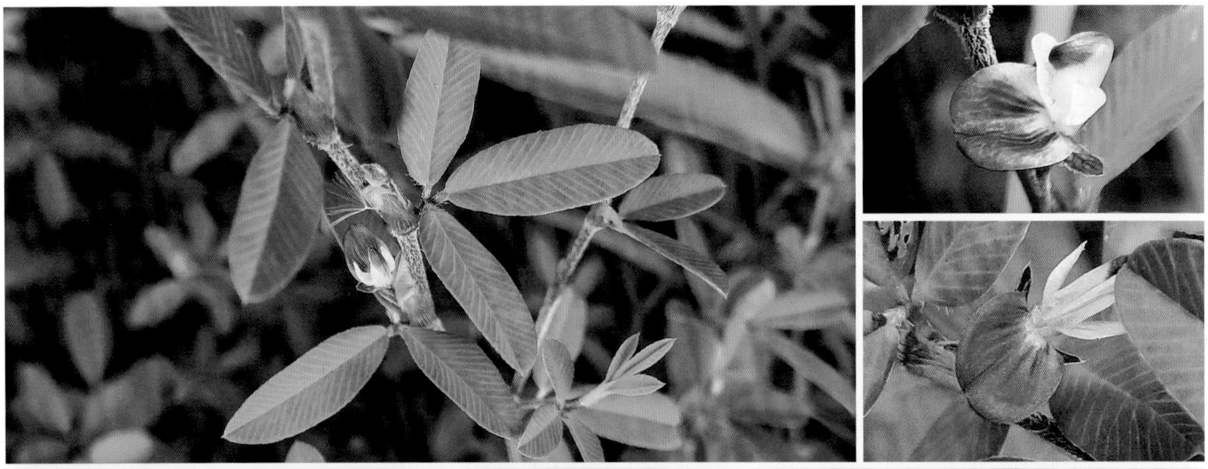

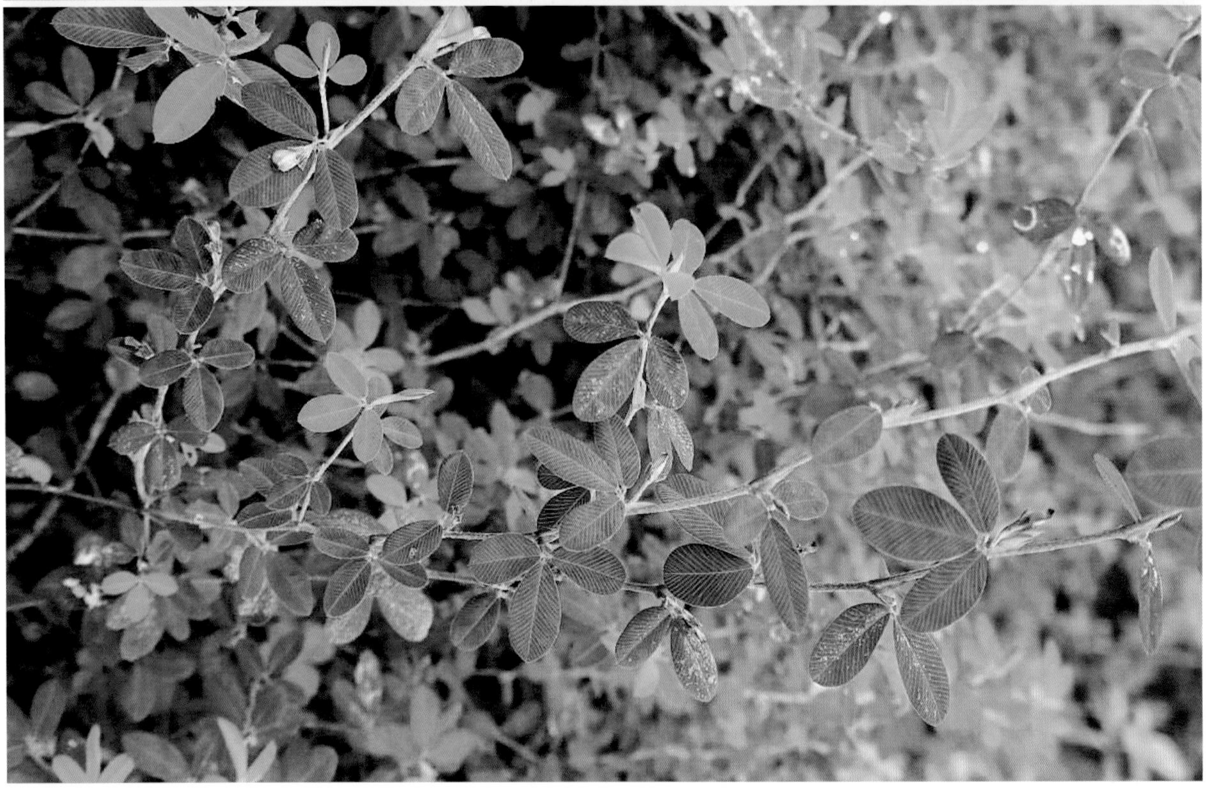

葛根

【基原】为蝶形花科葛*Pueraria montana* (Lour.) Merr. var. *lobata* (Willd.) Maesen et S. M. Almeida ex Sanjappa et Predeep 的根。

【别名】葛藤、五层风。

【形态特征】粗壮藤本。全株被黄色长硬毛，块根肥厚。三出复叶；顶生小叶全缘或2~3浅裂，两面被淡黄色硬伏毛。总状花序；花紫色，旗瓣倒卵形，基部有2耳及1个黄色硬痂状附属体，翼瓣镰状，龙骨瓣镰状长圆形。荚果狭长椭圆形，被黄色长硬毛。花期9~10月，果期11~12月。

【分布】生于山地疏林或密林中。产于除新疆、青海及西藏外的南北各地。

【性能主治】根味甘、辛，性凉。具有解肌退热、生津止渴、透疹、升阳止泻、通经活络、解酒毒的功效。主治外感发热头痛，项背强痛，口渴，消渴，麻疹不透，热痢，泄泻，眩晕头痛，中风偏瘫，胸痹心痛，酒毒伤中。

【采收加工】秋、冬季采挖，趁鲜切成厚片或小块，干燥。

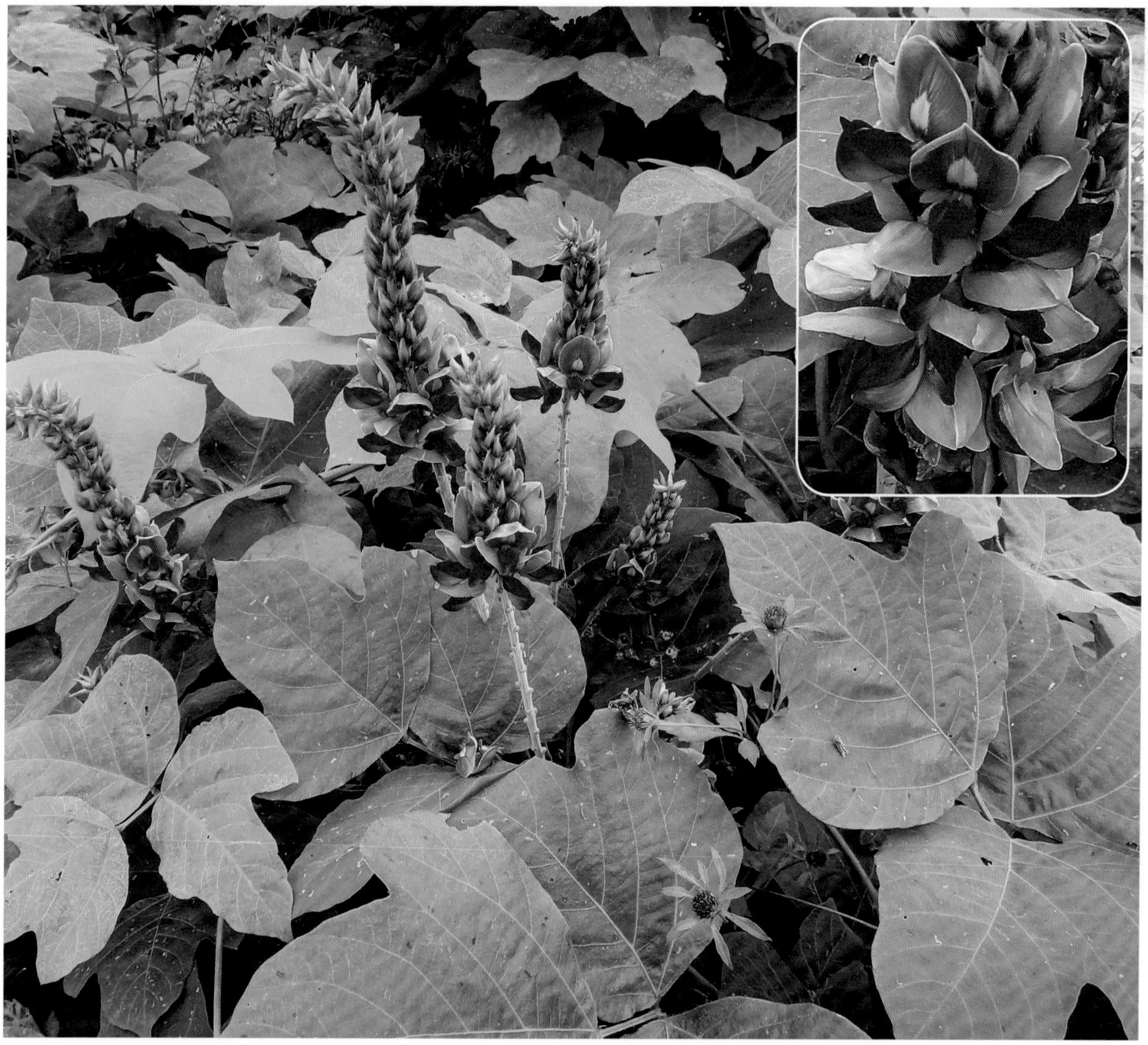

鹿藿

【基原】为蝶形花科鹿藿*Rhynchosia volubilis* Lour. 的根、茎叶。

【别名】鹿豆、荳豆、野绿豆。

【形态特征】缠绕草质藤本。全株各部多少被灰色至淡黄色柔毛。叶为羽状或有时近指状3片小叶；顶生小叶菱形或倒卵状菱形。总状花序1~3个腋生；花冠黄色，旗瓣近圆形，有宽而内弯的耳，冀瓣倒卵状长圆形，基部一侧具长耳，龙骨瓣具喙。荚果长圆形。花期5~8月，果期9~12月。

【分布】生于山坡、路旁、草丛中。产于广西、广东、贵州、湖南、福建、浙江、江西、四川等地。

【性能主治】根味苦，性平。具有活血止痛、解毒、消积的功效。主治妇女痛经，瘰疬，疖肿，小儿疳积。茎叶味苦、酸，性平。具有祛风除湿、活血、解毒的功效。主治风湿痹痛，头痛，牙痛，腰脊疼痛，瘀血腹痛，产褥热，瘰疬，痈肿疮毒，跌打损伤，烧烫伤。

【采收加工】秋季挖根，除去泥土，洗净，鲜用或晒干。5~6月采收，鲜用或晒干。

【附注】《中华本草》记载鹿藿以根、茎叶入药的药材名分别为鹿藿根、鹿藿。

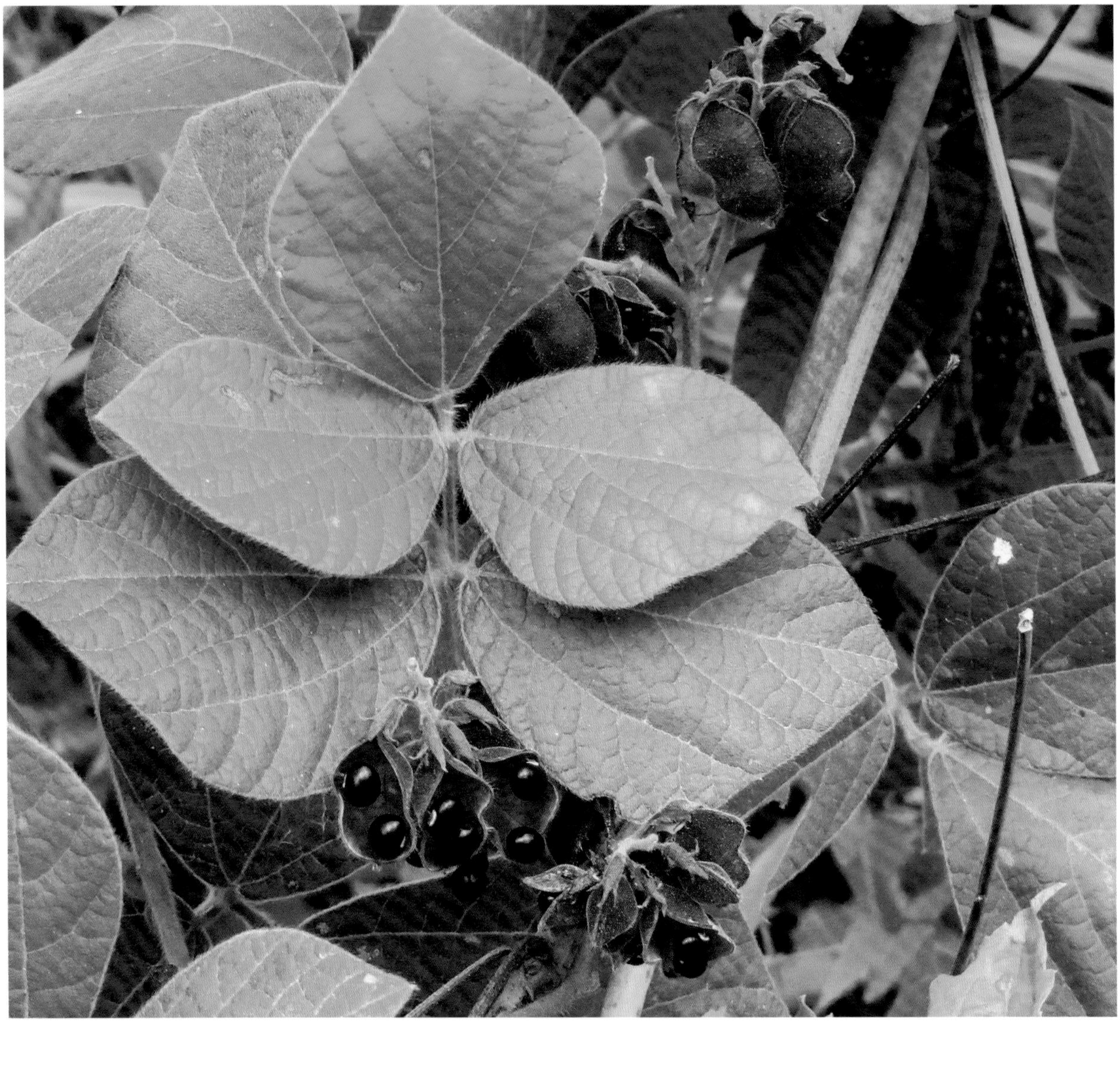

小通草

【基原】为旌节花科西域旌节花*Stachyurus himalaicus* Hook. f. et Thomson ex Benth. 的茎髓。

【别名】喜马山旌节花、通条树、小通花。

【形态特征】落叶灌木或小乔木，高 3~5 m。树皮平滑，棕色或深棕色。小枝褐色，具浅色皮孔。叶片坚纸质至薄革质，披针形至长圆状披针形。穗状花序腋生，无花序梗，通常下垂；花黄色，几无梗；小苞片 2 枚，基部连合；萼片 4 枚，花瓣 4 片；雄蕊 8 枚。果实近球形。花期 3~4 月，果期 5~8 月。

【分布】生于山坡阔叶林下或灌木丛中。产于广西、广东、湖南、湖北、四川、贵州、台湾等地。

【性能主治】干燥茎髓味甘、淡，性寒。具有清热、利尿、下乳的功效。主治小便不利，淋证，乳汁不下。

【采收加工】秋季采收茎，切段，趁鲜取出髓部，理直，晒干。

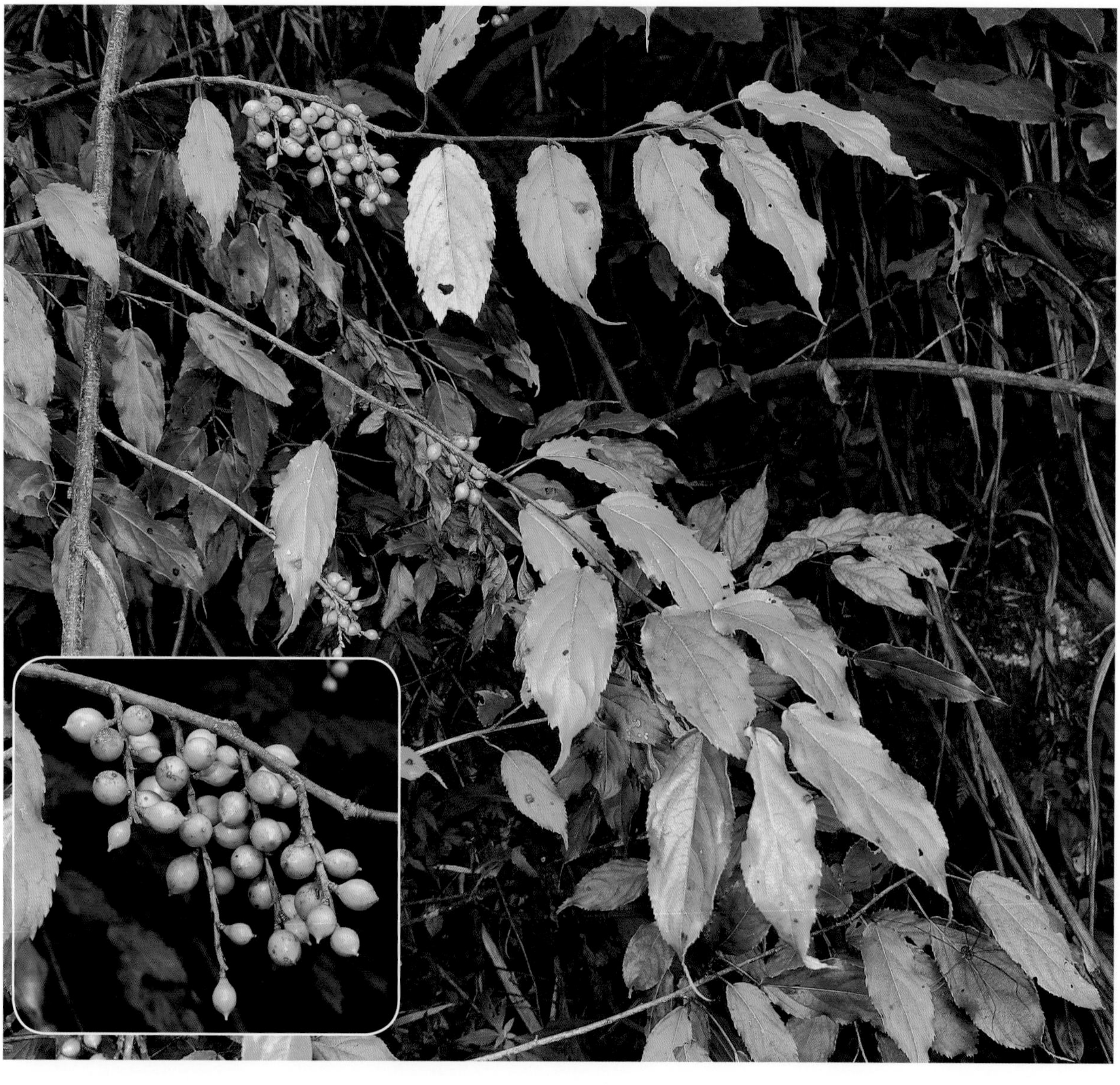

枫香树

【基原】为金缕梅科枫香*Liquidambar formosana* Hance 的果序、树脂。

【别名】九孔子、白胶香。

【形态特征】落叶乔木。树脂有芳香。单叶互生，掌状3裂；叶色有明显的季节变化，通常初冬变黄，至翌年春季落叶前变红。雄性短穗状花序常多个排成总状，雄蕊多数，花丝不等长；雌性花序头状，花序柄长3~6 cm；花柱长6~10 mm，先端常卷曲。果序头状，木质。花期3~4月，果期9~10月。

【分布】生于山坡疏林、村边、路旁。产于我国秦岭及淮河以南各省区，南起广西、广东，东至台湾，西至四川、云南及西藏，北至河南、山东。

【性能主治】果序味苦，性平。具有祛风活络、利水通经的功效。主治关节痹痛，麻木拘挛，水肿胀满，乳少闭经。树脂味辛、微苦，性平。具有活血止痛、解毒、生肌、凉血的功效。主治跌扑损伤，痈疽肿痛，吐血，鼻出血，外伤出血。

【采收加工】果序冬季果实成熟后采收，除去杂质，干燥。树脂于7~8月割裂树干，使树脂流出，10月至翌年4月采收，阴干。

【附注】《中国药典》（2020年版）记载枫香以果序、树脂入药的药材名分别为路路通、枫香脂。

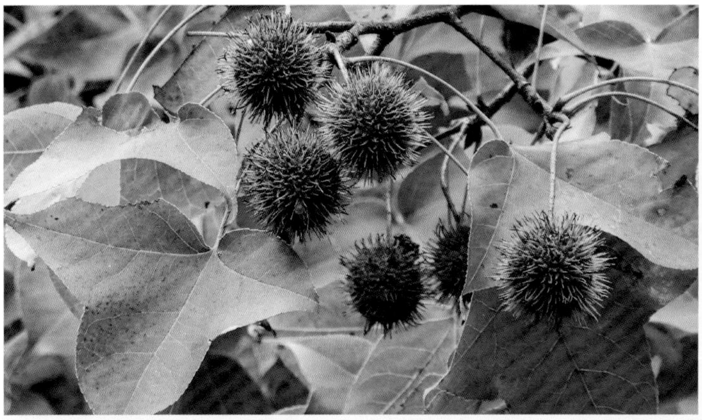

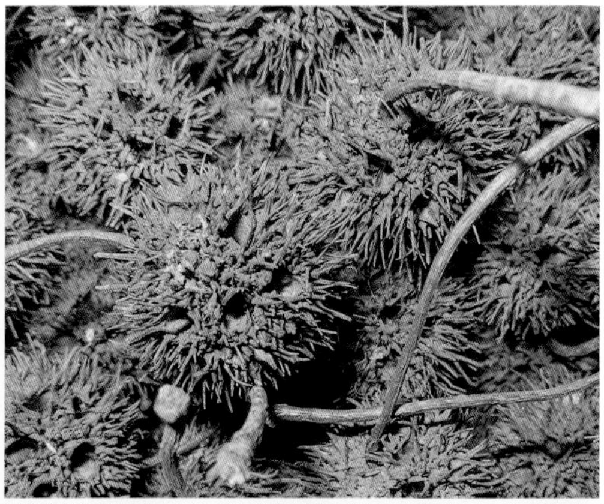

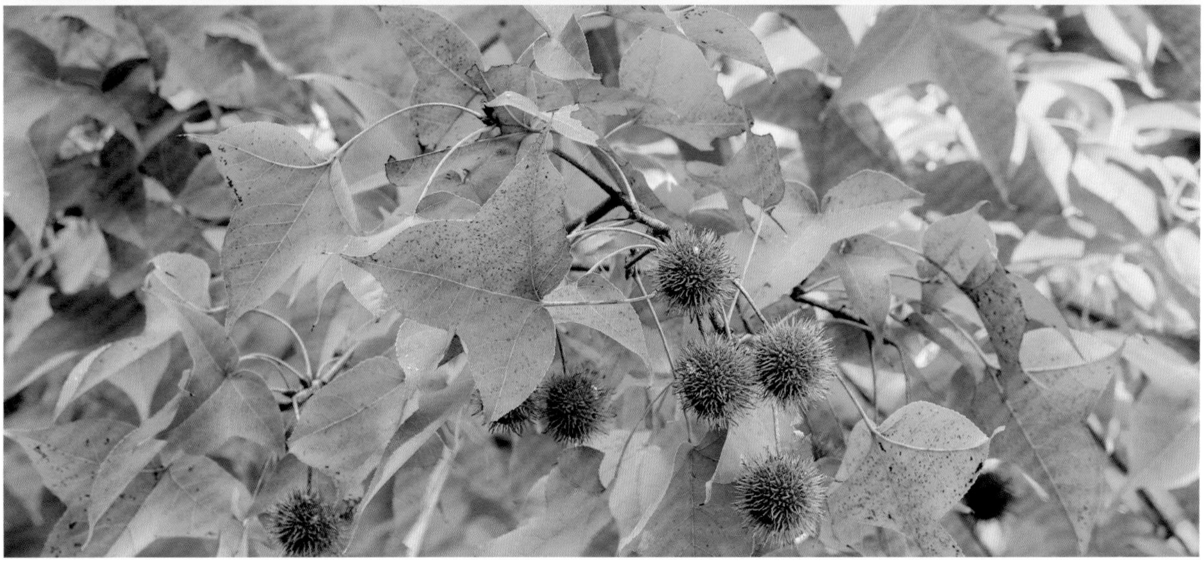

檵花

【基原】为金缕梅科檵木*Loropetalum chinense* (R. Br.) Oliv. 的花。

【别名】宊肉根、白花树、螺砚木。

【形态特征】灌木或小乔木。叶片革质，卵形，长2~5 cm，宽1.5~2.5 cm，背面被星毛。花3~8朵簇生，白色，有短花梗，比新叶先开放，或与嫩叶同时开放；苞片线形；萼筒杯状，被星毛；花瓣4片，带状；雄蕊4枚；子房完全下位。蒴果卵圆形，先端圆。种子圆卵形，黑色，发亮。花期3~4月。

【分布】生于丘陵及山地向阳处。产于我国南部、西南及中部地区。

【性能主治】花味甘、涩，性平。具有清热、止血的功效。主治鼻出血，外伤出血。

【采收加工】夏季采收，鲜用或晒干。

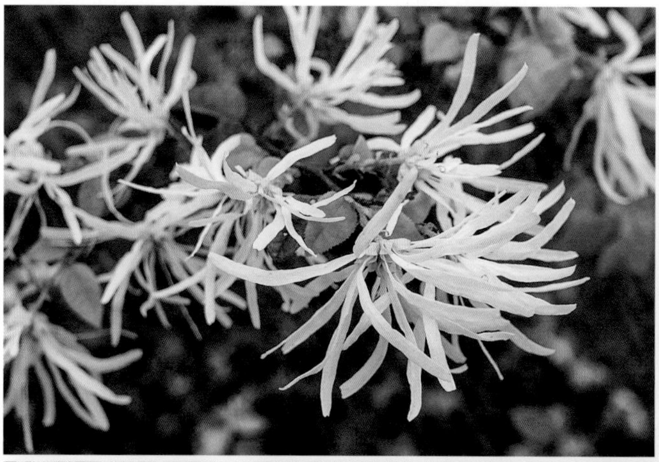

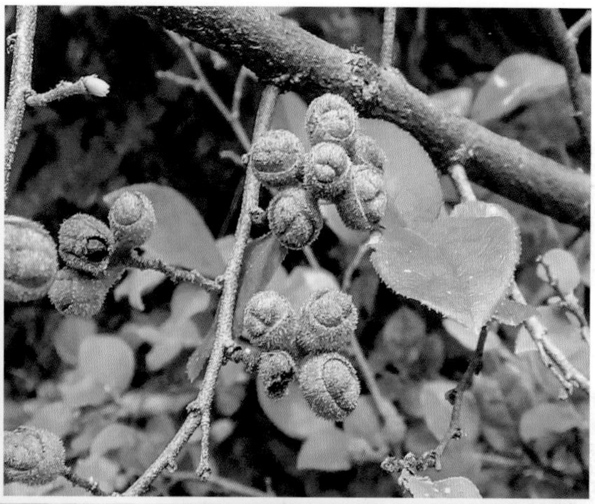

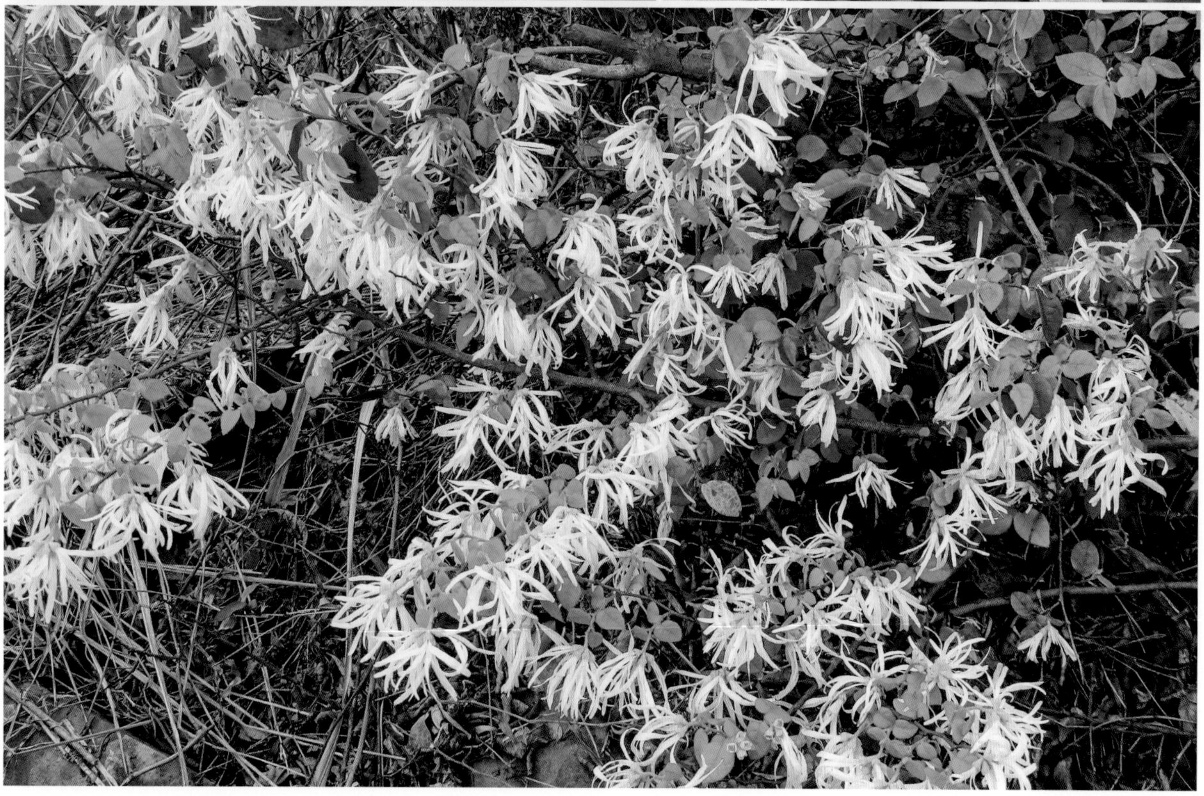

杨梅

【基原】为杨梅科杨梅*Myrica rubra* (Lour.) Siebold et Zucc. 的果。

【别名】机子、圣生梅、山杨梅。

【形态特征】常绿乔木。小枝及芽被圆形腺体。叶片革质，常密集于小枝上部。花雌雄异株；雄花序单独或数条丛生于叶腋；雌花序常单生于叶腋。核果球状，表面具乳头状突起；外果皮肉质，熟时深红色或紫红色。核常为阔椭圆形或圆卵形；内果皮极硬，木质。花期4月，果期6~7月。

【分布】生于山坡或山谷林中，喜酸性土壤。产于广西、广东、湖南、贵州、云南、四川、浙江、江西、江苏等地。

【性能主治】果味酸、甘，性温。具有生津解烦、和中消食、解酒、止血的功效。主治烦渴，呕吐，胃痛，食欲不振，食积腹痛，饮酒过度，头痛，跌打损伤，骨折，烧烫伤。

【采收加工】果夏季成熟时采收，鲜用或烘干。

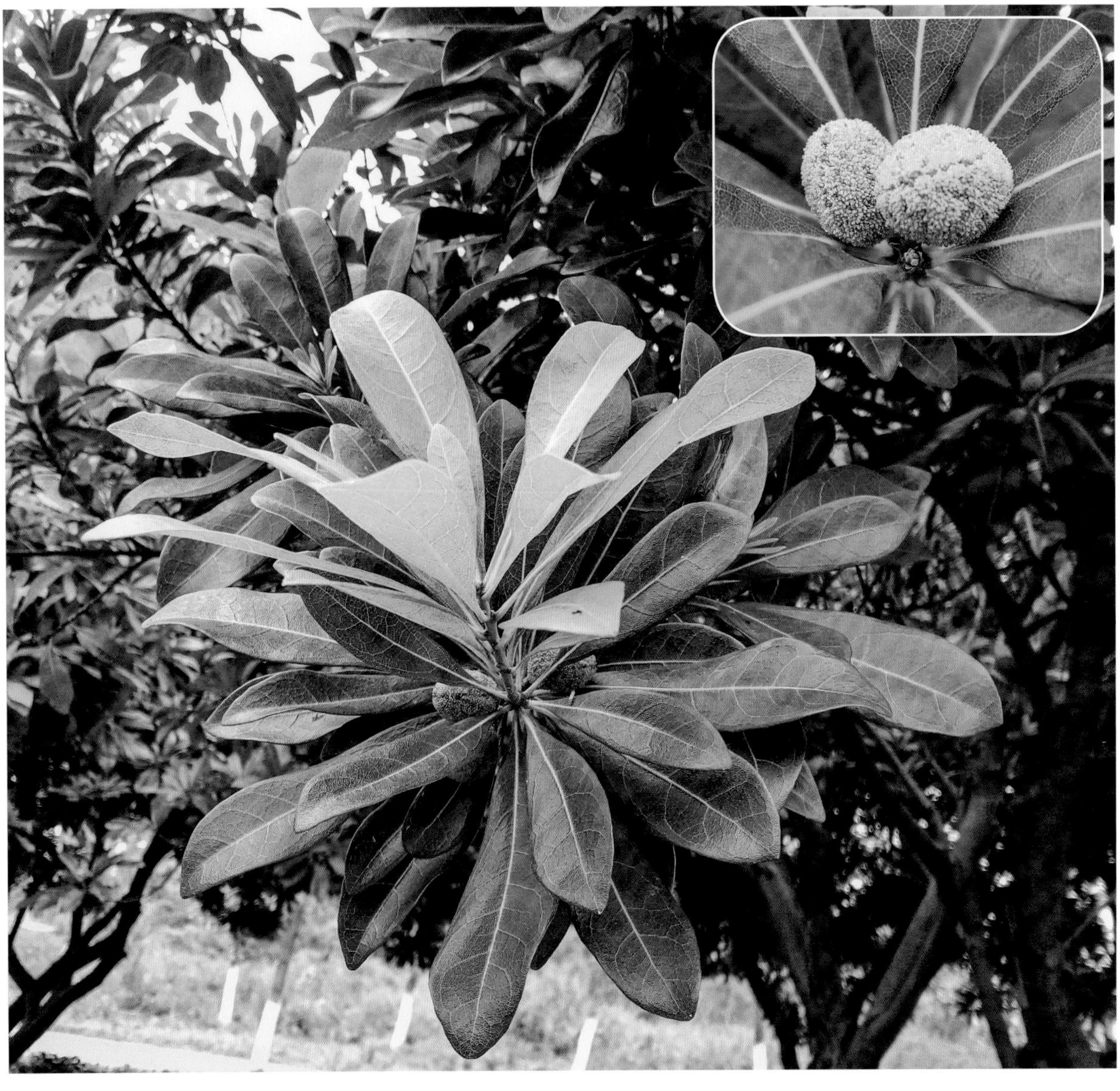

山黄麻

【基原】为榆科山黄麻*Trema tomentosa* (Roxb.) Hara 的叶、根或根皮。

【别名】麻桐树、山麻、母子树。

【形态特征】小乔木或灌木。小枝密被直立或斜展的灰褐色或灰色短茸毛。叶片宽卵形或卵状矩圆形，基部心形，明显偏斜，边缘有细齿，腹面被直立的基部膨大的硬毛，背面被短茸毛，基出脉3条。雄花序长2~4.5 cm，雌花序长1~2 cm。核果宽卵珠状。花期3~6月，果期9~11月。

【分布】生于山坡混交林、路边或沟边。产于广西、广东、海南、台湾、福建、贵州和四川等地。

【性能主治】叶味涩，性平。具有止血的功效。主治外伤出血。根或根皮味辛，性平。具有散瘀消肿、止痛的功效。主治跌打损伤，瘀肿疼痛，腹痛。

【采收加工】叶、根或根皮全年均可采收，鲜用或晒干。

【附注】《中药大辞典》记载山黄麻以叶、根或根皮入药的药材名分别为山黄麻叶、山黄麻根。

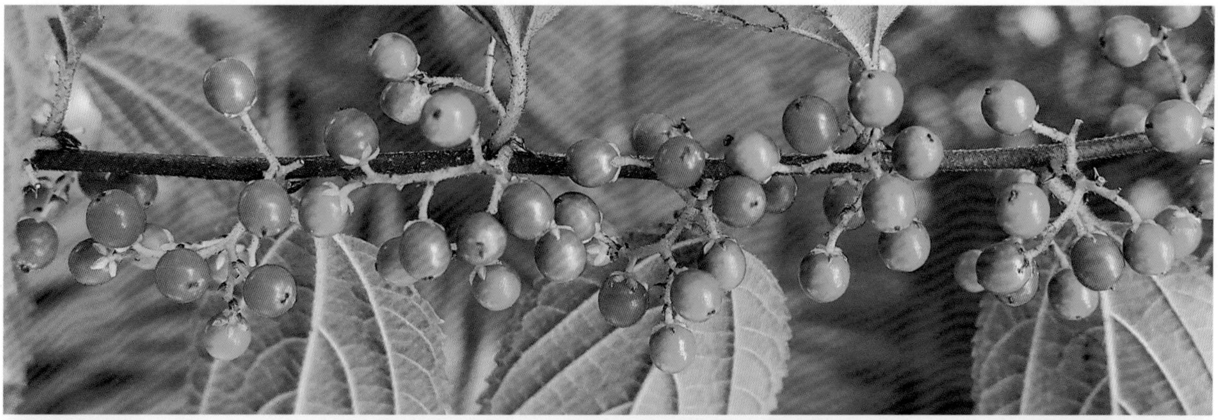

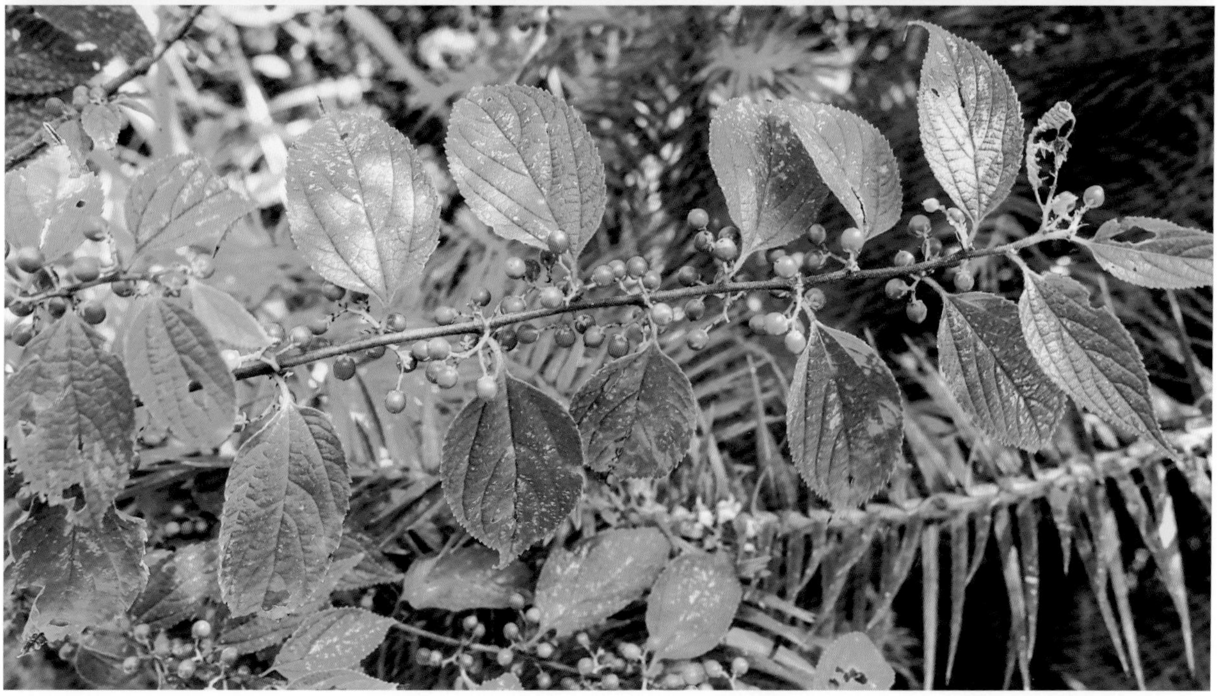

谷皮藤

【基原】为桑科藤构*Broussonetia kaempferi* Sieb. var. *australis* T. Suzuki 的全株。

【别名】藤葡蟠、黄皮藤。

【形态特征】蔓生藤状灌木。小枝显著伸长。叶互生，螺旋状排列；叶片呈近对称的卵状椭圆形，长3.5~8 cm，宽2~3 cm，基部心形或截形，边缘有齿细，齿尖具腺体。花雌雄异株；雄花序短穗状，长1.5~2.5 cm；雌花集生为球形头状花序。聚花果直径1 cm；花柱线形，延长。花期4~6月，果期5~7月。

【分布】生于沟边、山坡或灌木丛中。产于广西、广东、云南、四川、湖南、湖北、福建、安徽、江西等地。

【性能主治】全株味微甘，性平。具有清热养阴、平肝、益肾的功效。主治肺热咳嗽，头晕目眩，高血压。

【采收加工】4~11月采挖，洗净，鲜用或晒干。

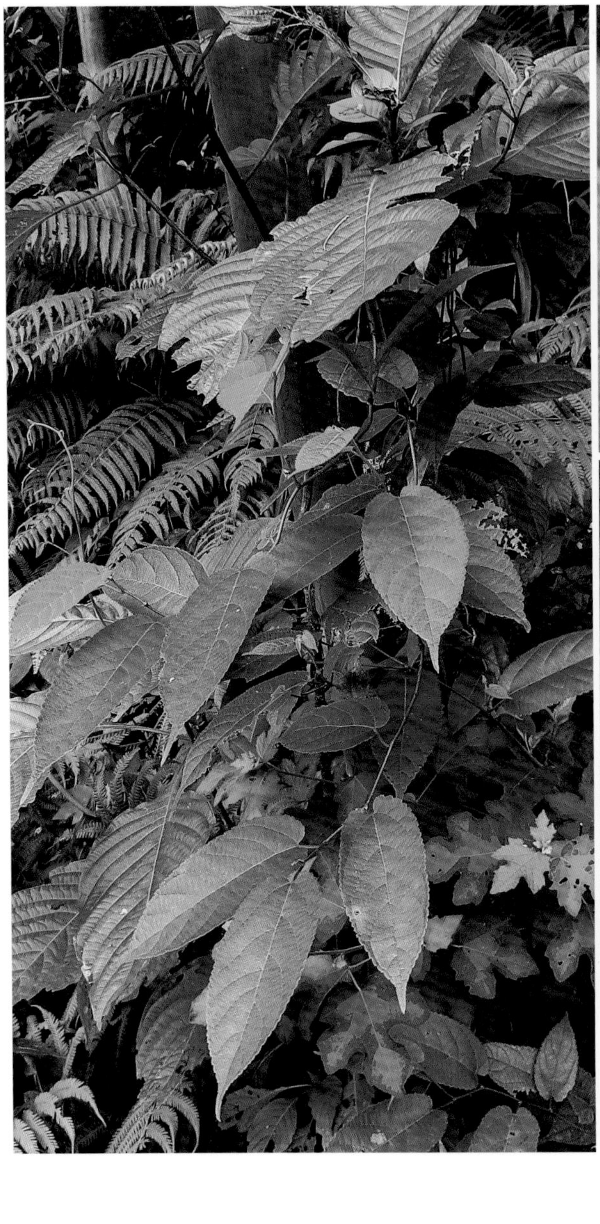
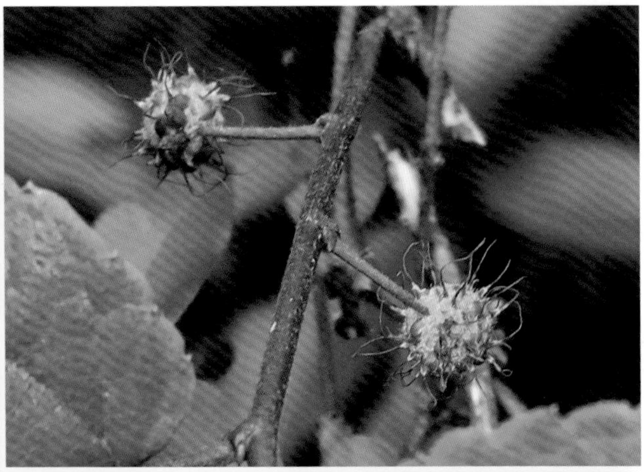
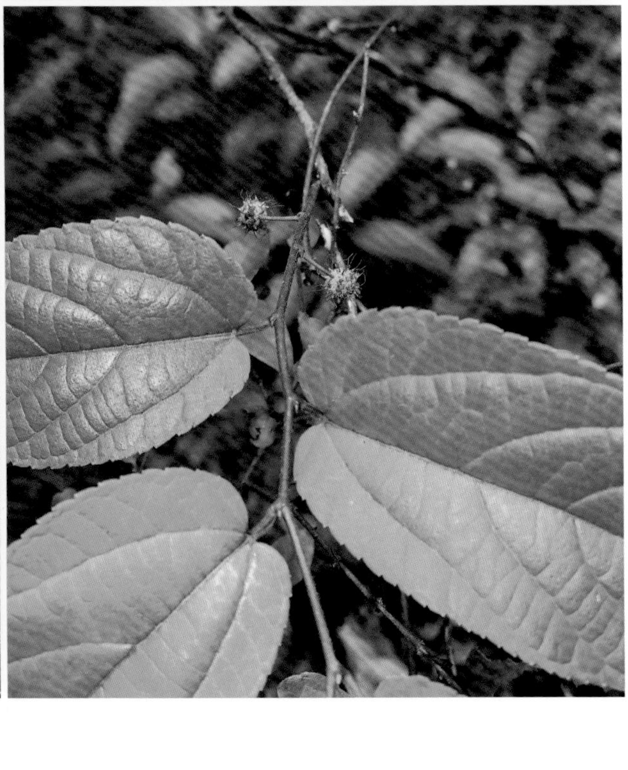

楮实子

【基原】为桑科构树*Broussonetia papyrifera* (L.) L' Her. ex Vent. 的成熟果实。

【别名】谷木、褚、楮树。

【形态特征】乔木。枝粗而直，小枝密生柔毛。叶片广卵形至长椭圆状卵形，边缘具粗齿，不裂或3~5裂，幼树叶常有明显分裂，腹面粗糙且疏生糙毛，背面密被茸毛。花雌雄异株，雄花序为柔荑花序，雌花序球形头状。聚花果熟时橙红色，肉质。花期4~5月，果期6~7月。

【分布】生于石灰岩山地，栽于村旁、田园。产于我国南北各地。

【性能主治】成熟果实味甘，性寒。具有明目、补肾、强筋骨、利尿的功效。主治腰膝酸软，肾虚目昏，阳痿。

【采收加工】秋季果实成熟时采收，洗净，晒干，除去灰白色膜状宿萼和杂质。

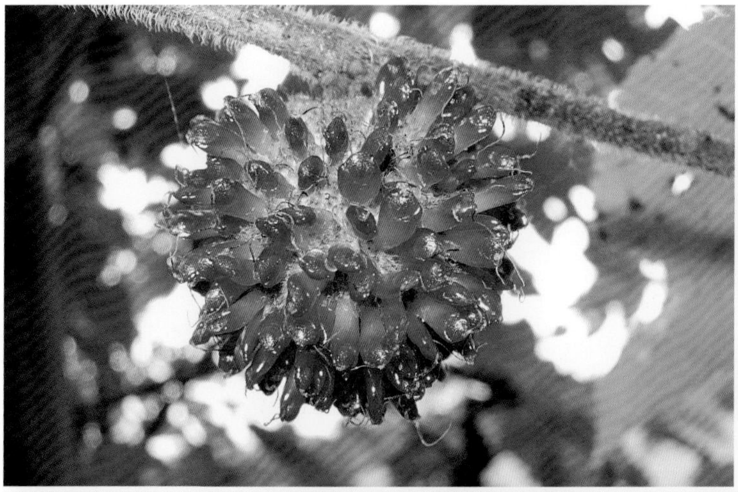
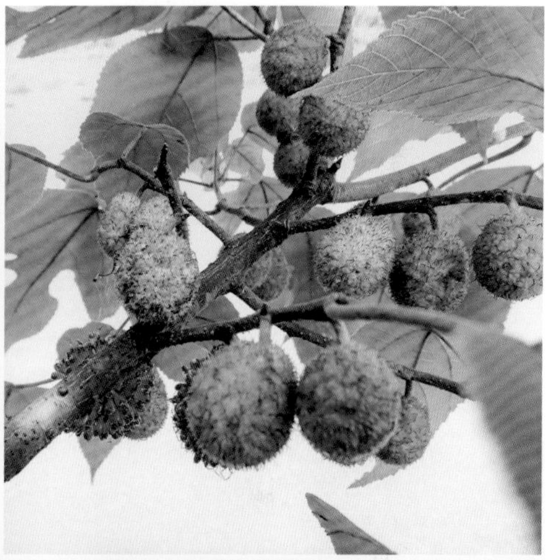
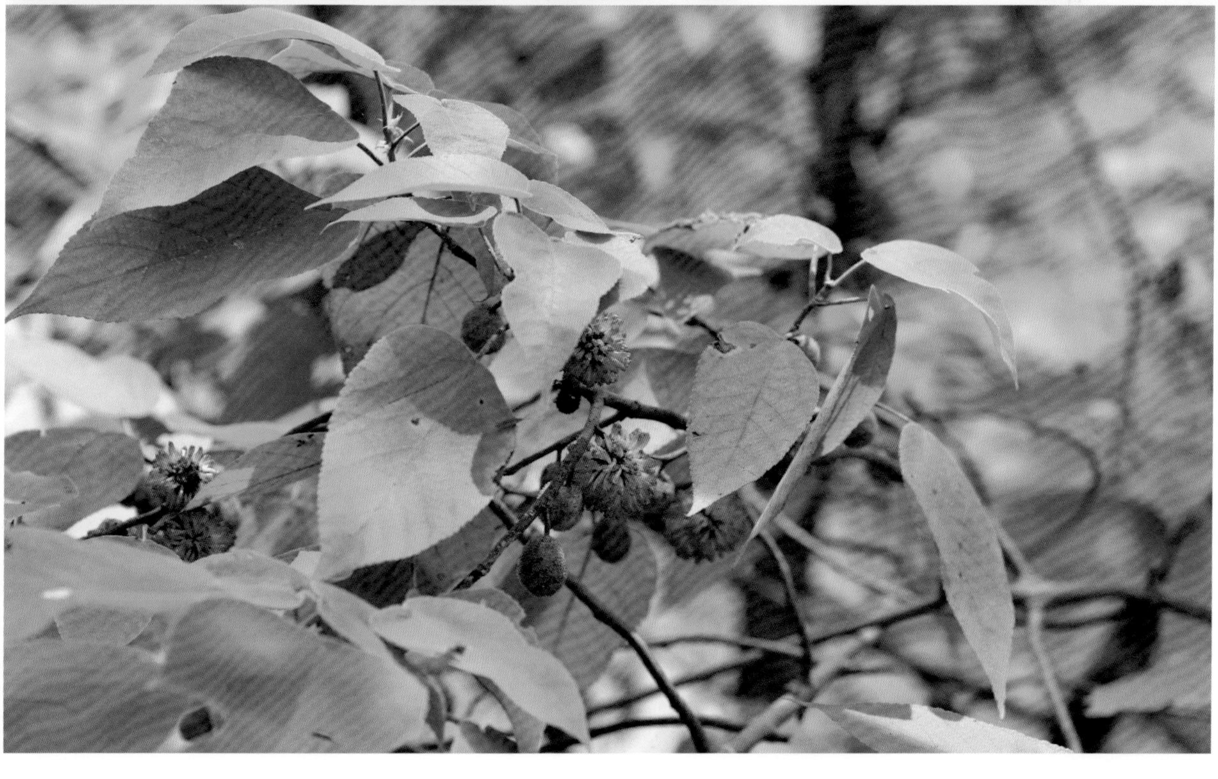

五指毛桃

【基原】为桑科粗叶榕*Ficus hirta* Vahl 的根。

【别名】五指牛奶。

【形态特征】灌木或小乔木。嫩枝中空。全株有乳汁，枝、叶、叶柄和花序托（榕果）均被金黄色长硬毛。叶片长椭圆状披针形或广卵形，边缘有细齿；托叶卵状披针形，膜质，红色，被柔毛。隐头花序成对腋生或生于已落叶的枝上；瘦果椭圆球形，表面光滑。花果期3~11月。

【分布】生于村寨附近旷地或山坡林边，或附生于其他树干。产于广西、广东、海南、云南、贵州、湖南、福建、江西等地。

【性能主治】干燥根味甘，性平。具有健脾补肺、行气利湿、舒筋活络的功效。主治脾虚浮肿，食少无力，肺痨咳嗽，带下，产后无乳，风湿痹痛，肝硬化腹水，肝炎，跌打损伤。

【采收加工】全年均可采收，洗净，切片，晒干。

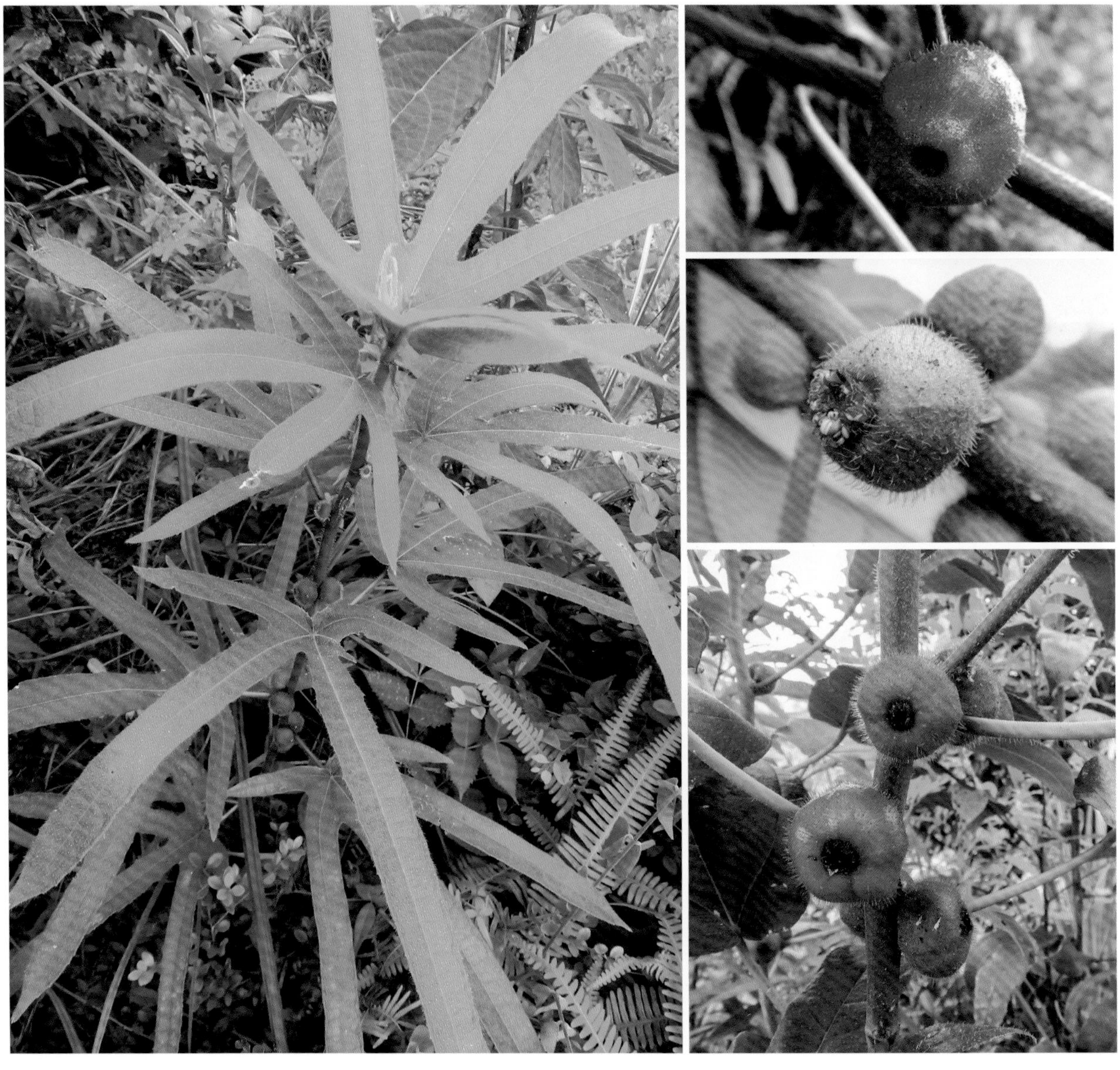

木馒头

【基原】为桑科薜荔*Ficus pumila* L. 的果实。

【别名】凉粉果、王不留行、爬山虎。

【形态特征】常绿攀援灌木。叶二型；不结果枝上的叶小而薄，卵状心形；结果枝上的叶较大，革质，卵状椭圆形。榕果单生于叶腋；瘿花果梨形；雌花果近球形，长4~8 cm，直径3~5 cm，顶部截平，略具短钝头或为脐状突起，内生众多细小的黄棕色圆球状瘦果。花期5~6月，果期9~10月。

【分布】生于树上或石灰岩山坡上。产于广西、广东、云南东南部、贵州、四川、湖南、福建、台湾、江西、安徽、江苏、浙江、陕西等地。

【性能主治】果实味甘，性平。具有补肾固精、活血、催乳的功效。主治遗精，阳痿，乳汁不通，闭经。

【采收加工】秋季果实将熟时采收，剪去果柄，投入沸水中浸泡，鲜用或晒干。

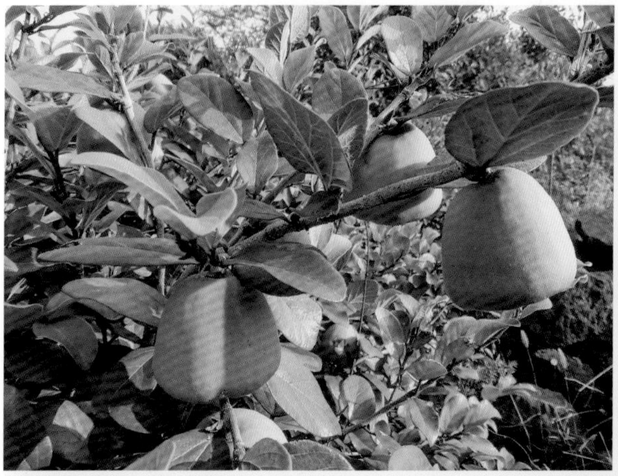

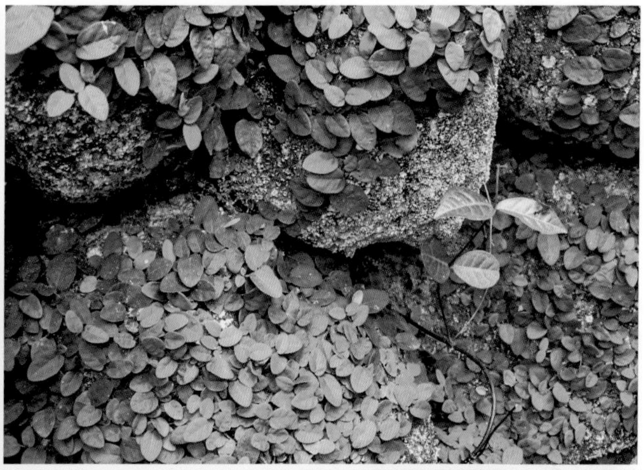

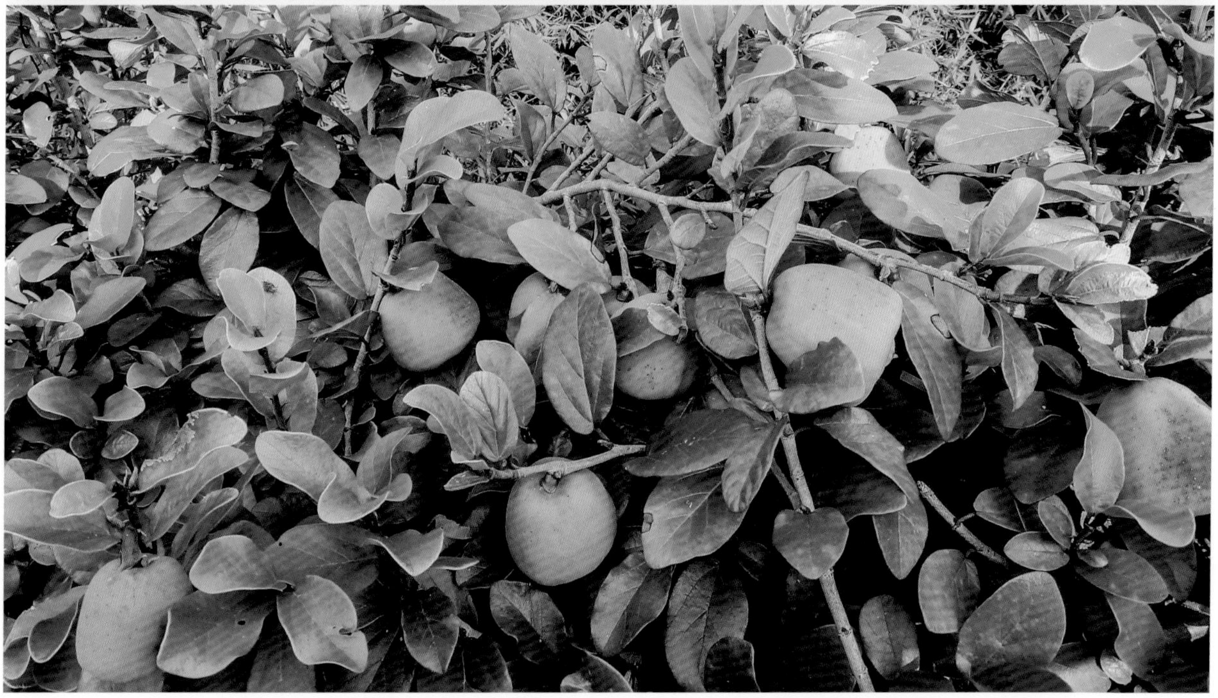

地瓜果

【基原】为桑科地果*Ficus tikoua* Bureau 的榕果。

【别名】地石榴、地瓜、地枇杷果。

【形态特征】匍匐木质藤本。茎上生细长不定根，节膨大；幼枝偶有直立。叶片倒卵状椭圆形，腹面被短刺毛；叶柄长1~2 cm。榕果成对或簇生于匍匐茎上，常埋于土中，球形至卵球形，基部收缩成狭柄，熟时深红色，表面多圆形瘤点；瘦果卵球形，表面有瘤体。花期5~6月，果期7月。

【分布】生于荒地、草坡或岩石缝中。产于广西、湖南、湖北、贵州、云南、西藏、四川、甘肃、陕西等地。

【性能主治】果味甘，性微寒。具有清热解毒、涩精止遗的功效。主治咽喉肿痛，遗精滑精。

【采收加工】夏季采收尚未成熟的榕果，晒干。

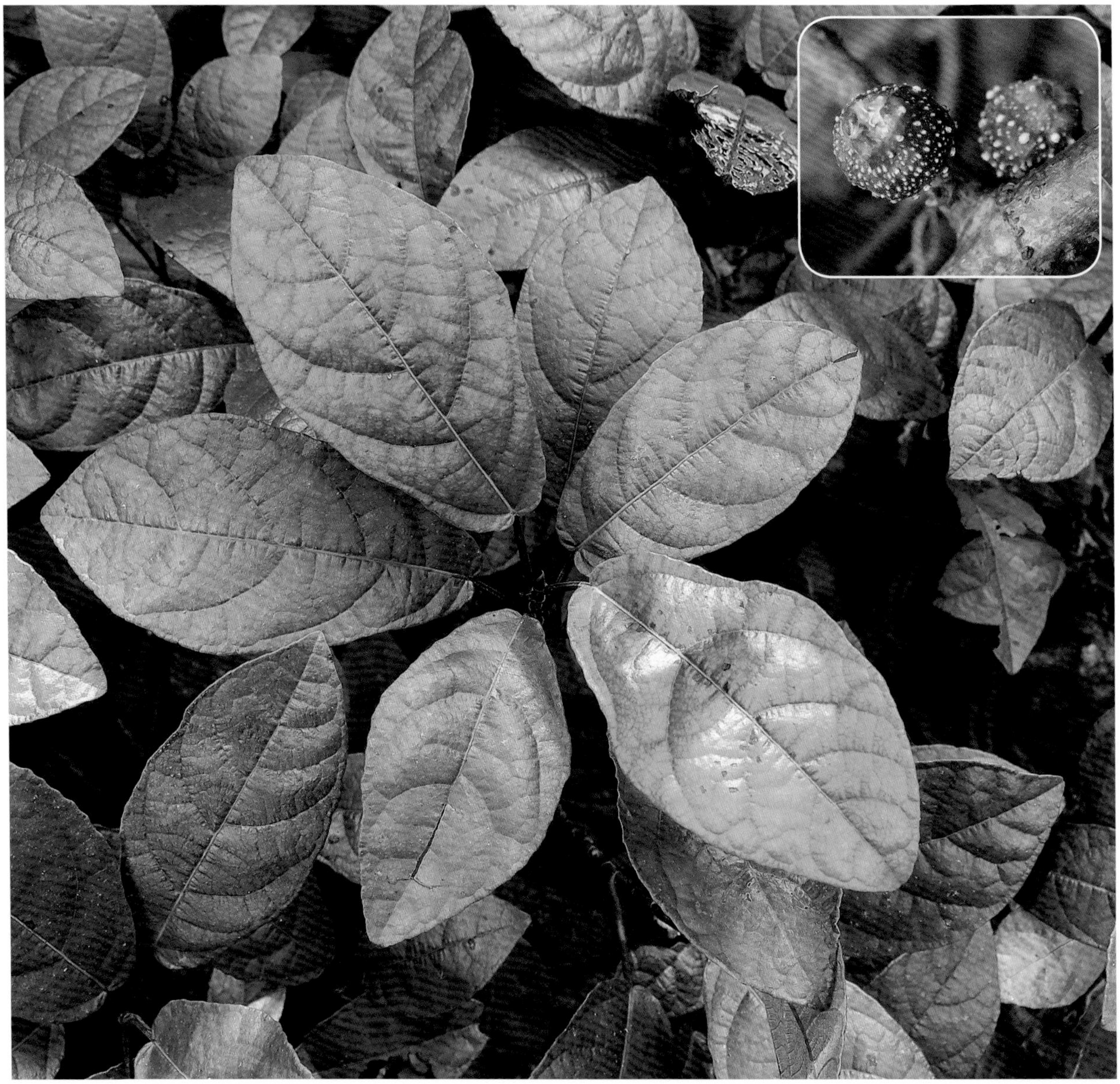

斜叶榕

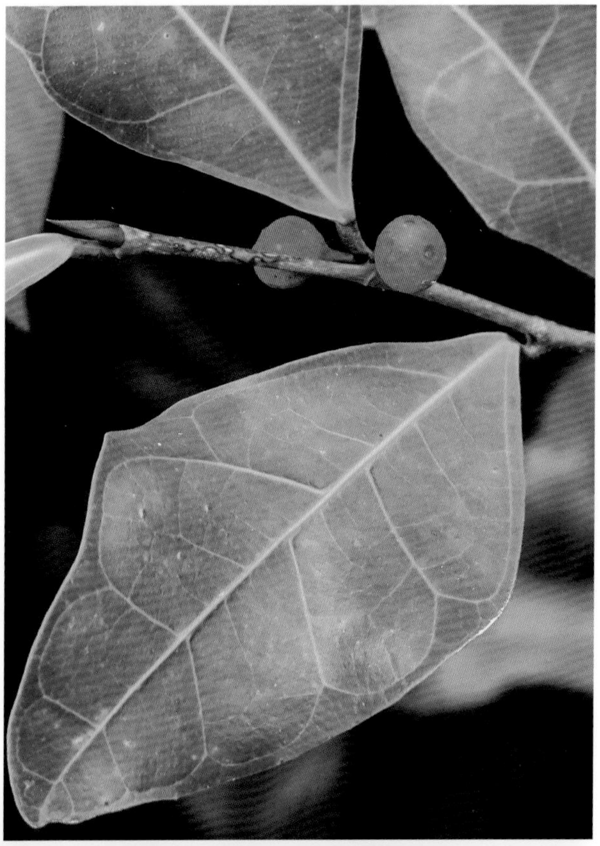

【基原】为桑科斜叶榕*Ficus tinctoria* G. Forst. subsp. *gibbosa* (Blume) Corner 的树皮。

【形态特征】小乔木，幼时多附生。叶排为2列；叶片椭圆形至卵状椭圆形，边缘全缘，一侧稍宽。榕果球形或球状梨形，单生或成对腋生，疏生小瘤体；雄花生榕果内壁近口部；瘿花与雄花花被相似；雌花生于另一植株榕果内，花被片4片，线形。瘦果椭圆形，具龙骨，表面有瘤体。花果期冬季至翌年6月。

【分布】生于路旁、山坡、山谷疏林下或湿润岩石上。产于广西、海南、台湾、福建、贵州、云南、西藏等地。

【性能主治】树皮味苦，性寒。具有清热利湿、解毒的功效。主治感冒，高热惊厥，泄泻，痢疾，目赤肿痛。

【采收加工】全年均可采收，鲜用或晒干。

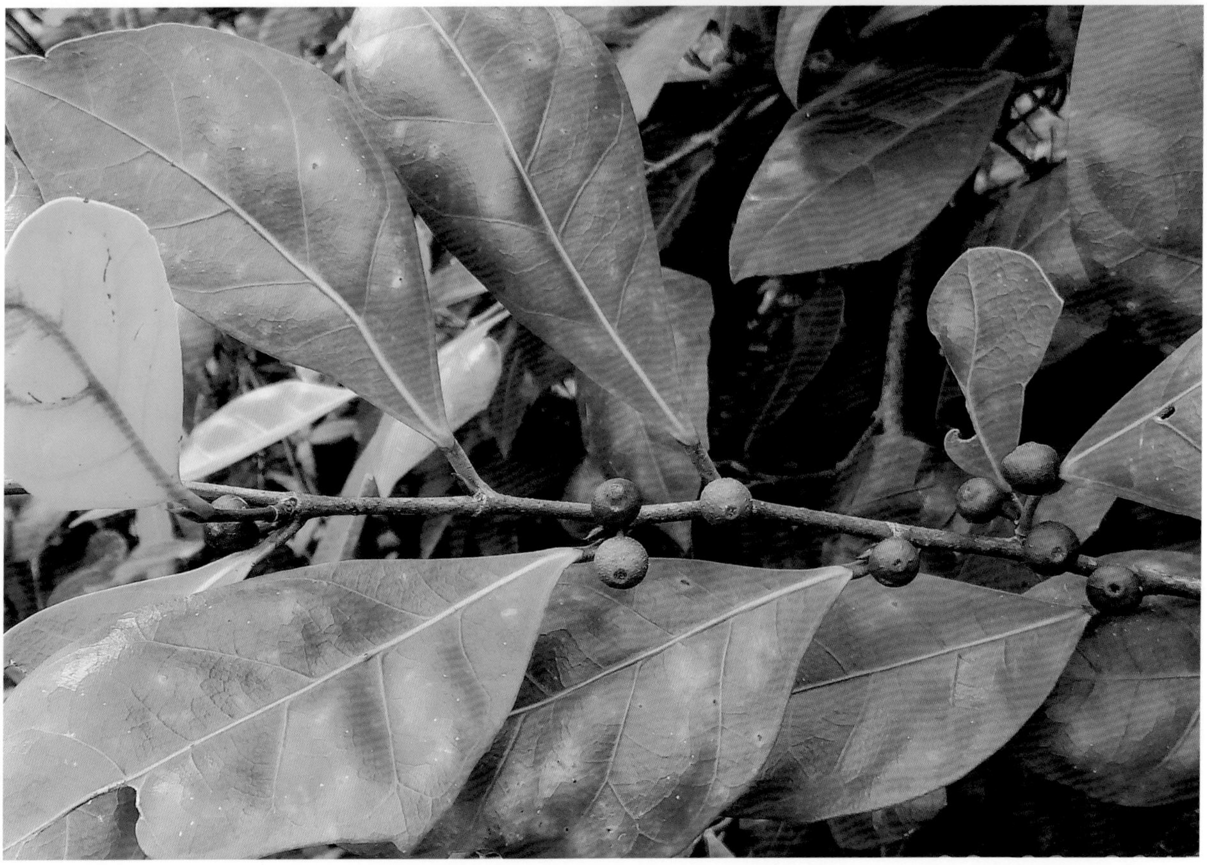

穿破石

【基原】为桑科构棘*Maclura cochinchinensis* (Lour.) Corner 的根。

【别名】葨芝、川破石、刺楮。

【形态特征】直立或攀援状灌木。根皮橙黄色，枝具棘刺。叶片革质，椭圆状披针形或长圆形，边缘全缘。雌雄异株，均为具苞片的球形头状花序，苞片内具2个黄色腺体；雄花花被片4枚，不相等，雄蕊4枚；雌花序微被毛，花被片顶部厚，基部有2个黄色像体。聚合果肉质，熟时橙红色。花期4~5月，果期9~10月。

【分布】生于山坡、山谷、溪边。产于广西、广东、湖南、安徽、浙江、福建等地。

【性能主治】根味淡、微苦，性凉。具有祛风通络、清热除湿、解毒消肿的功效。主治风湿痹痛，跌打损伤，黄疸，腮腺炎，肺结核，淋浊，闭经，劳伤咳血，疔疮痈肿。

【采收加工】全年均可采收，除去须根，洗净，晒干；或趁鲜切片，鲜用或晒干。

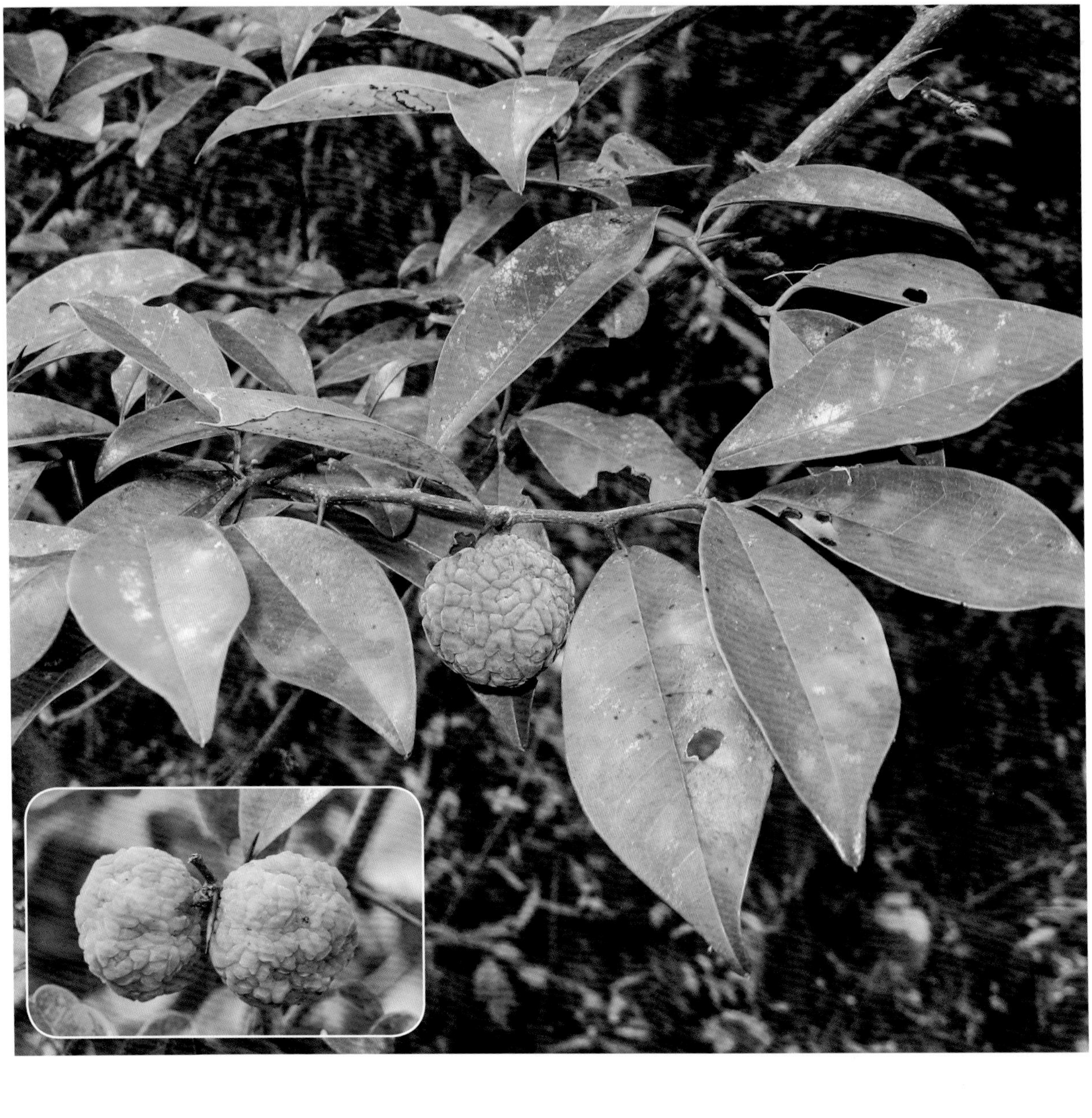

桑椹

【基原】为桑科桑*Morus alba* L. 的果穗。

【别名】桑树、家桑。

【形态特征】落叶乔木或灌木。树皮黄褐色。叶片卵形至广卵形，边缘有粗齿，有时有不规则的分裂。雌雄异株；葇荑花序腋生或生于芽鳞腋内；雄花序下垂，密被白色柔毛；雌花序长1~2 cm，被毛雌花无梗。聚花果卵圆形或圆柱形，黑紫色或白色。花期4~5月，果期6~8月。

【分布】原产于我国中部和北部，现东北至西南各省区、西北直至新疆均有栽培。

【性能主治】干燥果穗味甘、酸，性寒。具有补血滋阴、生津润燥的功效。主治眩晕耳鸣，心悸失眠，须发早白，津伤口渴，内热消渴，血虚便秘。

【采收加工】4~6月果实变红时采收，晒干或略蒸后晒干。

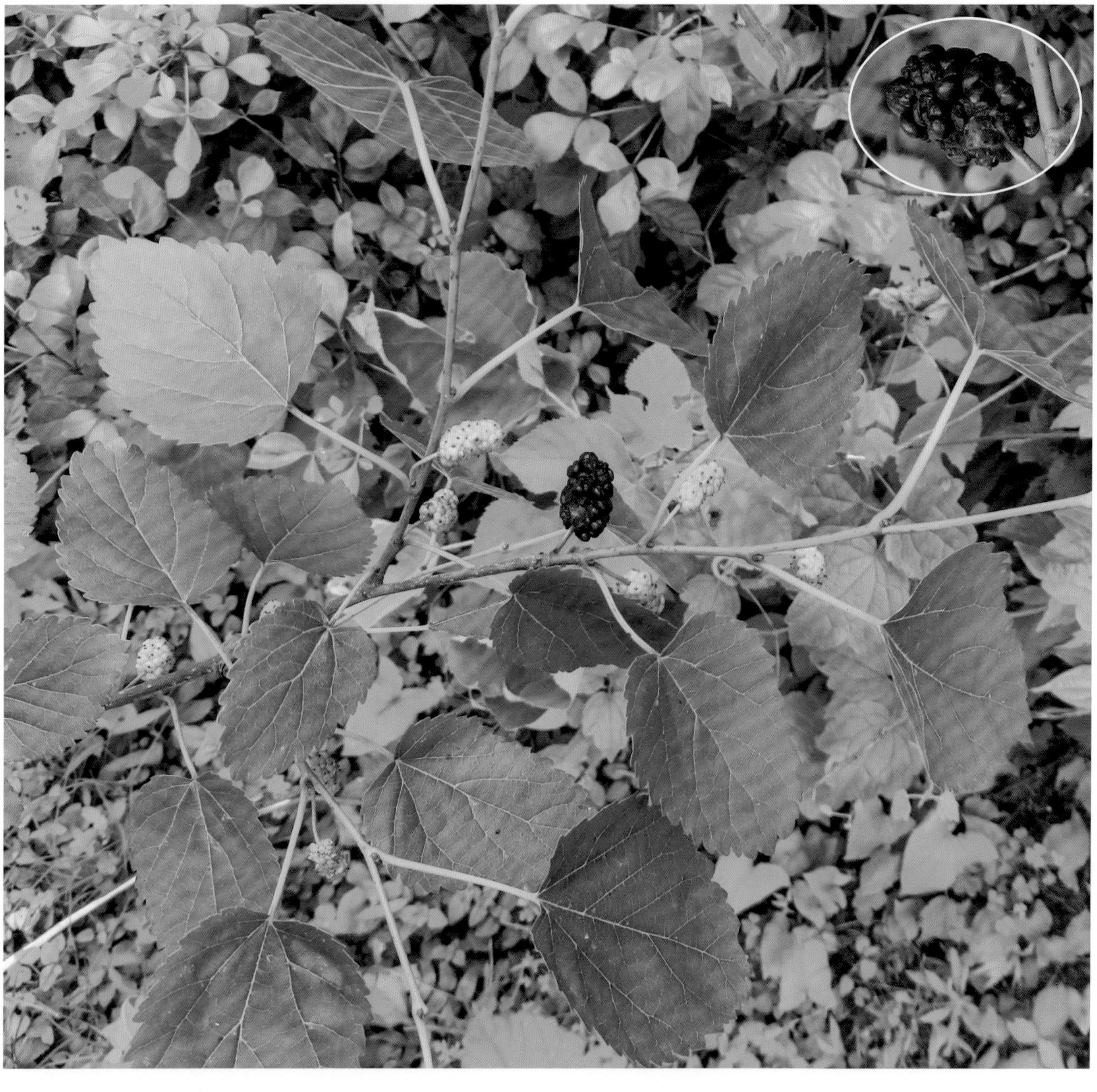

糯米藤

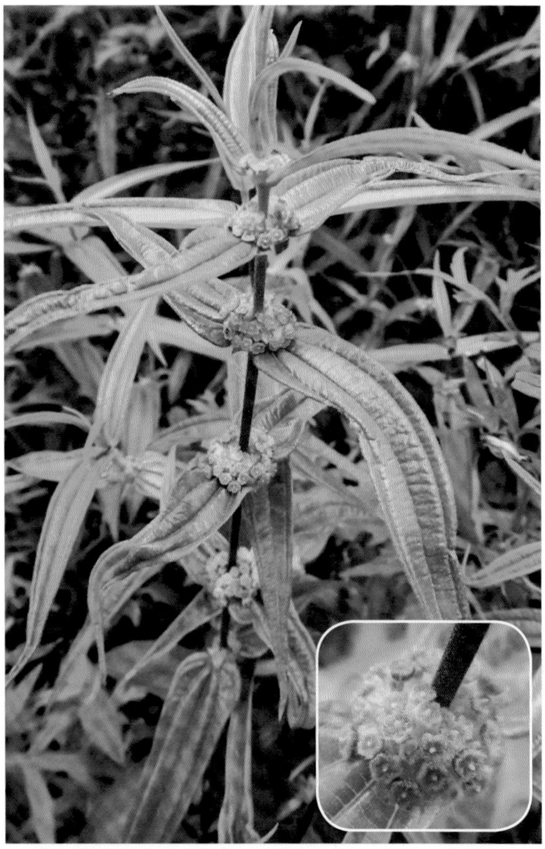

【基原】为荨麻科糯米团*Gonostegia hirta* (Blume ex Hassk.) Miq. 的全草。

【别名】猪粥菜、拉粘草。

【形态特征】多年蔓生草本。茎蔓生、铺地或渐升，上部四棱形。叶对生；叶片狭卵形至披针形，边缘全缘。雌雄异株；团伞花序腋生，直径2~9 mm；雄花花蕾呈陀螺状；雌花花被片菱状狭卵形，果期呈卵形，有10条纵肋。瘦果卵球形，宿存花被片无翅。花期5~9月，花期8~9月。

【分布】生于山坡灌木丛中、沟边草地。产于广西、广东、云南、河南、陕西等地。

【性能主治】全草味甘、苦，性凉。具有清热解毒、止血、健脾的功效。主治疔疮，痈肿，瘰疬，痢疾，白带异常，小儿疳积，吐血，外伤出血。

【采收加工】全年均可采收，鲜用或晒干。

紫麻

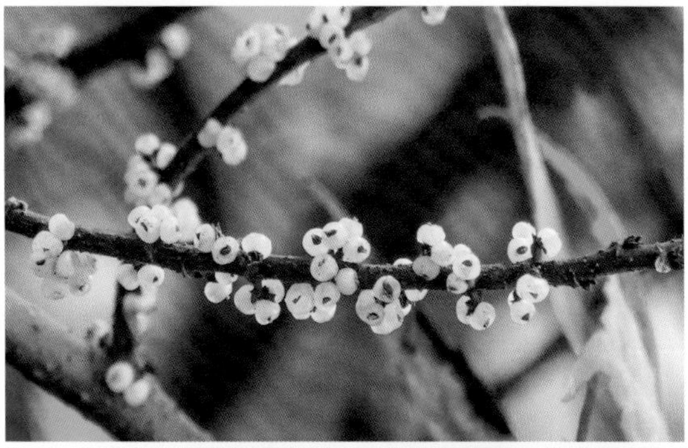

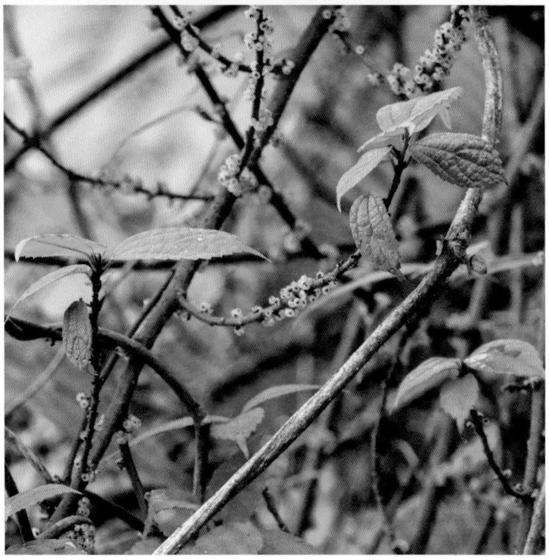

【基原】为荨麻科紫麻*Oreocnide frutescens* (Thunb.) Miq. 的全株。

【别名】小麻叶、火麻条。

【形态特征】灌木，稀小乔木，高1~3 m。叶常生于枝上部；叶片卵形、狭卵形、稀倒卵形，长3~15 cm，宽1.5~6 cm。花序生于上一年生枝和老枝上，几无梗，呈簇生状。瘦果卵球状，两侧稍扁，肉质花托浅盘状，围以果的基部，熟时则常增大呈壳斗状，包围着果的大部分。花期3~5月，果期6~10月。

【分布】生于山谷、溪边、林缘半阴湿处。产于华南、西南及湖南、浙江、江西、福建、台湾、湖北、陕西等地。

【性能主治】全草味甘，性凉。具有行气、活血的功效。主治跌打损伤，牙痛，小儿麻疹发热。

【采收加工】夏、秋季采收，洗净，鲜用或晒干。

白淋草

【基原】为荨麻科长茎冷水花*Pilea longicaulis* Hand.-Mazz. 的全草。

【别名】接骨风、长柄冷水花。

【形态特征】亚灌木，无毛。叶片稍肉质，同对的不等大，椭圆状披针形、椭圆形，边缘近全缘，基出脉3条，侧生的一对弧曲，伸达先端。花雌雄异株；花序聚伞圆锥状或总状，成对生于叶腋；雄花具短梗，干时深紫红色。瘦果宽椭圆状卵形，扁平；宿存花被片4枚，等长。花期1~2月，果期3~5月。

【分布】生于石灰岩山坡阴湿处。产于广西。

【性能主治】全草味淡，性凉。具有散瘀消肿、解毒敛疮的功效。主治跌打损伤，烧烫伤。

【采收加工】夏、秋季采收，洗净，鲜用或晒干。

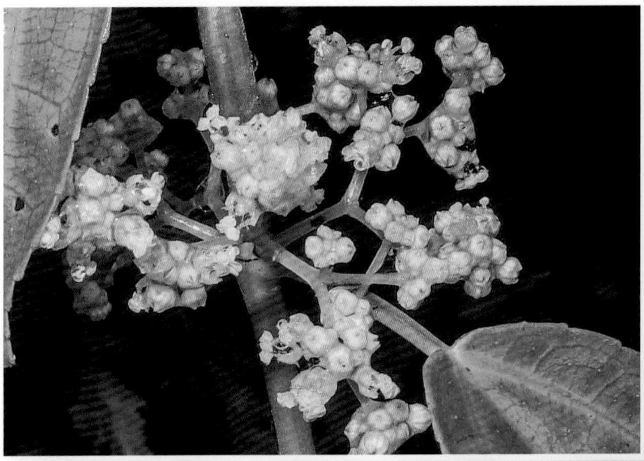

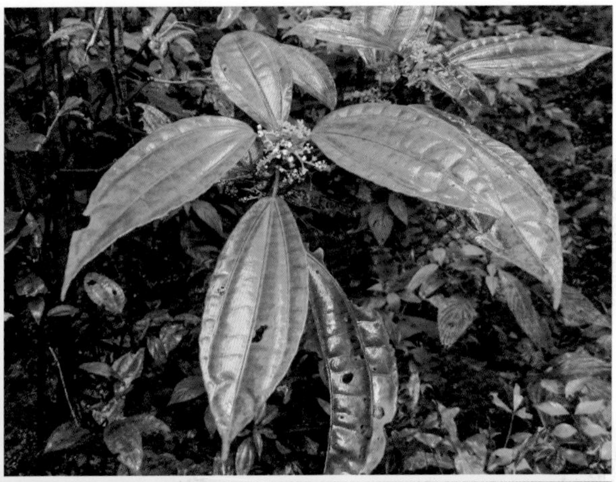

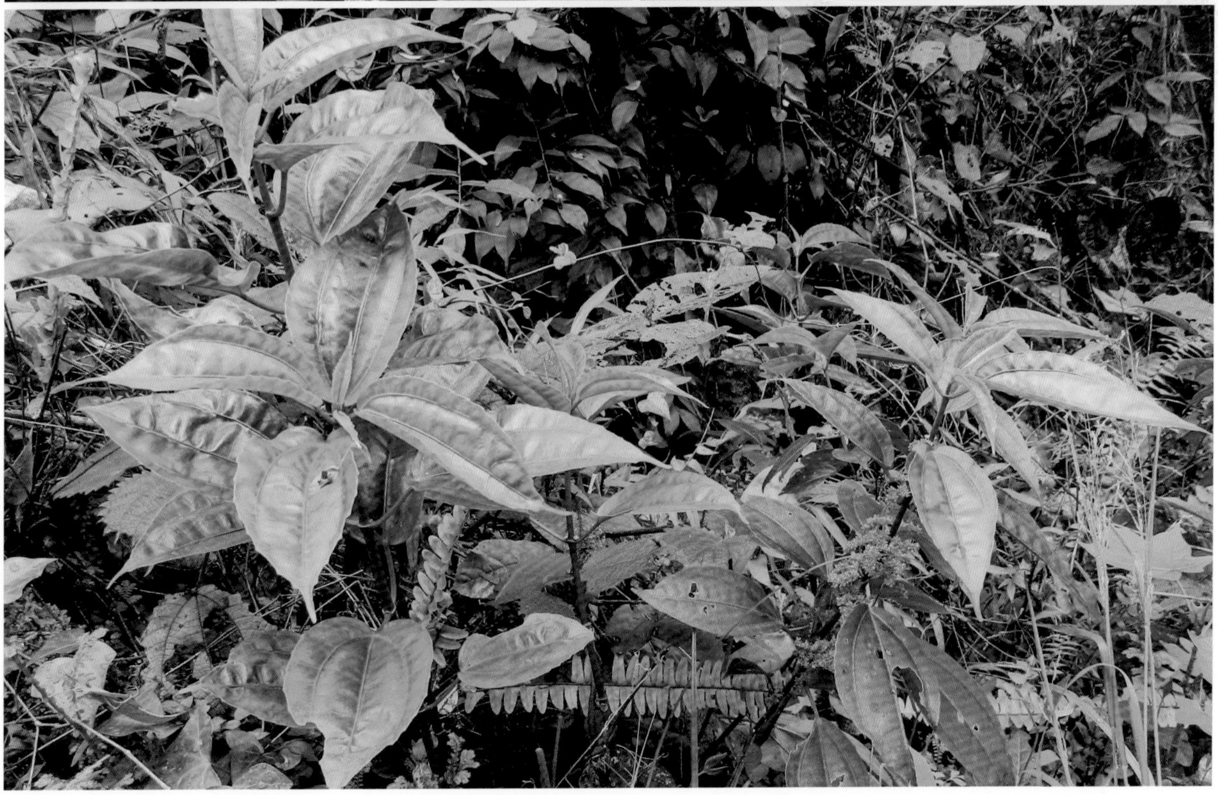

葎草

【基原】为大麻科葎草*Humulus scandens* (Lour.) Merr. 的全草。

【别名】拉拉秧、拉拉藤、五爪龙。

【形态特征】多年生茎蔓草本植物。茎枝和叶柄具倒钩刺毛，茎喜缠绕其他植物生长。单叶对生；叶片掌状3~7裂，表面粗糙，背面有柔毛和黄色腺体，边缘具粗齿。雌雄异株；雌花序为球状穗状花序，雄花序为圆锥状柔荑花序；花黄绿色，细小。瘦果熟时露出苞片外。花期5~10月。

【分布】生于沟边、荒地、废墟或林缘边。我国南北各省区均有分布。

【性能主治】全草味甘、苦，性寒。具有清热解毒、利尿消肿的功效。主治肺热咳嗽，虚热烦渴，热淋，水肿，小便不利，热毒疮疡，皮肤瘙痒。

【采收加工】夏、秋季采收，除去杂质，晒干。

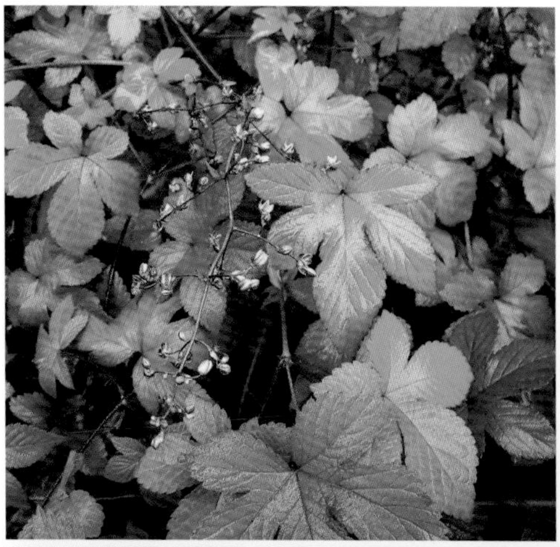
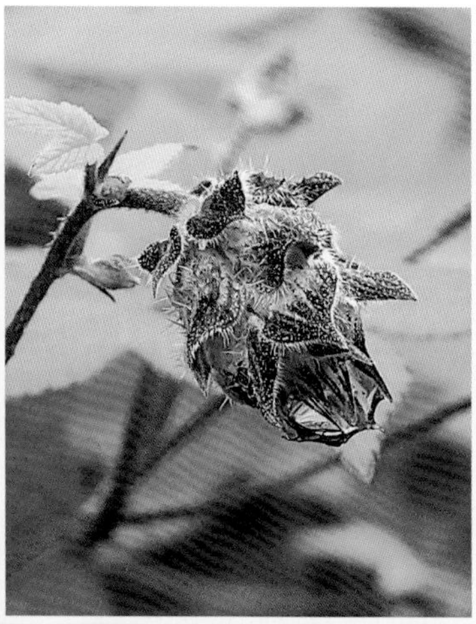
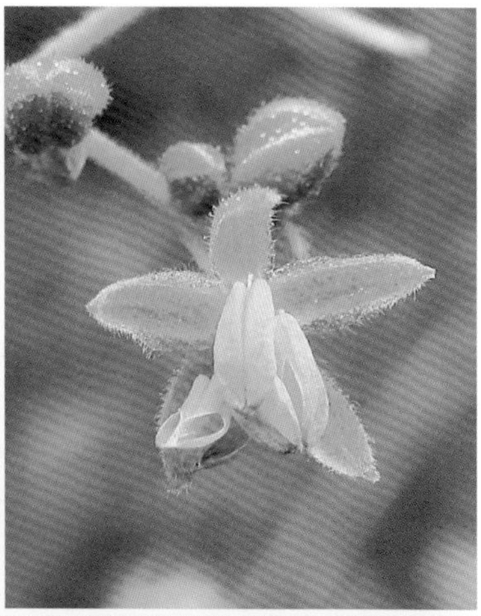
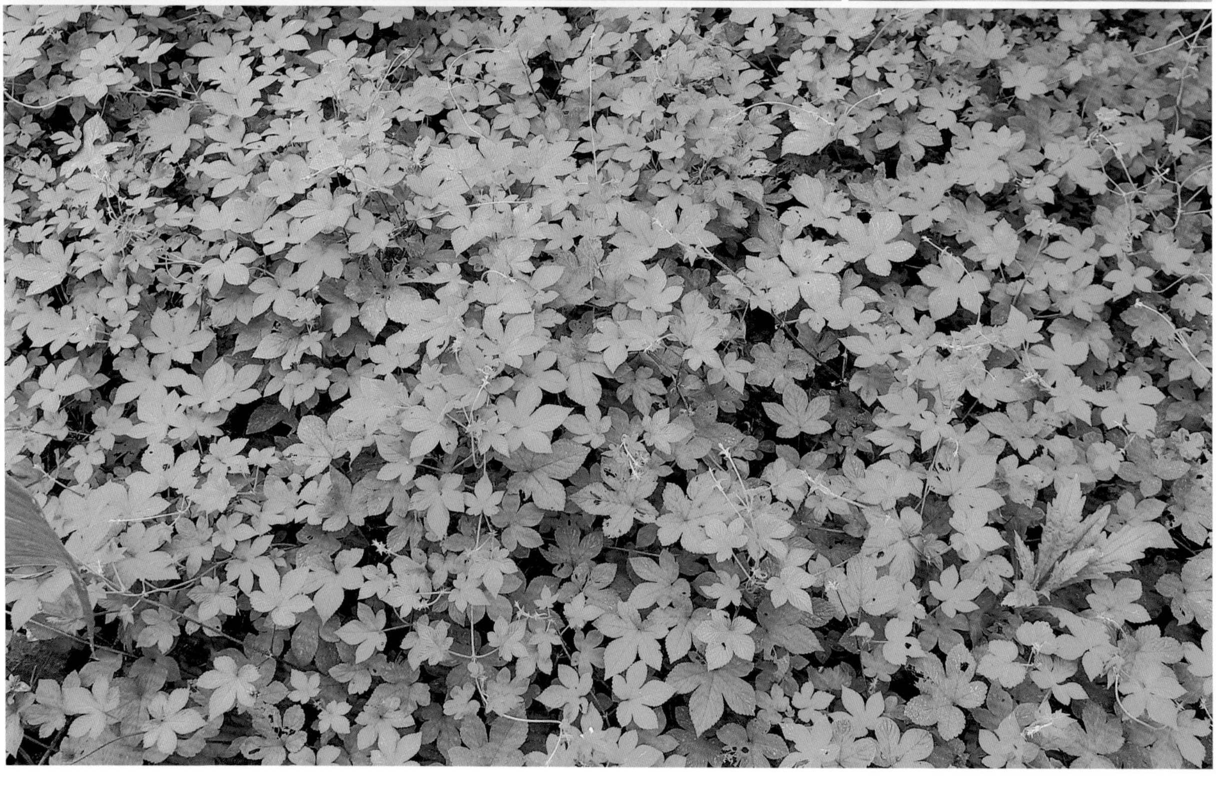

四季青

【基原】为冬青科冬青*Ilex chinensis* Sims 的根皮、叶及种子。

【别名】红冬青、油叶树、树顶子。

【形态特征】常绿乔木。树皮灰黑色，当年生小枝浅灰色，圆柱形，具细棱；二年生至多年生枝具不明显的小皮孔。叶片椭圆形或披针形。雄花序具三回至四回分枝，每分枝具花7~24朵，花淡紫色或紫红色；雌花序具1~2回分枝，具花3~7朵。果长球形，熟时红色。花期4~6月，果期7~12月。

【分布】生于山坡常绿阔叶林中和林缘。产于广西、广东、湖南、湖北、云南、福建、江苏、浙江、安徽、江西、河南等地。

【性能主治】根皮、叶及种子味苦，性寒。具有清热解毒、生肌敛疮、活血止血的功效。主治肺热咳嗽，痢疾，腹泻，胆道感染，尿路感染，烧烫伤，热毒痈肿，下肢溃疡，麻风溃疡，湿疹，冻疮，血栓闭塞性脉管炎，外伤出血。

【采收加工】叶秋、冬季采收，鲜用或晒干。树皮及根皮全年均可采收，鲜用或晒干。种子秋、冬季采收，晒干。

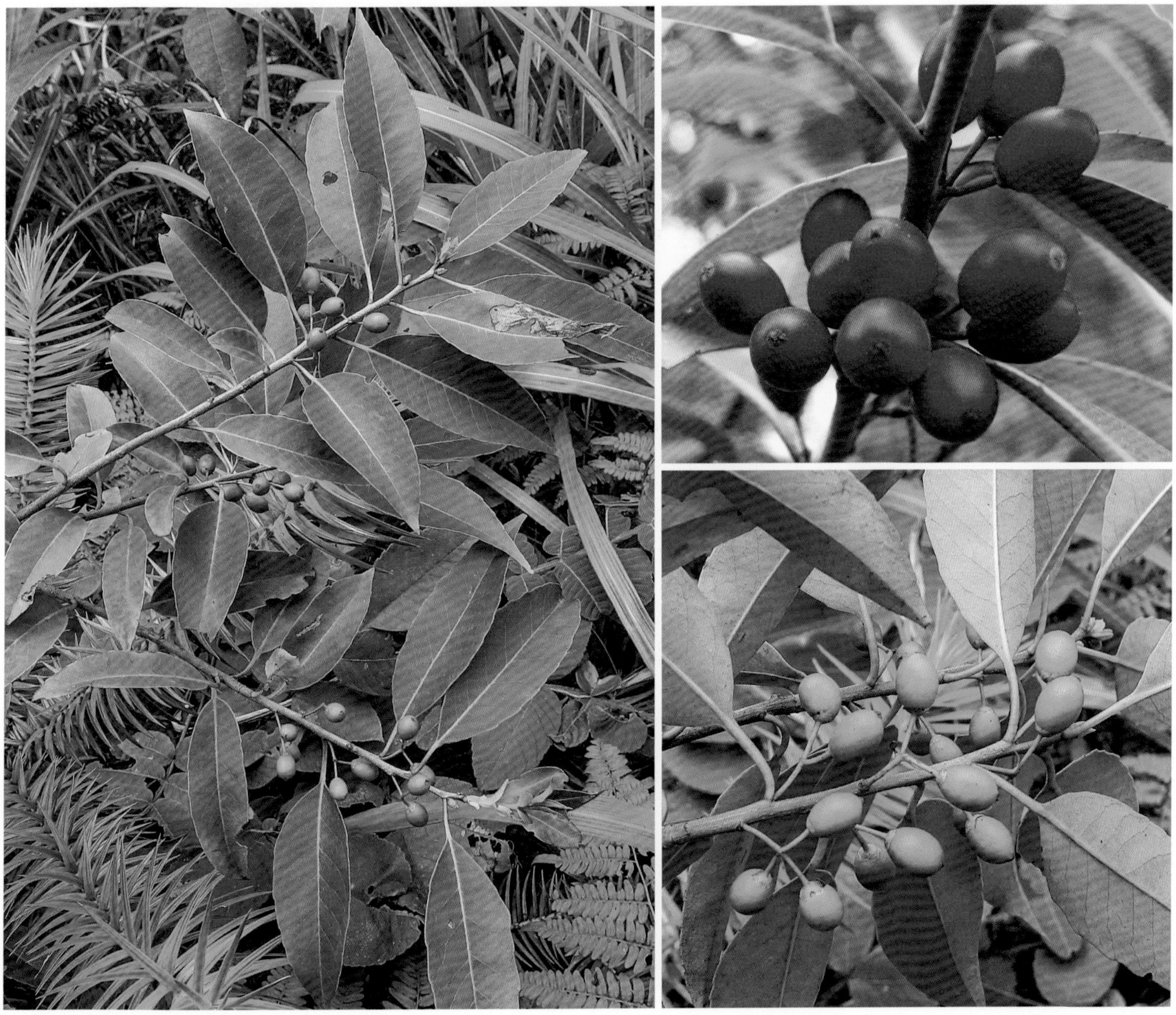

枸骨叶

【基原】为冬青科枸骨*Ilex cornuta* Lindl. et Paxton 的叶、果实。

【别名】猫儿刺、老虎刺、八角刺。

【形态特征】常绿灌木或小乔木。叶片厚革质，二型，四角状长圆形或卵形。花序簇生于二年生枝的叶腋。花淡黄色，4基数；雄花基部具1~2枚阔三角形的小苞片，花萼盘状，裂片膜质，阔三角形，花瓣长圆状卵形；雌花基部具2枚小的阔三角形苞片，花萼与花瓣像雄花。果球形。花期4~5月，果期10~12月。

【分布】生于山坡、丘陵等的灌木丛中、疏林中以及路边、溪边和村舍附近。产于广西、江西、湖北、湖南、安徽、浙江、江苏、上海等地。

【性能主治】干燥叶根皮味苦，性凉。具有祛风止痛的功效。主治风湿关节痛，腰肌劳损，头痛，牙痛，黄疸型肝炎。果实苦、涩，性微温。具有固涩下焦的功效。主治白带过多，慢性腹泻。

【采收加工】秋季采收，除去杂质，晒干。

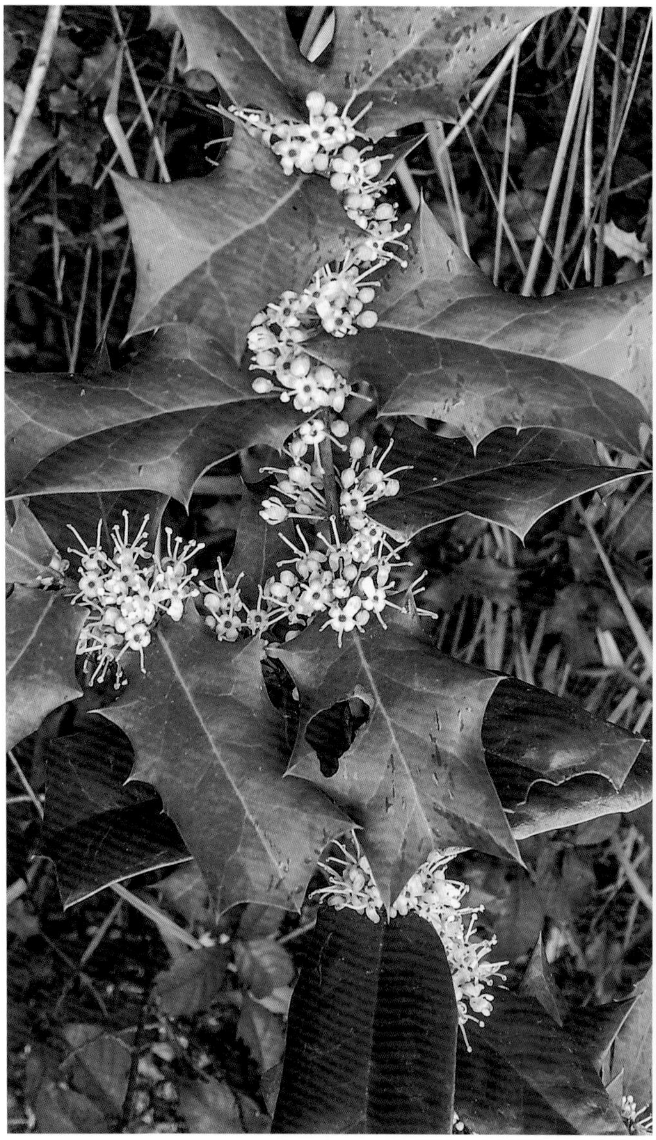

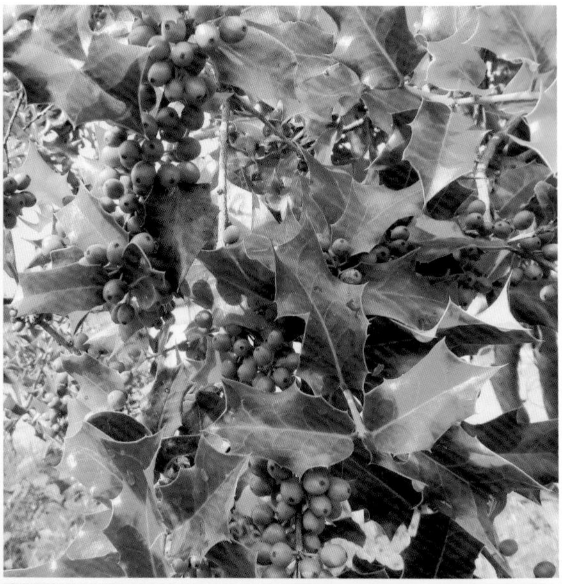

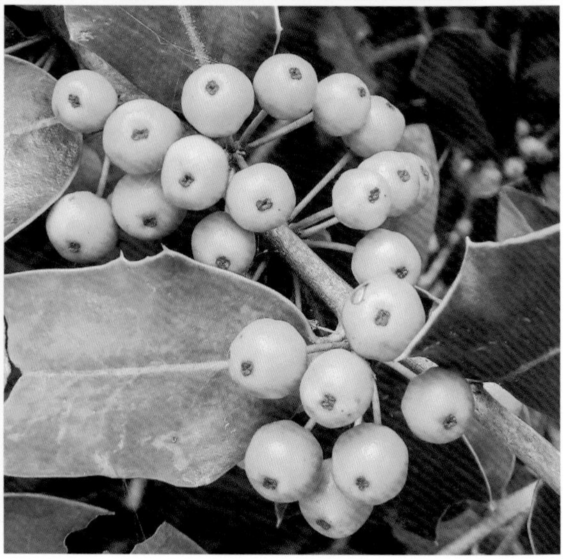

毛冬青

【基原】为冬青科毛冬青*Ilex pubescens* Hook. et Arn. 的根。

【别名】大百解、百解兜。

【形态特征】常绿灌木或小乔木。小枝近四棱形，幼枝、叶片、叶柄和花序密被长硬毛。叶片纸质或膜质，椭圆形或长卵形，边缘具疏而尖的细齿或近全缘。花序簇生于一、二年生枝的叶腋；花粉红色。果小而簇生，熟后红色；果核6~7粒，分核背部有条纹而无沟槽。花期4~5月，果期8~11月。

【分布】生于山坡林中或林缘、灌木丛中和草丛中。产于广西、广东、贵州、湖南、江西、浙江、安徽、福建、台湾、海南等地。

【性能主治】根味苦、涩，性寒。具有清热解毒、活血通脉、消肿止痛等功效。主治风热感冒，肺热喘咳，咽痛，烧烫伤，扁桃体炎，咽喉炎。

【采收加工】全年均可采收，切片，晒干。

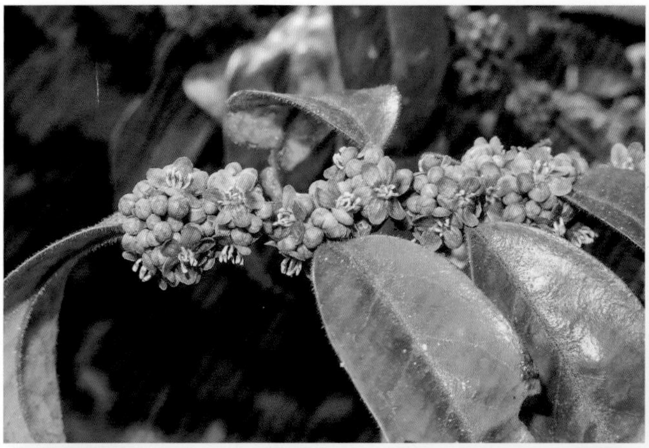
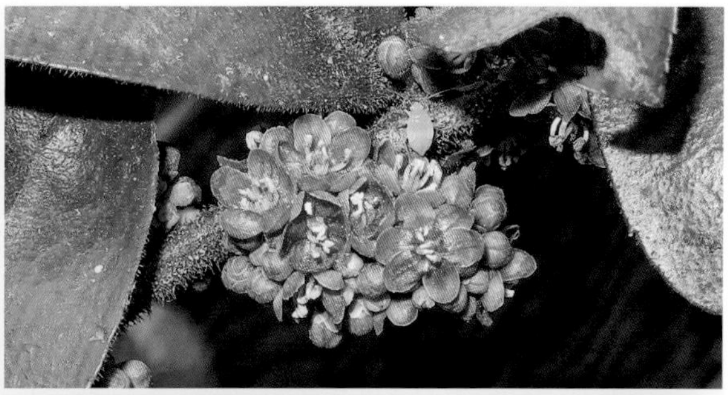
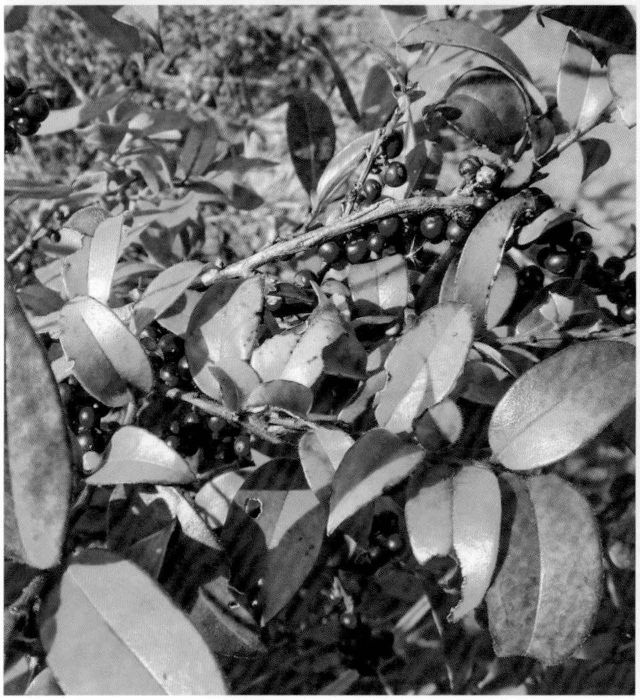
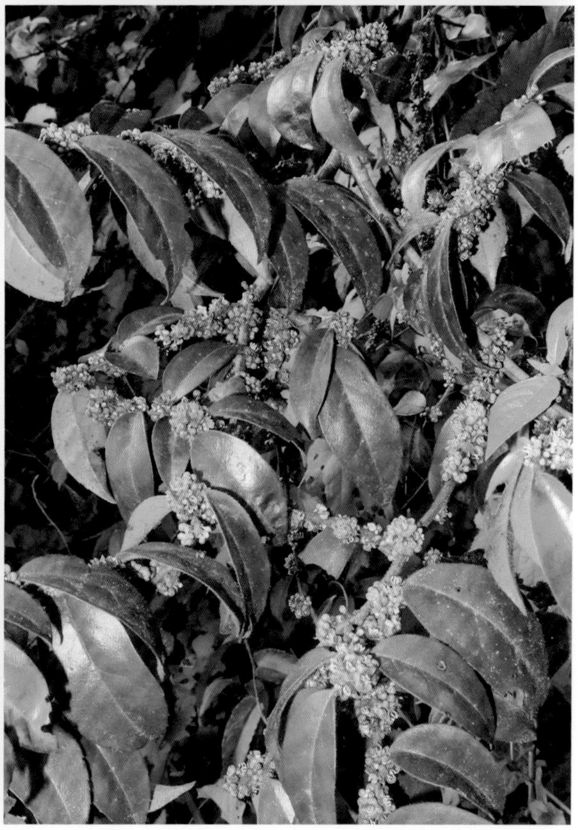

救必应

【基原】为冬青科铁冬青*Ilex rotunda* Thunb. 的树皮。

【别名】过山风、白银木、熊胆木。

【形态特征】常绿灌木或乔木，高5~15 m。树皮淡灰色，嫩枝红褐色，枝叶均无毛；小枝圆柱形，较老枝具纵裂缝，叶痕倒卵形或三角形，稍隆起。单叶互生；叶片薄革质，卵形至椭圆形。聚伞花序单生于当年枝上；花绿白色。核果球形，红色。花期4月，果期8~12月。

【分布】生于山坡林中或林缘、溪边。产于广西、广东、云南、湖南、福建、台湾、安徽、江苏、浙江、江西等地。

【性能主治】干燥树皮味苦，性寒。具有清热解毒、利湿止痛的功效。主治感冒，扁桃体炎，咽喉肿痛，急性胃肠炎，风湿骨痛；外用治痈疖疮疡，跌打损伤。

【采收加工】全年均可采收，刮去外层粗皮，切碎，鲜用或晒干。

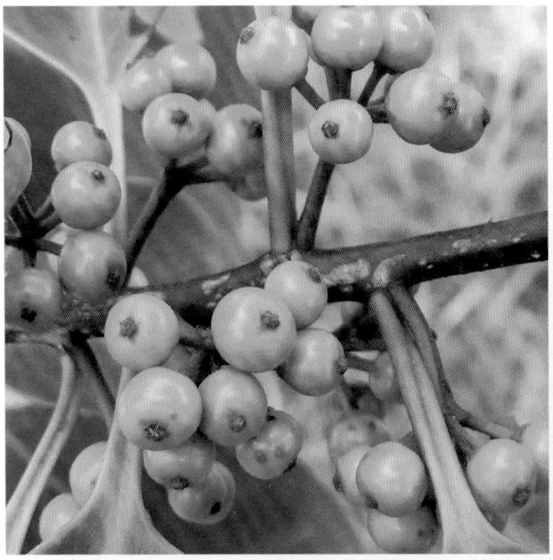

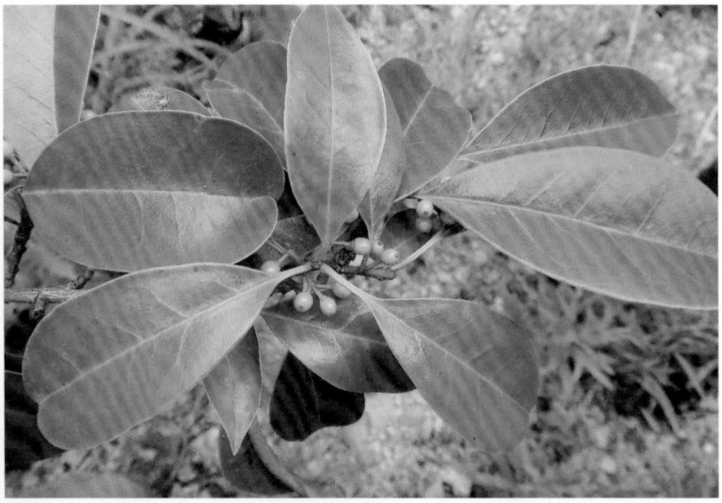

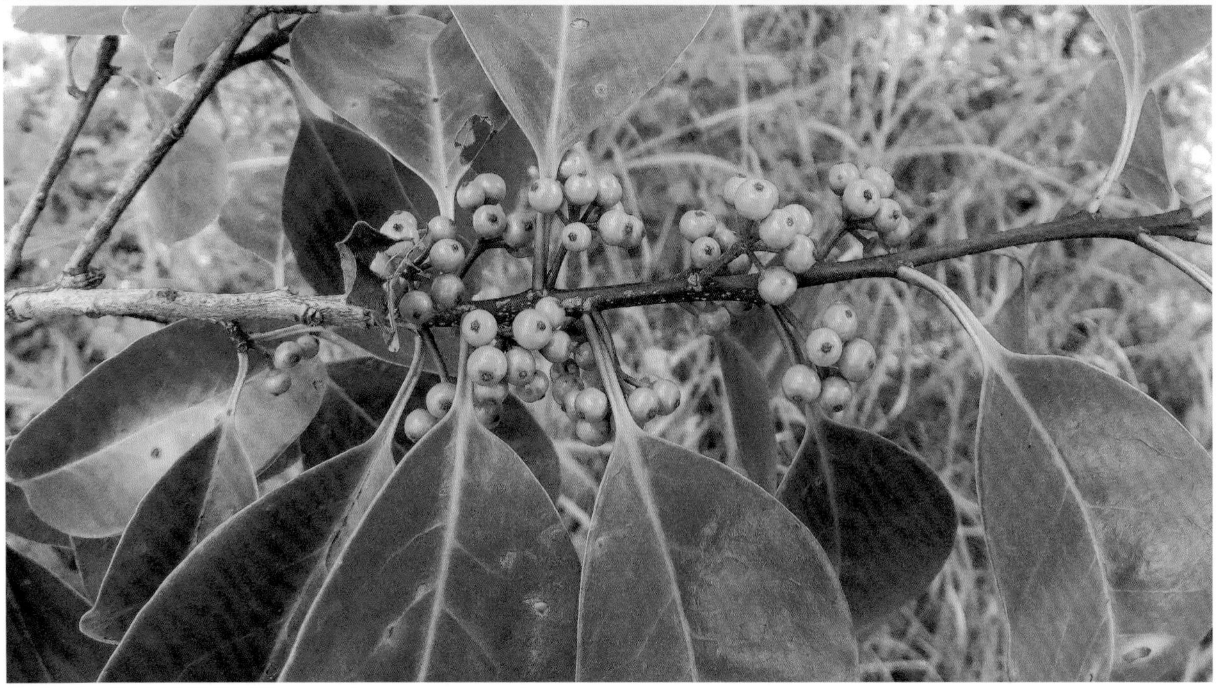

扶芳藤

【基原】为卫矛科扶芳藤*Euonymus fortunei* (Turcz.) Hand.-Mazz. 的茎、叶。

【别名】滂藤、山百足、惊风草。

【形态特征】常绿攀援灌木。茎枝常有不定根。单叶对生；叶片薄革质，椭圆形或窄椭圆形，边缘具细齿。聚伞花序腋生，二歧分枝，分枝中央有单花；花绿白色；子房三角锥状，四棱，粗壮。蒴果球形，果皮光滑，熟时黄红色。花期6~7月，果期9~10月。

【分布】生于山坡丛林中，亦有栽培。产于广西、江西、湖南、湖北、浙江、四川、江苏、安徽、陕西等地。

【性能主治】茎、叶味苦、甘、微辛，性微温。具有舒筋活络、益肾壮腰、止血消瘀的功效。主治肾虚腰膝酸痛，风湿痹痛，小儿惊风，咯血，血崩，月经不调，子宫脱垂，跌打骨折。

【采收加工】茎、叶全年均可采收，切段，晒干。

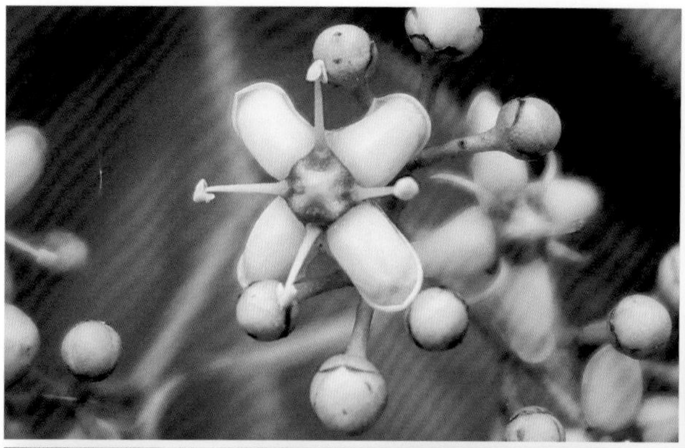

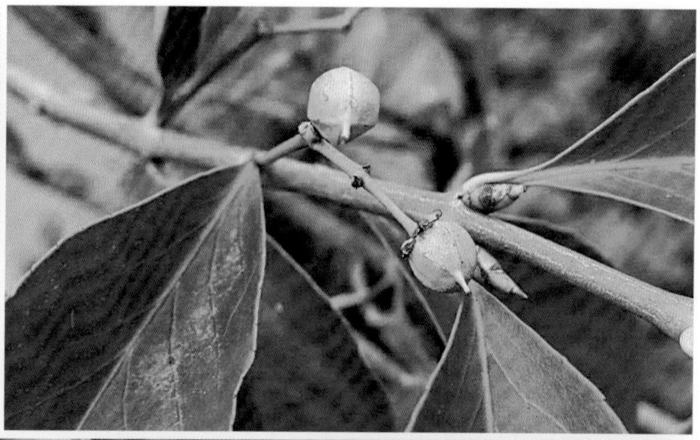

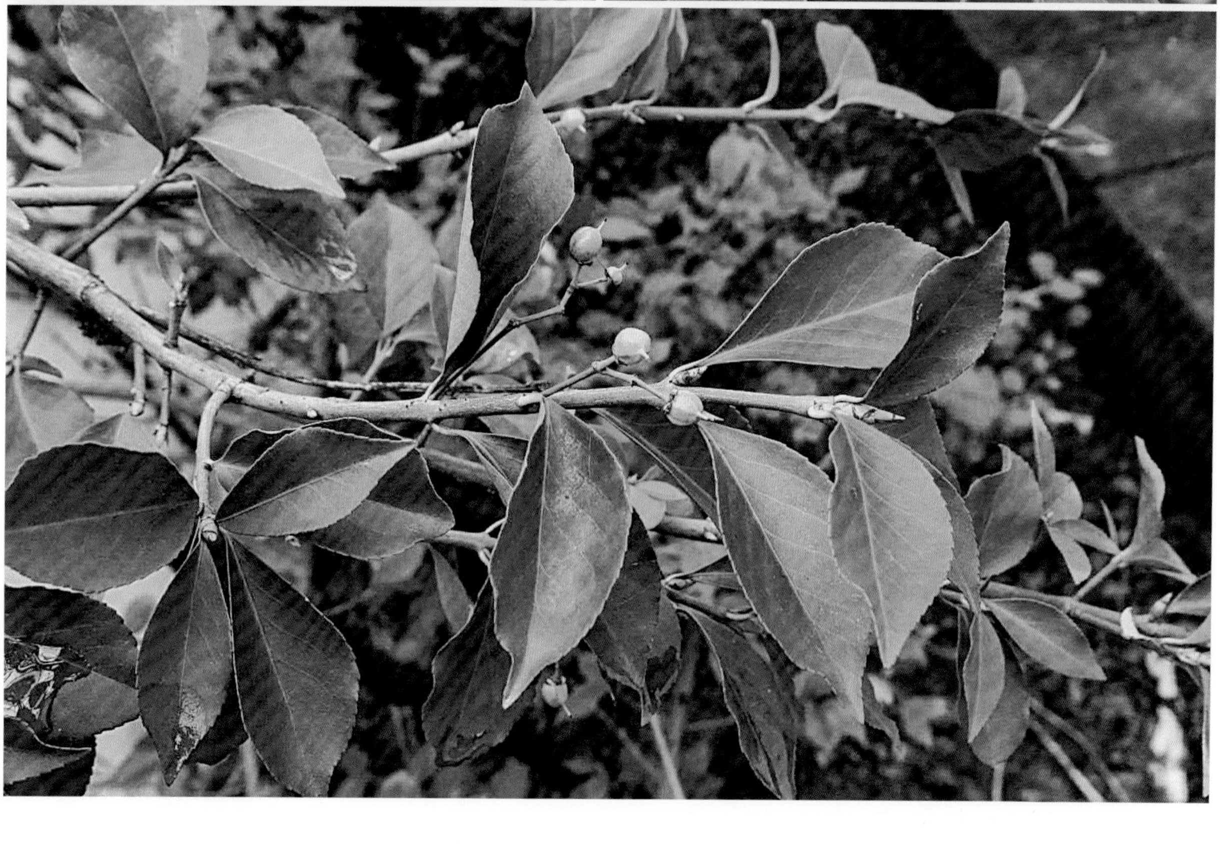

甜果藤

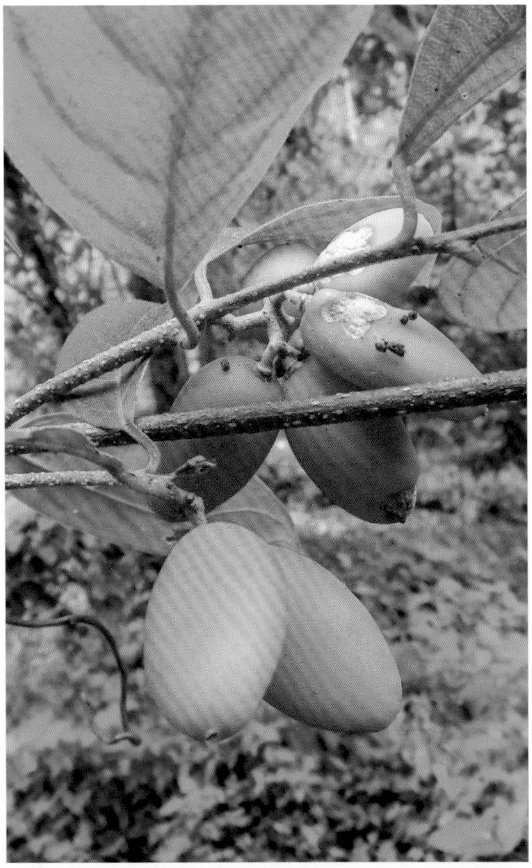

【基原】为茶茱萸科定心藤*Mappianthus iodoides* Hand.-Mazz. 的根、藤茎。

【别名】铜钻、黄九牛、黄马胎。

【形态特征】木质藤本。茎具灰白色皮孔，断面淡黄色，木质部导管非常明显；幼茎具棱，被黄褐色糙伏毛。叶片长椭圆形，稀披针形，网脉明显，呈蜂窝状。雌雄异株；聚伞花序短而少花；花冠黄色。核果熟时橙黄色至橙红色，具宿存萼片，花期4~7月，果期7~11月。

【分布】生于疏林、灌木丛及沟谷中。产于广西、广东、云南、贵州、湖南、福建等地。

【性能主治】根、藤茎味微苦、涩，性平。具有活血调经、祛风除湿的功效。主治月经不调，痛经，闭经，跌打损伤，外伤出血，风湿痹痛，腰膝酸痛。

【采收加工】冬季采收，挖取根部或割下藤茎，切片，晒干。

杉寄生

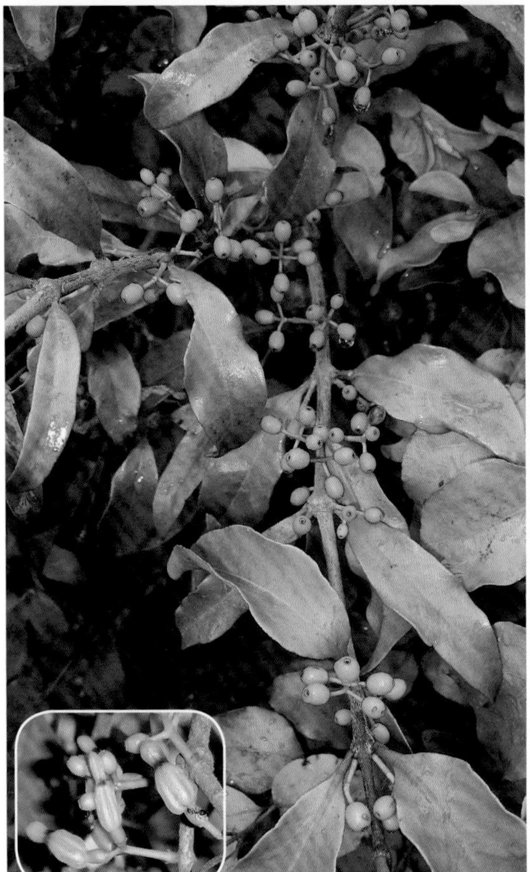

【基原】为桑寄生科鞘花*Macrosolen cochinchinensis* (Lour.) Tiegh. 的茎枝、叶。

【别名】龙眼寄生、樟木寄生。

【形态特征】灌木，高0.5~1.3 m。全株无毛。小枝灰色，具皮孔。叶片革质，阔椭圆形至披针形，先端急尖或渐尖，羽状叶脉，中脉在背面隆起。总状花序具花4~8朵；花冠橙色，冠管膨胀，具6条棱。果近球形，橙色，果皮平滑。花期2~6月，果期5~8月。

【分布】生于疏林、灌木丛及沟谷中，寄生于杉木、龙眼、樟木等。产于广西、广东、云南、贵州、四川、福建、西藏等地。

【性能主治】茎枝味苦，性平。具有祛风湿、补肝肾、活血止痛、止咳的功效。主治风湿痹痛，腰膝酸痛，头晕目眩，脱发，痔疮肿痛，咳嗽，咳血，跌打损伤。叶具有祛风解表、利水消肿的功效。主治感冒发热，水肿。

【采收加工】全年均可采收，鲜用或晒干。

桑寄生

【基原】为桑寄生科广寄生*Taxillus chinensis* (DC.) Danser 的带叶茎枝。

【别名】寄生茶、桃树寄生。

【形态特征】灌木，高0.5~1 m。嫩枝和花序均被锈色星状毛。叶对生或近对生；叶片厚纸质，卵形至长卵形，两面无毛。伞形花序通常1~2个腋生，具花1~4朵，通常2朵；花褐色，开放时花冠顶部4裂，裂片匙形。果椭圆状，密生小瘤体，熟时浅黄色。花果期4月至翌年1月。

【分布】生于丘陵或低山常绿阔叶林中，寄生于杨桃、榕树、油桐、油茶、荔枝、桃树或马尾松等多种植物上。产于广西、广东、福建等地。

【性能主治】带叶茎枝味苦、甘，性平。具有补肝肾、强筋骨、祛风湿、安胎元的功效。主治风湿痹痛，腰膝酸软，筋骨无力，崩漏经多，妊娠漏血，胎动不安，高血压。

【采收加工】冬季至翌年春季采割，除去粗茎，切段，干燥，或蒸后干燥。

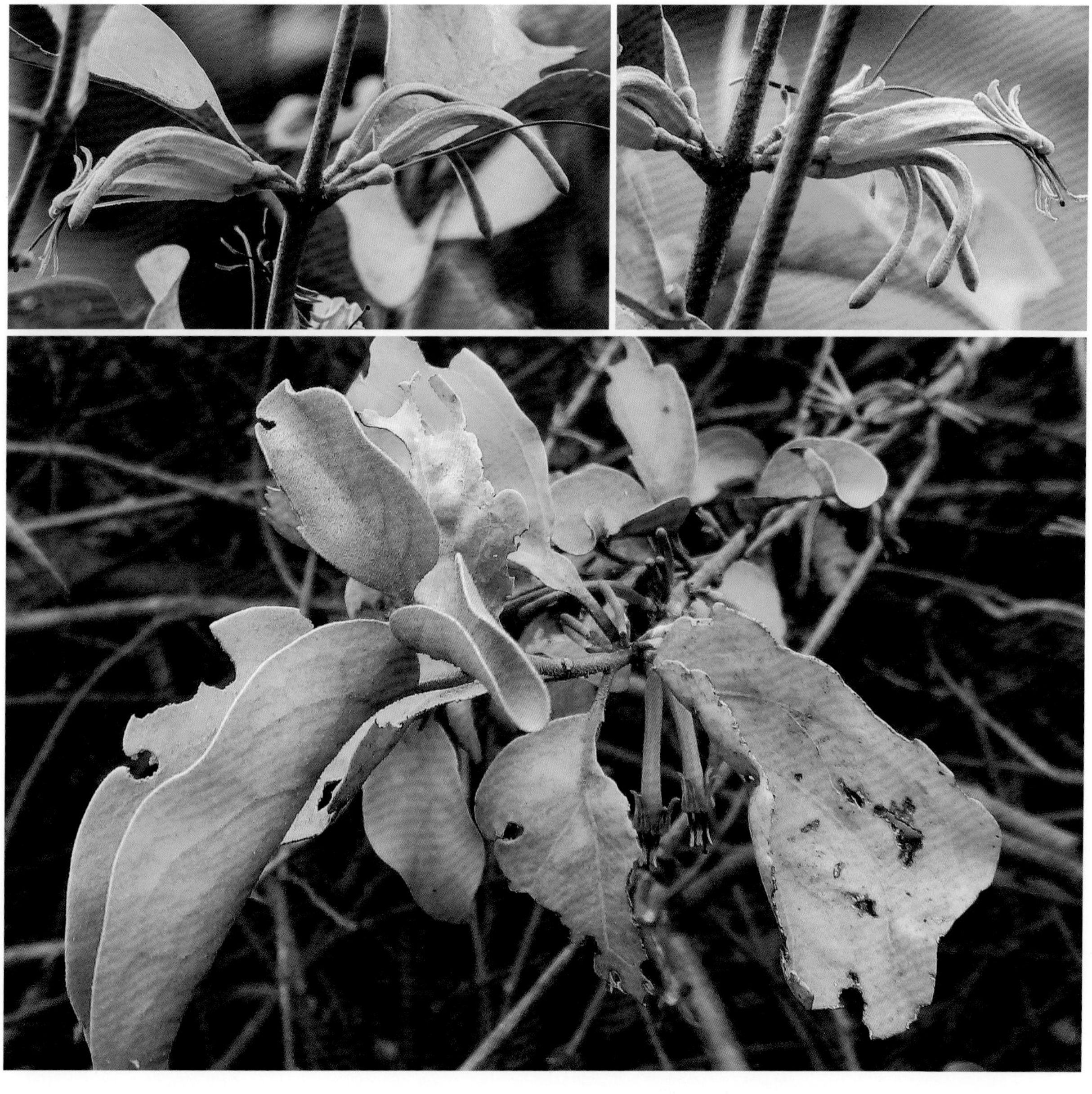

枳椇子

【基原】为鼠李科枳椇*Hovenia acerba* Lindl. 的种子。

【别名】万字果、拐枣。

【形态特征】高大乔木。小枝褐色或黑紫色，有明显白色的皮孔。叶片宽卵形至心形，先端长或短渐尖，基部截形或心形，常具细齿。圆锥花序顶生和腋生，花两性。浆果状核果近球形，熟时黄褐色或棕褐色，果序轴明显膨大。花期5~7月，果期8~10月。

【分布】生于山坡林缘或疏林中。产于广西、广东、湖南、云南、贵州、浙江、安徽、陕西、河南等地。

【性能主治】种子味甘，性平。具有止渴除烦、解酒毒、利大小便的功效。主治醉酒，烦热，口渴，二便不利，呕吐。

【采收加工】10~11月果实成熟时连肉质花序轴一并摘下，晒干，取出种子。

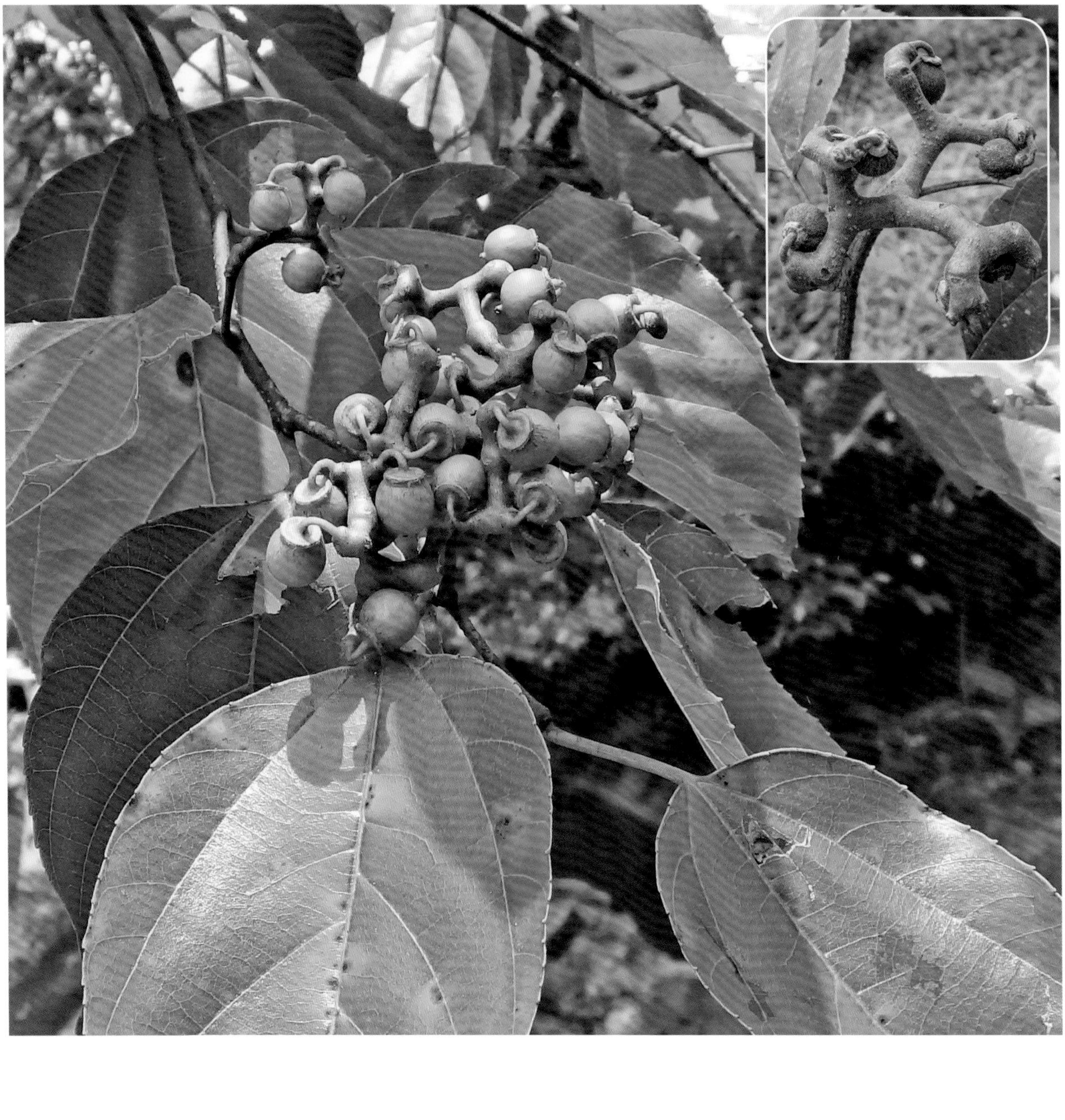

铁篱笆

【基原】为鼠李科马甲子*Paliurus ramosissimus* (Lour.) Poir. 的刺、花及叶。

【别名】铜钱树、仙姑簕。

【形态特征】灌木。叶片卵状椭圆形或近圆形，先端钝或圆形，基部稍偏斜，边缘具齿，基生三出脉；叶柄基部有2枚针刺。腋生聚伞花序，被黄色茸毛；萼片宽卵形；花瓣匙形，短于萼片；雄蕊与花瓣等长或略长于花瓣。核果杯状，被黄褐色或棕褐色茸毛，周围具3浅裂窄翅。花期5~8月，果期9~10月。

【分布】生于山地，野生或栽培。产于广西、广东、云南、福建、江苏、江西、湖南、湖北等地。

【性能主治】刺、花及叶味苦，性平。具有清热解毒的功效。主治疔疮痈肿，无名肿毒，下肢溃疡，眼目赤痛。

【采收加工】全年均可采收，鲜用或晒干。

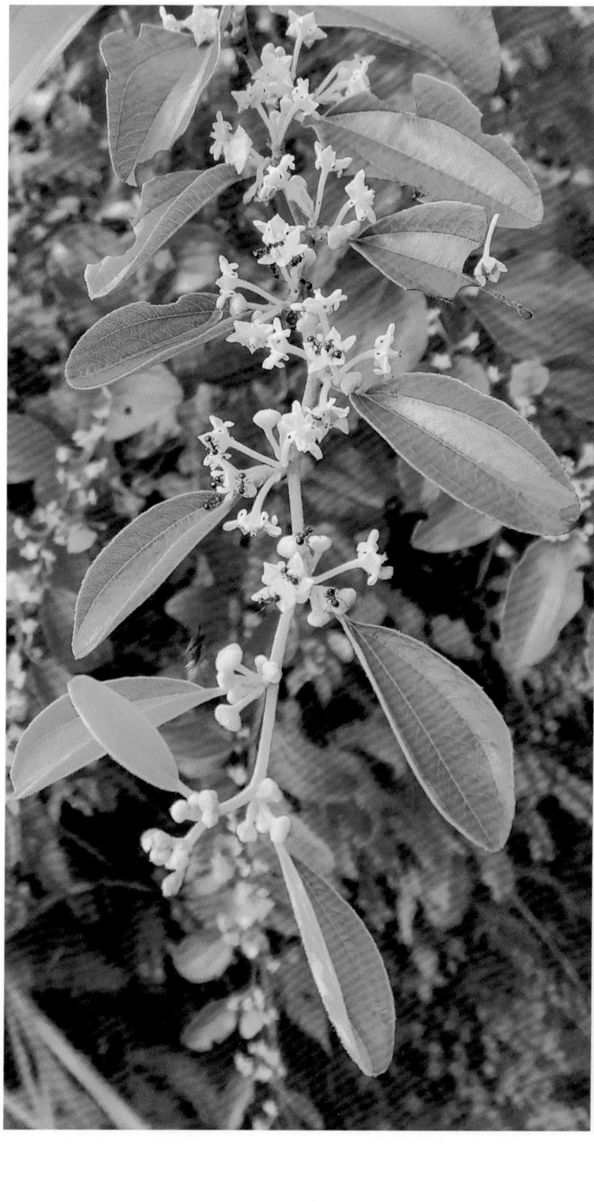

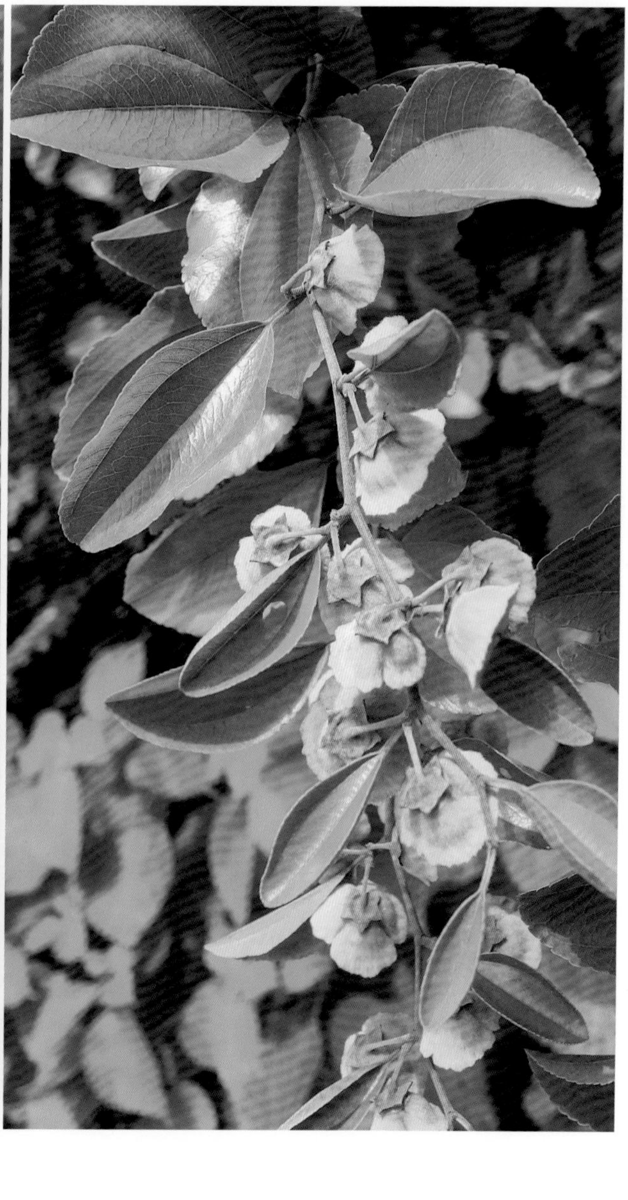

黎辣根

【基原】为鼠李科长叶冻绿*Rhamnus crenata* Sieb. et Zucc. 的根或根皮。

【别名】苦李根、铁包金、一扫光。

【形态特征】落叶灌木或小乔木。幼枝带红色，密被锈色柔毛。叶互生；叶片倒卵形或长圆形，边缘具细齿，背面及沿脉被柔毛。聚伞花序腋生，被柔毛；花黄绿色，萼片三角形，与萼管等长，花瓣近圆形，雄蕊与花瓣等长。核果倒卵球形，熟时紫黑色。花期5~8月，果期7~11月。

【分布】生于山地林下或灌木丛中。产于广西、广东、湖南、云南、贵州、四川、浙江、江西、福建等地。

【性能主治】根或根皮味苦、辛，性平；有毒。具有清热解毒、杀虫利湿的功效。主治疥疮，顽癣，疮疖，湿疹，荨麻疹，跌打损伤。

【采收加工】秋后采收，鲜用；切片或剥皮晒干。

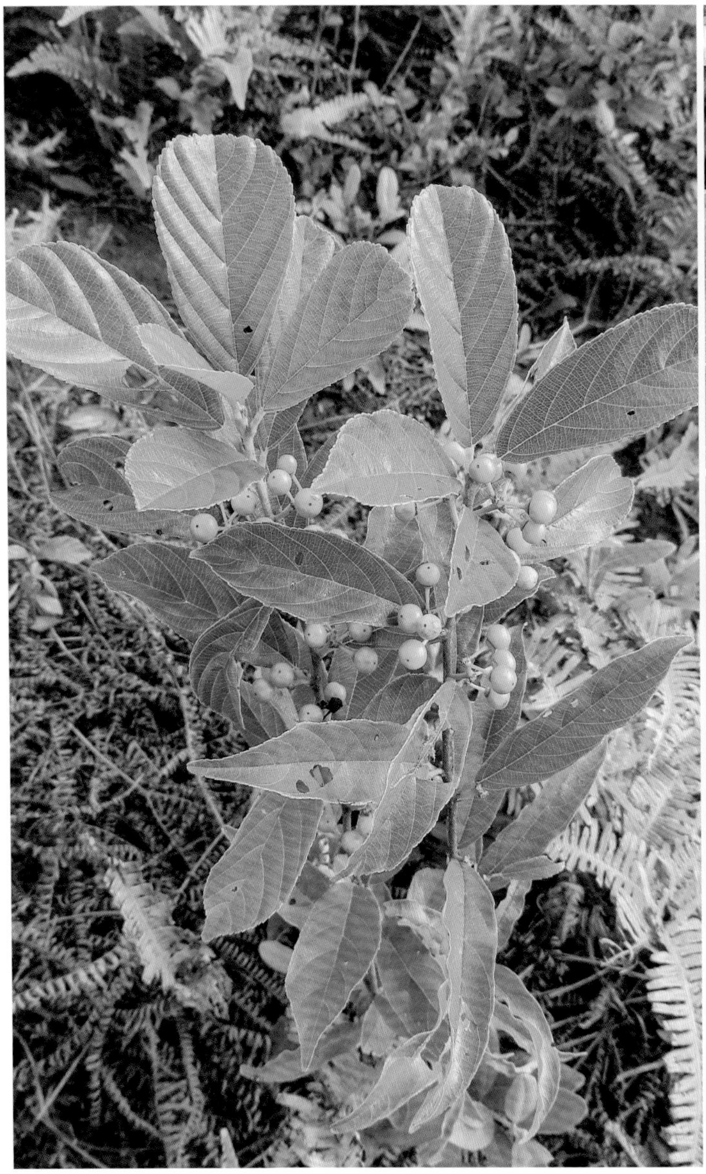
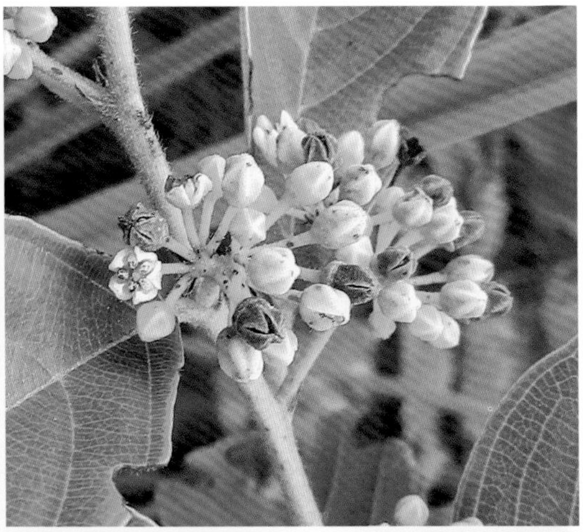
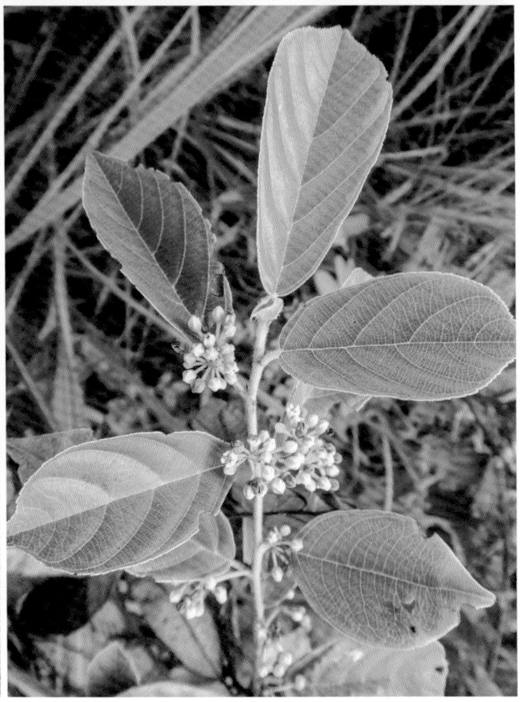

绛梨木

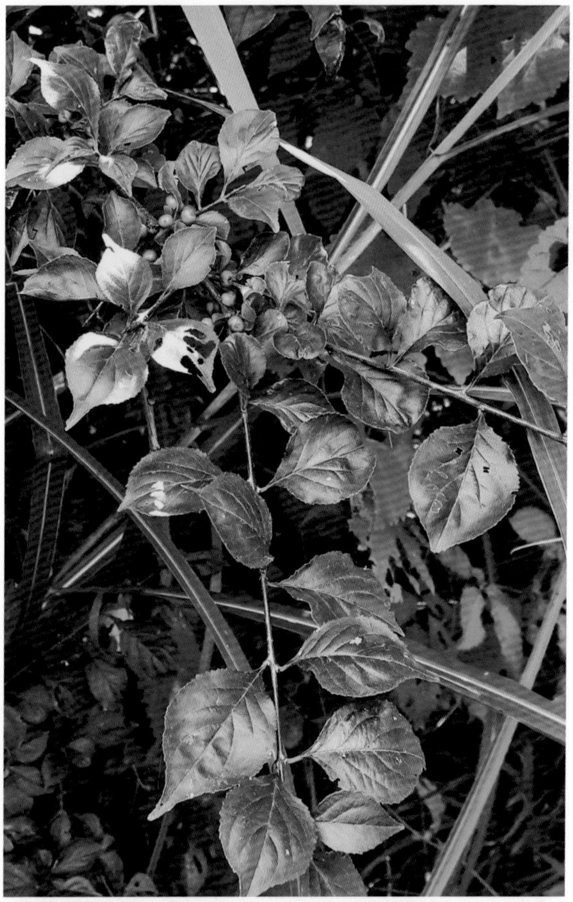

【基原】为鼠李科薄叶鼠李*Rhamnus leptophylla* C. K. Schneid. 的根和果实。

【别名】鹿角刺、乌茗子刺。

【形态特征】灌木。幼枝对生或近对生，平滑无毛，有光泽。叶对生或近对生；叶柄有短柔毛；叶片纸质，倒卵形或倒卵状椭圆形，边缘具钝齿。花单性异株，绿色，成聚伞花序或簇生于短枝端。核果球形，熟时黑色。种子宽倒卵圆形，表面具纵沟。花期3~5月，果期5~10月。

【分布】生于山坡、山谷或路边灌木丛中。产于华南、西南、华东、中南地区及陕西、甘肃。

【性能主治】根和果实味苦、辛，性平。具有消食顺气、活血祛瘀的功效。主治食积腹胀，食欲不振，胃痛，跌打损伤，痛经。

【采收加工】根秋、冬季采收，洗净，切片晒干。秋季果实成熟后采摘，晒干。

甜茶藤

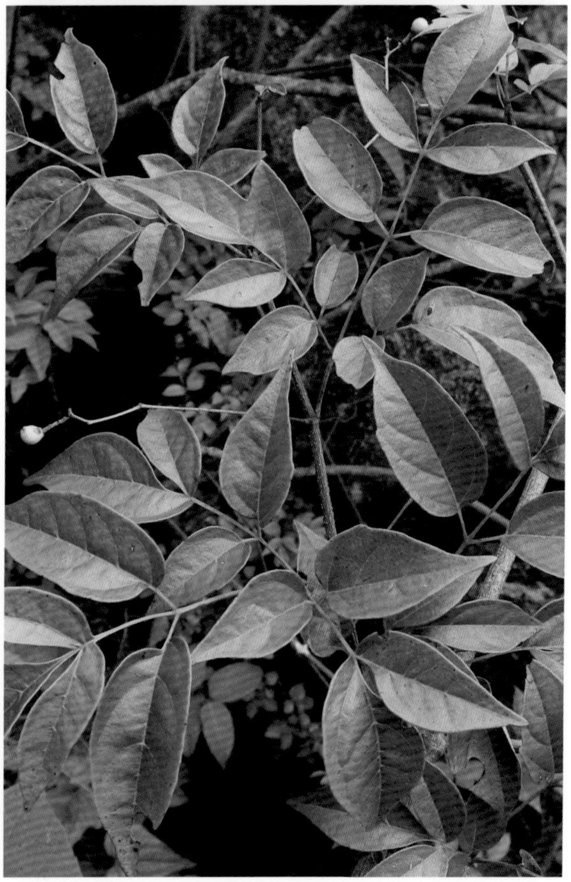

【基原】为葡萄科广东蛇葡萄*Ampelopsis cantoniensis* (Hook. et Arn.) K. Koch 的茎叶或根。

【别名】田浦茶、藤茶、田婆茶。

【形态特征】木质藤本。卷须二叉分枝，相隔2节间断与叶对生。叶为二回羽状复叶或小枝上部着生有一回羽状复叶；侧生小叶通常卵形、卵状椭圆形或长椭圆形。花序为伞房状多歧聚伞花序，顶生或与叶对生。果实近球形，有种子2~4粒。花期4~7月，果期8~11月。

【分布】生于山谷、山坡灌木丛中。产于广西、广东、贵州、云南、湖南、湖北、安徽、浙江、海南等地。

【性能主治】茎叶或根味甘、淡，性凉。具有清热解毒、利湿消肿的功效。主治感冒发热，咽喉肿痛，黄疸型肝炎，目赤肿痛，痈肿疮疖。

【采收加工】夏、秋季采收，洗净，鲜用或晒干。

乌蔹莓

【基原】为葡萄科乌蔹莓*Cayratia japonica* (Thunb.) Gagnep. 的全草。

【别名】五爪龙、母猪藤。

【形态特征】草质藤本。小枝圆柱形，有纵棱纹，卷须2~3叉分支，相隔2节间断与叶对生。叶为鸟足状5小叶，中央小叶长椭圆形或椭圆披针形，侧生小叶椭圆形或长椭圆形。复二歧聚伞花序腋生。果实近球形，直径约1 cm。种子2~4粒。花期3~8月，果期8~11月。

【分布】生于沟谷林中或山坡灌木丛。产于广西、广东、云南、贵州、湖南、湖北、福建、江西等地。

【性能主治】全草味苦、酸，性寒。具有解毒消肿、清热利湿的功效。主治热毒痈肿，疔疮，丹毒，咽喉肿痛，蛇虫咬伤，烧烫伤，风湿痹痛，黄疸，泻痢，白浊，尿血。

【采收加工】夏、秋季采收，切段，鲜用或晒干。

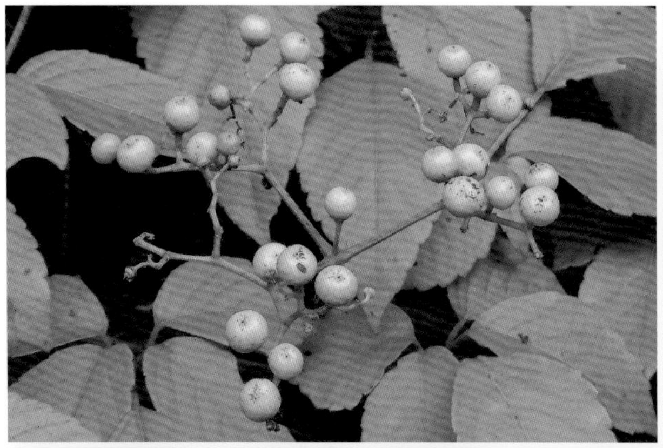

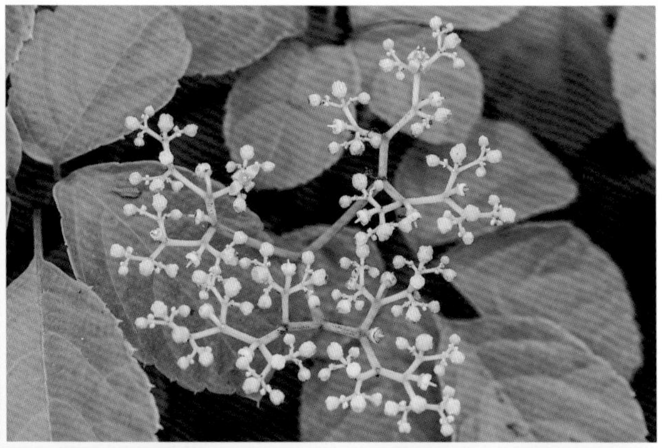

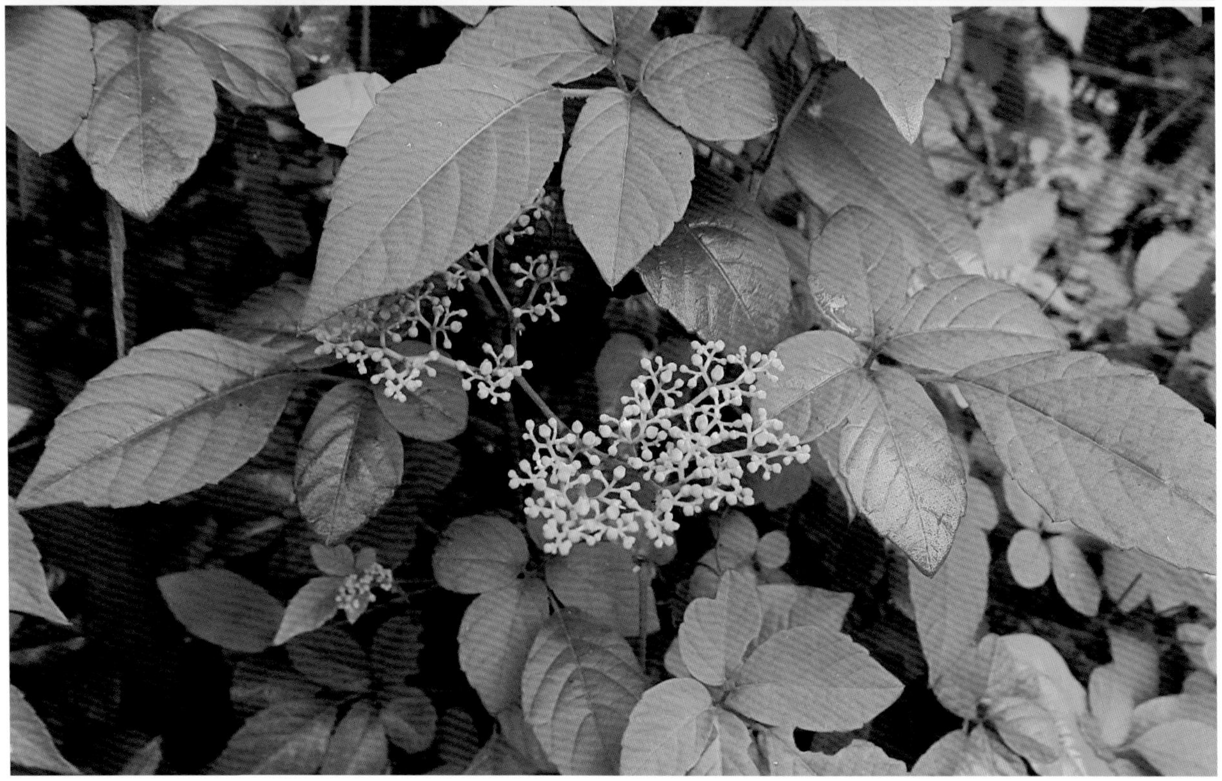

岩椒草

【基原】为芸香科臭节草*Boenninghausenia albiflora* (Hook.) Rchb. ex Meisn. 的全草。

【别名】白虎草、石椒草、臭草。

【形态特征】多年生草本。嫩枝的髓部大而空心，分枝甚多，有浓烈的气味。叶片薄纸质，小裂片倒卵形、菱形或椭圆形，老叶常褐红色。花序多花，花枝纤细，基部具小叶；花瓣白色，有时顶部桃红色，有透明油点。每分果爿有3~5粒褐黑色种子。花果期7~11月。

【分布】生于山地草丛或林下。产于广西、广东、江西、湖南、江苏、浙江等地。

【性能主治】全草味辛、苦，性凉。具有解表截疟、活血散瘀的功效。主治疟疾，感冒发热，支气管炎，跌打损伤。

【采收加工】夏季采收，除去泥沙，晒干。

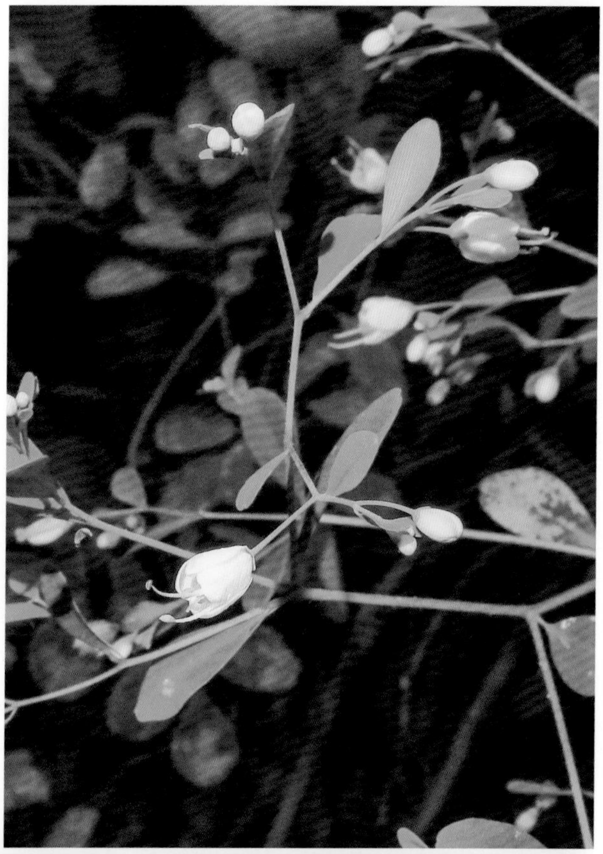

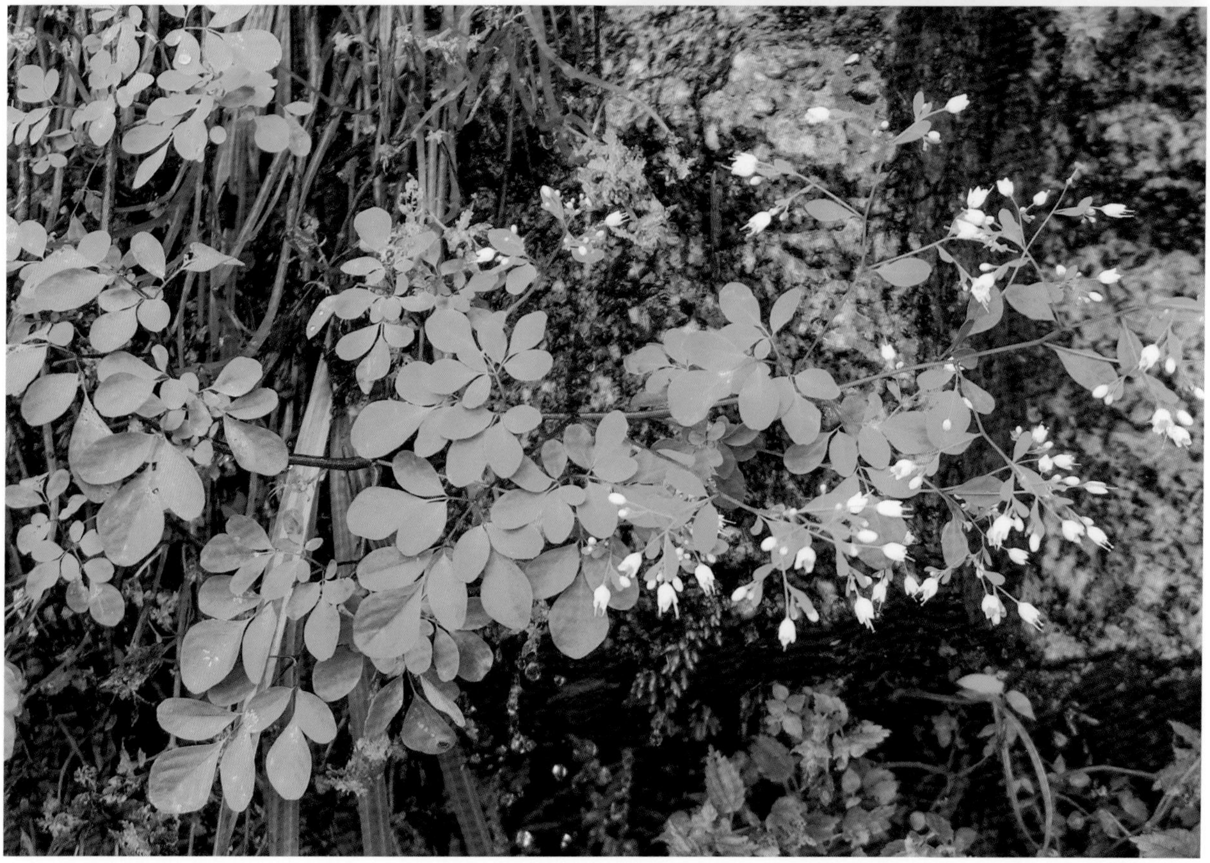

三叉苦

【基原】为芸香科三桠苦*Melicope pteleifolia* (Champion ex Bentham) T. G. Hartley 的全株。

【别名】石蛤骨、三叉虎。

【形态特征】常绿灌木至小乔木，高2~8 m。树皮灰白色。嫩枝扁平，节部常呈压扁状，小枝髓部大。叶具3片小叶，揉烂后有浓郁香气。花序腋生；花小而多，淡黄白色，常有透明油点。果淡黄色或茶褐色，散生透明油 。花期4~6月，果期9~10月。

【分布】生于山谷阴湿处。产于我国南部各省区。

【性能主治】全株味苦，性寒。具有清热解毒、祛风除湿、消肿止痛的功效。主治风热感冒，咽喉肿痛，风湿痹痛，跌打损伤，疮疡，皮肤瘙痒。

【采收加工】全年均可采收，根洗净，切片，晒干；叶阴干。

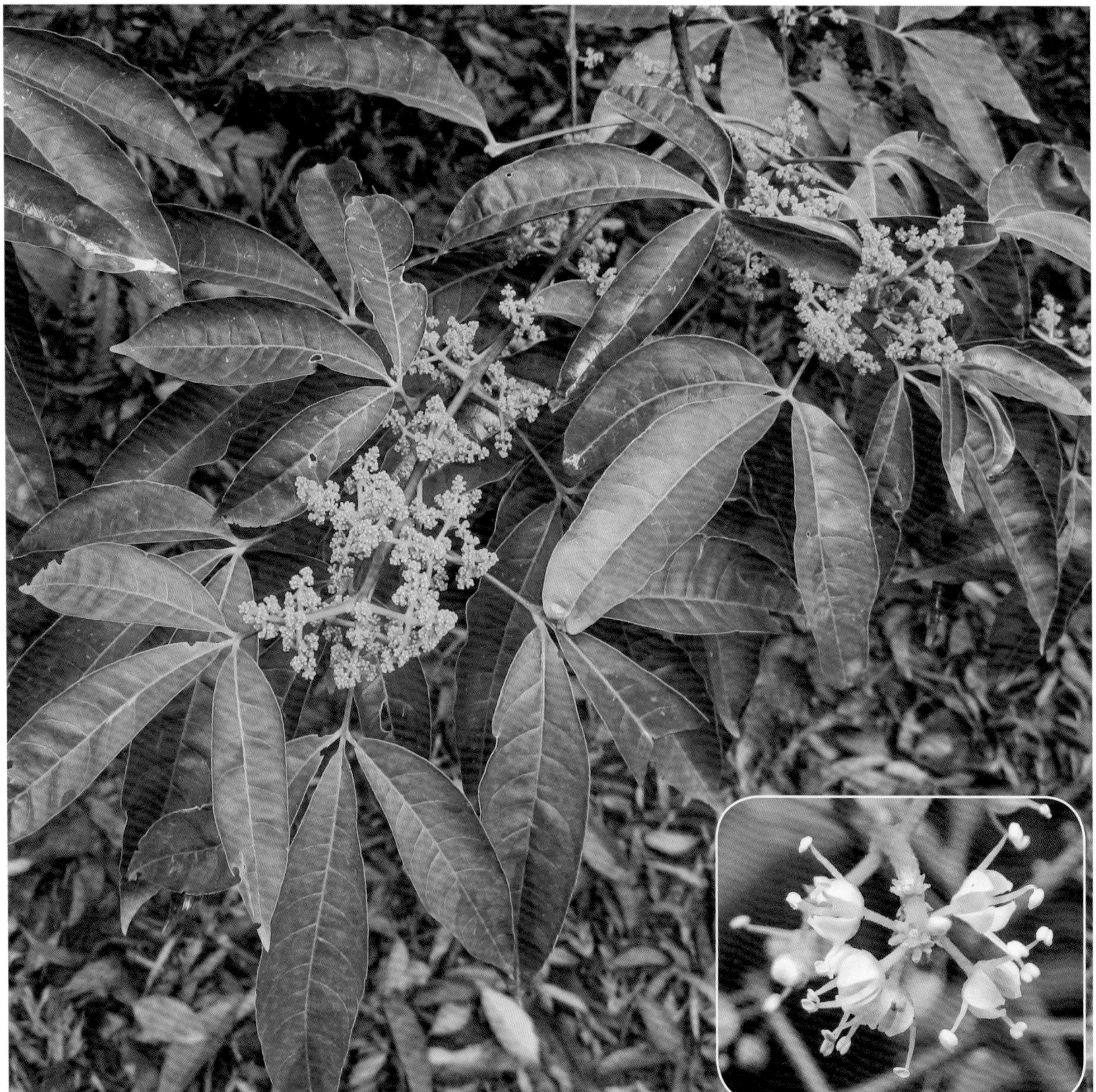

吴茱萸

【基原】为芸香科吴茱萸*Tetradium ruticarpum* (A. Juss.) Hartley 的果实。

【别名】茶辣、吴萸、密果吴萸。

【形态特征】常绿灌木，高2~5 m。嫩枝暗紫红色，与嫩芽同被灰黄或红锈色茸毛；茎皮、叶尤其嫩果均有强烈气味，苦而麻辣。奇数羽状复叶；小叶5~11片，椭圆形至阔卵形，具油点。雌雄异株；圆锥花序顶生。果扁球形，密集成团，熟时暗紫红色，开裂为5个果爿。花期4~5月，果期8~11月。

【分布】生于山地疏林下或灌木丛中。产于广西、广东、贵州、四川、湖南、湖北、浙江、台湾、陕西等地。

【性能主治】干燥果实味辛、苦，性热；有小毒。具有散寒止痛、降逆止呕、助阳止泻的功效。主治厥阴头痛，寒湿脚气，经行腹痛，脘腹胀痛，呕吐吞酸，高血压；外用治口疮。

【采收加工】8~11月果实尚未开裂时剪下果枝，晒干或低温干燥，除去杂质。

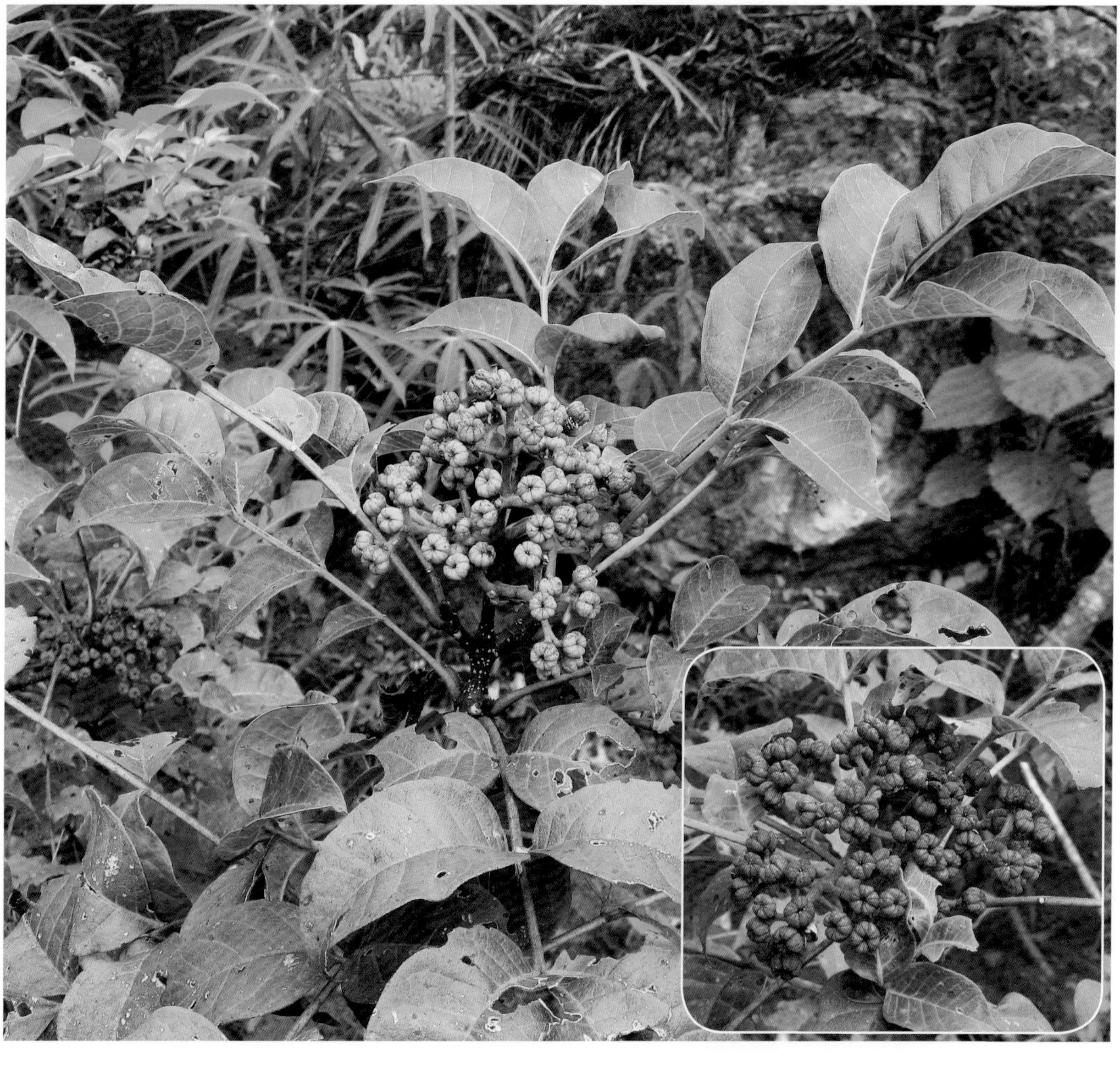

飞龙掌血

【基原】为芸香科飞龙掌血*Toddalia asiatica* (L.) Lam. 的根。

【别名】散血丹、见血飞、小金藤。

【形态特征】木质藤本。茎枝及叶轴有甚多向下弯钩的锐刺，嫩枝被锈色短柔毛。三出复叶互生；小叶无柄，卵形、倒卵形，密布透明油点，有柑橘叶的香气。花淡黄白色；雄花序为伞房状圆锥花序；雌花序呈聚伞圆锥花序。核果熟时橙红色或朱红色，果皮麻辣，果肉味甜。花期春夏季，果期秋冬季。

【分布】生于灌木丛中，攀援于树上，石灰岩山地亦常见。产于广西、广东、湖南、湖北、四川、贵州、云南、陕西、甘肃、浙江、江西、福建、台湾等地。

【性能主治】根味辛、微苦，性温。具有祛风止痛、散瘀止血的功效。主治风湿痹痛，胃痛，跌打损伤，吐血，刀伤出血，痛经，闭经，痢疾，牙痛，疟疾。

【采收加工】全年可采收，除去杂质，切段，干燥。

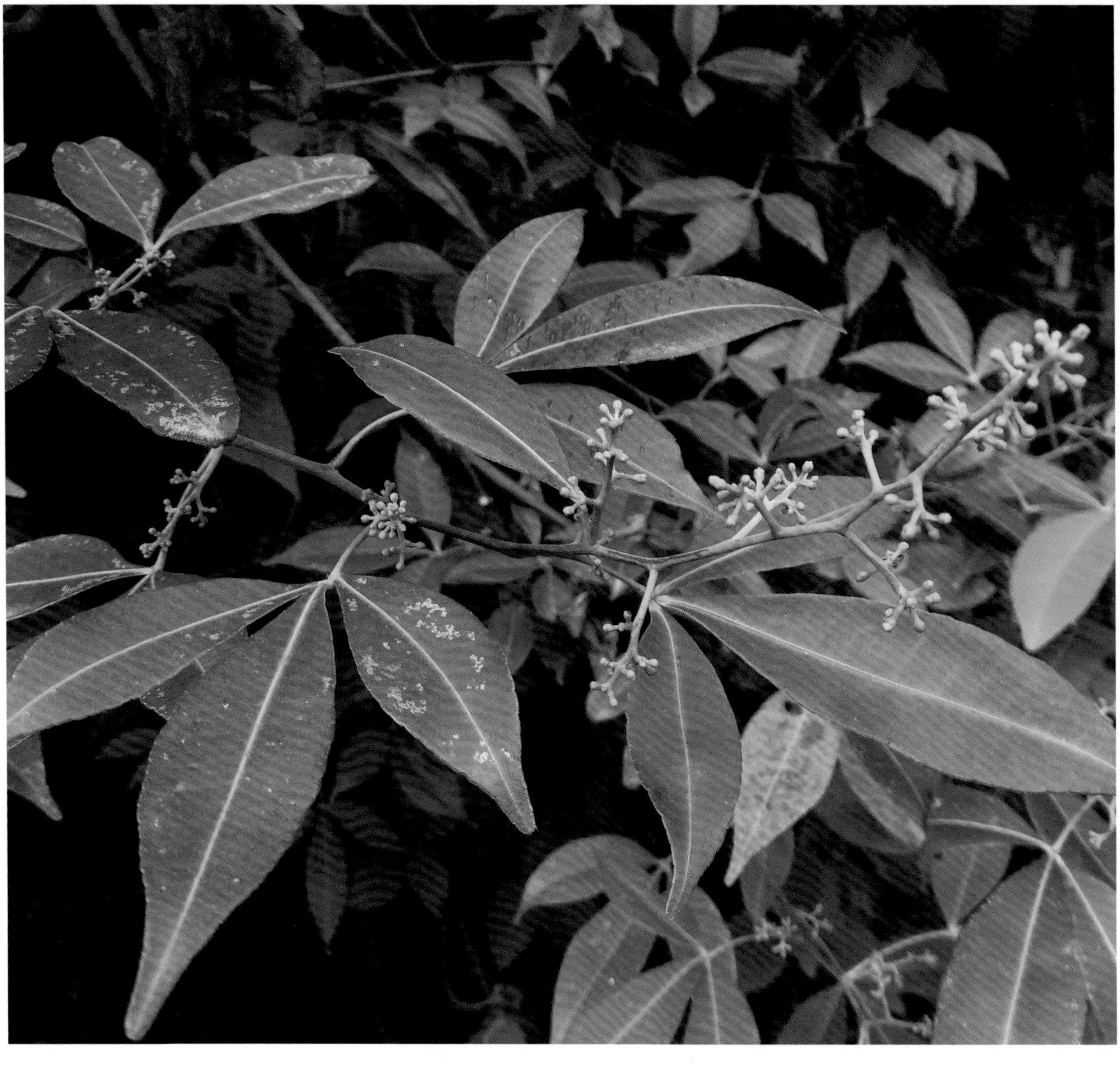

竹叶椒

【基原】为芸香科竹叶花椒*Zanthoxylum armatum* DC. 的根、树皮、叶、果实及种子。

【别名】土花椒、花椒。

【形态特征】落叶灌木，高2~5 m。全株有花椒气味。茎枝多锐刺；刺基部宽而扁，红褐色。奇数羽状复叶互生；小叶3~9片，背面中脉上常有小刺，边缘常有细齿；叶轴具翅。花序近腋生或同时生于侧枝顶部。蓇葖果鲜红色，有油点。花期4~5月，果期8~10月。

【分布】生于低丘陵林下、石灰岩山地。产于我国东南地区和西南地区。

【性能主治】根、树皮、叶、果实及种子味辛、微苦，性温；有小毒。具有温中理气、活血止痛、祛风除湿的功效。根、果主治感冒头痛，胃腹冷痛，蛔虫病腹痛，风湿关节痛，虫蛇咬伤。叶外用治跌打肿痛，皮肤瘙痒。

【采收加工】根、树皮全年采收，秋季采果，夏季采叶，鲜用或晒干。

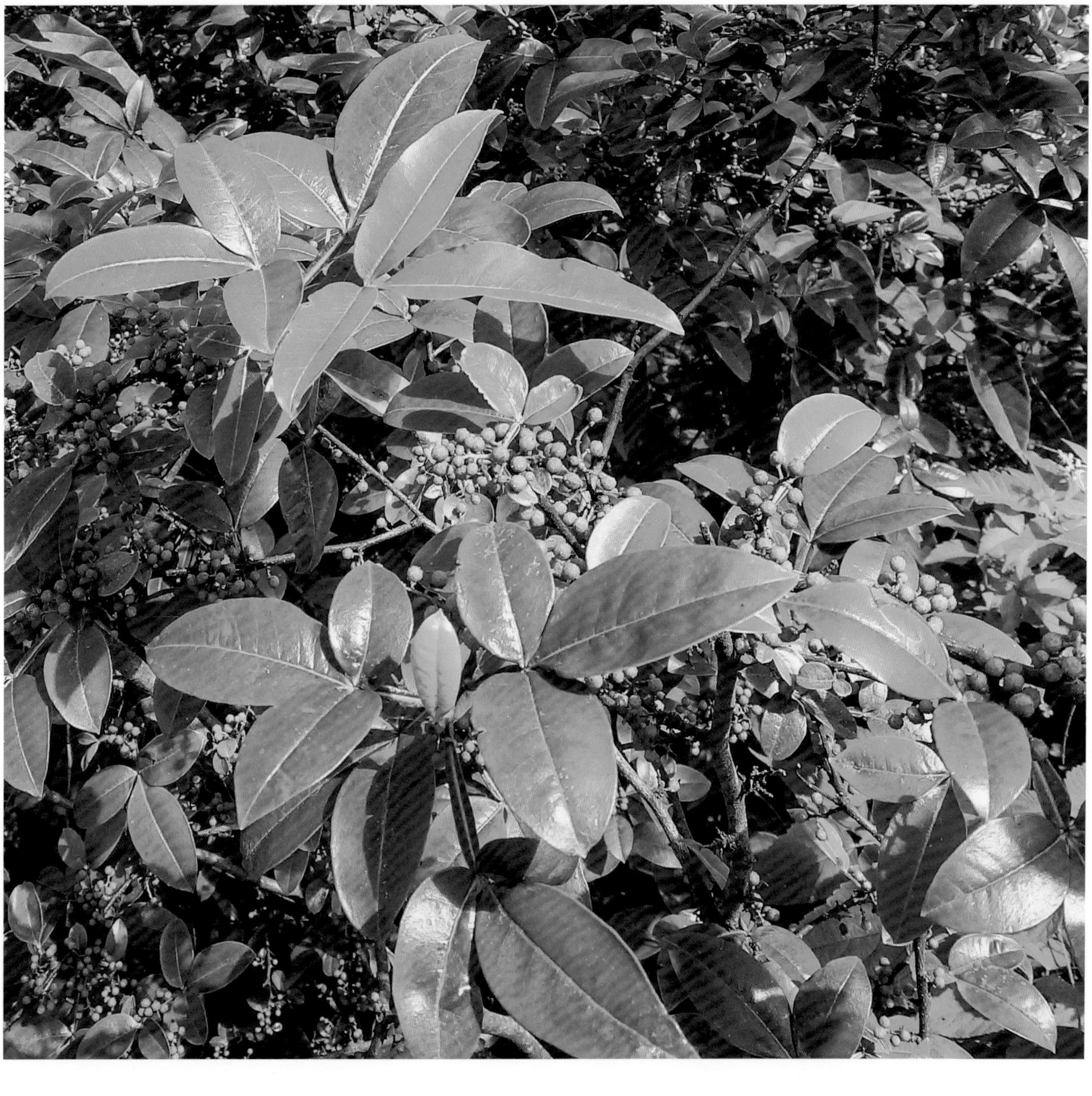

野茶辣

【基原】为楝科灰毛浆果楝*Cipadessa baccifera* (Roth) Miq. 的根、叶。

【别名】假茶辣、软柏木。

【形态特征】灌木或小乔木。小枝红褐色，被茸毛，嫩时有棱。奇数羽状复叶，互生；小叶对生，卵形至卵状长圆形，基部偏斜，两面密被灰黄色柔毛。圆锥花序腋生，有短的分枝；花白色至淡黄色；雄蕊稍短于花瓣。核果深红色至紫黑色，具5棱。花期4~11月，果期4~12月。

【分布】生于山地疏林或灌木林中。产于广西、云南、四川、贵州。

【性能主治】根、叶味苦，性温。具有祛风化湿、行气止痛的功效。主治感冒，皮肤瘙痒，疟疾。

【采收加工】根全年均可采挖，鲜用或晒干。叶随时可采收，鲜用。

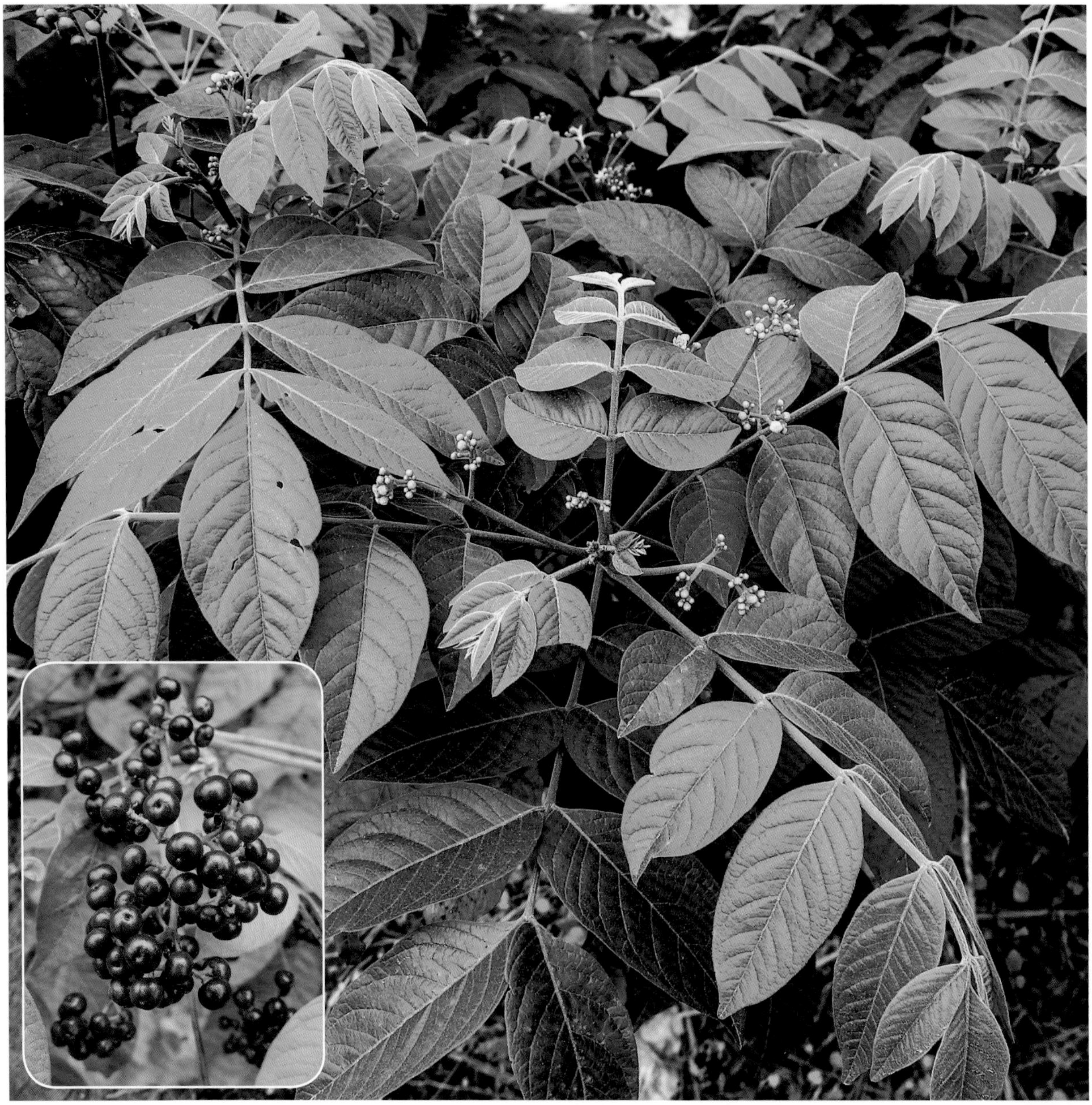

苦楝

【基原】为楝科楝*Melia azedarach* L. 的果实、叶、树皮及根皮。

【别名】苦楝子。

【形态特征】落叶乔木，高达 10 多 m。树皮灰褐色，纵裂。分枝广展，小枝有叶痕。叶为二回至三回奇数羽状复叶，长 20~40 cm；小叶对生，卵形、椭圆形至披针形，顶生一片通常略大。圆锥花序约与叶等长；花淡紫色。核果球形至椭圆形，长 1~2 cm，宽 8~15 mm。花期 4~5 月，果期 10~12 月。

【分布】生于路旁、疏林中，栽于村边、屋旁。产于广西、云南、贵州、河南、陕西、山东、甘肃、四川、湖北等地。

【性能主治】果实、叶、树皮及根皮味苦，性寒；果有小毒，叶、树皮及根皮有毒。果实具有行气止痛、杀虫的功效。主治脘腹胁肋疼痛，虫积腹痛，头癣，冻疮。叶具有清热燥湿、行气止痛，杀虫止痒的功效。主治湿疹瘙痒，疮癣疥癞，蛇虫咬伤，跌打肿痛。树皮及根皮具有驱虫、疗癣的功效。主治蛔蛲虫病，虫积腹痛，外治疥癣瘙痒。

【采收加工】秋、冬季果实成熟呈黄色时采收，或收集落下的果实，晒干。叶全年均可采收，鲜用或晒干。树皮及根皮春、秋剥取，晒干。

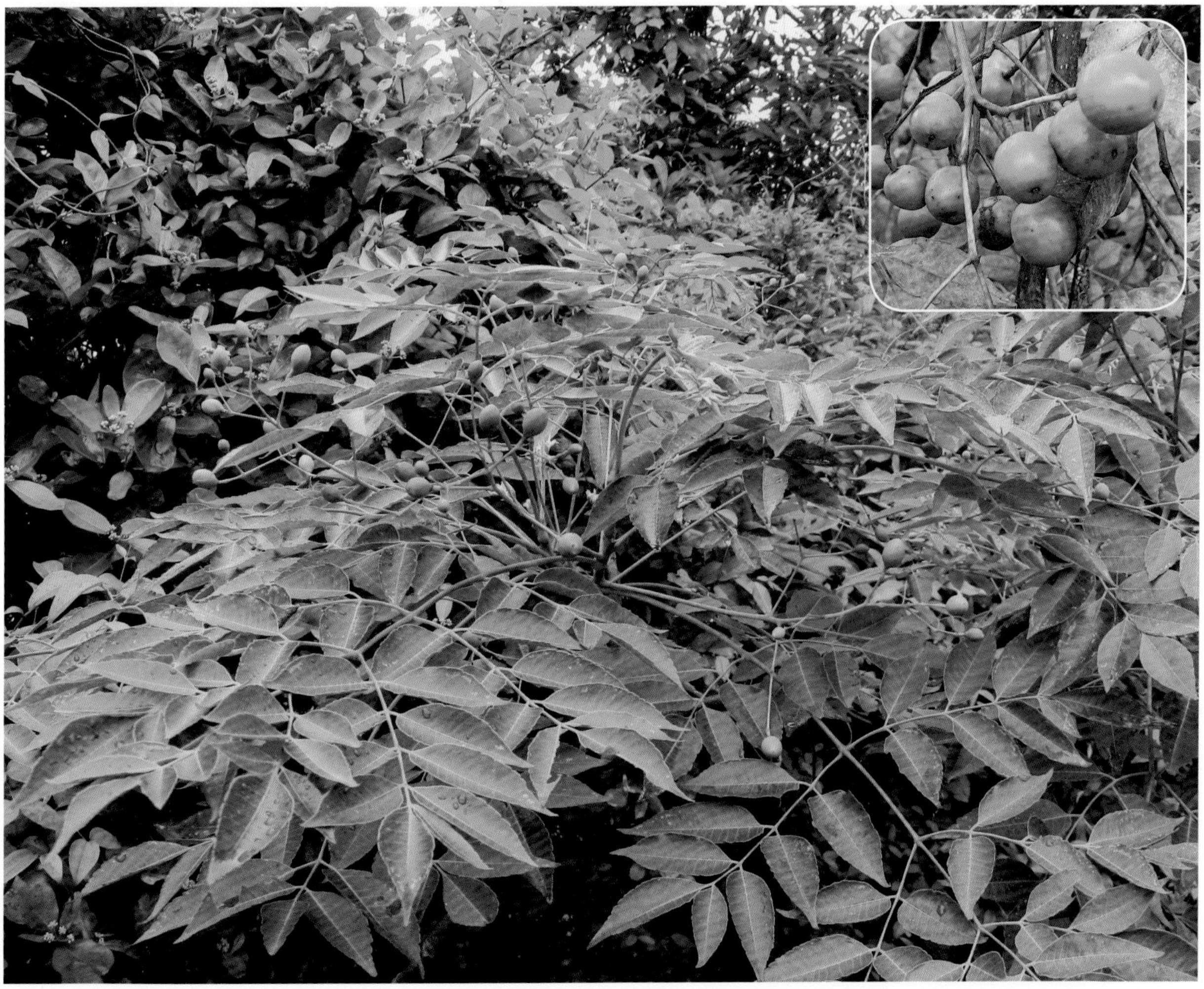

香椿

【基原】为楝科香椿*Toona sinensis* (Juss.) Roem. 的果实、树皮或根皮韧皮部、花、树干流出的液汁。

【别名】椿芽、毛椿。

【形态特征】落叶乔木，高10~15 m。树皮鳞片状脱落，叶有特殊气味。偶数羽状复叶；小叶8~10对，对生或互生，卵状披针形，基部不对称，边缘全缘或有疏离的小齿。圆锥花序与叶等长或更长；花白色。蒴果狭椭圆形，深褐色。种子一端有翅。花期6~8月，果期10~12月。

【分布】生于山地杂木林或疏林中。产于华北、华东、中部、南部和西南地区。

【性能主治】果实味辛、苦，性温。具有祛风、散寒、止痛的功效。主治外感风寒，风湿痹痛，胃痛，疝气痛，痢疾。树皮或根皮的韧皮部味苦涩，性凉。具有除热、燥湿、涩肠、止血、杀虫的功效。主治久泻，久痢，肠风便血，崩漏带下，遗精，白浊，疳积，蛔虫，疮癣。花味苦，性辛、温。具有祛风除湿、行气止痛的功效。主治风湿痹痛，久咳，痔疮。树干的液汁味苦，性辛、温。具有润澡解毒、通窍的功效。主治齁病，手足皲裂，疔疮。

【采收加工】果实秋季采收，晒干。韧皮部全年均可采收。根皮须先将树根挖出，刮去外面黑皮，用木棍轻捶，使皮部与木质部松离，再行剥取，仰面晒干。花5~6月采收，晒干。春、夏季切割树干，流出液汁，晒干。

【附注】《中华本草》记载以果实、树皮或根皮韧皮部、花、树干流出的液汁入药的药材名分别为香椿子、椿白皮、椿树花、椿尖油。

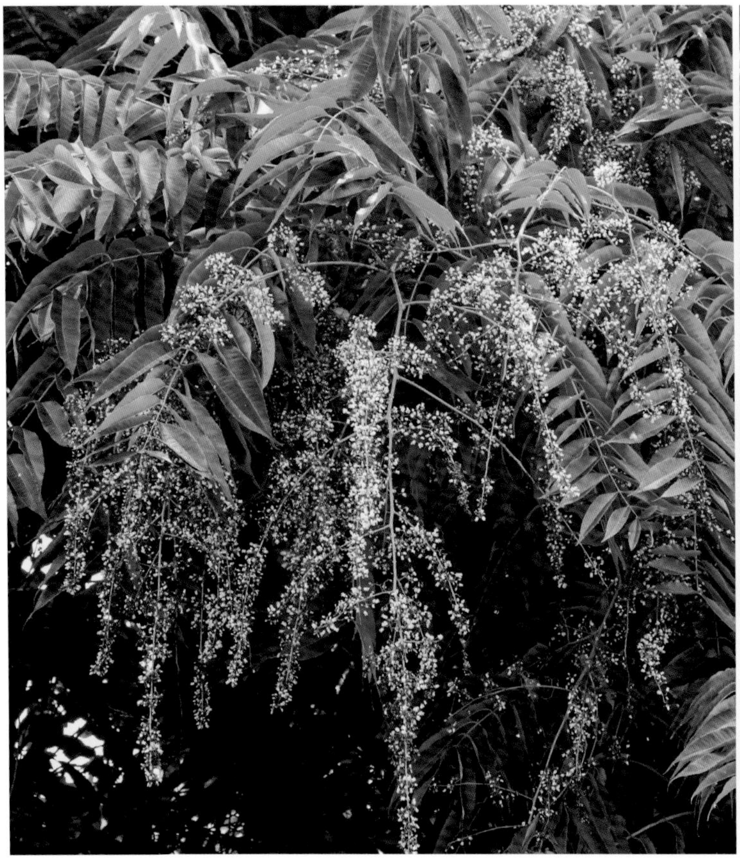

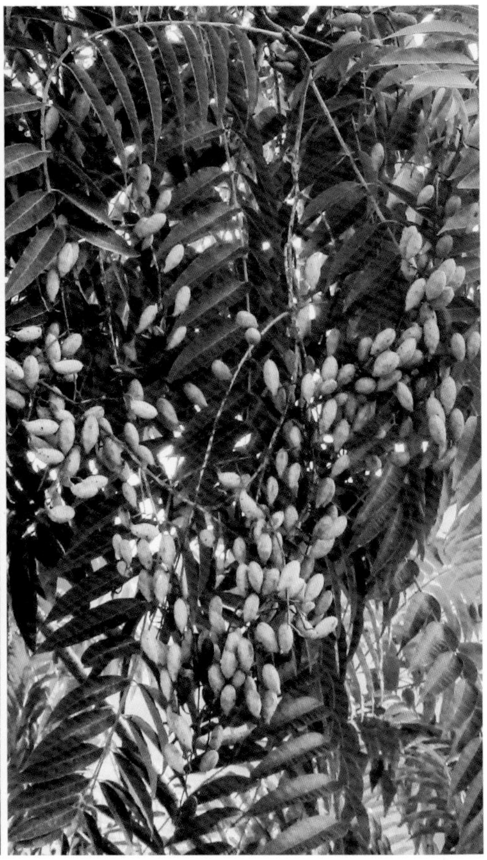

无患子

【基原】为无患子科无患子*Sapindus saponaria* L. 的种子。

【别名】洗手果、木患子、苦患树。

【形态特征】落叶大乔木。偶数羽状复叶；小叶5~8对，通常近对生，基部稍不对称；叶轴稍扁，腹面两侧有直槽。圆锥花序顶生；花小，绿白色，辐射对称；花梗常很短。核果近球形，橙黄色。果皮含有皂素，用水搓揉便会产生泡沫，可用于清洗。花期春季，果期夏秋。

【分布】生于村边、路旁，也有栽培。产于我国东部、南部至西南地区。

【性能主治】种子味苦、辛，性寒；有小毒。具有清热、祛痰、消积、杀虫的功效。主治喉痹肿痛，肺热咳喘，音哑，食滞，疳积，蛔虫腹痛，滴虫性阴道炎，癣疾，肿毒。

【采收加工】秋季采摘成熟果实，除去果肉和果皮，取种子晒干。

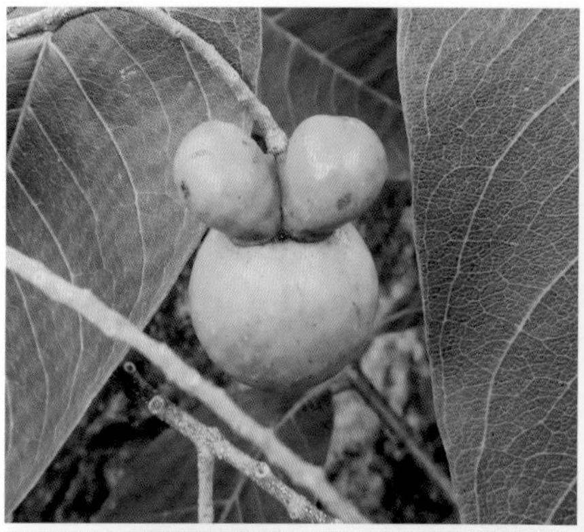
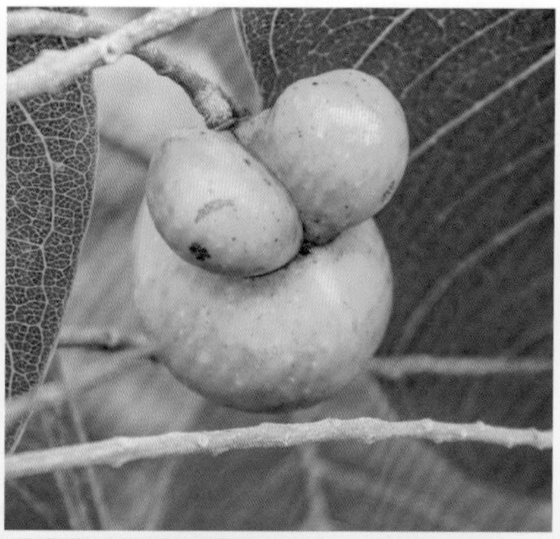
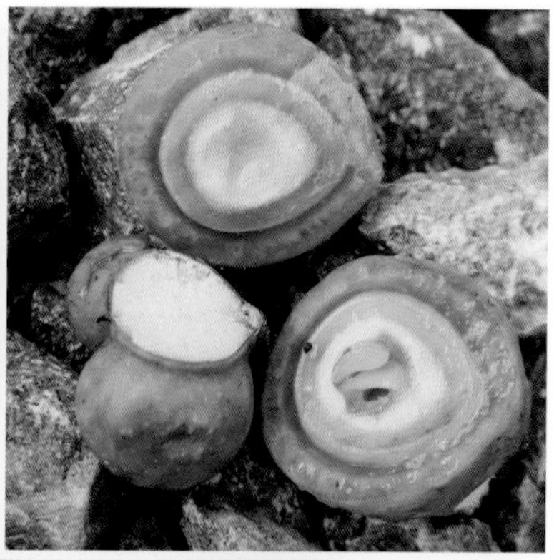
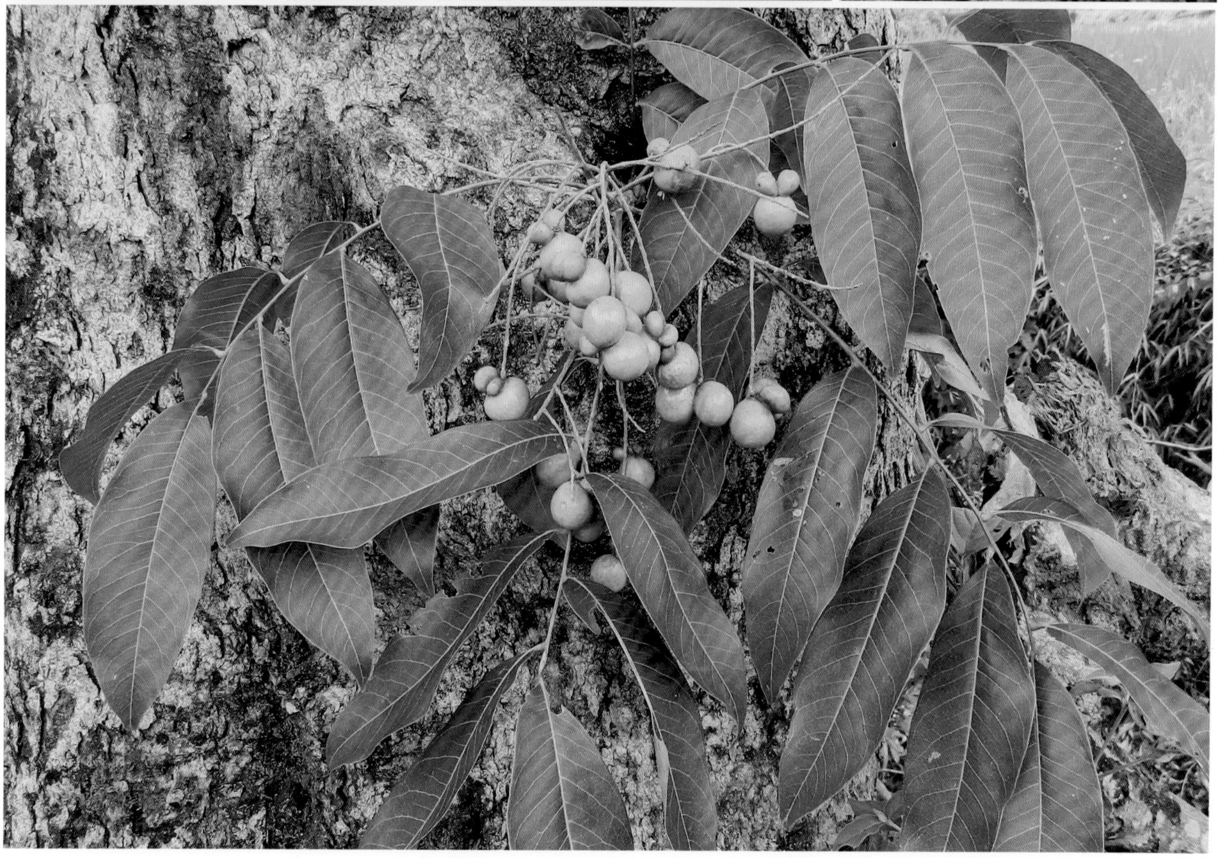

清风藤

【基原】为清风藤科清风藤*Sabia japonica* Maxim. 的茎叶或根。

【别名】过山龙、两嘴刺、寻风藤。

【形态特征】落叶攀援木质藤本植物。老枝紫褐色，具白蜡层，常留有木质化成单刺状或双刺状的叶柄基部。叶片近纸质，卵状椭圆形或阔卵形，背面带白色。花先叶开放，单生于叶腋；花瓣淡黄绿色，倒卵形或长圆状倒卵形。分果爿近圆形或肾形。花期2~3月，果期4~7月。

【分布】生于山谷、林缘灌木林中。产于广西、广东、福建、江苏、安徽、浙江、江西等地。

【性能主治】茎叶或根味苦、辛，性温。具有祛风利湿、活血解毒的功效。主治风湿痹痛，水肿，脚气，骨折，骨髓炎，化脓性关节炎，脊椎炎，疮疡肿毒，皮肤瘙痒。

【采收加工】春、夏季割取藤茎，切段，晒干。秋、冬季挖取根部，洗净，切片，鲜用或晒干。叶多在夏、秋季采收，鲜用。

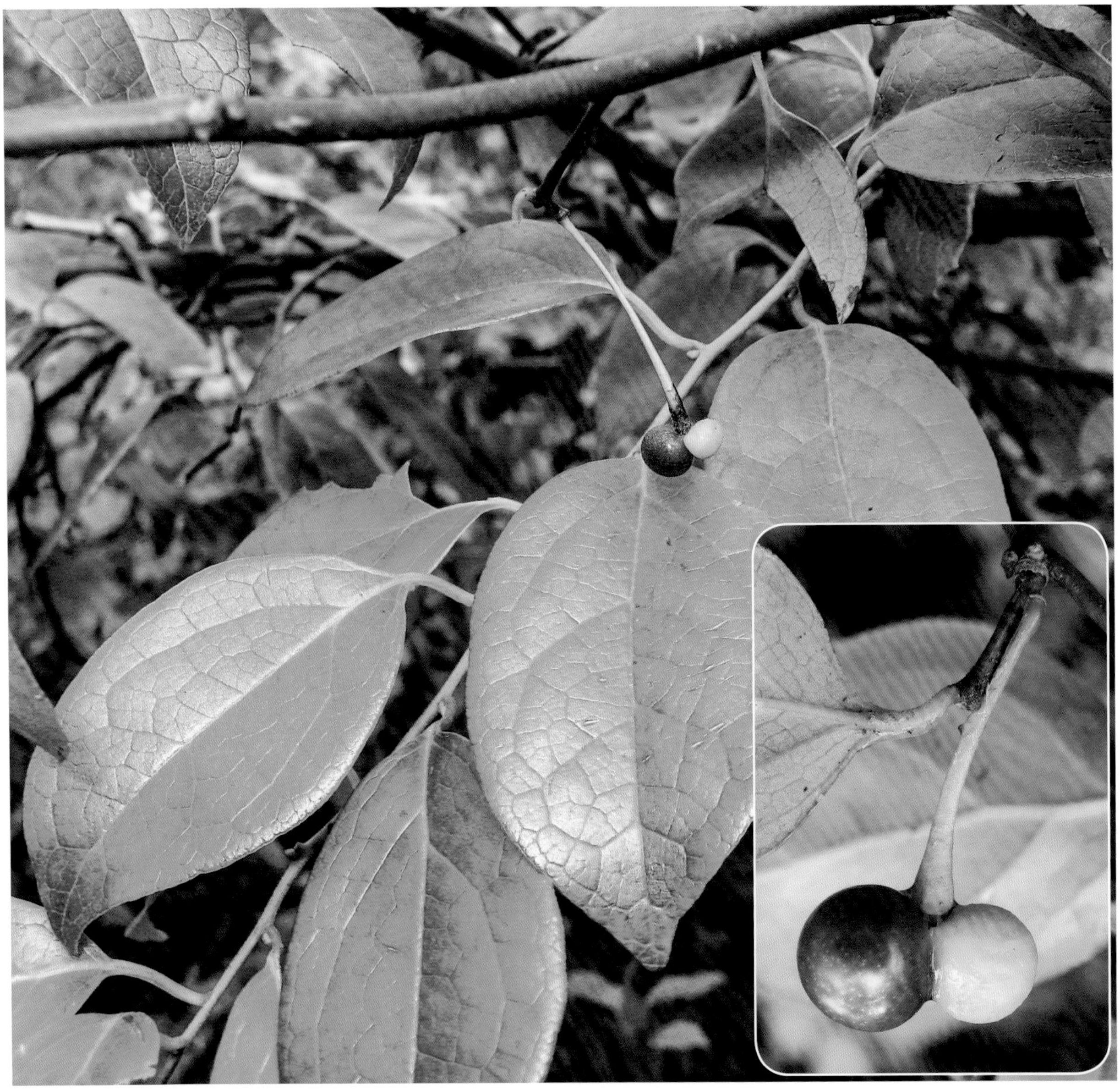

野鸦椿

【基原】为省沽油科野鸦椿*Euscaphis japonica* (Thunb.) Dippel 的根、果实、花。

【别名】酒药花、鸡肾果。

【形态特征】落叶小乔木或灌木。小枝及芽红紫色，枝叶揉碎后发出恶臭气味。叶对生，奇数羽状复叶；小叶5~9片，长卵形或椭圆形，边缘具疏短齿，齿尖具腺体。圆锥花序顶生；花多，较密集，黄白色。蓇葖果长1~2 cm，每朵花发育成1~3个蓇葖；果皮紫红色。花期5~6月，果期8~9月。

【分布】生于山坡、山谷林下或灌木丛中。产于广西、广东、四川、山西、湖北、安徽等地。

【性能主治】根性平，味微苦。具有清热解表、利湿的功效。主治感冒头痛，痢疾，肠炎。果性温，味辛。具有祛风散寒、行气止痛的功效。主治月经不调，疝痛，胃痛。花味甘，性平。具有祛风止痛的功效。主治头痛，眩晕。

【采收加工】春、夏季采收花，秋季采收根、果，晒干。

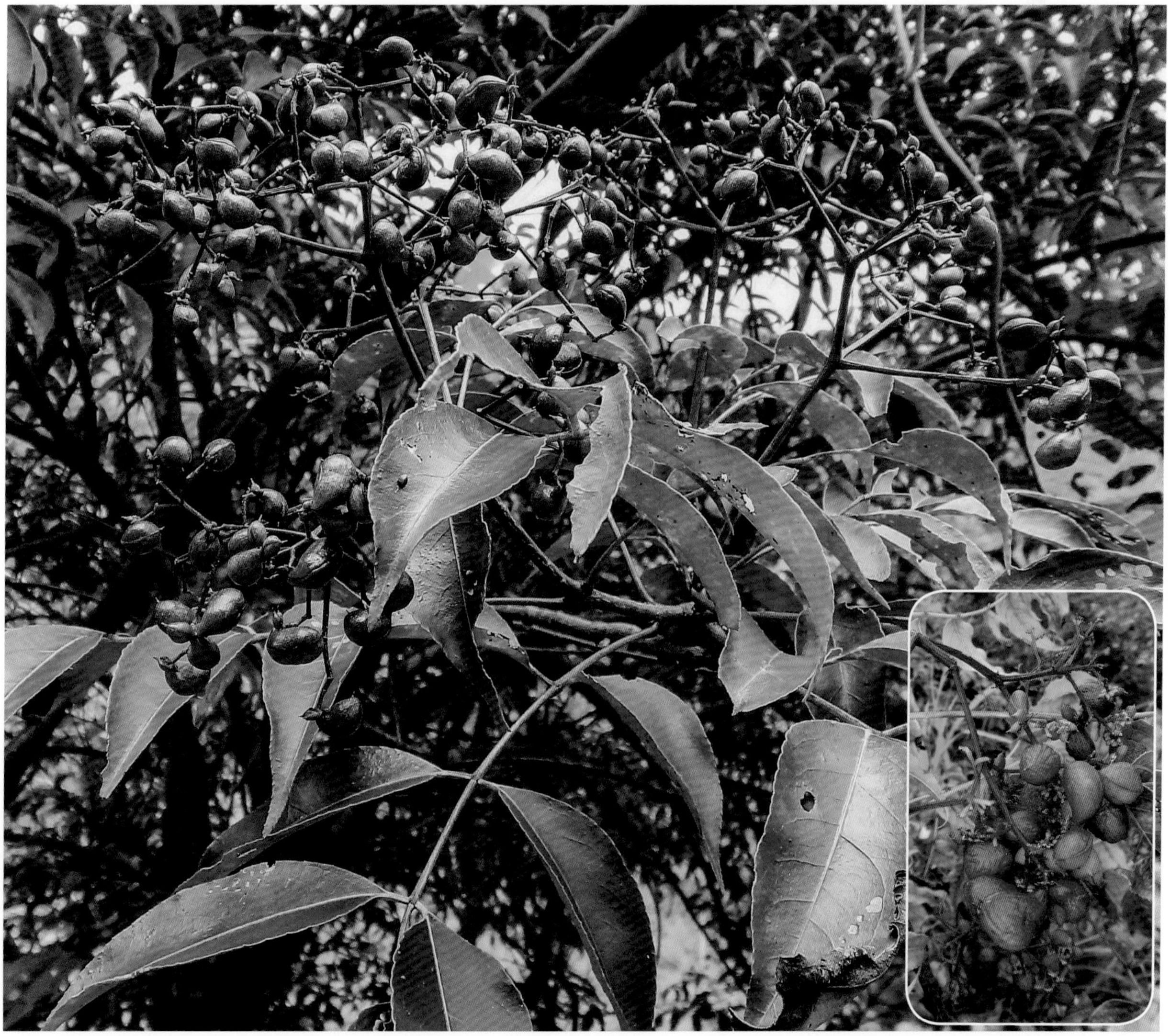

山香圆叶

【基原】为省沽油科锐尖山香圆*Turpinia arguta* Seem. 的叶。

【别名】五寸铁树、尖树、黄柿木。

【形态特征】落叶灌木，高1~3 m。单叶，对生；叶片椭圆形或长椭圆形，长7~22 cm，宽2~6 cm，先端渐尖，具尖尾，边缘具疏齿，齿尖具硬腺体。顶生圆锥花序较叶短；花梗中部具2枚苞片；花白色。果近球形，幼时绿色，转红色，干后黑色。花期3~4月，果期9~10月。

【分布】生于山坡、谷地林中。产于广西、广东、海南、湖南、贵州、四川、江西、福建等地。

【性能主治】叶味苦，性寒。具有清热解毒、消肿止痛的功效。主治跌打扭伤，脾脏肿大，疮疖肿毒。

【采收加工】夏、秋季采收，晒干。

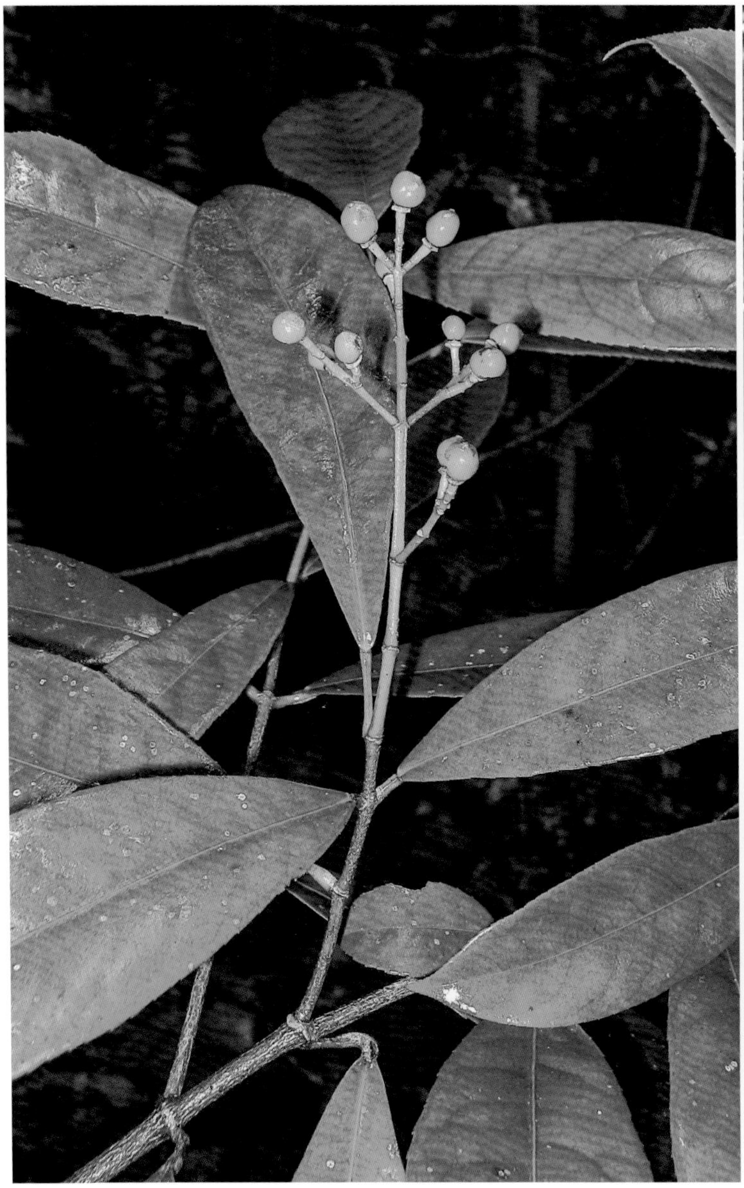

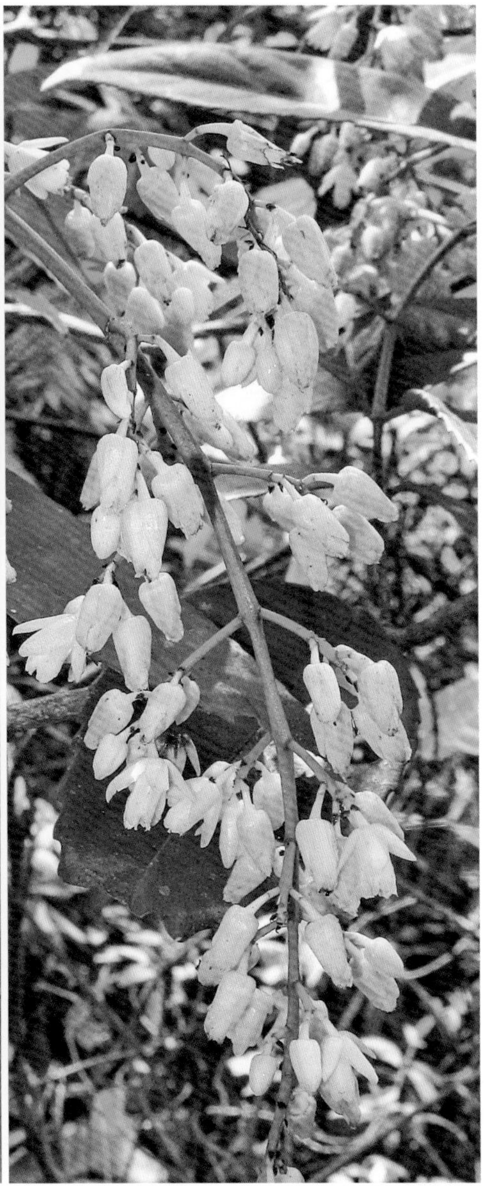

广枣

【基原】为漆树科南酸枣*Choerospondias axillaris* (Roxb.) B. L. Burtt et A. W. Hill 的果实。

【别名】山枣、五眼果、酸枣。

【形态特征】高大落叶乔木。树皮灰褐色，片状剥落。奇数羽状复叶互生；小叶对生，卵形或卵状披针形或卵状长圆形，基部多少偏斜；叶柄纤细，基部略膨大。花单性或杂性异株；雄花和假两性花组成圆锥花序；雌花单生于上部叶腋。核果黄色，椭圆状球形。花期4月，果期8~10月。

【分布】生于山坡、沟谷林中。产于广西、广东、云南、贵州、湖南、湖北、江西、福建等地。

【性能主治】干燥果实味甘、酸，性平。具有行气活血、养心安神的功效。主治气滞血瘀，胸痹作痛，心悸气短，心神不安。

【采收加工】秋季果实成熟时采收，除去杂质，干燥。

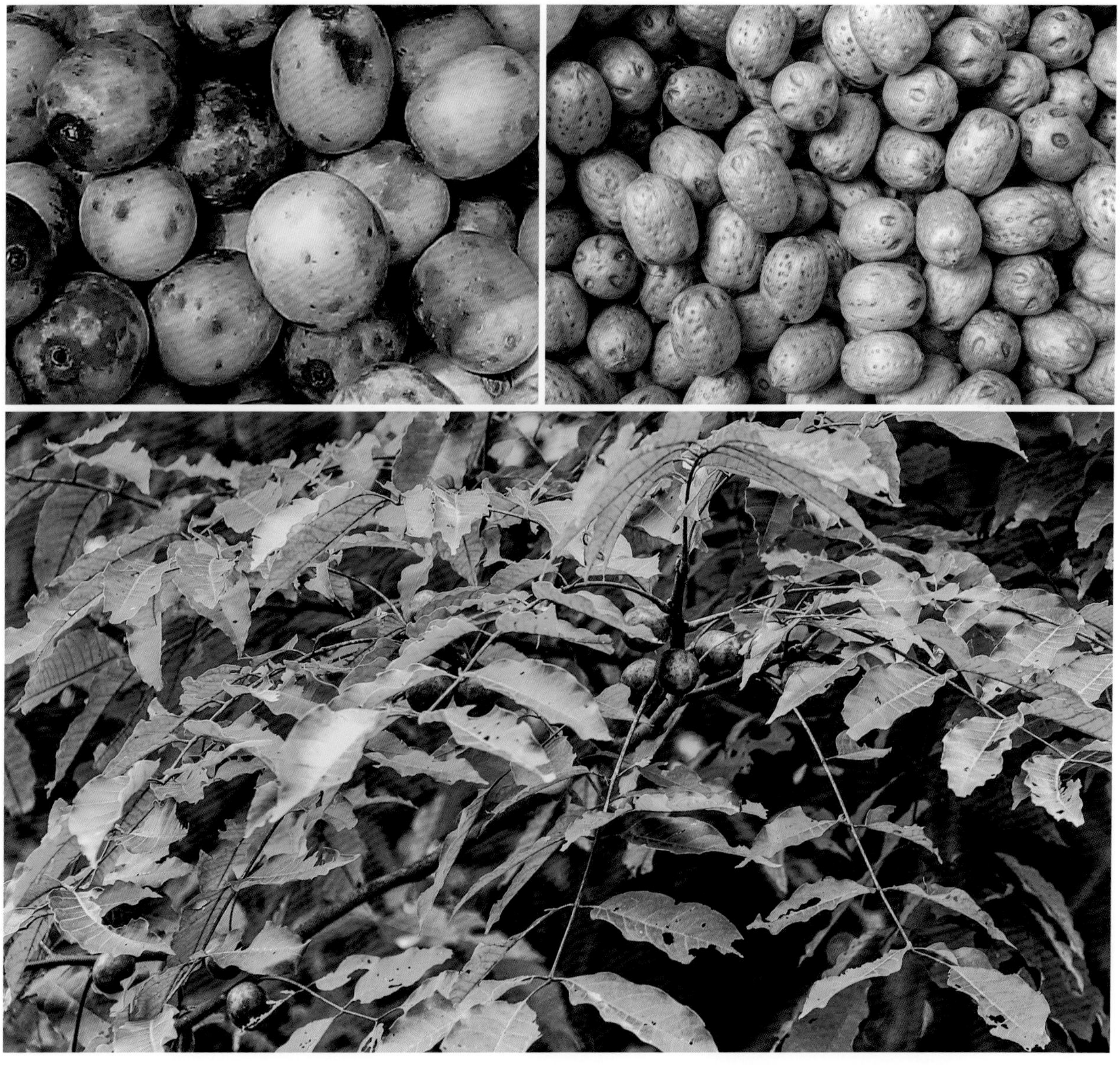

五倍子

【基原】为漆树科盐肤木*Rhus chinensis* Mill. 的叶上虫瘿。

【别名】五倍子树、咸酸木。

【形态特征】落叶小乔木或灌木，高2~10 m。小枝、叶柄及花序均密被锈色柔毛。奇数羽状复叶，叶轴具宽的叶状翅；小叶无柄，自下而上逐渐增大，边具疏齿。圆锥花序顶生，多分枝；雄花序长30~40 cm，雌花序较短；花小，黄白色。核果扁圆形，红色。花期8~9月，果期10月。

【分布】常生于向阳山坡、沟谷的疏林或灌木丛中。除东北、内蒙古、新疆外其他省区均有分布。

【性能主治】虫瘿味酸、涩，性寒。具有敛肺降火、涩肠止泻、敛汗止血、收湿敛疮的功效。主治肺虚久咳，肺热咳嗽，久泻久痢，盗汗，消渴，外伤出血，痈肿疮毒。

【采收加工】秋季采摘，置沸水中略煮或蒸至表面呈灰色，杀死蚜虫，取出，干燥。

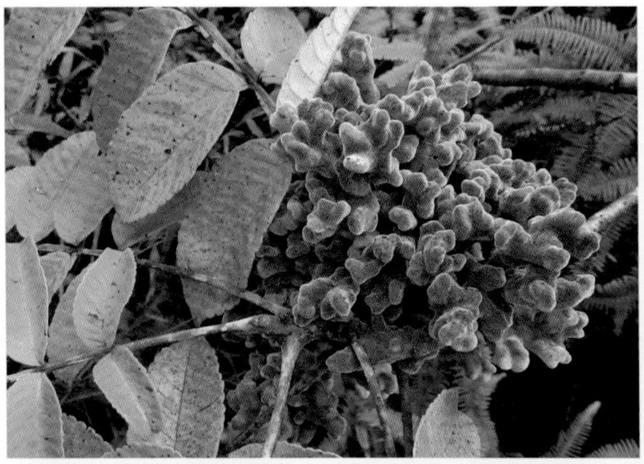

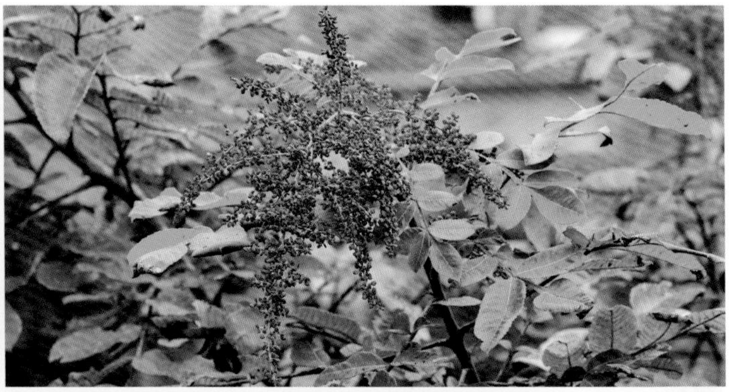

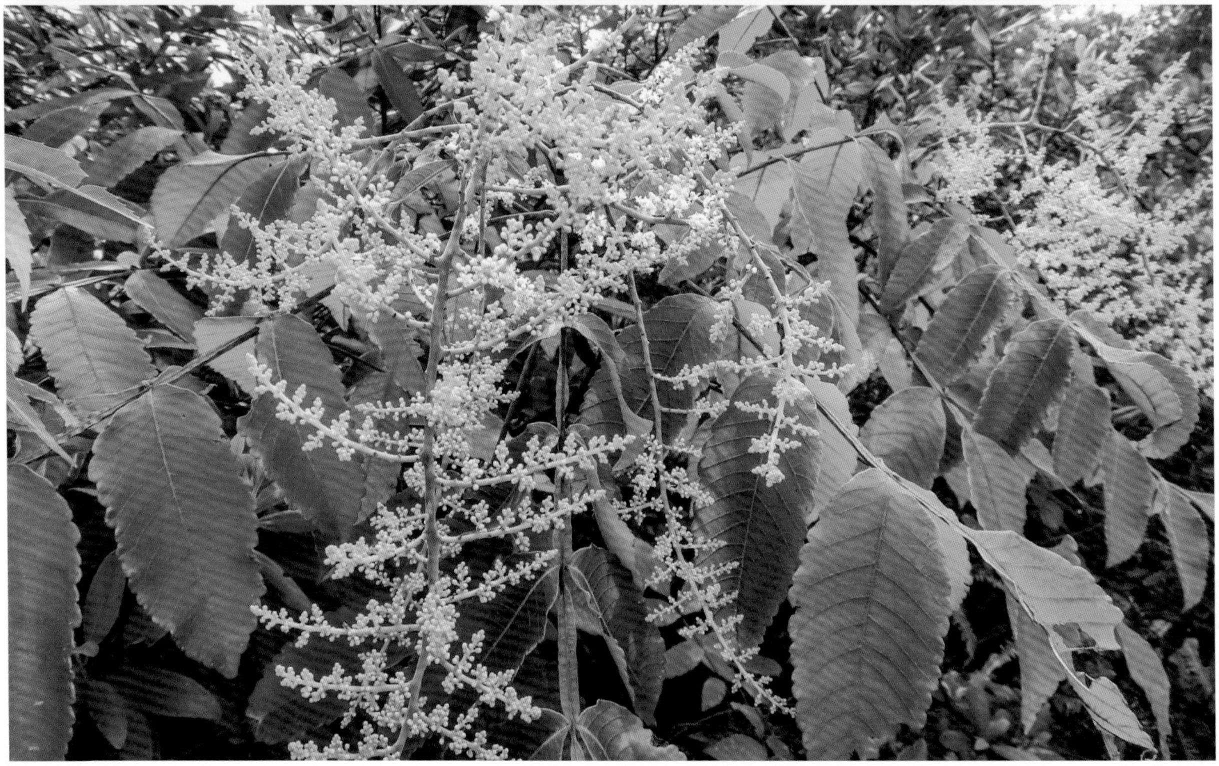

香港四照花

【基原】为山茱萸科香港四照花*Cornus hongkongensis* Hemsl. 的叶、花。

【别名】山荔枝。

【形态特征】常绿乔木或灌木。老枝有多数皮孔。叶片椭圆形至长椭圆形，稀倒卵状椭圆形。头状花序球形，由50~70朵花聚集而成；总苞片4枚，白色；花萼管状；花小，淡黄色，有香味。果序球形，直径2.5 cm，熟时黄色或红色。花期5~6月，果期11~12月。

【分布】生于山谷林下。产于广西、广东、云南、贵州、四川、浙江、江西等地。

【性能主治】花、叶味苦、涩，性凉。具有收敛止血的功效。主治外伤出血。

【采收加工】叶全年均可采收，夏季采花，除去枝梗，鲜用或晒干。

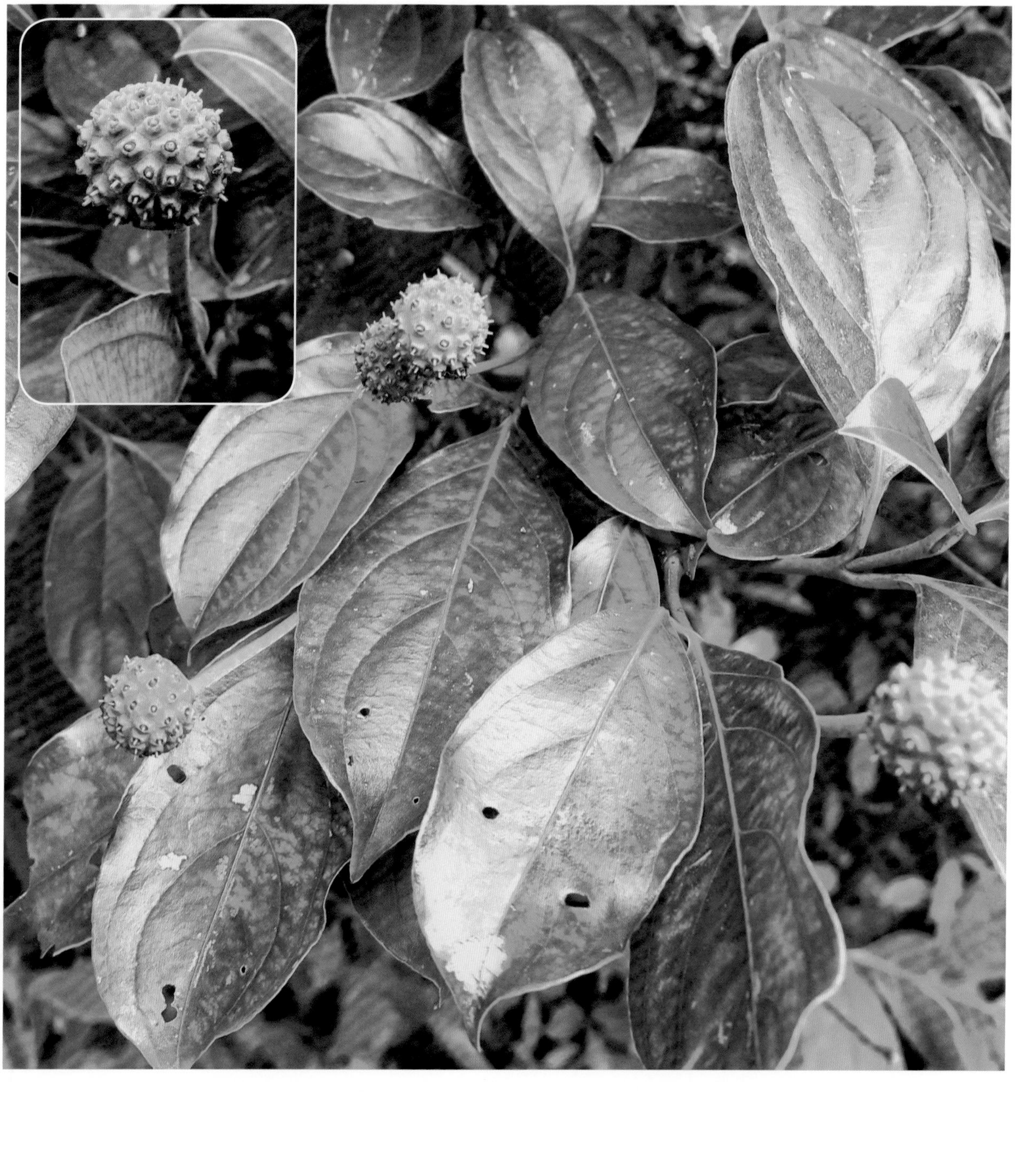

八角枫

【基原】为八角枫科八角枫*Alangium chinense* (Lour.) Harms 的根、叶及花。

【别名】八角王、华瓜木。

【形态特征】落叶小乔木或灌木。小枝呈之字形。单叶互生；叶片卵圆形，全缘或微浅裂，基部两侧常不对称，入秋叶变为橙黄色。聚伞花序腋生，花初开时白色，后变为黄色，花瓣狭带形，具香气；雄蕊和花瓣同数而近等长；子房2室。核果卵圆形，黑色。花期5~7月和9~10月，果期7~11月。

【分布】生于山野路旁、灌木丛中或林下。产于广西、广东、云南、四川、江西、福建、湖南、湖北、浙江、江苏、河南等地。

【性能主治】根、叶及花味辛，性微温；有毒。具有祛风除湿、舒筋活络、散淤止痛的功效。主治风湿关节痛，精神分裂症，跌打损伤。

【采收加工】根全年均可采收，除去泥沙，斩除侧根和须状根，晒干。夏、秋季采叶及花，鲜用或晒干。

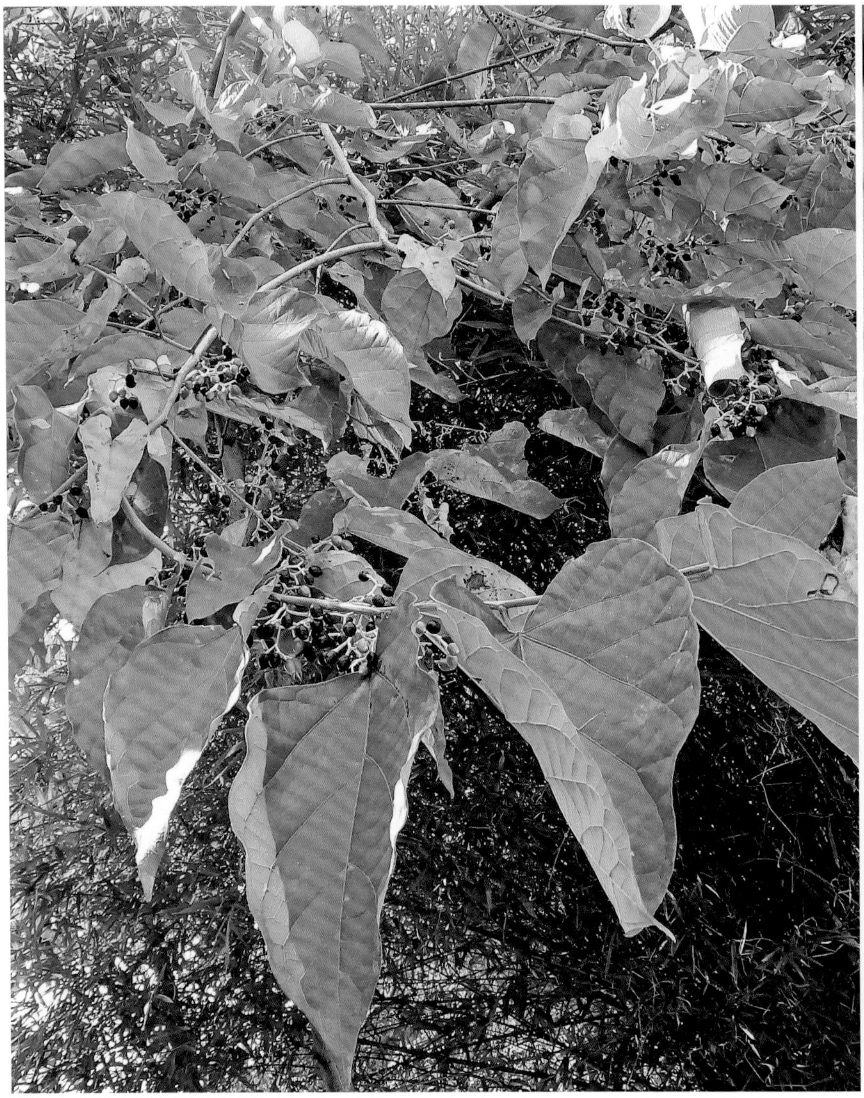
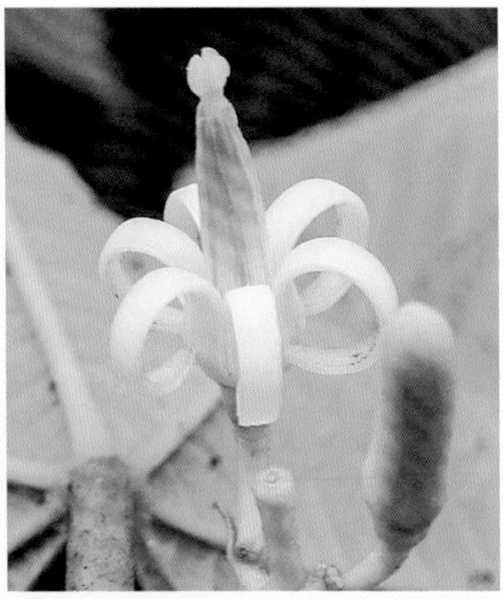
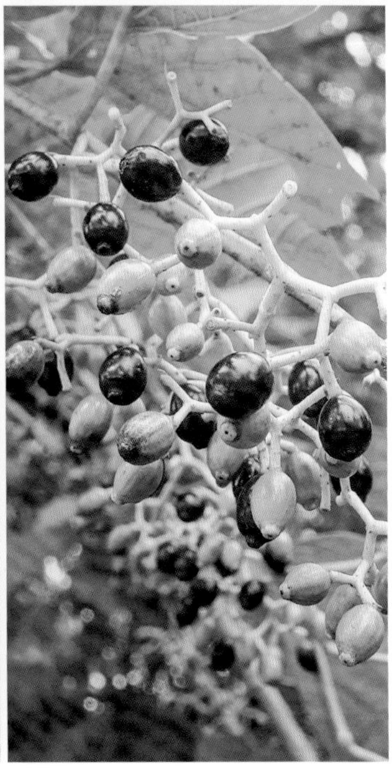

五代同堂

【基原】为八角枫科小花八角枫*Alangium faberi* Oliv. 的根。

【别名】三角枫、半枫荷。

【形态特征】落叶灌木。叶片薄纸质至膜质，二型，不裂或掌状三裂；不裂叶长圆形或披针形，腹面幼时有稀疏的小硬毛，背面有粗伏毛，老叶几无毛。聚伞花序短而纤细，被淡黄色粗伏毛，有花5~10（20）朵。核果近卵形，熟时淡紫色，顶端有宿存的萼齿。花期6月，果期9月。

【分布】生于山谷疏林下。产于广西、广东、湖南、贵州、湖北等地。

【性能主治】根味辛、微苦，性温。具有理气活血、祛风除湿的功效。主治小儿疳积，风湿骨痛。

【采收加工】全年均可采收，洗净，切片，晒干。

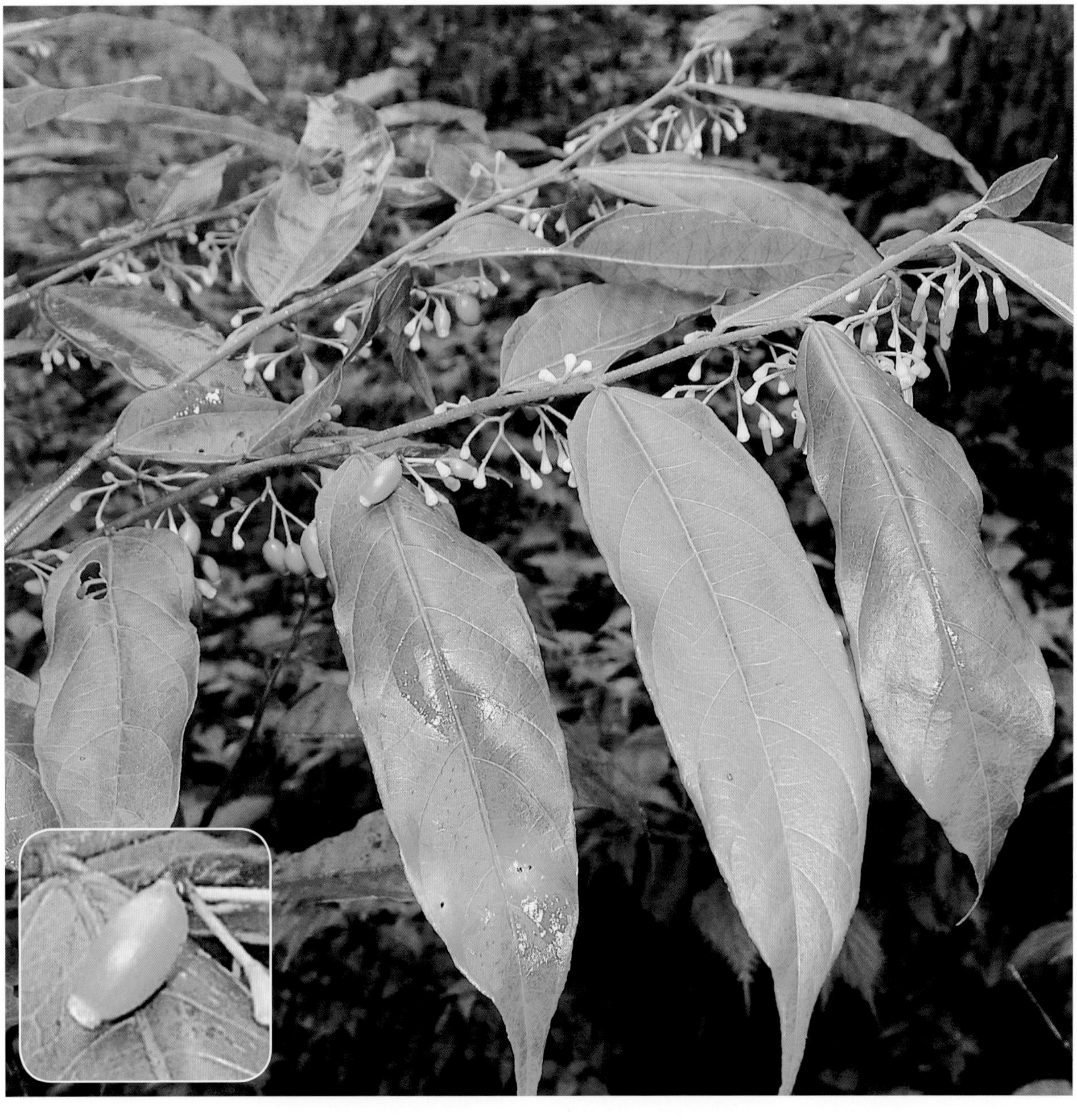

喜树

【基原】为珙桐科喜树*Camptotheca acuminata* Decne. 的果实、根。

【别名】旱莲木、千丈树。

【形态特征】落叶乔木。树皮灰色或浅灰色，纵裂成浅沟状。叶片矩圆状卵形或矩圆状椭圆形，先端短锐尖，基部近圆形或阔楔形。头状花序近球形，常由2~9个头状花序组成圆锥花序，顶生或腋生，上部为雌花序，下部为雄花序。翅果矩圆形，着生成近球形的头状果序。花期5~7月，果期9月。

【分布】生于林边、溪边。产于广西、广东、贵州、四川、湖南、江苏、浙江等地。

【性能主治】果实、根味苦、辛，性寒；有毒。具有清热解毒、散结消症的功效。主治白血病，牛皮癣，疮肿。

【采收加工】果实秋末至初冬采收，晒干。根全年均可采收，晒干。

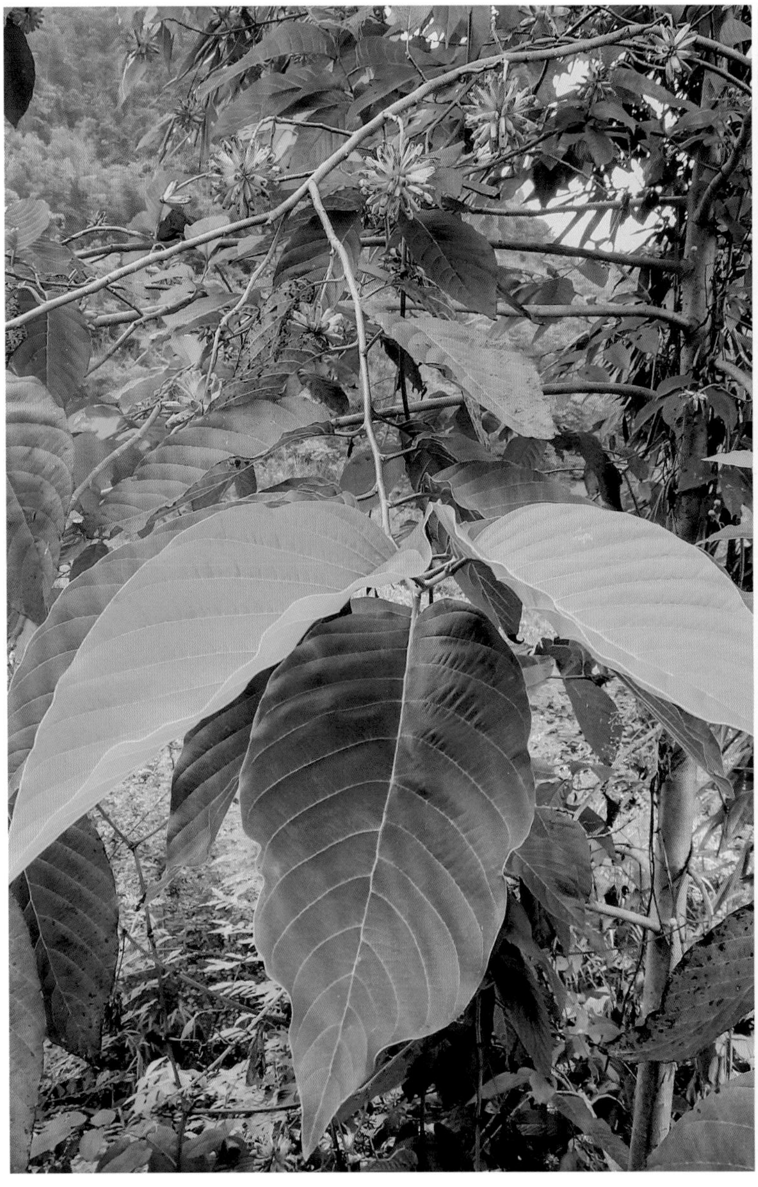

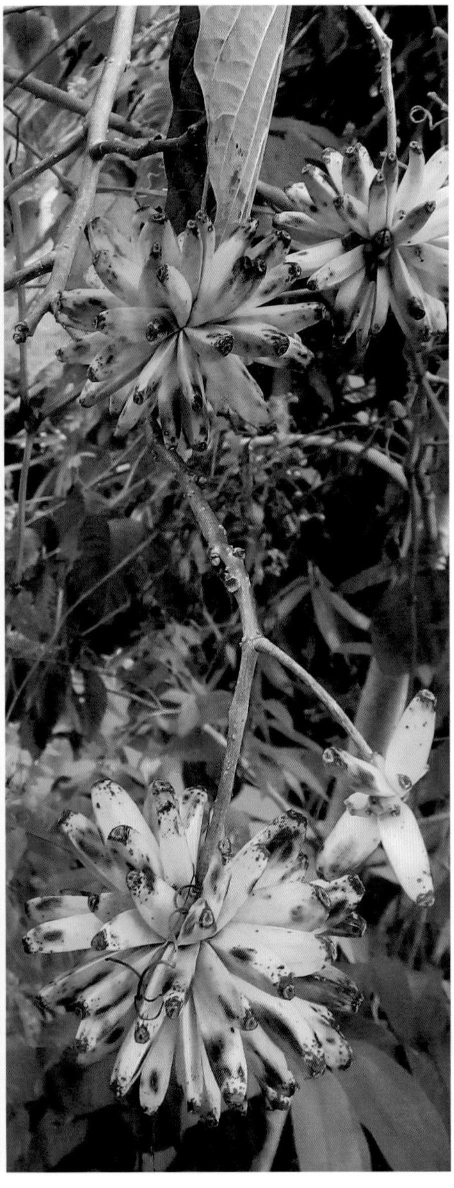

枫荷桂

【基原】为五加科树参*Dendropanax dentigerus* (Harms) Merr. 的茎枝。

【别名】枫荷梨、半枫荷。

【形态特征】常绿乔木或灌木。叶片厚纸质或革质，半透明腺点密集，往往在同一枝上全缘叶与分裂叶共存；不裂叶椭圆形或卵状披针形，分裂叶倒三角形，2~3裂，三出脉。伞形花序单生或2~3支组成复伞形花序。果近球形，熟时红色，具5棱。花期8~10月，果期10~12月。

【分布】生于山谷溪边较阴湿的密林下或山坡路旁。产于广西、广东、四川、云南、贵州、江西等地。

【性能主治】茎枝味甘、辛，性温。具有祛风除湿、活血消肿的功效。主治风湿痹痛，偏瘫，头痛，月经不调，跌打损伤。

【采收加工】秋、冬季采挖根部，剪切茎枝，切片，鲜用或晒干。

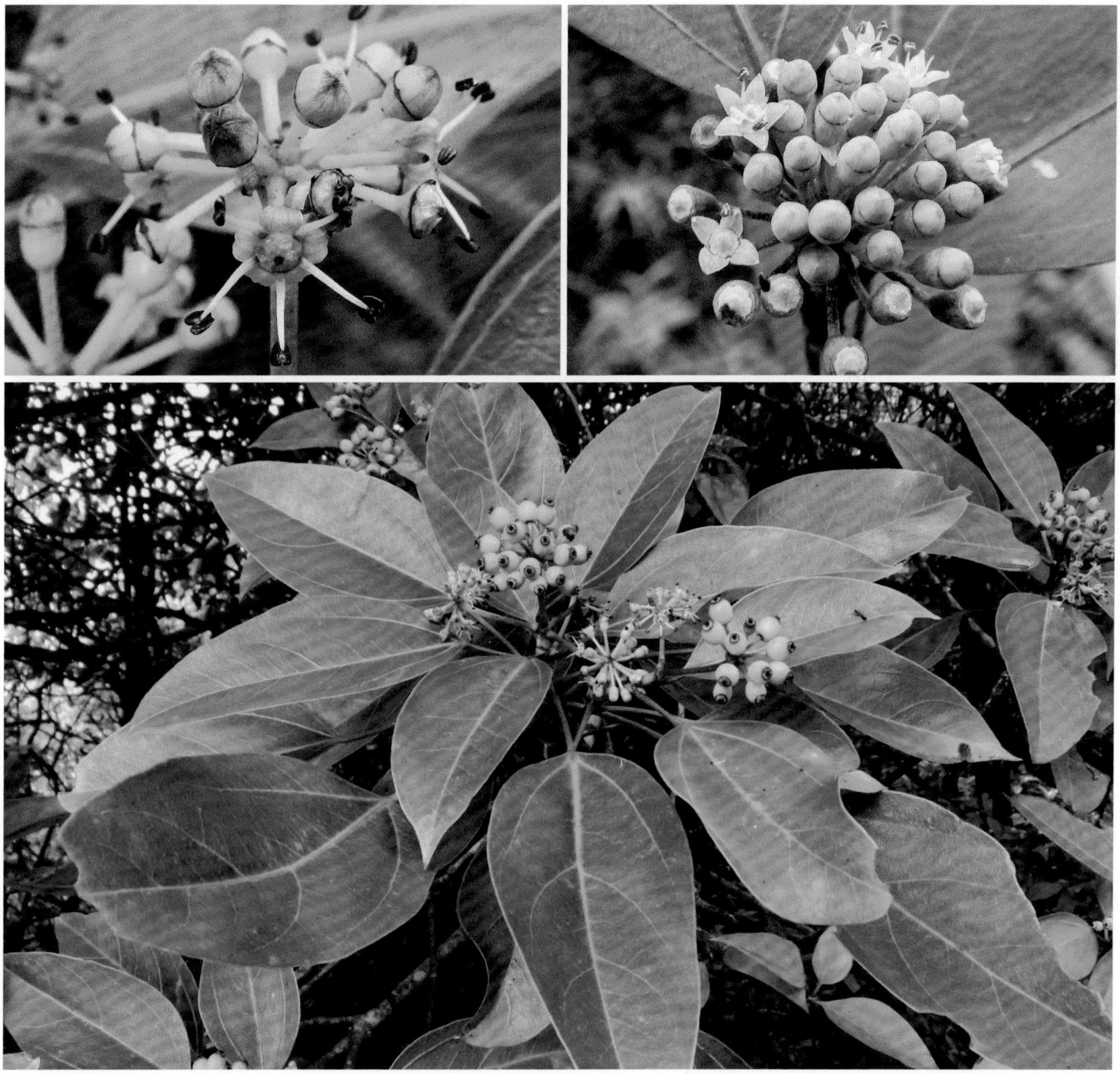

五加皮

【基原】为五加科细柱五加*Eleutherococcus nodiflorus* (Dunn) S. Y. Hu 的根皮。

【别名】白簕树、五叶木。

【形态特征】蔓生灌木，高2~3 m。枝灰棕色，节上疏生反曲扁刺。复叶具小叶5片，在长枝上互生，在短枝上簇生；小叶片倒卵形至倒披针形，两面无毛或沿脉疏生刚毛，几无小叶柄。伞形花序单个或2个腋生，或顶生于短枝。果实扁球形，黑色，宿存花柱反曲。花期4~8月，果期6~10月。

【分布】生于灌木丛中、林缘、山坡路旁或村边。产于我国大部分地区。

【性能主治】根皮味辛、苦，性温。具有祛风湿、补肝肾、强筋骨的功效。主治风湿痹痛，筋骨痿软，小儿行迟，体虚乏力，水肿，脚气。

【采收加工】夏、秋季采收，剥取根皮，晒干。

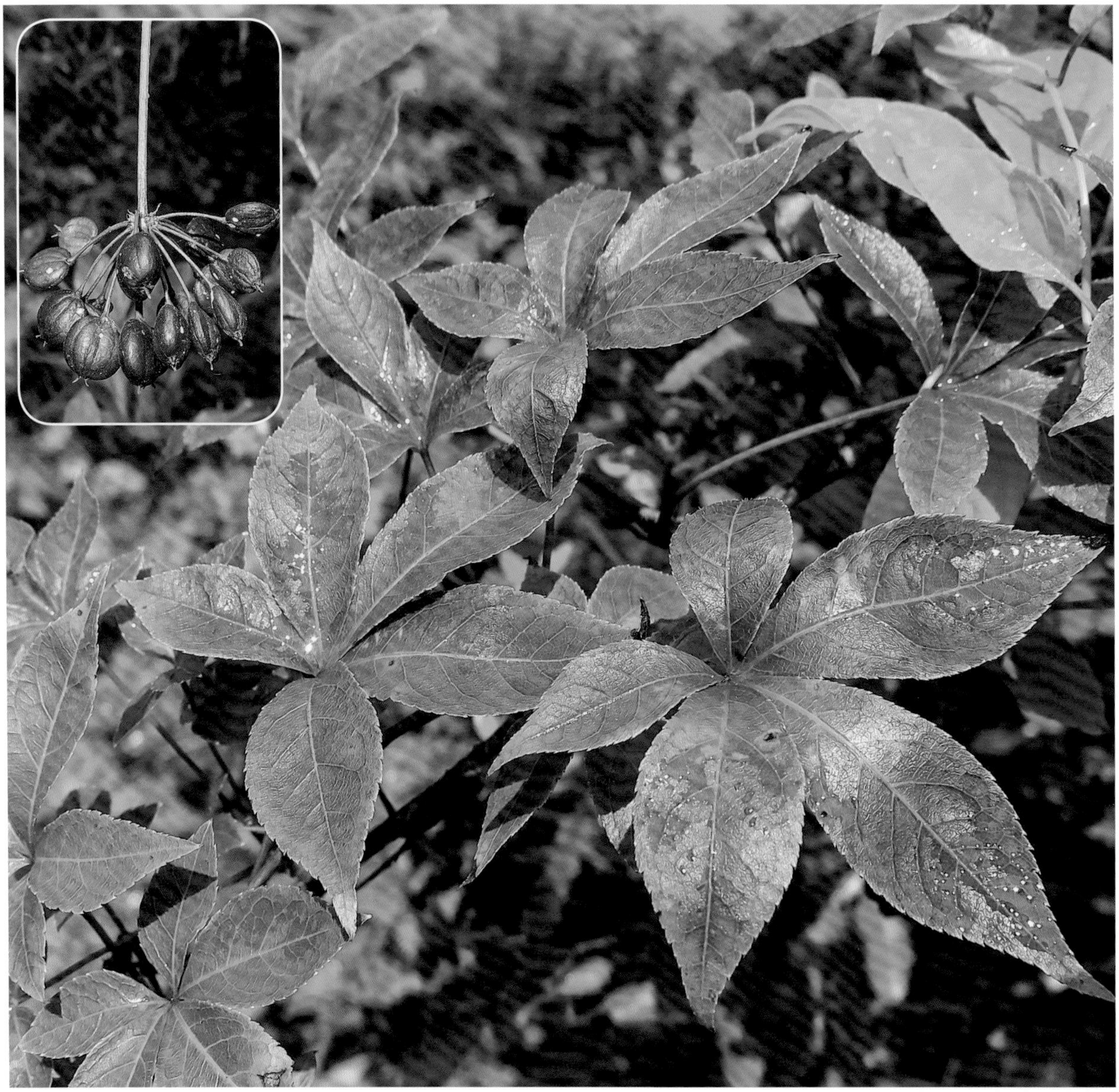

白勒

【基原】为五加科白簕*Eleutherococcus trifoliatus* (L.) S. Y. Hu 的根及茎。

【别名】五加皮、三叶五加。

【形态特征】有刺直立或蔓生灌木。全株具五加皮的清香气味。指状复叶，有3片小叶，稀4~5片，叶缘常有疏圆钝齿或细齿。伞形花序3个至多个组成复伞形花序或圆锥花序，稀单一；花序梗长2~7 cm；花黄绿色。果扁球形，熟时黑色。花期8~11月，果期10~12月。

【分布】生于山坡路旁、石山或土山疏林中。产于我国南部和中部地区。

【性能主治】根及茎味微辛、苦，性凉。具有清热解毒、祛风利湿、舒筋活血的功效。主治感冒发热，白带过多，月经不调，百日咳，尿路结石，跌打损伤，疖肿疮疡。

【采收加工】全年均可采收，除去杂质，晒干。

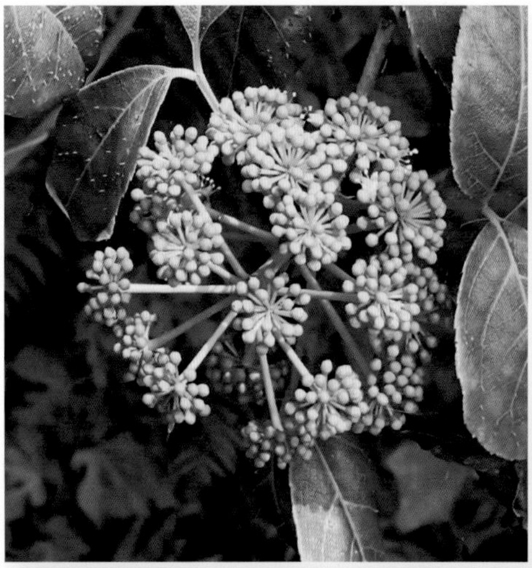

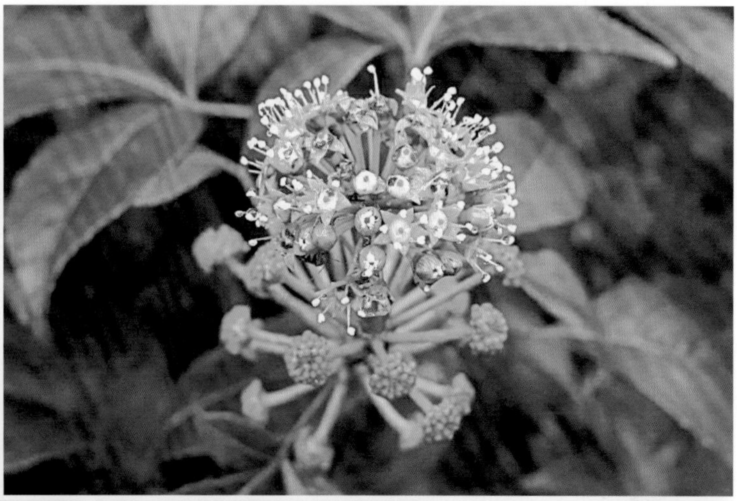

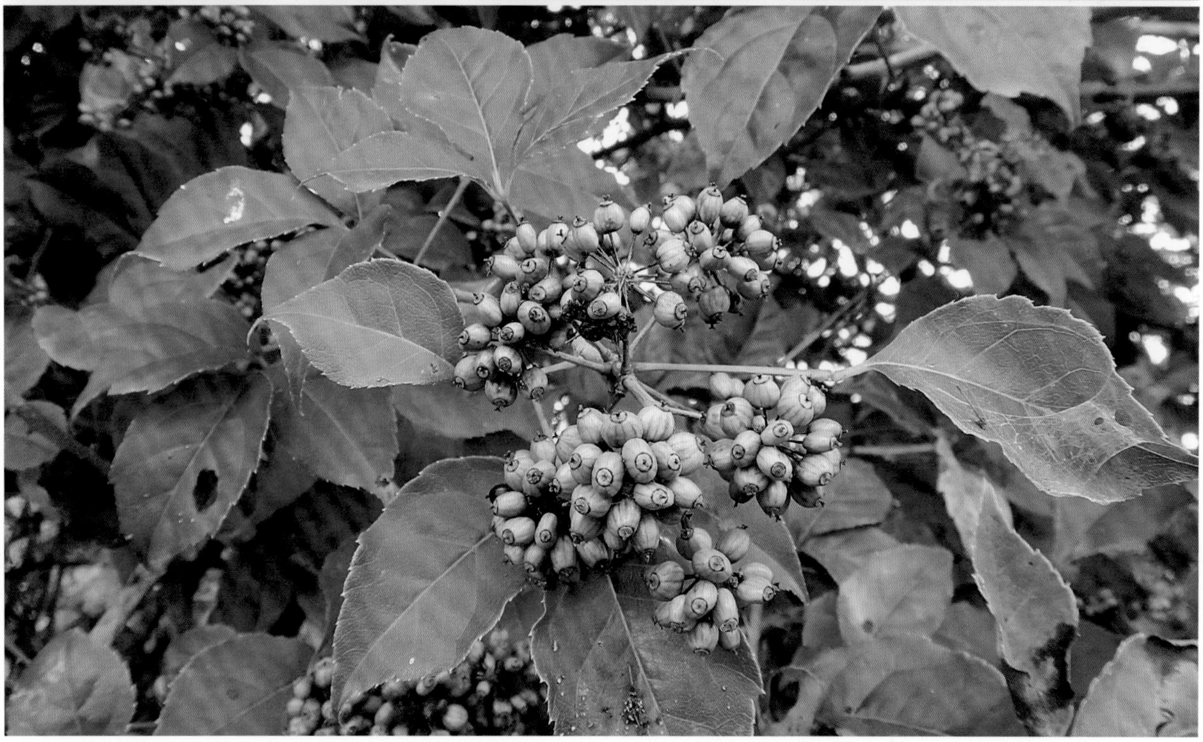

鸭脚木

【基原】为五加科鹅掌柴*Schefflera heptaphylla* (L.) Frodin 的根皮、根和叶。

【别名】鸭母树、鸭脚板。

【形态特征】常绿小乔木。树冠圆伞形。小枝幼时密生星状短柔毛。叶聚生于枝顶，掌状复叶似鹅掌、鸭脚；小叶6~10片，背面被毛。圆锥花序顶生，主轴和分枝幼时密被星状短柔毛；花白色，多而芳香。浆果球形，黑色。花期11~12月，果期翌年1~2月。

【分布】生于常绿阔叶林。产于广西、广东、福建、台湾、浙江、云南、西藏等地。

【性能主治】根皮、根和叶味苦，性凉。具有清热解毒、消肿散瘀的功效。根皮主治感冒发热，咽喉肿痛，风湿骨痛，跌打损伤。

【采收加工】全年均可采收，根、根皮洗净，切片，晒干；叶鲜用。

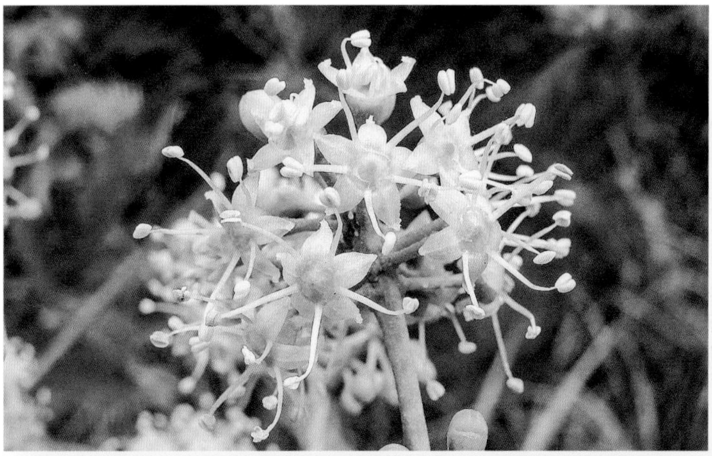

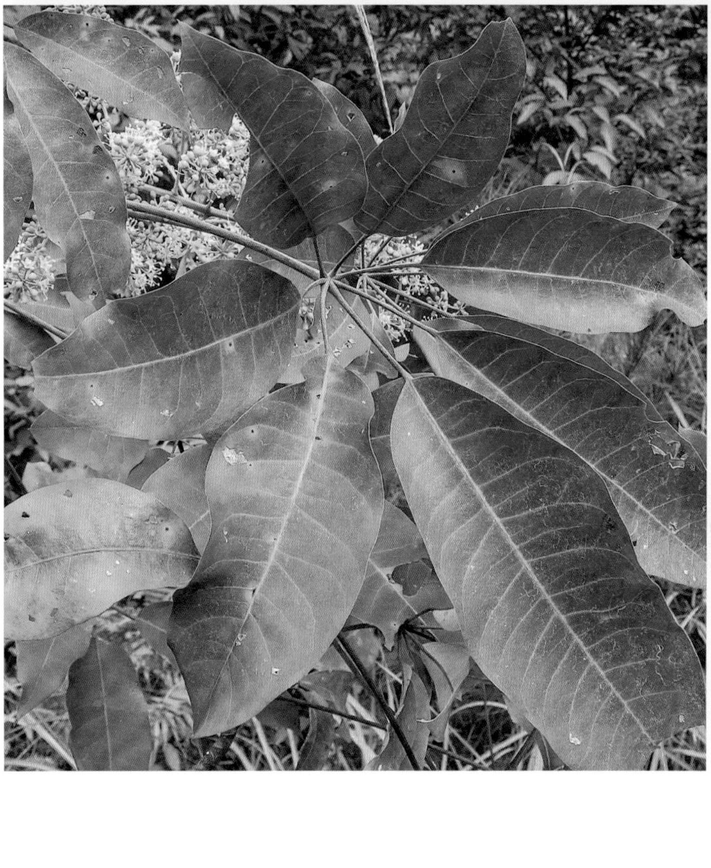

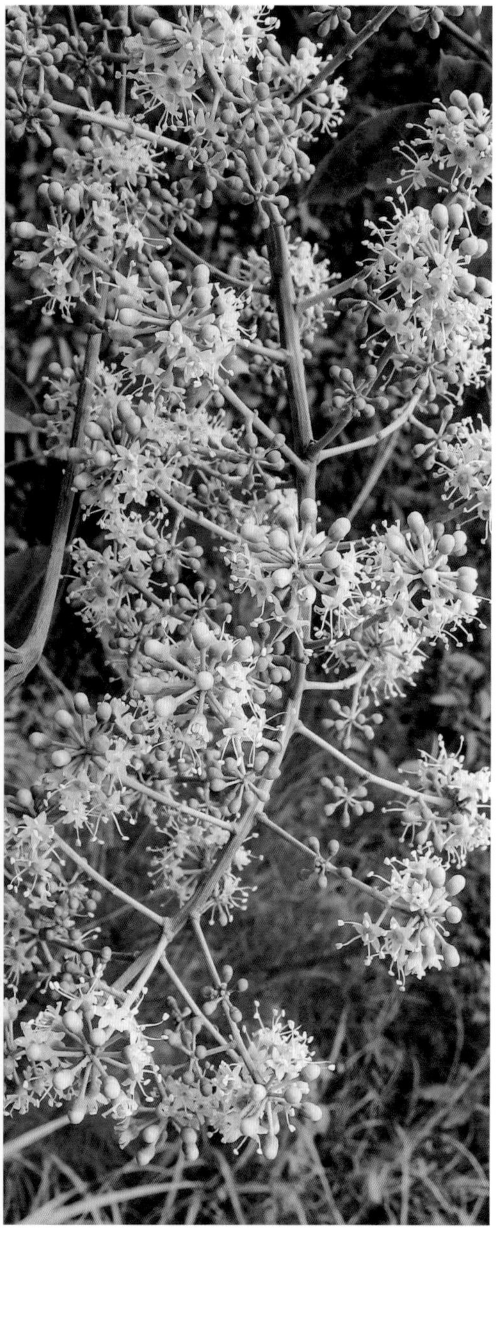

通脱木

【基原】为五加科通脱木*Tetrapanax papyrifer* (Hook.) K. Koch 的根和茎枝。

【别名】通草、木通树、天麻子。

【形态特征】直立灌木。茎粗壮，无刺，有明显的叶痕和大型皮孔，被黄色茸毛，髓心大，白色，柔软有弹性。叶聚生于茎顶；叶片近圆形，直径50~70 cm，掌状5~11浅裂，裂片边缘有粗齿；叶柄长达50 cm。圆锥花序长约50 cm；花瓣和雄蕊常4数。果球形。花期9~10月，果期冬季至翌年春季。

【分布】生于向阳肥厚的土壤，有时栽培于庭园中。产于广西、广东、云南、四川、贵州、湖南、湖北、台湾等地。

【性能主治】根和茎枝味甘、淡，性微寒。具有清热利水、活血下乳的功效。主治水肿，淋证，食积饮胀，乳汁不下。

【采收加工】全年均可采收，晒干。

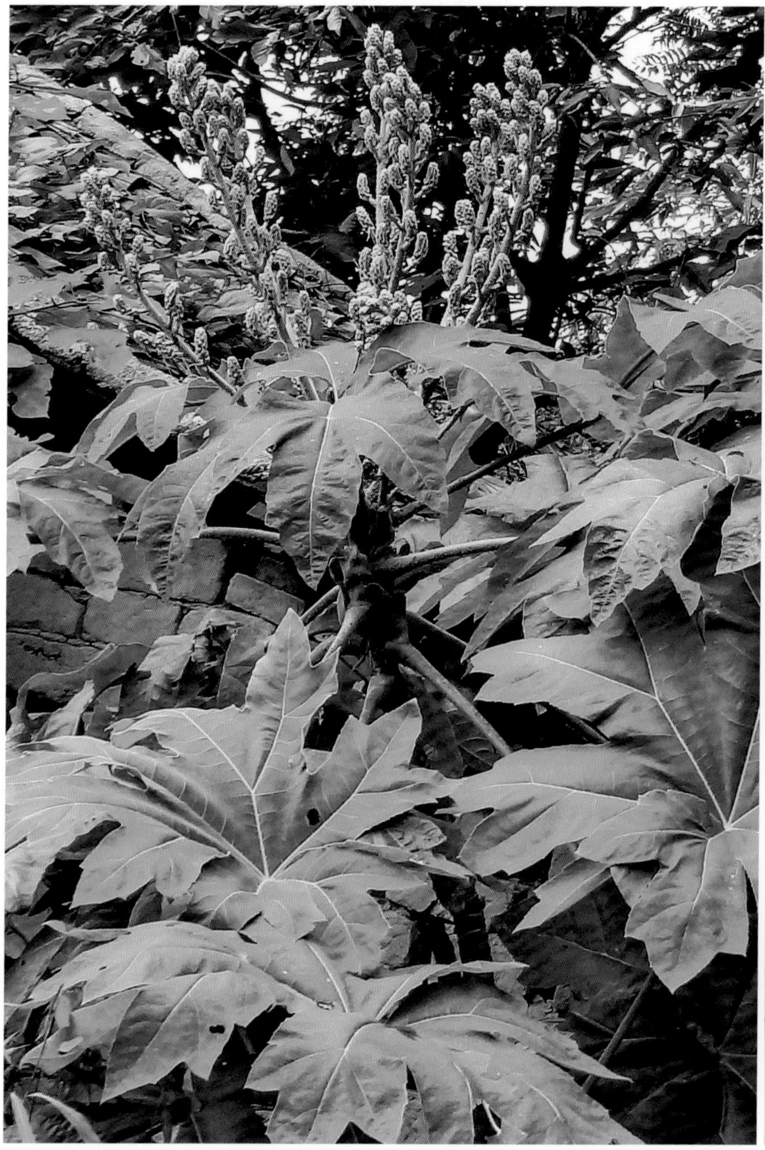

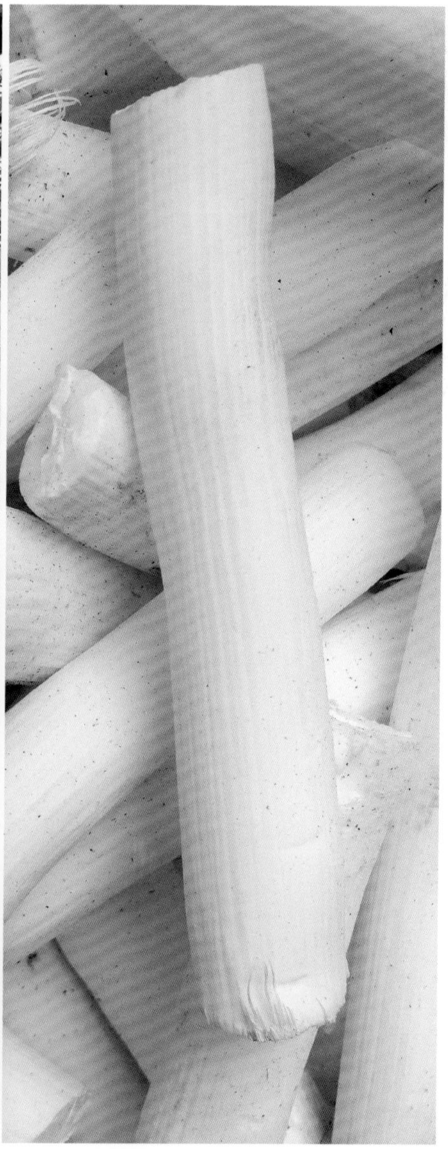

积雪草

【基原】为伞形科积雪草*Centella asiatica* (L.) Urb. 的全草。

【别名】崩大碗、雷公根、灯盏菜。

【形态特征】多年生匍匐草本，节上生根。叶片圆形、肾形或马蹄形，边缘有钝齿，基部阔心形；叶柄长1.5~25 cm，无毛或上部有柔毛，基部叶鞘透明。伞形花序聚生于叶腋，每个伞形花序有花3~4朵；花瓣紫红色或乳白色。果实两侧扁压，圆球形，表面有毛或平滑。花果期4~10月。

【分布】生于阴湿的路边、草地或水沟边。产于广西、广东、湖南、四川、江苏、浙江、江西、福建等地。

【性能主治】干燥全草味辛、苦，性寒。具有清热利湿、解毒消肿的功效。主治湿热黄疸，砂淋血淋，中暑腹泻，跌打损伤。

【采收加工】夏、秋季采收，除去泥沙，晒干。

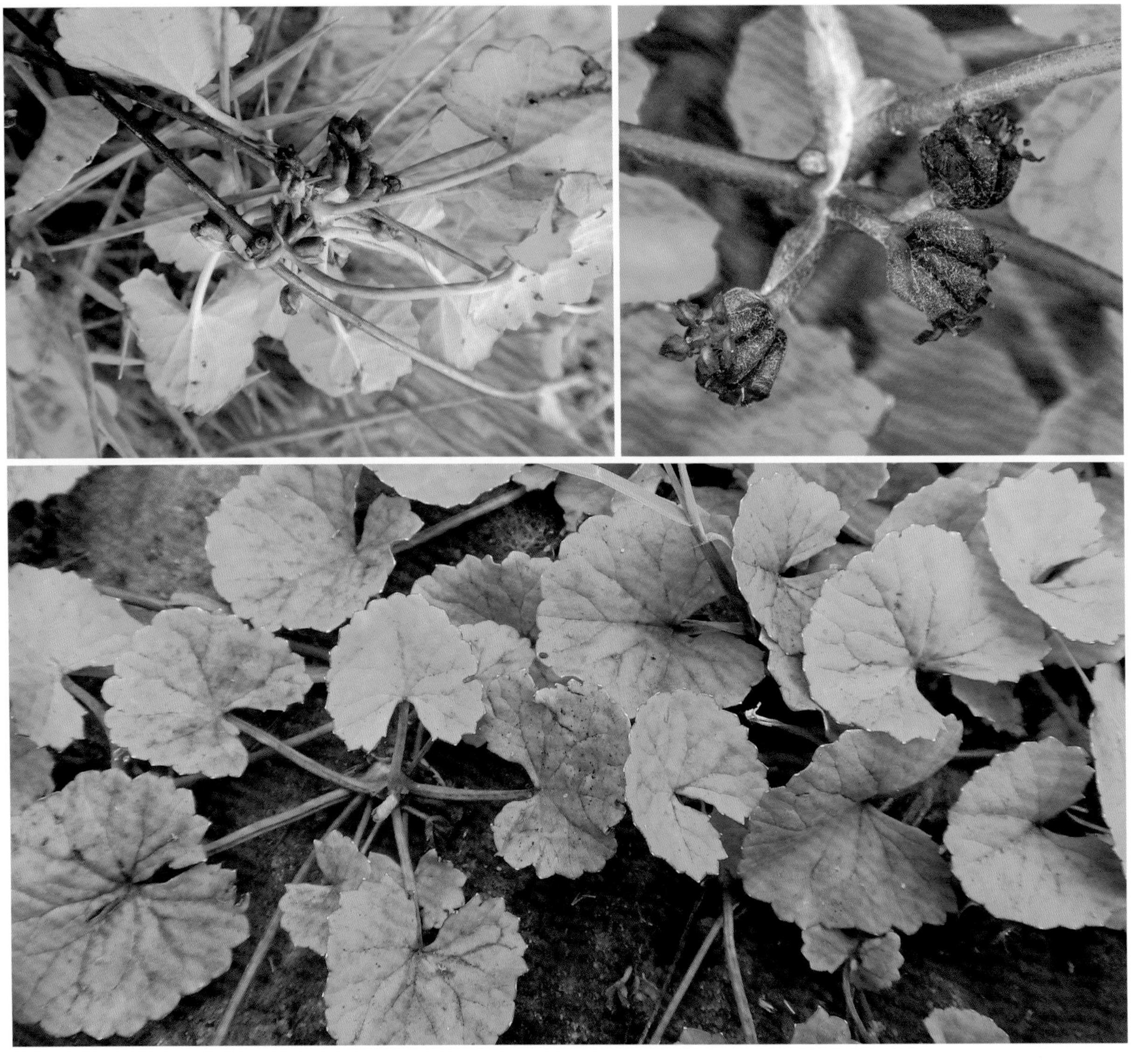

天胡荽

【基原】为伞形科天胡荽*Hydrocotyle sibthorpioides* Lam.或破铜钱*Hydrocotyle sibthorpioides* Lam. var. *batrachium* (Hance) Hand.-Mazz. ex Shan 的全草。

【别名】满天星、铜钱草、花边灯盏。

【形态特征】匍匐草本。平铺地上成片，节上生根。叶片圆形或肾圆形，直径0.8~2.5 cm，基部心形，不分裂或5~7浅裂，边缘有钝齿。伞形花序与叶对生，单生于节上；小伞形花序有花5~18朵；花绿白色。果实熟时有紫色斑点，果实略呈心形，两侧扁压。花果期4~9月。破铜钱与天胡荽相似，区别在于前者叶片3~5深裂几达基部，裂片呈楔形。

【分布】生于沟边、潮湿的草地，常成片生长。产于广西、广东、湖南、四川、福建、江苏、浙江等地。

【性能主治】全草味辛、微苦，性凉。具有清热利湿、解毒消肿的功效。主治痢疾，水肿，淋症，痈肿疮毒，带状疱疹，跌打损伤。

【采收加工】夏秋季采收，洗净，晒干。

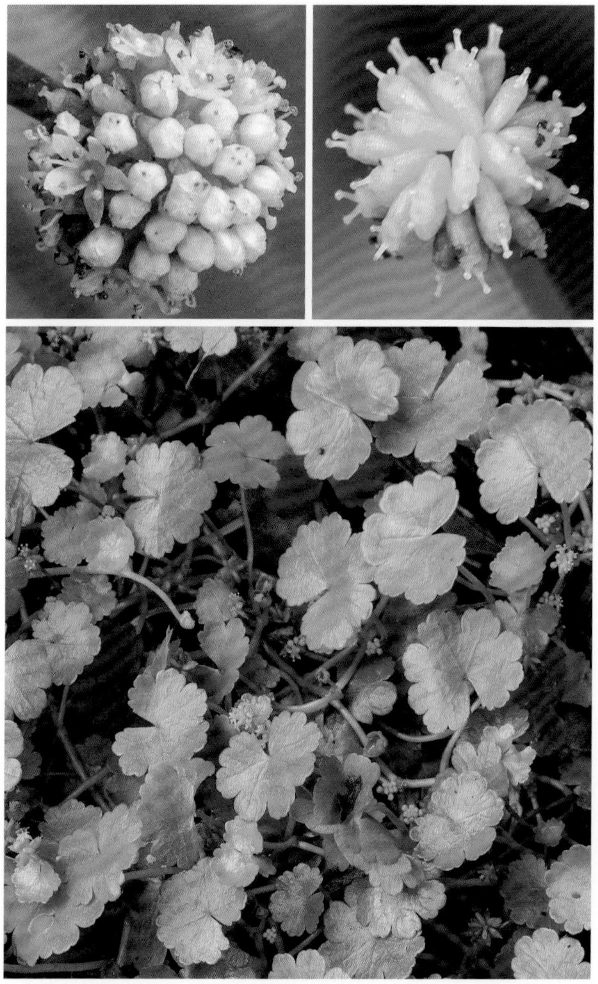

天胡荽 ***Hydrocotyle sibthorpioides***

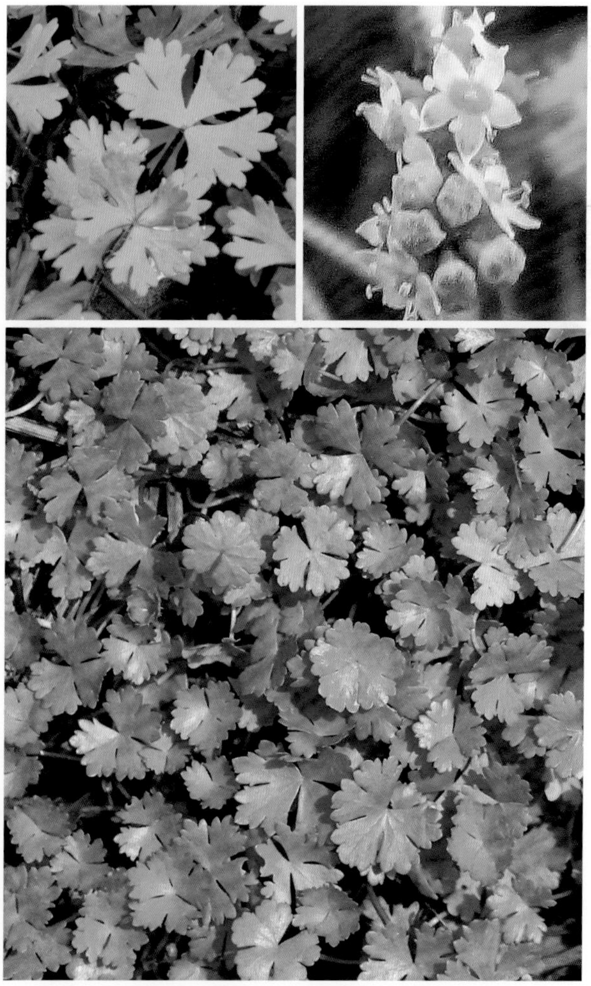

破铜钱 ***Hydrocotyle sibthorpioides* var. *batrachium***

白珠树

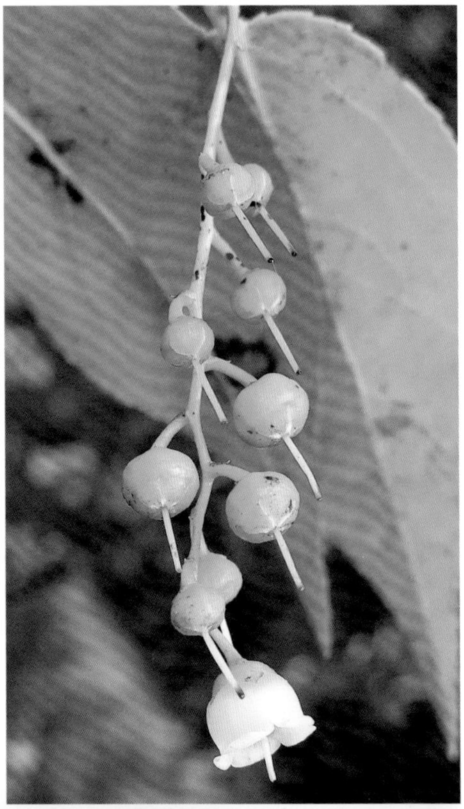

【基原】为杜鹃花科滇白珠*Gaultheria leucocarpa* Blume var. *yunnanensis* (Franch.) T. Z. Hsu et R. C. Fang 的全株。

【别名】下山虎、满山香、鸡骨香。

【形态特征】常绿灌木。全体无毛。小枝常呈之字形弯曲。单叶互生；叶片革质，卵状长圆形或卵形，先端尾状渐尖，基部心形或圆钝，边缘具细齿，网脉在两面明显，叶揉烂后有浓郁的香气。总状花序生于叶腋和枝顶，花绿白色，钟状。蒴果浆果状，球形。花期5~6月，果期7~11月。

【分布】生于向阳山地或山谷灌木丛中。产于广西、广东、湖南、海南、台湾等地。

【性能主治】全株味辛，性温。具有祛风除湿、舒筋活络、活血止痛的功效。主治风湿性关节炎，跌打损伤，胃寒疼痛，风寒感冒。

【采收加工】全年可采，洗净，切段，鲜用或晒干。

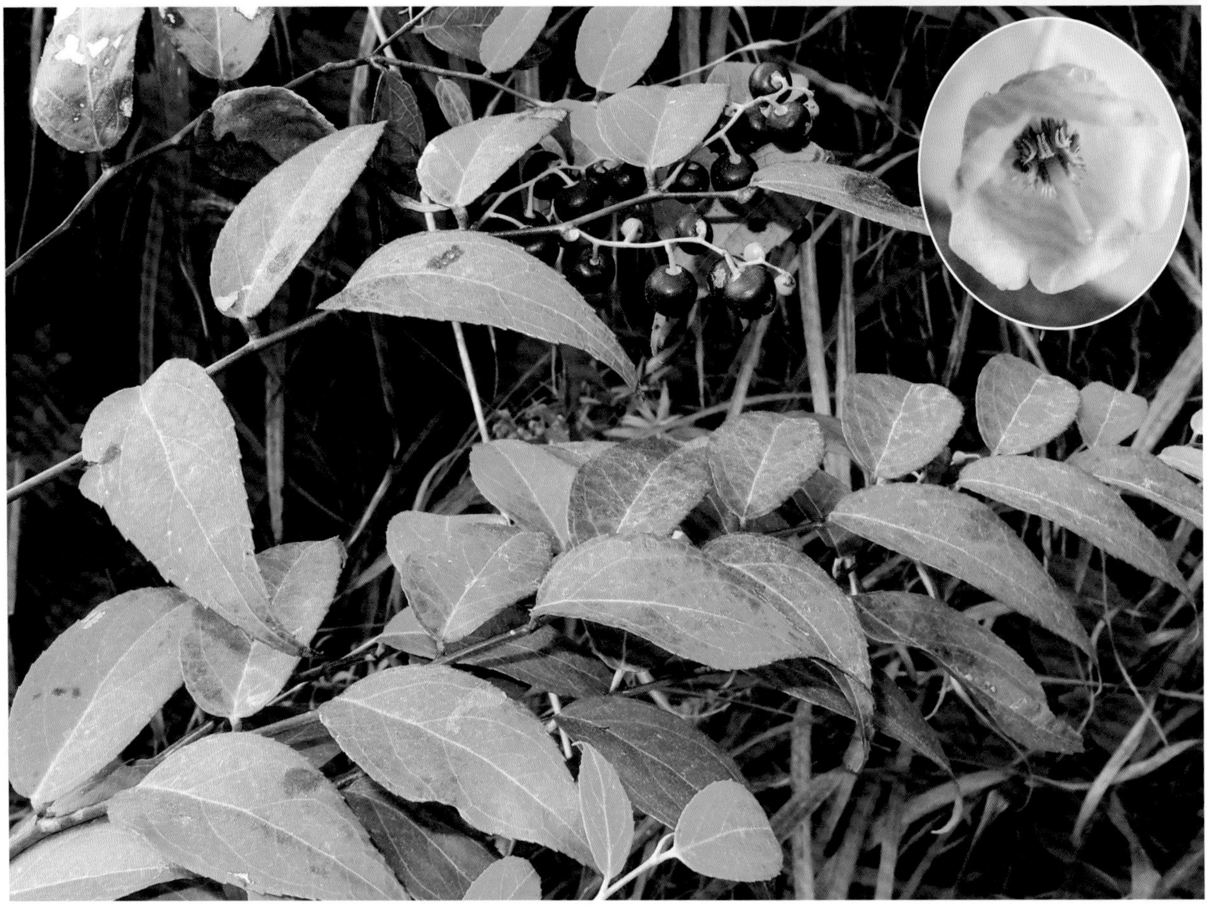

九管血

【基原】为紫金牛科九管血*Ardisia brevicaulis* Diels 的根或全株。

【别名】短茎紫金牛、血党、散血丹。

【形态特征】矮小灌木。具匍匐生根的根茎，直立茎高10~15 cm，除侧生特殊花枝外无分枝。叶片坚纸质，狭卵形至近长圆形，边缘全缘，具不明显的边缘腺点。伞形花序着生于侧生特殊花枝顶端；花粉红色，具腺点。果球形，鲜红色，具腺点。花期6~7月，果期10~12月。

【分布】生于山地林下。产于我国西南地区至台湾，湖北至广东。

【性能主治】根或全株味苦、辛，性平。具有祛风湿、活血调经、消肿止痛的功效。主治风湿痹痛，痛经，闭经，跌打损伤，咽喉肿痛，无名肿痛。

【采收加工】全年均可采收，洗净，鲜用或晒干。

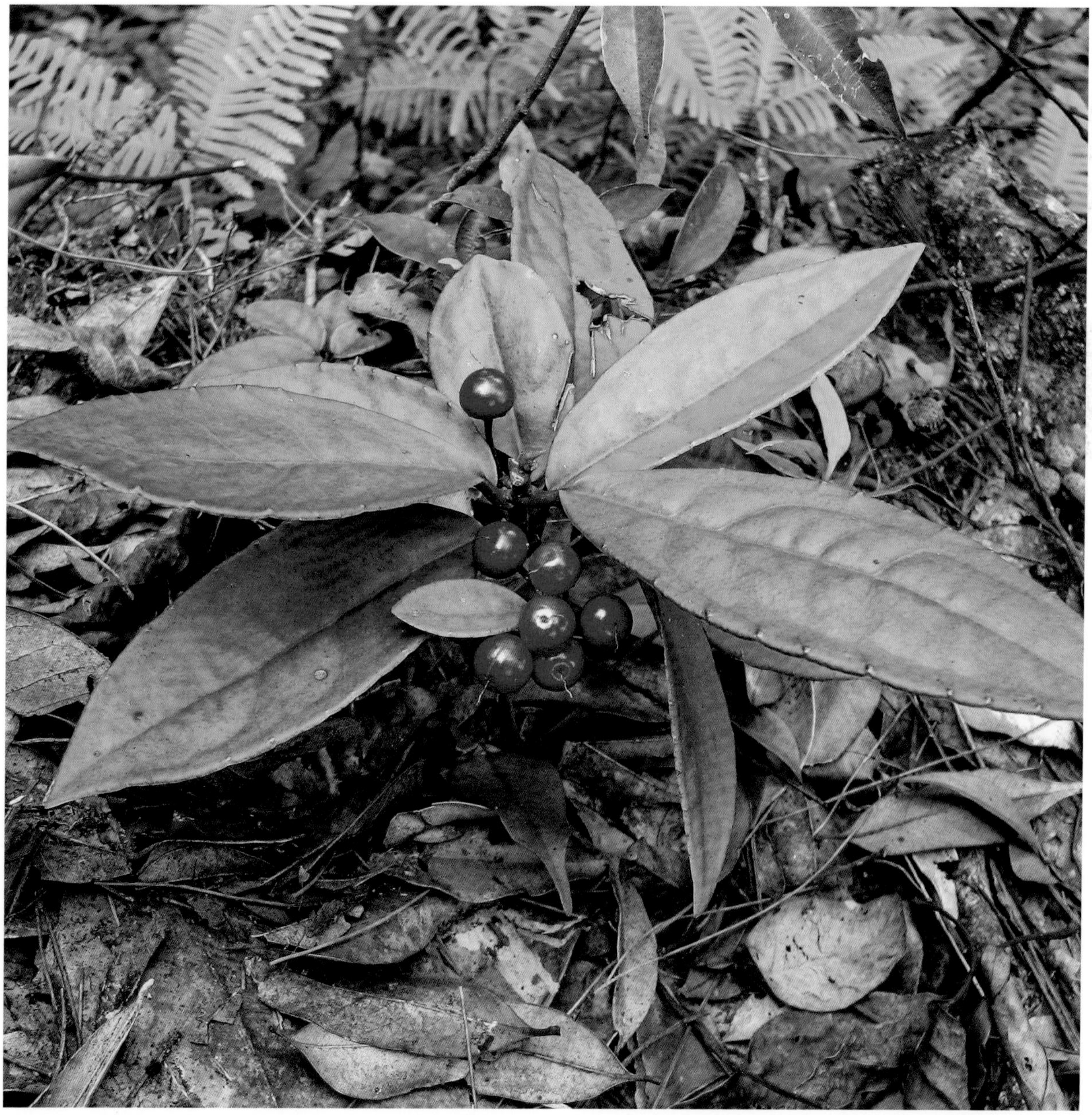

小紫金牛

【基原】为紫金牛科小紫金牛*Ardisia chinensis* Benth. 的全株。

【别名】石狮子、产后草、衫纽根。

【形态特征】半灌木，高25~45 cm。具蔓生走茎；茎通常丛生，幼时被锈色细微柔毛及灰褐色鳞片。叶片坚纸质，倒卵形或椭圆形，边缘全缘或中部以上具浅疏波状齿，背面被疏鳞片。亚伞形花序单生于叶腋，有花3~5朵；花白色或粉红色。果球形，由红色变黑色。花期4~6月，果期10~12月。

【分布】生于山谷林下阴湿处。产于广西、广东、浙江、江西、福建、台湾等地。

【性能主治】全株味苦，性平。具有活血止血、散瘀止痛、清热利湿的功效。主治肺痨咳血，咯血，吐血，痛经，闭经，跌打损伤，黄疸，小便淋痛。

【采收加工】夏、秋季采收，洗净，晒干。

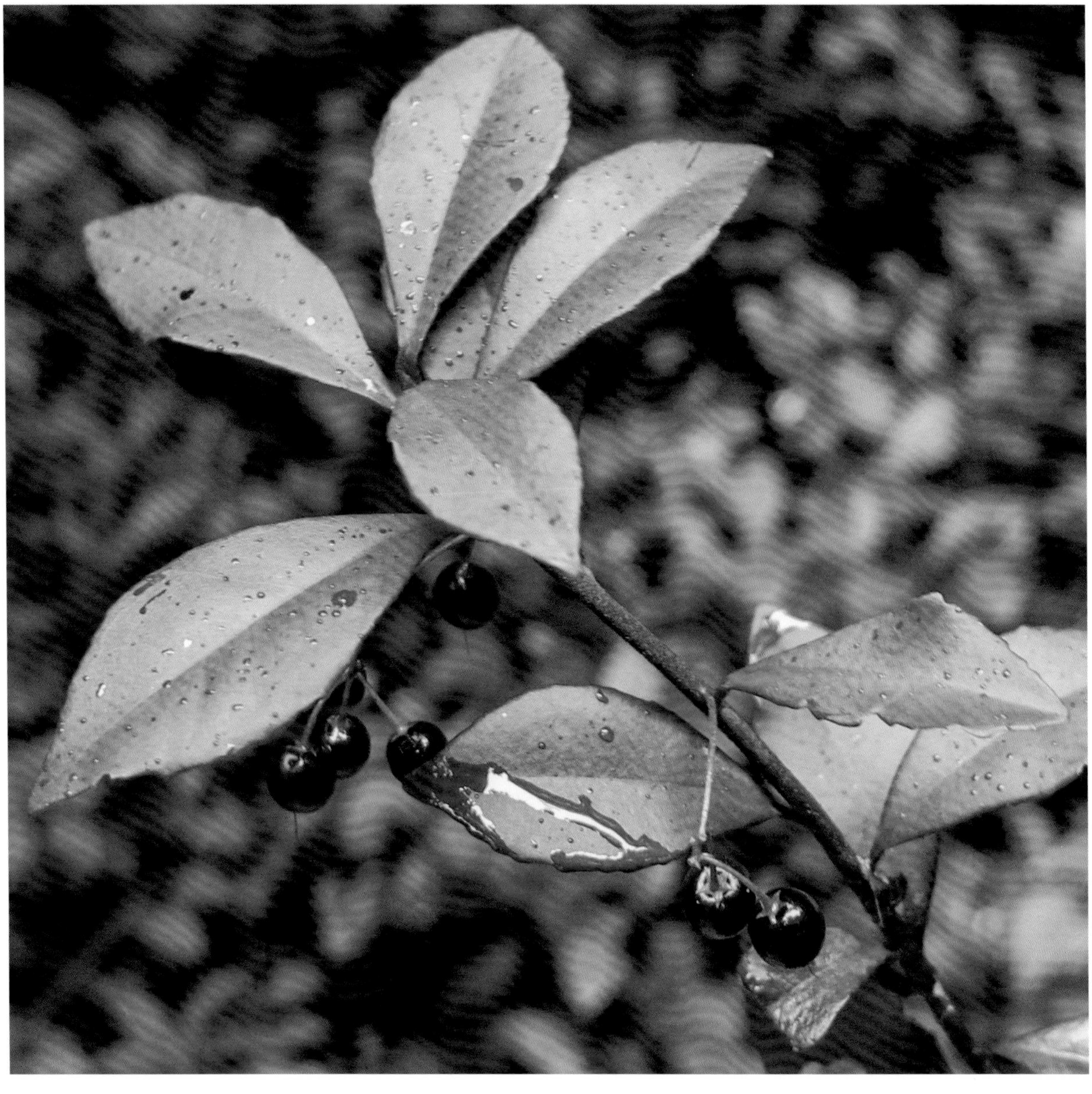

朱砂根

【基原】为紫金牛科朱砂根*Ardisia crenata* Sims 的根。

【别名】大罗伞、郎伞树。

【形态特征】常绿灌木，高1~2 m。除花枝外不分枝。叶片革质，椭圆形至倒披针形，边缘皱波状具腺点。伞形花序着生于侧生花枝顶端，花枝近顶端常具2~3片叶；花白色，盛开时反卷；雌蕊与花瓣近等长或略长。果球形，鲜红色，具腺点。花期5~6月，果期10~12月。

【分布】生于山地林下或灌木丛中。产于广西、广东、四川、湖南、湖北、福建等地。

【性能主治】根味辛、苦，性平。具有行血祛风、解毒消肿的功效。主治咽喉肿痛，扁桃体炎，跌打损伤，腰腿痛；外用治外伤肿痛，骨折，虫蛇咬伤。

【采收加工】秋季采挖，切碎，晒干。

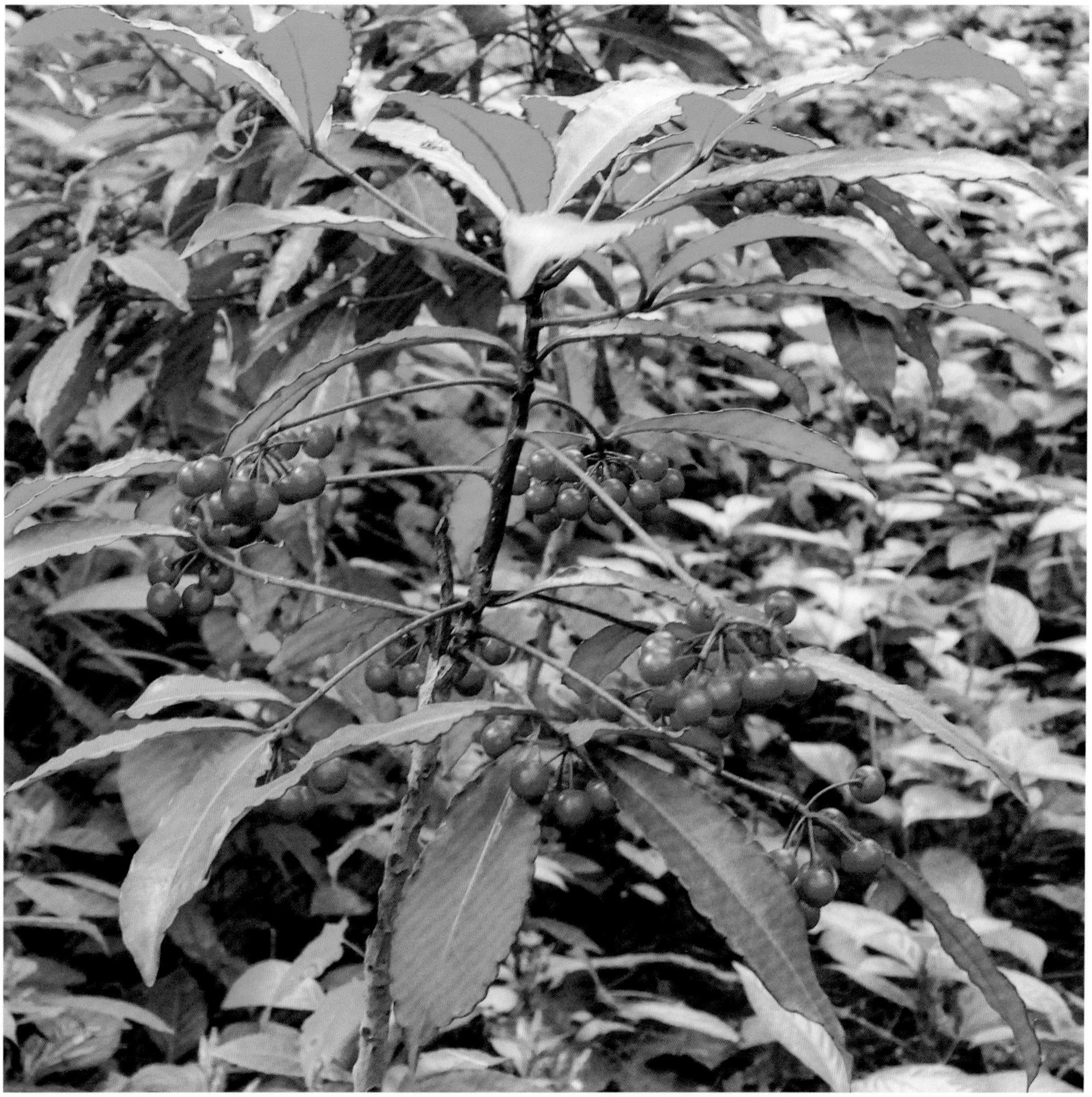

凉伞盖珍珠

【基原】为紫金牛科郎伞树*Ardisia hanceana* Mez 的根。

【别名】郎伞木、大罗伞。

【形态特征】灌木，高1~2 m，稀达6 m。茎粗壮，无毛，除侧生特殊花枝外无分枝。叶片坚纸质，椭圆形至倒披针形，边缘近全缘或具反卷的疏突尖齿，齿尖具边缘腺点，两面无毛。复伞房状伞形花序，着生于顶端侧生特殊花枝尾端；花白色或带紫色。花期5~6月，果期11~12月。

【分布】生于山谷、山坡林下阴湿处。产于广西、广东、湖南、浙江、安徽、江西、福建等地。

【性能主治】根味苦、辛，性平。具有活血止痛的功效。主治风湿痹痛，闭经，跌打损伤。

【采收加工】夏、秋季采挖，洗净，切片，晒干。

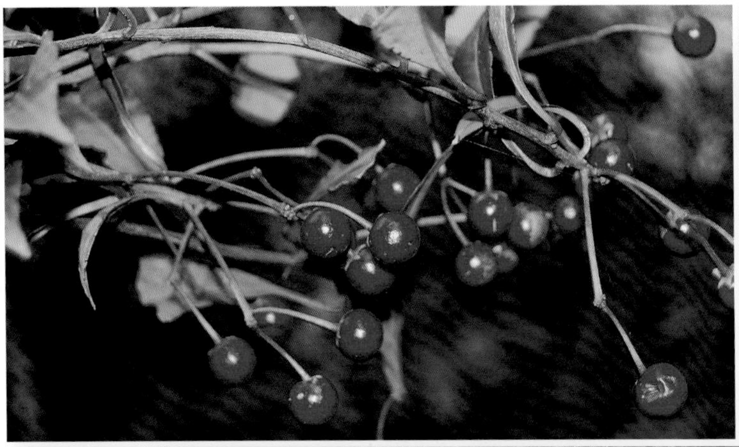

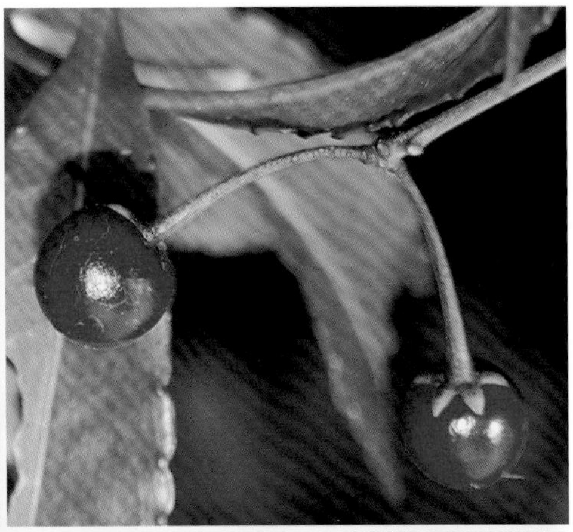

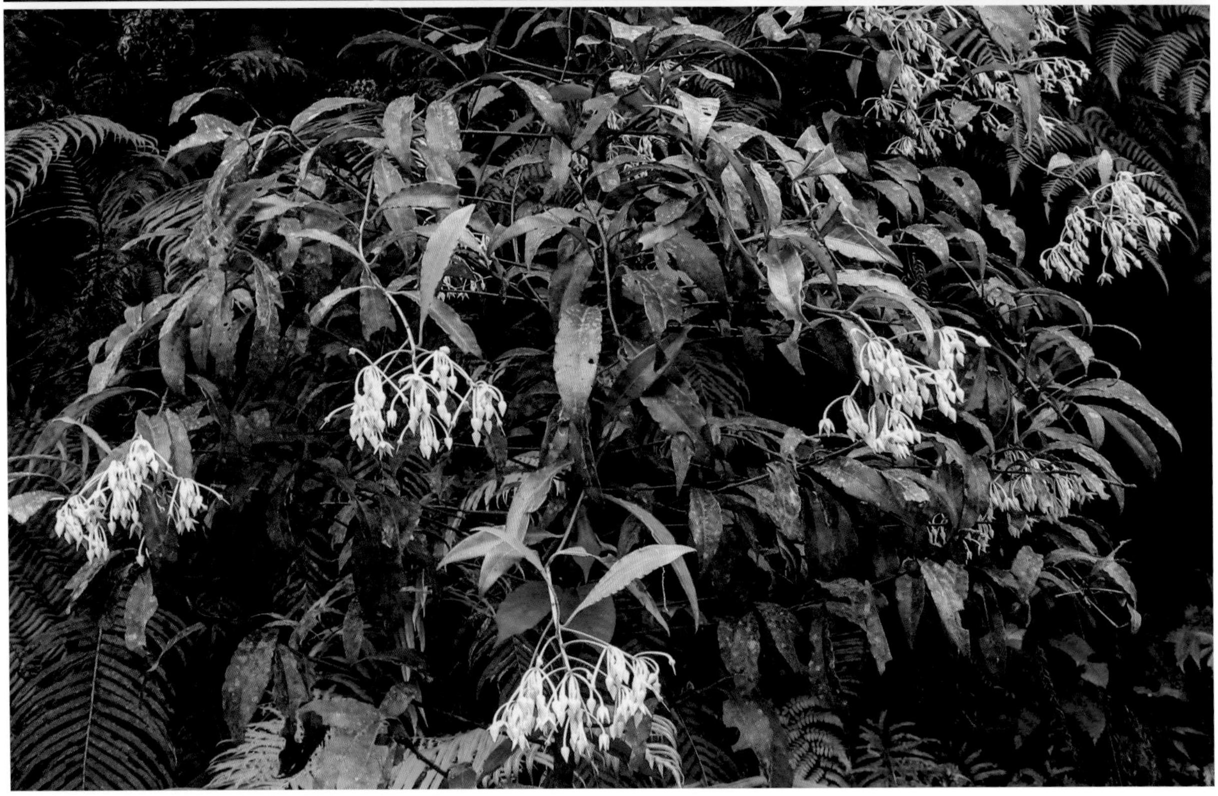

矮地茶

【基原】为紫金牛科紫金牛*Ardisia japonica* (Hornstedt) Blume 的全株。

【别名】不出林、平地木、矮婆茶。

【形态特征】小灌木，常高30 cm。近蔓生，具匍匐生根的根茎，不分枝。叶片约拇指大小，边缘具细齿，多少具腺点。亚伞形花序腋生；花粉红色或白色，具密腺点。果球形，鲜红色，多少具腺点。花期5~6月，果期11~12月，有时翌年5~6月仍有果。

【分布】生于山间林下阴湿的地方。产于广西、湖南、贵州、云南、四川、江西、福建等地。

【性能主治】全株味辛，性平。具有止咳化痰、活血的功效。主治支气管炎，咳嗽，肺结核，肝炎，痢疾，尿路感染；外用治皮肤瘙痒。

【采收加工】夏、秋季茎叶茂盛时采挖，除去泥沙，干燥。

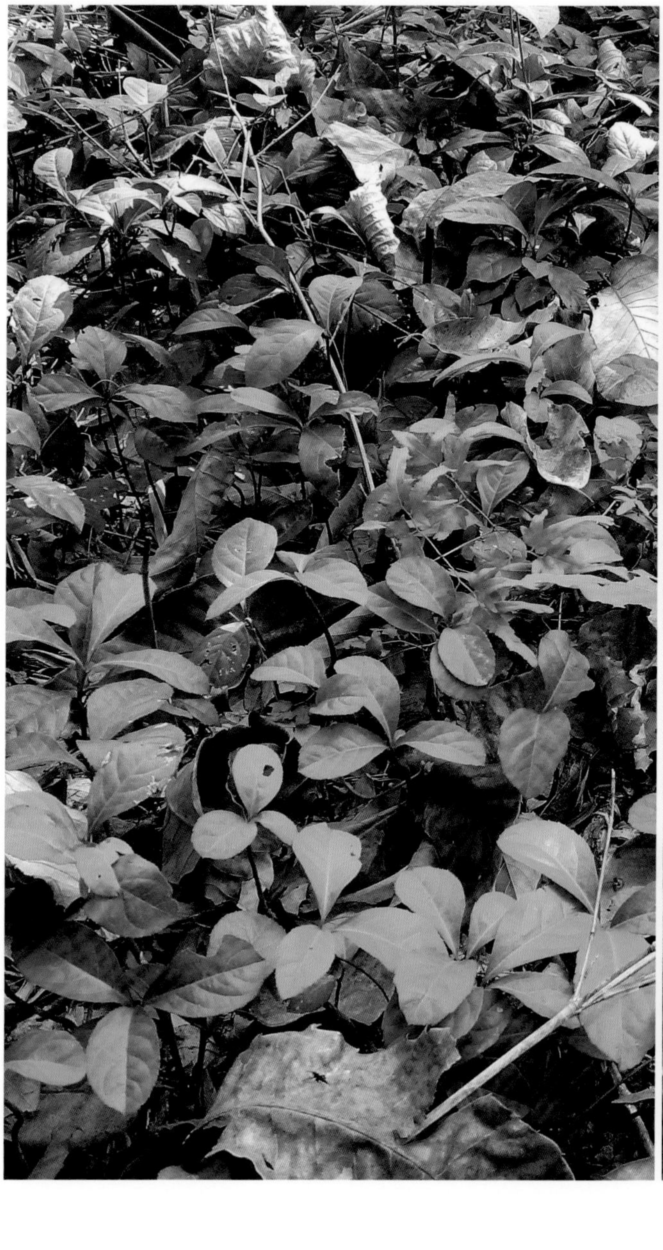

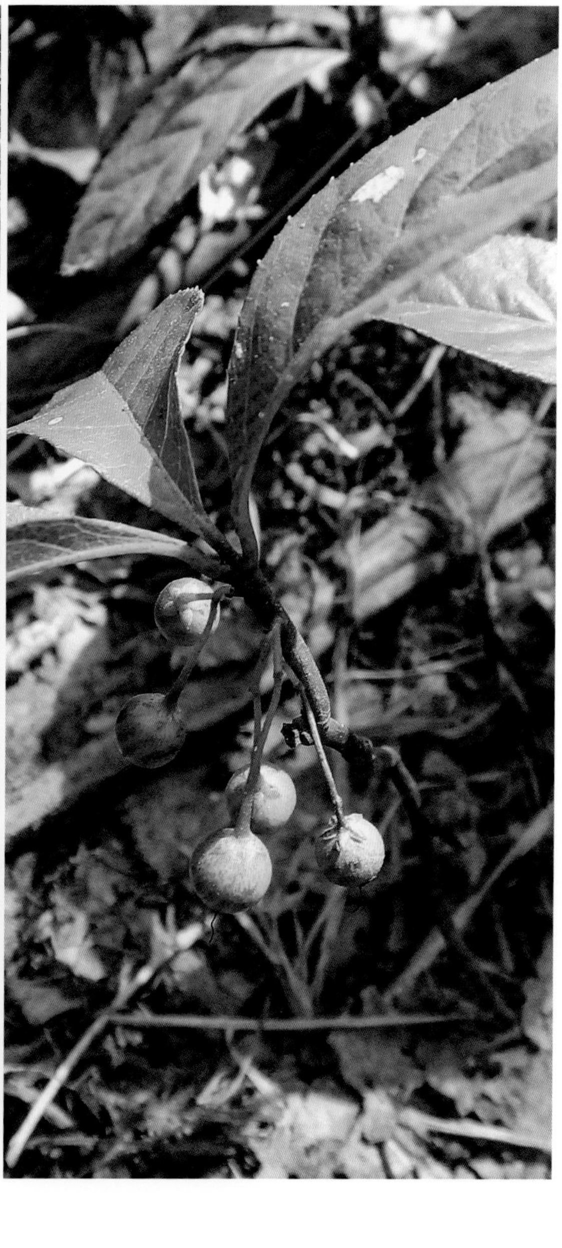

红毛走马胎

【基原】为紫金牛科虎舌红*Ardisia mamillata* Hance 的全株。

【别名】红毛毡、老虎脷。

【形态特征】矮小灌木，高不超过15 cm。幼时密被锈色卷曲长柔毛。叶片倒卵形至长圆状倒披针形，两面绿色或暗红色，被锈色或紫红色糙伏毛，毛基部隆起如小瘤。伞形花序单一，着生于腋生花枝顶端。果径约6 mm，鲜红色，稍具腺点。花期6~7月，果期11月至翌年1月。

【分布】生于山谷密林下阴湿处。产于广西、广东、四川、贵州、云南、湖南、福建等地。

【性能主治】全株味苦、微辛，性凉。具有散瘀止血、清热利湿、去腐生肌的功效。主治风湿痹痛，痢疾，吐血，便血，闭经，乳痛，疔疮。

【采收加工】全年均可采收，洗净，晒干。

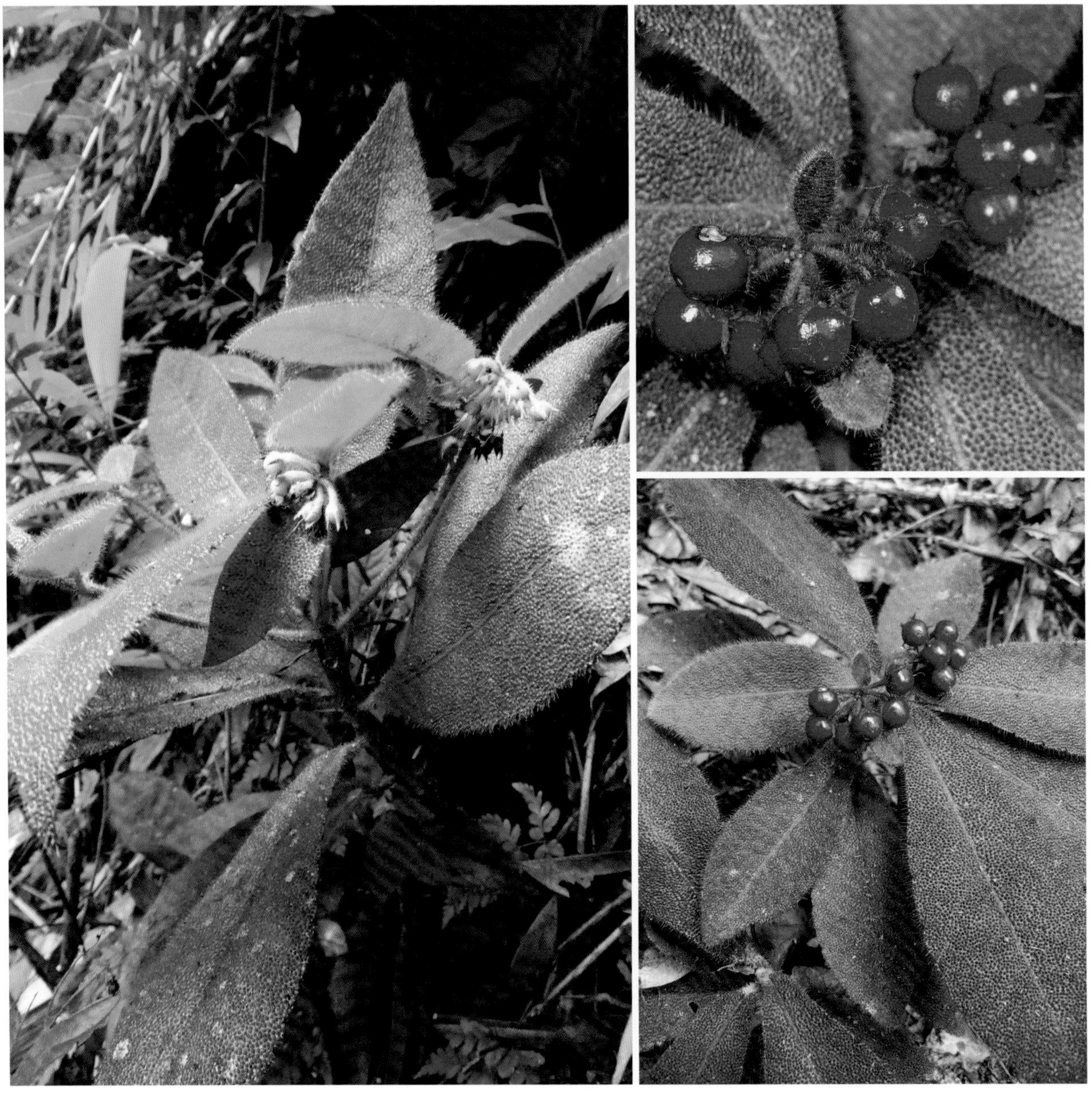

铺地罗伞

【基原】为紫金牛科莲座紫金牛*Ardisia primulifolia* Gardner et Champion 的全株。

【别名】毛虫药、老虎舌。

【形态特征】矮小灌木或近草本。茎短或几无，常被锈色长柔毛。叶互生或基生呈莲座状；叶片椭圆形或长圆状倒卵形，基部圆形，边缘具腺点，两面被锈色长柔毛。聚伞花序或亚伞形花序，花序单一，从莲座叶腋中抽出1~2个，花粉红色。果球形，鲜红色，具腺点。花期6~7月，果期11~12月。

【分布】生于山坡林下阴湿处。产于广西、广东、云南、江西等地。

【性能主治】全株味微苦、辛，性凉。具有祛风通络、散瘀止血、解毒消痈的功效。主治风湿性关节痛，咳血，肠风下血，闭经，跌打损伤，乳痈，疔疮。

【采收加工】夏、秋季采挖，洗净，鲜用或晒干。

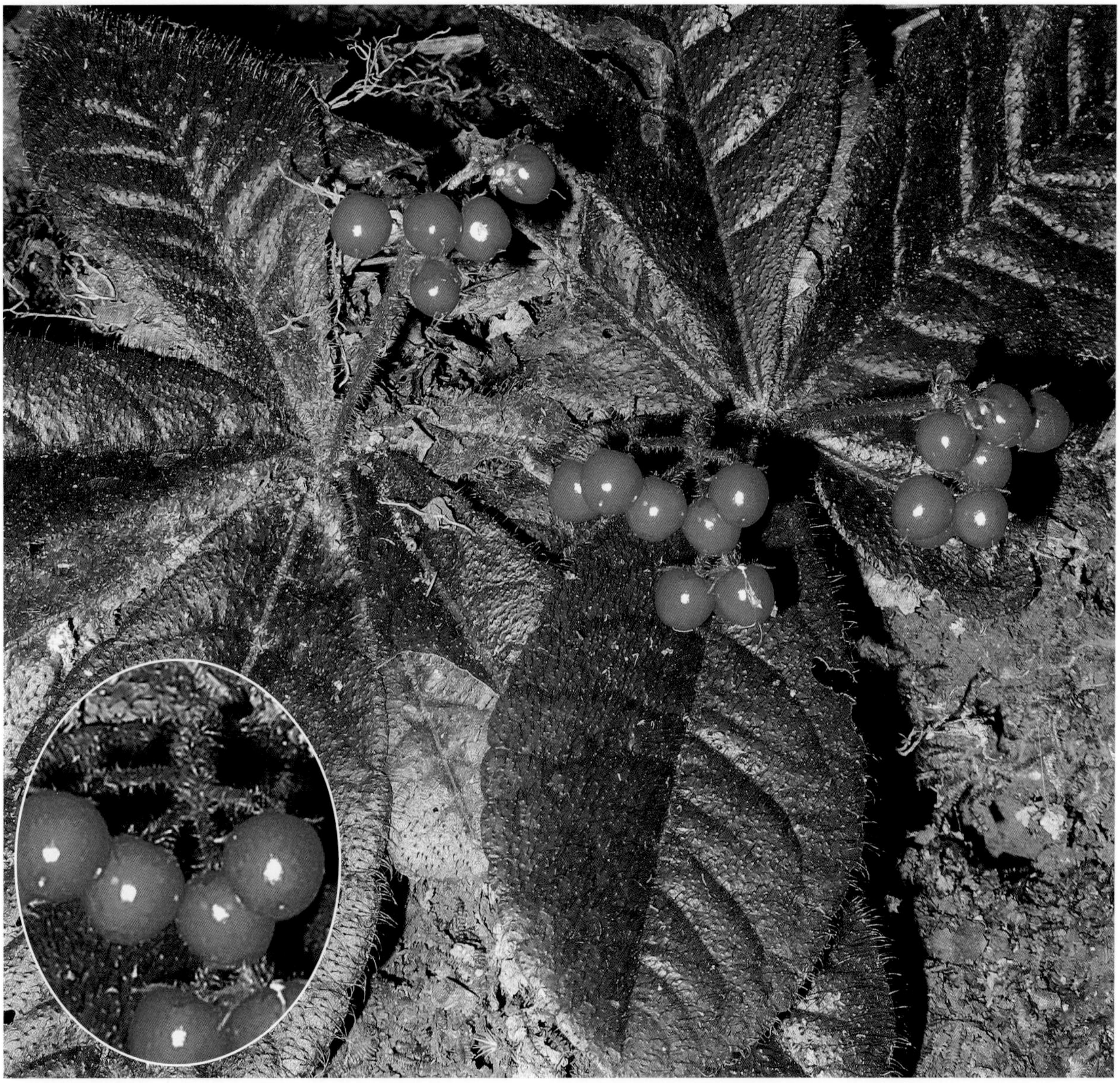

小青

【基原】为紫金牛科九节龙*Ardisia pusilla* A. DC. 的全株或叶。

【别名】蛇药、狮子头。

【形态特征】半灌木状小灌木。蔓生，具匍匐茎，直立茎高不及10 cm，幼时密被长柔毛。叶对生或近轮生；叶片椭圆形或倒卵形，有齿，具疏腺点；叶柄长5 mm，被毛。伞形花序单一，侧生，被长柔毛、柔毛或长硬毛。果红色，具腺点。花期5~7月，果期与花期相近。

【分布】生于山间密林下、路边、溪边阴湿处。产于广西、广东、湖南、四川、贵州、江西、福建、台湾。

【性能主治】全株或叶味苦、辛，性平。具有清热利湿、活血消肿的功效。主治风湿痹痛，黄疸，血痢腹痛，痛经，跌打损伤，痈疮肿毒，蛇咬伤。

【采收加工】全年均可采收，洗净，晒干。

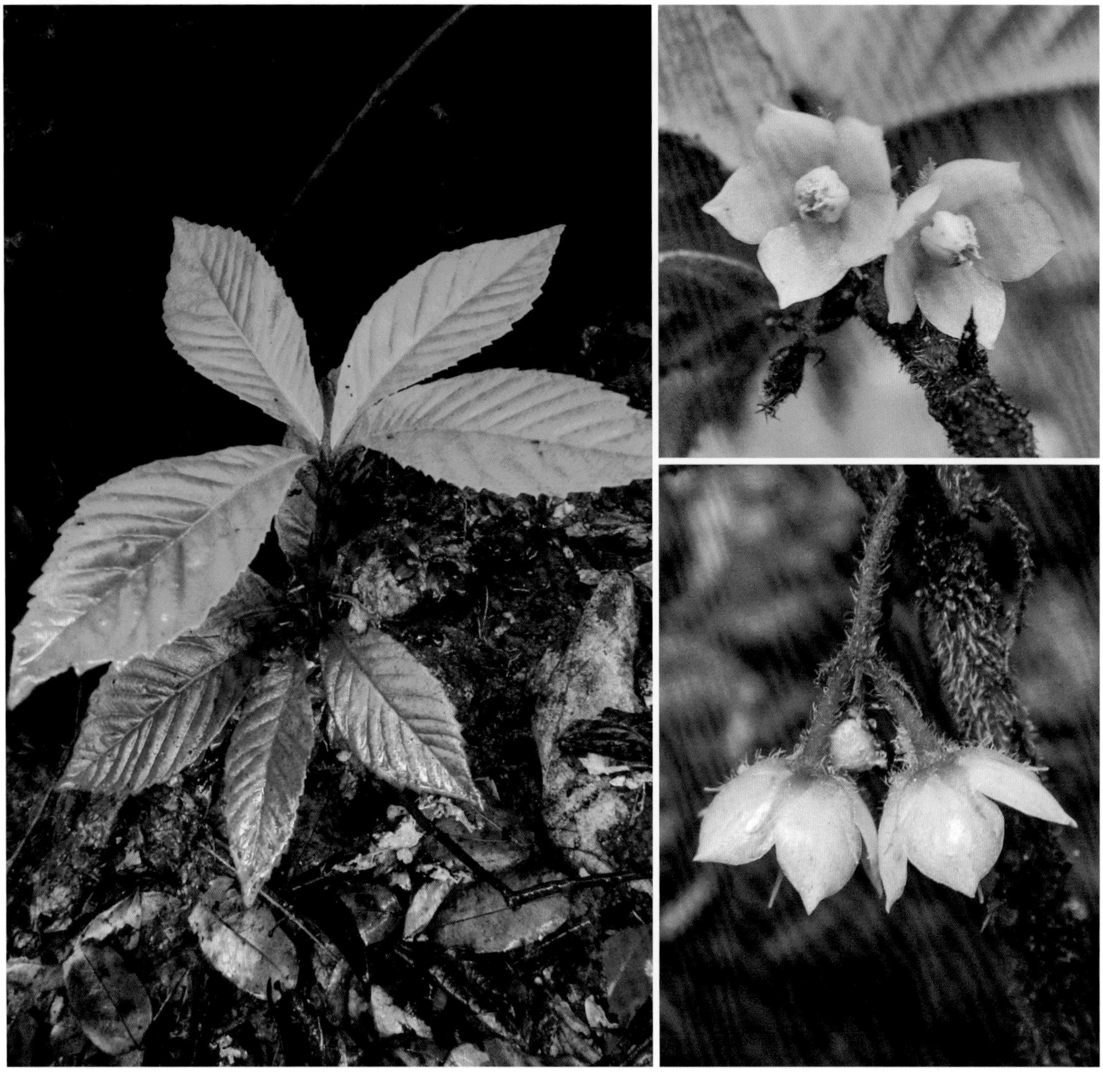

咸酸蕴

【基原】为紫金牛科白花酸藤子*Embelia ribes* Burm. f. 的根或叶。

【别名】入地龙、酸味蕴、酸果藤。

【形态特征】攀援灌木或藤本，有时达9 m以上。老枝有明显的皮孔。叶互生；叶柄长两侧具狭翅；叶片坚纸质，倒卵状椭圆形或椭圆形，长5~8 cm，宽约3.5 cm。圆锥花序顶生，长5~15 cm，被疏乳头状突起或密被微柔毛；花瓣淡绿色或白色，椭圆形或长圆形。果球形或卵形，红色或深紫色。

【分布】生于林缘、山坡或路边灌木丛中。产于广西、贵州、云南、海南、广东、福建等地。

【性能主治】根或叶味辛、酸，性平。具有活血调经、清热利湿、消肿解毒的功效。主治闭经，痢疾，腹泻，小儿头疮，皮肤瘙痒，跌打损伤，外伤出血，蛇虫咬伤。

【采收加工】全年均可采收，洗净，切片，鲜用或晒干。

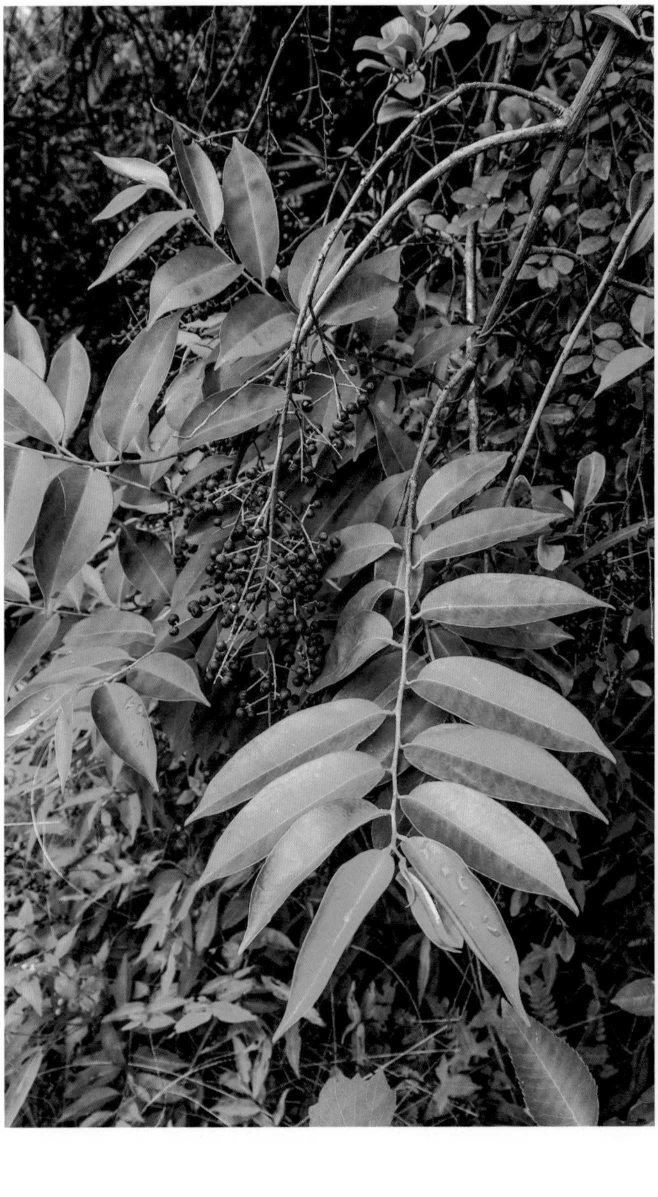

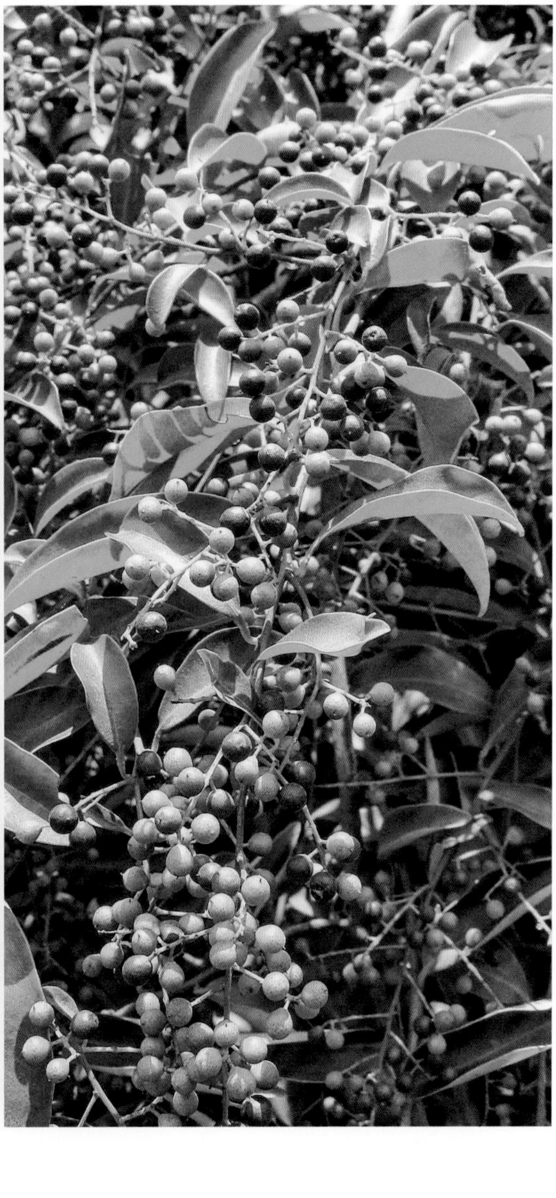

杜茎山

【基原】为紫金牛科杜茎山*Maesa japonica* (Thunb.) Moritzi et Zoll. 的根、茎叶。

【别名】胡椒树、接骨钻、野胡椒。

【形态特征】灌木，有时外倾或攀援。小枝无毛，具细条纹。叶片椭圆形、披针状椭圆形、倒卵形或披针形，长 5~15 cm，宽 2~5 cm，两面无毛。总状花序或圆锥花序；花白色，长钟形。果球形，直径 4~6 mm，肉质，具脉状腺纹，宿萼包果顶端，花柱宿存。花期 1~3 月，果期 10 月或 5 月。

【分布】生于山坡或石灰石山林下阳处。产于广西、广东、云南等地。

【性能主治】根、茎叶味苦，性寒。具有祛风邪、解疫毒、消肿胀的功效。主治热性传染病，身疼，烦躁，口渴，水肿，跌打肿痛，外伤出血。

【采收加工】全年均可采收，洗净，鲜用或切段晒干。

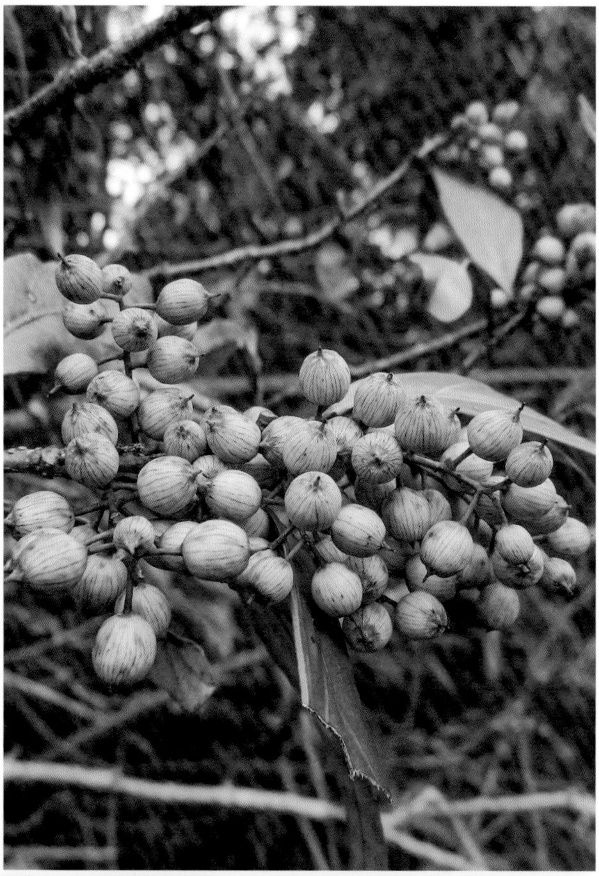

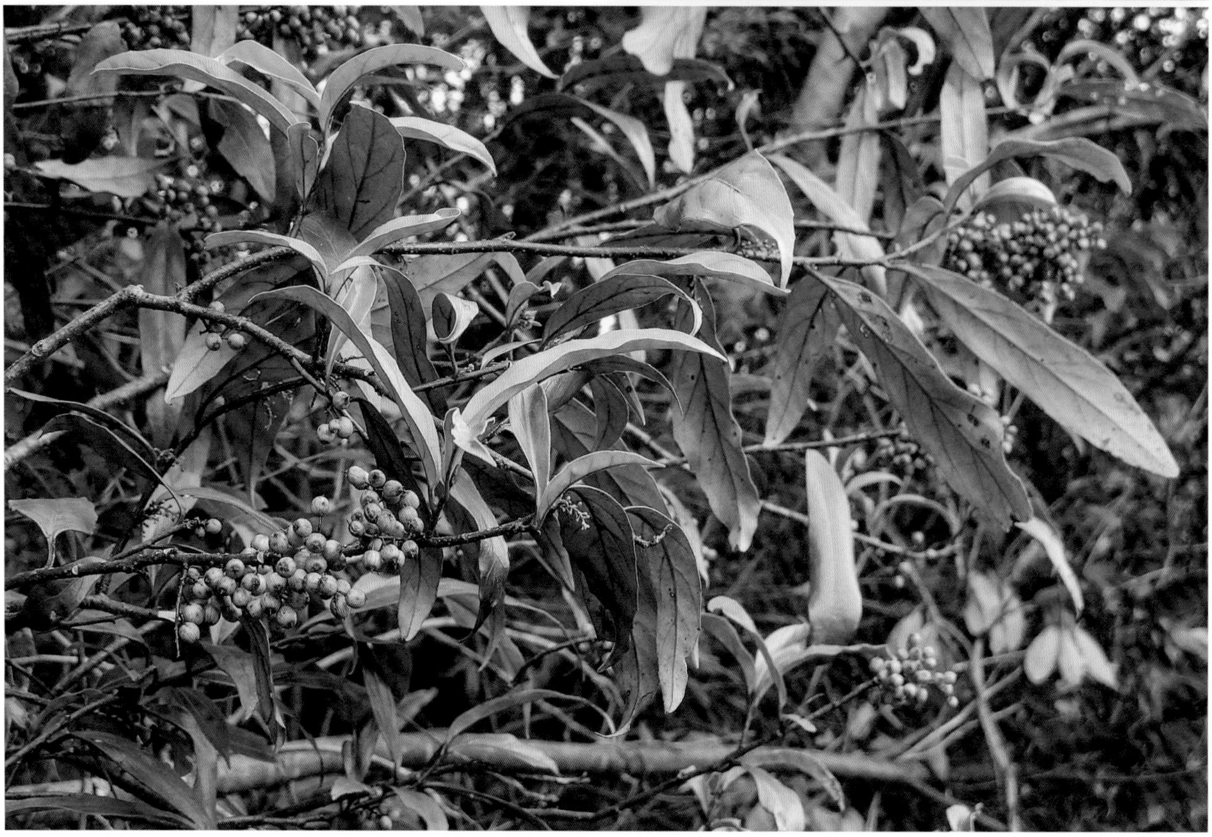

醉鱼草

【基原】为马钱科醉鱼草*Buddleja lindleyana* Fortune 的茎叶。

【别名】防痛树、毒鱼草。

【形态特征】直立灌木，高1~2 m。嫩枝被棕黄色星状毛及鳞片。叶片卵形至椭圆状披针形，先端渐尖至尾状，边缘全缘，干时腹面暗绿色，无毛，背面密被棕黄色星状毛。总状聚伞花序顶生，疏被星状毛及金黄色腺点；花紫色，花冠筒弯曲。蒴果长圆形，外被鳞片。花期4~10月，果期8月至翌年4月。

【分布】生于山地向阳山坡、林缘灌木丛中。产于广西、广东、湖南、贵州、云南、四川、江西、浙江、江苏等地。

【性能主治】茎叶味辛，性温。具有祛风湿、壮筋骨、活血祛瘀的功效。主治风湿筋骨疼痛，跌打损伤，产后血瘀，痈疽溃疡。

【采收加工】全年均可采收，洗净，晒干。

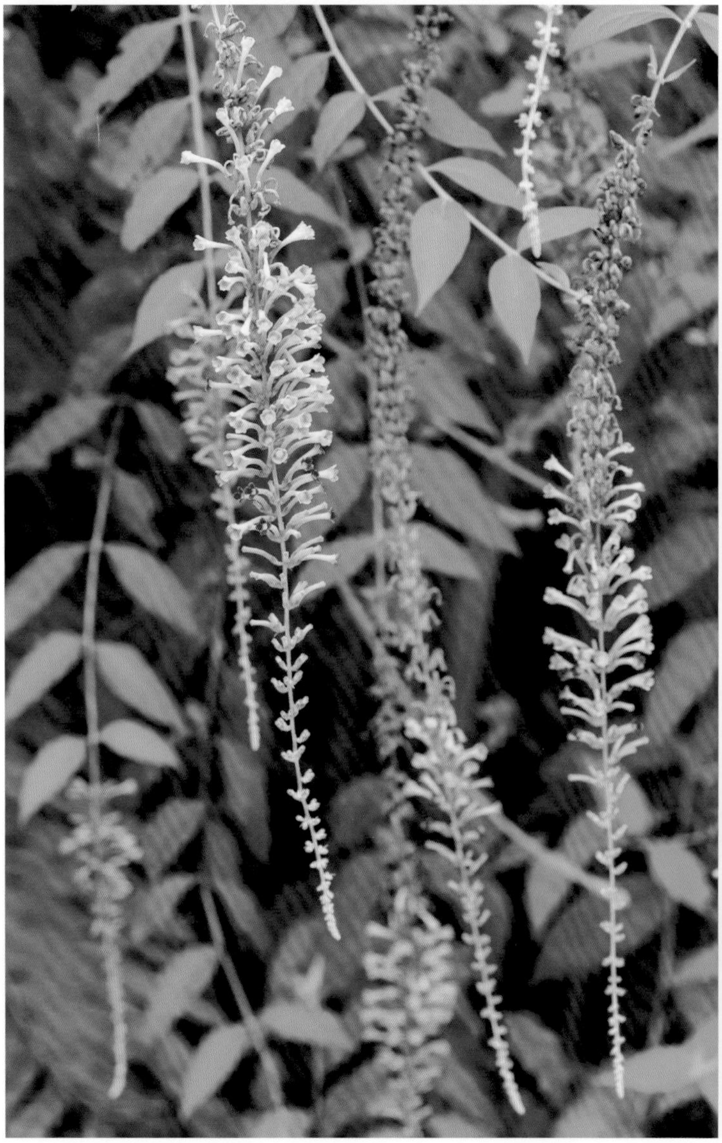

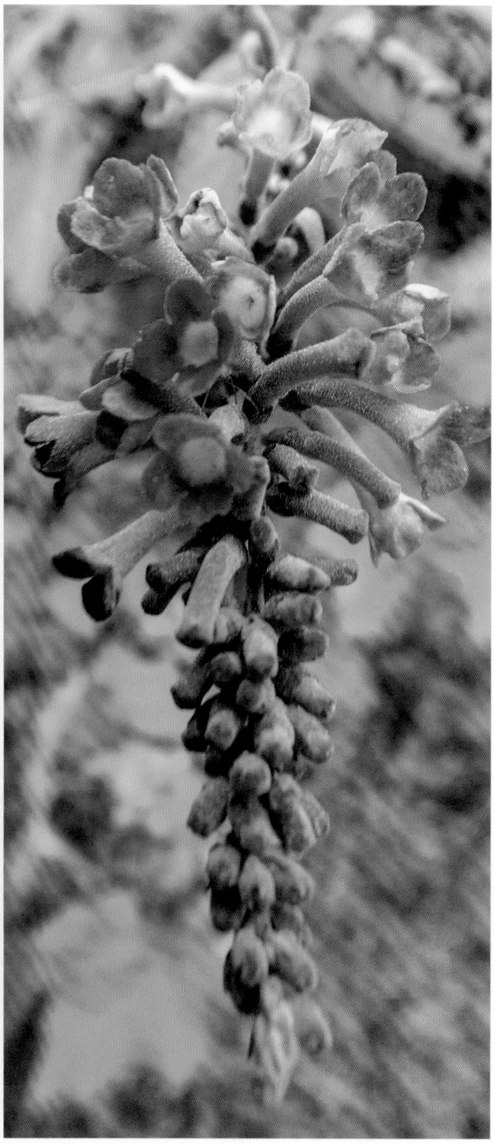

密蒙花

【基原】为马钱科密蒙花*Buddleja officinalis* Maxim. 的花蕾及花序。

【别名】黄饭花、假黄花、黄花树。

【形态特征】直立灌木，高1~4 m。小枝稍呈四棱形，密被棕黄色茸毛。叶片纸质，椭圆形至长圆状披针形，有时下延至叶柄基部，网脉明显，腹面扁平，在背面突起，两面被星状毛。聚伞圆锥花序稍呈尖塔形，密被锈色茸毛；花小，白色或淡紫色。花期2~3月，果期7~8月。

【分布】生于山坡、丘陵等地，或栽培于庭园。产于广西、广东、福建、湖南、湖北、贵州、云南、四川、西藏等地。

【性能主治】花蕾及花序味甘，微寒。具有清热养肝、明目退翳的功效。主治目赤肿痛，眼生翳膜，肝虚目暗，视物昏花。

【采收加工】春季花未开放时采收，除去杂质，干燥。

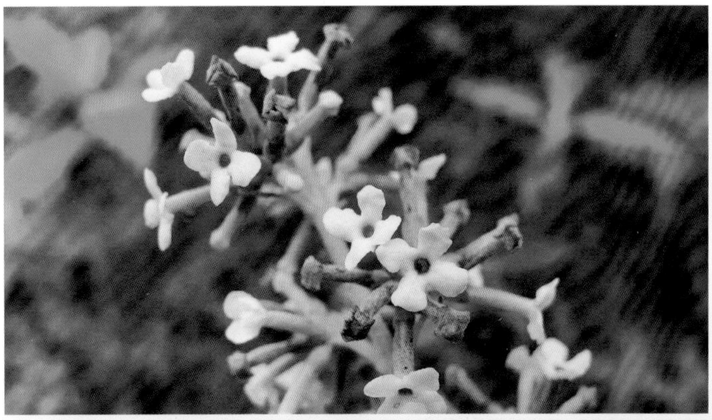
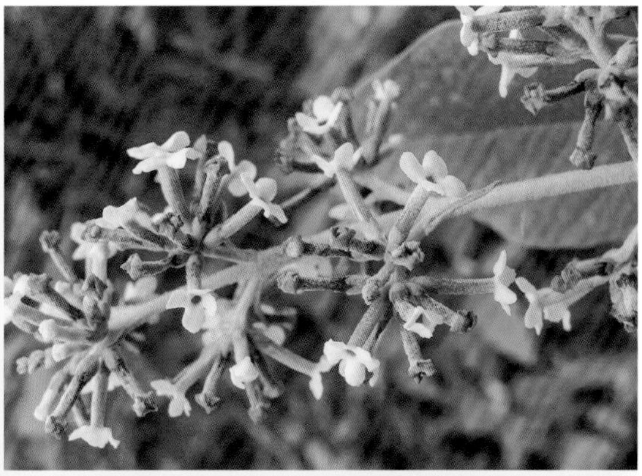
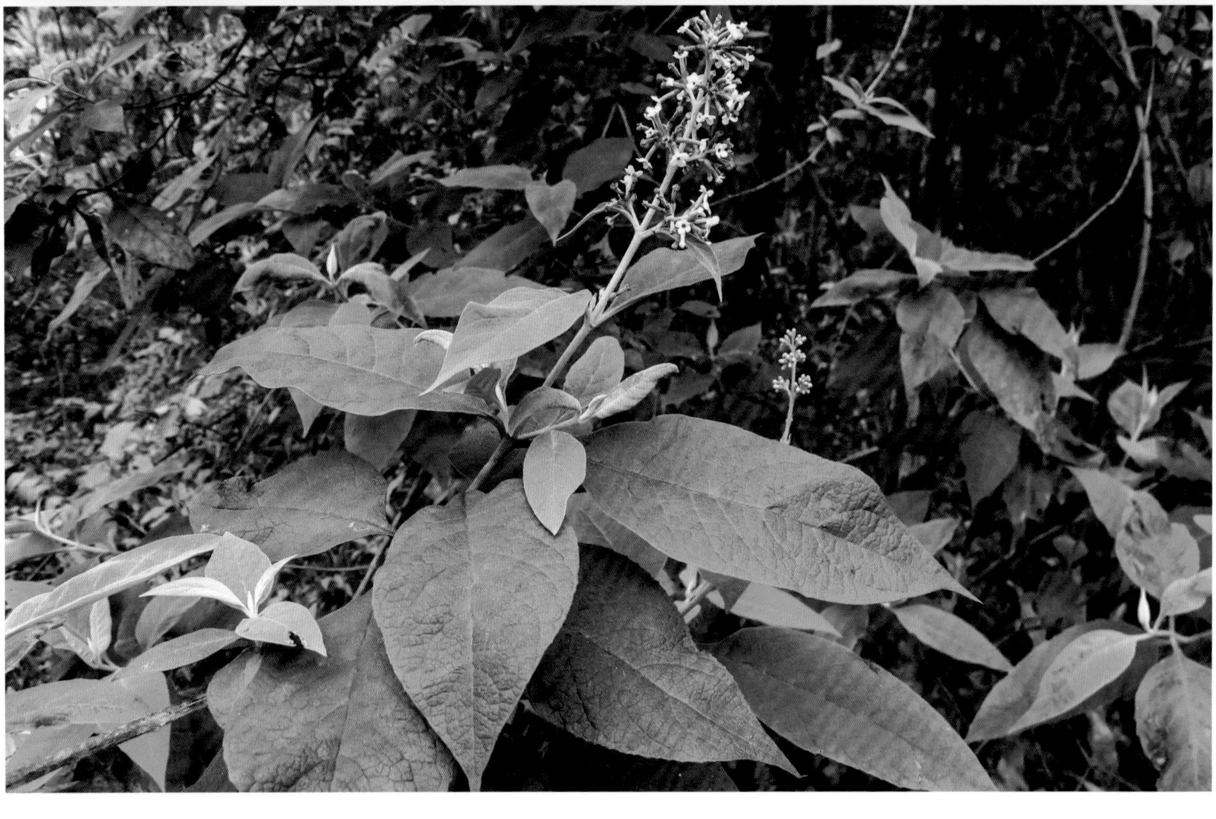

扭肚藤

【基原】为木犀科扭肚藤*Jasminum elongatum* (Bergius) Willd. 的枝叶。

【别名】断骨草、白花茶、白金银花。

【形态特征】攀援灌木。小枝圆柱形，疏被短柔毛至密被黄褐色茸毛。单叶对生；叶片纸质，卵状披针形至卵形，先端短尖，背面被毛。聚伞花序密集，通常着生于侧枝顶端，多花；花白色，花冠管细长，高脚碟状。果长圆形，熟时黑色。花期6~10月，果期8月至翌年3月。

【分布】生于丘陵或山地林中。产于广西、广东、云南、海南等地。

【性能主治】茎、叶味微苦，性凉。具有清热利湿、解毒、消滞的功效。主治急性胃肠炎，消化不良，急性结膜炎，急性扁桃体炎，痢疾。

【采收加工】夏、秋季采收，鲜用或晒干。

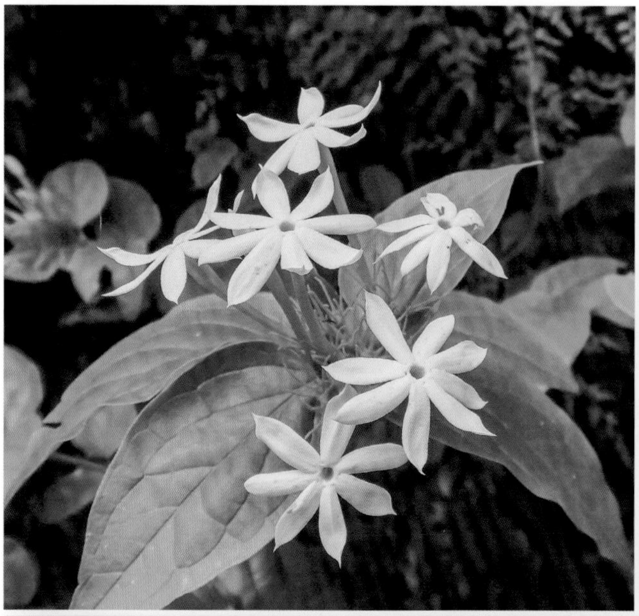

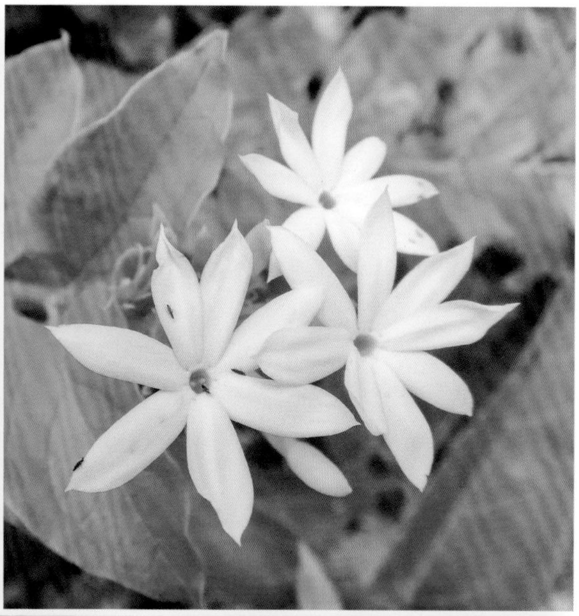

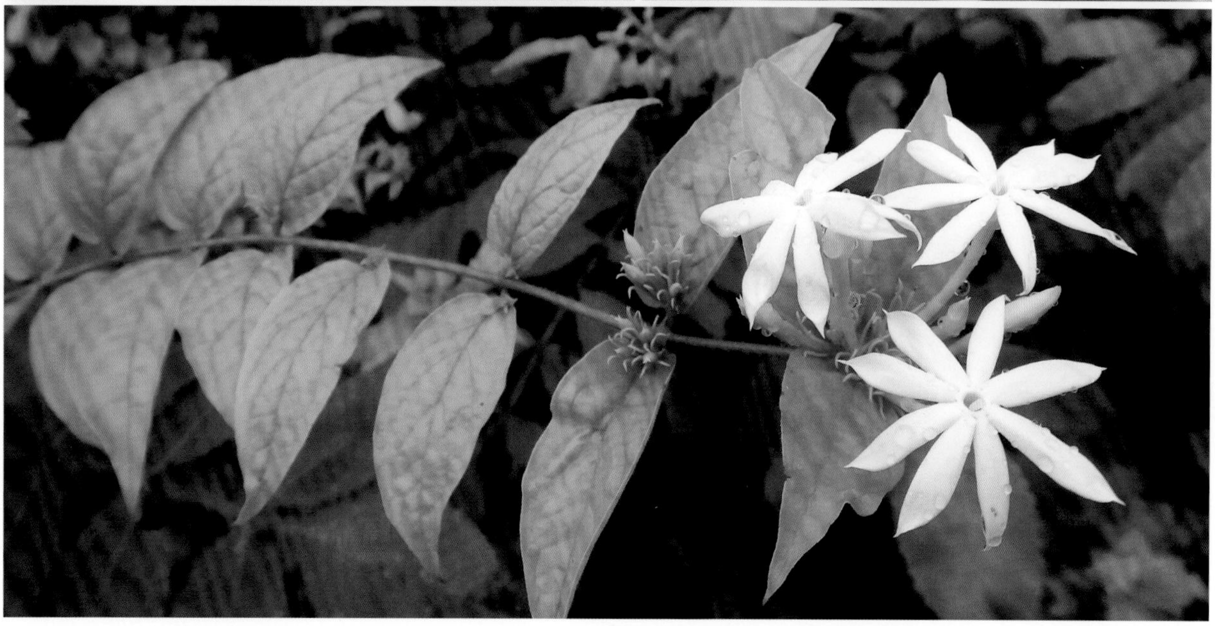

破骨风

【基原】为木犀科清香藤*Jasminum lanceolaria* Roxb. 的全株。

【别名】碎骨风、散骨藤。

【形态特征】攀援灌木。小枝圆柱形，稀具棱，节处稍压扁状，全株无毛或微被短柔毛。叶对生，三出复叶；小叶近等大，具小叶柄，革质，卵圆形、椭圆形至披针形。聚伞花序顶生，兼有腋生；花萼三角形或不明显；花冠白色。果球形或椭圆形，熟时黑色。花期4~10月，果期6月至翌年3月。

【分布】生于疏林或灌木丛中。产于广西、湖南、台湾、甘肃等地。

【性能主治】全株味苦、辛，性平。具有血破瘀、理气止痛的功效。主治风湿痹痛，跌打骨折，外伤出血。

【采收加工】全年均可采收，除去杂质，晒干。

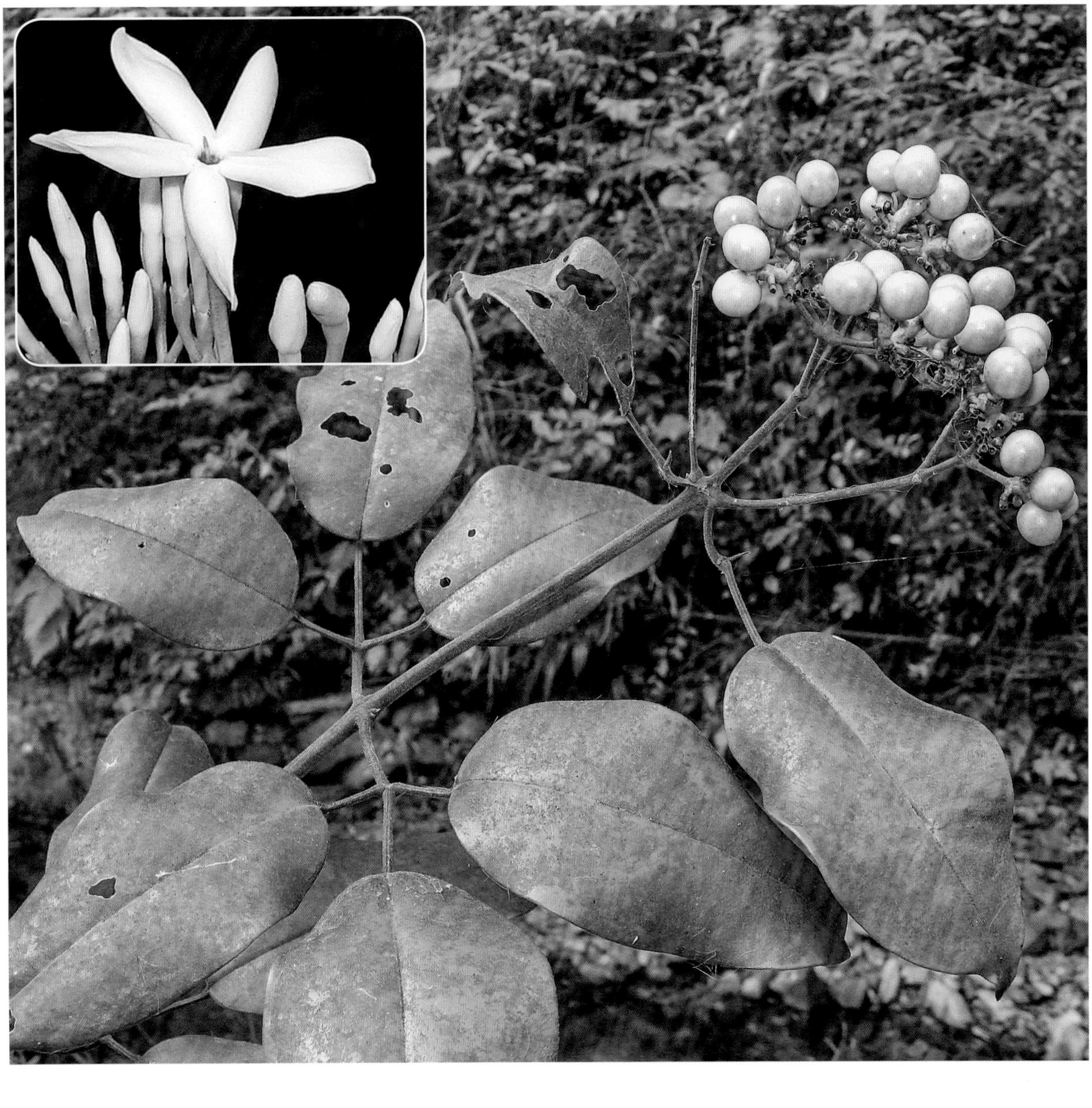

女贞子

【基原】为木犀科女贞*Ligustrum lucidum* W. T. Aiton 的果实。

【别名】白蜡树、冬青子。

【形态特征】常绿大灌木或乔木。小枝灰褐色，无毛，具圆形小皮孔。叶片革质，阔椭圆形，光亮无毛，中脉在腹面凹入，在背面突起。圆锥花序疏散；花序轴果时具棱；花序基部苞片常与叶同型；花冠白色，裂片反折。果肾形，熟时蓝黑色并被白粉。花期5~7月，果期7~12月。

【分布】生于山谷、路旁或村边的疏林中或向阳处。产于广西、四川、福建、浙江、江苏等地。

【性能主治】干燥果实味甘、苦，性凉。具有滋补肝肾、明目乌发的功效。主治眩晕耳鸣，腰膝酸软，须发早白，目暗不明。

【采收加工】果冬季成熟时采收，除去枝叶，稍蒸或置沸水中略烫后干燥。

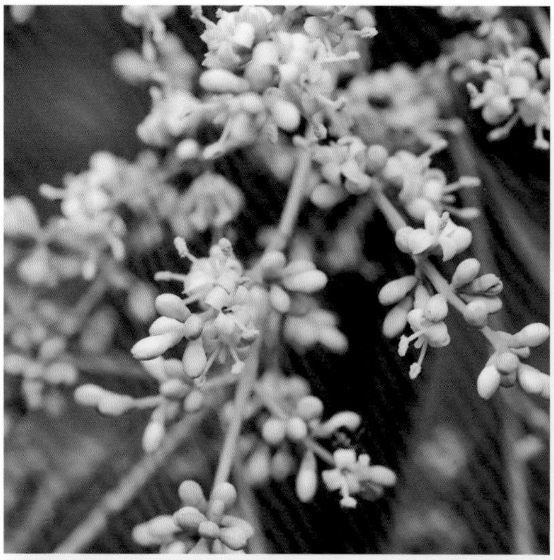
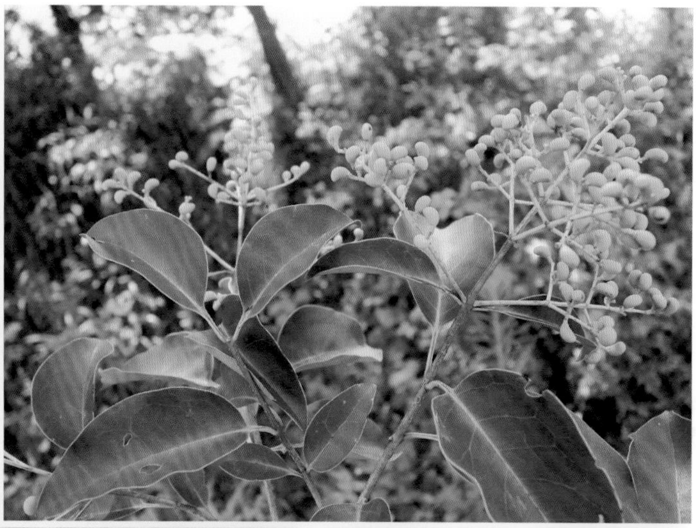
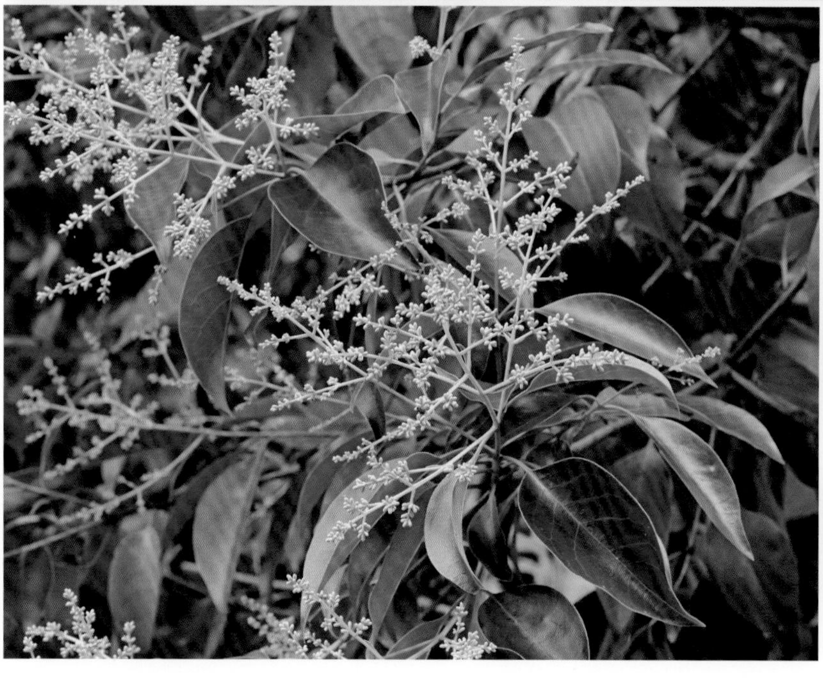
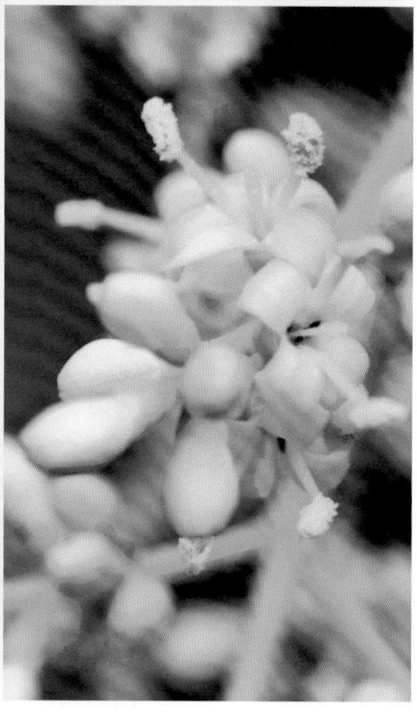

萝芙木

【基原】为夹竹桃科萝芙木*Rauvolfia verticillata* (Lour.) Baill. 的根。

【别名】野辣椒、辣椒树、风湿木。

【形态特征】直立灌木，高可达3 m。具乳汁；多枝，树皮灰白色。单叶对生或3~5片轮生；叶片长椭圆状披针形。聚伞花序顶生；花萼5裂；花冠高脚碟状，花冠筒中部膨大；雄蕊着生于冠筒内面的中部，白色。核果未熟时绿色，后变红色，熟时紫黑色。花期3~12月，果期5月至翌年春季。

【分布】生于丘陵疏林下或灌木丛中。产于我国西南、华南地区及台湾。

【性能主治】根味苦、微辛，性凉。具有清热、降压、宁神的功效。主治感冒发热，头痛身疼，咽喉肿痛，高血压，眩晕，失眠。

【采收加工】秋、冬季采收，洗净泥土，切片，晒干。

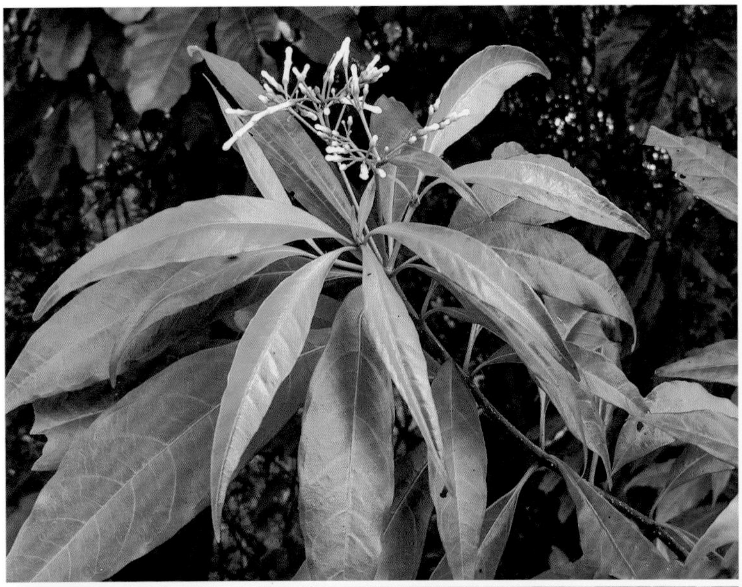
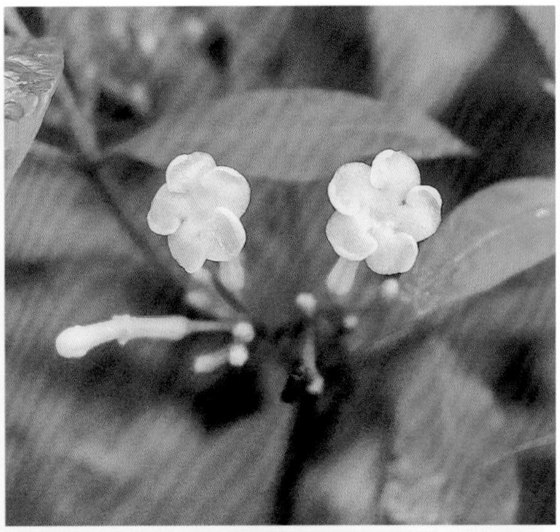
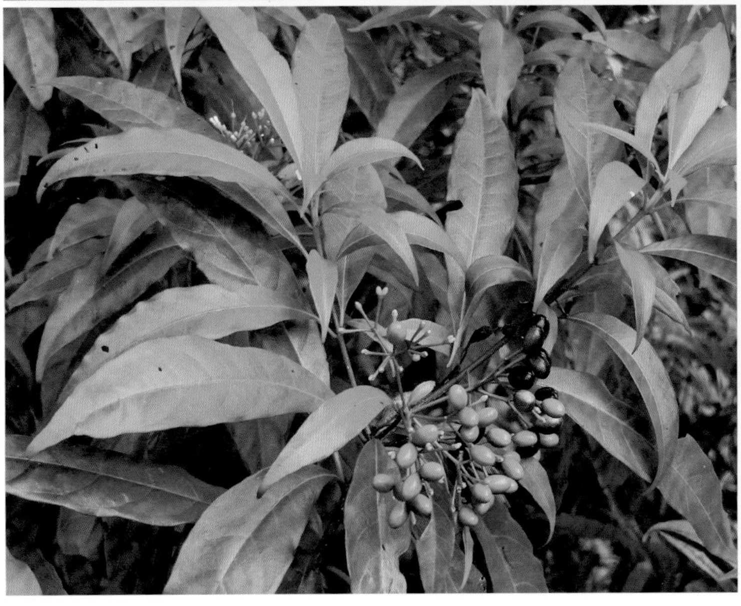
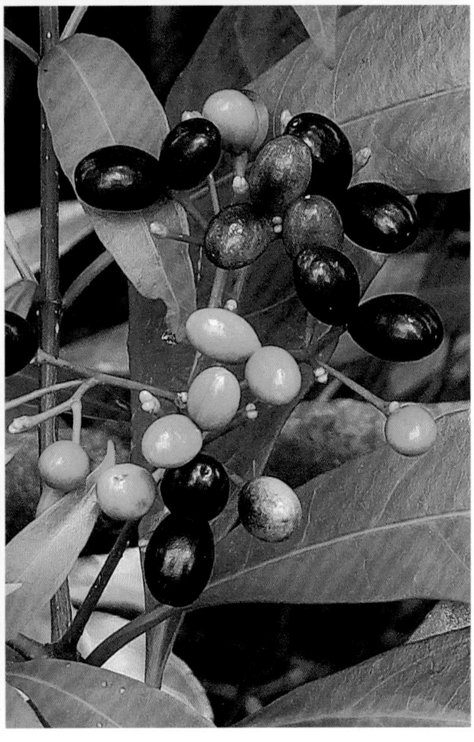

羊角扭

【基原】为夹竹桃科羊角拗*Strophanthus divaricatus* (Lour.) Hook. et Arn. 的全株。

【别名】牛角橹、断肠草、羊角藤。

【形态特征】灌木或藤本，高达2 m。上部枝条蔓延，秃净，折断有白色乳汁流出；小枝密被灰白色皮孔。叶对生；叶片椭圆形或长圆形。聚伞花序顶生；花大形，黄白色；花冠漏斗形，先端5裂，裂片线形长尾状，长达10 cm。蓇葖果木质，双出扩展，长披针形。花期3~7月，果期6月至翌年2月。

【分布】生于山坡或丛林中。产于广西、广东、贵州、云南和福建等地。

【性能主治】全株味苦，性寒；有大毒。具有祛风湿、通经络、杀虫的功效。主治风湿痹痛，小儿麻痹后遗症，跌打损伤，疥癣。

【采收加工】全年均可采收，洗净，切片，晒干。

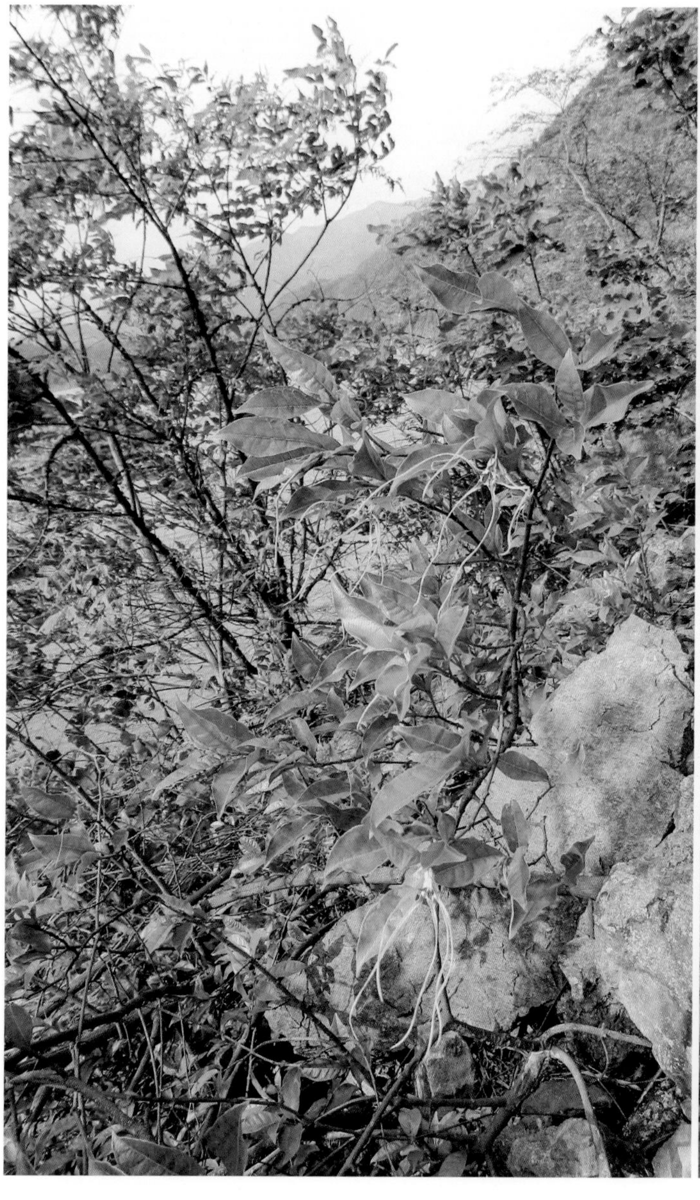

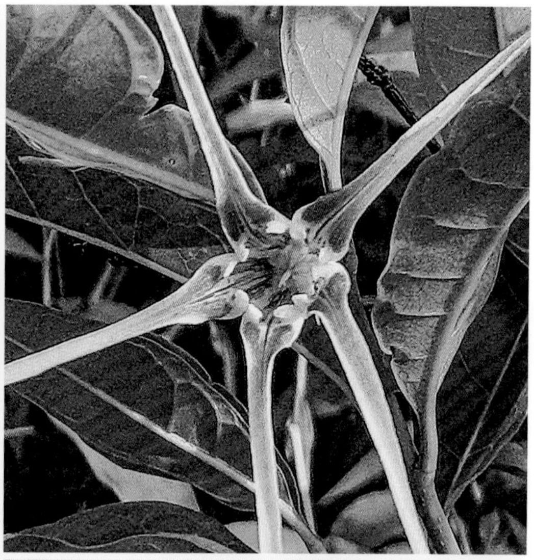

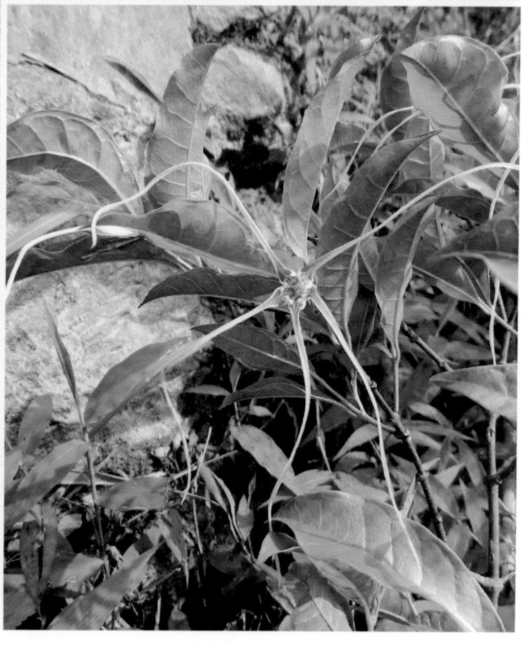

络石藤

【基原】为夹竹桃科络石*Trachelospermum jasminoides* (Lindl.) Lem. 的带叶藤茎。

【别名】软筋藤、羊角藤。

【形态特征】常绿木质藤本。具乳汁。叶片革质，椭圆形至卵状椭圆形。聚伞花序；花白色，繁密，芳香；花蕾顶端钝；花萼裂片向外反折；花冠筒圆筒形，中部膨大；雄蕊着生在花冠筒中部，隐藏在花喉内。蓇葖双生，叉开。种子顶端具白色绢质种毛。花期3~7月，果期7~12月。

【分布】生于林缘或山坡灌木丛中，常攀援附生于树上、墙壁或石上，亦有栽于庭院观赏。产于广西、广东、江苏、安徽、湖北、山东、四川、浙江等地。

【性能主治】干燥带叶藤茎味苦，性微寒。具有凉血消肿、祛风通络的功效。主治风湿热痹，筋脉拘挛，腰膝酸痛，痈肿，跌扑损伤。

【采收加工】冬季至翌年春季采收，晒干。

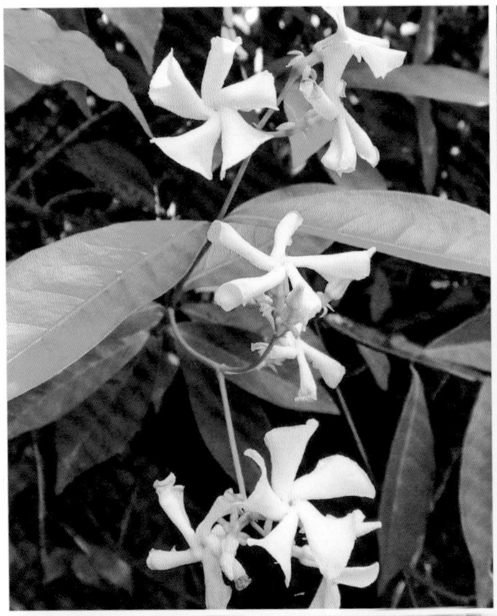
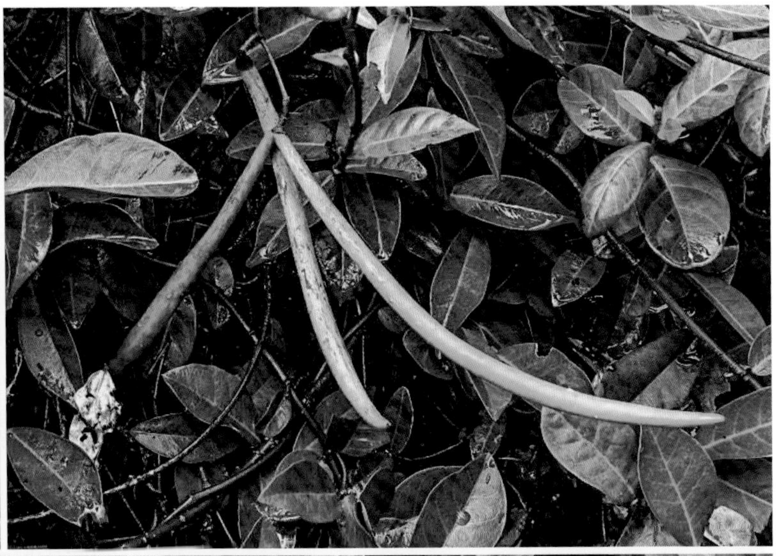
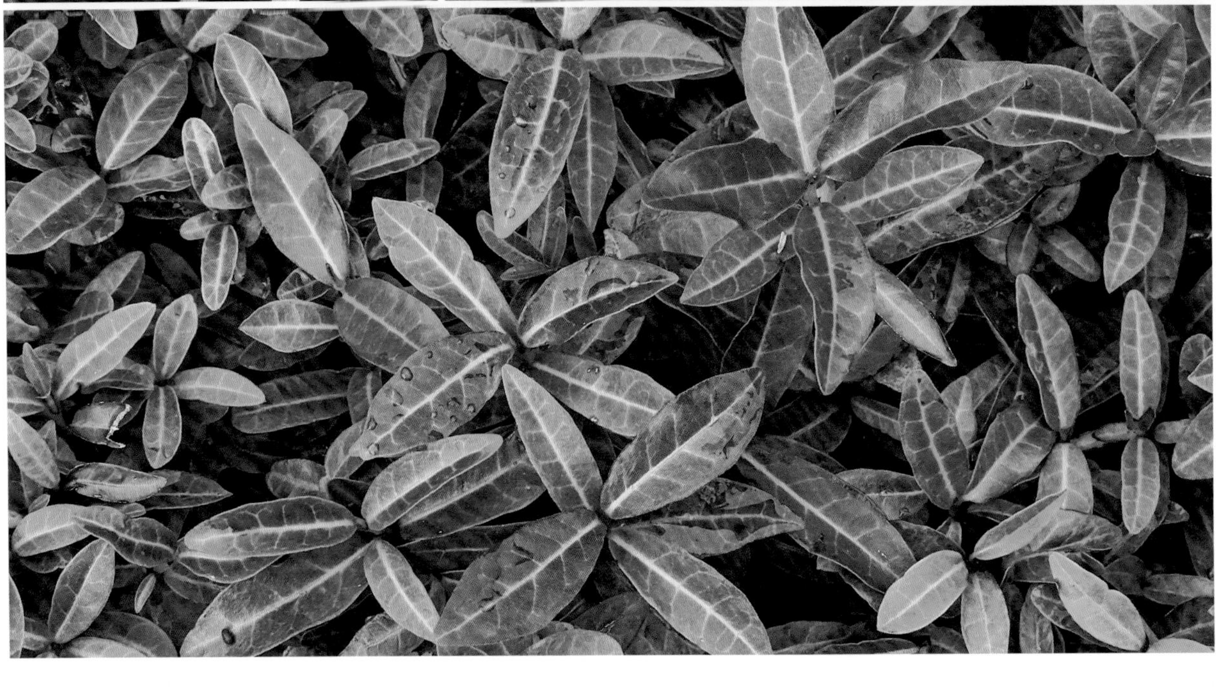

杜仲藤

【基原】为夹竹桃科毛杜仲藤*Urceola huaitingii* (Chun et Tsiang) D. J. Middleton 的老茎及根。

【别名】藤杜仲、红杜仲、土杜仲。

【形态特征】粗壮木质攀援藤本。枝有不明显的皮孔，具乳汁，全株密被锈色柔毛或茸毛。腋间及腋内多腺体，叶生于枝的顶端，对生；叶片椭圆形或卵状椭圆形。聚伞花序总状序近顶生；花小，密集，黄色。蓇葖果双生或1个不发育，卵状披针形，基部膨大，向上细尖。花期3~6月，果期7~12月。

【分布】生于山地林中或灌木丛中。产于广西、广东、湖南和贵州等地。

【性能主治】老茎及根味苦、涩、微辛，性平。具有祛风活络、壮腰膝、强筋骨、消肿的功效。主治风湿痹痛，腰膝酸软，跌打损伤。

【采收加工】全年均可采收，鲜用或晒干。

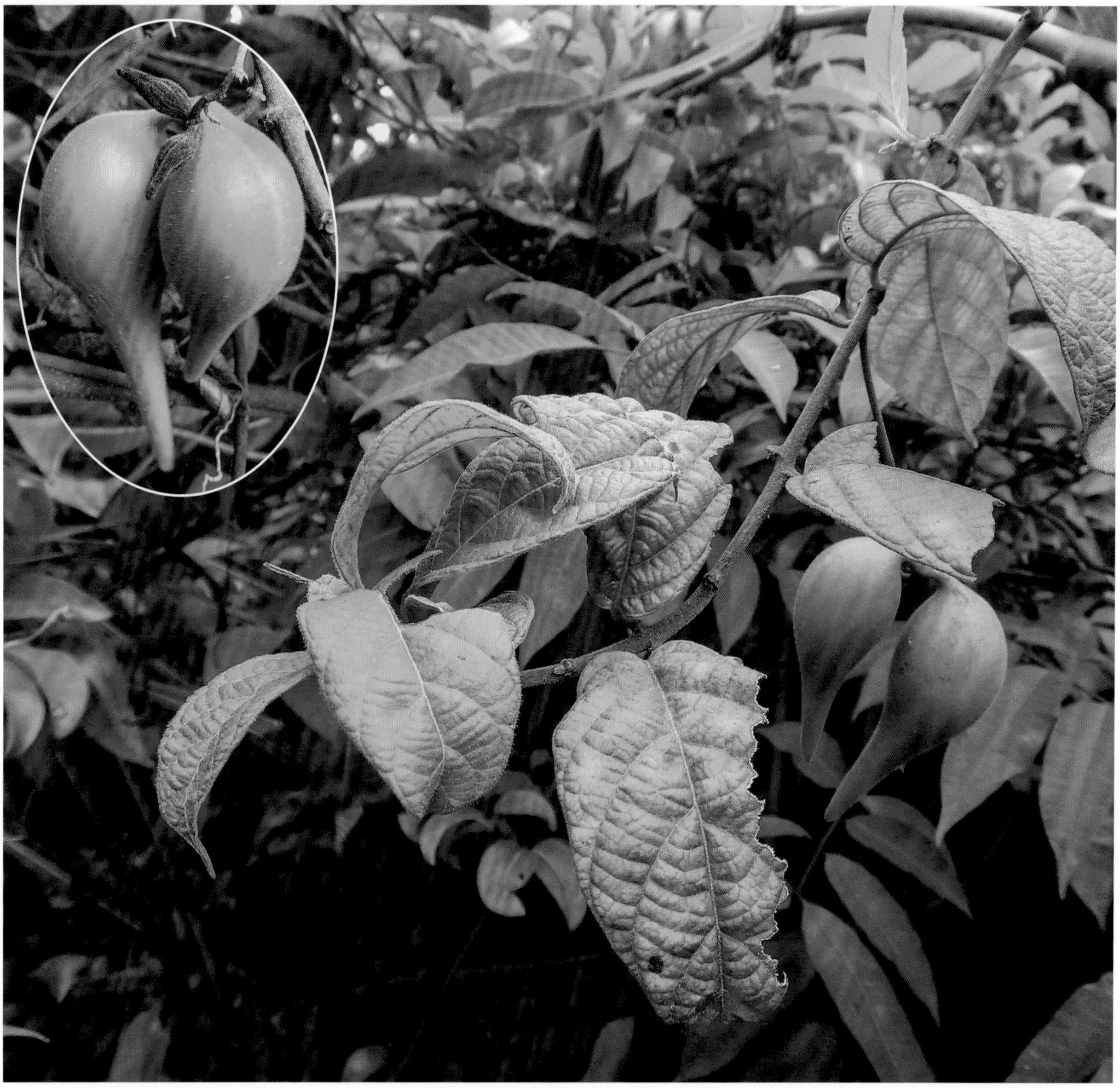

红背酸藤

【基原】为夹竹桃科酸叶胶藤*Urceola rosea* (Hook. et Arn.) D. J. Middleton 的根、叶。

【别名】伞风藤、黑风藤。

【形态特征】木质大藤本。植株含胶液，叶食之有酸味。单叶对生；叶片纸质，宽椭圆形，背面被白粉。聚伞花序圆锥状，宽松展开，多歧，顶生；花小，花冠近坛状，粉红色。果双生，叉开成直线，有明显的斑点。花期4~12月，果期7月至翌年1月。

【分布】生于山地杂木林、水沟边较湿润处。分布于长江以南各省区至台湾。

【性能主治】根、叶味酸，性平。具有清热解毒、利尿消肿的功效。主治咽喉肿痛，慢性肾炎，肠炎，风湿骨痛，跌打瘀肿。

【采收加工】夏、秋季采收，晒干。

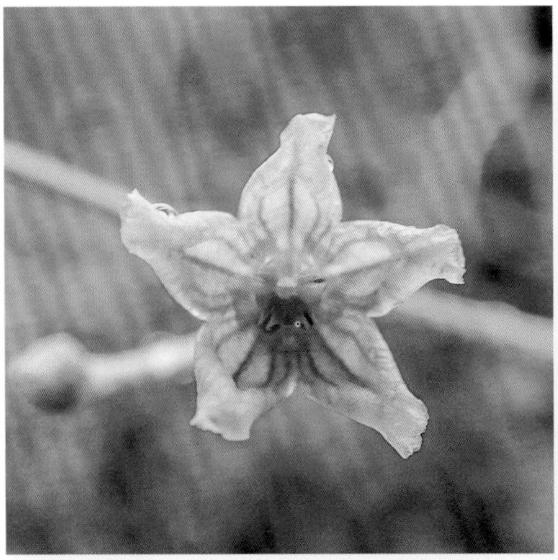

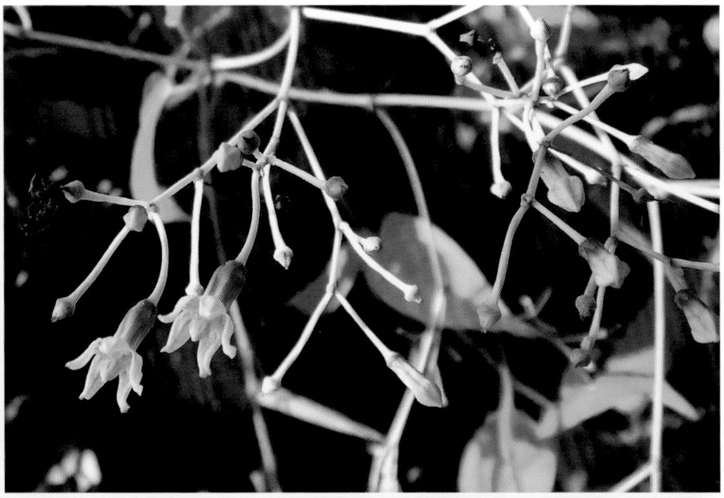

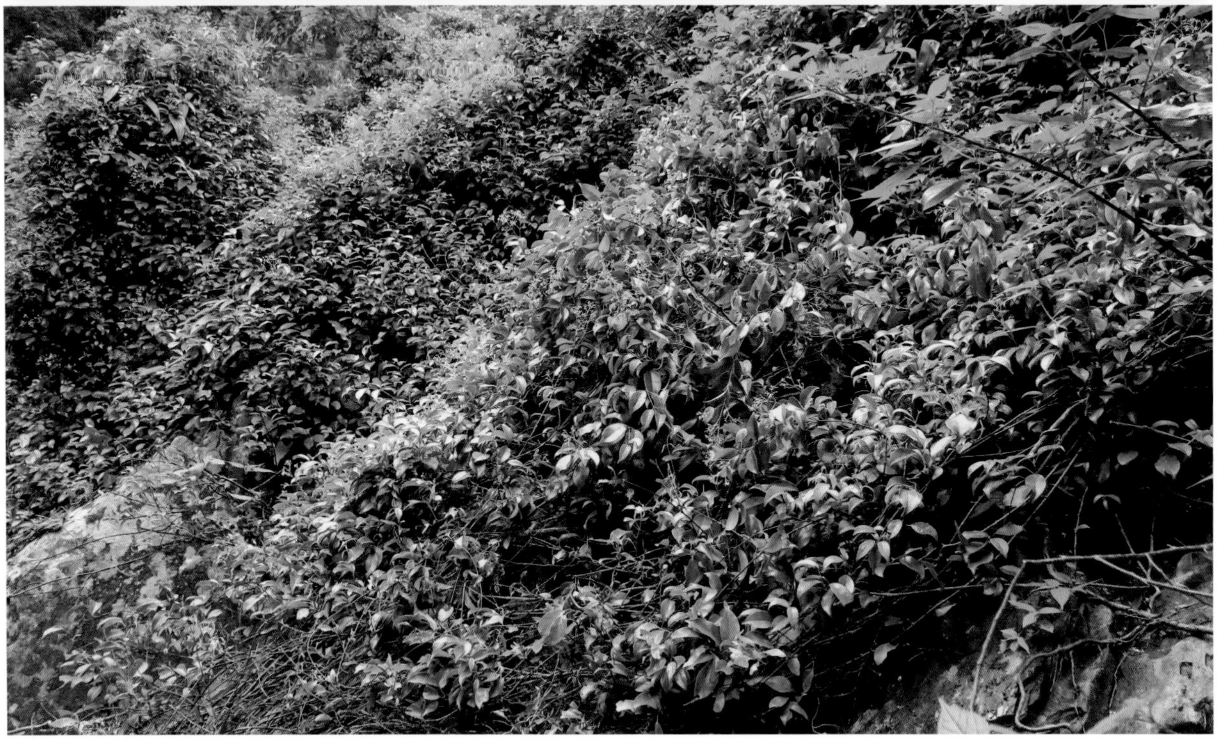

莲生桂子花

【基原】为萝藦科马利筋*Asclepias curassavica* L. 的全草。

【别名】山桃花、野鹤嘴、水羊角。

【形态特征】灌木状草本。全株有白色乳汁，茎淡灰色。叶片膜质，披针形或椭圆状披针形，基部楔形而下延至叶柄。聚伞花序顶生或腋生，着花10~20朵；花冠紫红色，裂片长圆形，向下反折；副花冠黄色。蓇葖果披针形。种子卵形，先端白色种毛长2.5 cm。花期几乎全年，果期8~12月。

【分布】广西、广东、云南、贵州、四川、湖南、江西、福建、台湾等地均有栽培，也有逸为野生和驯化。

【性能主治】全草味苦，性寒；有毒。具有清热解毒、活血止血、消肿止痛的功效。主治咽喉肿痛，肺热咳嗽，热淋，月经不调，顽癣，崩漏，带下，痈疮肿毒，湿疹，创伤出血。

【采收加工】全年均可采收，鲜用或晒干。

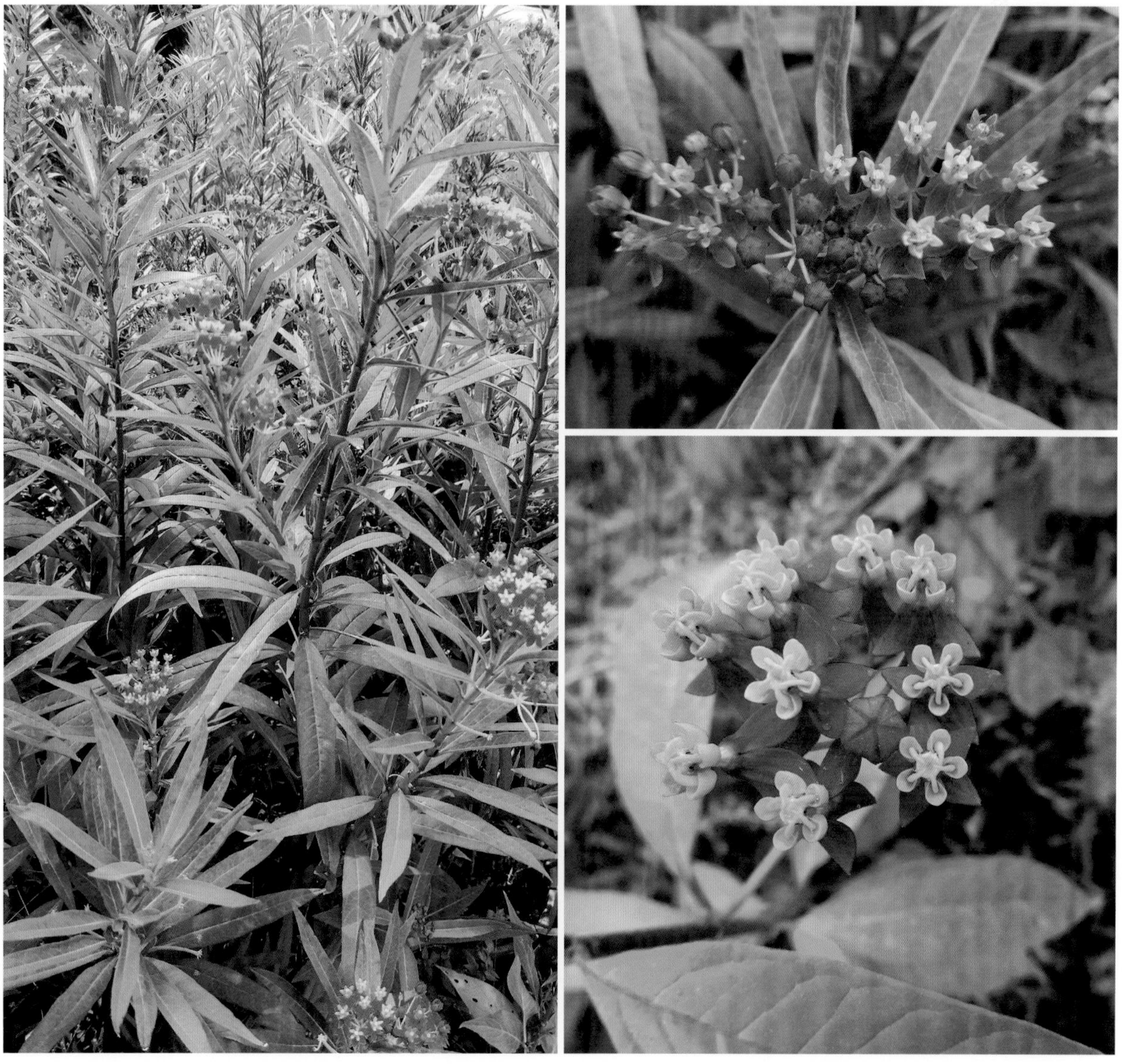

白前

【基原】为萝藦科柳叶白前*Cynanchum stauntonii* (Decne.) Schltr. ex H. Lév. 的根状茎及根。

【别名】水杨柳、隔山消、竹叶白前。

【形态特征】直立半灌木，高约1 m。茎光滑无毛；须根纤细、节上丛生。叶对生；叶片纸质，狭披针形，长6~13 cm，宽3~5 mm，两端渐尖。伞形聚伞花序腋生；花冠紫红色，裂片狭三角形，内面具长柔毛。蓇葖果单生，长披针形，长达9 cm，直径6 mm。花期5~8月，果期9~10月。

【分布】生于山谷湿地、水旁。产于广西、广东、贵州、湖南、福建、江苏、浙江、江西、安徽、甘肃等地。

【性能主治】根状茎及根味辛、苦，性微温。具有降气、消痰、止咳的功效。主治肺气壅实，咳嗽痰多，胸满喘急。

【采收加工】秋季采挖，洗净，晒干。

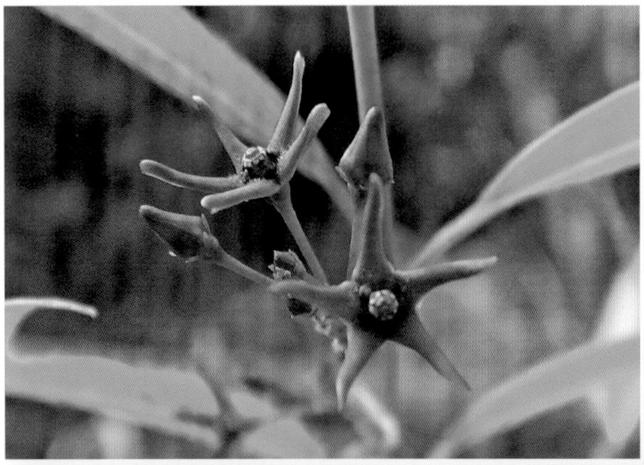

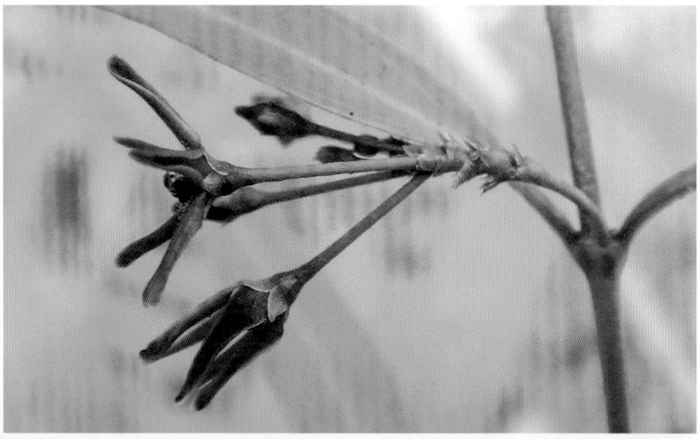

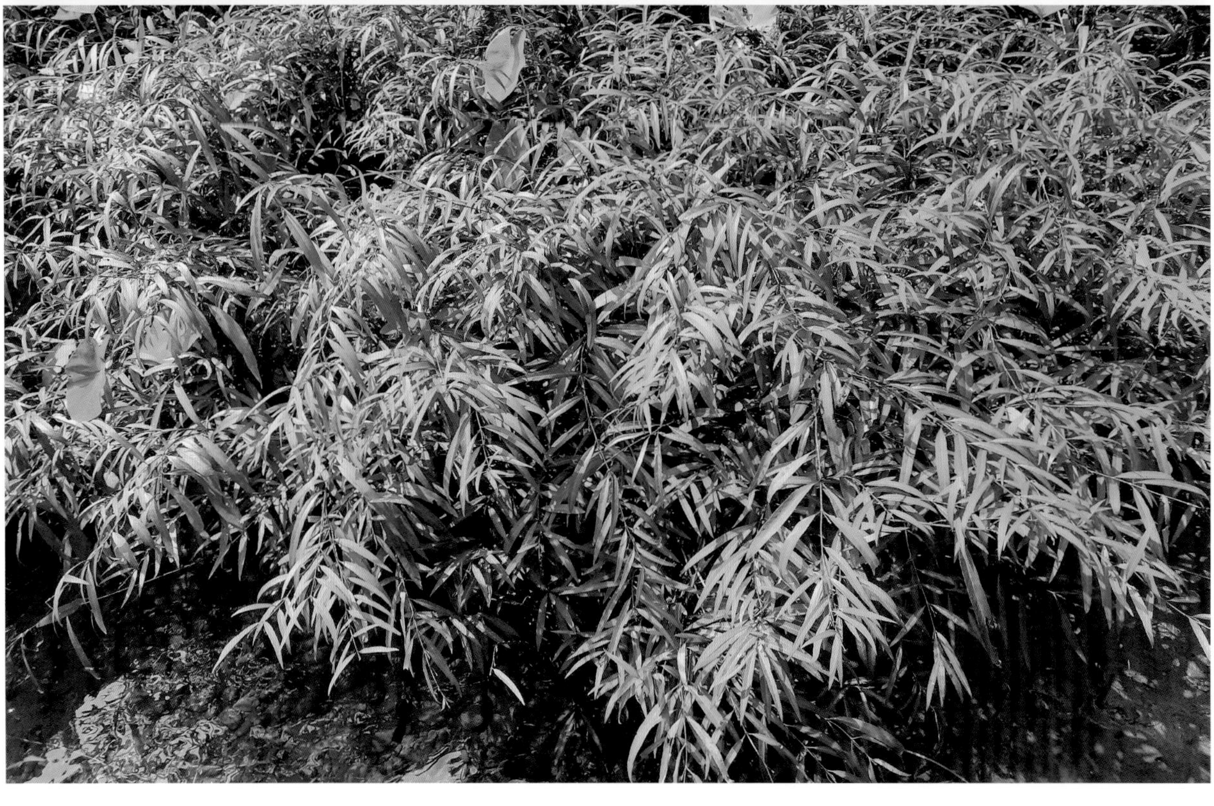

水团花

【基原】为茜草科水团花*Adina pilulifera* (Lam.) Franch. ex Drake 的根、枝叶、花果。

【别名】水杨梅、穿鱼柳、假杨梅。

【形态特征】常绿灌木至小乔木，高达5 m。叶对生；叶片厚纸质，椭圆形至椭圆状披针形，腹面无毛，背面无毛或有时被稀疏短柔毛；托叶2裂，早落。头状花序腋生，稀顶生；花序轴单生，不分枝；花冠白色，窄漏斗状，花冠裂片卵状长圆形。小蒴果楔形，长2~5 mm。花期6~7月，果期8~9月。

【分布】生于山谷疏林下或旷野路旁、溪边水畔。产于我国长江以南各省区。

【性能主治】根味苦，涩，性凉。具有清热利湿、解毒消肿的功效。主治感冒发热，肺热咳嗽，腮腺炎，肝炎，风湿关节痛。枝叶或花果味苦、涩，性凉。具有清热祛湿、散瘀止痛、止血敛疮的功效。主治痢疾，肠炎，浮肿，痈肿疮毒，湿疹，溃疡不敛，创伤出血。

【采收加工】根全年均可采挖，鲜用或晒干。枝、叶全年均可采收，切碎。花果夏、秋季采摘，洗净，鲜用或晒干。

【附注】《中华本草》记载水团花以根、枝叶或花果入药的药材名分别为水团花根、水团花。

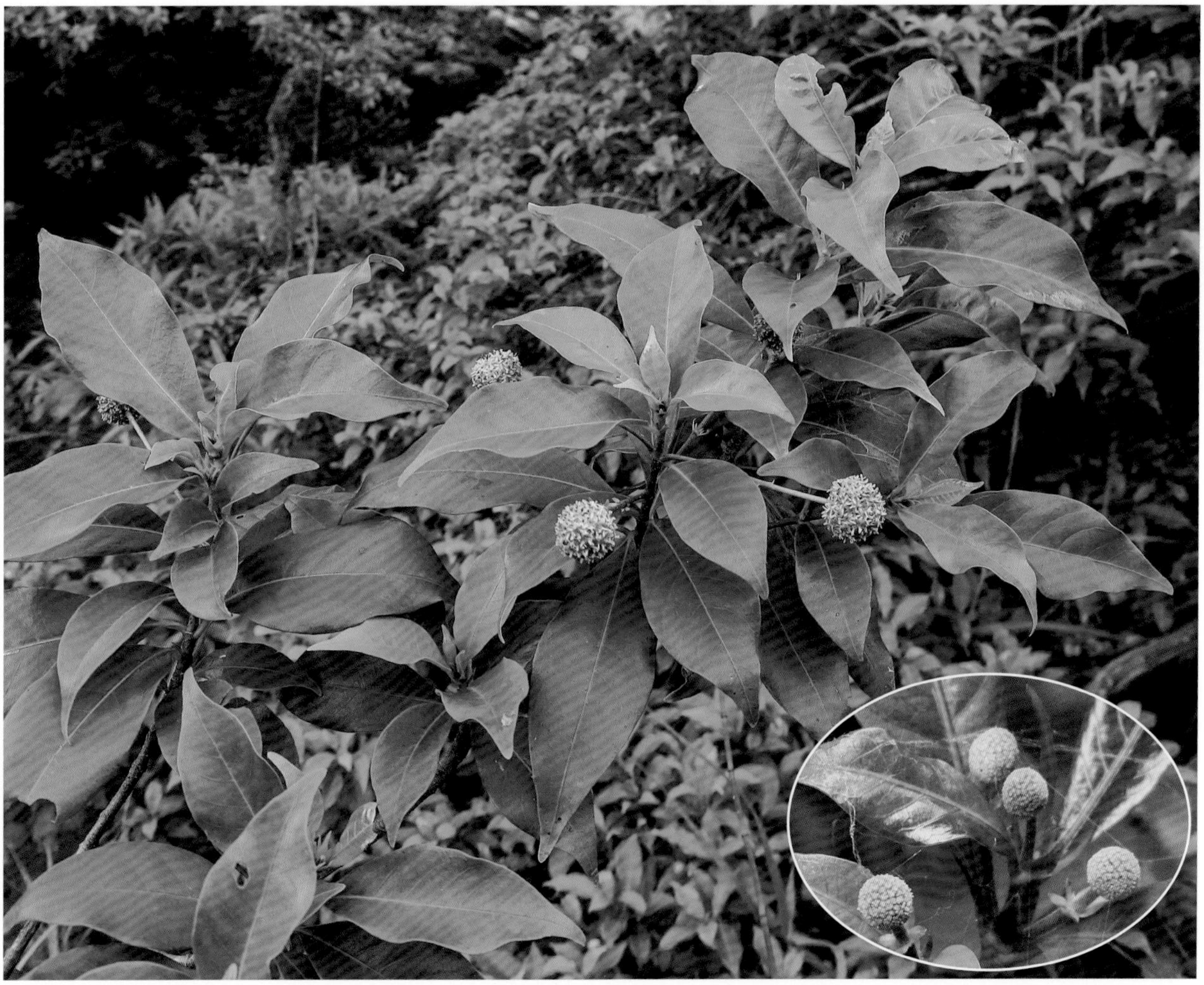

风箱树

【基原】为茜草科风箱树*Cephalanthus tetrandrus* (Roxb.) Ridsdale et Bakh. f. 的根、叶、花序。

【别名】大叶水杨梅、水泡木、红扎树。

【形态特征】落叶灌木或小乔木，高1~5 m。嫩枝近四棱柱形，被短柔毛；老枝圆柱形，褐色，无毛。叶对生或轮生；叶片近革质，卵形至卵状披针形。头状花序顶生或腋生；花冠白色，花冠裂片长圆形，裂口处通常有1个黑色腺体。果序直径1~2 cm；坚果长4~6 mm，顶部有宿存萼檐。花期春末夏初。

【分布】生于略荫蔽的水沟边或溪畔。产于广西、广东、海南、湖南、福建、江西、浙江、台湾等地。

【性能主治】根、叶、花序味苦，性凉。根具有清热解毒、散瘀止痛、止血生肌、祛痰止咳的功效。主治流行性感冒，上呼吸道感染，咽喉肿痛，肺炎，咳嗽，睾丸炎，腮腺炎，乳腺炎；外用治跌打损伤，疖肿，骨折。花序具有清热利湿的功效。主治肠炎，细菌性痢疾。叶具有清热解毒的功效。外用治跌打损伤，骨折。

【采收加工】夏、秋季采收，洗净，鲜用或晒干。

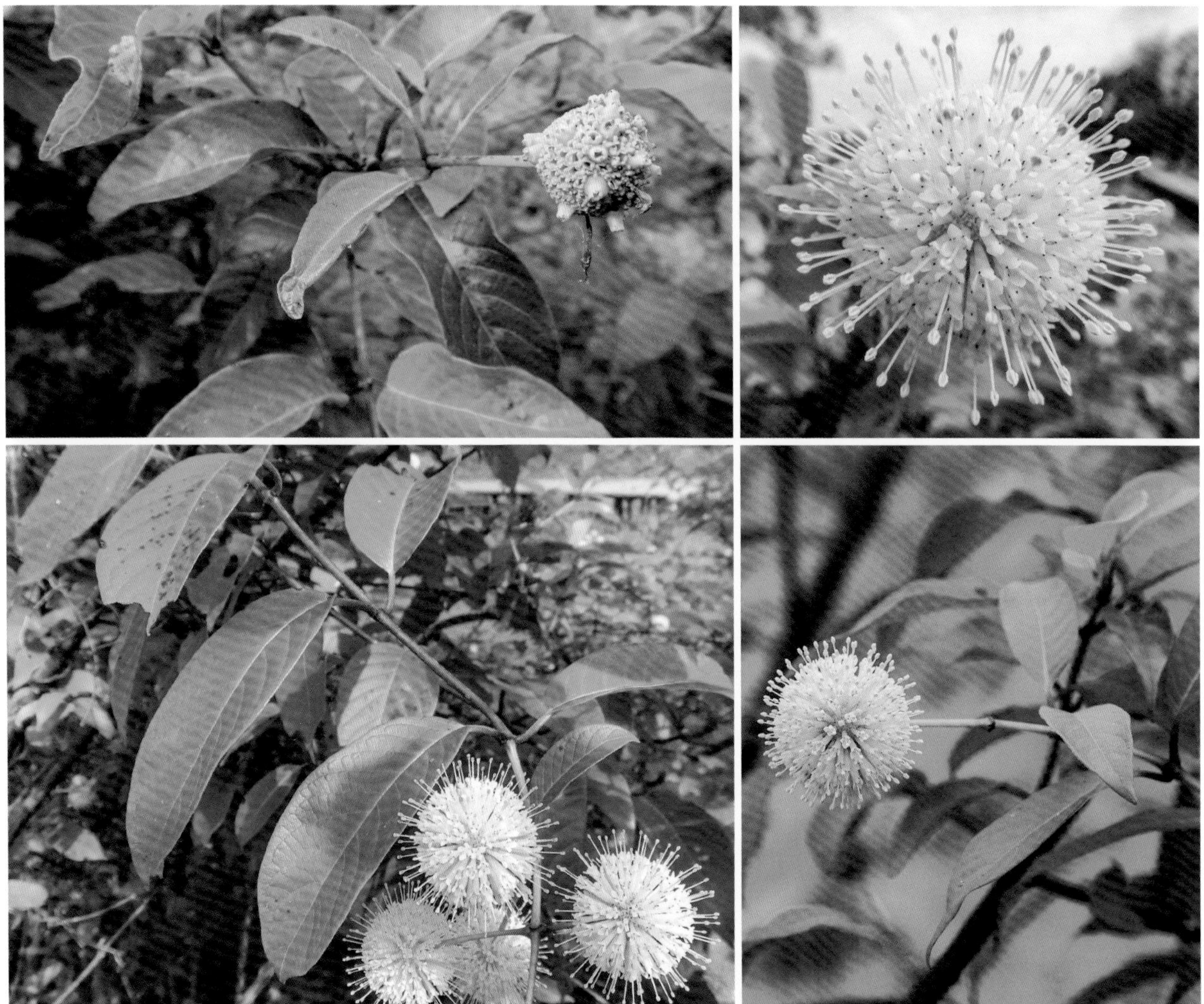

栀子

【基原】为茜草科栀子*Gardenia jasminoides* J. Ellis 的成熟果实。

【别名】黄栀子、山栀子、水横枝。

【形态特征】常绿灌木，高0.3~3 m。嫩枝常被短毛，枝圆柱形。叶对生，叶形多样，常无毛。花芳香，常单朵生于枝顶，白色或乳黄色，高脚碟状。果卵形、近球形、椭圆形或长圆形，黄色或橙红色，有翅状纵棱5~9条，顶部具宿存萼片。花期3~7月，果期5月至翌年2月。

【分布】生于旷野、山谷、山坡的灌木丛或疏林中。产于广西、广东、云南、贵州、湖南、江西、福建等地。

【性能主治】成熟果实味苦，性寒。具有泻火除烦、清热利湿、凉血解毒、消肿止痛的功效。主治热病心烦，湿热黄疸，淋证涩痛，血热吐血，目赤肿痛，火毒疮疡；外用治扭挫伤痛。

【采收加工】9~11月果实成熟时采收，除去果梗及杂质，蒸至上汽或置沸水中略烫，取出，干燥。

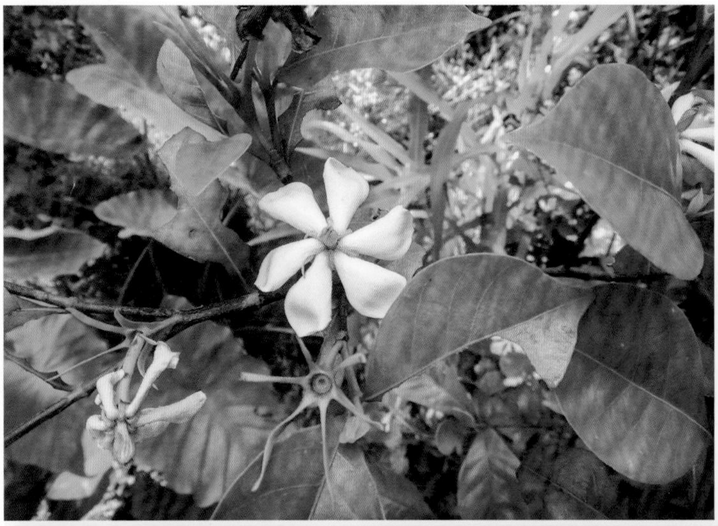

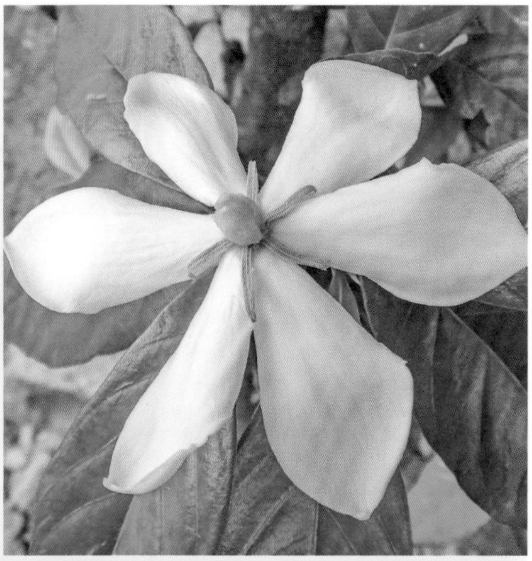

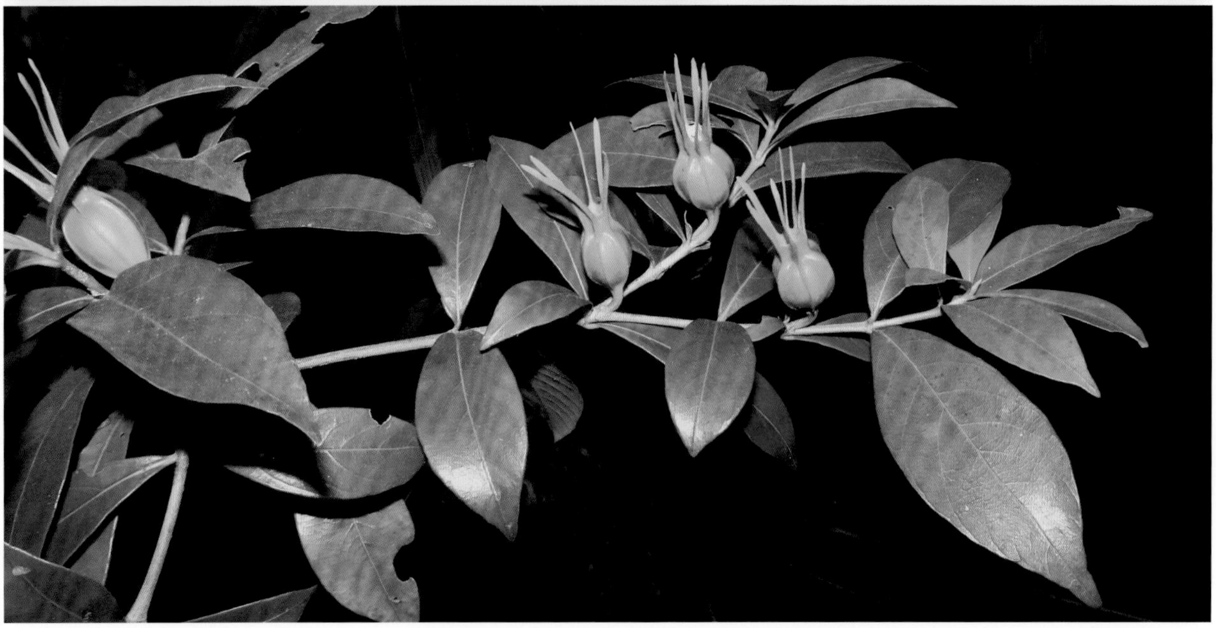

剑叶耳草

【基原】为茜草科剑叶耳草*Hedyotis caudatifolia* Merr. et F. P. Metcalf 的全草。

【别名】少年红、观音茶、千年茶。

【形态特征】直立灌木，高30~90 cm。全株无毛，基部木质。老枝干后灰色或灰白色，圆柱形，嫩枝绿色，具浅纵纹。叶对生；叶片革质，披针形，腹面绿色，背面灰白色。圆锥聚伞花序；花冠白色或粉红色，管形，喉部略扩大。蒴果椭圆形，连宿存萼檐裂片长4 mm。花期5~6月。

【分布】生于丛林下比较干旱的沙质土壤或悬崖石壁上。产于广西、广东、湖南、福建、江西、浙江等地。

【性能主治】全草味甘，性平。具有润肺止咳、消积、止血的功效。主治支气管炎，咳血，小儿疳积，跌打肿痛，外伤出血。

【采收加工】夏、秋季采收，洗净，鲜用或晒干。

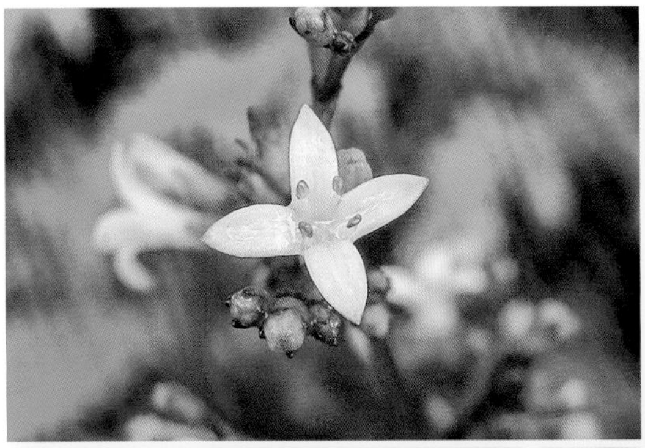

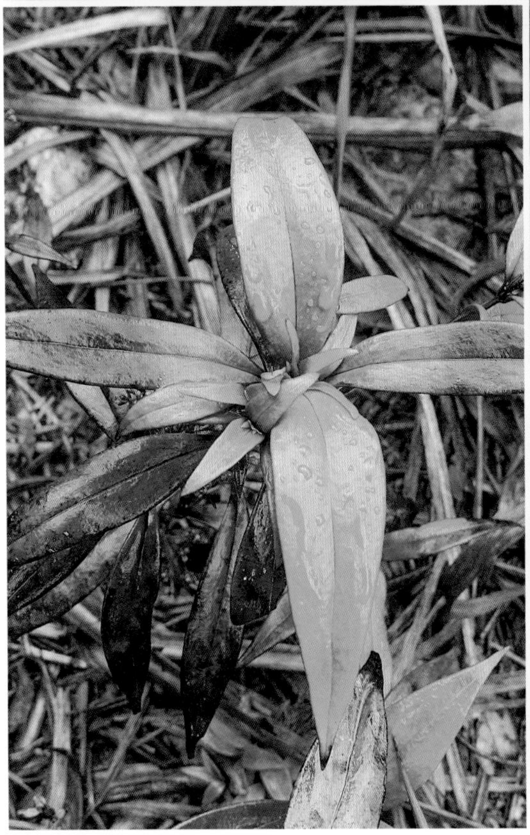

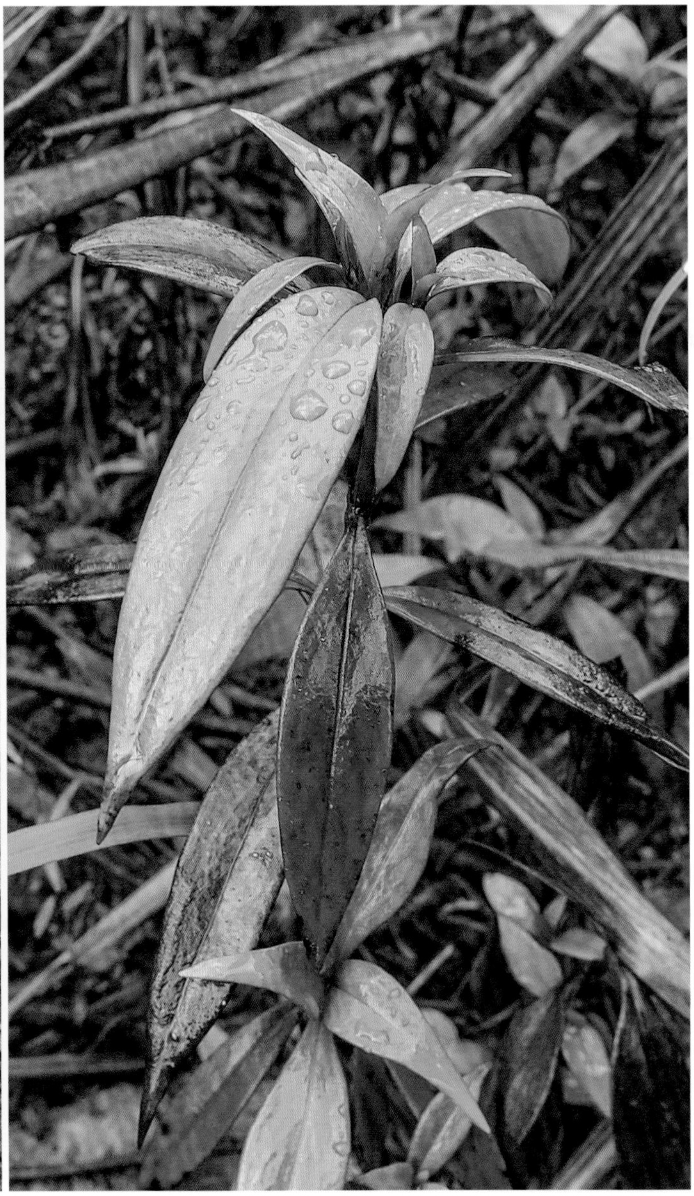

白花蛇舌草

【基原】为茜草科白花蛇舌草*Hedyotis diffusa* Willd. 的全草。

【别名】蛇利草、了哥利、龙利草。

【形态特征】一年生无毛纤细披散草本。茎稍扁，从基部开始分枝。叶对生，无柄；叶片膜质，线形。花单生或双生于叶腋；花冠白色，管形；花梗略粗壮，长2~5 mm。蒴果膜质，扁球形，直径2~2.5 mm，熟时顶部室背开裂。种子具棱，有深而粗的窝孔。花期春季。

【分布】生于水田、田埂和湿润的旷地。产于广西、广东、香港、海南、云南、安徽等地。

【性能主治】全草味甘，性寒。具有清热、利湿、解毒的功效。主治肺热喘咳，扁桃体炎，咽喉炎，阑尾炎，痢疾，尿路感染，黄疸，肝炎，盆腔炎，附件炎，痈肿疔疮，蛇虫咬伤，肿瘤。

【采收加工】夏、秋季采收，洗净，鲜用或晒干。

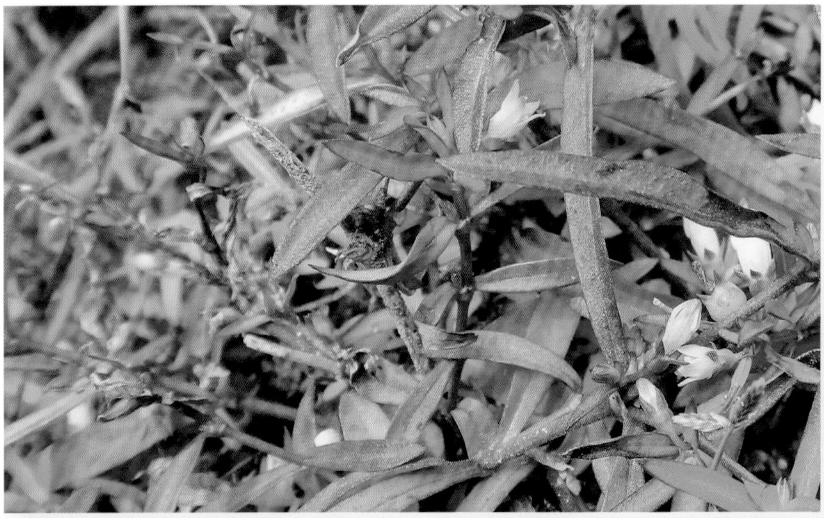

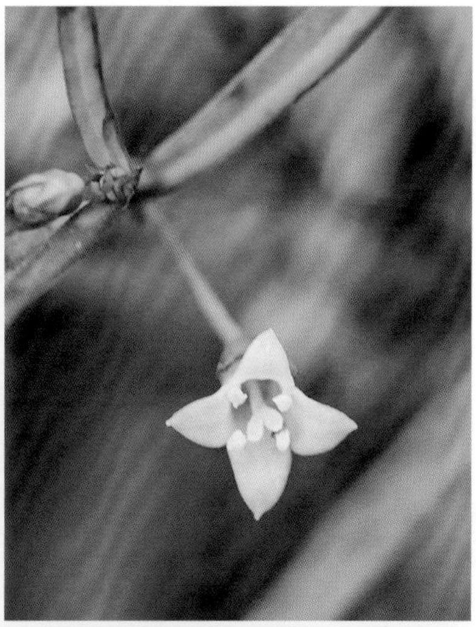

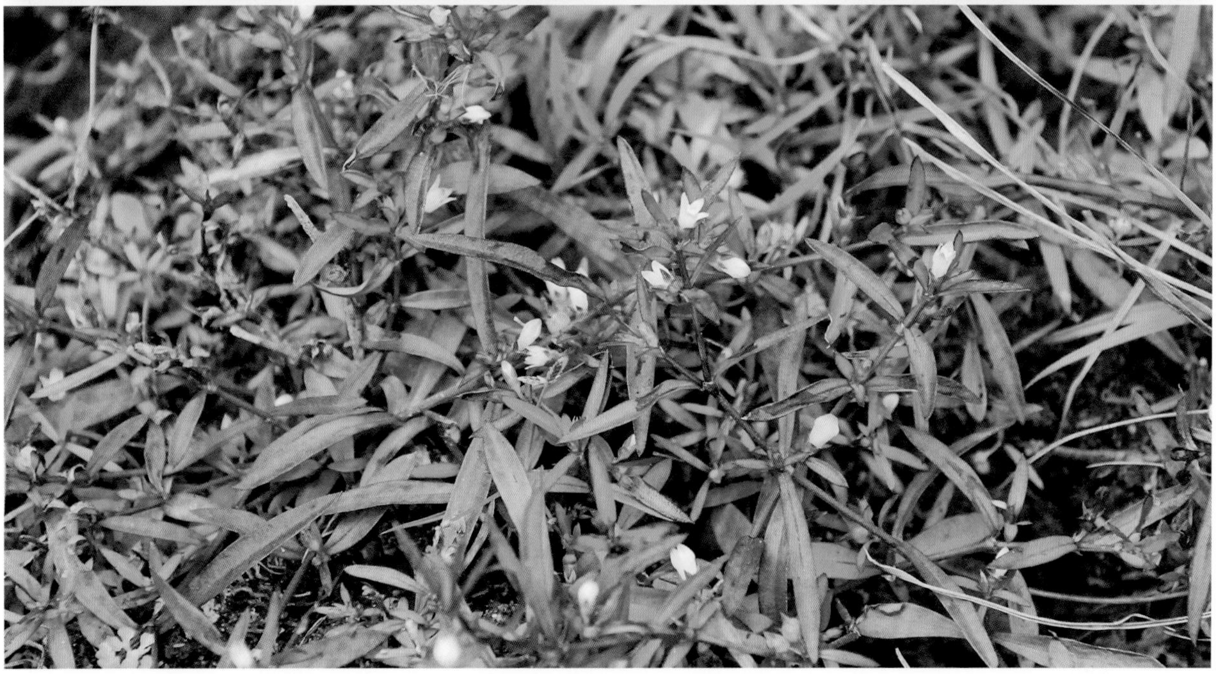

牛白藤

【基原】为茜草科牛白藤*Hedyotis hedyotidea* (DC.) Merr. 的根、藤及叶。

【别名】糯饭藤、藤耳草、白藤草。

【形态特征】藤状灌木。触之有粗糙感。嫩枝方柱形，被粉末状柔毛，老时圆柱形。叶对生；叶片膜质，长卵形或卵形，腹面粗糙，背面被柔毛。花序腋生和顶生，由10~20朵花集聚而成伞形花序；花冠白色，管形，先端4浅裂，裂片披针形。蒴果近球形，直径2~3 mm。花期4~7月。

【分布】生于山谷灌木丛中或丘陵坡地。产于广西、广东、云南、贵州、福建等地。

【性能主治】根、藤味甘、淡，性凉。具有消肿止血、祛风活络的功效。主治风湿关节痛，痔疮出血，跌打损伤。叶味甘、淡，性凉。具有清热祛风的功效。主治肺热咳嗽，感冒，肠炎；外用治湿疹、皮肤瘙痒，带状疱疹。

【采收加工】全年均可采收，洗净，切片，鲜用或晒干。

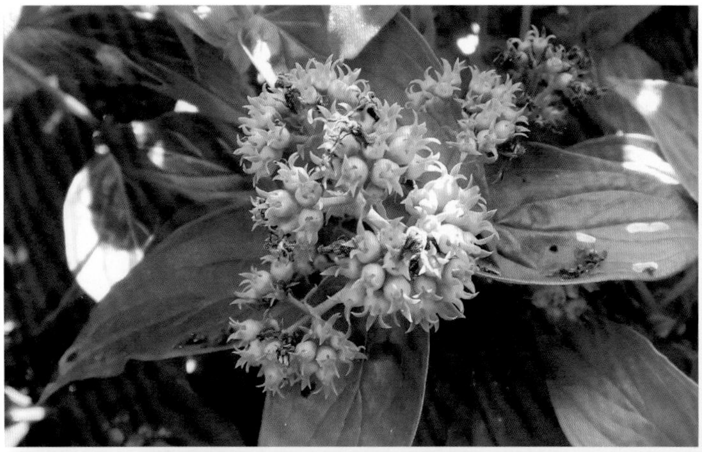

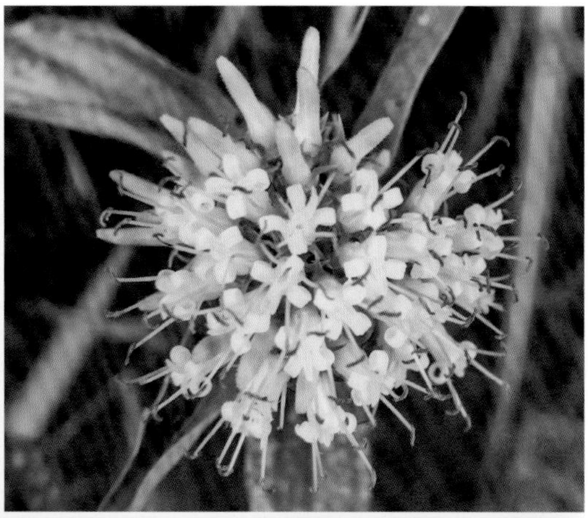

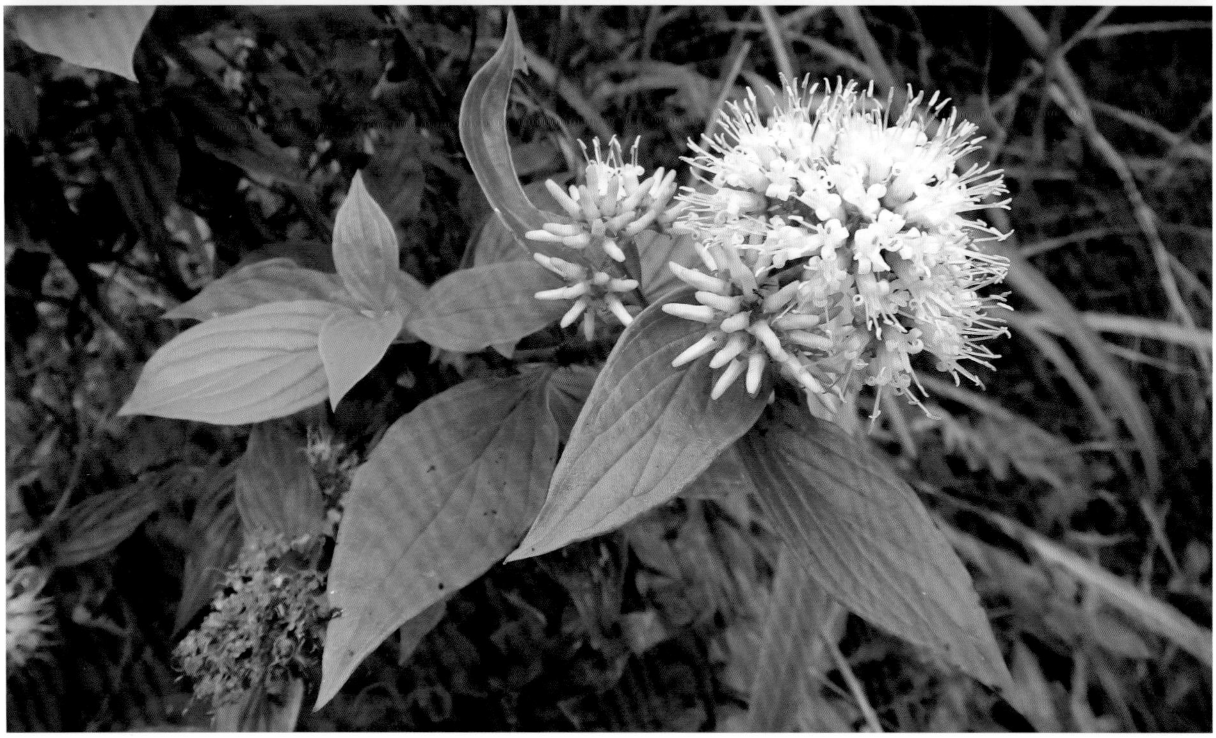

玉叶金花

【基原】为茜草科玉叶金花*Mussaenda pubescens* W. T. Aiton 的藤、根。

【别名】白纸、白叶子、凉口茶。

【形态特征】攀援灌木。嫩枝被贴伏短柔毛。叶对生或轮生；叶片薄纸质，卵状长圆形或卵状披针形，腹面近无毛或疏被毛，背面密被短柔毛。聚伞花序顶生，密花；萼裂片5枚，其中1枚极发达，呈白色花瓣状；花冠黄色，管状。浆果近球形，顶部有环状疤痕，干时黑色。花期6~7月。

【分布】生于灌木丛、溪谷、山坡或村边。产于广西、广东、海南、湖南、福建、浙江、台湾等地。

【性能主治】藤、根味甘、淡，性凉。具有清热解毒、凉血解暑的功效。主治中毒，感冒，扁桃体炎，支气管炎，咽喉炎，肾炎水肿，肠炎，子宫出血，蛇虫咬伤。

【采收加工】全年均可采收，鲜用或晒干。

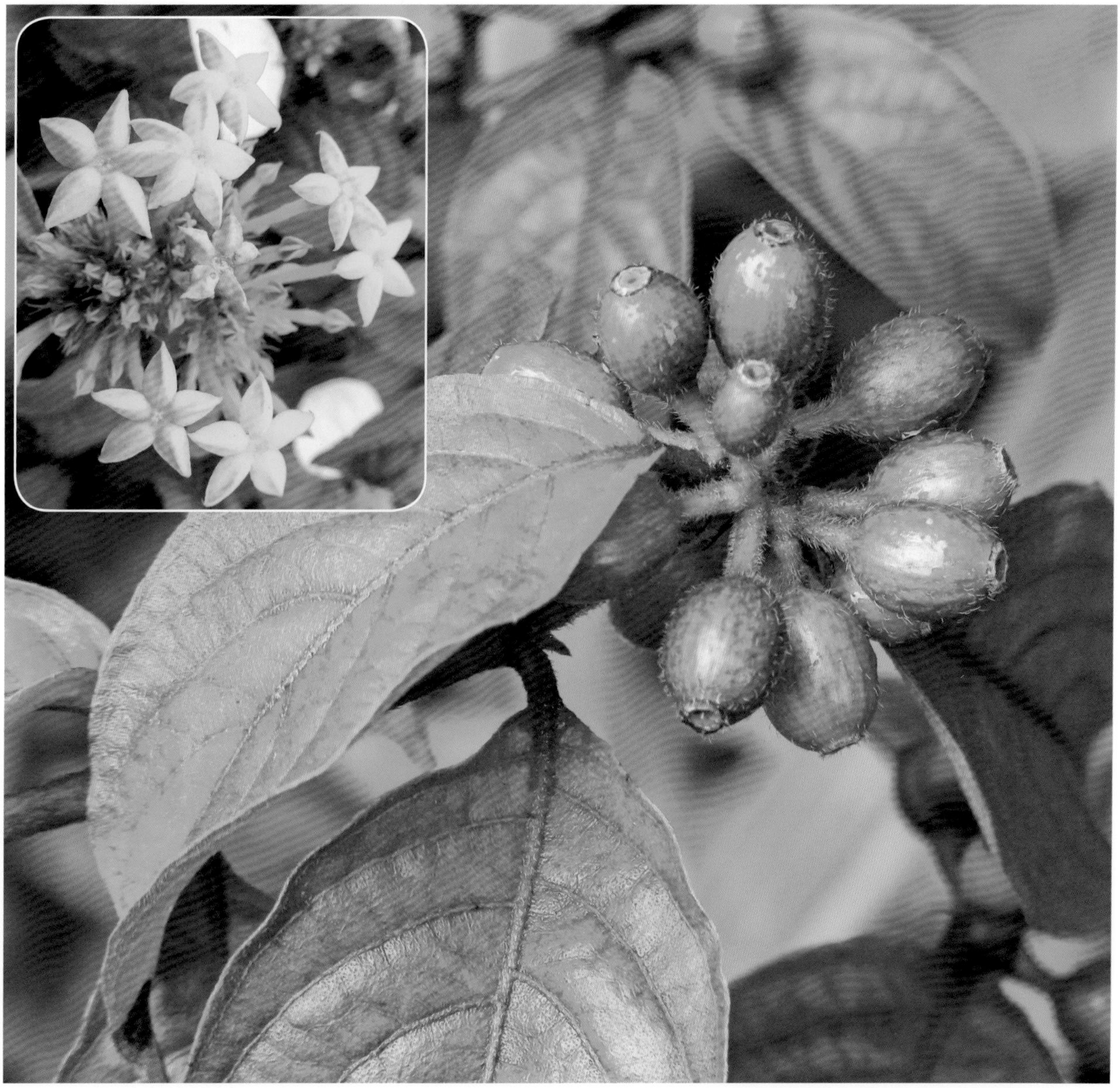

鸡矢藤

【基原】为茜草科鸡矢藤*Paederia scandens* (Lour.) Merr. 的根或全草。

【别名】雀儿藤、狗屁藤、臭屁藤。

【形态特征】多年生缠绕藤本。枝叶揉碎有浓烈的鸡屎臭味。叶对生；叶片纸质，卵形至披针形。圆锥花序式的聚伞花序腋生和顶生，扩展；花冠筒钟状，外面白色，内面紫红色，有茸毛。果球形，熟时近黄色，有光泽，藤枯后仍不落。花期6~10月，果期11~12月。

【分布】生于山坡、林缘灌木丛中或缠绕于树上。产于广西、广东、云南、贵州、湖南、湖北、福建、江西、四川、安徽等地。

【性能主治】根或全草味甘、微苦，性平。具有祛风利湿、消食化积、止咳、止痛的功效。主治风湿筋骨痛，黄疸型肝炎，肠炎，消化不良，肺结核咯血，支气管炎，外伤性疼痛，跌打损伤；外用治皮炎，湿疹，疮疡肿毒。

【采收加工】夏季采收全草，秋、冬季采收根，洗净，晒干。

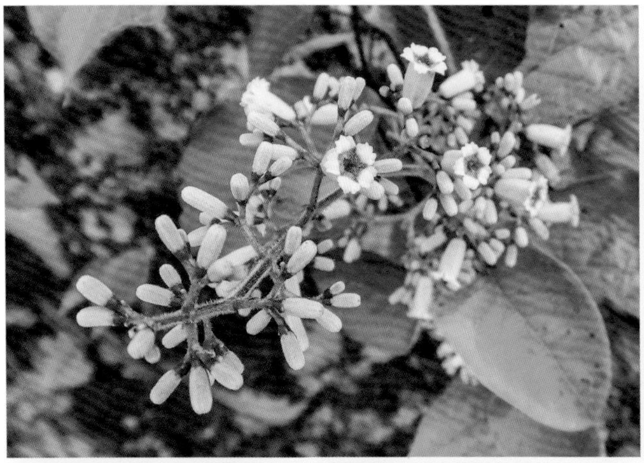

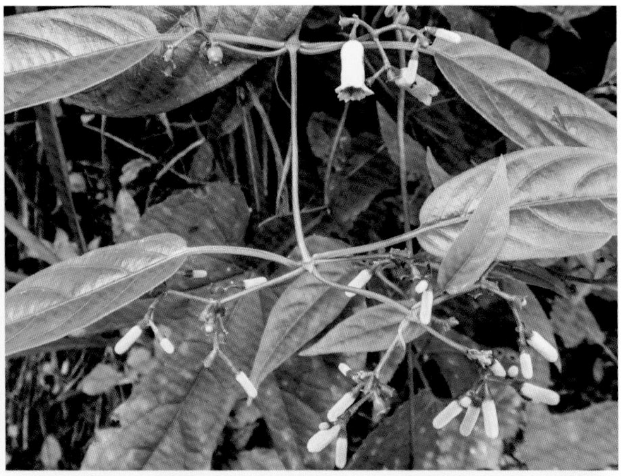

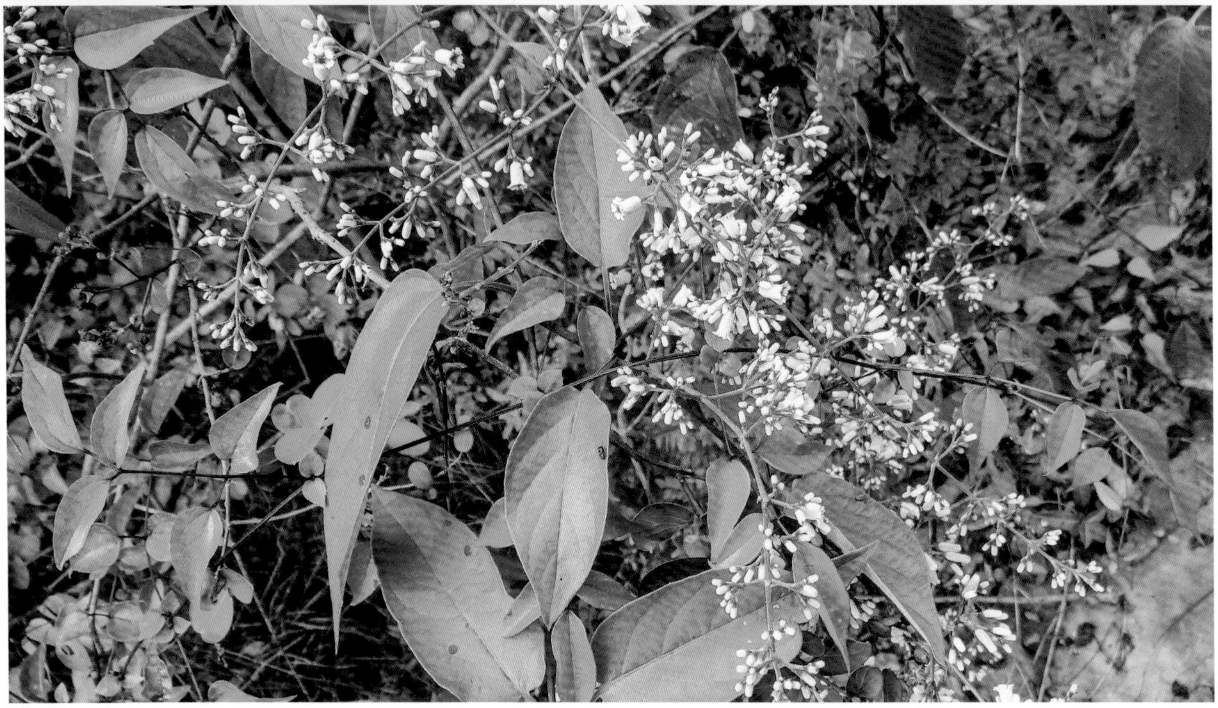

山大刀

【基原】为茜草科九节*Psychotria rubra* (Lour.) Poir. 的嫩枝及叶。

【别名】暗山香、刀斧伤、大罗伞。

【形态特征】灌木或小乔木，高0.5~5 m。叶对生；叶片纸质或革质，长圆形、椭圆状长圆形或倒披针状长圆形。聚伞花序常顶生，多花；花序梗常极短；花冠白色，喉部被白色长柔毛；花冠裂片近三角形，开放时反折。核果球形或宽椭圆形，有纵棱，红色。花果期全年。

【分布】生于平地、丘陵、山坡、山谷溪边的灌木丛或林中。产于广西、广东、海南、贵州、云南、湖南、浙江、福建、台湾等地。

【性能主治】嫩枝及叶味苦，性凉。具有清热解毒、祛风除湿、活血止痛的功效。主治感冒发热，咽喉肿痛，白喉，痢疾，肠伤寒，疮疡肿毒，风湿痹痛，跌打损伤，蛇虫咬伤。

【采收加工】全年均可采收。

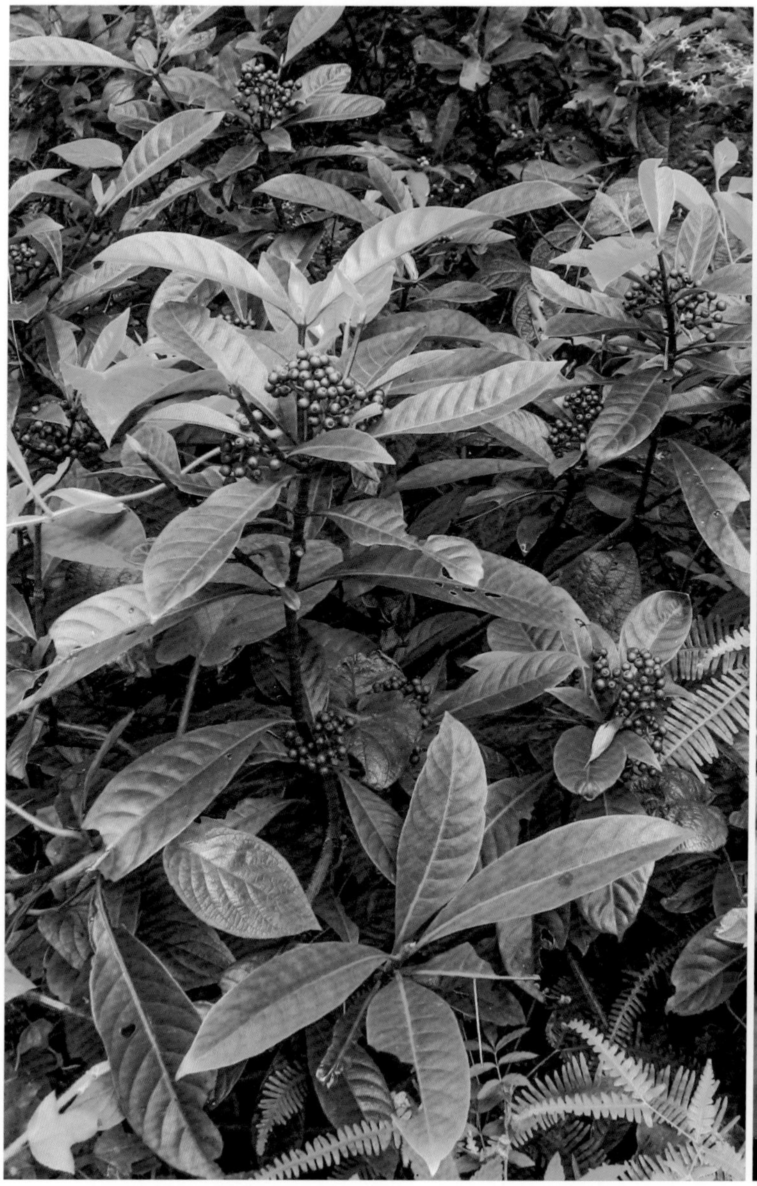

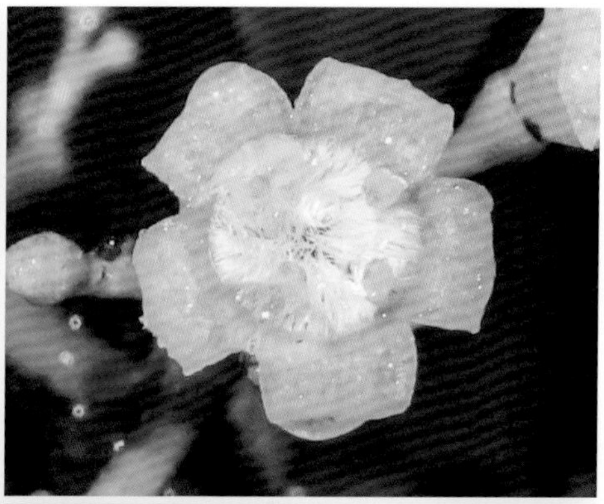

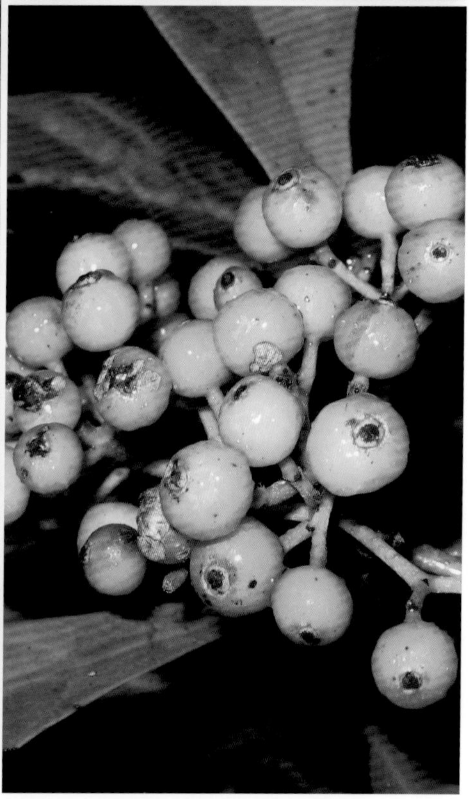

水冬瓜

【基原】为茜草科鸡仔木*Sinoadina racemosa* (Sieb. et Zucc.) Ridsdale 的全株。

【别名】螟木、梨仔。

【形态特征】半常绿或落叶乔木，高4~12 m。小枝红褐色，具皮孔。叶对生；叶片薄革质，卵状长圆形或椭圆形，先端短尖至渐尖，基部心形或钝，有时偏斜。聚伞状圆锥花序顶生；花冠淡黄色，外面密被苍白色微柔毛。蒴果倒卵状楔形，有稀疏的毛。花果期5~12月。

【分布】生于山地林中或水边的向阳处。产于广西、广东、湖南、云南、贵州、四川、台湾、浙江、江西、江苏、安徽等地。

【性能主治】全株味苦，性惊。具有清热解毒、活血散瘀的功效。主治感冒发热，肺热咳嗽，胃肠炎，痢疾，风火牙痛，痈疽肿毒，湿疹，跌打损伤，外伤出血。

【采收加工】全年均可采收，切段，鲜用。

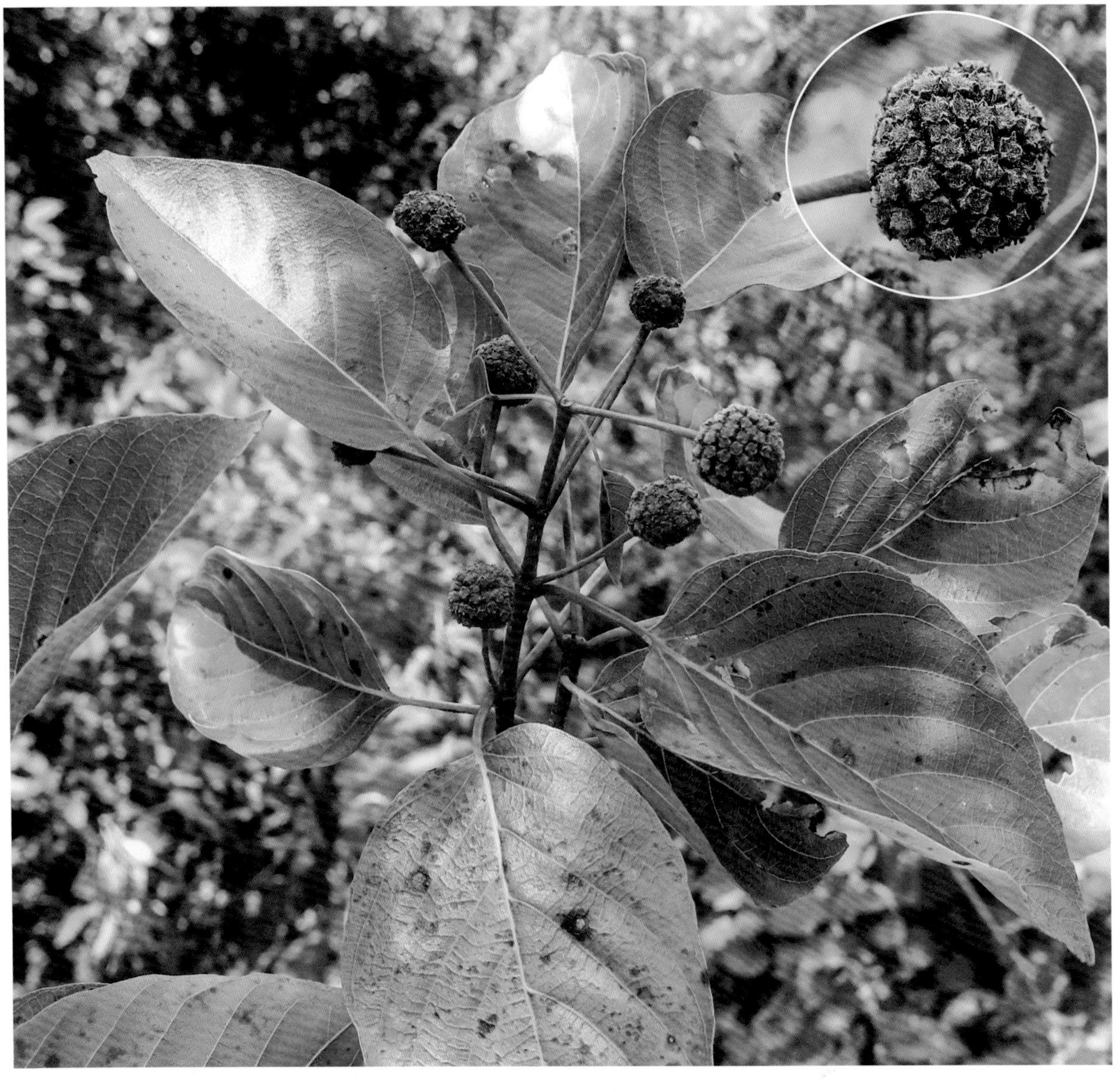

钩藤

【基原】为茜草科钩藤*Uncaria rhynchophylla* (Miq.) Miq. ex Havil.或毛钩藤*Uncaria hirsuta* Havil. 的带钩茎枝。

【别名】倒挂金钩、双钩藤、鹰爪风。

【形态特征】木质藤本。嫩枝较纤细，方柱形或略有4棱角，无毛。叶腋有成对的钩刺。单叶对生；叶片纸质椭圆形或椭圆状长圆形，边缘全缘。头状花序单生腋生或集成顶生；花小，花冠黄白色，管状漏斗形。小蒴果被短柔毛，宿存萼裂片近三角形。花期5~7月，果期10~11月。毛钩藤与钩藤相似，区别在于前者全株被毛，头状花序不计花冠直径较大。

【分布】生于山谷溪边林中或灌木丛中。产于广西、广东、云南、贵州、湖南、湖北、江西、福建等地。

【性能主治】带钩茎枝味甘，性凉。具有清热平肝、息风定惊的功效。主治肝风内动，惊痫抽搐，高热惊厥，感冒夹惊，小儿惊啼，妊娠子痫，头痛眩晕。

【采收加工】秋、冬季采收，去叶，切断，晒干。

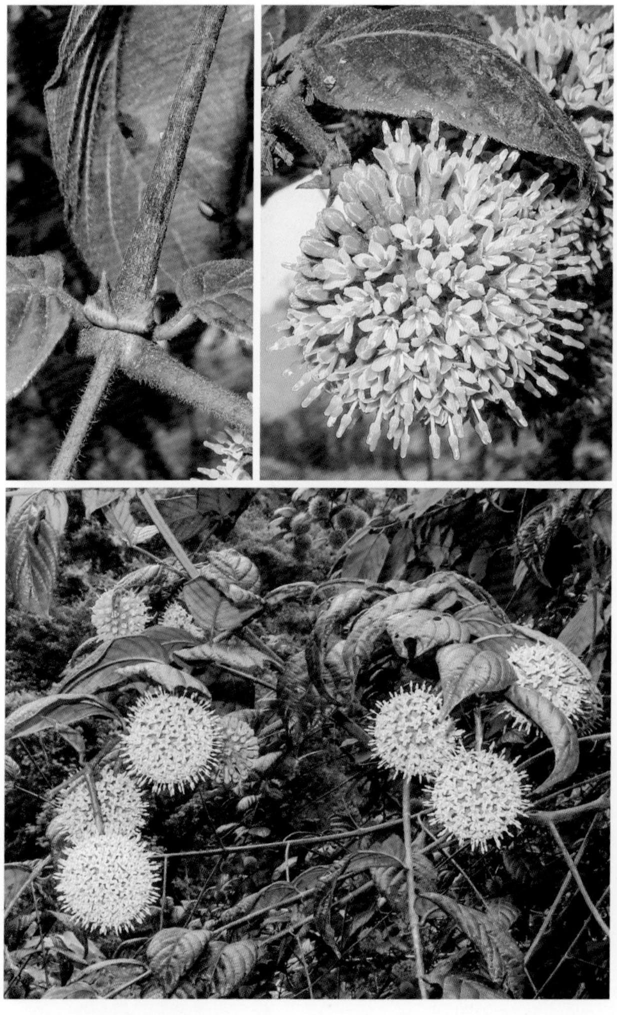

毛钩藤 ***Uncaria hirsuta***

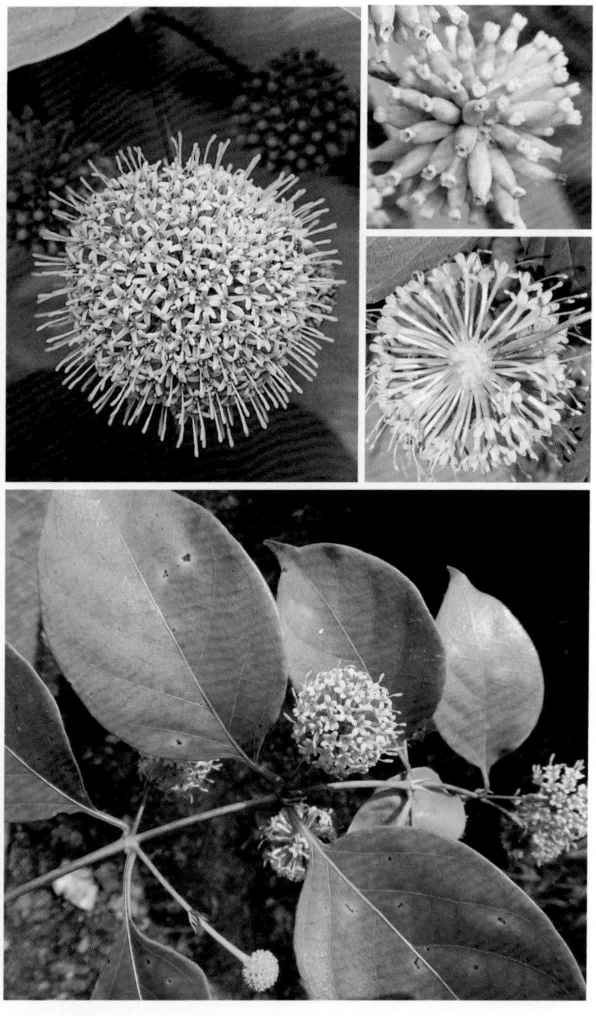

钩藤 ***Uncaria rhynchophylla***

忍冬

【基原】为忍冬科忍冬*Lonicera japonica* Thunb. 的花蕾或带初开的花、茎枝。

【别名】银花、双花、二宝花。

【形态特征】半常绿藤本。幼枝密被毛。叶片纸质，基部圆或近心形，有糙缘毛。花序梗常单生于小枝上部叶腋；苞片大，叶状，卵形至椭圆形；小苞片顶端圆形或截形，有短糙毛和腺毛。花冠白色，有时基部向阳面呈微红，后变黄色。果实圆形，熟时蓝黑色。花期4~6月，果熟期10~11月。

【分布】生于山坡灌木丛或疏林中、乱石堆、山足路旁及村庄篱笆边。除黑龙江、内蒙古、宁夏、青海、新疆、海南和西藏无自然生长外，全国各省均有分布。

【性能主治】花蕾或带初开的花味甘，性寒。具有清热解毒、凉散风热的功效。主治痈肿疔疮，喉痹，丹毒，热毒血痢，风热感冒，温病发热。茎枝味甘，性寒。具有清热解毒、疏风通络的功效。主治温病发热，热毒血痢，痈肿疮疡，风湿热痹，关节红肿热痛。

【采收加工】花蕾或带初开的花夏初花开放前采收，干燥。茎枝秋、冬季采割，晒干。

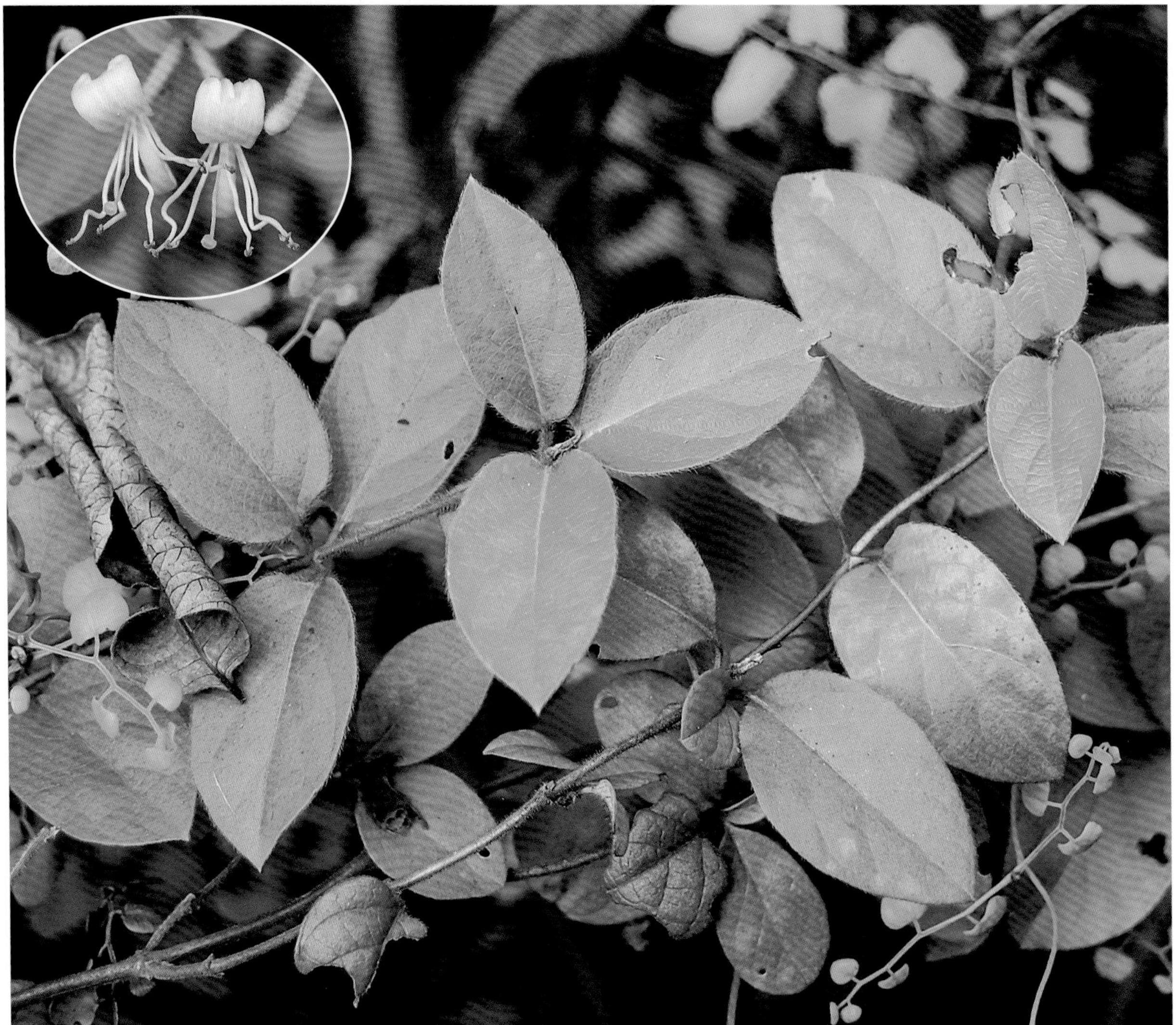

陆英

【基原】为忍冬科接骨草*Sambucus chinensis* Lindl. 的茎叶。

【别名】走马风。

【形态特征】高大草本或半灌木。枝具条棱，髓部白色。奇数羽状复叶对生；小叶2~3对，狭卵形。聚伞花序复伞状，顶生，大而疏散；花序梗基部托以叶状总苞片，分枝3~5出，纤细；花小，白色，杂有黄色杯状的不孕花。果近圆形，熟时红色。花期4~7月，果期9~11月。

【分布】生于山坡、林下、沟边和草丛中。产于广西、广东、贵州、云南、四川、湖南、湖北、陕西、江苏、安徽、浙江、江西、河南等地。

【性能主治】茎叶味甘、微苦，性平。具有祛风、利湿、舒筋、活血的功效。主治风湿痹痛，腰腿痛，水肿，黄疸，风疹瘙痒，丹毒，疮肿，跌打损伤。

【采收加工】夏、秋季采收，切段，鲜用或晒干。

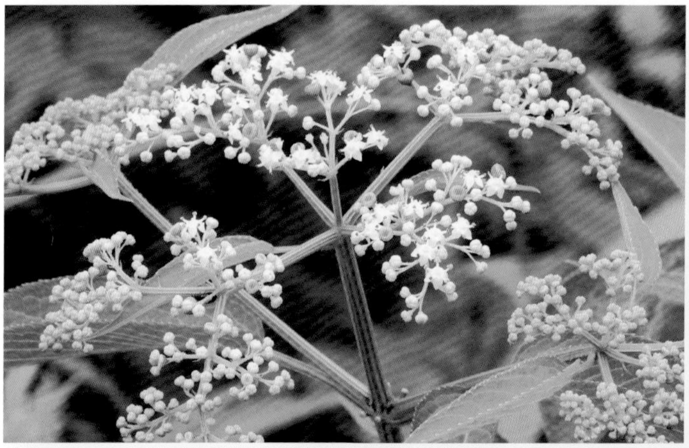
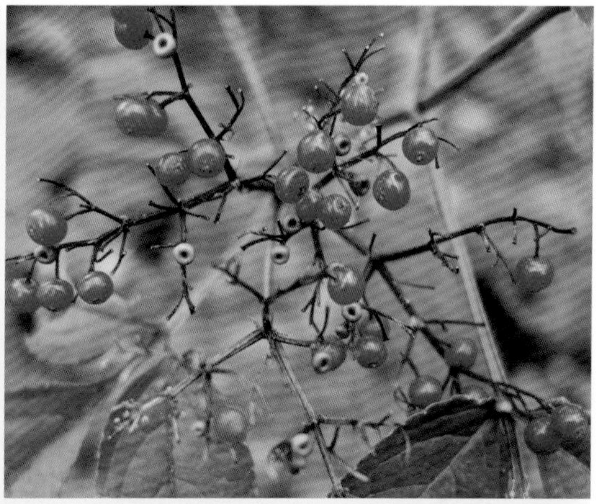
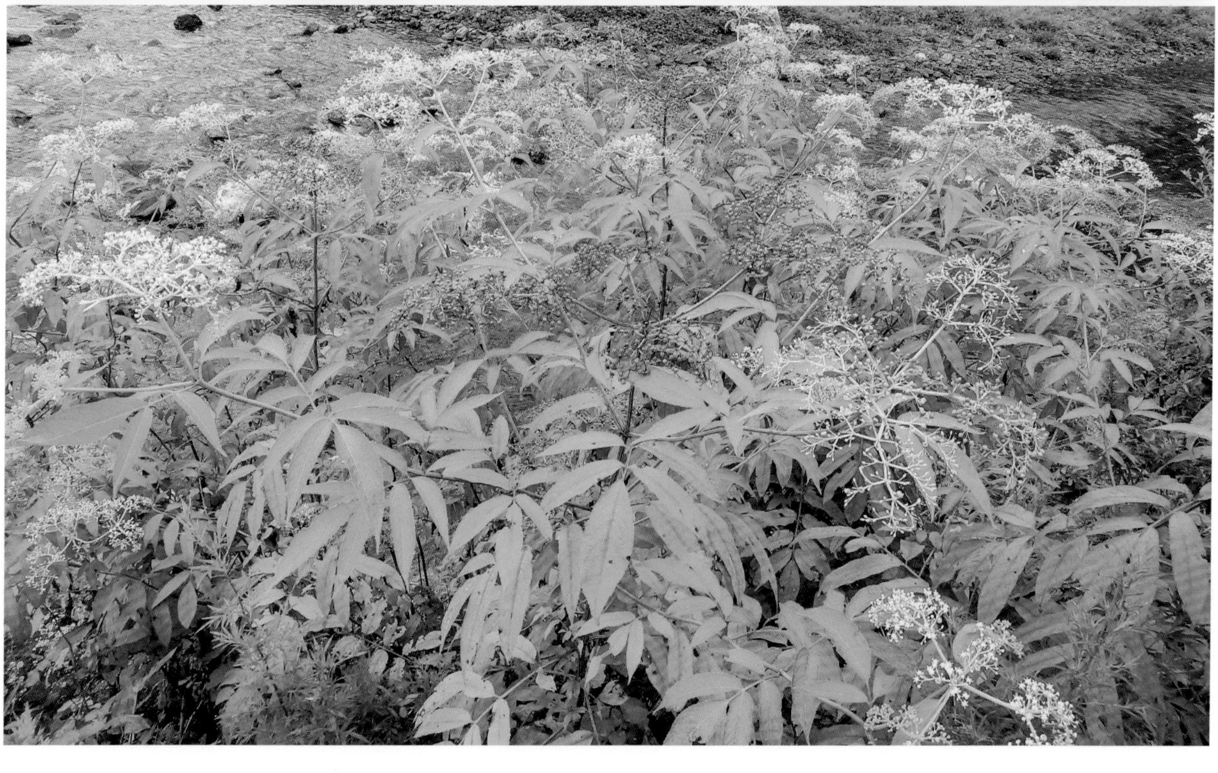

揉白叶

【基原】为忍冬科水红木*Viburnum cylindricum* Buch.-Ham. ex D. Don 的根、叶及花。

【别名】灰包木、大路通。

【形态特征】常绿灌木或小乔木。枝带红色或灰褐色，散生小皮孔。叶片革质，椭圆形至矩圆形或卵状矩圆形，先端渐尖或急渐尖，基部渐狭至圆形。聚伞花序伞形式；花冠白色或有红晕，钟状。果先红色后变蓝黑色，卵圆形；核卵圆形，扁平。花期6~10月，果期10~12月。

【分布】生于向阳山坡疏林或灌木丛中。产于广西、广东、云南、贵州、四川、湖南、湖北、甘肃等地。

【性能主治】根、叶及花味苦，性凉。叶具有清热解毒的功效。主治痢疾，急性胃肠炎，口腔炎，尿路感染；外用治烧烫伤，疮疡肿毒，皮肤瘙痒。根具有祛风活络的功效。主治跌打损伤，风湿筋骨疼痛。花具有润肺止咳的功效。主治肺燥咳嗽。

【采收加工】根、叶全年可采收，晒干。花夏秋采收，晒干。

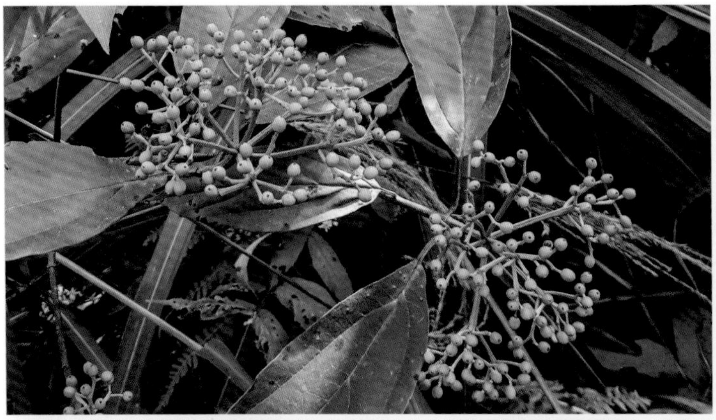

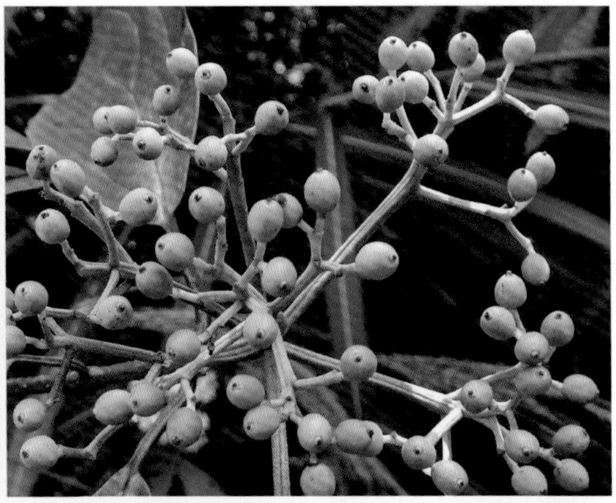

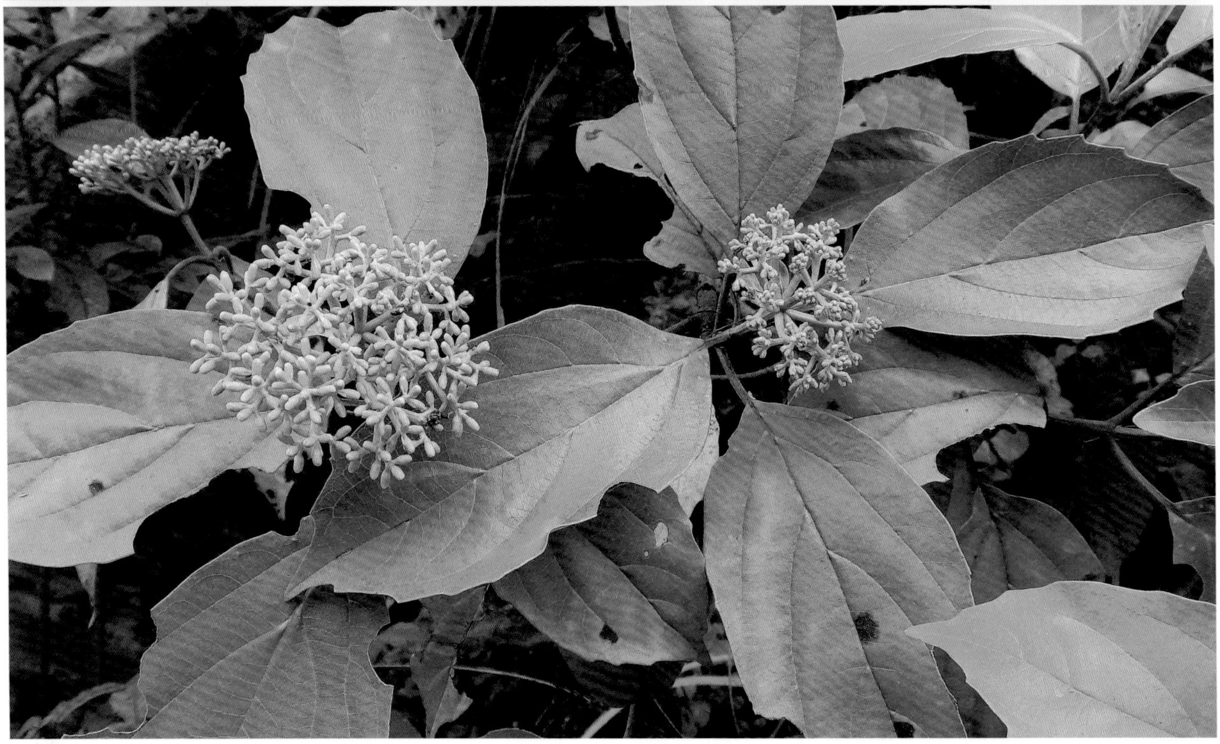

南方荚蒾

【基原】为忍冬科南方荚蒾*Viburnum fordiae* Hance 的根、茎及叶。

【别名】火柴树、心伴木、满山红。

【形态特征】灌木或小乔木，高可达5 m。植株几乎均被暗黄色或黄褐色茸毛。叶片厚纸质，宽卵形或菱状卵形，边缘常有小尖齿，叶脉在腹面略凹陷，在背面突起。复伞形式聚伞花序；花冠白色，辐状，裂片卵形。果红色，卵圆形。花期4~5月，果期10~11月。

【分布】生于山谷旁疏林、山坡灌木丛中。产于广西、广东、云南、湖南、安徽、福建等地。

【性能主治】根、茎及叶味苦，性凉。具有祛风清热、散瘀活血的功效。主治感冒，发热，月经不调，肥大性脊椎炎，风湿痹痛，跌打骨折，湿疹。

【采收加工】根全年均可采收，洗净，切段，晒干。茎叶夏、秋季采收，鲜用或切段晒干。

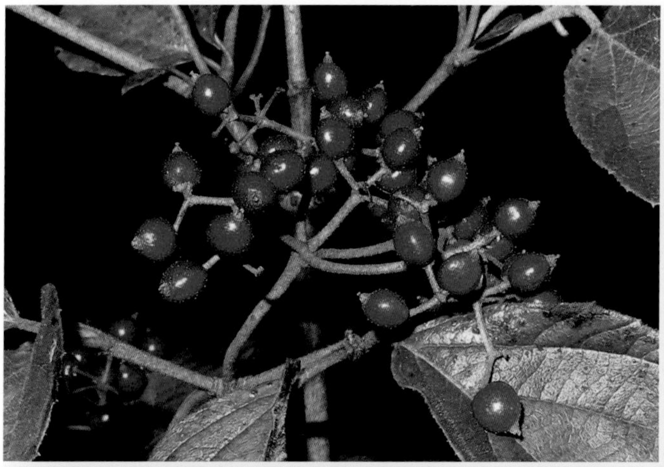

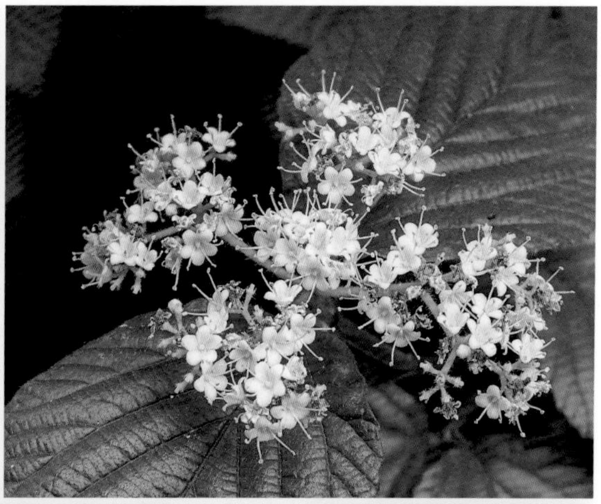

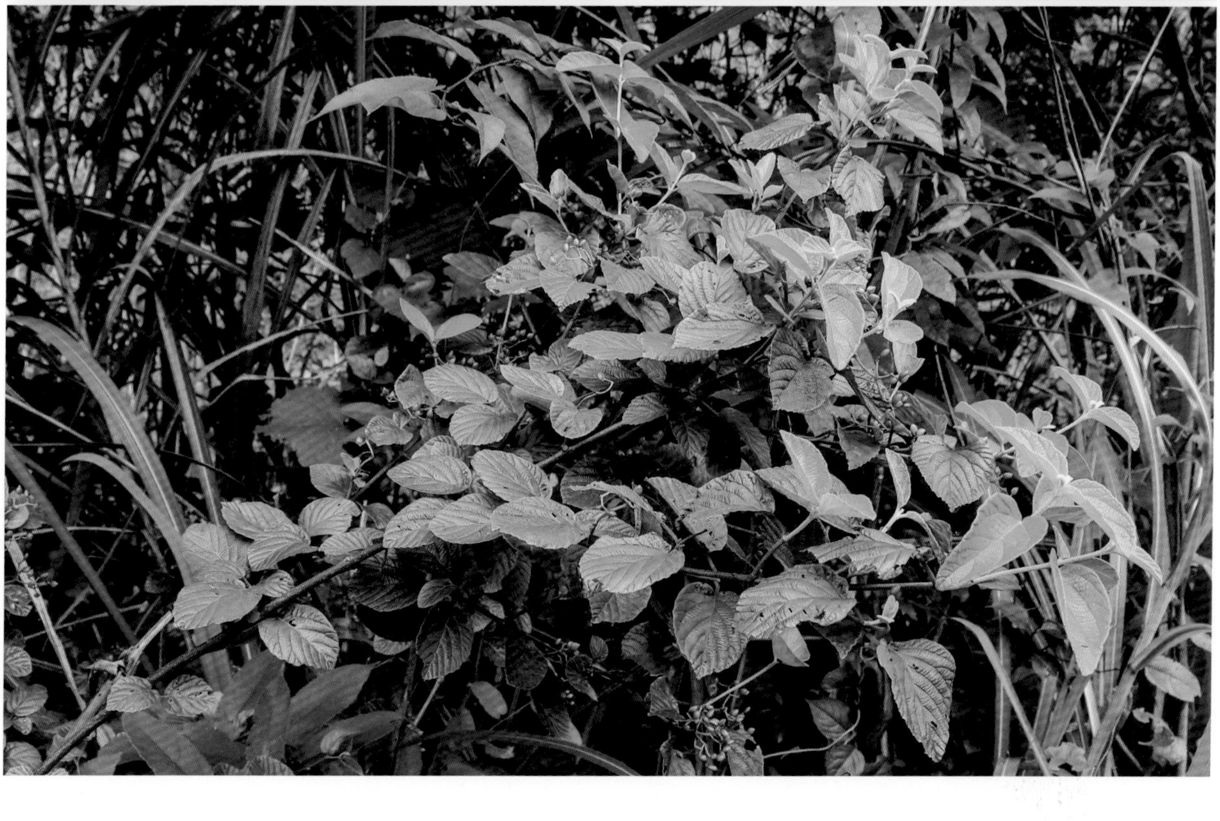

早禾树

【基原】为忍冬科珊瑚树*Viburnum odoratissimum* Ker Gawl. 的叶、树皮及根。

【别名】猪肚木、利桐木、沙糖木。

【形态特征】常绿灌木或小乔木。枝灰色或灰褐色，有突起的小瘤状皮孔。叶片椭圆形至矩圆形或矩圆状倒卵形至倒卵形，有时近圆形，长7~20 cm。圆锥花序顶生或生于侧生短枝上；花白色，后变黄白色，有时微红色。果先红色后变黑色，卵圆形或卵状椭圆形。花期4~5月，果期7~9月。

【分布】生于山谷密林、平地灌木丛中。产于广西、广东、湖南、海南、福建等地。

【性能主治】叶、树皮及根味辛，性温。具有祛风除湿、通经活络的功效。主治感冒，风湿痹痛，跌打肿痛，骨折。

【采收加工】叶和树皮于春、夏采收，根全年均可采收，晒干。

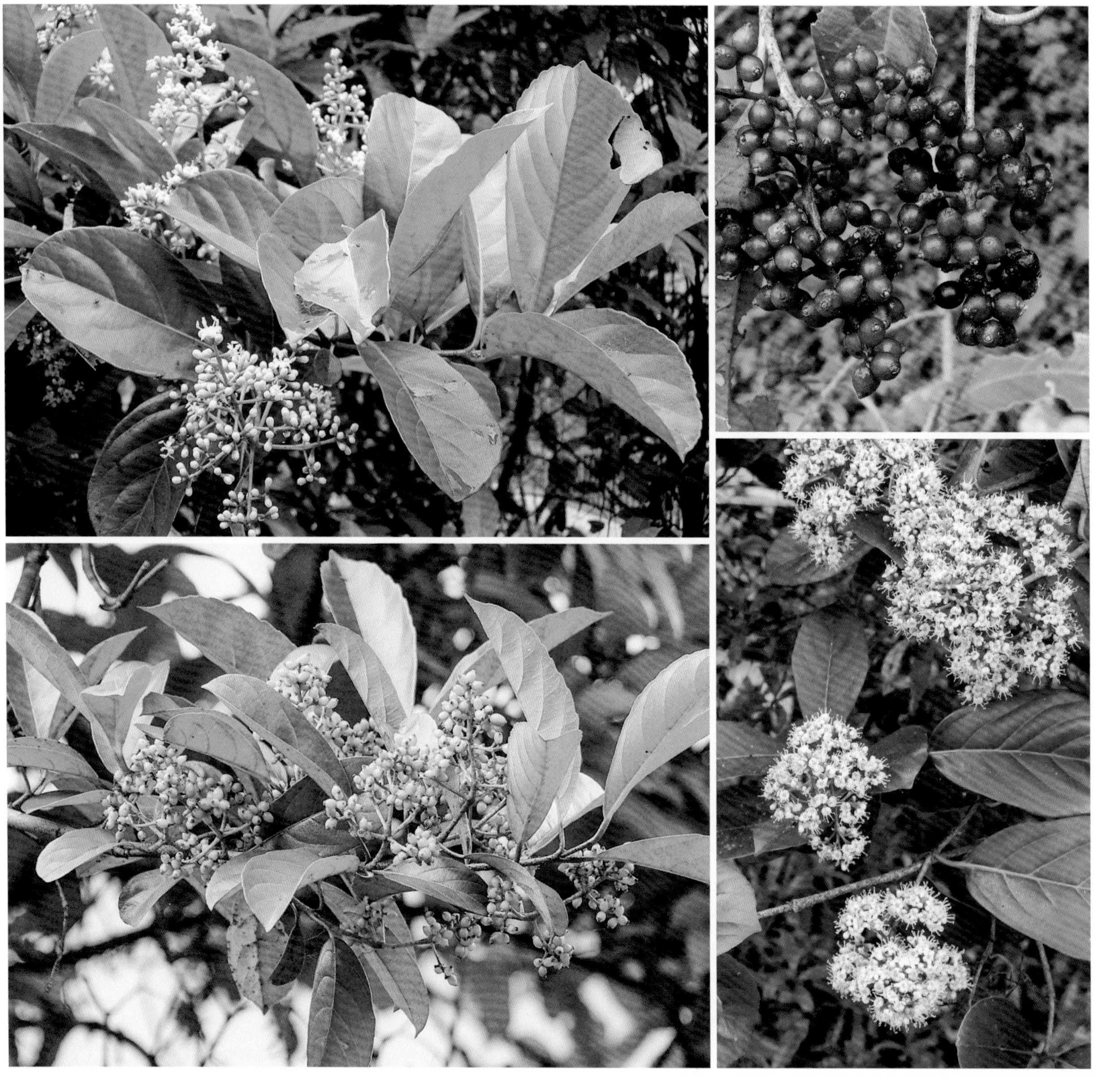

续断

【基原】为川续断科川续断*Dipsacus asper* Wall. 的根。

【别名】峨眉续断、山萝卜、和尚头。

【形态特征】多年生草本，高达2 m。主根1条至数条，圆柱形，黄褐色，稍肉质。茎中空，具6~8条棱，棱上疏生硬刺。基生叶稀疏丛生，叶片琴状羽裂，顶端裂片大，卵形；茎生叶对生，中央裂片特长。头状花序圆形；总苞片窄条形；花冠淡黄色或白色。花期7~9月，果期9~11月。

【分布】生于沟边、草丛中、林缘和田野路边。产于广西、云南、贵州、四川、西藏、江西、湖南、湖北等地。

【性能主治】根味苦、辛，性微温。具有补肝肾、强筋骨、续折伤、止崩漏的功效。主治腰膝酸软，跌扑损伤，风湿痹痛，崩漏。

【采收加工】根8~10月采收，洗净泥沙，除去根头、尾梢及细根，阴干或烘干。

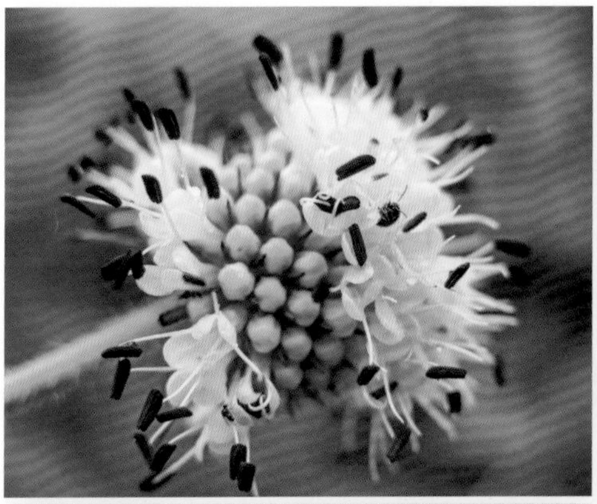
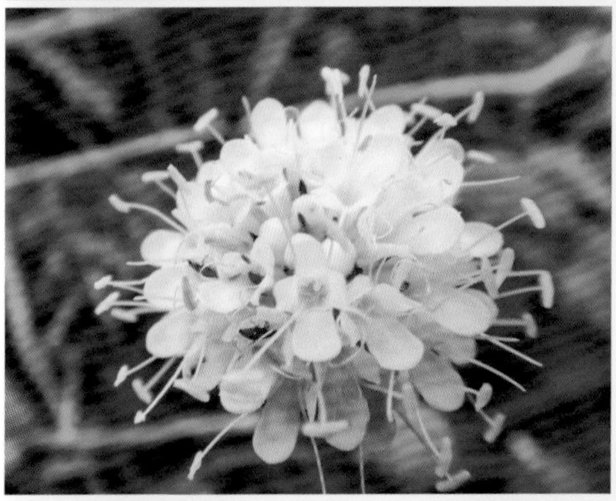
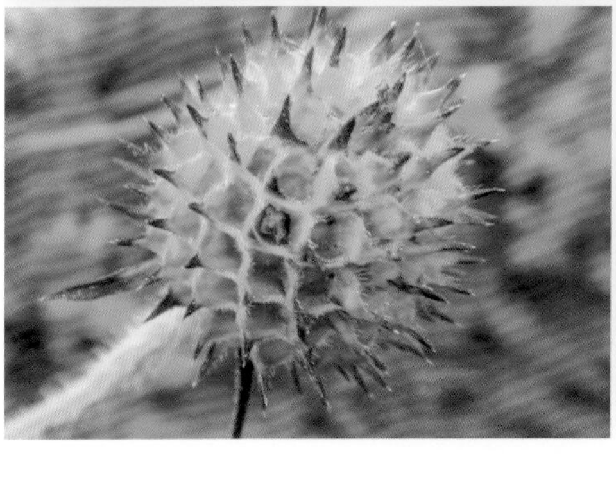
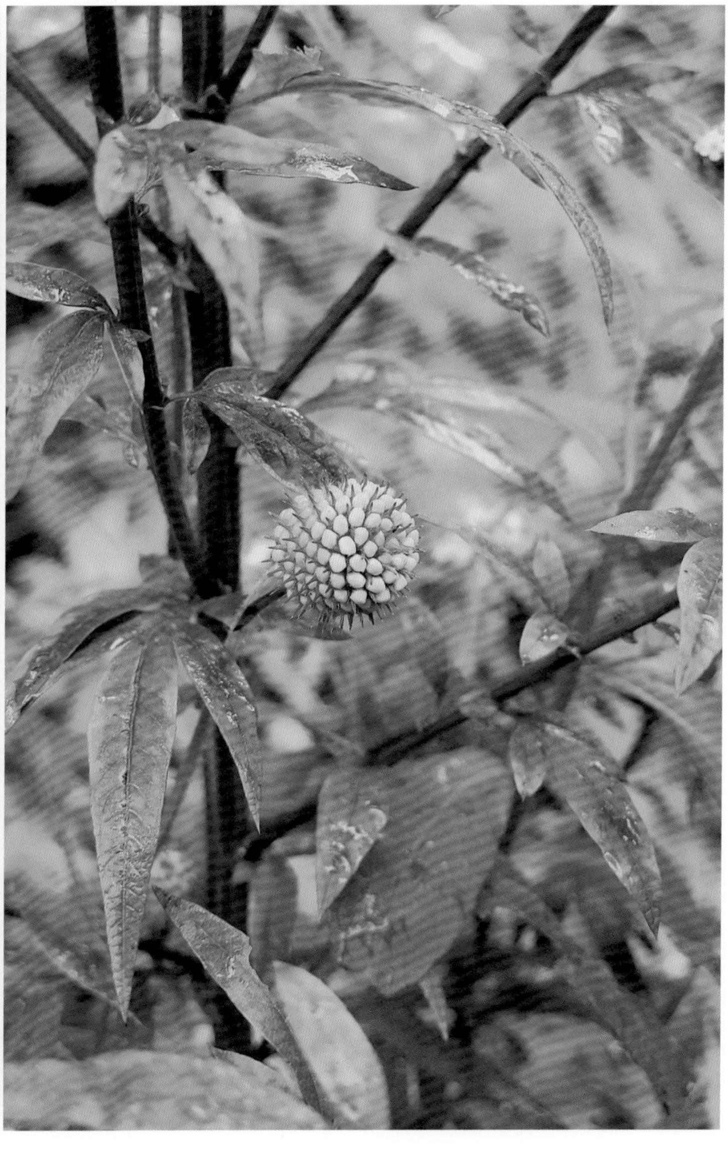

下田菊

【基原】为菊科下田菊*Adenostemma lavenia* (L.) Kuntze 的全草。

【别名】水大靛、九层菊、风气草。

【形态特征】一年生草本，高30~100 cm。茎直立，单生。全株有稀疏的叶。基部叶花期生存或凋萎；中部叶较大，长椭圆状披针形，叶柄有狭翼；上部和下部叶渐小，有短叶柄。头状花序小，花序分枝粗壮。瘦果倒披针形，长约4 mm。花果期8~10月。

【分布】生于水边、林下及山坡灌木丛中。产于广西、广东、云南、贵州、湖南、四川、江西、安徽、江苏、浙江、福建、台湾等地。

【性能主治】全草味苦，性寒。具有清热解毒、利湿、消肿的功效。主治感冒高热，支气管炎，扁桃体炎，咽喉炎，黄疸型肝炎；外用治痈疖疮疡，蛇咬伤。

【采收加工】夏、秋季采收，洗净，晒干。

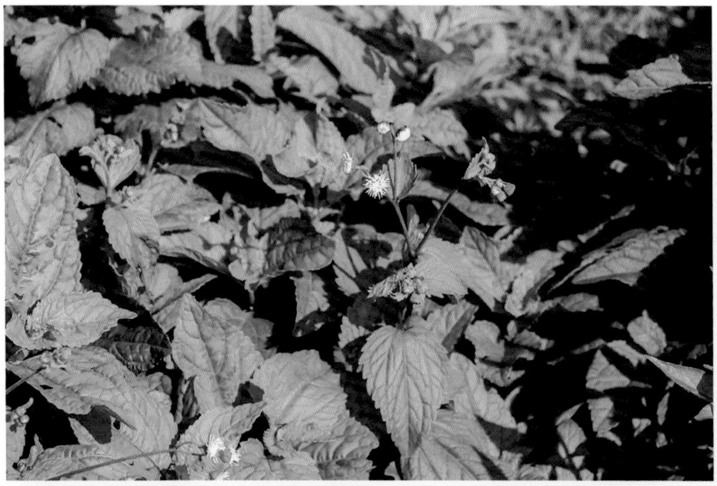

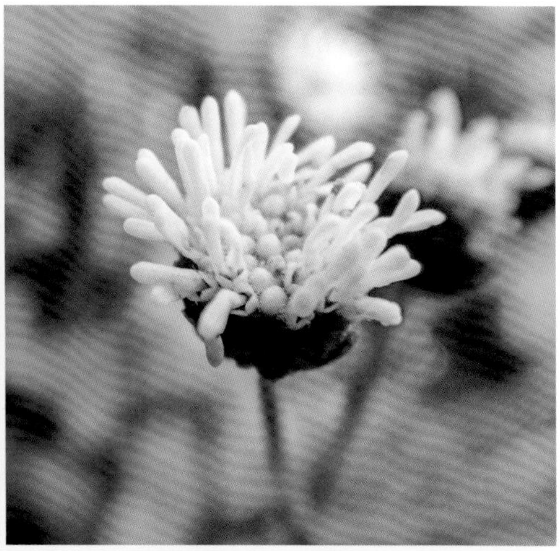

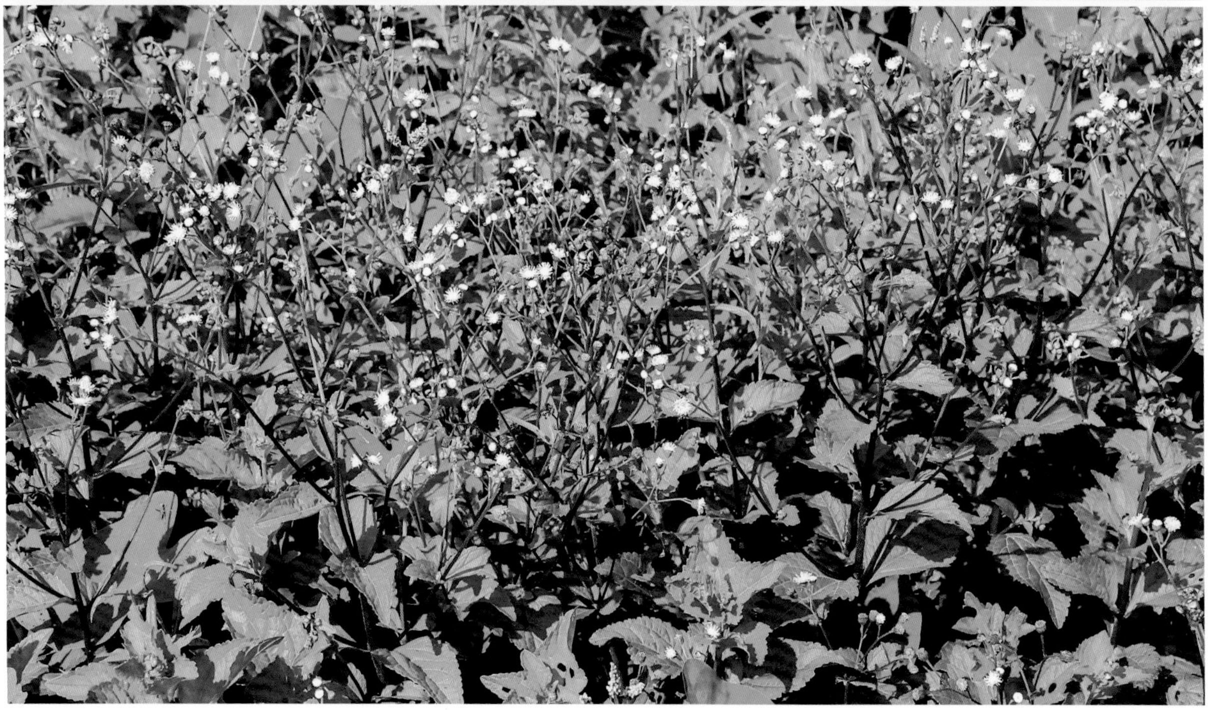

刘寄奴

【基原】为菊科奇蒿*Artemisia anomala* S. Moore 的全草。

【别名】六月白、千粒米、细白花草。

【形态特征】多年生草本，高达1.5 m。茎单生，稀2条至少数，具纵棱。下部叶卵形或长卵形，稀倒卵形；中部叶卵形、长卵形或卵状披针形；上部叶与苞片叶小。头状花序长圆形或卵圆形，排成密穗状花序。瘦果倒卵圆形或长圆状倒卵圆形。花果期6~11月。

【分布】生于林缘、路旁、沟边及灌木丛中。产于广西、广东、湖南、湖北、福建、台湾、江苏、浙江、安徽、江西等地。

【性能主治】全草味辛、苦，性平。具有清暑利湿、活血化瘀、通经止痛的功效。主治中暑，头痛，闭经腹痛，风湿疼痛，肠炎，跌打损伤；外用治创伤出血，乳腺炎。

【采收加工】8~9月开花时连根拔起，洗净，鲜用或晒干。

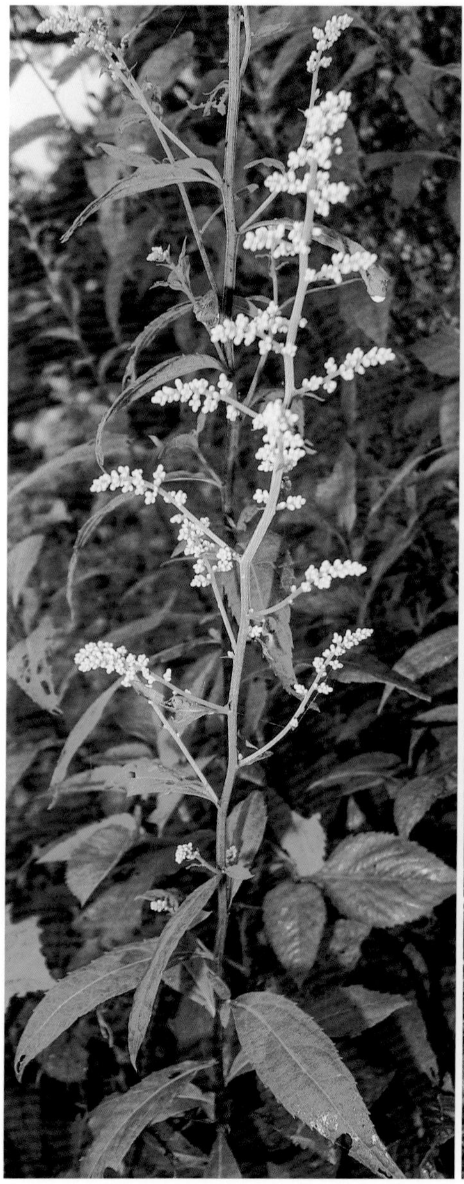
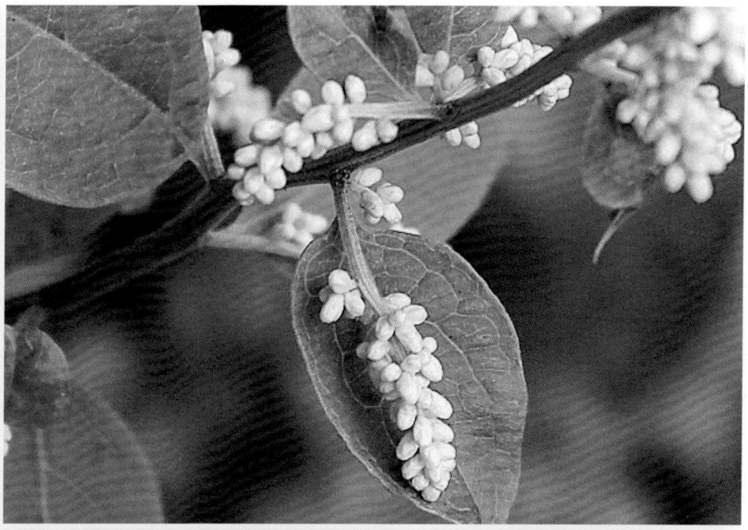
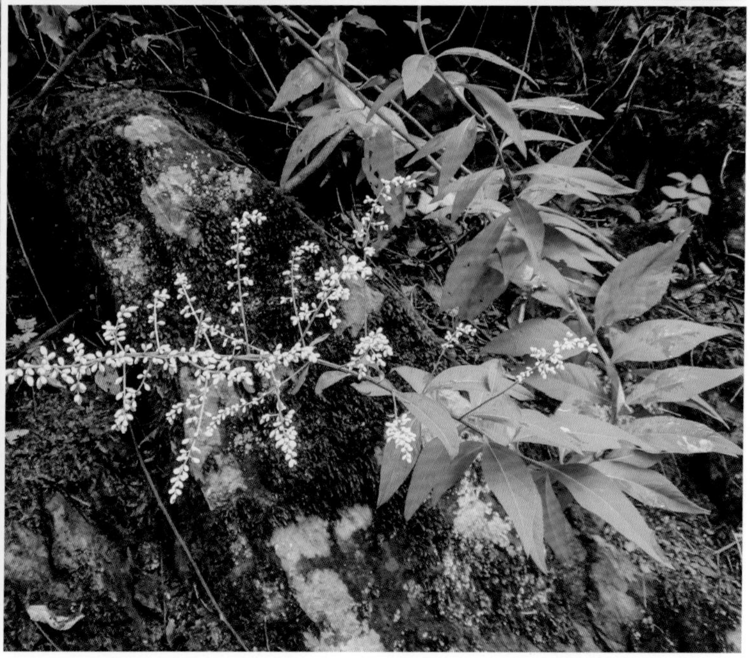

鸭脚艾

【基原】为菊科白苞蒿*Artemisia lactiflora* Wall ex DC. 的全草。

【别名】刘奇奴、鸭脚菜、甜菜子。

【形态特征】多年生草本。茎常单生，直立，高50~150 cm，上部多分枝。叶片纸质，阔卵形，羽状分裂；裂片3~5枚，卵状椭圆形或长椭圆状披针形。头状花序长圆形，无柄，排成密穗状花序，在分枝上排成复穗状花序，在茎上端组成开展或略开展的圆锥花序。花果期8~11月。

【分布】生于林下、林缘、路旁及灌木丛中湿润处。产于西南、西部、中南、华东各地。

【性能主治】全草味甘、微苦，性平。具有活血理气、解毒利湿、消肿、调经的功效。主治月经不调，闭经，白带异常，慢性肝炎，肝硬化，肾炎水肿，荨麻疹，腹胀，疝气；外用治跌打损伤，外伤出血，烧烫伤，疮疡，湿疹。

【采收加工】夏、秋季采收，鲜用或晒干。

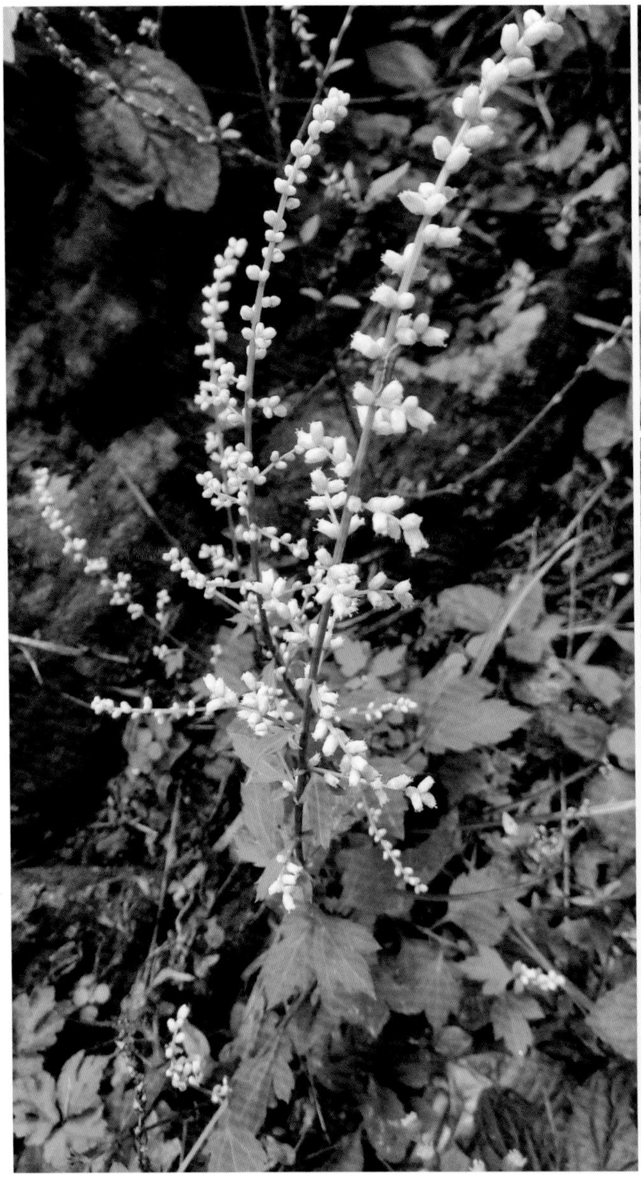
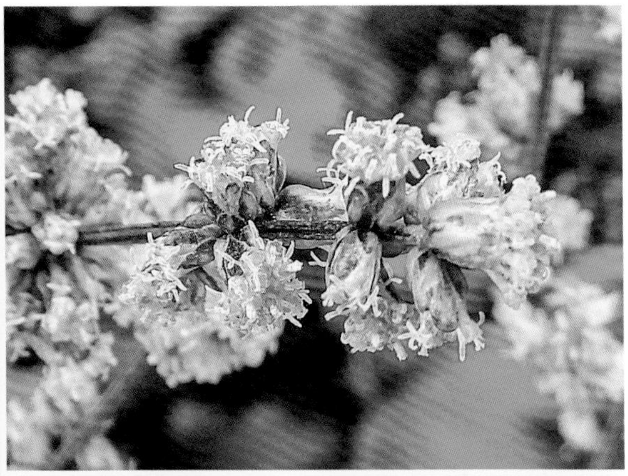
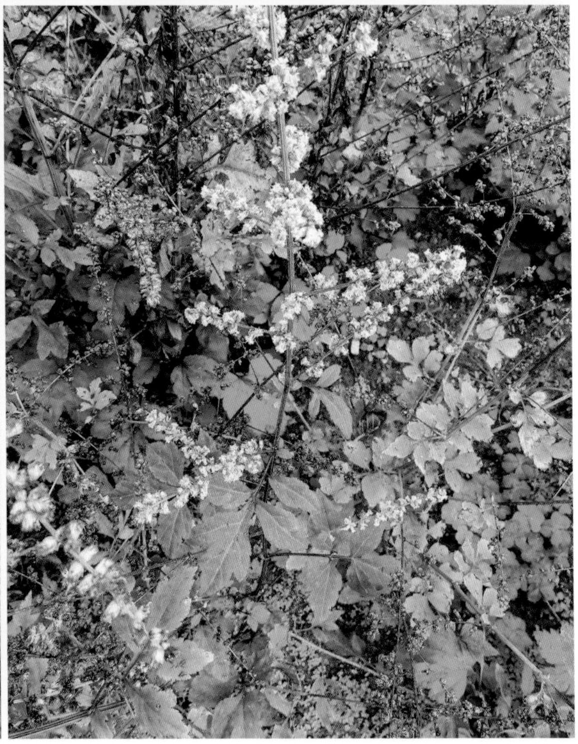

三叶鬼针草

【基原】为菊科鬼针草*Bidens pilosa* L. 的全草。

【别名】一包针。

【形态特征】一年生直立草本。茎下部叶3裂或不分裂，常在开花前枯萎；中部叶具小叶3枚，两侧小叶椭圆形或卵状椭圆形，边缘有齿；上部叶小，3裂或不分裂，条状披针形。头状花序无舌状花。瘦果黑色，条形。

【分布】生于村旁、路边及荒地中。产于西南、华南、华中、华东地区。

【性能主治】全草味苦，性平。具有清热解毒、止泻的功效。主治肠炎腹泻，阑尾炎，感冒咽痛，肝炎，蛇虫咬伤。

【采收加工】夏、秋季采收，鲜用或晒干。

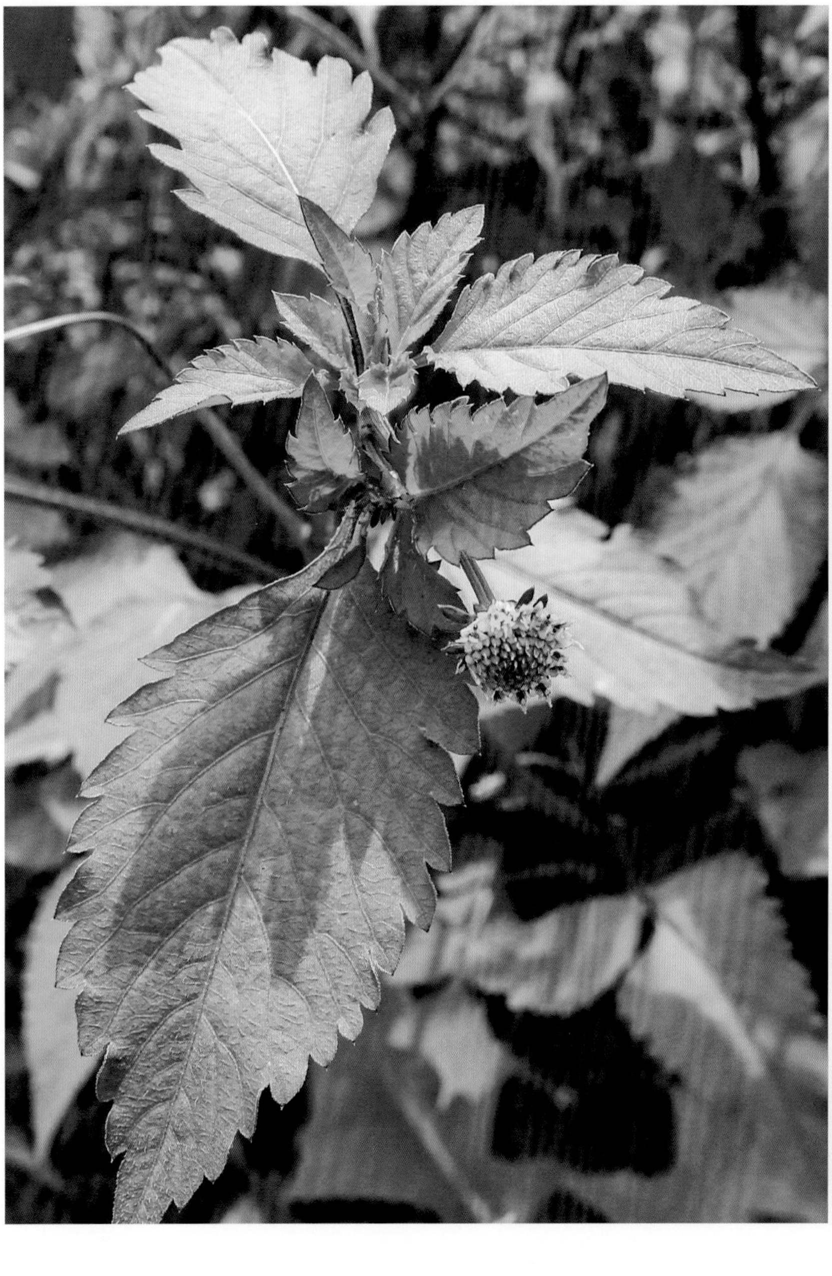
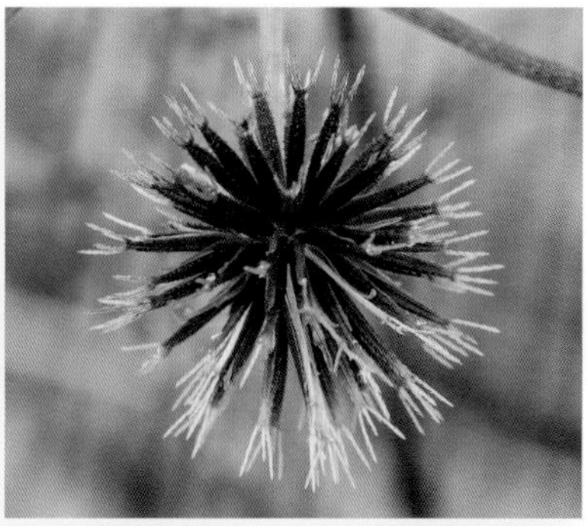
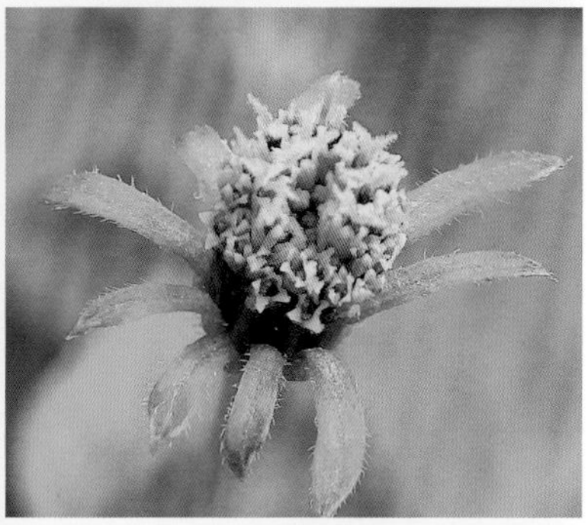
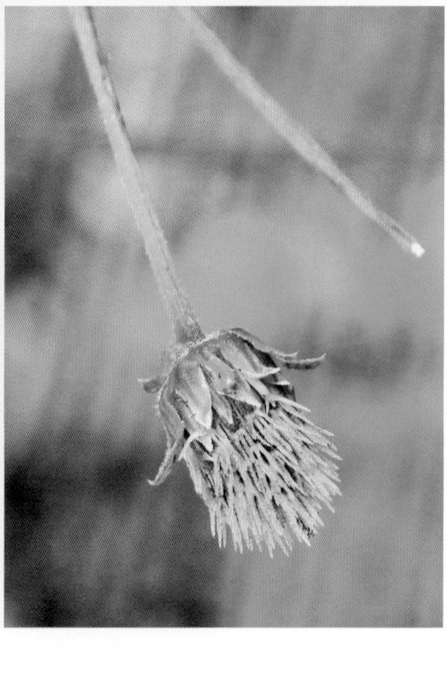

东风草

【基原】为菊科东风草*Blumea megacephala* (Randeria) C. C. Chang et Y. Q. Tseng 的全草。

【别名】黄花地胆草、九里明。

【形态特征】攀援状草质藤本或基部木质。茎圆柱形，多分枝，有明显的沟纹。叶片卵形、卵状长圆形或长椭圆形。头状花序通常1~7个在腋生枝顶排成总状或近伞房状，再组成具叶的圆锥花序；花黄色，雌花多数，细管状。瘦果圆柱形，有10条棱，冠毛白色。花期8~12月。

【分布】生于林缘、灌木丛、山坡向阳处。产于广西、广东、云南、贵州、四川、湖南、江西、福建、台湾等地。

【性能主治】全草味微辛、苦，性凉。具有清热明目、祛风止痒、解毒消肿的功效。主治目赤肿痛，翳膜遮睛，风疹，疥疮，皮肤瘙痒，痈肿疮疖，跌打红肿。

【采收加工】夏、秋季采收，鲜用或晒干。

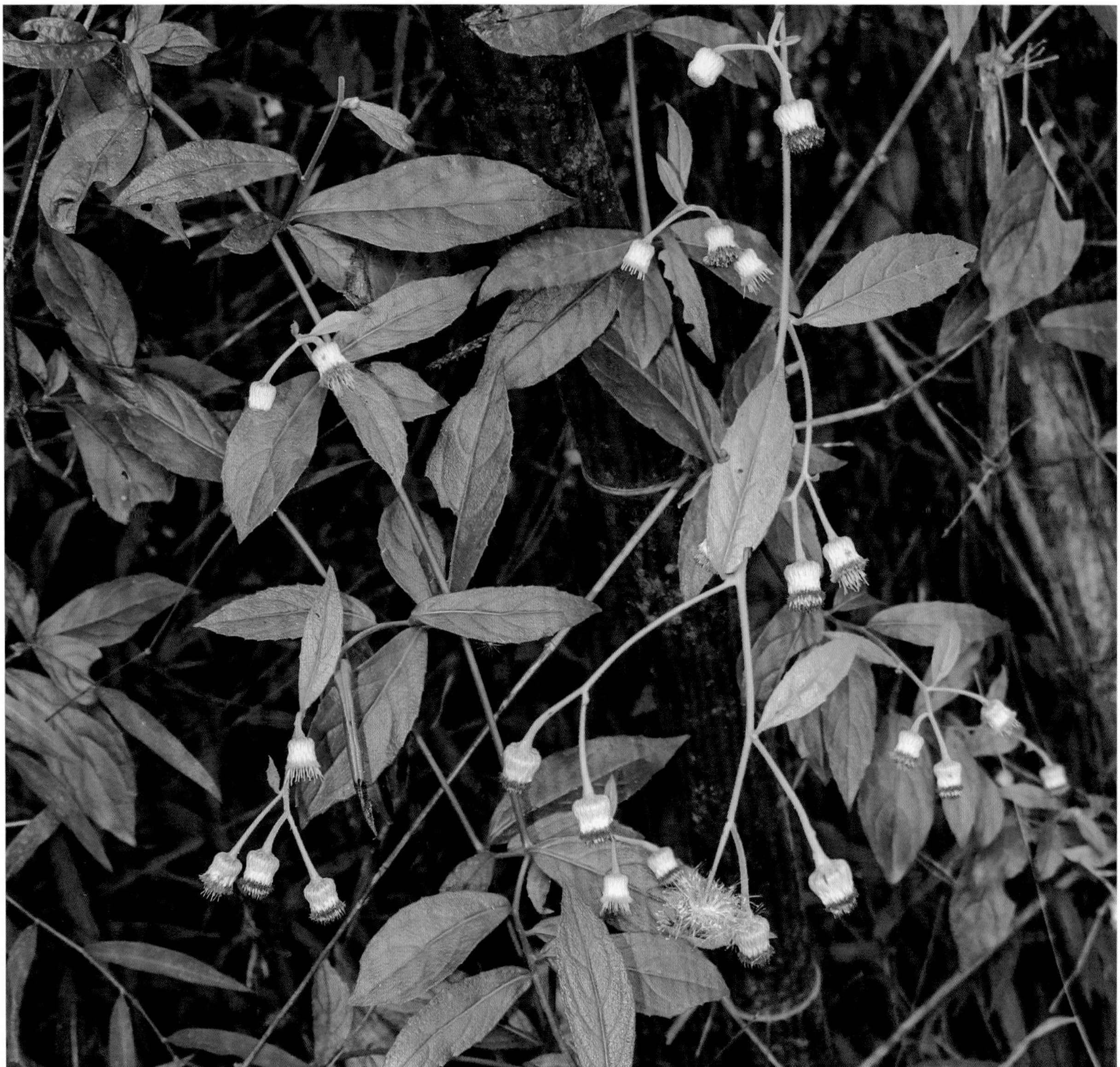

鹤虱

【基原】为菊科天名精*Carpesium abrotanoides* L.的成熟果实。

【别名】天蔓青、地菘。

【形态特征】多年生粗壮草本。茎直立，上部多分枝，下部木质，密生短柔毛，有明显的纵条纹。基生叶于开花前凋萎；茎下部叶广椭圆形或长椭圆形，边缘齿端有腺体状胼胝体。头状花序多数，生于茎端及沿茎、枝生于叶腋。瘦果顶端有短喙，无冠毛。花期8~10月，果期10~12月。

【分布】生于村边、路旁荒地、林缘。产于华东、华南、华中、西南地区。

【性能主治】果实味苦、辛，性平；有小毒。具有杀虫消积的功效。主治蛔虫病，蛲虫病，绦虫病，虫积腹痛，小儿疳积。

【采收加工】秋季果实成熟时采收，除去杂质，晒干。

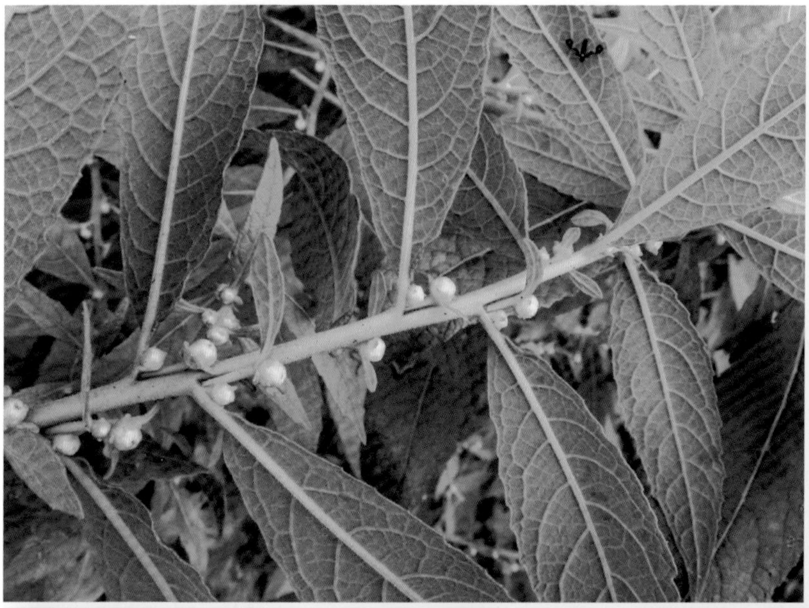
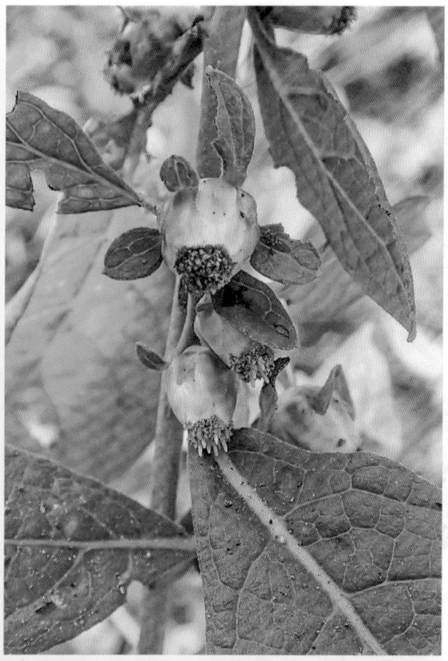
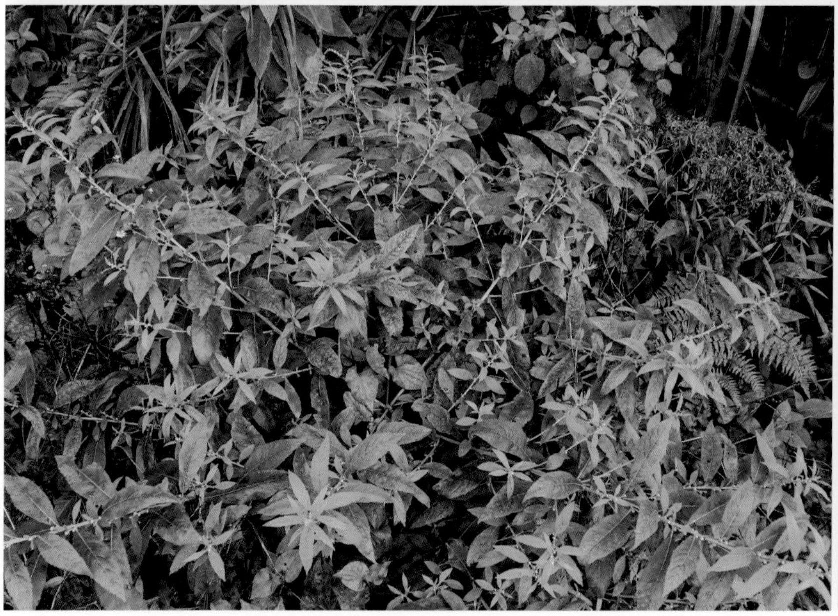
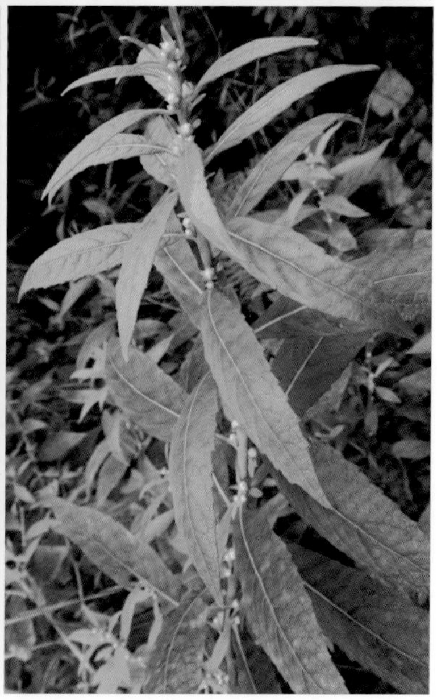

鹅不食草

【基原】为菊科石胡荽*Centipeda minima* (L.) A. Br. et Aschers. 的全草。

【别名】球子草、地胡椒。

【形态特征】一年生草本。茎匍匐或披散，基部多分枝，微被蛛丝状毛或无毛。叶互生；叶片楔状倒披针形，先端钝，基部楔形，边缘有少数齿，无毛或背面微被蛛丝状毛。头状花序单生于叶腋内，扁球形；边缘花雌性，多层；盘花两性，淡紫红色。瘦果椭圆形。花果期4~11月。

【分布】生于路旁荒野、田埂及阴湿草地上。产于华南、西南、华中、东北、华北地区。

【性能主治】全草味辛，性温。具有发散风寒、通鼻窍、止咳的功效。主治风寒头痛，咳嗽痰多，鼻塞不通，鼻渊流涕。

【采收加工】夏、秋季花开时采收，洗去泥沙，晒干。

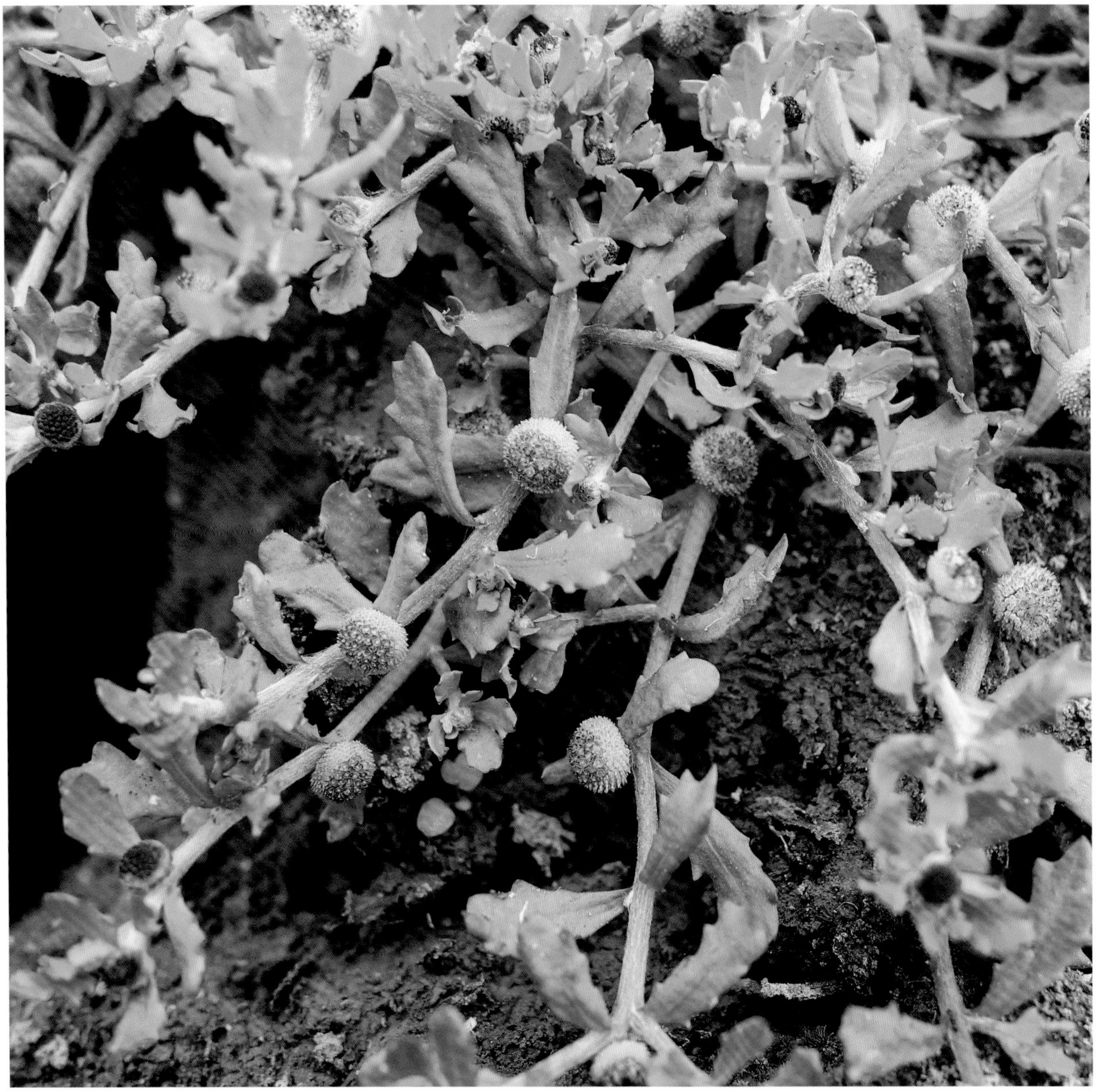

野菊

【基原】为菊科野菊*Chrysanthemum indicum* L. 的头状花序。

【别名】野黄菊、苦薏。

【形态特征】多年生草本。具有地下长或短匍匐茎。茎直立或铺散，分枝或仅在茎顶端有伞房状花序分枝。基生叶和下部叶花期脱落；中部茎叶卵形、长卵形或椭圆状卵形。头状花序常在枝顶端排成伞房状圆锥花序；全部苞片边缘白色或褐色宽膜质；舌状花黄色。瘦果。花期6~11月。

【分布】生于田边、路旁、灌木丛中及山坡草地。产于东北、华北、华中、华南及西南地区。

【性能主治】头状花序味辛、苦，性微寒。具有清热解毒、泻火平肝的功效。主治目赤肿痛，头痛眩晕，疔疮痈肿。

【采收加工】秋、冬季花初开放时采摘，晒干，或蒸后晒干。

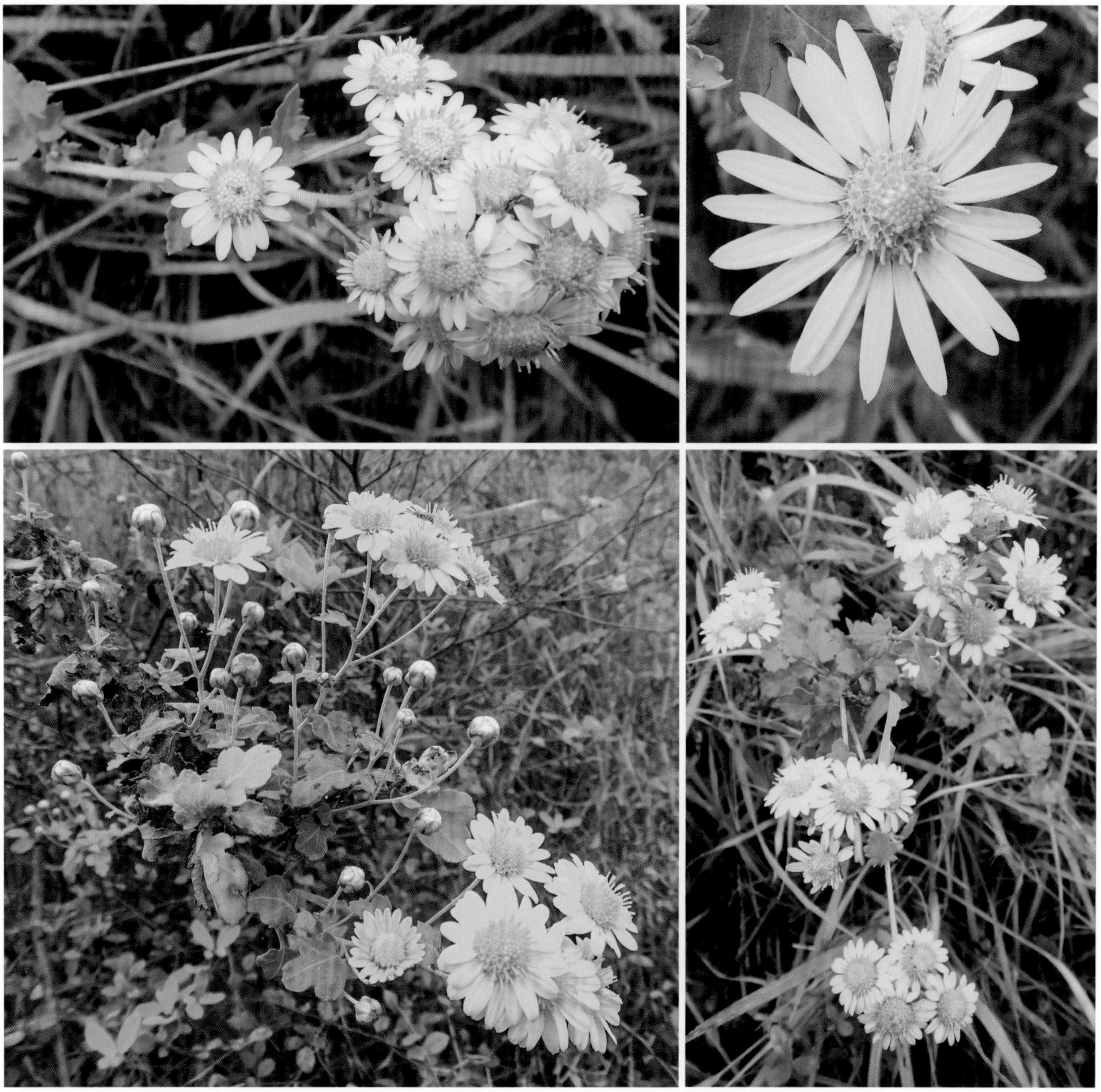

野木耳菜

【基原】为菊科野茼蒿*Crassocephalum crepidioides* (Benth.) S. Moore 的全草。

【别名】满天飞、安南草、金黄花草。

【形态特征】直立草本。茎有纵条棱。叶片椭圆形或长圆状椭圆形，边缘有不规则的齿或重齿，或有时基部羽状开裂。头状花序数个在茎端排成伞房状；总苞钟状，有数枚不等长的线形小苞片；小花管状，花冠红褐色或橙红色。瘦果狭圆柱形，赤红色；冠毛白色，易脱落。花期7~12月。

【分布】生于山坡、路边杂草丛、灌木丛中。产于广西、广东、贵州、云南、湖南、四川、西藏、湖北、江西等地。

【性能主治】全草味辛、微苦，性平。具有清热解毒、调和脾胃的功效。主治感冒，口腔炎，消化不良，肠炎，痢疾，乳腺炎。

【采收加工】夏季采收，鲜用或晒干。

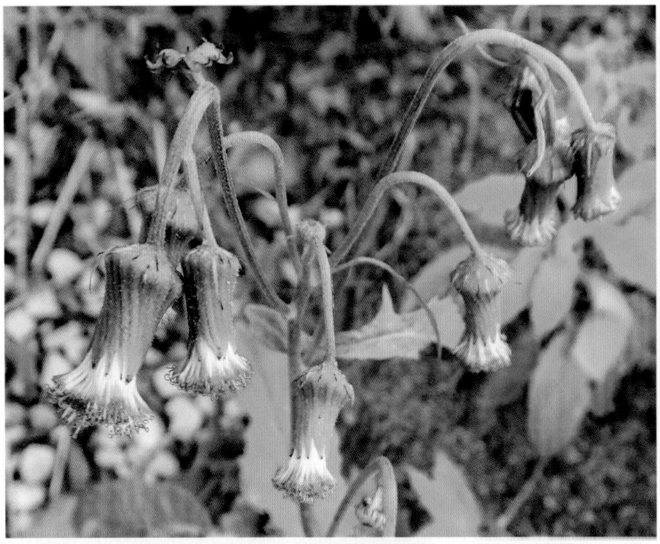
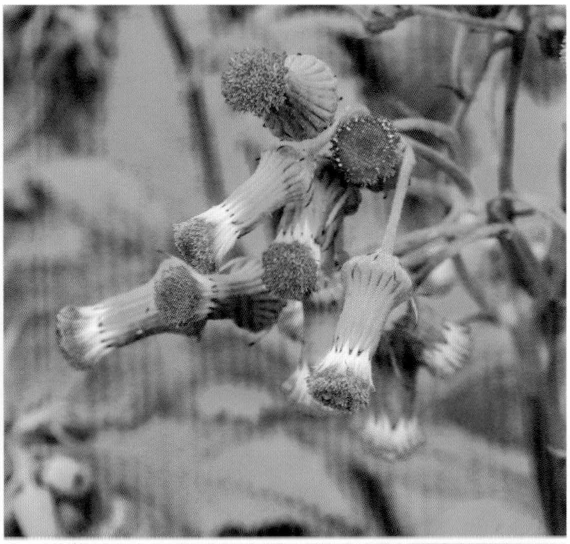
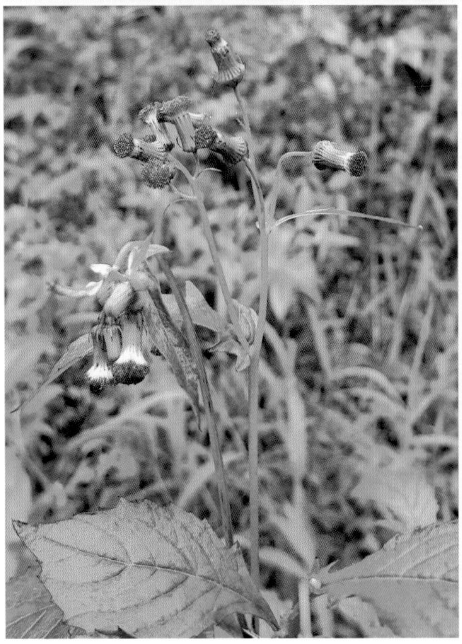
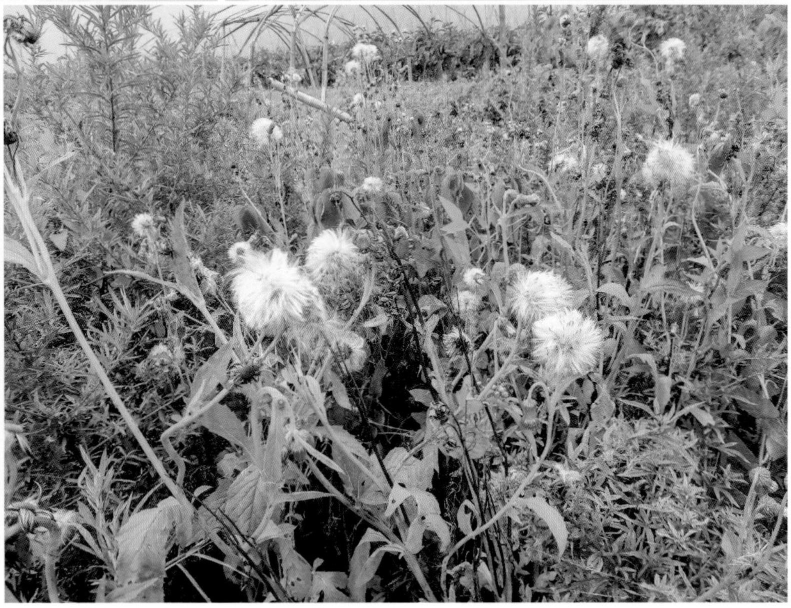

苦地胆根

【基原】为菊科地胆草*Elephantopus scaber* L. 的根。

【别名】地胆头、草鞋跟。

【形态特征】直立草本。根状茎平卧或斜升，具多数纤维状根。茎直立，密被白色贴生长硬毛。基部叶莲座状，匙形或倒披针状匙形；茎叶少数且小。头状花序束生于枝顶端，基部被3片叶状苞片所包围；花淡紫色或粉红色。瘦果长圆状线形，基部宽扁；冠毛污白色。花期7~11月。

【分布】生于开旷山坡、路旁或山谷林缘。产于广西、广东、云南、贵州、江西、福建、台湾、湖南、浙江等地。

【性能主治】根味苦，性寒。具有清热解毒、除湿的功效。主治中暑发热，头痛，牙痛，肾炎水肿，肠炎，乳腺炎，月经不调，白带异常。

【采收加工】全年均可采收，鲜用或晒干。

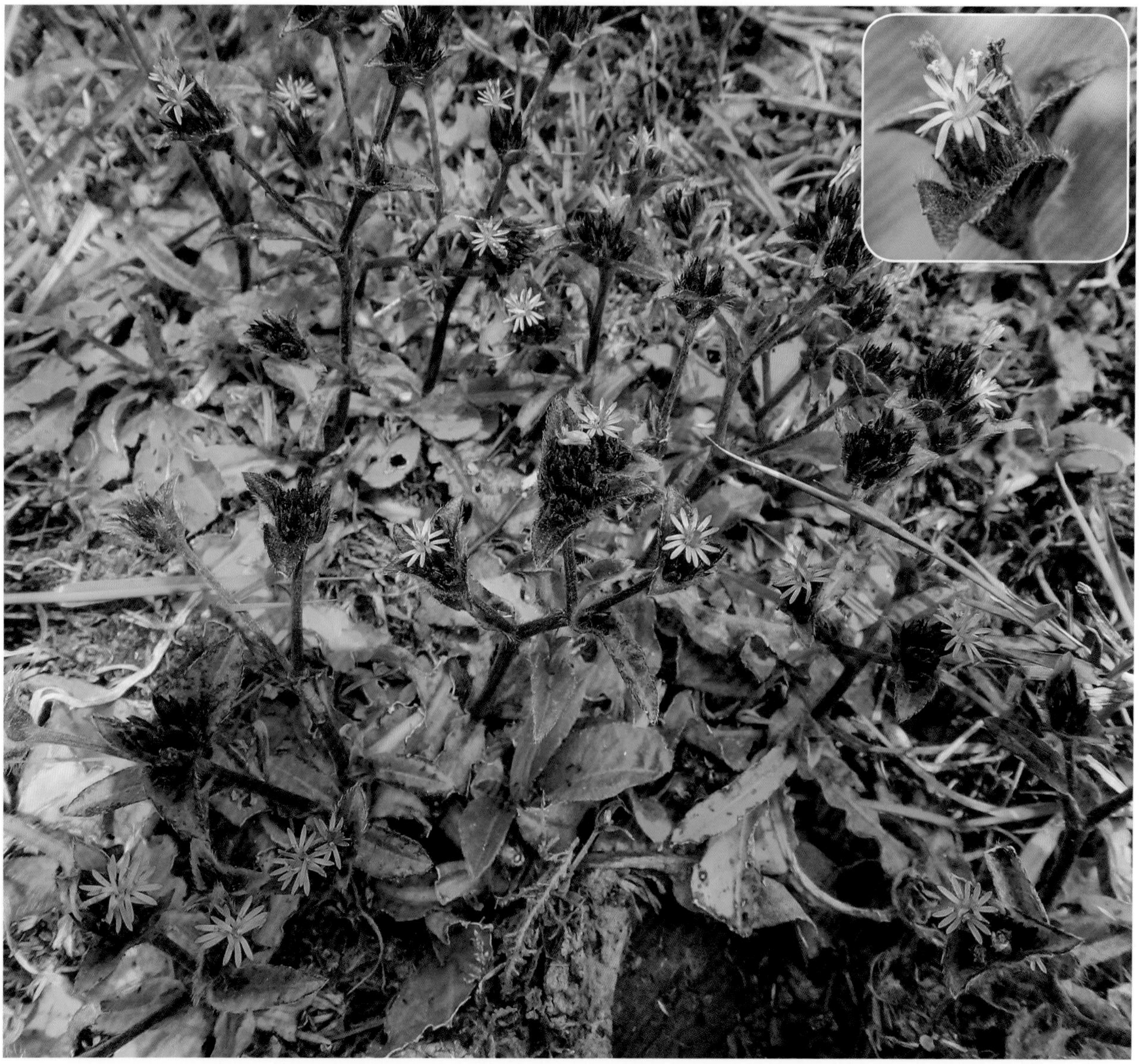

一点红

【基原】为菊科一点红*Emilia sonchifolia* DC. 的全草。

【别名】野芥兰、红背叶、羊蹄草。

【形态特征】一年生草本。根垂直，有白色疏毛。茎直立或斜升。叶片质较厚；下部叶密集，大头羽状分裂；中部茎叶疏生，较小；上部叶少数，线形。头状花序顶生，在枝端排成疏伞房状；小花粉红色或紫色。瘦果圆柱形，肋间被微毛；冠毛丰富，白色，细软。花果期7~10月。

【分布】生于荒地、田埂和路边。产于广西、广东、福建、贵州、江西等地。

【性能主治】全草味苦，性凉。具有清热解毒、散瘀消肿的功效。主治上呼吸道感染，咽喉肿痛，口腔溃疡，肺炎，急性肠炎，细菌性痢疾，泌尿系统感染，睾丸炎，乳腺炎，疖肿疮疡，皮肤湿疹，跌打扭伤。

【采收加工】夏、秋季采收，鲜用或晒干。

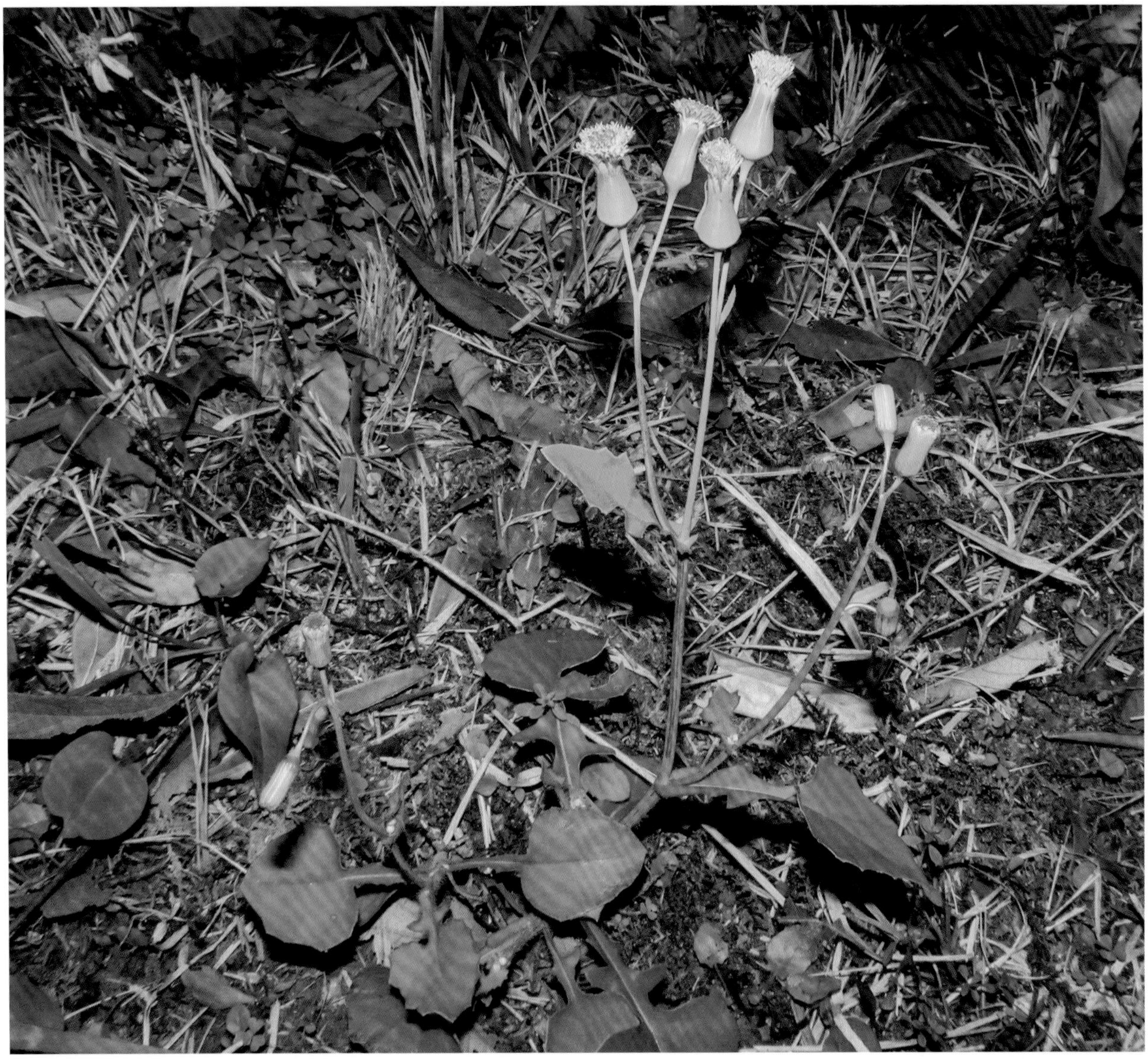

野马追

【基原】为菊科林泽兰*Eupatorium lindleyanum* DC. 的全草。

【别名】白鼓钉、化食草、毛泽兰。

【形态特征】多年生草本，高30~150 cm。根茎短，有多数细根。茎直立，下部及中部红色或淡紫红色，全部茎枝被稠密的白色长或短柔毛。叶几无柄，线状披针形，两面粗糙，边缘有疏齿裂。头状花序排列呈聚伞花序状；花白色、粉红色或淡紫红色。瘦果黑褐色。花果期5~12月。

【分布】生于山坡草地。产于我国大部分地区。

【性能主治】全草味苦，性平。具有润肺止咳、化痰平喘、降血压的功效。主治支气管炎，咳嗽痰多，高血压病。

【采收加工】秋季采收，除去杂质，晒干。

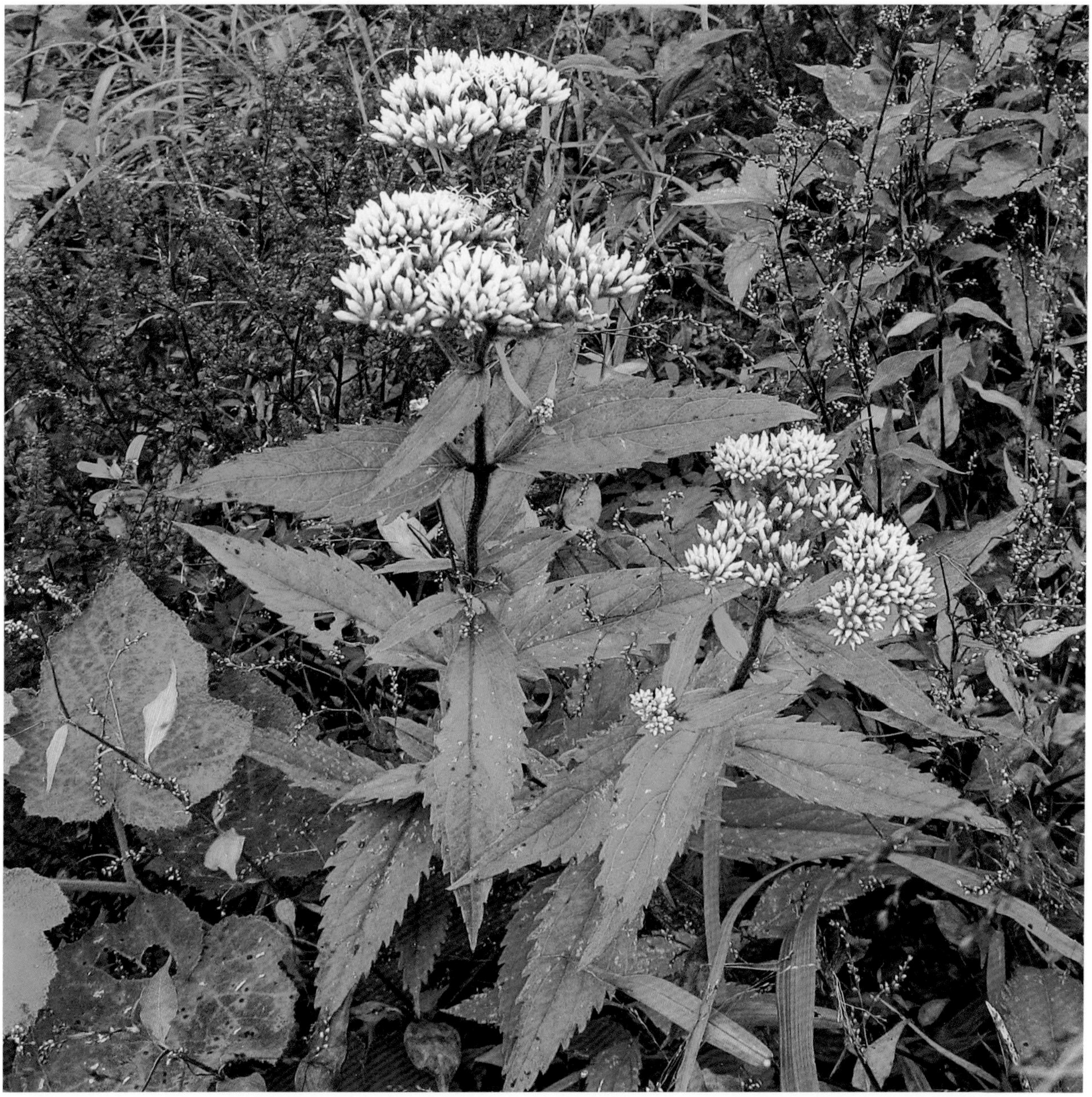

鼠曲草

【基原】为菊科鼠麴草*Gnaphalium affine* D. Don 的全草。

【别名】鼠耳、无心草、佛耳草。

【形态特征】一年生草本。茎直立或基部发出的枝下部斜升，上部不分枝，有沟纹，被白色厚棉毛。叶片匙状倒披针形或倒卵状匙形，无柄。头状花序在枝顶密集成伞房花序；花黄色至淡黄色。瘦果倒卵形或倒卵状圆柱形，有乳头状突起；冠毛粗糙，污白色，易脱落。花期1~4月，果期8~11月。

【分布】生于稻田、湿润草地上。产于华中、华东、华南、华北、西北及西南地区。

【性能主治】全草味甘、微酸，性平。具有化痰止咳、祛风除湿、解毒的功效。主治咳喘痰多，风湿痹痛，泄泻，水肿，蚕豆病，赤白带下，痈肿疔疮，阴囊湿痒，荨麻疹，高血压。

【采收加工】春季开花时采收，去尽杂质，晒干。鲜品随采随用。

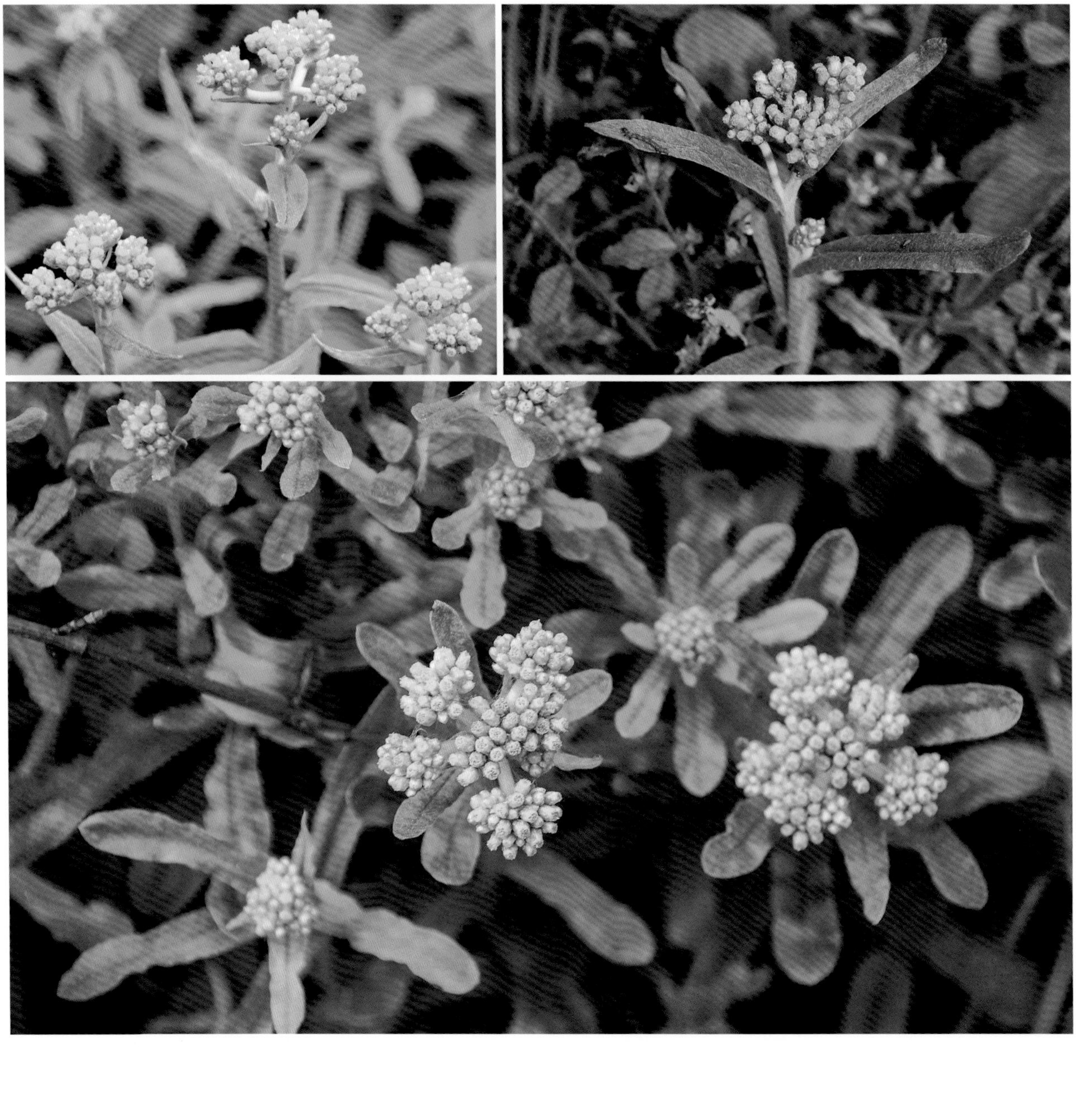

路边草

【基原】为菊科马兰*Kalimeris indica* (L.) Sch.-Bip. 的全草。

【别名】星星蒿、花叶鱼鳅串、鸡儿肠。

【形态特征】多年生直立草本。根状茎有匍枝，有时具直根。基部叶在花期枯萎；茎部叶倒披针形或倒卵状矩圆形。头状花序单生于枝端并排成疏伞房状。总苞半球形；舌状花1层，15~20朵，舌片浅紫色，被短密毛。瘦果倒卵状矩圆形，极扁。花期5~9月，果期8~10月。

【分布】生于草丛中、溪岸、路边、林缘。产于我国南部各省区。

【性能主治】全草味苦、微辛，性平。具有健脾利湿、解毒止血的功效。主治小儿疳积，腹泻，痢疾，蛇咬伤，外伤出血。

【采收加工】夏、秋季采收，鲜用或阴干。

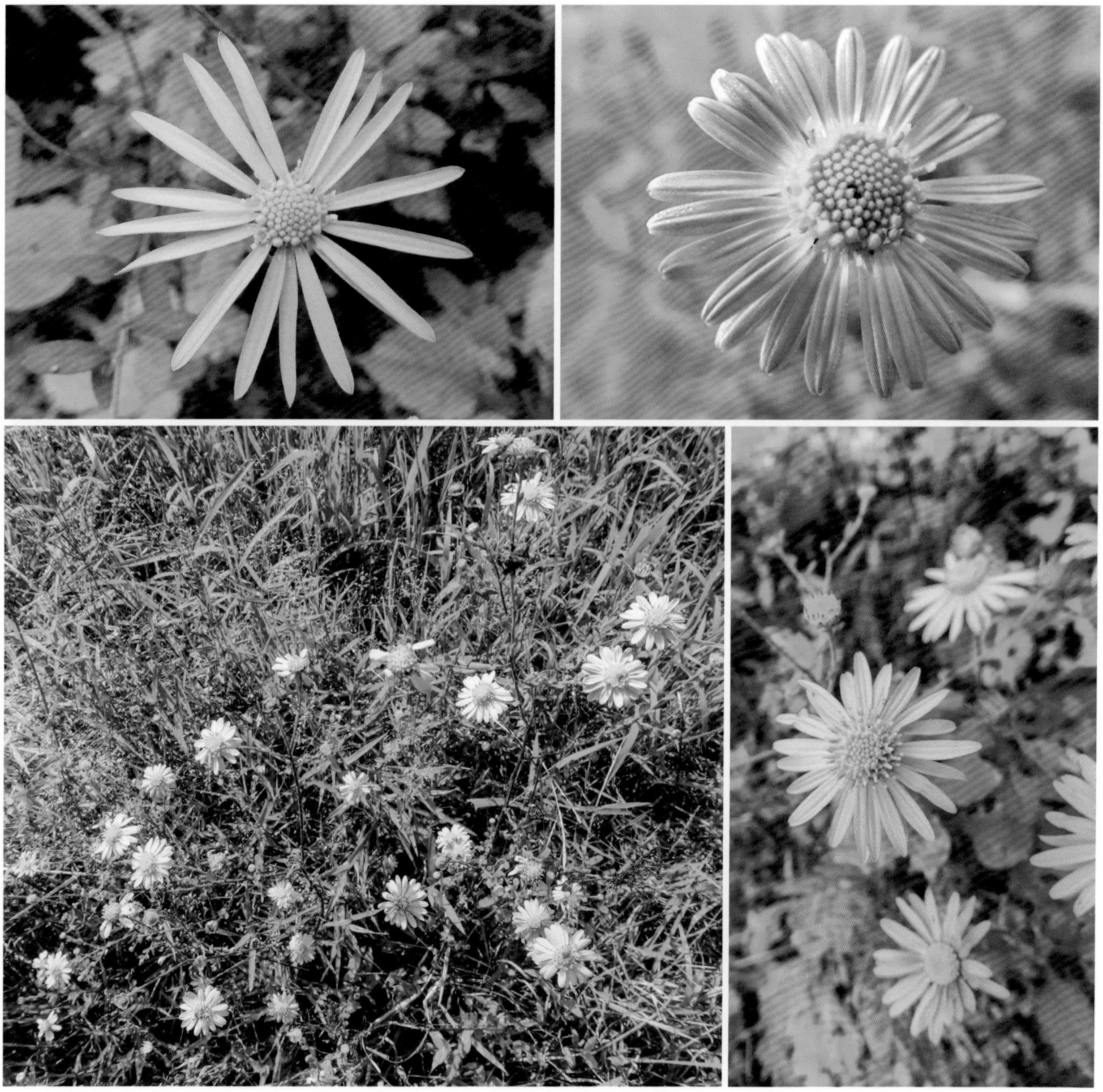

千里光

【基原】为菊科千里光*Senecio scandens* Buch.-Ham. ex D. Don 的全草。

【别名】千里及、千里急、黄花演。

【形态特征】多年生攀援草本。茎多分枝，被柔毛或无毛，老时变木质，皮淡色。叶具柄；叶片卵状披针形至长三角形，通常具浅或深齿，有时具细裂或羽状浅裂。头状花序有舌状花多数，在茎枝端排成顶生复聚伞圆锥花序，花冠黄色。瘦果圆柱形，被柔毛。花期10月到翌年3月。

【分布】生于森林、灌木丛中或溪边，攀援于灌木、岩石上。产于广西、广东、云南、贵州、四川、湖南、湖北、江西、福建、台湾、浙江、安徽、陕西、西藏等地。

【性能主治】全草味苦、辛，性凉。具有清热解毒、明目退翳、杀虫止痒的功效。主治流行性感冒，上呼吸道感染，肺炎，急性扁桃体炎，腮腺炎，急性肠炎，细菌性痢疾，黄疸型肝炎，胆湿癣炎，急性尿路感染，目赤肿痛翳障，痈肿疖毒，丹毒，湿疹，干湿癣疮，滴虫性阴道炎，烧烫伤。

【采收加工】9~10月采收，鲜用或晒干。

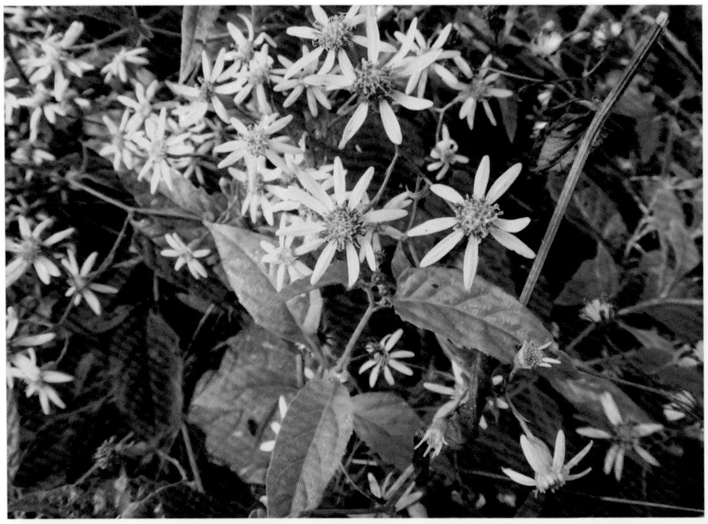

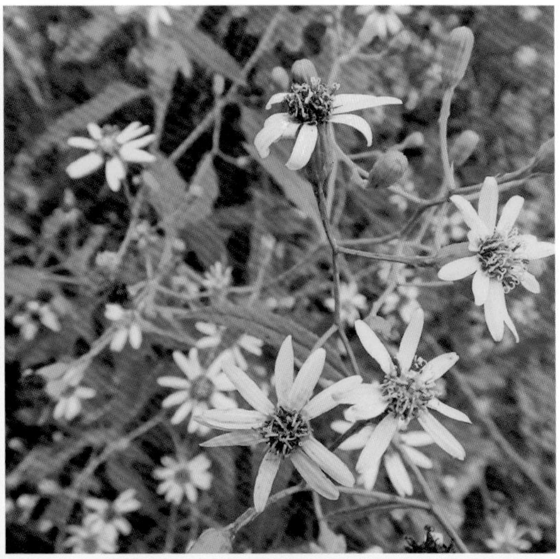

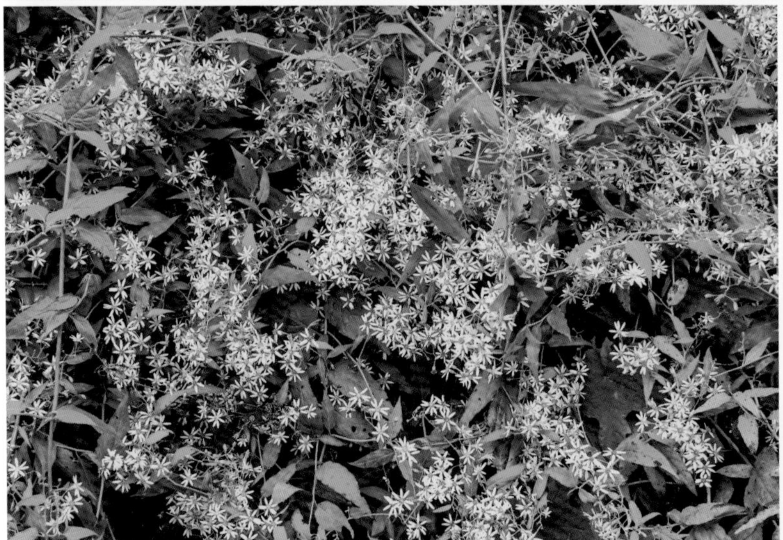

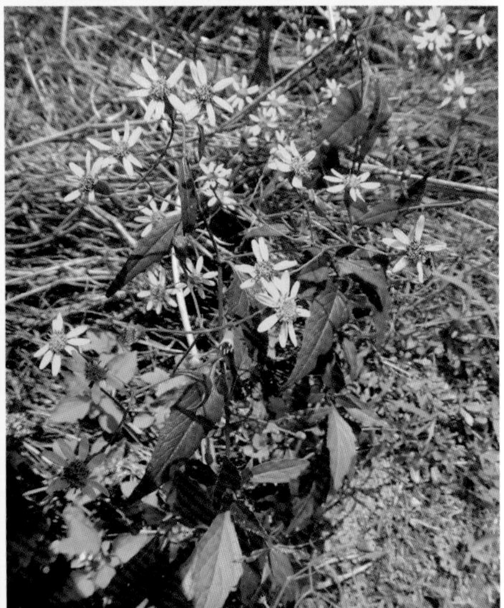

豨莶草

【基原】为菊科豨莶*Siegesbeckia orientalis* L. 的地上部分。

【别名】豨签草、火莶、虎膏。

【形态特征】一年生草本。茎直立，多分株，全部分枝被灰白色短柔毛。基部叶花期枯萎；中部叶三角状卵圆形或卵状披针形，纸质，腹面绿色，背面淡绿，具腺点，两面被毛，三出基脉。头状花序多数；花黄色，雌花舌状，两性花管状。瘦果倒卵形。花期4~9月，果期6~11月。

【分布】生于山野、荒草地、灌木丛中、林缘及林下，也常见于耕地中。产于广西、广东、云南、贵州、四川、湖南、江西、福建、台湾、浙江、江苏、安徽、甘肃、陕西等地。

【性能主治】地上部分味苦、辛，性寒；有小毒。具有祛风湿、通经络、清热解毒的功效。主治风湿痹痛，筋骨不利，腰膝无力，半身不遂，高血压，疟疾，黄疸，痈肿，疮毒，风疹湿疮，虫兽咬伤。

【采收加工】夏季开花前或花期均可采收，晒至半干时，放置干燥通风处，晾干。

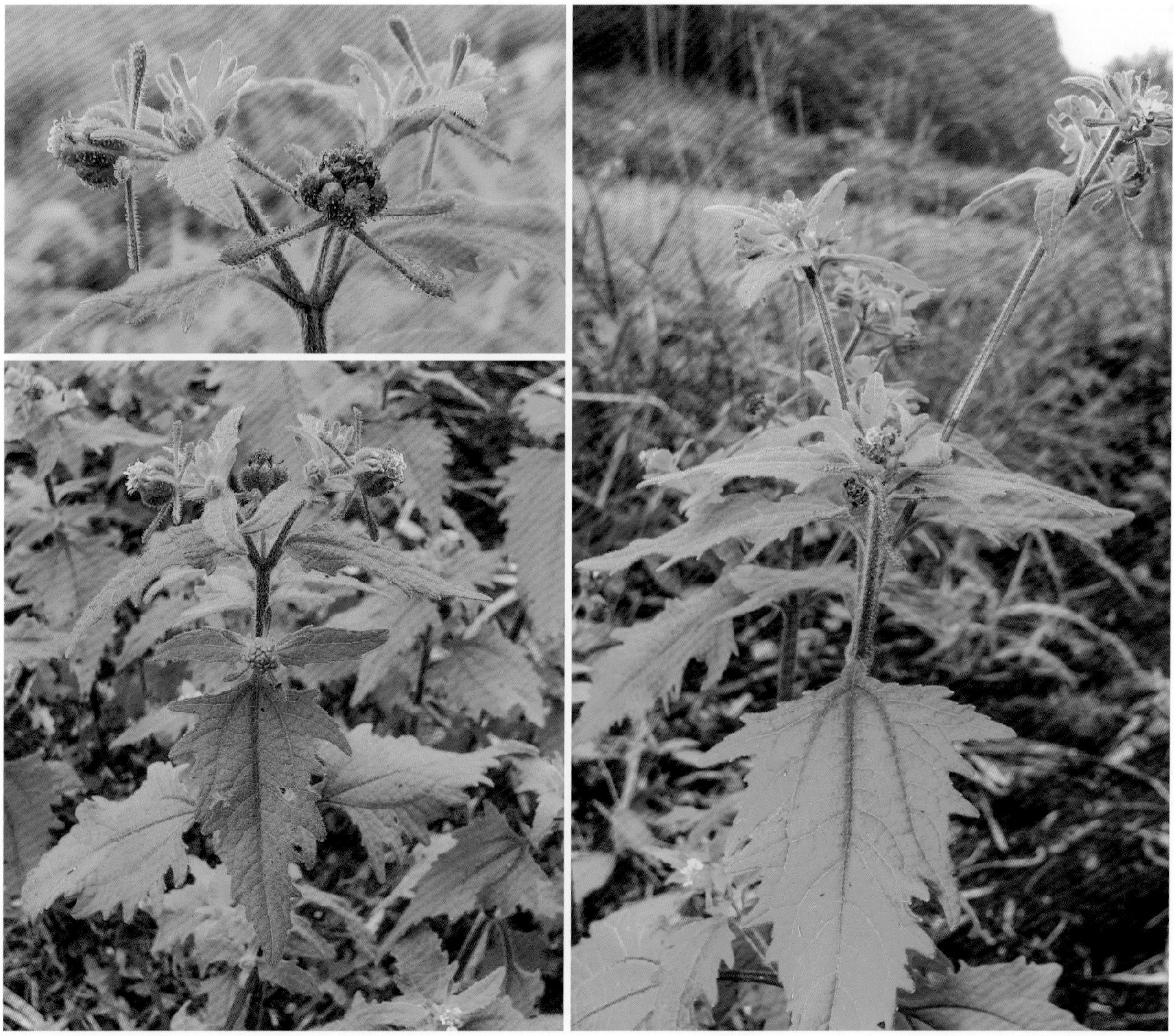

狗仔花

【基原】为菊科咸虾花*Vernonia patula* (Dryand.) Merr. 的全草。

【别名】狗仔菜、鲫鱼草。

【形态特征】一年生粗壮草本。茎直立，具明显的条纹，被灰色短柔毛，具腺。基部和下部叶在花期常凋落；中部叶具柄，卵形或卵状椭圆形，背面被灰色绢状柔毛，具腺点。头状花序通常2~3个生于枝顶端，或排成分枝宽圆锥状或伞房状；花淡红紫色。花期7月至翌年5月。

【分布】生于荒地、旷野、田边、路旁。产于广西、广东、海南、云南、贵州、福建、台湾等地。

【性能主治】全草味苦、辛，性平。具有发表散寒、凉血解毒、清热止泻的功效。主治感冒发热，疟疾，热泻，痧气，湿疹，荨麻疹，久热不退，高血压，乳腺炎。

【采收加工】夏、秋季采收，除去杂质，切段，晒干。

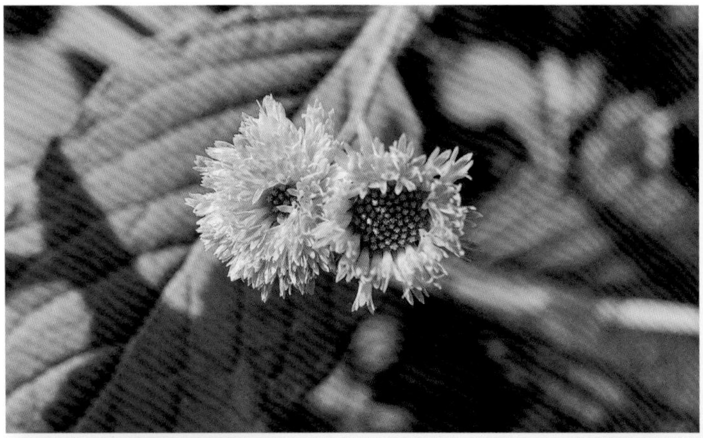
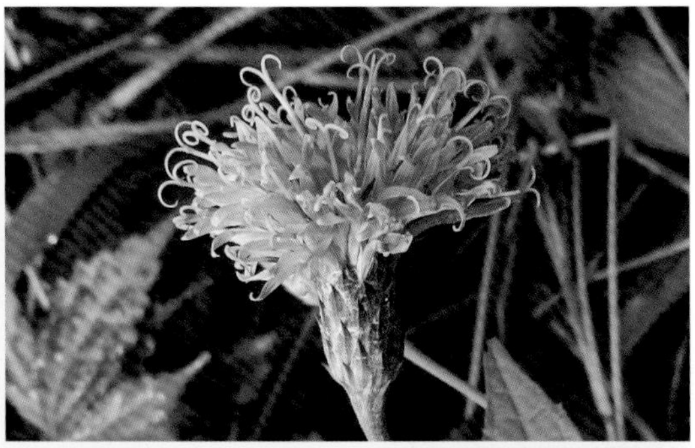
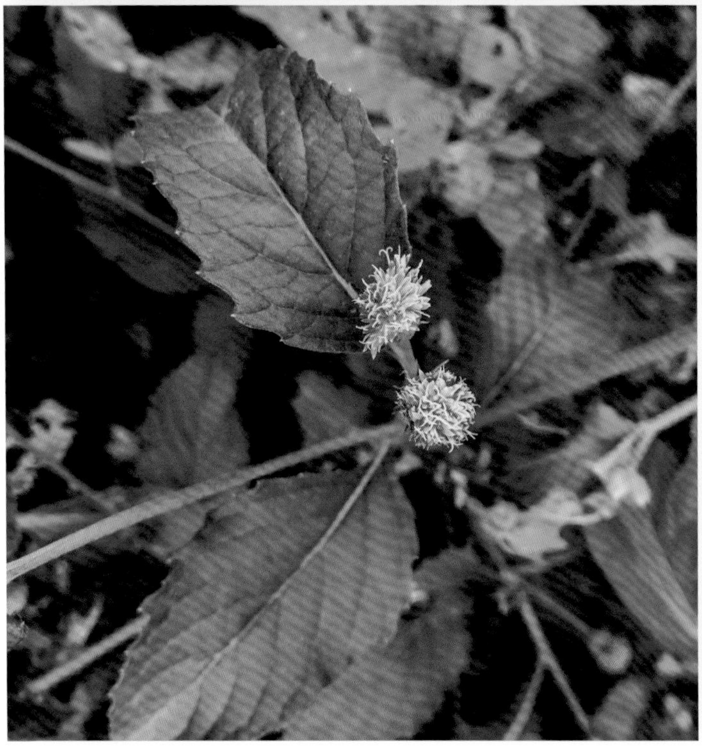
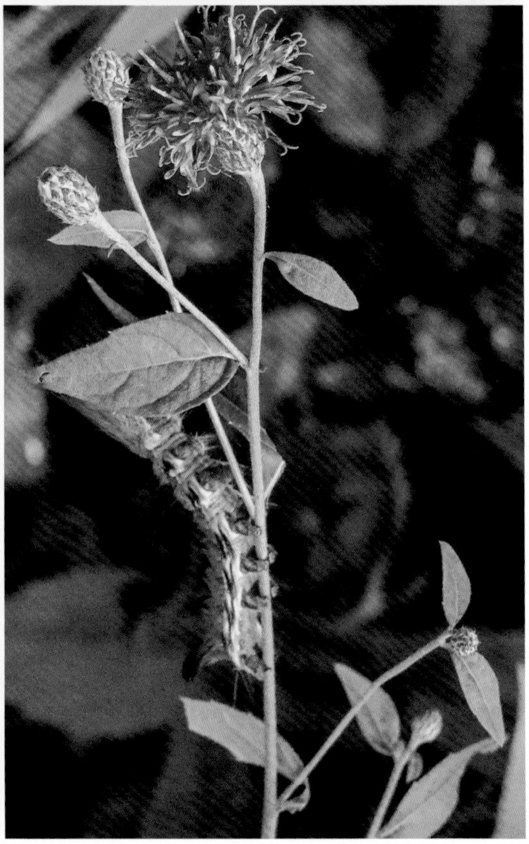

北美苍耳

【基原】为菊科北美苍耳*Xanthium chinense* Mill. 的成熟带总苞的果实。

【别名】老苍子、苍子、毛苍子。

【形态特征】一年生草本。根纺锤状，分枝或不分枝。叶片三角状卵形或心形，近全缘或有3~5枚不明显的浅裂，两面被贴生的糙毛。雄头状花序球形；花冠钟形，雌头状花序椭圆形。成熟瘦果的总苞变坚硬，苞刺长约2 mm，顶端两喙近相等。花期7~9月，果期8~11月。

【分布】生于丘陵及山地草丛中。广泛分布于西南、华南、华东、华北、西北及东北地区。

【性能主治】果实味辛、苦，性温；有毒。具有散风寒、通鼻窍、祛风湿的功效。主治风寒头痛，鼻塞流涕，鼻鼽，鼻渊，风疹瘙痒，湿痹拘挛。

【采收加工】秋季果实成熟时采收，干燥，除去梗、叶等杂质。

【附注】北美苍耳原产于墨西哥，现广泛分布于各地，药用功效与苍耳*X. sibiricum*相似。

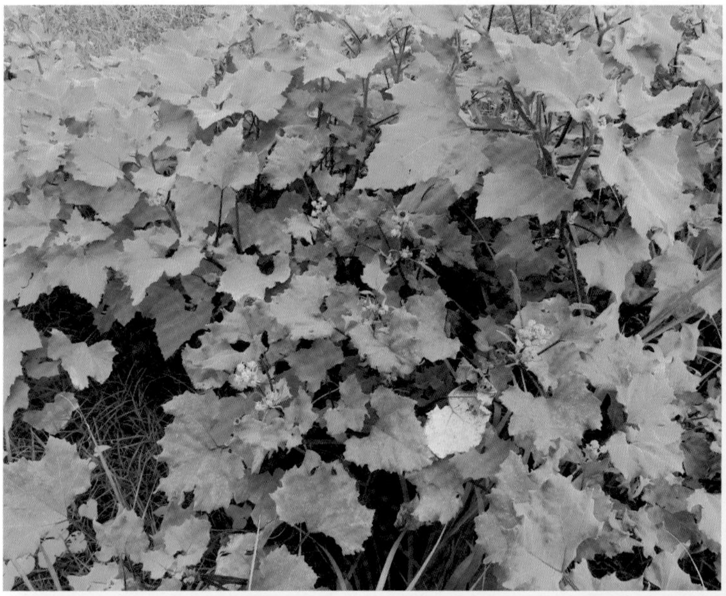
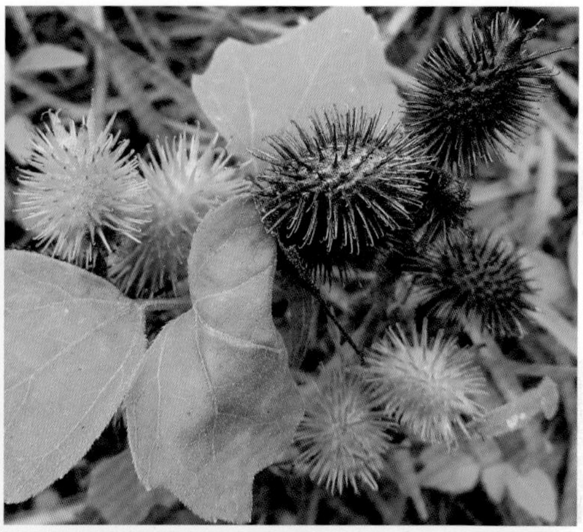
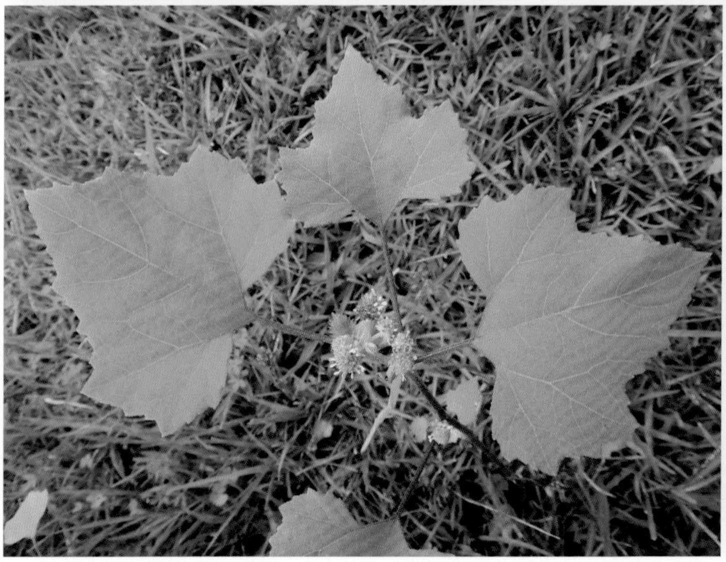
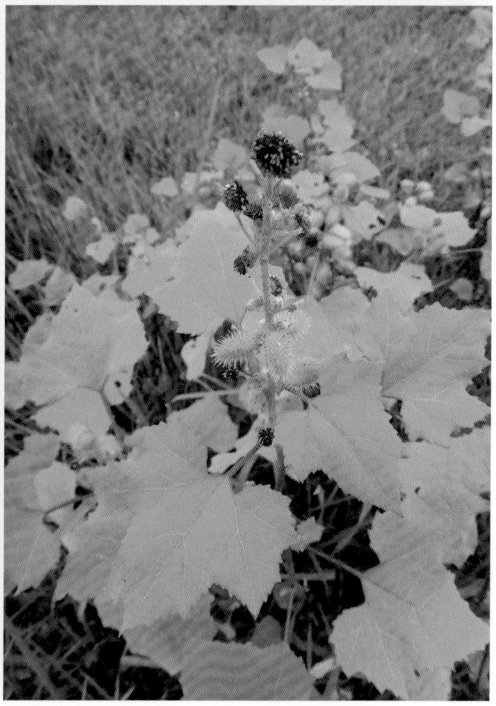

穿心草

【基原】为龙胆科穿心草*Canscora lucidissima* (H. Lévl. et Vaniot) Hand.-Mazz. 的全草。

【别名】顶心风、穿线草、狮子钱。

【形态特征】一年生草本。全株光滑无毛。基生叶对生，具短柄；叶片卵形；茎生叶呈圆形的贯穿叶，背面灰绿色，具突起的清晰网脉。复聚伞花序呈假二叉状分枝，具多花，有叶状苞片；花冠白色或淡黄白色，钟状。蒴果内藏，无柄，宽矩圆形。种子多数，扁平，黄褐色。花果期8月。

【分布】生于石灰岩山坡较阴湿的岩壁下或石缝中。产于广西、贵州等地。

【性能主治】全草味微甘、微苦，性凉。具有清热解毒、理气活血的功效。主治肺热咳嗽，肝炎，胸痛，胃痛，跌打损伤，蛇虫咬伤。

【采收加工】秋、冬季采收，洗净，鲜用或扎成把晒干。

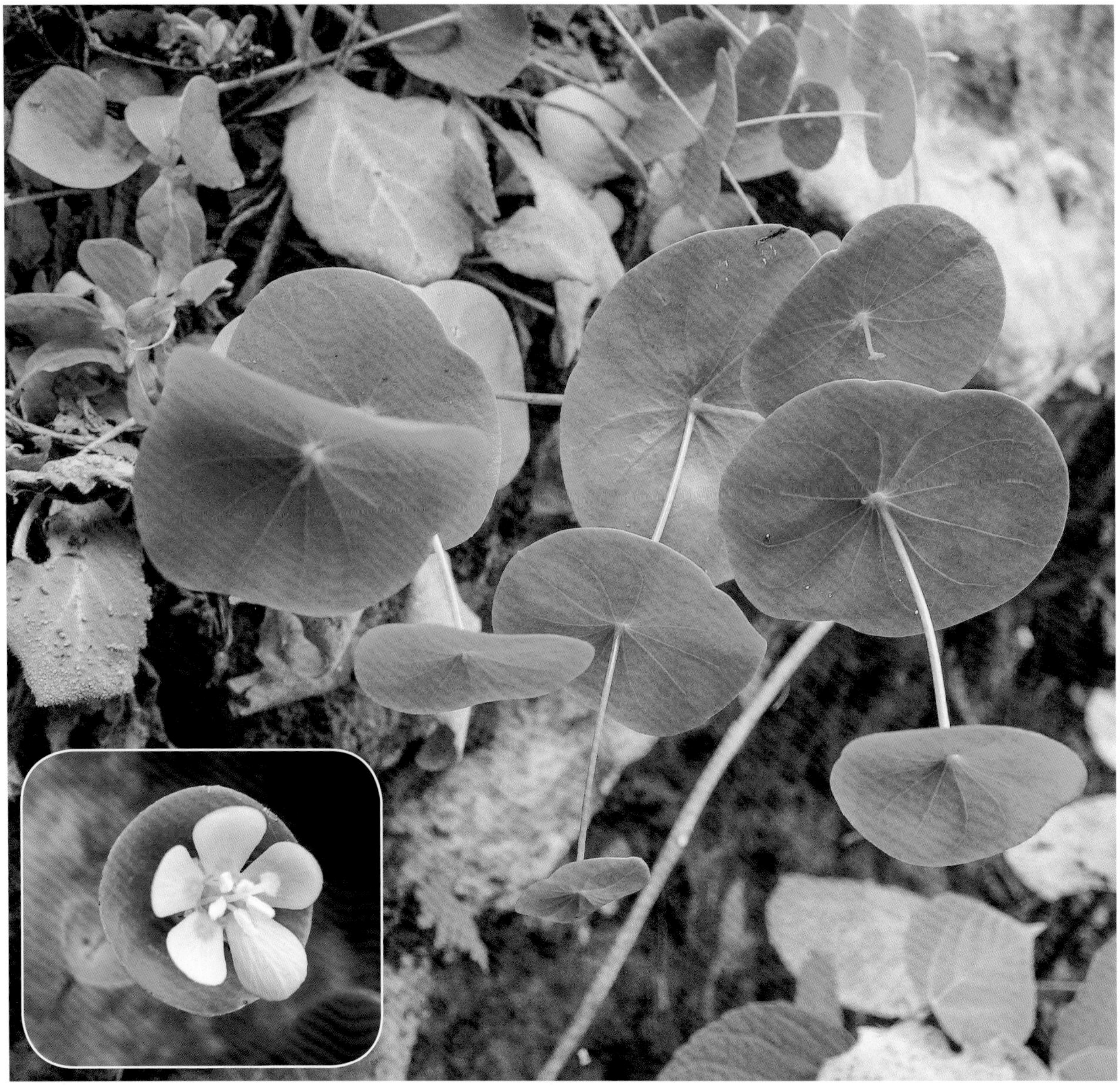

獐牙菜

【基原】为龙胆科獐牙菜*Swertia bimaculata* (Sieb. et Zucc.) Hook. f. et Thoms. ex C. B. Clarke的全草。

【别名】黑节苦草、走胆草、紫花青叶胆。

【形态特征】一年生草本。根细，棕黄色。茎直立，中部以上分枝。基生叶花期枯萎；茎生叶椭圆形至卵状披针形，最上部叶苞叶状。大型圆锥状复聚伞花序疏松，开展，多花；花冠黄色，上部具多数紫色小斑点。蒴果狭卵形。种子褐色，圆形，表面具瘤状突起。花果期6~11月。

【分布】生于山坡草地、林下、灌木丛中。产于广西、广东、湖南、贵州、四川、云南、陕西、甘肃等地。

【性能主治】全草味苦、辛，性寒。具有清热解毒、利湿、疏肝利胆的功效。主治急性、慢性肝炎，胆囊炎，感冒发热，咽喉肿痛，牙龈肿痛，尿路感染，肠胃炎，小儿口疮。

【采收加工】夏、秋季采收全草，切碎，晾干。

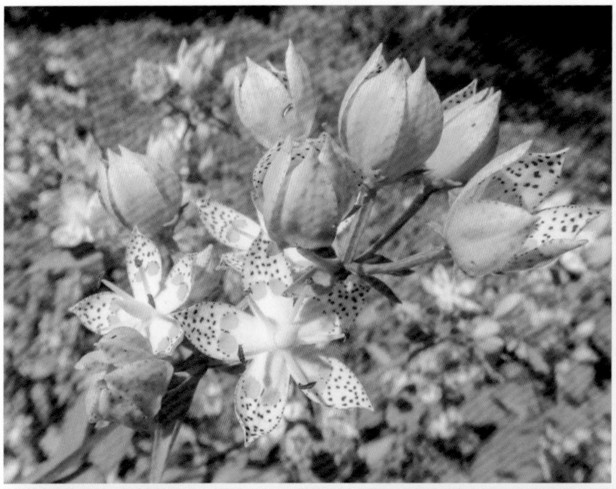

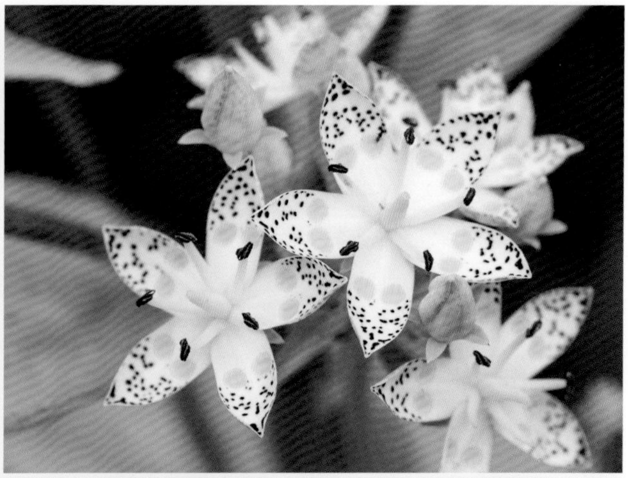

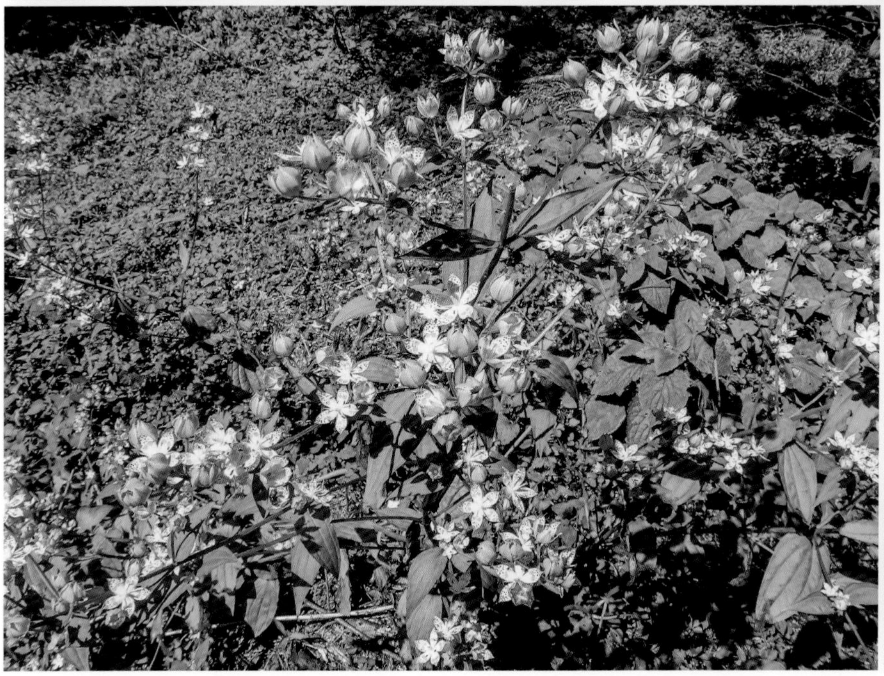

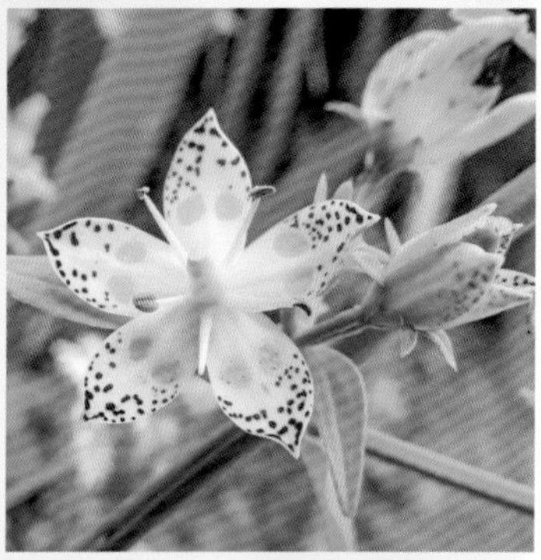

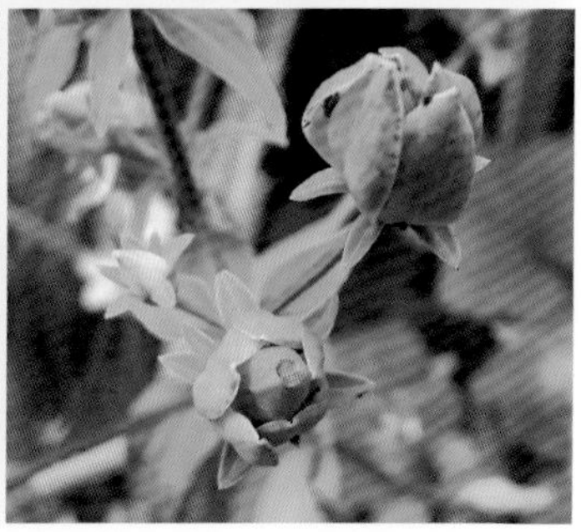

香排草

【基原】为报春花科石山细梗香草*Lysimachia capillipes* Hemsl. var. *cavaleriei* (H. Lév.) Hand.-Mazz. 的全草。

【别名】排香、排香草、香草。

【形态特征】植株干后有浓郁的香气。茎坚硬，木质化，具棱，棱边不成翅状，上部叶腋常生出多数长仅2~3 mm的短枝和少数较长枝条。叶片披针形至卵状披针形，茎下部的叶有时呈卵圆形，质地较厚。花萼长约4 mm，裂片披针形，先端渐尖成钻形。蒴果直径约3 mm。花期6~7月，果期10月。

【分布】生于石灰岩石山地区。产于广西、广东、贵州、云南等地。

【性能主治】全草味甘，性平。具有祛风除湿、行气止痛、调经、解毒的功效。主治感冒咳嗽，风湿痹痛，脘腹胀痛，月经不调，疔疮，蛇咬伤。

【采收加工】夏季开花时采收，鲜用或晒干。

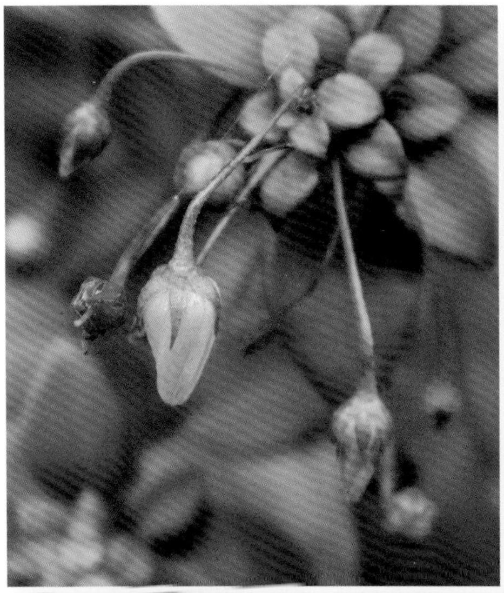
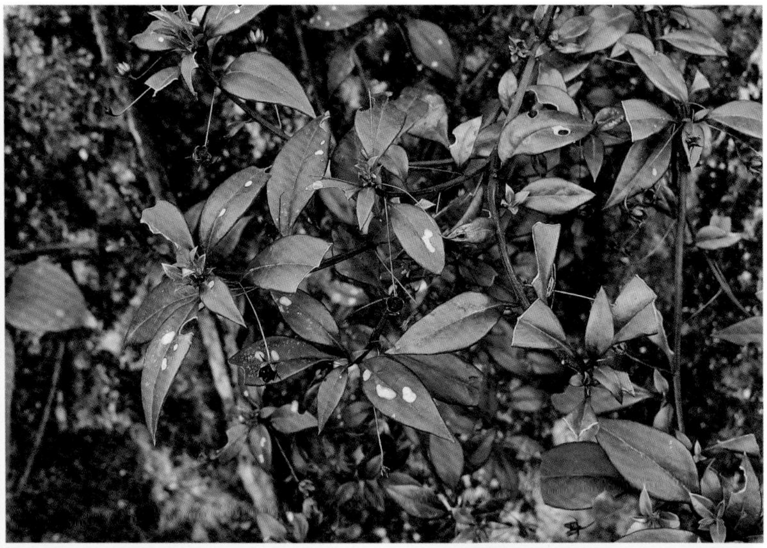
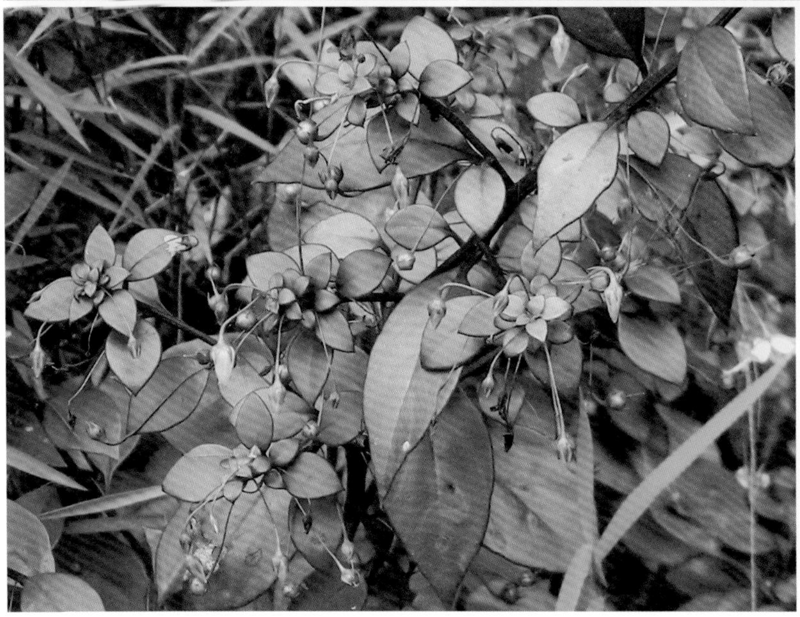
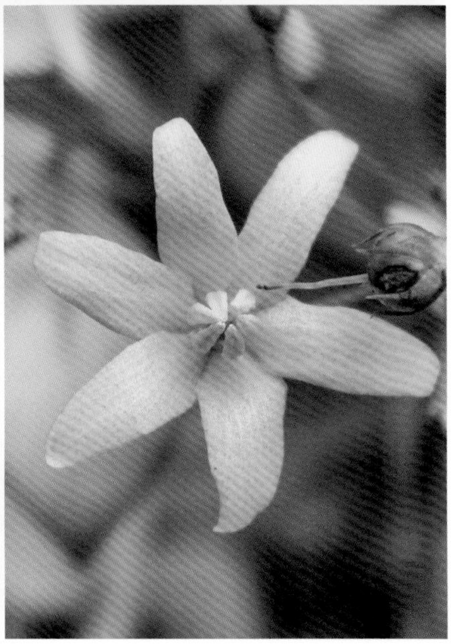

风寒草

【基原】为报春花科临时救*Lysimachia congestiflora* Hemsl. 的全草。

【别名】过路黄、小过路黄。

【形态特征】茎下部匍匐，节上生根，上部及分枝上升，密被卷曲柔毛。叶对生，有时沿中肋和侧脉染紫红色，边缘具褐色或紫红色腺点。花2~4朵集生于茎端和枝端成近头状的总状花序，在花序下方的1对叶腋有时具单生花；花冠黄色，内面基部紫红色。花期5~6月，果期7~10月。

【分布】生于水沟边、田埂上和山坡林缘、草地等湿润处。产于长江以南各地以及陕西、甘肃南部等。

【性能主治】全草味辛、微苦，性微温。具有祛风散寒、止咳化痰、消积解毒的功效。主治风寒头痛，咳嗽痰多，咽喉肿痛，黄疸，胆道结石，尿路结石，小儿疳积，痈疽疔疮，蛇虫咬伤。

【采收加工】在栽种当年10~11月可采收1次，以后每年5~6月和10~11月可采收2次，齐地面割下，除去杂草，晒干或烘干。

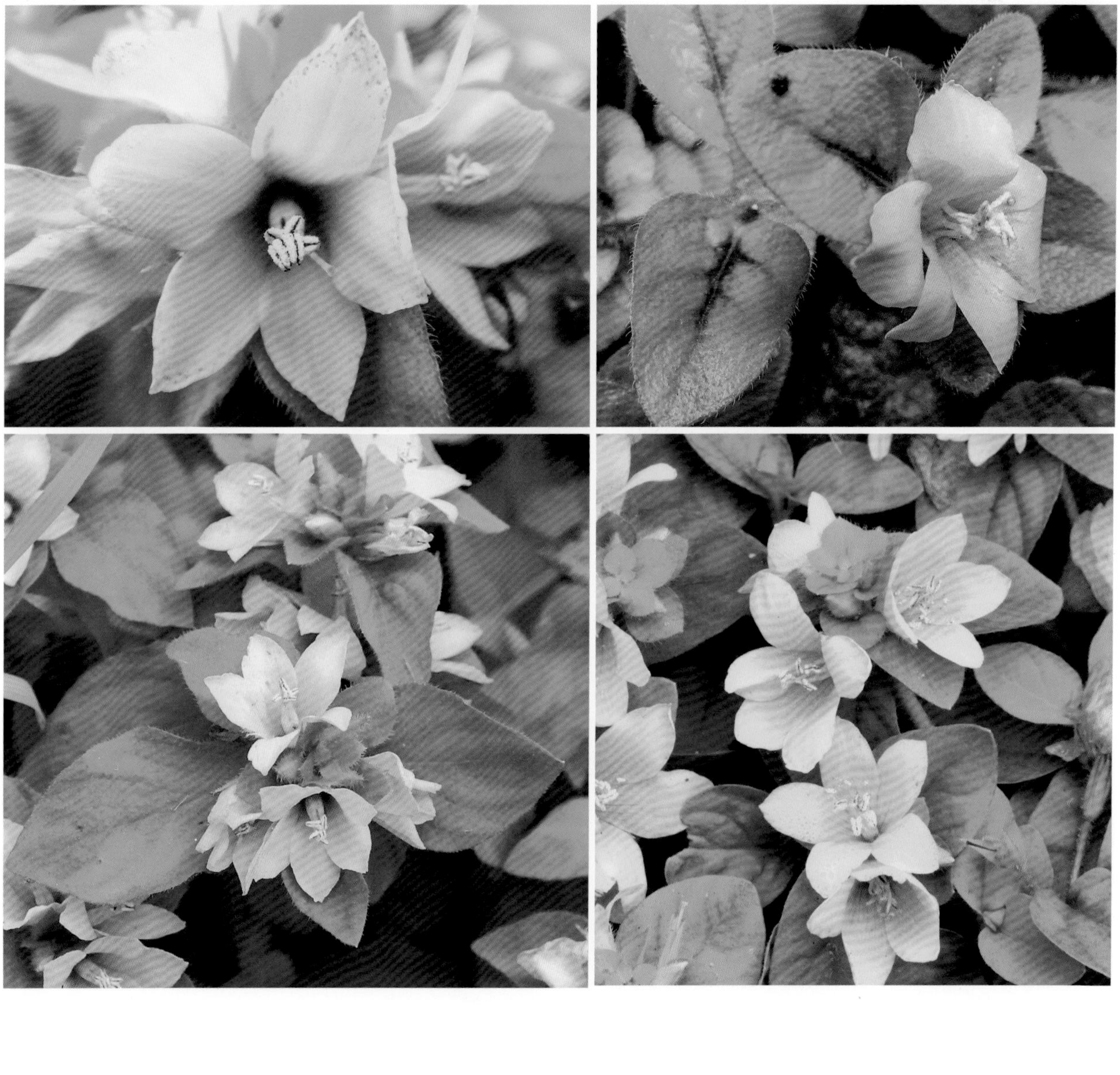

大田基黄

【基原】为报春花科星宿菜*Lysimachia fortunei* Maxim. 的全草或根。

【别名】红头绳、假辣蓼。

【形态特征】多年生草本。全株无毛。根状茎横走，紫红色。茎直立，有黑色腺点，基部紫红色。嫩梢和花序轴具褐色腺体。叶互生，近于无柄；叶片两面均有黑色腺点，干后成粒状突起。总状花序顶生，细瘦；花冠白色，有黑色腺点。蒴果球形。花期6~8月，果期8~11月。

【分布】生于沟边、田边等湿润处。产于中南、华南、华东地区。

【性能主治】全草味苦、辛，性凉。具有清热利湿、凉血活血、解毒消肿的功效。主治黄疸，泻痢，目赤，吐血，白带异常，崩漏，痛经，闭经，咽喉肿痛，痈肿疮毒，跌打，蛇虫咬伤。

【采收加工】4~8月采收，鲜用或晒干。

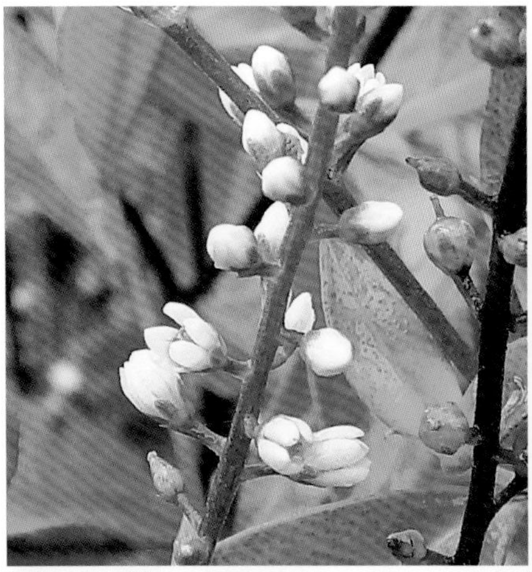
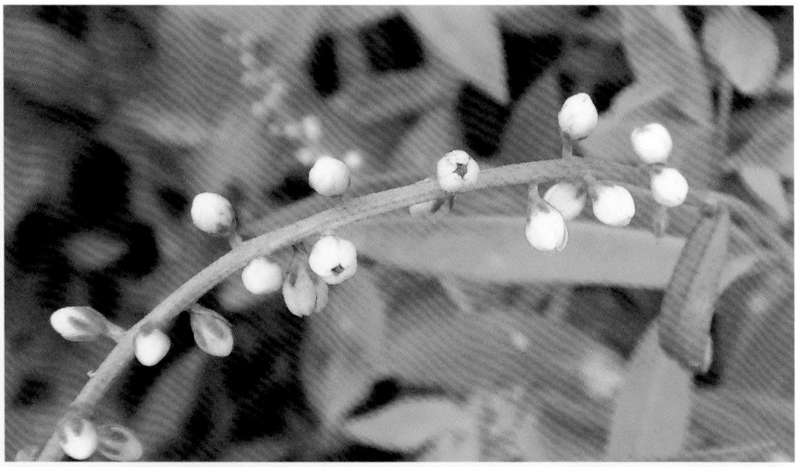
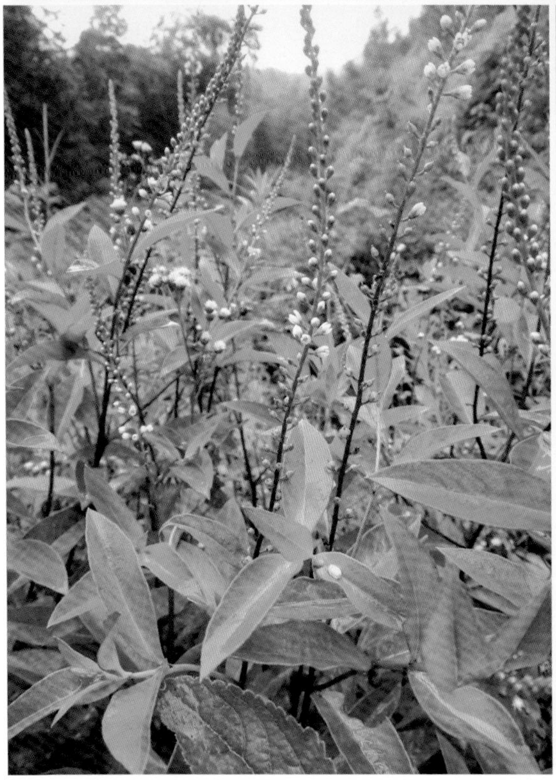
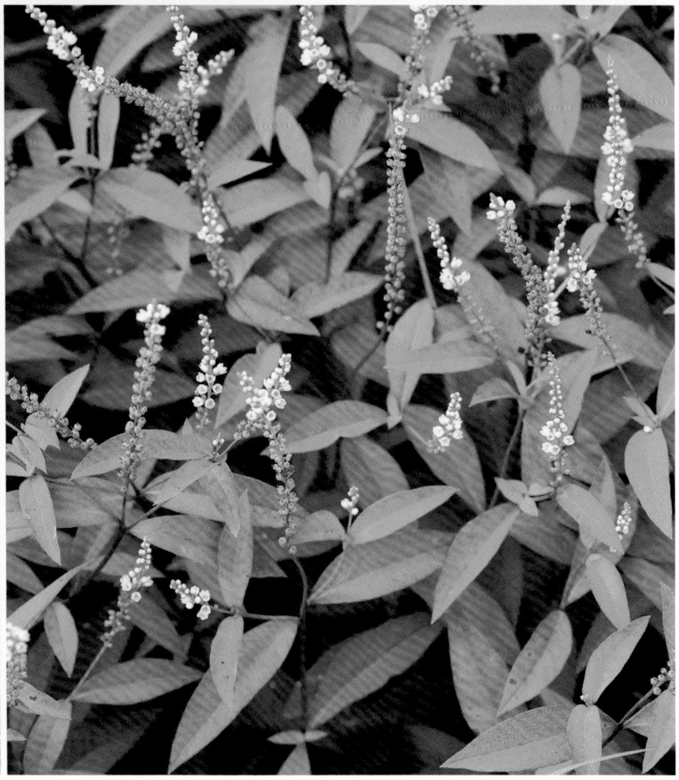

追风伞

【基原】为报春花科狭叶落地梅*Lysimachia paridiformis* Franch. var. *stenophylla* Franch. 的全草或根。

【别名】破凉伞、惊风伞、一把伞。

【形态特征】根茎粗短或成块状；根簇生，密被黄褐色茸毛。茎通常2条至数条簇生，直立。叶6~18片轮生茎端；叶片披针形至线状披针形，无柄，两面散生黑色腺条。花集生茎端成伞形花序，有时亦有少数花生于近茎端的1对鳞片状叶腋；花冠黄色。蒴果近球形。花期5~6月，果期7~9月。

【分布】生于林下和阴湿的沟边。产于广西、四川、贵州、湖北、湖南等地。

【性能主治】全草味辛，性温。具有祛风通络、活血止痛的功效。主治风湿痹痛，小儿惊风，半身不遂，跌打损伤，骨折。

【采收加工】全年均可采收，洗净，鲜用或晒干。

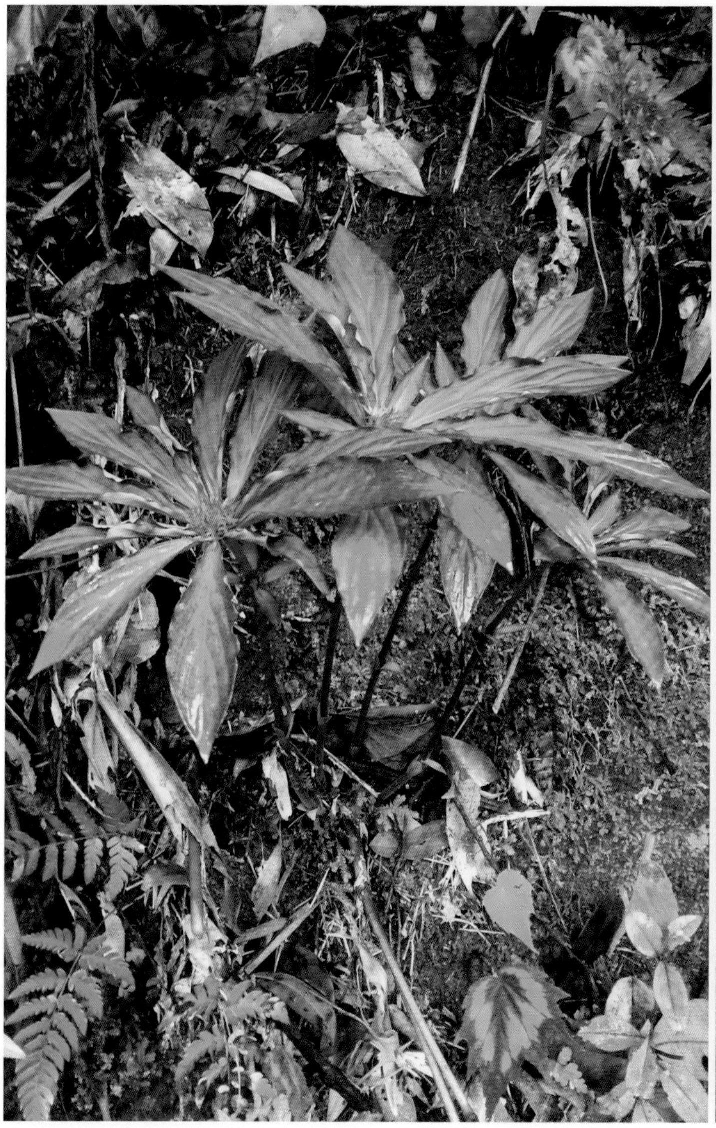
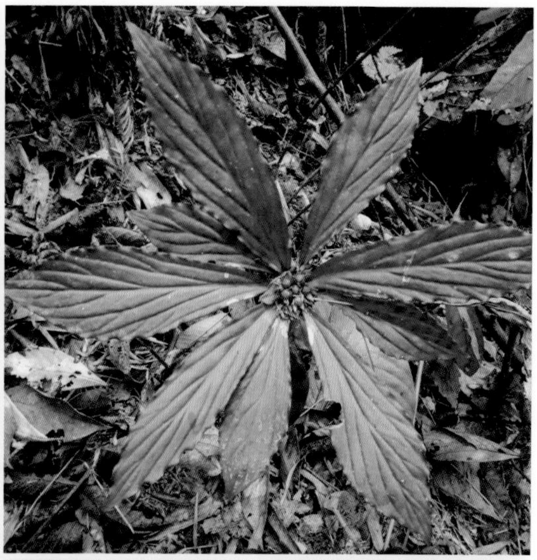
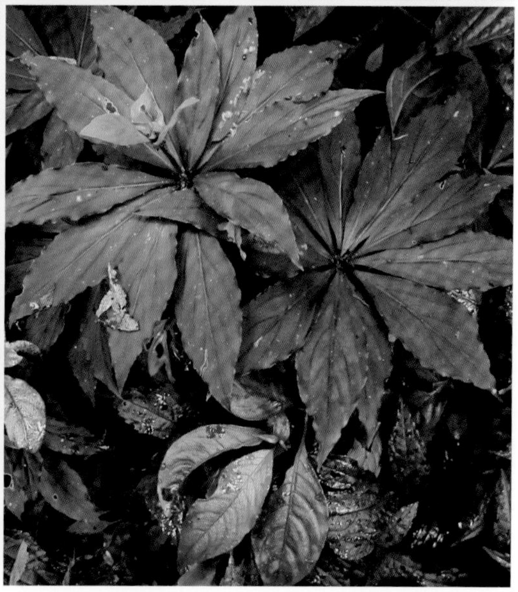

白花丹

【基原】为白花丹科白花丹*Plumbago zeylanica* L. 的全草。

【别名】猛老虎、火灵丹、余笑花。

【形态特征】常绿半灌木，高1~3 m。枝条开散或上端蔓状，常被明显钙质颗粒，具腺体，无毛。叶片薄，通常长卵形。穗状花序顶生；花轴与总花梗皆有头状或具柄的腺；花冠白色或微带蓝白色。蒴果长圆形，淡黄褐色。种子红褐色。花期10月至翌年3月，果期12月至翌年4月。

【分布】生于阴湿处或半遮阴的地方。产于广西、广东、贵州（南部）、云南、四川（西昌）、重庆、福建、台湾等地。

【性能主治】全草味辛、苦、涩，性温；有毒。具有祛风、散瘀、解毒、杀虫的功效。主治风湿性关节疼痛，慢性肝炎，肝区疼痛，血瘀闭经，跌打损伤，肿毒恶疮，疥癣，肛周脓肿，急性淋巴腺炎，乳腺炎，蜂窝组织炎，瘰疬未溃。

【采收加工】全年均可采收，干燥。

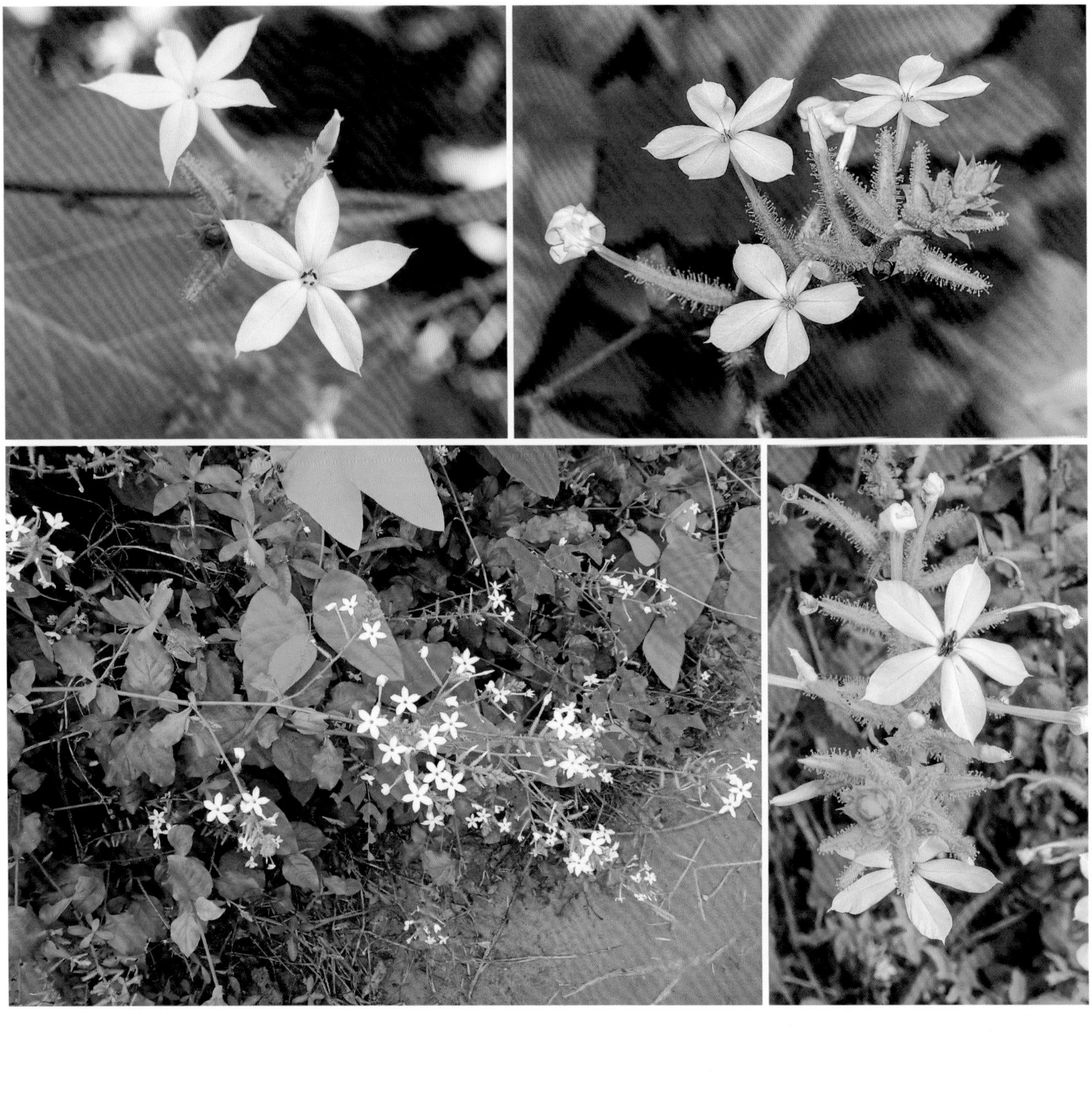

车前草

【基原】为车前科车前草*Plantago asiatica* L. 的全草、成熟种子。

【别名】咳麻草、车前。

【形态特征】多年生草本。须根多数。根茎短，稍粗。叶基生呈莲座状，平卧、斜展或直立；叶片卵形至椭圆形，先端钝圆至急尖，边缘波状。花序3~10个，直立或弓曲上升；穗状花序细圆柱状；花冠白色。蒴果纺锤状，具角，背腹面微隆起；子叶背腹向排列。花期4~8月，果期6~9月。

【分布】生于草地、沟边、河岸湿地、田边、路边或村边空旷处。产于广西、广东、云南、贵州、四川、西藏、海南、江西、福建等地。

【性能主治】全草味甘，性寒。具有清热利尿通淋、祛痰、凉血、解毒的功效。主治热淋涩痛，水肿尿少，暑湿泻痢，痰热咳嗽，痈肿疮毒，吐血鼻出血。种子味甘，性寒。具有清热利尿，渗湿通淋、明目、祛痰的功效。主治水肿胀满，热淋涩痛，暑湿泄泻，目赤肿痛，痰热咳嗽。

【采收加工】全草夏季采挖，除去泥沙，晒干。夏、秋季种子成熟时采收果穗，晒干，搓出种子，除去杂质。

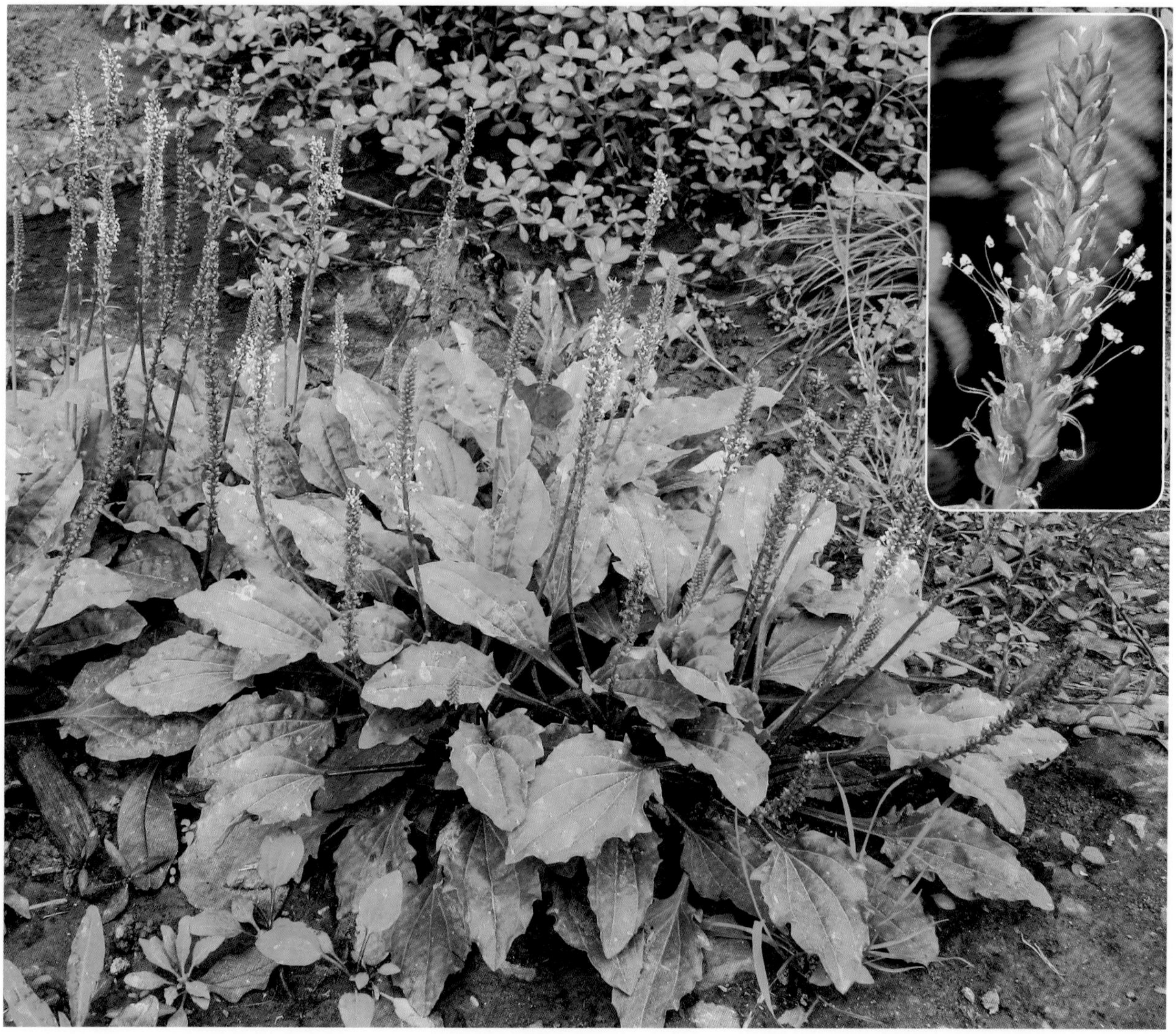

土党参

【基原】为桔梗科大花金钱豹*Campanumoea javanica* Blume 的根。

【别名】桂党参、奶参、土羊乳。

【形态特征】缠绕草质藤本植物。具乳汁，具胡萝卜状根。茎无毛，多分枝。叶对生；叶片心形，边缘具浅钝齿。花单生于叶腋；花冠上位，白色或黄绿色，内面紫色，钟状，裂至中部。浆果黑紫色，紫红色，球状。种子不规则，常为短柱状，表面有网状纹饰。花期5~11月。

【分布】生于山坡或丛林中。产于广西、广东、贵州、云南等地。

【性能主治】根味甘，性平。具有健脾益气、补肺止咳、下乳的功效，主治虚劳内伤，气虚乏力，心悸，多汗，脾虚泄泻，白带异常，乳稀少，小儿疳积，遗尿，肺虚咳嗽。

【采收加工】秋季采挖，洗净，晒干。

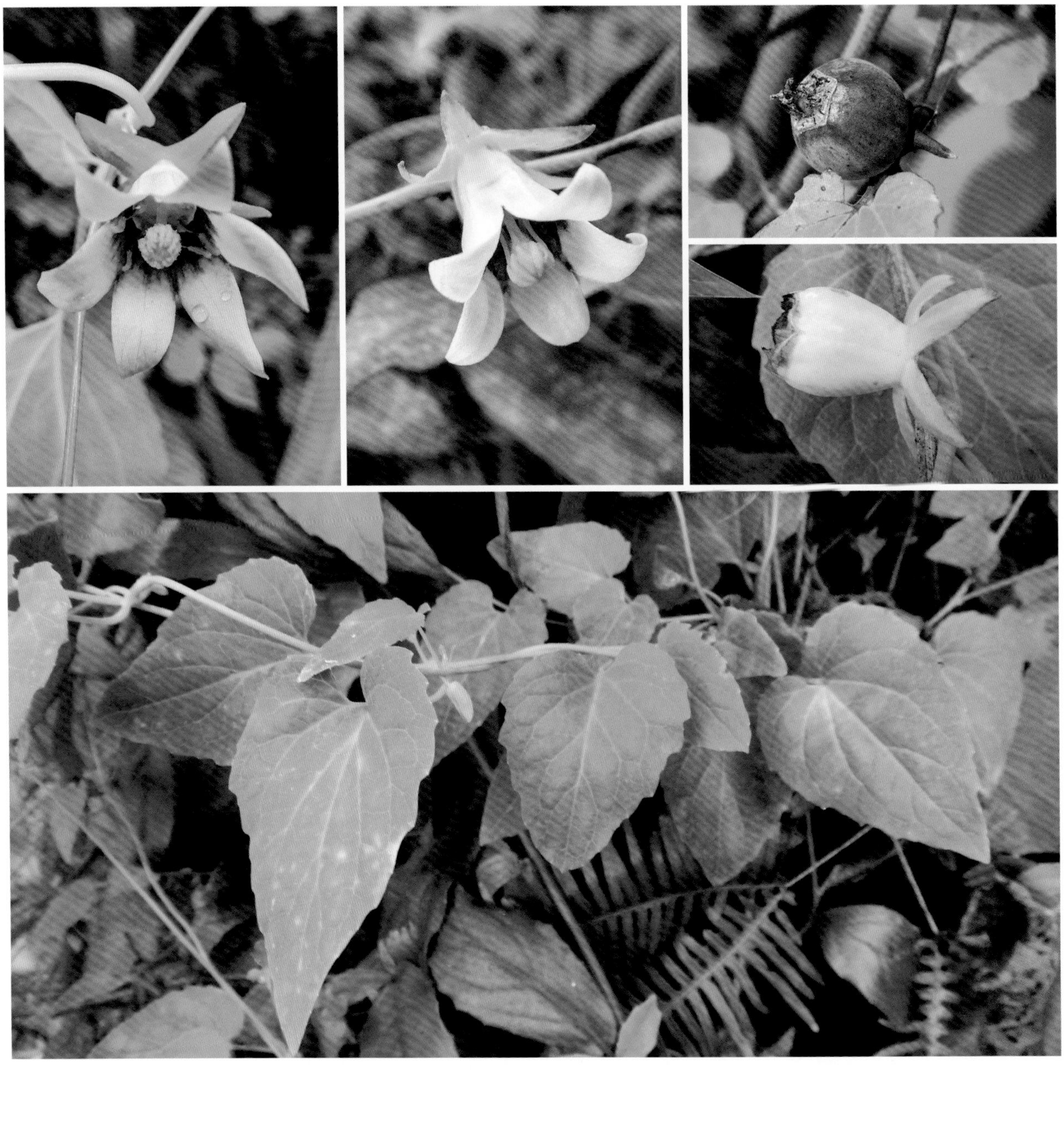

山海螺

【基原】为桔梗科羊乳*Codonopsis lanceolata* (Sieb. et Zucc.) Benth. et Hook. f. 的根。

【别名】奶树、四叶参。

【形态特征】草本缠绕草本。根通常肥大呈纺锤形，近上部有稀疏环纹，下部疏生横长皮孔。在小枝顶端的叶2~4片近对生或轮生；叶片菱状卵形、狭卵形至椭圆形。花单生或对生于小枝顶端；花冠阔钟状，黄绿色或乳白色内有紫色斑。蒴果下部半球形，上部有喙。花果期7~8月。

【分布】生于山地林下、沟边阴湿处。产于东北、华北、华东和中南地区。

【性能主治】根味甘、辛，性平。具有益气养阴、解毒消肿、排脓、通乳的功效。主治神疲乏力，头晕头痛，肺痈，乳痈，疮疖肿毒，喉蛾，产后乳少，蛇虫咬伤。

【采收加工】7~8月采挖，洗净，鲜用或切片晒干。

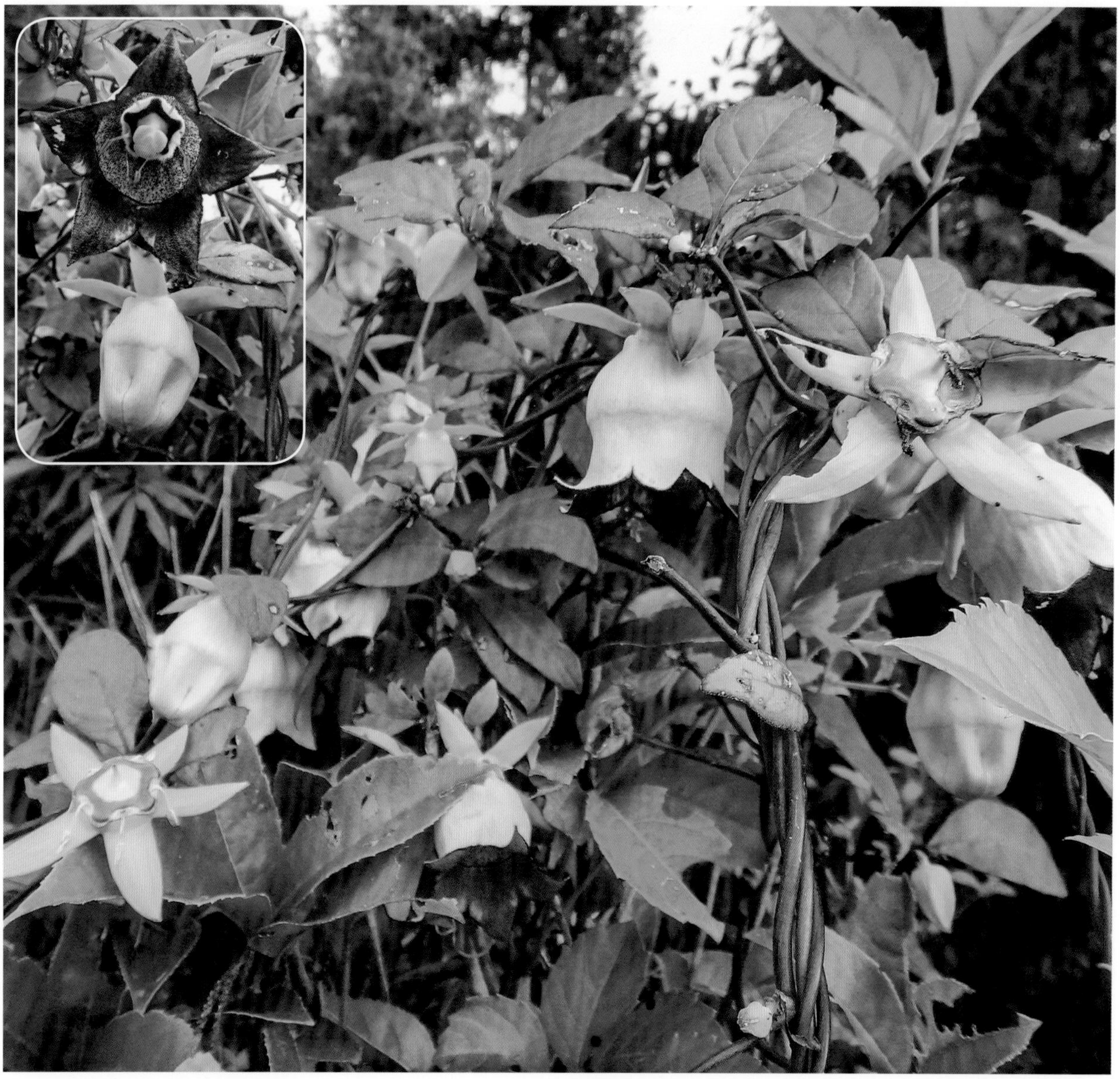

红果参

【基原】为桔梗科长叶轮钟草*Cyclocodon lancifolius* (Roxb.) Kurz 的根。

【别名】蜘蛛果、山荸荠。

【形态特征】直立或蔓性草本。茎高可达3 m，中空，分枝多而长。叶对生，偶有3片轮生；叶片卵形，卵状披针形至披针形。花通常单朵顶生兼腋生，有时3朵组成聚伞花序；花白色或淡红色，管状钟形，5~6裂至中部。浆果球状，熟时紫黑色。种子极多数，呈多角体。花期7~10月。

【分布】生于灌木丛、草地中。产于广西、广东、贵州、四川、湖北、福建等地。

【性能主治】根味甘、微苦，性平。具有益气、祛瘀、止痛的功效。主治气虚乏力，跌打损伤。

【采收加工】夏、秋季采挖，洗净，鲜用或晒干。

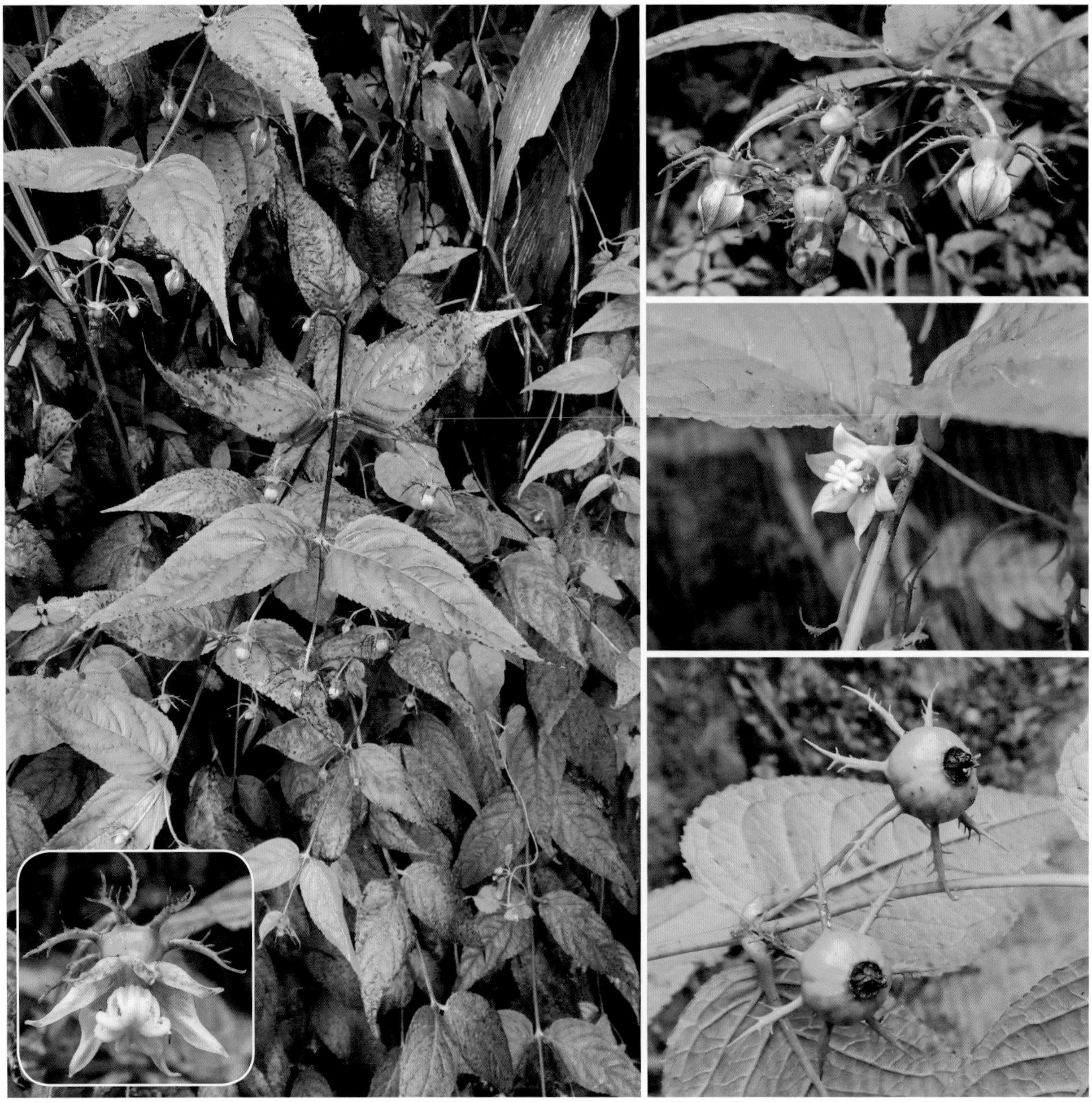

铜锤玉带草

【基原】为半边莲科铜锤玉带草*Lobelia angulata* Forst. 的全草、果实。

【别名】小铜锤、扣子草、铜锤草。

【形态特征】多年生匍匐草本。有白色乳汁。茎平卧，被开展的柔毛，节上生根。叶互生；叶片卵形或心形，边缘具细齿，叶脉掌状至掌状羽脉。花单生于叶腋；花冠紫红色、淡紫色、绿色或黄白色。浆果紫红色，椭圆状球形。种子多数，近圆球状，稍压扁状，表面有小疣突。花果期全年。

【分布】生于田边、路旁或疏林中潮湿处。产于广西、广东、湖南、湖北、四川等地。

【性能主治】全草味辛、苦，性平。具有祛风除湿、活血、解毒的功效。主治风湿疼痛，跌打损伤，月经不调，目赤肿痛，乳痈，无名肿毒。果实味苦、辛，性平。具有祛风利湿、理气散瘀的功效。主治风湿痹痛，疝气，跌打损伤，遗精，白带异常。

【采收加工】全草全年均可采收，洗净，鲜用或晒干。8~9月采收果实，鲜用或晒干。

【附注】《中华本草》记载铜锤玉带草以全草、果实入药的药材名分别为铜锤玉带草、地茄子。

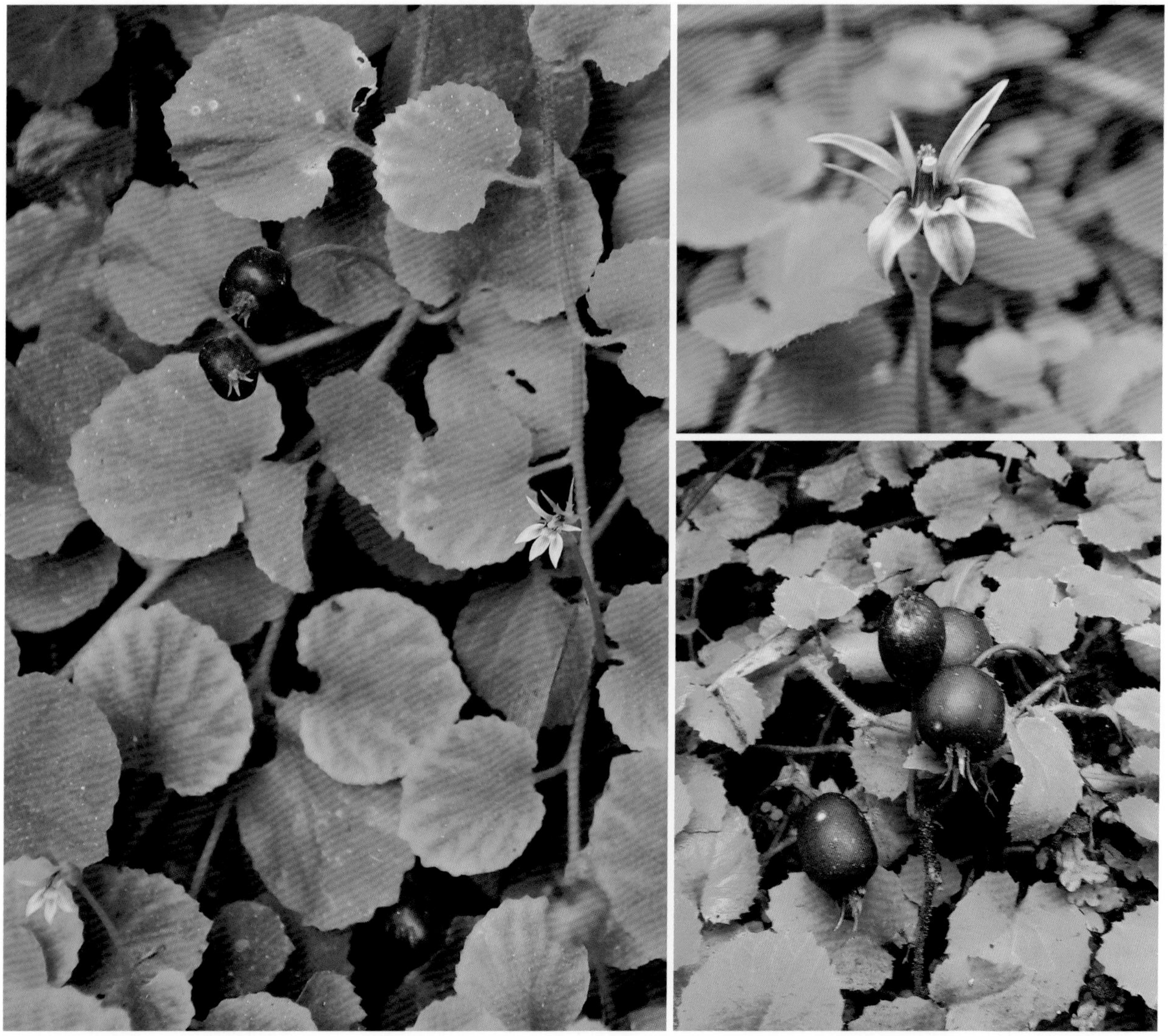

半边莲

【基原】为半边莲科半边莲*Lobelia chinensis* Lour. 的全草。

【别名】急救索、蛇利草。

【形态特征】多年生草本。茎细弱，匍匐，节上生根。叶互生；叶片线形至披针形，全缘或顶部有明显的齿，无毛。花单生于分枝的上部叶腋；花冠粉红色或白色，喉部以下生白色柔毛，裂片全部平展于下方呈平面。蒴果倒锥形。种子椭圆状，稍扁压状，近肉色。花果期5~10月。

【分布】生于水田边、沟边及草地上。产于长江中下游及以南各省区。

【性能主治】全草味辛，性平。具有利尿消肿、清热解毒的功效。主治痈肿疔疮，蛇虫咬伤，臌胀水肿，湿热黄疸，湿疹湿疮。

【采收加工】夏季采收，除去泥沙，洗净，晒干。

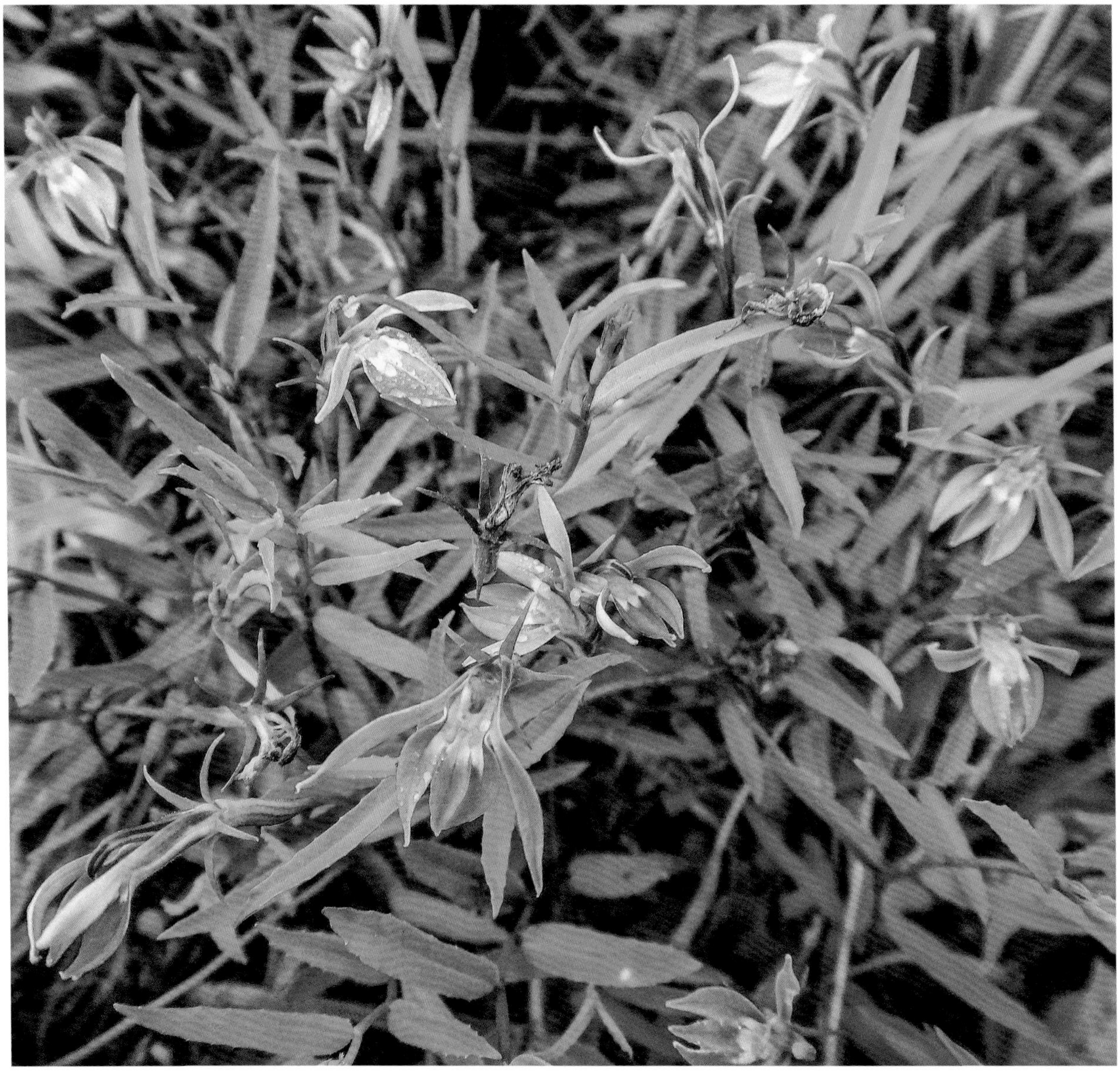

鬼点灯

【基原】为紫草科柔弱斑种草*Bothriospermum zeylanicum* (J. Jacq.) Druce 的全草。

【别名】小马耳朵、细叠子草、雀灵草。

【形态特征】一年生草本。茎丛生，多分枝，被向上贴伏的糙伏毛。叶片椭圆形或狭椭圆形，先端钝，具小尖，两面被向上贴伏的糙伏毛或短硬毛。花序柔弱；花萼果期增大；花冠蓝色或淡蓝色，喉部有5个梯形的附属物。小坚果肾形，腹面具纵椭圆形的环状凹陷。花果期2~10月。

【分布】生于山坡路边、田间草丛、山坡草地及溪边阴湿处。产于西南、华南、华东、东北各省区及台湾、河南、陕西。

【性能主治】全草味苦、涩，性平；有小毒。具有止咳、止血的功效。主治咳嗽，吐血。

【采收加工】夏、秋季采收，除去杂质，晒干。

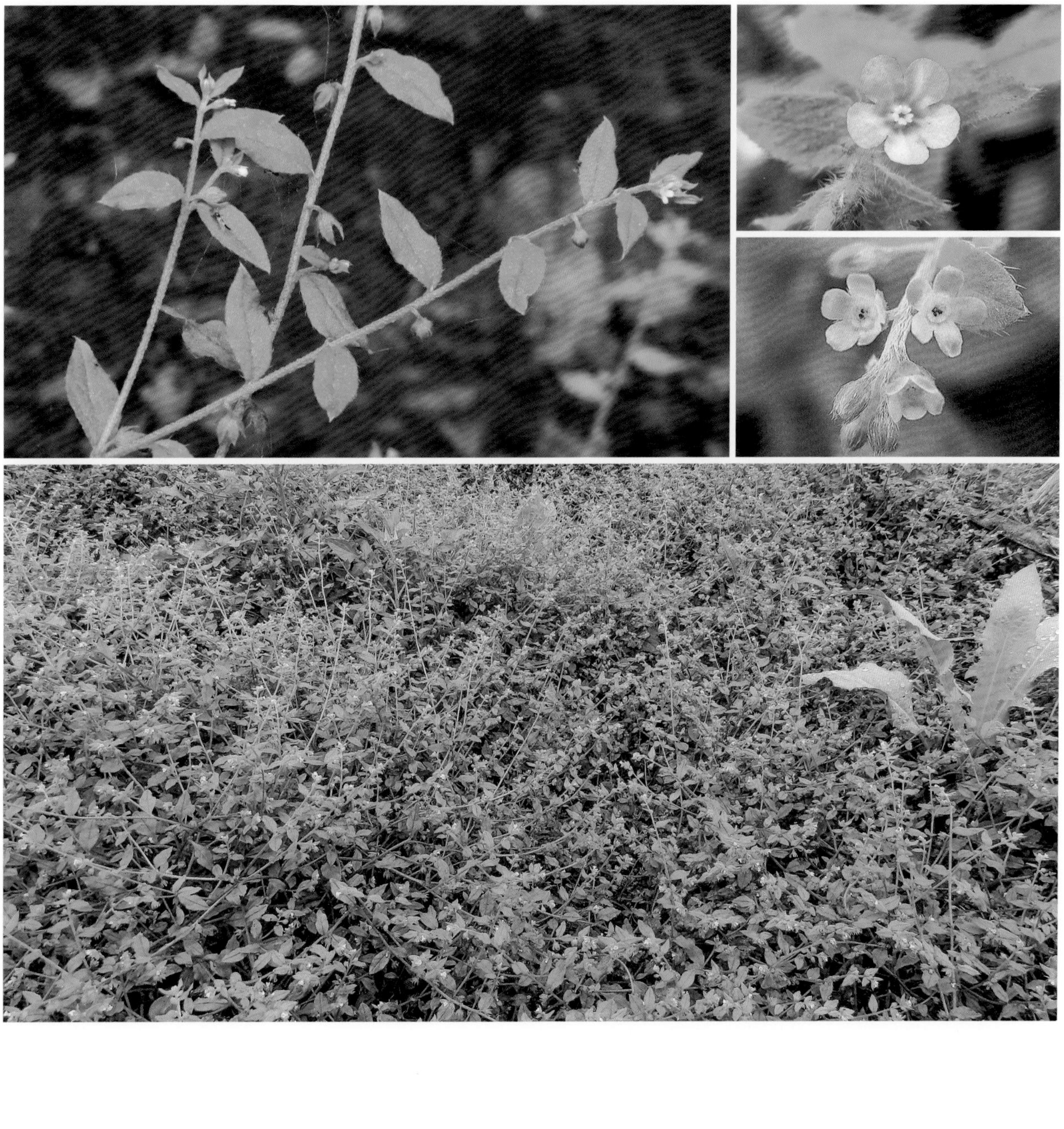

苦蘵

【基原】为茄科苦蘵*Physalis angulata* L. 的全草。

【别名】蘵草、小苦耽、灯笼草。

【形态特征】一年生草本。被疏短柔毛或近无毛。茎多分枝，分枝纤细。叶片卵形至卵状椭圆形，先端渐尖或急尖，基部阔楔形或楔形，全缘或有不等大的齿，两面近无毛。花单生于叶腋；花萼钟状；花淡黄色，喉部常有紫斑。果萼卵球状，薄纸质，浆果。种子圆盘状。花果期5~12月。

【分布】生于林下、路旁。产于华东、华中、华南及西南地区。

【性能主治】全草味苦、酸，性寒。具有清热利尿、解毒消肿的功效。主治感冒，肺热咳嗽，咽喉肿痛，牙龈肿痛，湿热黄疸，痢疾，水肿，疔疮。

【采收加工】夏、秋季采收全草，鲜用或晒干。

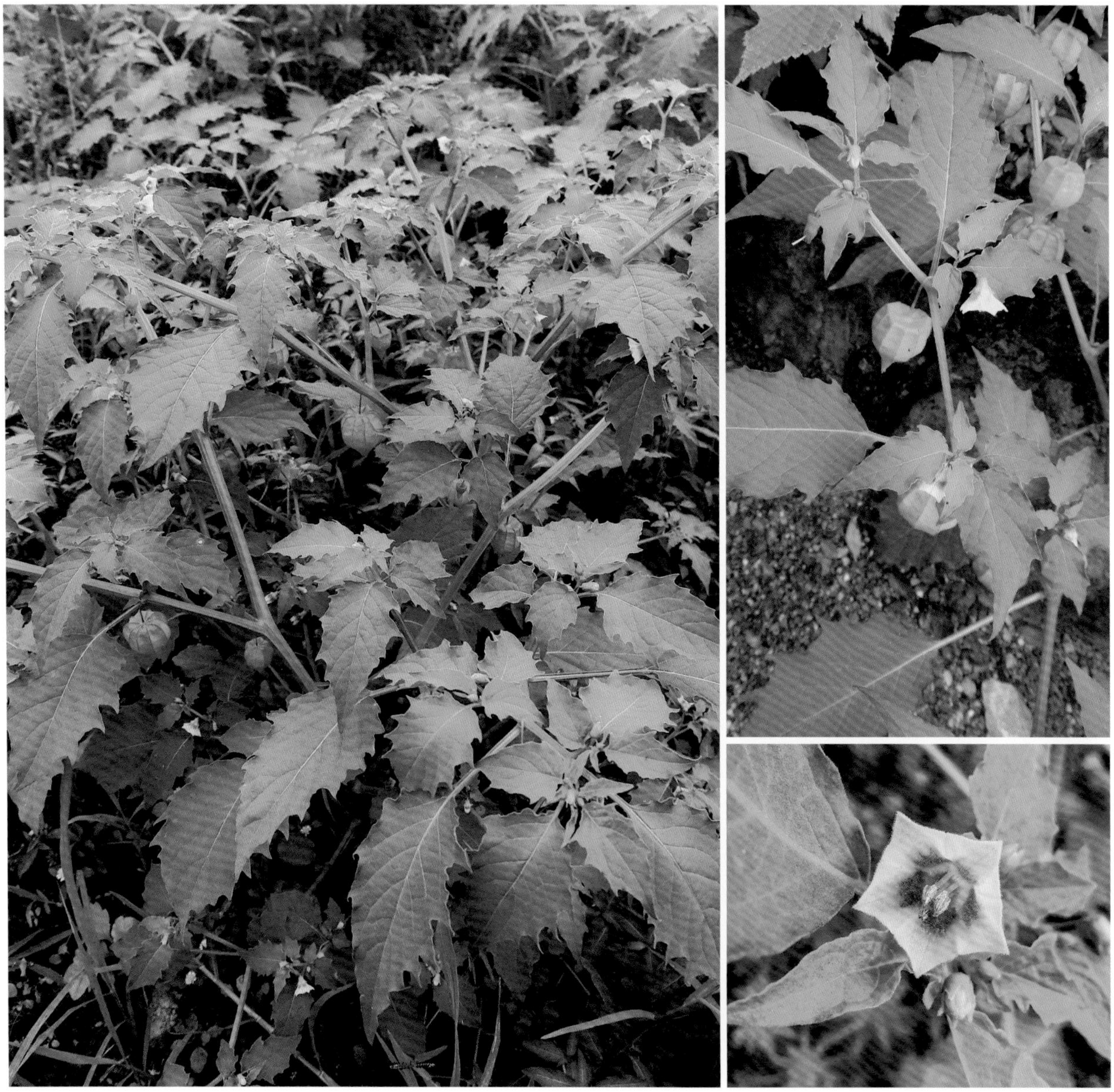

野颠茄

【基原】为茄科喀西茄*Solanum aculeatissimum* Jacquem. 的全株。

【别名】颠茄、山马铃、小颠茄。

【形态特征】直立草本至亚灌木。茎、枝、叶及花柄多混生黄白色毛及淡黄色基部宽扁的直刺。叶片阔卵形，5~7深裂，裂片边缘具齿裂及浅裂。花序腋外生，短而少花，单生或2~4朵；花淡黄色；萼钟状。浆果球状，初时绿白色，具绿色花纹，熟时淡黄色。花期春夏，果熟期冬季。

【分布】生于路边灌木丛中、荒地、草坡或疏林中。产于广西、广东、湖南、江西、四川等地。

【性能主治】全株味苦、辛，性微寒；有毒。具有镇咳平喘、散瘀止痛的功效。主治慢性支气管炎，哮喘，胃痛，风湿痛腰腿痛，痈肿疮毒，跌打损伤。

【采收加工】全年均可采收，鲜用或晒干。

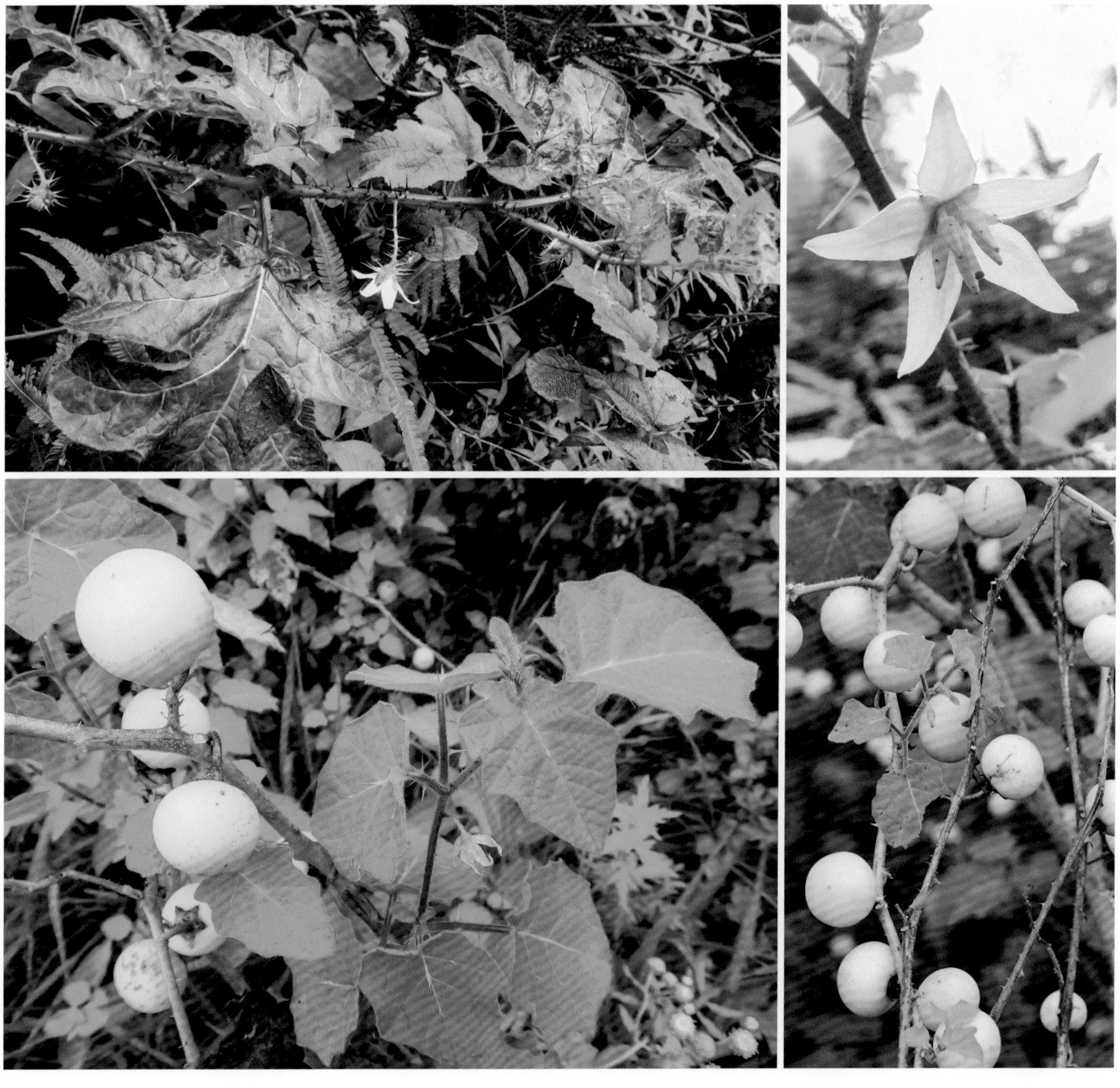

白毛藤

【基原】为茄科白英*Solanum lyratum* Thunb. 的全草。

【别名】千年不烂心、鬼目草、白草。

【形态特征】多年生草质藤本植物。茎、叶密生有节长柔毛。叶互生；叶片多数琴形，基部常3~5深裂，裂片全缘，两面均被白色发亮的长柔毛。聚伞花序顶生或腋外生；花冠蓝色或白色，花冠筒隐于萼内。浆果球形，熟时红黑色。种子近盘状，扁平。花期夏秋季，果期秋末。

【分布】生于路旁、田边或山谷草地。产于广西、广东、湖南、湖北、云南、四川、福建、江西、甘肃、陕西等地。

【性能主治】全草味甘、苦，性寒；有小毒。具有清热利湿、解毒消肿的功效。主治湿热黄疸，胆囊炎，胆结石，肾炎水肿，风湿性关节痛，湿热带下，小儿高热、惊搐、湿疹、瘙痒，带状疱疹。

【采收加工】夏、秋季采收全草，鲜用或晒干。

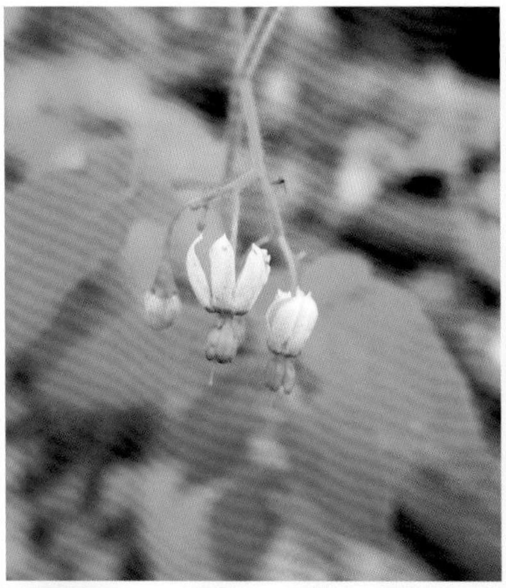
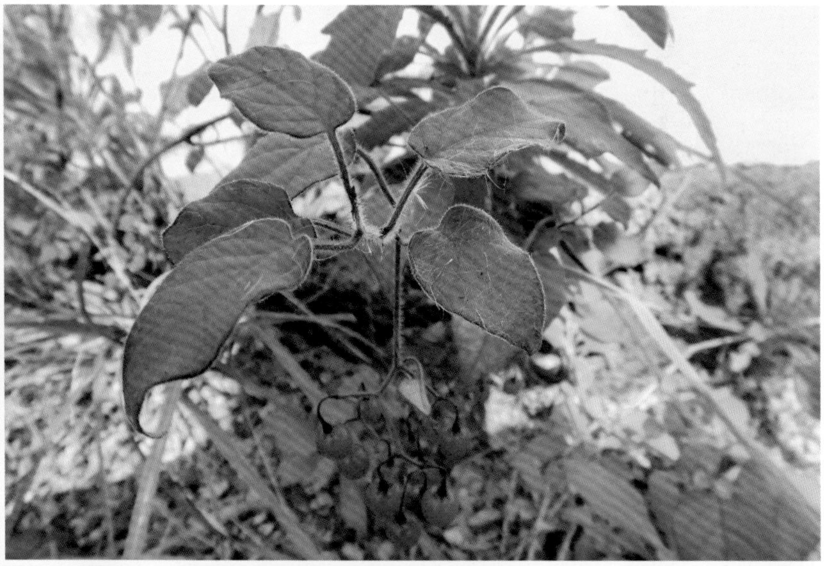
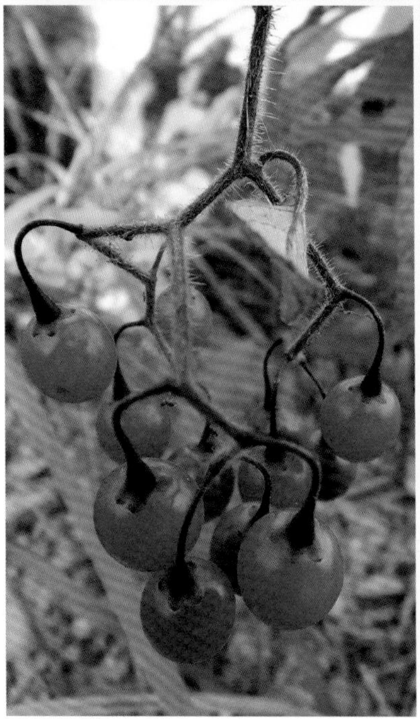
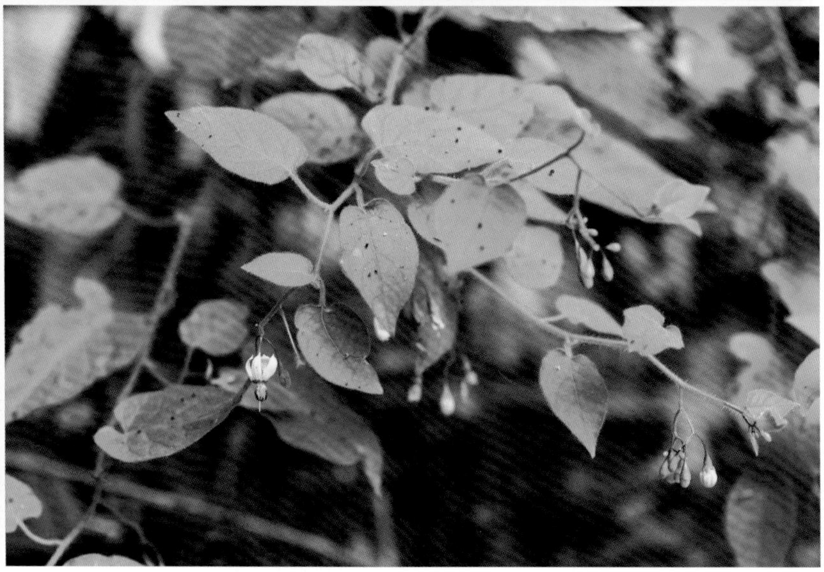

龙葵

【基原】为茄科龙葵*Solanum nigrum* L. 的全草。

【别名】苦菜、苦葵、老鸦眼睛草。

【形态特征】一年生草本。茎直立，多分枝。叶互生；叶片卵形，基部楔形至阔楔形而下延至叶柄，边缘全缘或有不规则的波状齿。花序短蝎尾状，腋外生，有3~10朵花；花萼杯状；花冠白色，筒部隐于萼内。浆果球形，熟时紫黑色。种子多数，近卵形，两侧压扁。花期5~8月，果期7~11月。

【分布】生于田边、荒地及村庄附近。我国几乎各地均有分布。

【性能主治】全草味苦，性寒。具有清热解毒、活血消肿的功效。主治疔疮，痈肿，丹毒，跌打扭伤，慢性气管炎，肾炎水肿。

【采收加工】夏、秋季采收，鲜用或晒干。

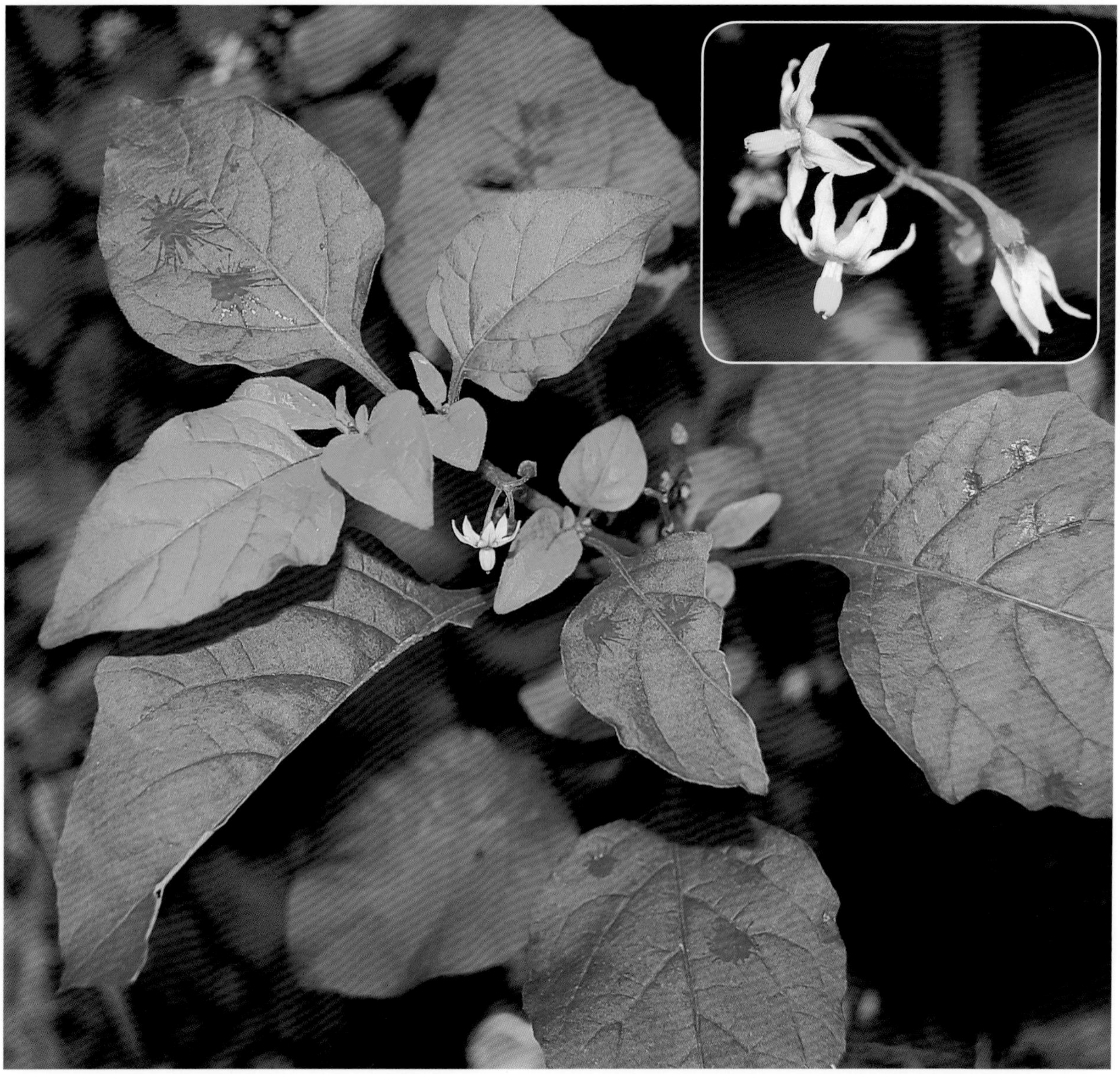

水茄

【基原】为茄科水茄*Solanum torvum* Swartz 的根及老茎。

【别名】山颠茄、金衫扣、天茄子。

【形态特征】灌木。小枝、叶背面、叶柄及花序梗均具稍不等长5~9分支的尘土色星状毛。叶单生或双生；叶片卵形至椭圆形，基部心脏形或楔形。伞房花序腋外生，二歧至三歧；花白色；花萼杯状，外面被星状毛及腺毛；花冠辐形。浆果黄色，圆球形，宿萼外面被稀疏的星状毛。全年均开花结果。

【分布】生于路旁、荒地、灌木丛中、沟谷及村边等潮湿处。产于广西、广东、云南、台湾等地。

【性能主治】根及老茎味辛，性平；有小毒。具有活血消肿、止痛的功效。主治胃痛，痧症，闭经，跌打瘀痛，腰肌劳损，痈肿，疔疮。

【采收加工】全年均可采收，洗净，切片，鲜用或晒干。

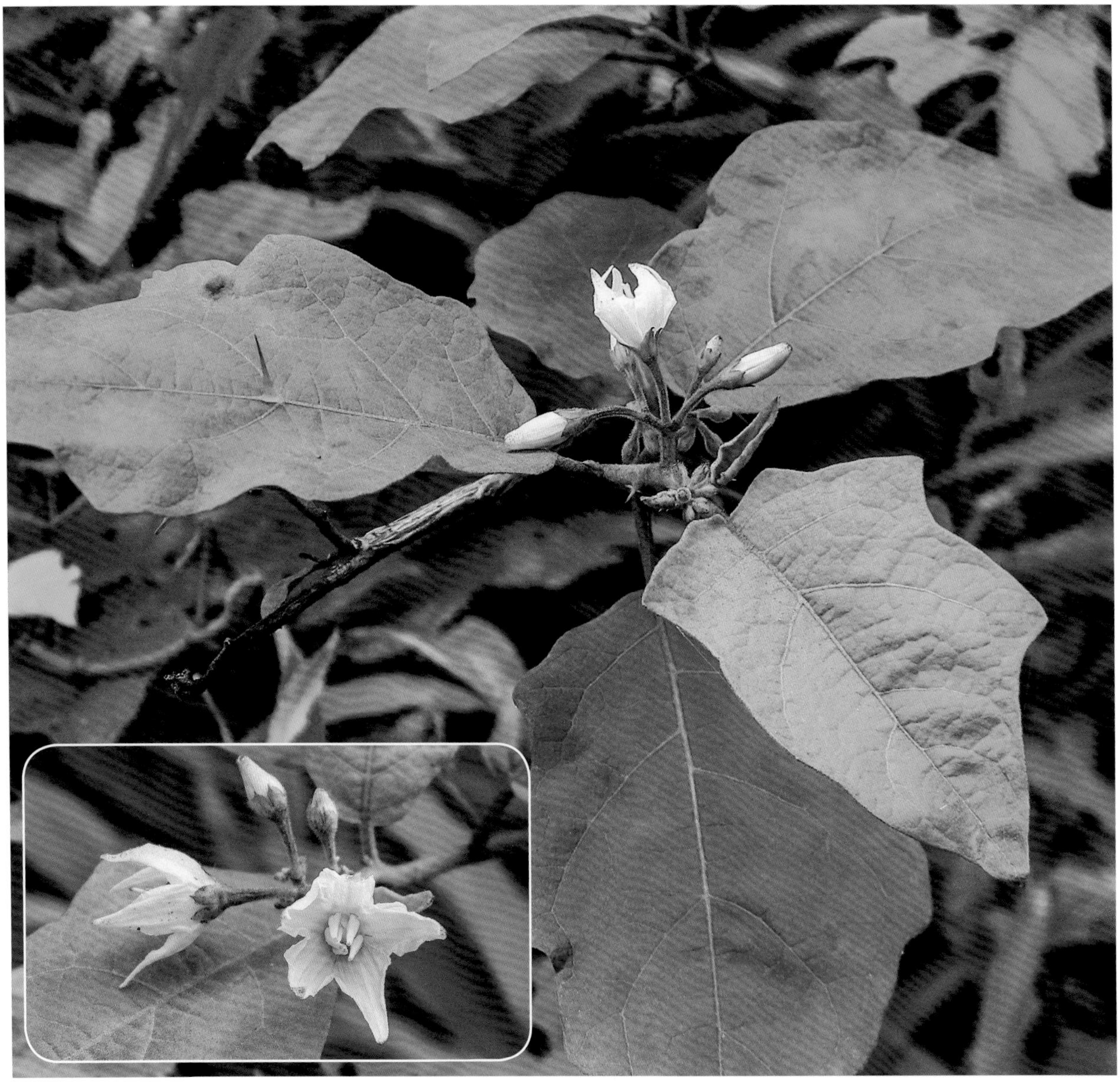

菟丝子

【基原】为旋花科南方菟丝子*Cuscuta australis* R. Br. 的种子。

【别名】豆寄生、无根草、黄丝。

【形态特征】一年生寄生缠绕草本。茎缠绕，金黄色，直径1 mm左右。无叶。花序侧生，少花或多花簇生成小伞形或小团伞花序；花序梗近无；花萼杯状，基部连合；花冠杯形，白色或淡黄色。蒴果扁球形，直径3 mm。通常有4粒种子，淡褐色，卵形，表面粗糙。花果期9~12月。

【分布】寄生于田边、路旁的豆科、菊科蒿子、马鞭草科牡荆属等草本或小灌木上。产于广西、广东、福建、浙江、安徽、湖南、湖北、贵州、云南、四川、陕西、甘肃、宁夏、新疆等地。

【性能主治】种子味辛、甘，性平。具有补益肝肾、固精缩尿、安胎、明目、止泻的功效；外用消风祛斑。主治于肝肾不足，腰膝酸软，阳痿遗精，遗尿尿频，肾虚胎漏，胎动不安，目昏耳鸣，脾肾虚泻；外用治白癜风。

【采收加工】秋季果实成熟时采收植株，晒干，打下种子，除去杂质。

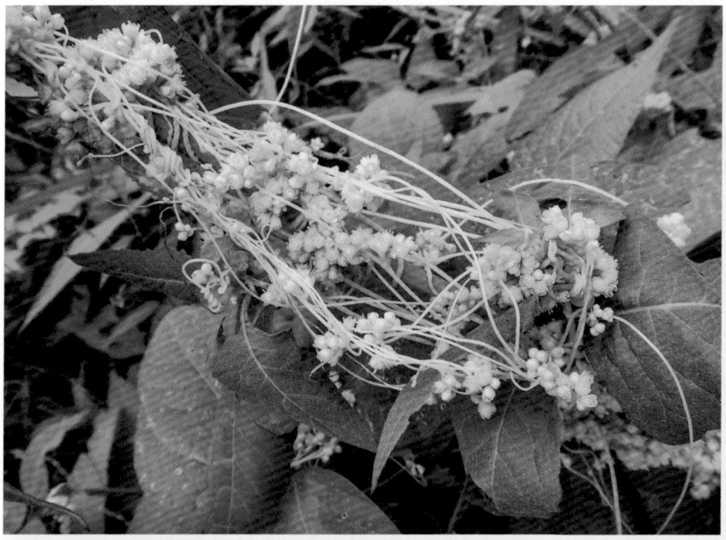
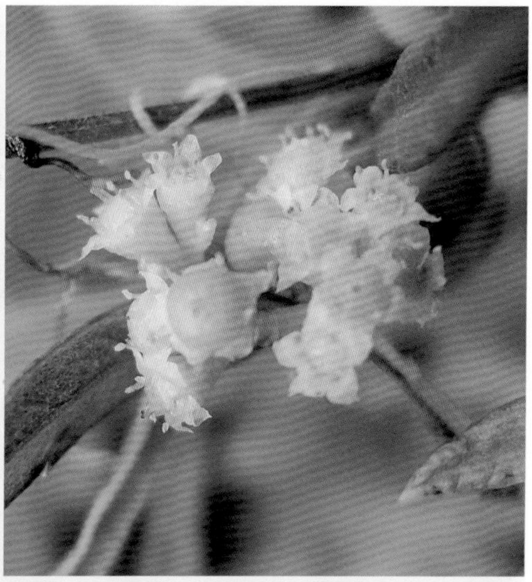
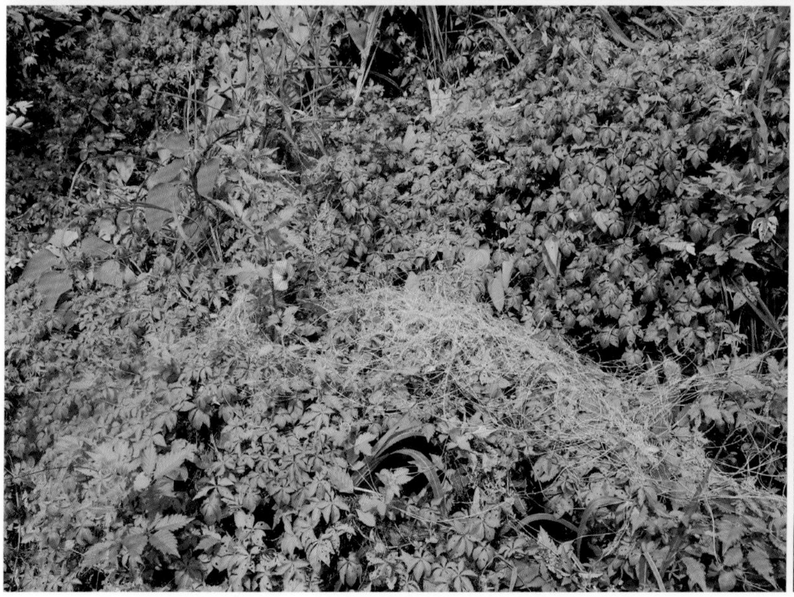
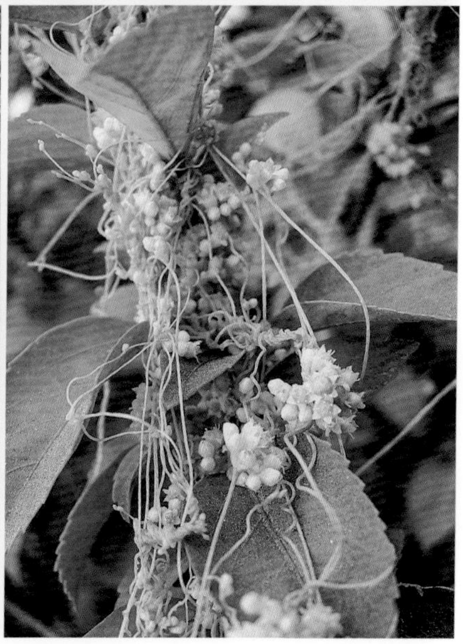

菟丝

【基原】为旋花科金灯藤*Cuscuta japonica* Choisy 的全草。

【别名】雾水藤、红无根藤、金丝草。

【形态特征】一年生寄生缠绕草本。茎较粗壮，肉质，黄色，常带紫黑色瘤状斑点。无叶。穗状花序，基部常多分枝；苞片及小苞片鳞片状，卵圆形；花冠钟形，淡红色或绿白色，顶端5浅裂，裂片卵状三角形。蒴果卵圆形，近基部周裂。种子光滑，褐色。花期8月，果期9月。

【分布】寄生于草本植物或灌木上。分布于我国南北各省区。

【性能主治】全草味甘、苦，性平。具有清热解毒、凉血止血、健脾利湿的功效。主治吐血，鼻出血，便血，血崩，淋浊，带下，痢疾，黄疸，便溏，目赤肿痛，咽喉肿痛，痈疽肿毒，痱子。

【采收加工】秋季采收全草，鲜用或晒干。

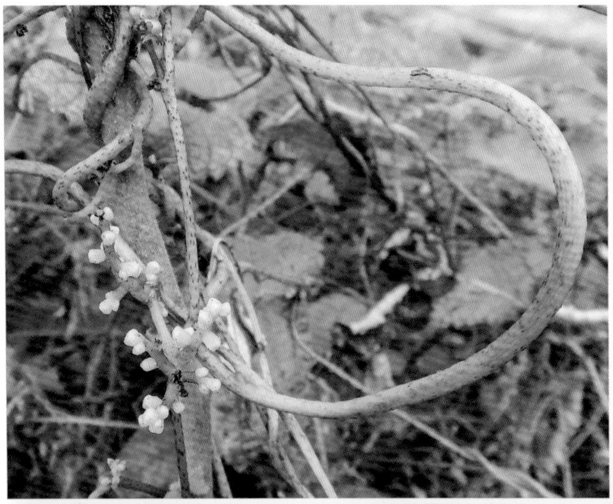

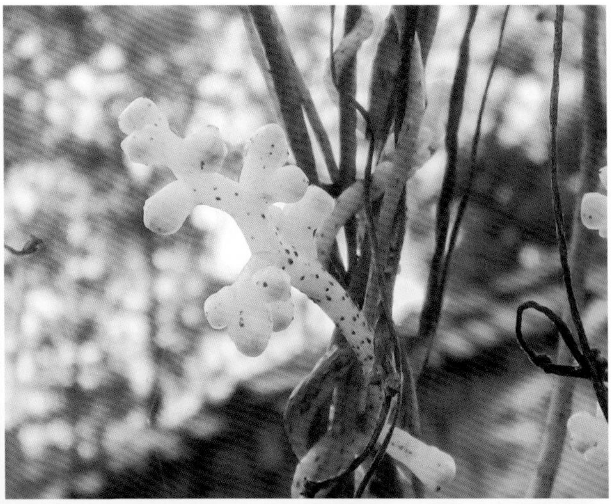

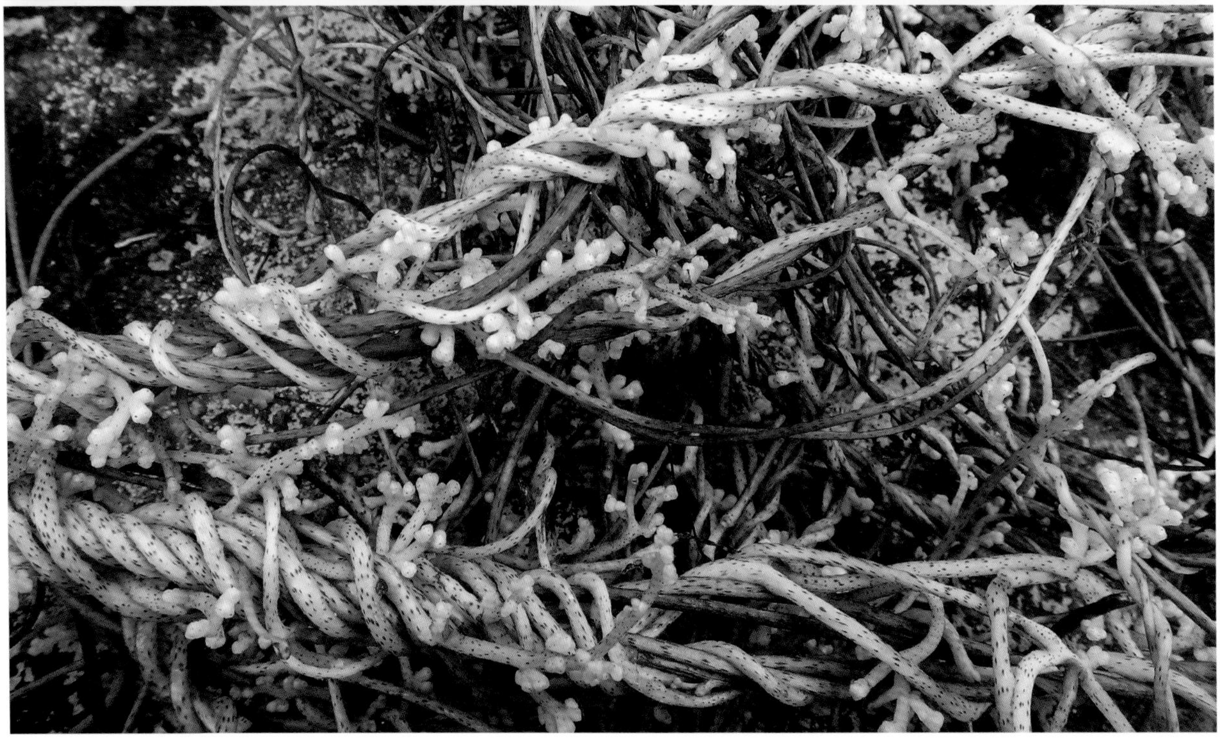

小金钱草

【基原】为旋花科马蹄金*Dichondra micrantha* Urb. 的全草。

【别名】荷包草、黄疸草、金挖耳。

【形态特征】多年生匍匐小草本。茎细长，被灰色短柔毛，节上生根。叶片先端宽圆形或微缺，基部阔心形，腹面微被毛，背面被贴生短柔毛，边缘全缘，具长的叶柄。花单生于叶腋；花冠钟状，较短至稍长于萼，黄色，深5裂，裂片长圆状披针形，无毛。蒴果近球形，膜质。花果期7~11月。

【分布】生于山坡草地，路旁或沟边。产于长江以南各省区及台湾。

【性能主治】全草味辛，性凉。具有清热利湿、解毒的功效。主治黄疸，痢疾，砂淋，白浊，水肿，疔疮肿毒，跌打损伤，蛇虫咬伤。

【采收加工】全年均可采收，鲜用或洗净晒干。

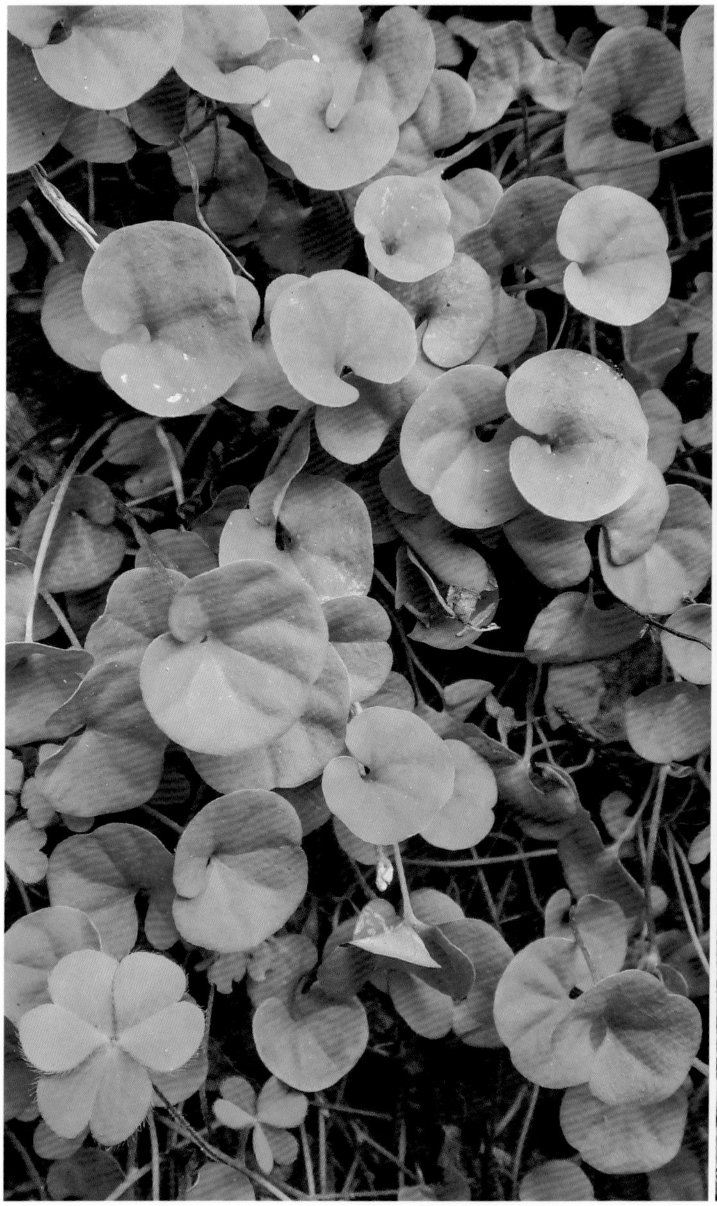

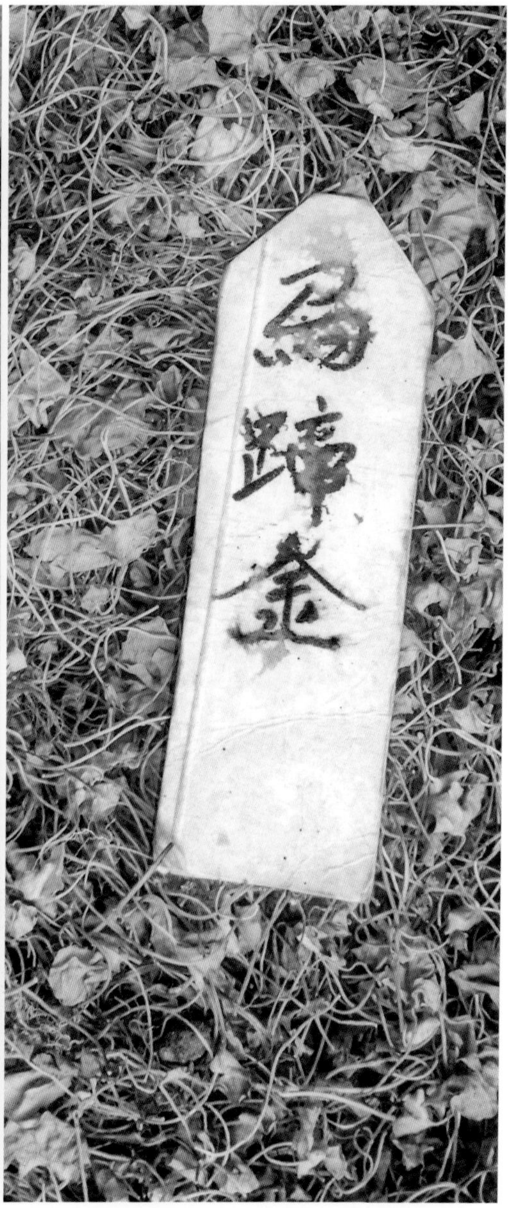

金钟茵陈

【基原】为玄参科阴行草*Siphonostegia chinensis* Benth. 的全草。

【别名】黄花茵陈、吊钟草、灵茵陈。

【形态特征】一年生直立草本。干时变为黑色，密被锈色短毛。叶对生；叶片厚纸质，广卵形，羽状分裂，两面皆密被短毛。花单朵腋生及顶生，排成总状花序，二唇形，上唇红紫色，下唇黄色，外面密被长纤毛，内面被短毛。蒴果披针状长圆形，被包于宿存的萼内。花期6~8月。

【分布】生于干山坡与草地中。产于西南、华南、华中、华北、东北地区及内蒙古。

【性能主治】全草味苦，性凉。具有清热利湿、凉血止血、祛瘀止痛的功效。主治湿热黄疸，肠炎痢疾，小便淋浊，痈疽丹毒，尿血，便血，外伤出血，痛经，瘀血闭经，跌打损伤，关节炎。

【采收加工】8~9月采收全草，鲜用或晒干。

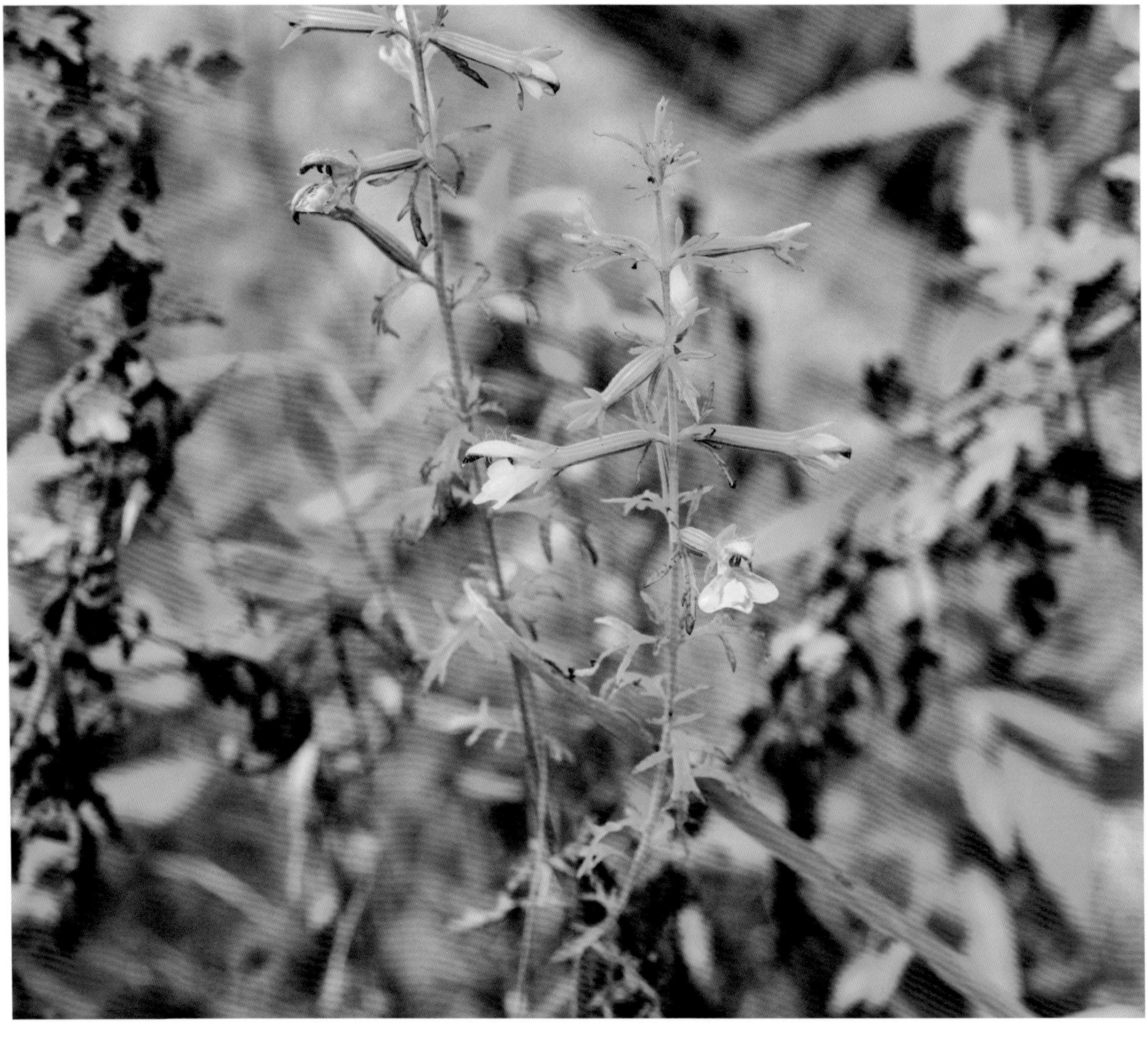

石蜈蚣

【基原】为苦苣苔科蚂蝗七*Chirita fimbrisepala* Hand.-Mazz. 的根茎或全草。

【别名】石螃蟹、红蚂蝗七、石棉。

【形态特征】多年生草本。具粗根状茎。叶均基生；叶片草质，两侧不对称，卵形、宽卵形或近圆形，边缘有小齿或粗齿，腹面密被短柔毛并散生长糙毛，背面疏被短柔毛。聚伞花序1~7条，有1~5朵花；花淡紫色或紫色。蒴果长6~8 cm，被短柔毛。种子纺锤形，长6~8mm。花期3~4月。

【分布】生于山地林中石上或石崖上及山谷溪边。产于广西、广东、贵州、湖南、福建等地。

【性能主治】根茎或全草味苦、微辛，性凉。具有清热利湿、行滞消积、止血活血、解毒消肿的功效。主治痢疾，肝炎，小儿疳积，胃痛，外伤出血，跌打损伤，痈肿疮毒。

【采收加工】全年均可采收，鲜用或晒干。

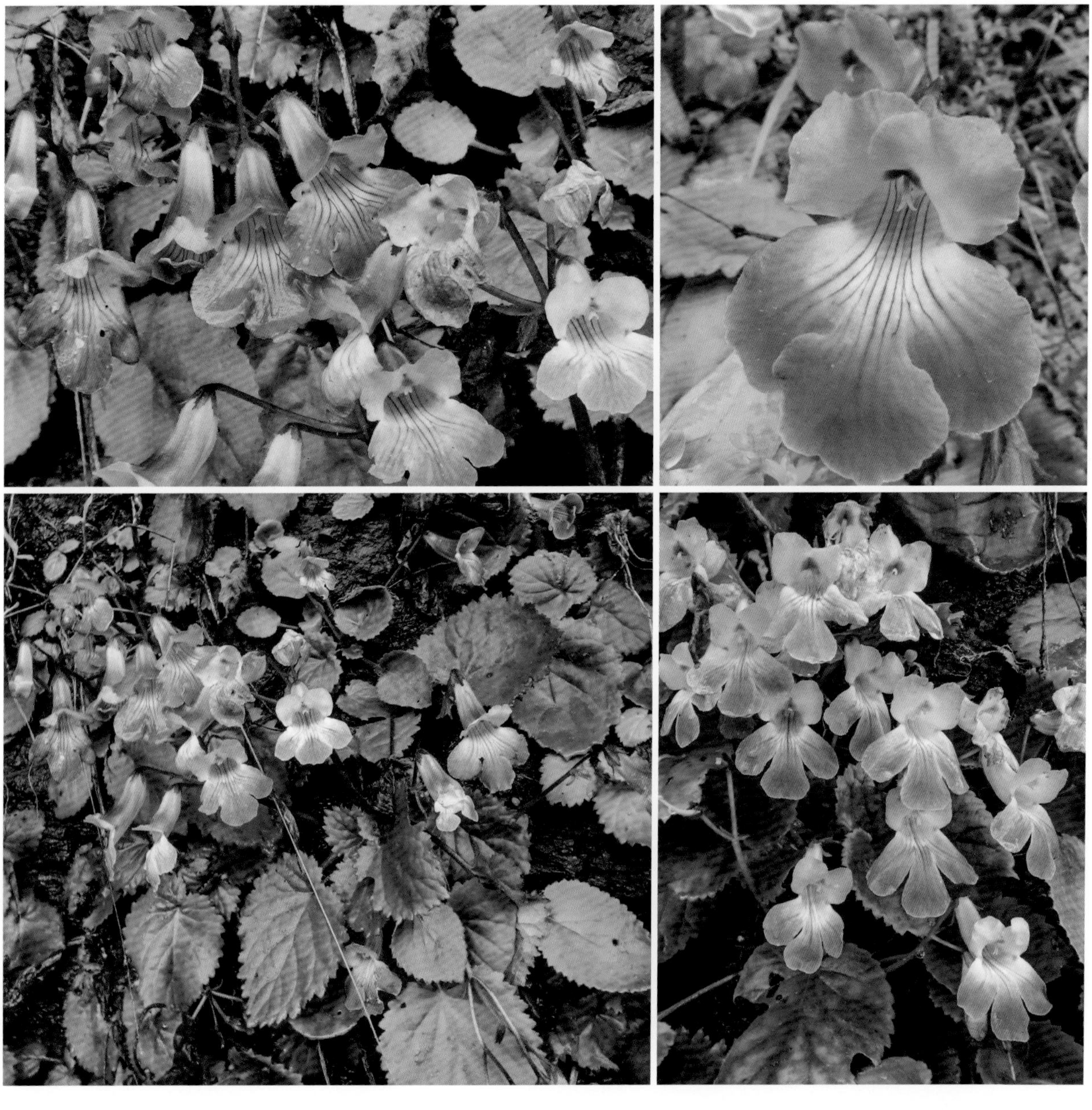

降龙草

【基原】为苦苣苔科半蒴苣苔*Hemiboea subcapitata* C. B. Clarke 的全草。

【别名】马拐、牛耳朵、水泡菜。

【形态特征】多年生草本。茎肉质，散生紫斑。叶对生；叶片稍肉质，干时草质，椭圆形或倒卵状椭圆形，边缘全缘或有波状浅钝齿；叶柄具合生成船形的翅。聚伞花序近顶生或腋生；花冠白色，具紫色斑点；总苞球形，开放后呈船形。蒴果线状披针形。花期9~10月，果期10~12月。

【分布】生于山谷林下石上或沟边阴湿处。产于广西、广东、云南东南部、贵州、四川、湖南、湖北、江西、浙江南部、陕西南部、甘肃南部等地。

【性能主治】全草味甘，性寒。具有清暑、利湿、解毒的功效。主治外感暑湿，痈肿疮疖，蛇虫咬伤。

【采收加工】秋季采收，鲜用或晒干。

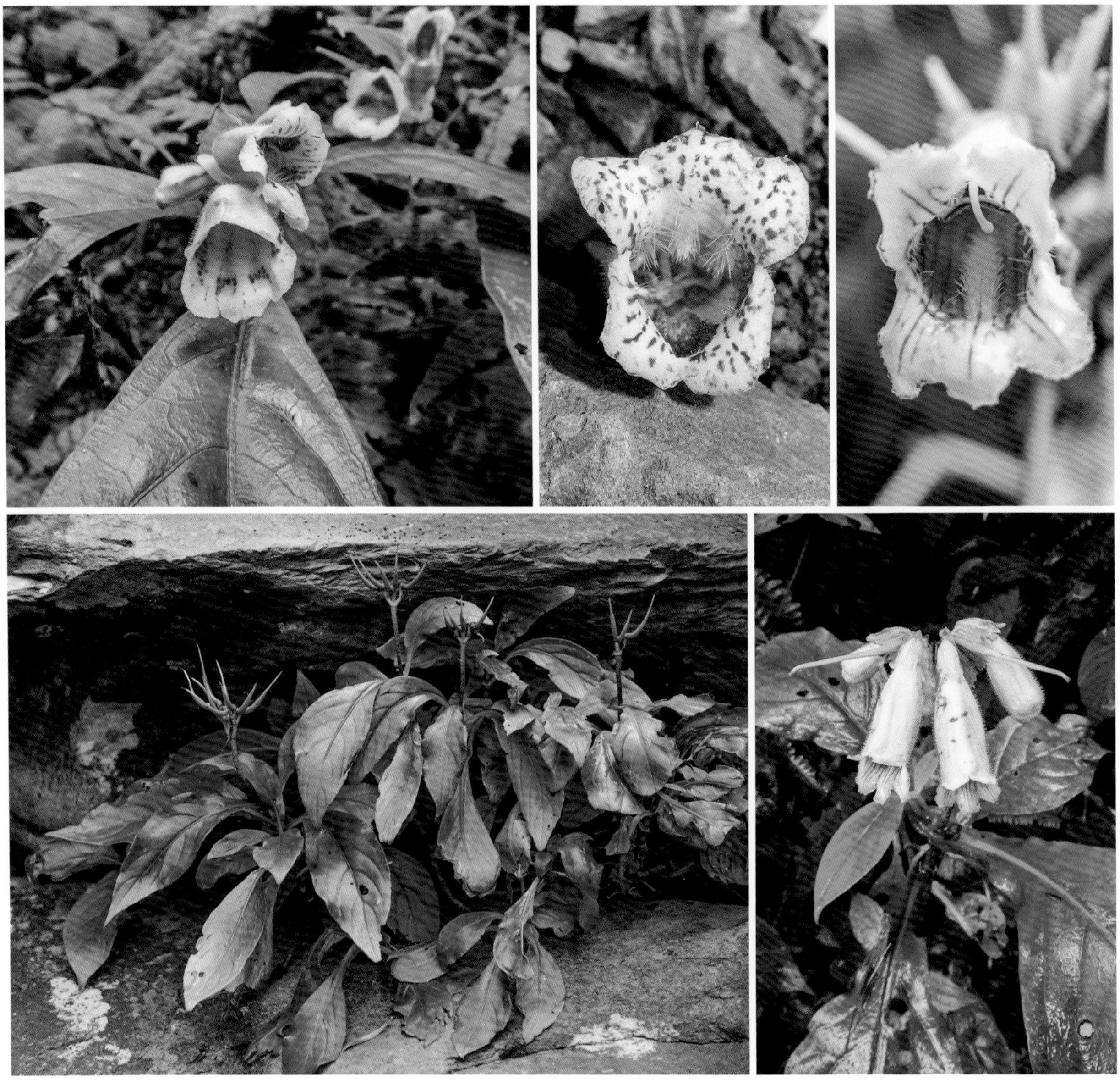

石吊兰

【基原】为苦苣苔科吊石苣苔*Lysionotus pauciflorus* Maxim. 的全草。

【别名】黑乌骨、石豇豆、石泽兰。

【形态特征】小灌木。茎分枝或不分枝，无毛或上部疏被短毛。叶3片轮生，有时对生或多片轮生；叶片革质，形状变化大，线形、线状倒披针形、狭长圆形或倒卵状长圆形。花序有1~2朵花，花冠筒漏斗状，白色带紫色。蒴果线形，无毛。种子纺锤形。花期7~10月，果期9~11月。

【分布】生于丘陵或山地林中或阴处石崖上或树上。产于广西、广东、云南、贵州、四川、江西、福建、台湾、湖南、湖北、安徽、浙江、江苏、陕西等地。

【性能主治】全草味苦，性凉。具有祛风除湿、化痰止咳、祛瘀通经的功效。主治风湿痹痛，咳喘痰多，月经不调，痛经，跌打损伤。

【采收加工】8~9月采收，鲜用或晒干。

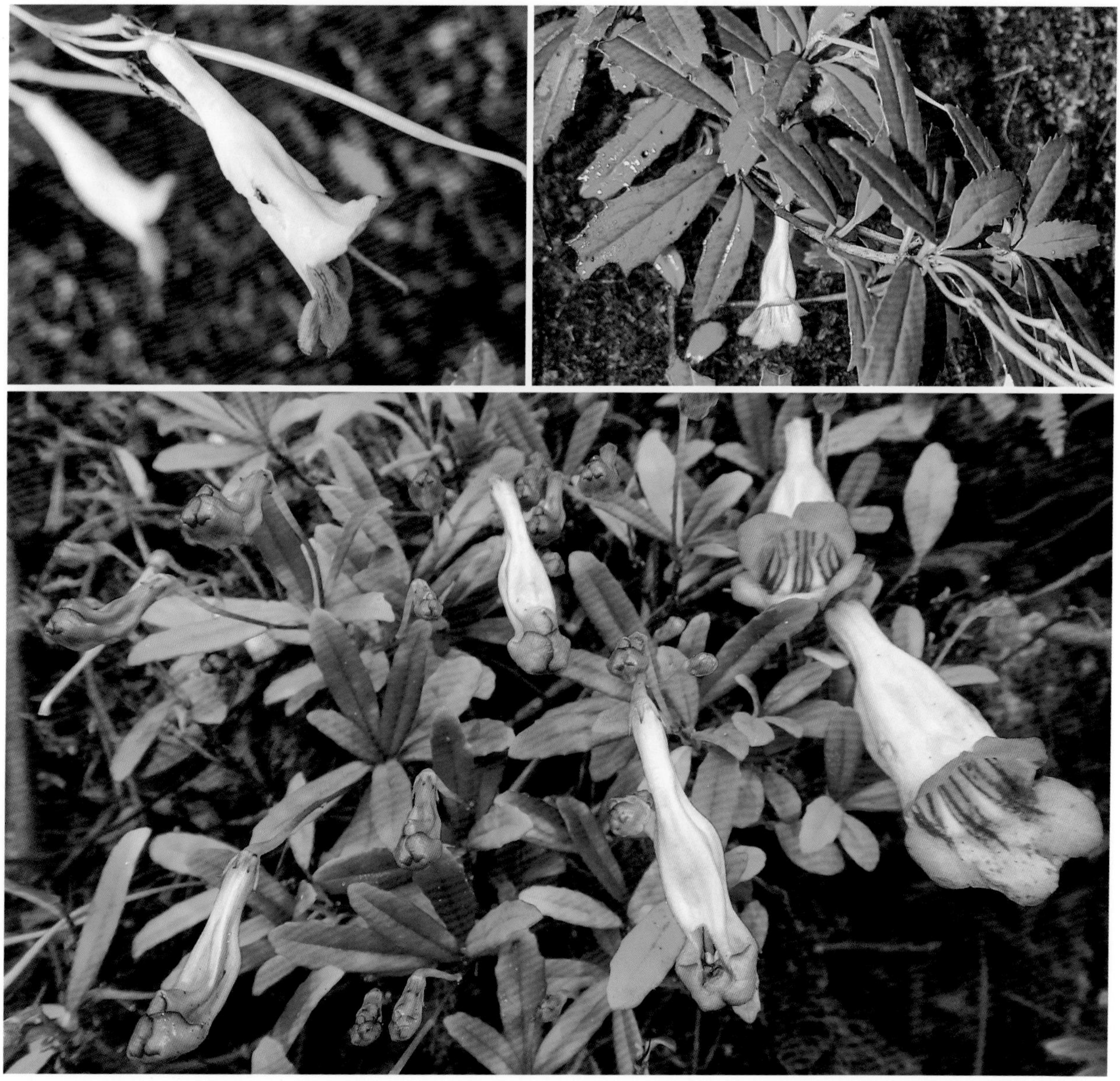

菜豆树

【基原】为紫葳科菜豆树*Radermachera sinica* (Hance) Hemsl. 的根、叶或果实。

【别名】牛尾豆、蛇仔豆、鸡豆木。

【形态特征】小乔木。叶柄、叶轴、花序均无毛。二回羽状复叶，稀为三回羽状复叶；小叶卵形至卵状披针形，两面均无毛；侧生小叶片在近基部的一侧疏生少数盘菌状腺体。顶生圆锥花序；花冠钟状漏斗形，白色或淡黄色。蒴果细长，多沟纹，果皮薄革质。花期5~9月，果期10~12月。

【分布】生于山谷或平地疏林中。产于广西、广东、台湾、贵州、云南等地。

【性能主治】根、叶或果实味苦，性寒。具有清暑解毒、散瘀消肿的功效。主治伤暑发热，痈肿，跌打骨折，蛇虫咬伤。

【采收加工】根全年均可采收，洗净，切片，晒干。夏、秋季节采叶，秋季采果实，鲜用或晒干。

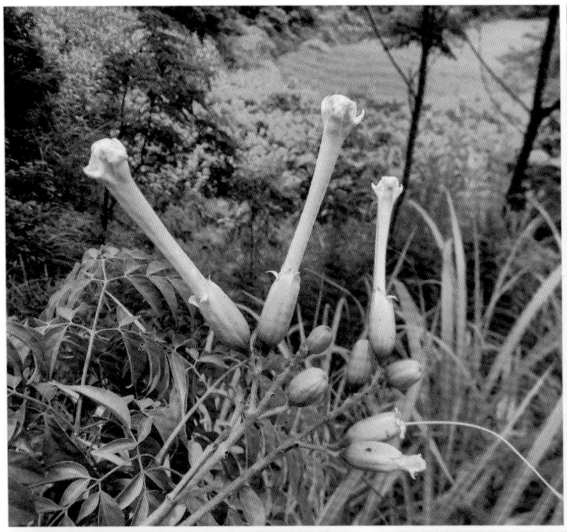
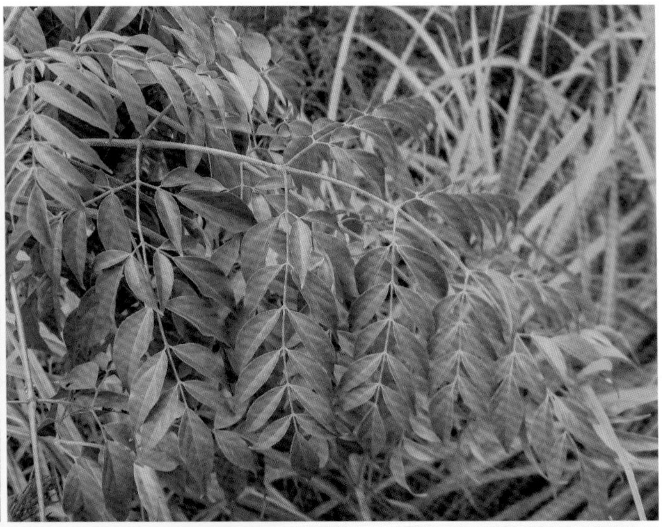
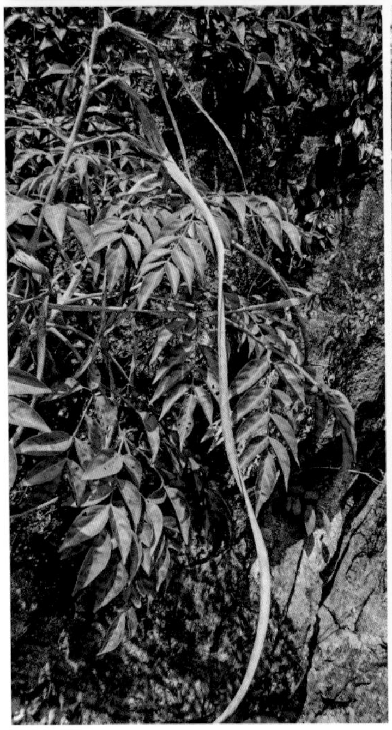
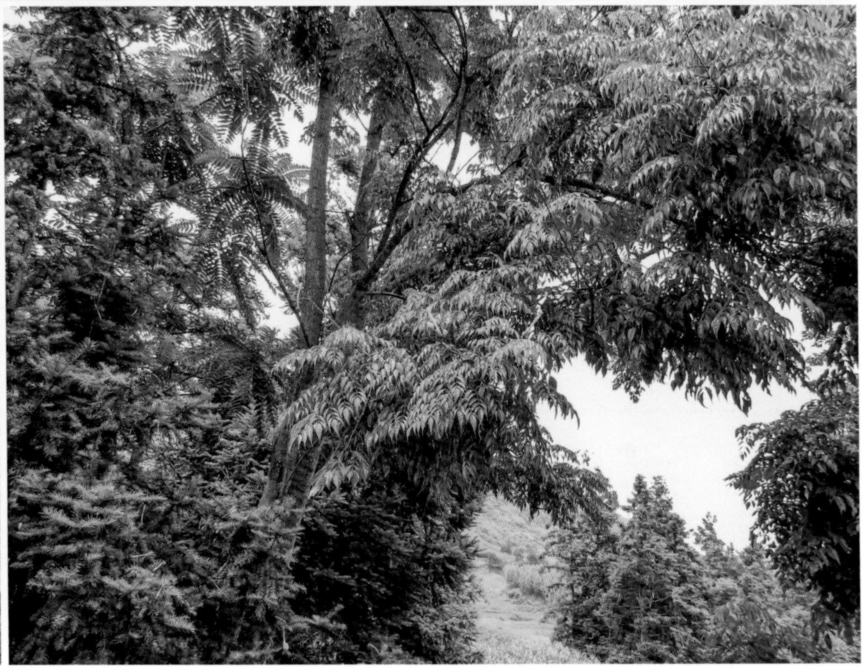

白接骨

【基原】为爵床科白接骨*Asystasiella neesiana* (Wall.) Lindau 的全草。

【别名】玉龙盘、玉接骨、蛀木虫。

【形态特征】草本。叶片纸质，先端尖至渐尖，边缘微波状至具浅齿，基部下延成柄，两面突起，疏被微毛。总状花序或基部有分枝，顶生；花单生或对生；花冠淡紫红色，漏斗状，外疏生腺毛，花冠筒细长。蒴果长18~22 mm，上部具4粒种子，下部实心细长似柄。花期7~8月，果期10~11月。

【分布】生于林下或溪边。产于广西、广东、云南、贵州、四川、重庆、湖南、湖北、江西、福建、台湾、安徽、浙江、江苏等地。

【性能主治】全草味苦、淡，性凉。具有化瘀止血、续筋接骨、利尿消肿、清热解毒的功效。主治吐血，便血，外伤出血，跌打瘀肿，扭伤骨折，风湿肢肿，腹水，疮疡溃烂，咽喉肿痛。

【采收加工】夏、秋季采收，鲜用或晒干。

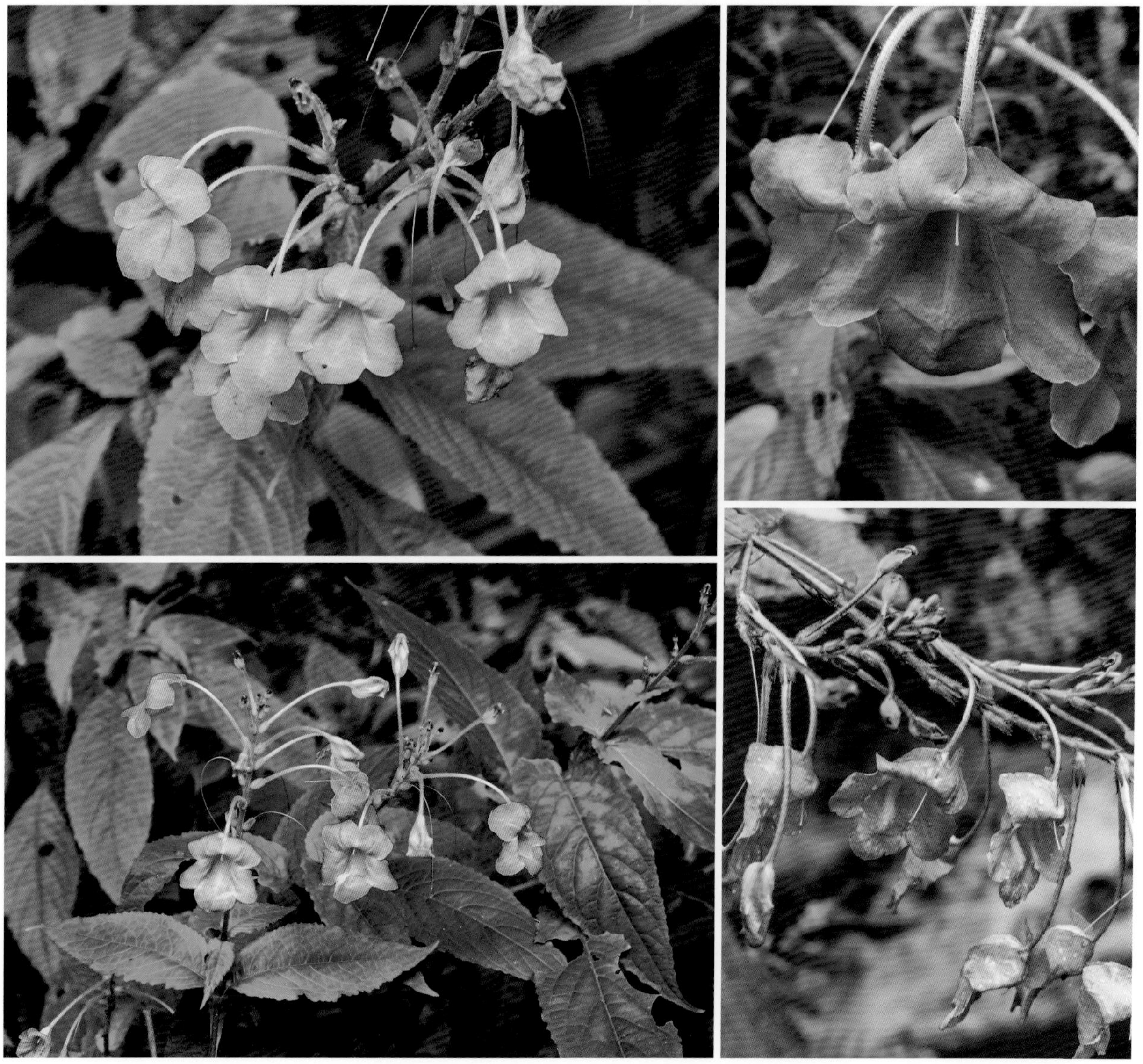

紫珠

【基原】为马鞭草科白棠子树*Callicarpa dichotoma* (Lour.) K. Koch 的叶。

【别名】梅灯狗散、红斑鸠米。

【形态特征】小灌木。分枝多，幼枝被星状毛。叶片倒卵形或卵状披针形，先端急尖或尾状尖，基部楔形，上部具粗齿，背面无毛，密生细小黄色腺点；侧脉5~6对；叶柄长不超过5 cm。聚伞花序着生于叶腋上方，2~3次分歧；花序梗长约1 cm，略有星状毛，花紫色。果球形，紫色。花期5~6月，果期7~11月。

【分布】生于低山灌木丛中。产于广西、贵州、湖南、湖北、福建、江西、安徽、河南等地。

【性能主治】叶味苦、涩，性凉。具有收敛止血、清热解毒的功效。主治呕血，咯血，鼻出血，便血，尿血，牙龈出血，崩漏，皮肤紫癜，外伤出血，痈疽肿毒，蛇虫咬伤，烧伤。

【采收加工】7~8月采收，晒干。

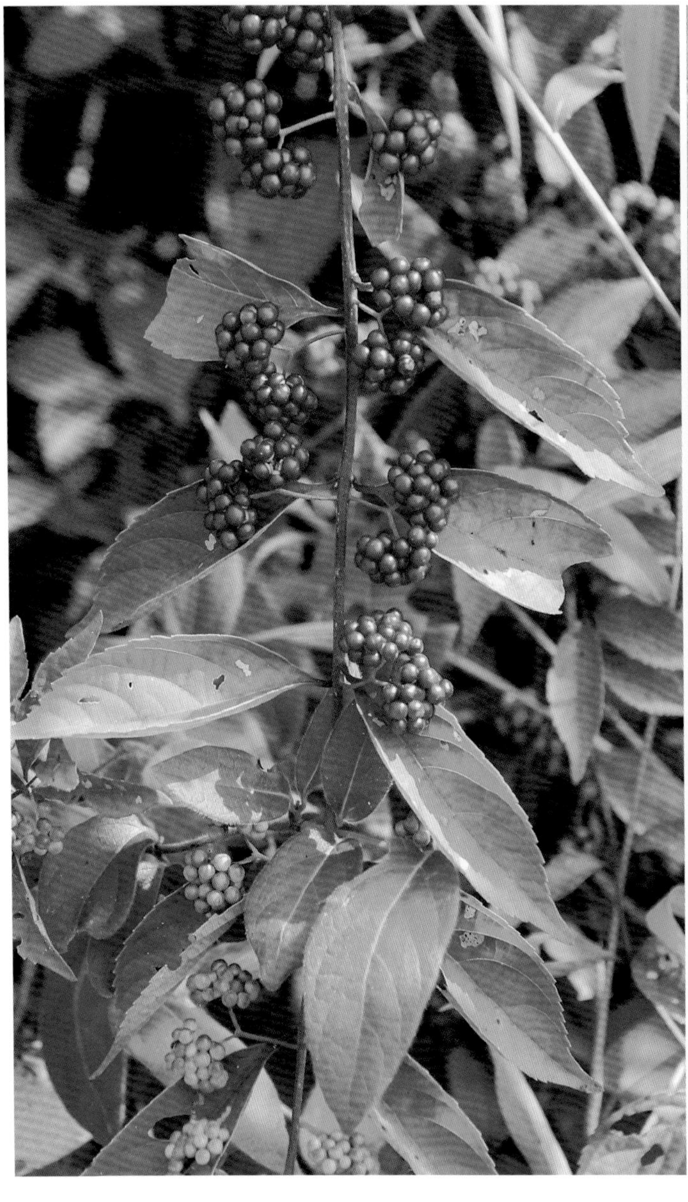

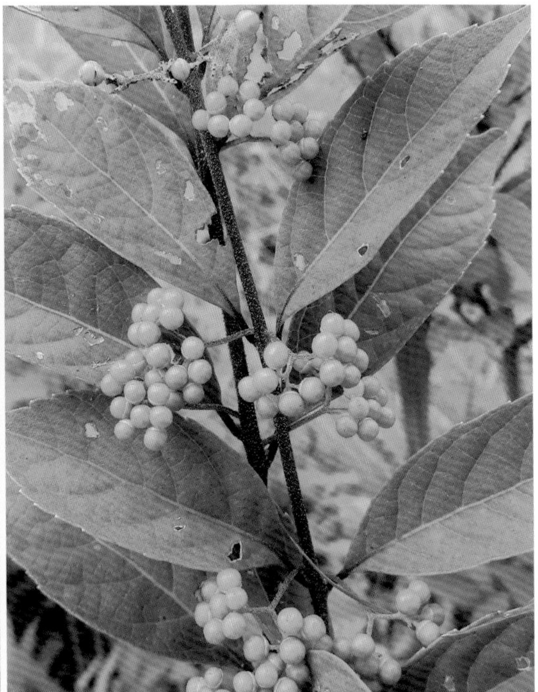

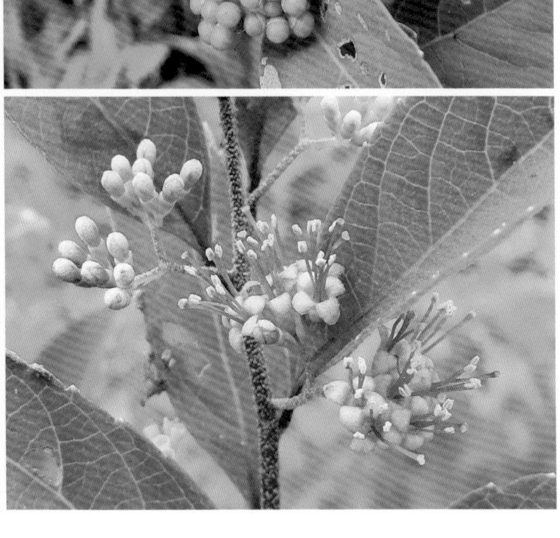

大叶紫珠

【基原】为马鞭草科大叶紫珠*Callicarpa macrophylla* Vahl 的叶、根。

【别名】赶风紫、贼子叶、羊耳朵、止血草。

【形态特征】灌木，稀小乔木，高3~5 m。小枝近四方形，稍有臭味；幼枝、叶背、叶柄和花序密生灰白色茸毛。叶片多呈长椭圆形，边缘具细齿。聚伞花序宽4~8 cm，5~7次分歧；花序梗粗壮，长2~3 cm；花萼杯状，萼齿不明显或钝三角形；花冠紫色，疏生星状毛。花期4~7月，果期7~12月。

【分布】生于山坡、村边疏林或灌木丛中。产于广西、广东、云南、贵州等地。

【性能主治】根及叶味辛、苦，性平。具有散瘀止血、消肿止痛的功效。主治咯血，吐血，便血，鼻出血，创伤出血，跌打肿痛，风湿痹痛。

【采收加工】根全年均可采收，洗净，切片，晒干。叶夏、秋季采收，鲜用或晒干。

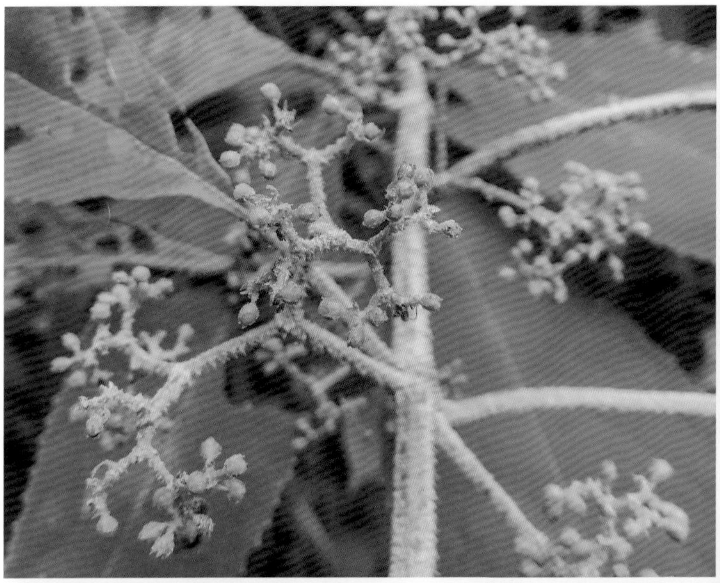

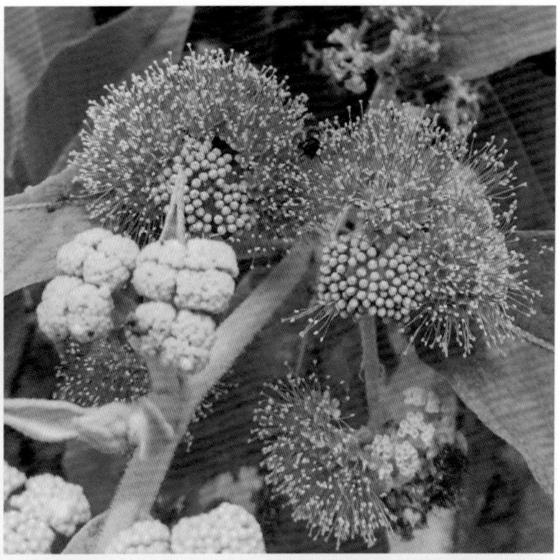

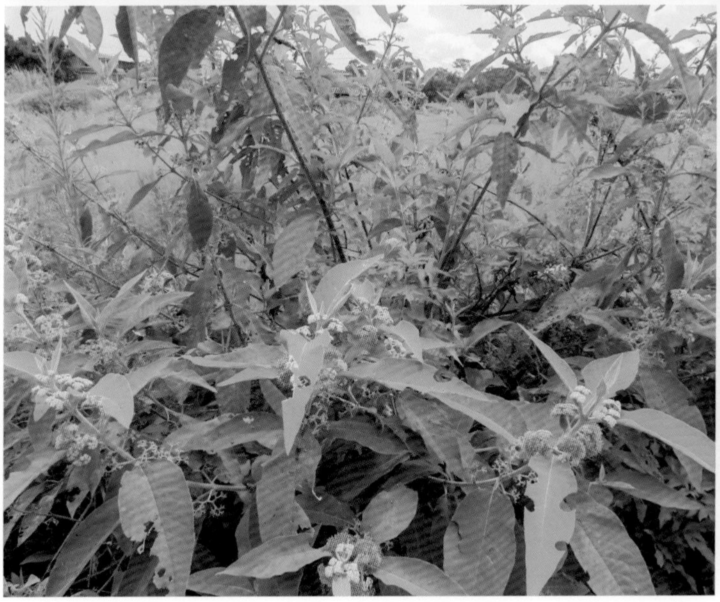

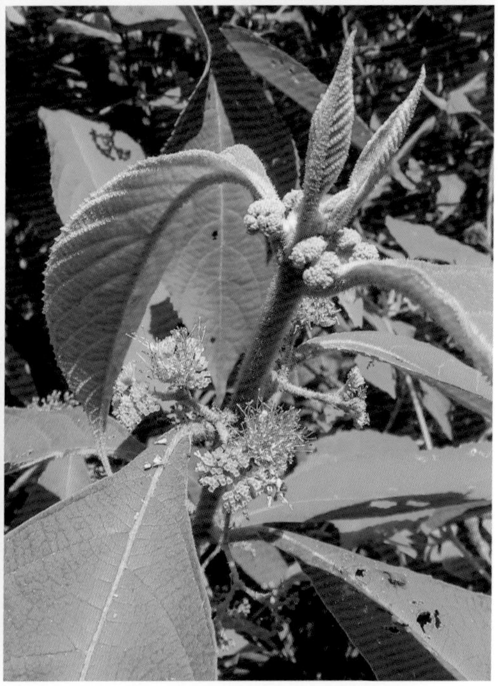

臭牡丹

【基原】为马鞭草科臭牡丹*Clerodendrum bungei* Steud. 的茎叶。

【别名】臭枫根、大红袍、臭梧桐。

【形态特征】灌木，高1~2 m。植株有臭味，花序轴、叶柄密被褐色或紫色脱落性的柔毛，小枝皮孔显著。叶片宽卵形或卵形，基部脉腋有数个盘状腺体。伞房状聚伞花序顶生，密集；花淡红色、红色或紫红色；花萼裂片三角形，长约1.8 cm。核果近球形，熟时蓝黑色。花果期5~11月。

【分布】生于山坡、林缘、沟谷、路边等湿润处。产于广西、江苏、安徽、浙江、江西、湖南、湖北及华北、西北、西南等地。

【性能主治】茎叶味苦、辛，性平。具有解毒消肿、祛风湿、降血压的功效。主治痈疽，疔疮，发背，乳痈，痔疮，湿疹，丹毒，风湿痹痛，高血压。

【采收加工】夏季采收，鲜用或切段晒干。

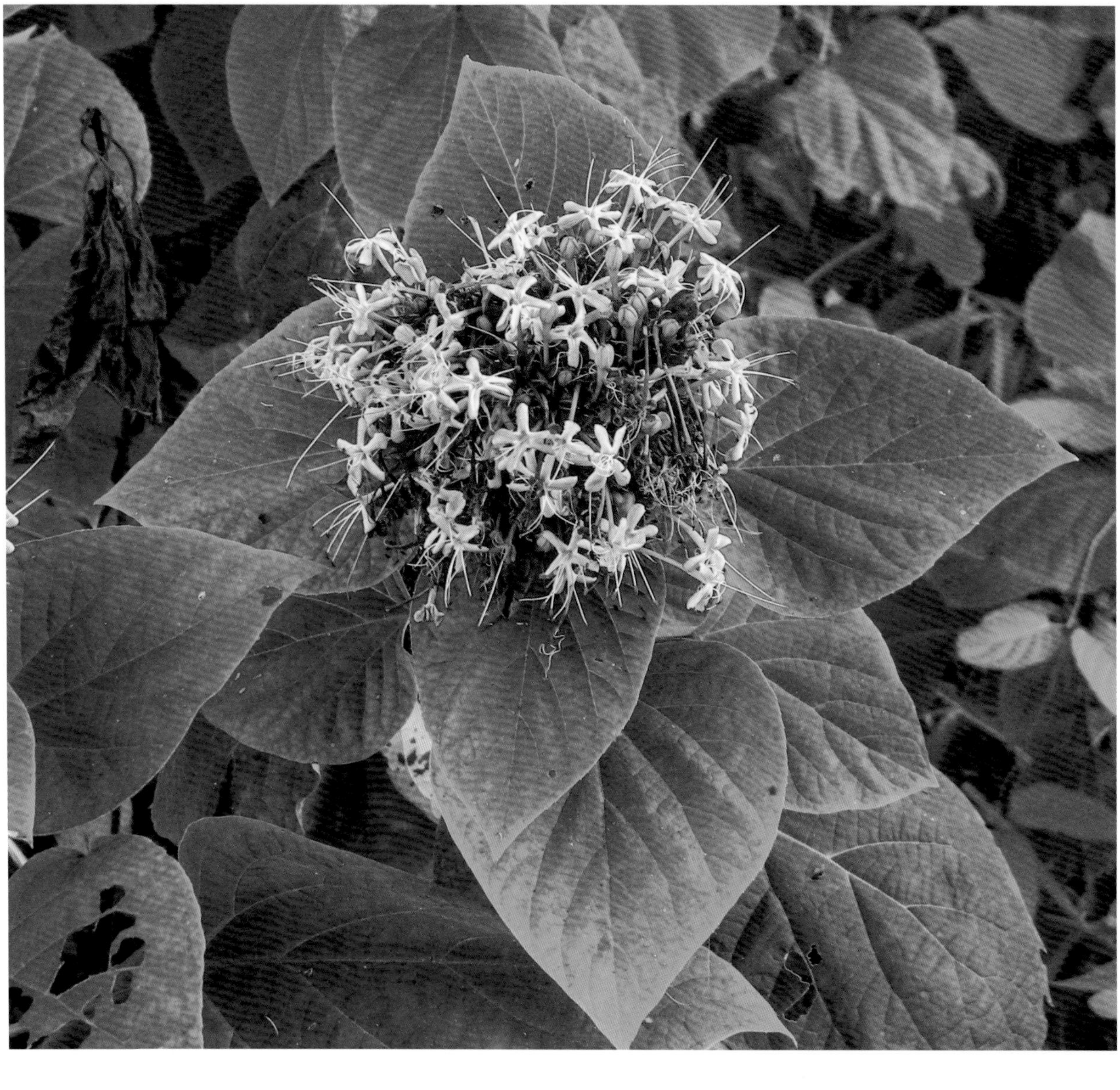

大叶白花灯笼

【基原】为马鞭草科灰毛大青*Clerodendrum canescens* Wall. ex Walp. 的全株。

【别名】人瘦木、六灯笼、毛赪桐。

【形态特征】灌木，高1~3.5 m。全体密被平展或倒向灰褐色长柔毛。叶片心形或宽卵形，少为卵形，基部心形至近截形，两面都有柔毛。聚伞花序密集成头状，通常2~5枝生于枝顶；花萼由绿变红色，钟状；花冠白色或淡红色。核果近球形，熟时深蓝色或黑色，藏于红色增大的宿花萼内。花、果期4~10月。

【分布】生于山坡路边或疏林中。产于广西、广东、台湾、福建、浙江、江西、湖南、贵州、四川、云南等地。

【性能主治】全株味甘、淡，性凉。具有清热解毒、凉血止血的功效。主治赤白痢疾，肺痨咯血，感冒发热，疮疡。

【采收加工】夏、秋季采收，洗净，切段，晒干。

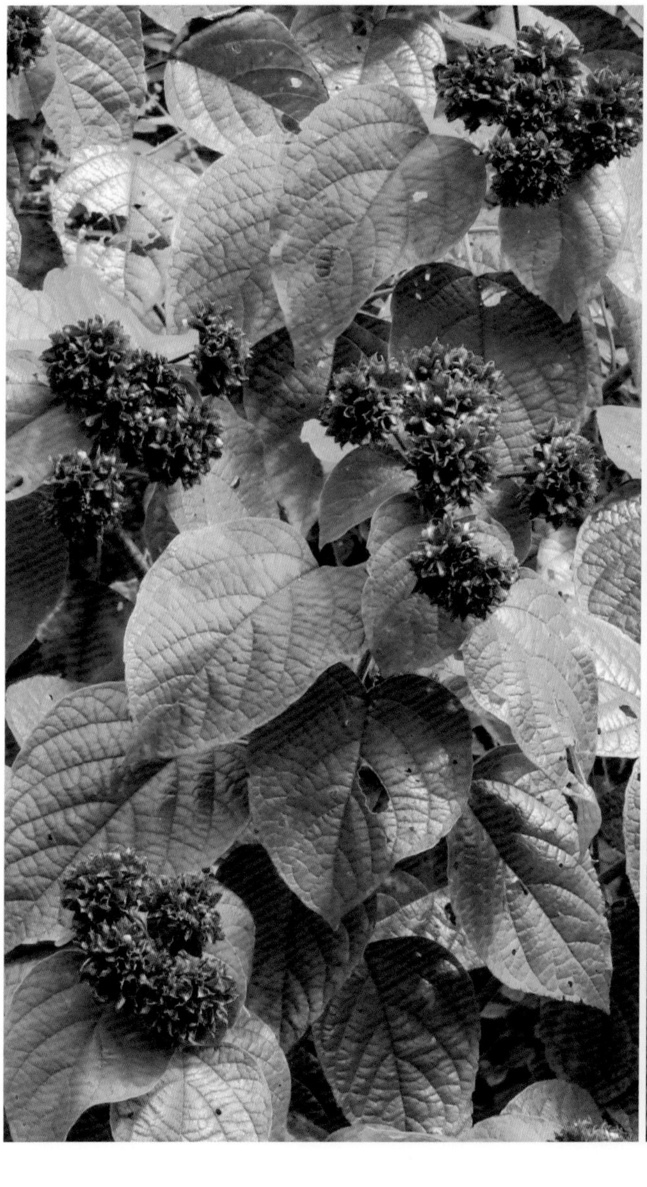

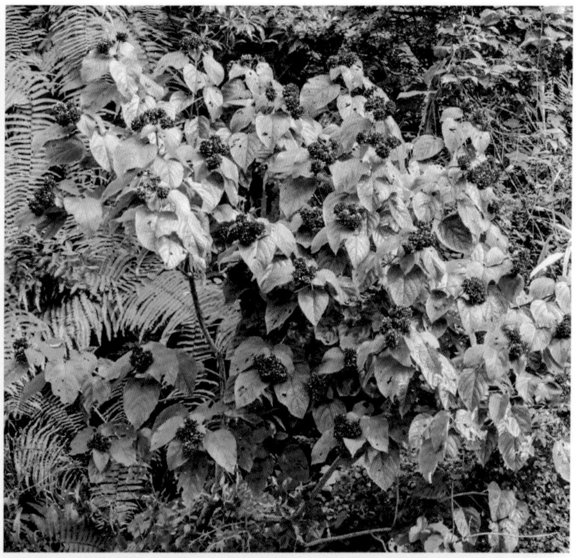

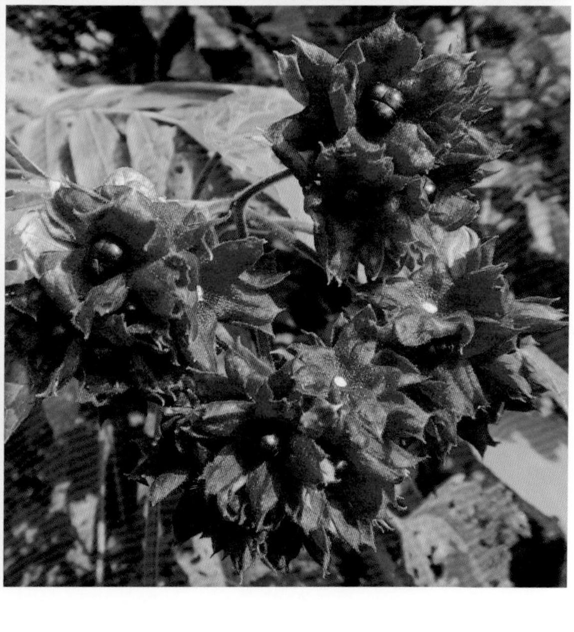

大青

【基原】为马鞭草科大青*Clerodendrum cyrtophyllum* Turcz. 的茎、叶。

【别名】路边青、猪屎青、鬼点灯。

【形态特征】灌木或小乔木。叶片椭圆形至长圆状披针形，边缘全缘，两面无毛或沿脉疏生短柔毛，背面常有腺点，侧脉6~10对。伞房状聚伞花序；花小，白色，有橘香味；花萼杯状且果后增大；雄蕊与花柱同伸出花冠外。果近球形，熟时蓝紫色，为红色的宿萼所托。花果期6月至翌年2月。

【分布】生于丘陵、山地林下或溪谷边。产于西南、中南、华东地区。

【性能主治】茎、叶味苦，性寒。具有清热解毒、凉血止血的功效。主治外感热病，热盛烦渴，咽喉肿痛，黄疸，热毒痢，急性肠炎，痈疽肿毒，外伤出血。

【采收加工】夏、秋季采收，洗净，鲜用或切段晒干。

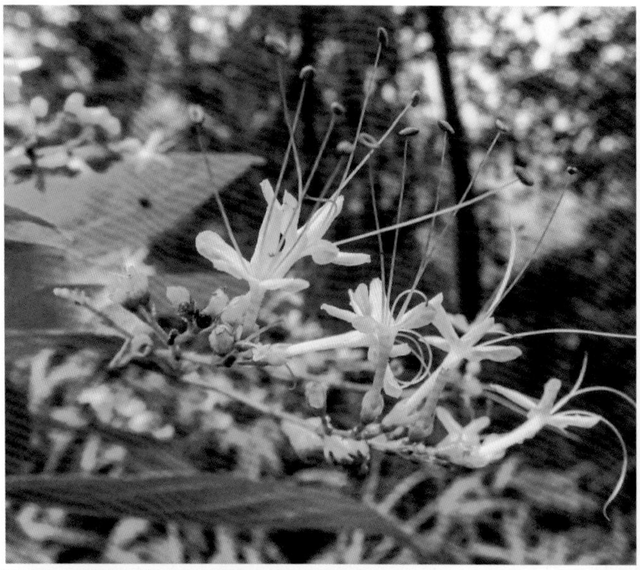
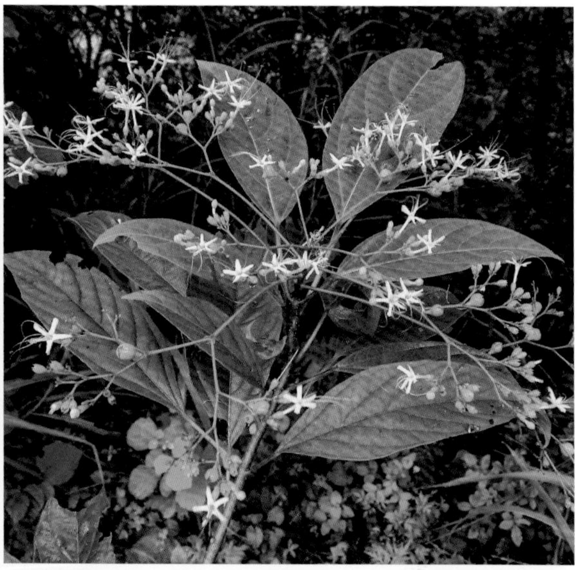
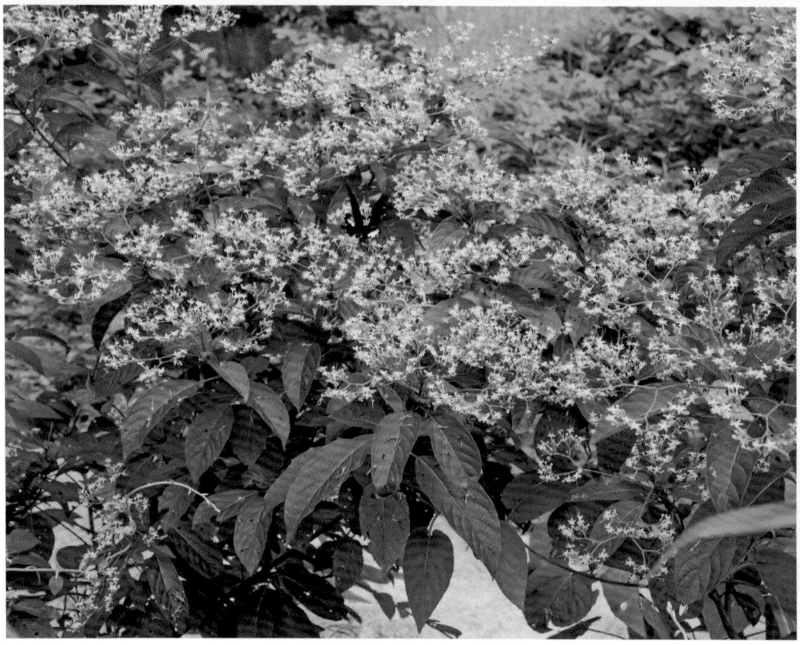
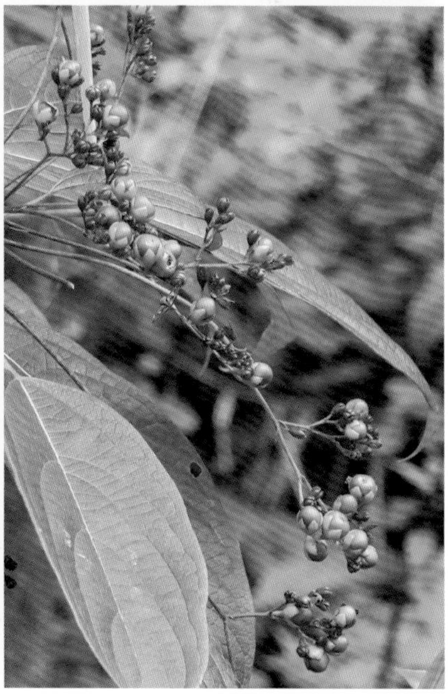

赪桐

【基原】为马鞭草科赪桐*Clerodendrum japonicum* (Thunb.) Sweet 的花、叶。

【别名】状元红、红龙船花、贞桐花。

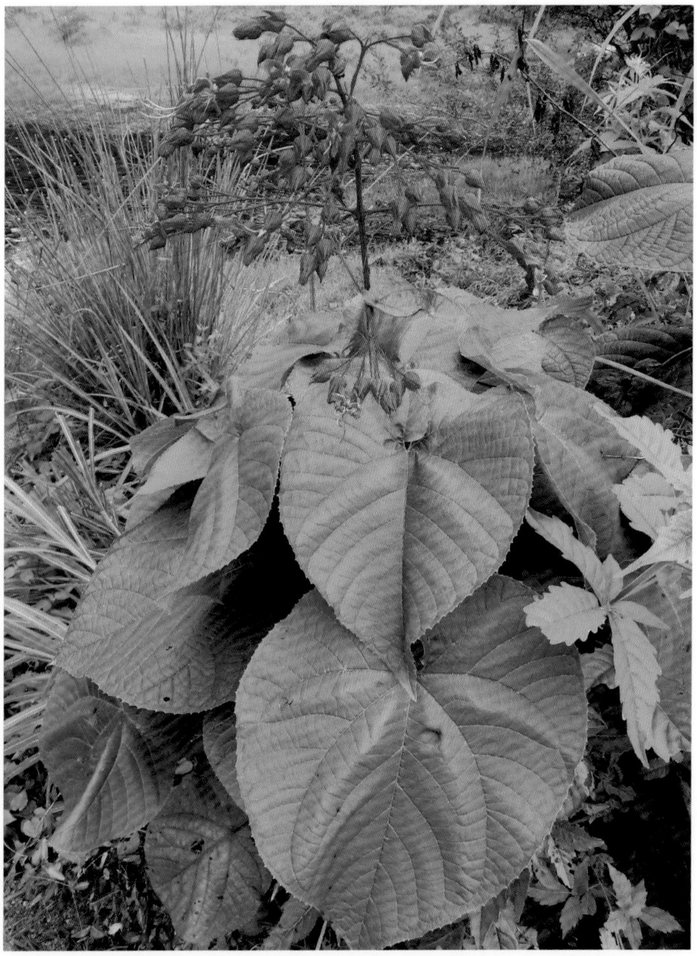

【形态特征】灌木。小枝四棱形。叶对生；叶片卵形或椭圆形，边缘有疏短尖齿，腹面疏生伏毛，脉基具较密的锈褐色短柔毛，背面密具锈黄色盾形腺体。聚伞花序组成大型的顶生圆锥花序；花萼大，红色，5深裂；花冠鲜红色，筒部细长，顶端5裂并开展。果近球形，蓝黑色。花果期5~11月。

【分布】生于丘陵及山地灌木丛或林中。产于广西、广东、台湾、福建、江苏、浙江、湖南、江西、贵州、四川、云南等地。

【性能主治】花味甘，性平。具有安神、止血的功效。主治心悸失眠，痔疮出血。叶味辛、甘，性平。具有祛风、散瘀、解毒消肿的功效。主治偏头痛，跌打瘀肿，痈肿疮毒。

【采收加工】6~7月花开时采收，晒干。叶全年均可采收，晒干，鲜用或研末。

【附注】《中华本草》记载赪桐以花、叶入药的药材名分别为荷苞花、赪桐叶。

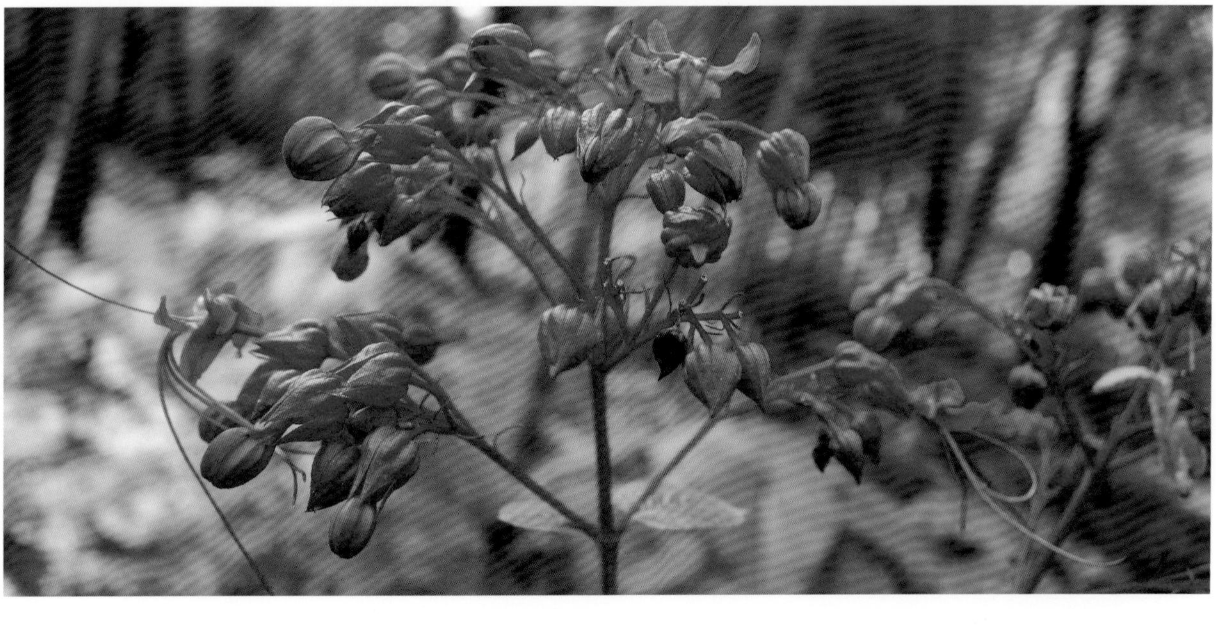

蓬莱草

【基原】为马鞭草科过江藤*Phyla nodiflora* (L.) E. L. Greene 的全草。

【别名】苦舌草、水瓜子。

【形态特征】多年生草本。有木质宿根，多分枝，全体有紧贴丁字状短毛。叶片匙形、倒卵形至倒披针形，中部以上的叶边缘有锐齿近无柄。穗状花序腋生，卵形或圆柱形，有长1~7 cm的花序梗；花冠白色、粉红色至紫红色，内外无毛。果淡黄色，长约1.5 mm，内藏于膜质的花萼内。花果期6~10月。

【分布】生于山坡、平地、河滩等湿润处。产于广西、广东、湖南、福建、江苏、江西、湖北、四川、贵州、云南及西藏等地。

【性能主治】全草味微苦，性凉。具有清热解毒的功效。主治咽喉肿痛，牙疳，泄泻，痢疾，痈疽疮毒，带状疱疹，湿疹，疥癣。

【采收加工】夏、秋季采收，拣去杂草洗净，鲜用或晒干。

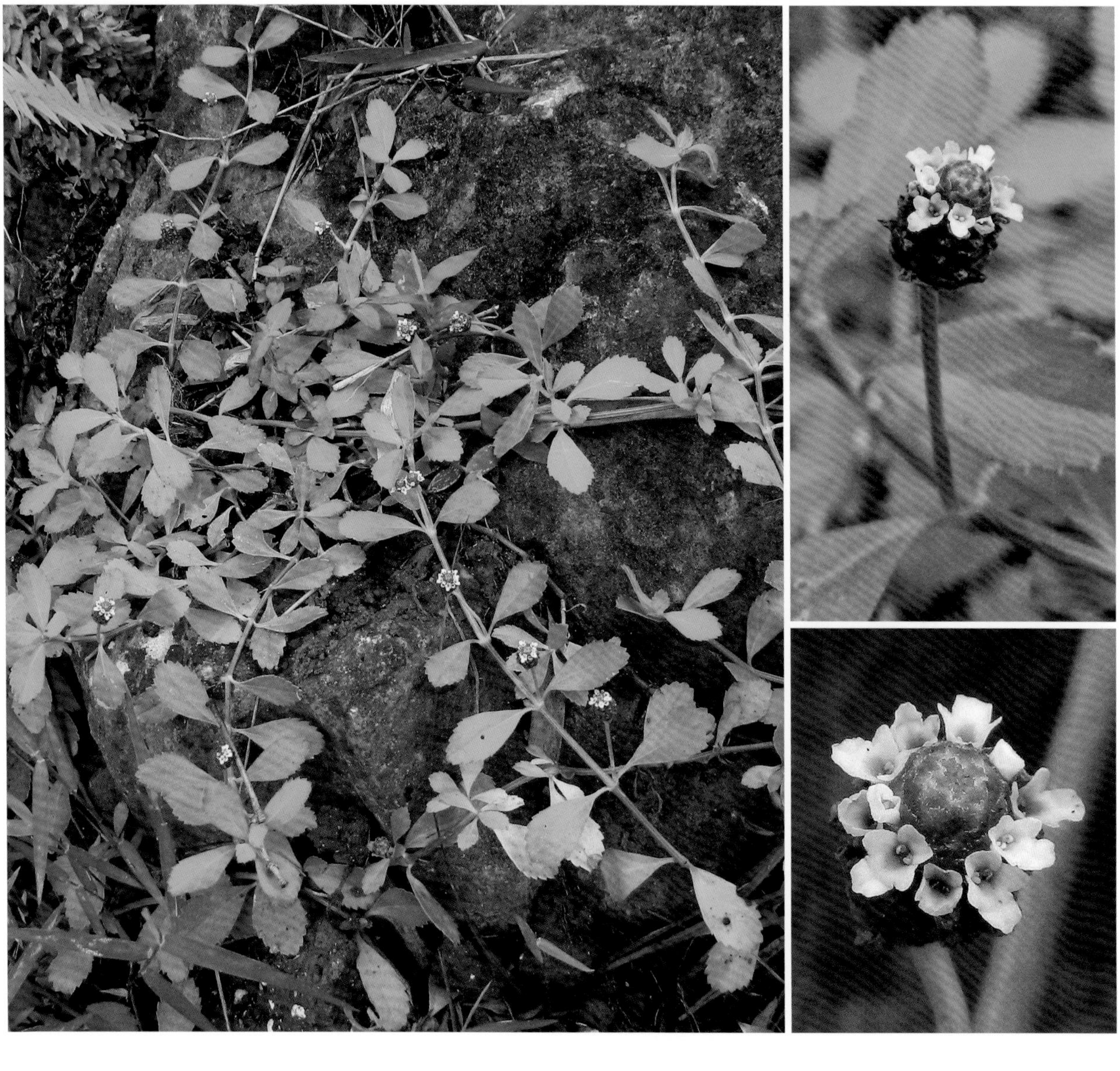

马鞭草

【基原】为马鞭草科马鞭草*Verbena officinalis* L. 的地上部分。

【别名】鹤膝风、顺刺草、小麻。

【形态特征】多年生草本。茎四棱柱形，节和棱上有硬毛。叶片卵圆形至长圆状披针形；基生叶边缘常有粗齿和缺刻；茎生叶多数3深裂，裂片边缘有不整齐齿，两面有硬毛。穗状花序顶生和腋生；花小，淡紫色至蓝色。果长圆形，长约2 mm，熟时4爿裂。花期6~8月，果期7~10月。

【分布】生于路边、山坡、溪边或林旁。产于广西、广东、贵州、云南、湖南、山西、陕西、甘肃、江苏、安徽、浙江、福建、江西、湖北等地。

【性能主治】地上部分味苦，性凉。具有活血散瘀、解毒、利水、退黄、截疟的功效。主治癥瘕积聚，痛经、闭经，喉痹，痈肿，水肿，黄疸，疟疾。

【采收加工】6~8月花开时采收，除去杂质，晒干。

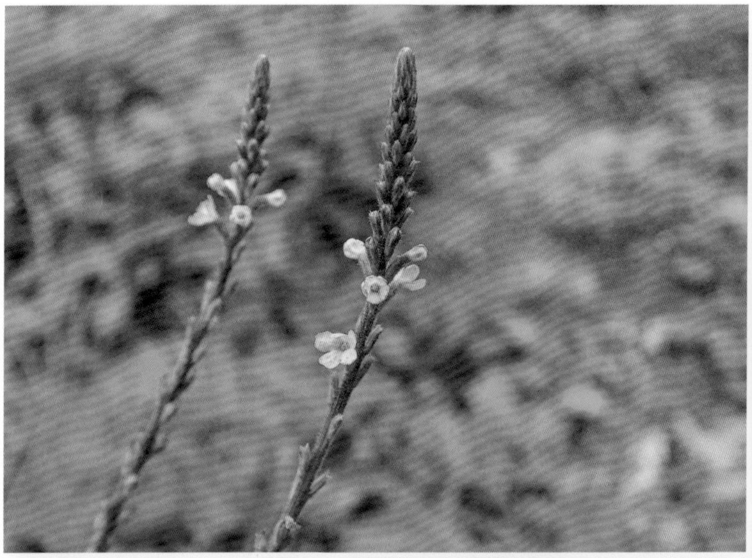

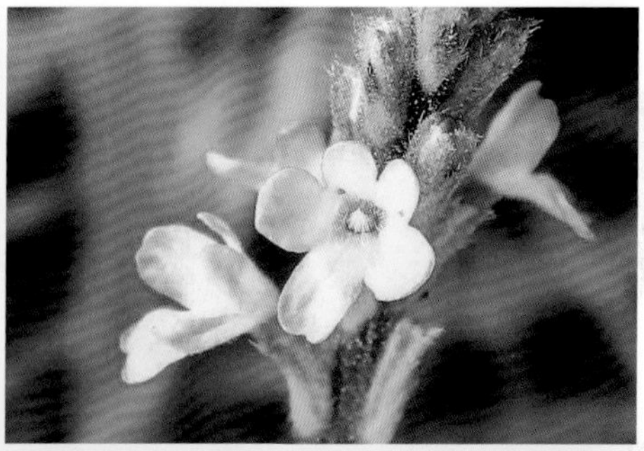

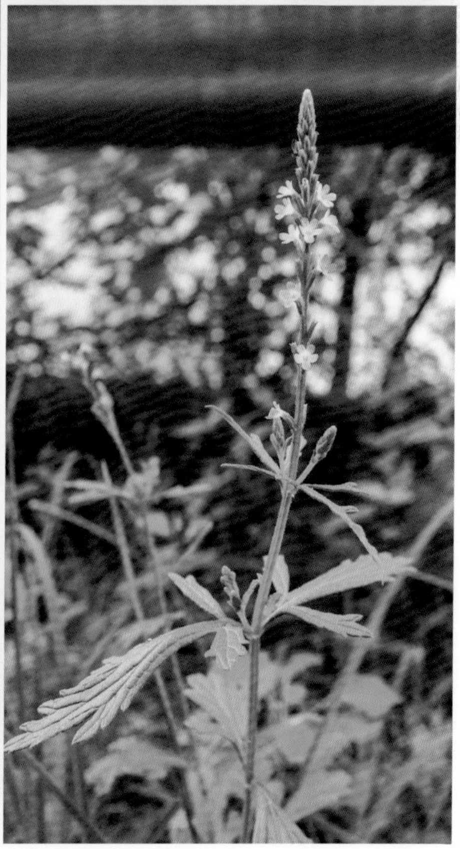

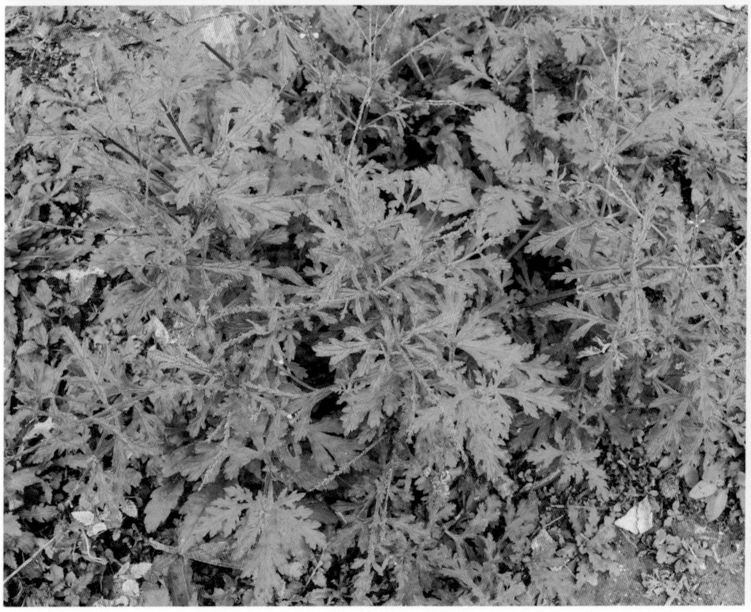

黄荆

【基原】为马鞭草科黄荆*Vitex negundo* L. 的根、茎叶及果实。

【别名】五指风、黄荆条、山荆。

【形态特征】灌木或小乔木。枝四棱柱形，小枝、叶背、花序梗密被灰白色茸毛。掌状复叶，小叶5片，偶有3片；小叶长圆状披针形，全缘或每边有少数粗齿。聚伞花序排成圆锥状，顶生，长10~27 cm；花序梗密生灰白色茸毛；花冠淡紫色，二唇形。核果近球形，宿萼接近果实的长度。花期4~6月，果期7~10月。

【分布】生于向阳处的山坡、路旁及山地灌木丛中。产于我国长江以南各地。

【性能主治】根味辛、微苦，性温。具有解表、止咳、祛风除湿、理气止痛的功效。主治感冒，慢性气管炎，风湿痹痛，胃痛，痧气，腹痛。枝条味辛、微苦，性平。具有祛风解表、消肿止痛的功效。主治感冒发热，咳嗽，喉痹肿痛，风湿骨痛，牙痛，烫伤。叶味辛、苦，性凉。具有解表散热、化湿和中、杀虫止痒的功效。主治感冒发热，伤暑吐泻，痧气腹痛，肠炎，痢疾，疟疾，湿疹，癣，疥，蛇虫咬伤。果实味辛、苦，性温。具有祛风解表、止咳平喘、理气消食、止痛的功效。主治伤风感冒，咳嗽，哮喘，胃痛吞酸，消化不良，食积泻痢，胆囊炎，胆结石，疝气。

【采收加工】根2月或8月采收，洗净，鲜用或切片晒干。枝条春、夏、秋季均可采收，切段，晒干。叶夏末开花时采收，鲜用或堆叠踏实，使其发汗，倒出晒至半干，再堆叠踏实，等绿色变黑润，再晒至足干。果实8~9月采摘，晾晒干燥。

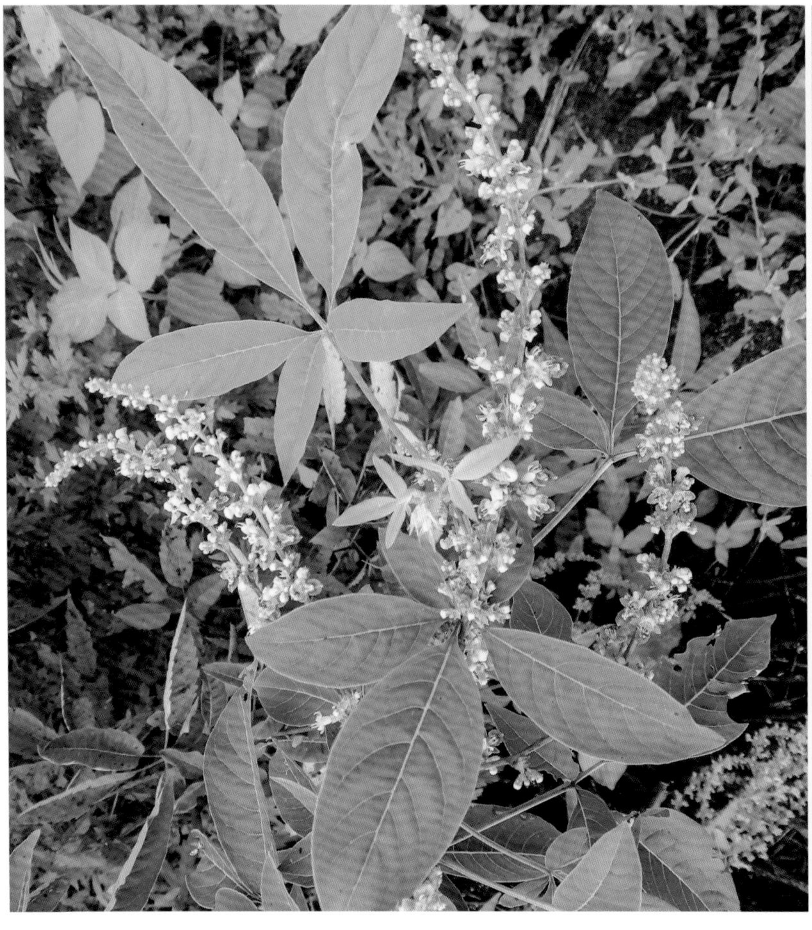

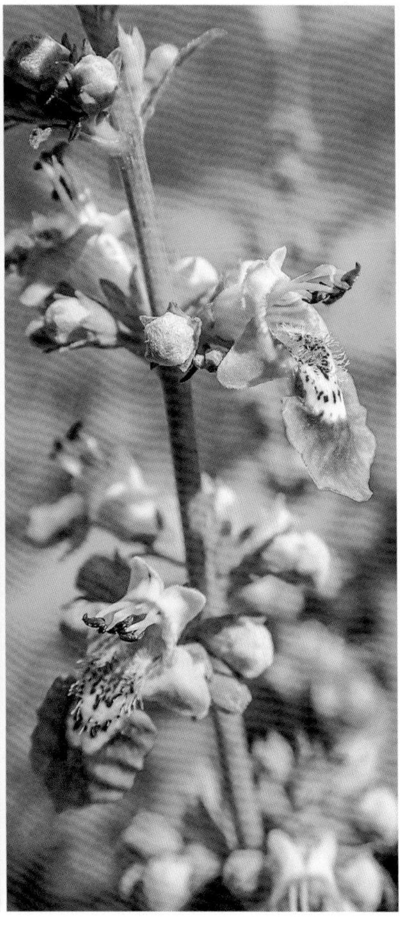

白毛夏枯草

【基原】为唇形科金疮小草*Ajuga decumbens* Thunb. 的全草。

【别名】青鱼胆、苦地胆、散血草。

【形态特征】一年生或二年生匍匐草本。茎被白色长柔毛。基生叶较多，比茎生叶长而大；叶片匙形或倒卵状披针形，边缘具波状圆齿或近全缘，叶脉在腹面微隆起。轮伞花序多花，排成间断长7~12 cm的穗状花序，位于下部的轮伞花序疏离，上部者密集；花冠淡蓝色或淡红紫色。花期3~7月，果期5~11月。

【分布】生于溪边、路边及湿润的草坡上。产于广西、广东、江西、湖南、湖北、福建等地。

【性能主治】全草味苦、甘，性寒。具有清热解毒、化痰止咳、凉血散血的功效。主治咽喉肿痛，肺热咳嗽，肺痈，目赤肿痛，痢疾，痈肿疔疮，蛇虫咬伤，跌打损伤。

【采收加工】春、夏、秋季均可采集，鲜用或晒干。

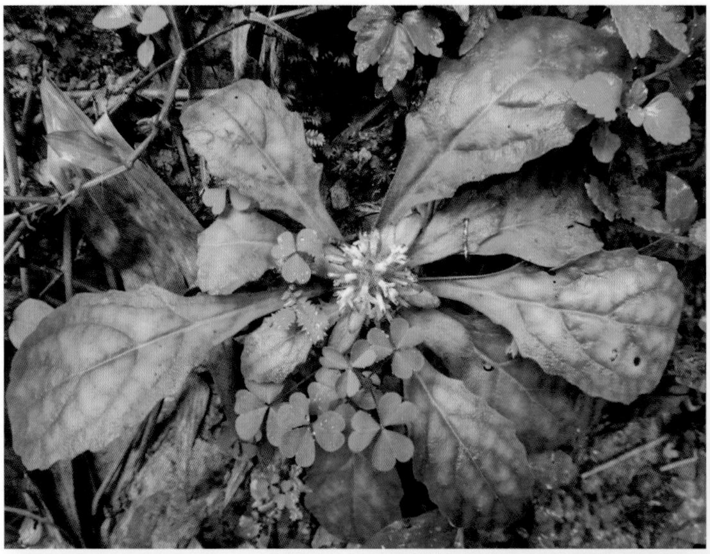

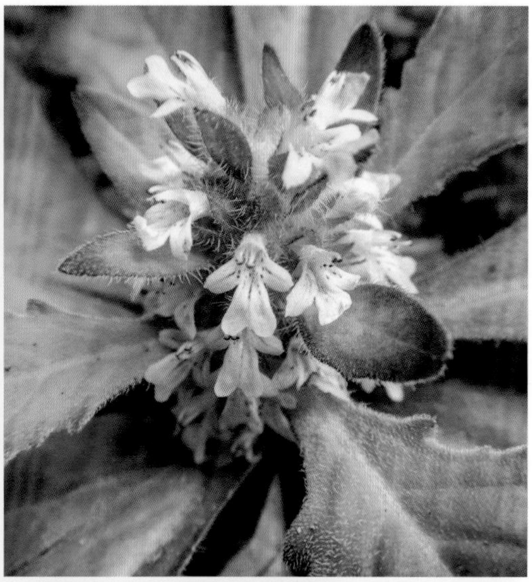

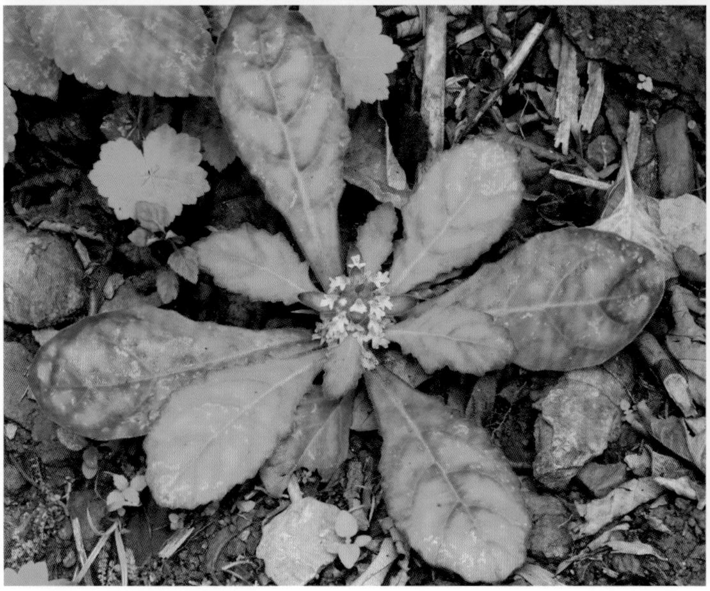

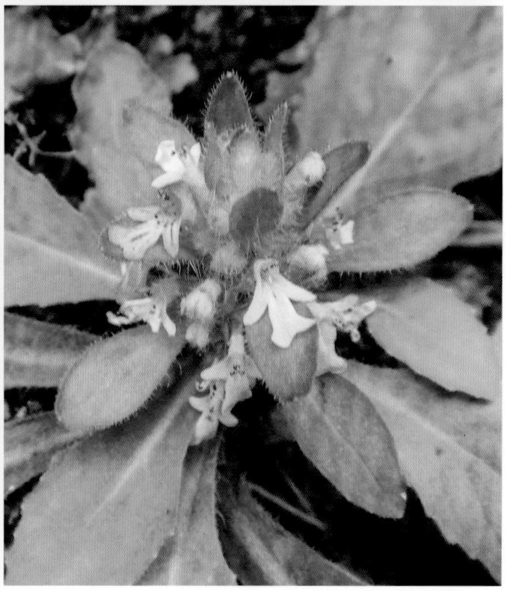

老虎耳

【基原】为唇形科中华锥花*Gomphostemma chinense* Oliv. 的全草。

【别名】山继谷、棒丝花、白腊锁。

【形态特征】草本。茎直立，密被星状茸毛。叶片椭圆形或卵状椭圆形，边缘具粗齿或几全缘，腹面被星状柔毛及短硬毛，背面被星状茸毛。花序为由聚伞花序组成的圆锥花序或为单生的聚伞花序，对生，花序生于茎基部，花浅黄色至白色。小坚果4个，倒卵状三棱形。花期7~8月，果期10~12月。

【分布】生于山谷林下阴湿处。产于广西、广东、福建、江西等地。

【性能主治】全草味苦，性凉。具有祛风湿、益气血、通经络、消肿毒的功效。主治气亏血虚，风湿痹痛，拘挛麻木，刀伤出血，口疮。

【采收加工】7月采收全草，鲜用或晒干。

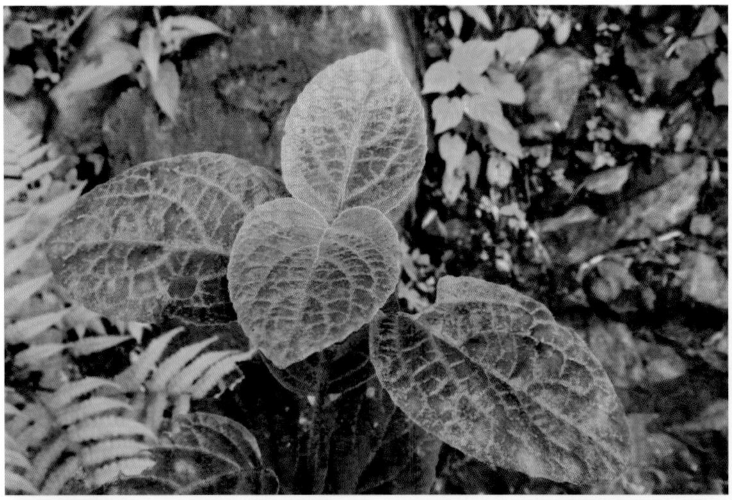
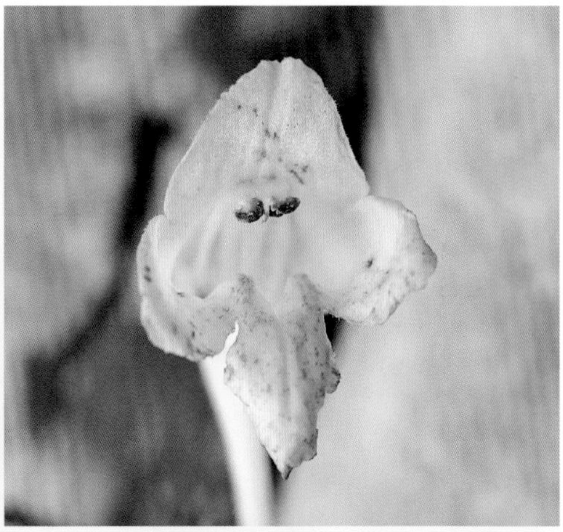
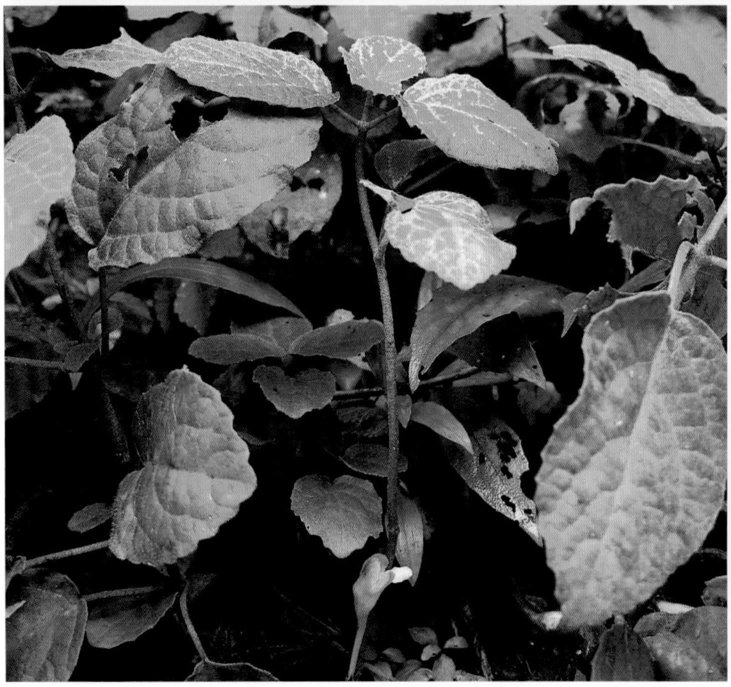
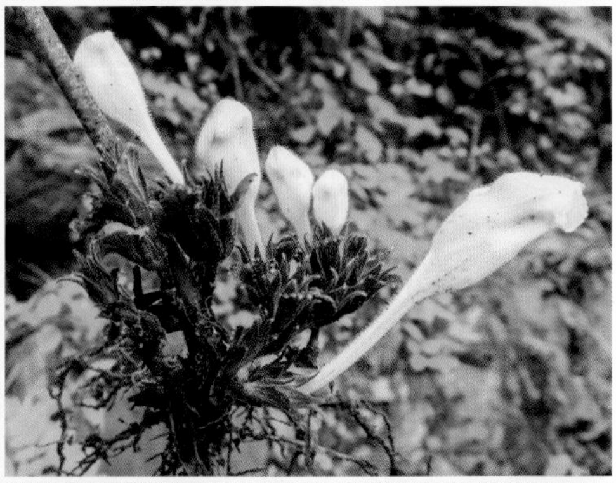
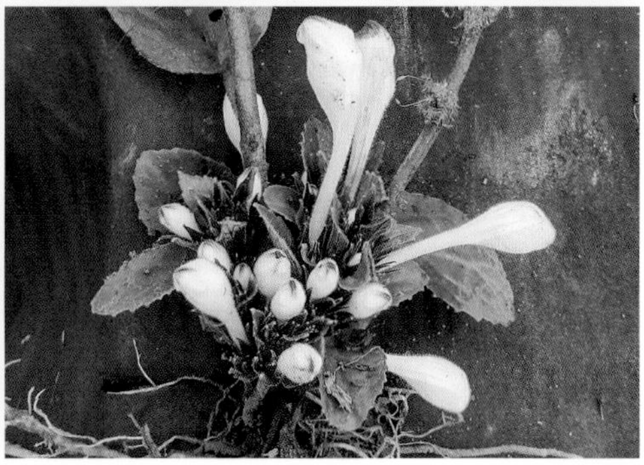

益母草

【基原】为唇形科益母草*Leonurus japonicus* Houtt. 的地上部分。

【别名】益母艾、红花艾、燕艾。

【形态特征】一年生或二年生草本。茎四棱形，有倒向糙伏毛。叶对生；茎下部叶片掌状3裂，小裂片再不规则分裂；茎上部叶片亦为3裂，小裂片呈条形。轮伞花序腋生，花冠粉红至淡紫红色。小坚果长圆状三棱形，长2.5 mm，顶端截平而略宽大，基部楔形，光滑。花期6~9月，果期9~10月。

【分布】生于荒地、草地、路边或村边。产于全国大部分省区。

【性能主治】地上部分味辛、苦，性微寒。具有活血调经、利尿消肿、清热解毒的功效。主治月经不调，痛经，闭经，恶露不尽，水肿尿少，疮疡肿毒。

【采收加工】鲜品春季幼苗期至初夏花前期采收。干品夏季茎叶茂盛、花未开或初开时采割，晒干，或切段晒干。

【附注】本种为《中国药典》（2020年版）收录，其干燥成熟果实称为茺蔚子，有活血调经、清肝明目的功效。

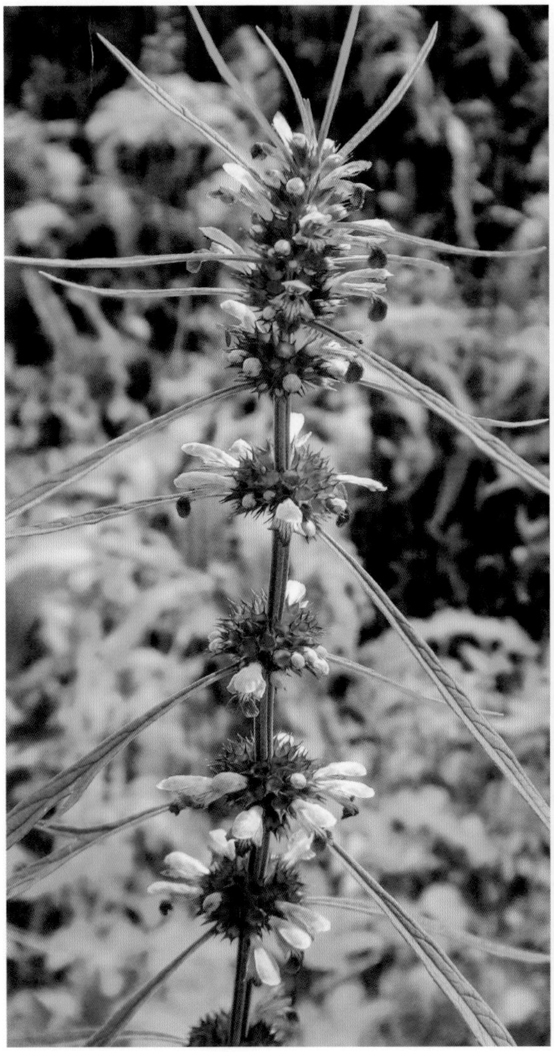

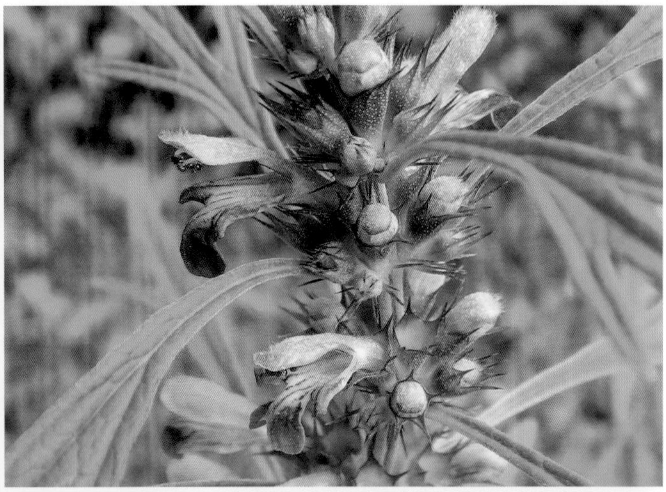

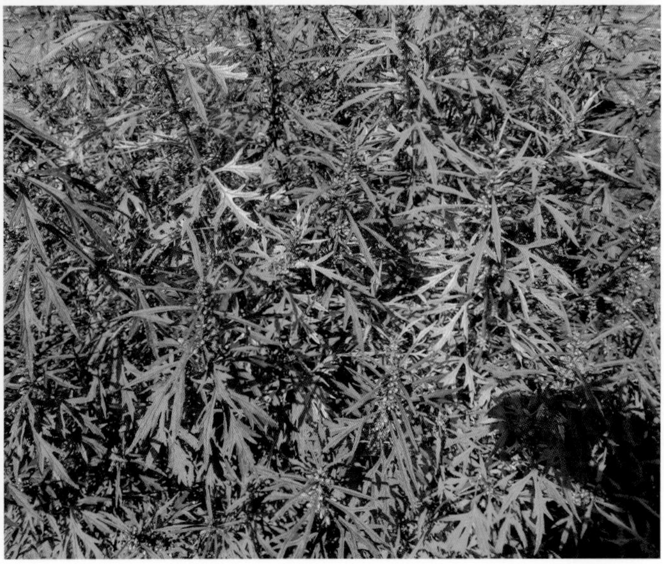

薄荷

【基原】为唇形科薄荷*Mentha canadensis* L. 的地上部分。

【别名】野薄荷、土薄荷、水益母。

【形态特征】多年生草本，高30~60 cm。茎锐四棱形，上部被倒向微柔毛，下部仅沿棱上被微柔毛。叶片长圆状披针形、椭圆形或卵状披针形，边缘在基部以上疏生粗大的齿。轮伞花序腋生，轮廓球形；花唇形，淡紫色，外面略被微柔毛，内面在喉部以下被微柔毛。花期7~9月，果期10月。

【分布】生于水旁潮湿地。产于全国南北各地。

【性能主治】地上部分味辛，性凉。具有疏散风热、清利头目、利咽、透疹、疏肝行气的功效。主治风热感冒，风温初起，头痛，目赤，喉痹，口疮，风疹，麻疹，胸胁胀闷。

【采收加工】夏、秋季茎叶茂盛或花开至三轮时，选晴天分次采收，晒干或阴干。

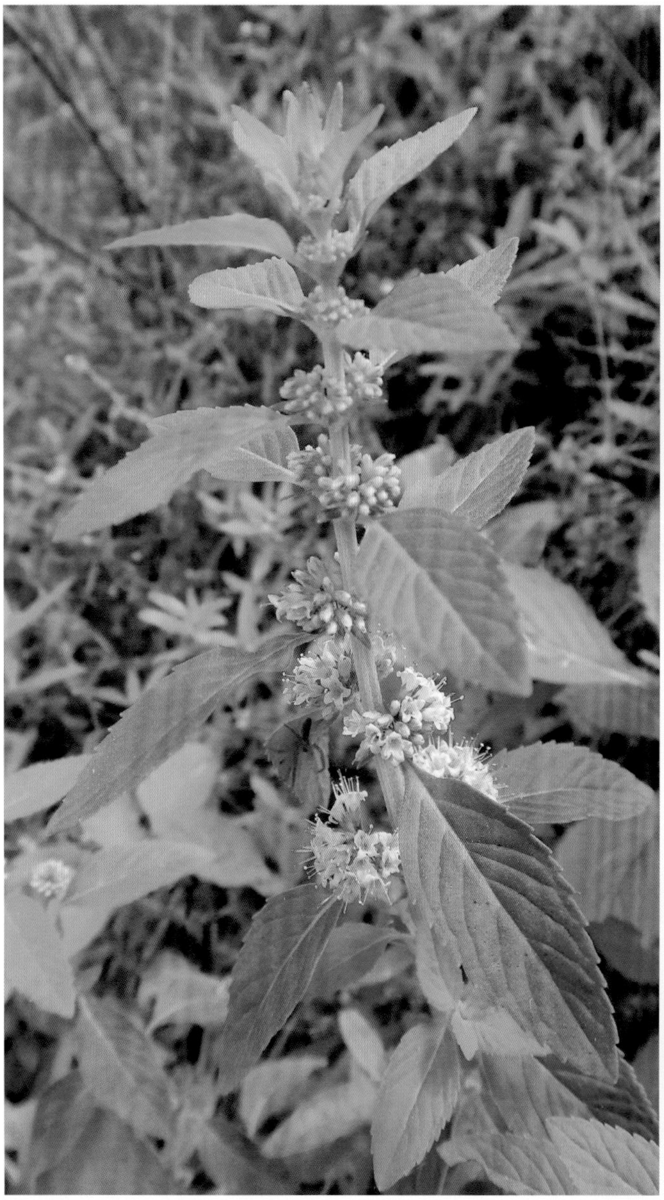

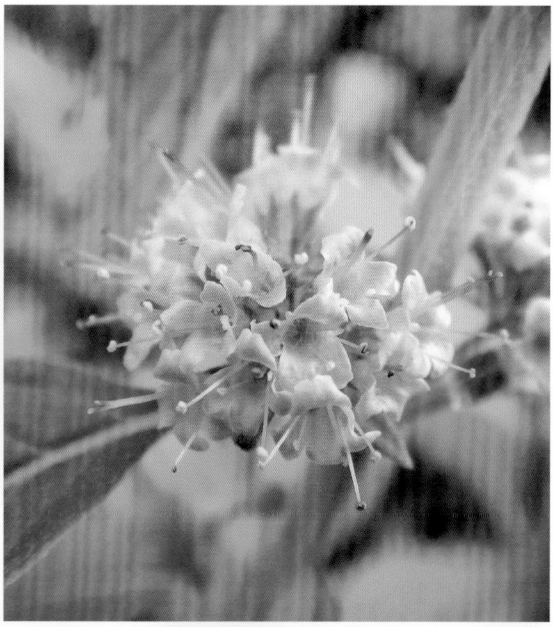

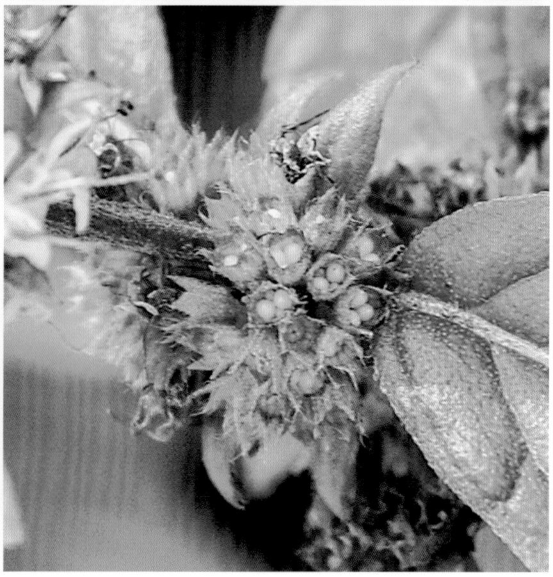

紫苏

【基原】为唇形科紫苏*Perilla frutescens* (L.) Britton 的成熟果实、叶、茎。

【别名】假紫苏、红（紫）苏、臭苏。

【形态特征】一年生直立草本。茎钝四棱形，具四槽，密被长柔毛。叶片阔卵形或圆形，长7~13 cm，宽4.5~10 cm。轮伞花序2花，组成长1.5~15 cm、偏向一侧的顶生及腋生总状花序；花白色至紫红色，冠檐近二唇形，上唇微缺，下唇3裂。小坚果近球形，灰褐色，直径约1.5 mm。花期8~11月，果期8~12月。

【分布】生于山地、路旁、村边。栽培于全国各地。

【性能主治】成熟果实、叶及茎味辛，性温。成熟果实具有降气化痰、止咳平喘、润肠通便的功效。主治痰壅气逆，咳嗽气喘，肠燥便秘。叶具有解表散寒、行气和胃的功效。主治风寒感冒，咳嗽呕恶，妊娠呕吐，鱼蟹中毒。茎具有理气宽中、止痛、安胎的功效。主治胸膈痞闷，胃脘疼痛，嗳气呕吐，胎动不安。

【采收加工】秋季果实成熟后采割，除去杂质，晒干。夏季枝叶茂盛时采收，除去杂质，晒干。秋季果实成熟后采割，除去杂质，晒干，或趁鲜切片晒干。

【附注】本品为《中国药典》（2020年版）收录，其干燥成熟果实称为紫苏子，干燥叶（或带嫩枝）称为紫苏叶，干燥茎称为紫苏梗。

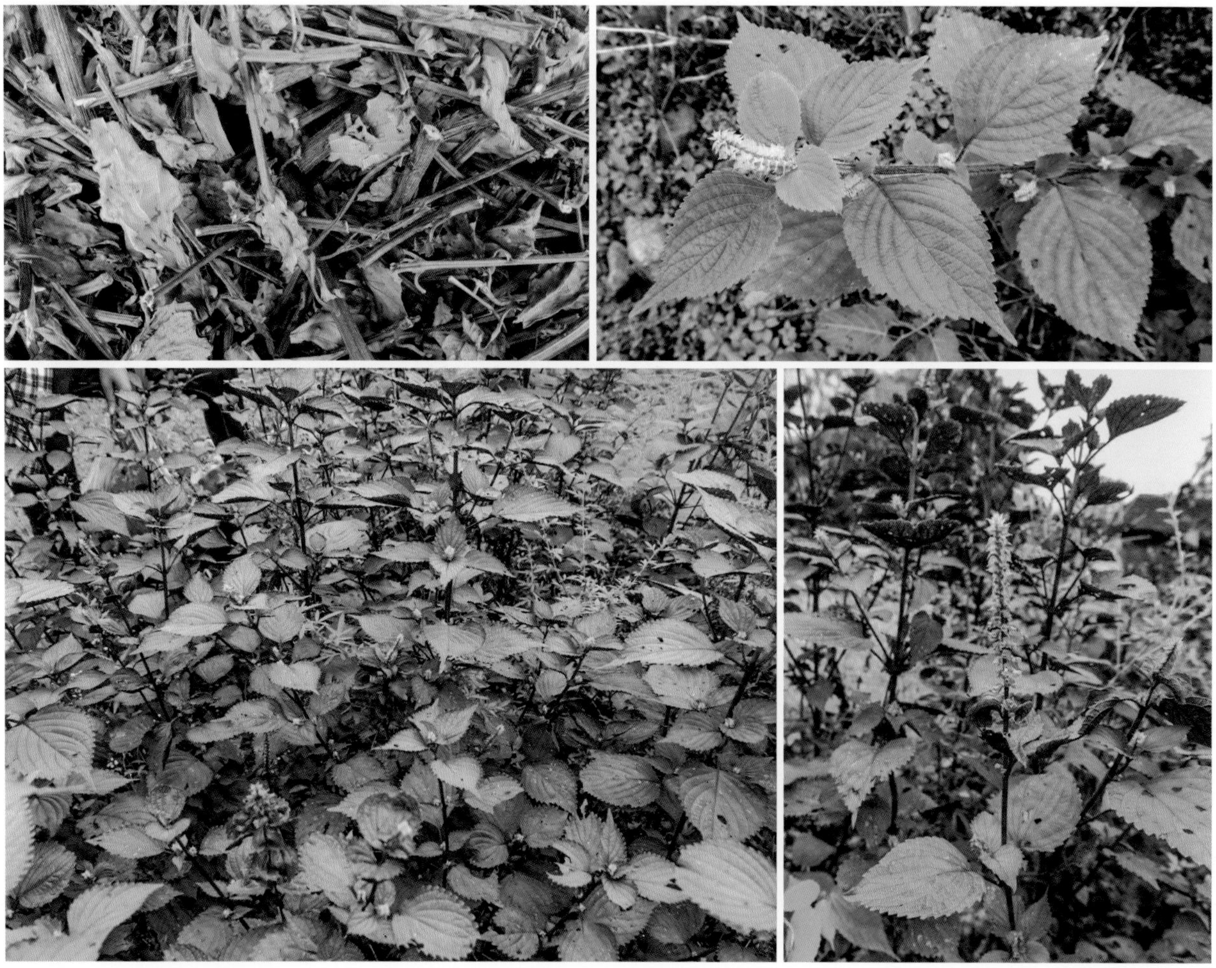

夏枯草

【基原】为唇形科夏枯草*Prunella vulgaris* L. 的果穗。

【别名】铁色草、紫花草、毛虫药。

【形态特征】草本。具匍匐根茎，多为紫红色。茎被糙毛。茎生叶长圆形，大小不相等，基部下延至叶柄成狭翅。轮伞花序密集组成顶生长2~4 cm的穗状花序，每轮伞花序下承托有浅紫红色、宽心形的叶状苞片；花冠紫、蓝紫或红紫色，外面无毛。小坚果黄褐色，长圆状卵珠形。花期4~6月，果期7~10月。

【分布】生于草地、沟边及路旁等湿润处。产于广西、广东、贵州、湖南、湖北、福建、台湾、浙江、江西、河南、甘肃、新疆等地。

【性能主治】果穗味辛、苦，性寒。具有清肝泻火、明目、散结消肿的功效。主治目赤肿痛，目珠夜痛，头痛眩晕，瘰疬，瘿瘤，乳痈，乳癖，乳房胀痛。

【采收加工】夏季果穗呈棕红色时采收，除去杂质，晒干。

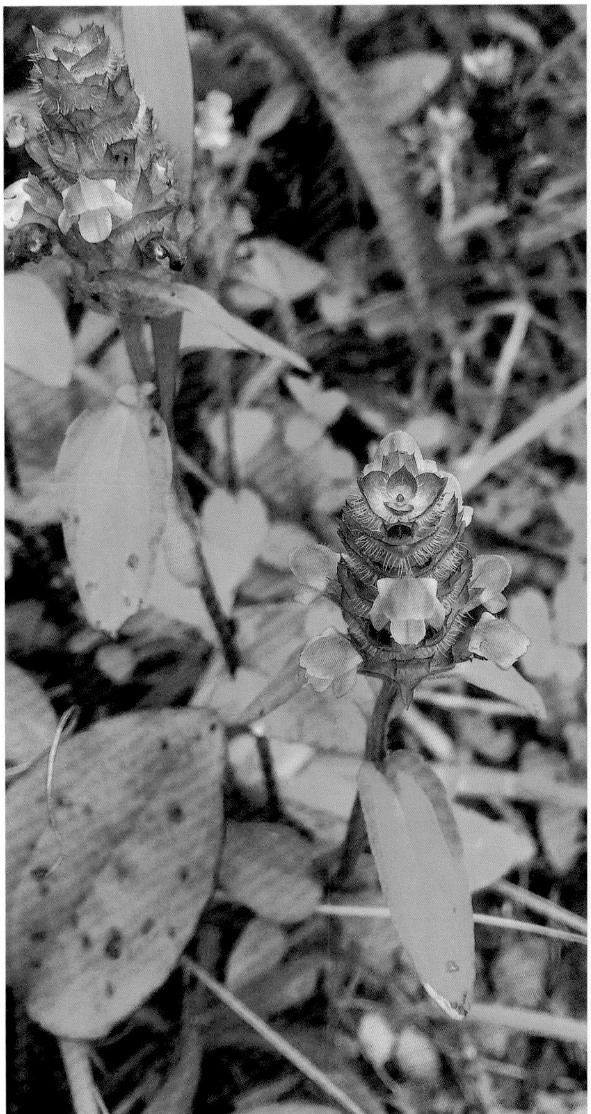
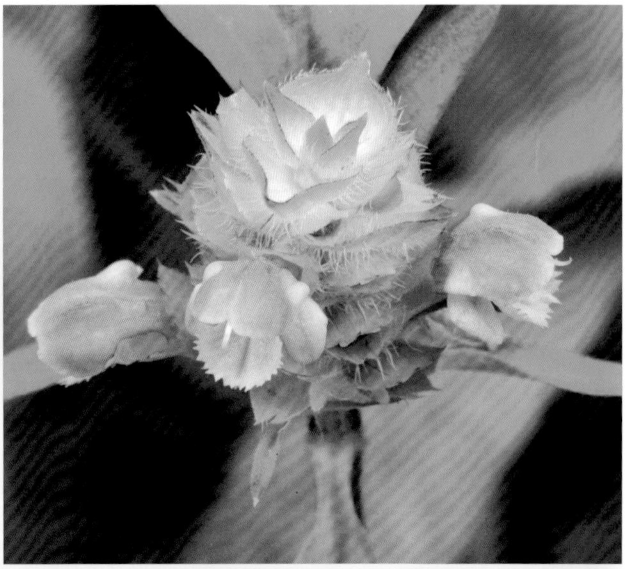
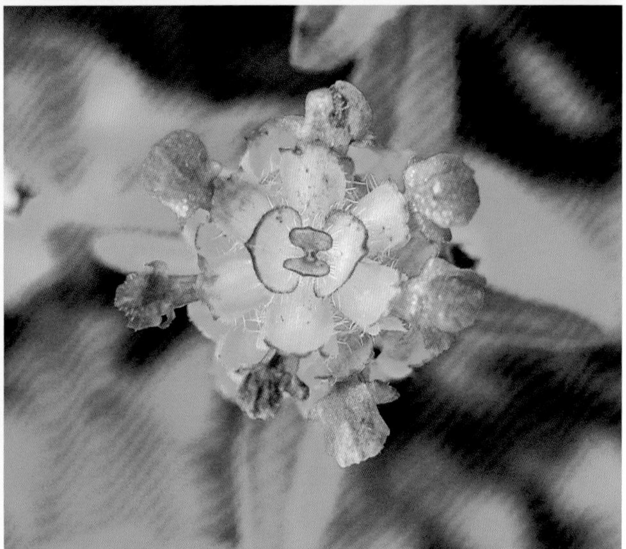

韩信草

【基原】为唇形科韩信草*Scutellaria indica* L. 的全草。

【别名】耳挖草、大力草、钩头线。

【形态特征】多年生草本。茎四棱柱形，暗紫色，被微柔毛。叶对生；叶片卵圆形至椭圆形，边缘密生整齐圆齿，两面被微柔毛或糙伏毛；叶柄长0.4~2.8 cm，密被微柔毛。花对生于枝端成总状花序；花冠蓝紫色，二唇形，下唇具深紫色斑点。小坚果熟时暗褐色，卵形，具瘤。花期4~8月，果期6~9月。

【分布】生于山坡、路边、田边及草地上。产于广西、广东、湖南、贵州、河南、陕西、江苏、浙江、福建、四川等地。

【性能主治】全草味辛、苦，性平。具有祛风活血、解毒止痛的功效。主治吐血，咳血，痈肿，疔毒，喉风，牙痛，跌打损伤。

【采收加工】春、夏季采收，洗净，鲜用或晒干。

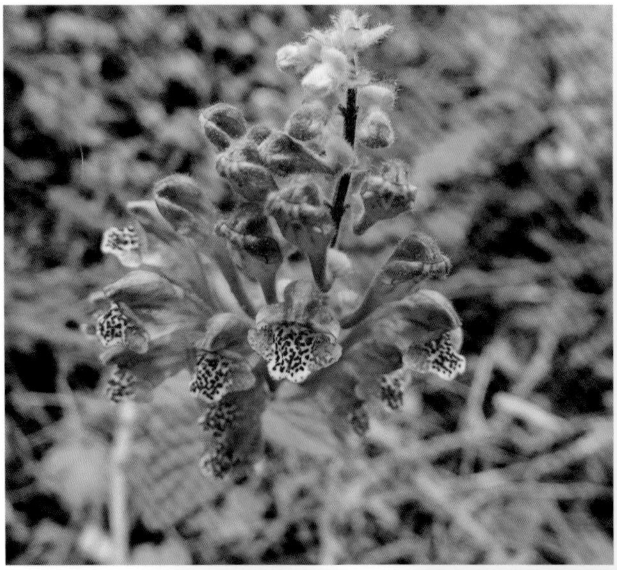

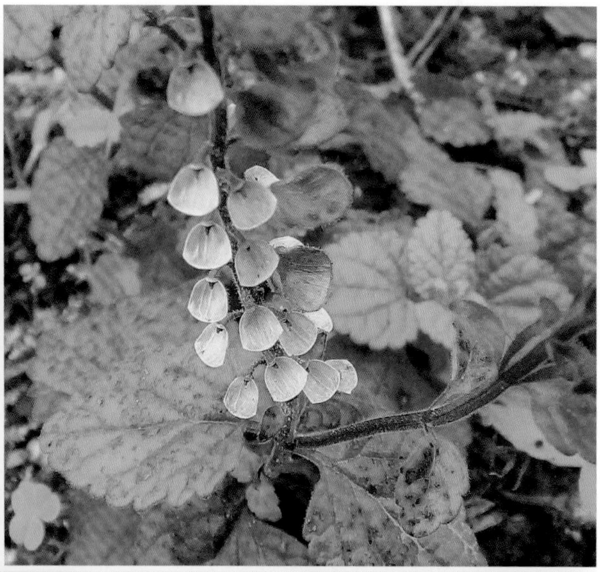

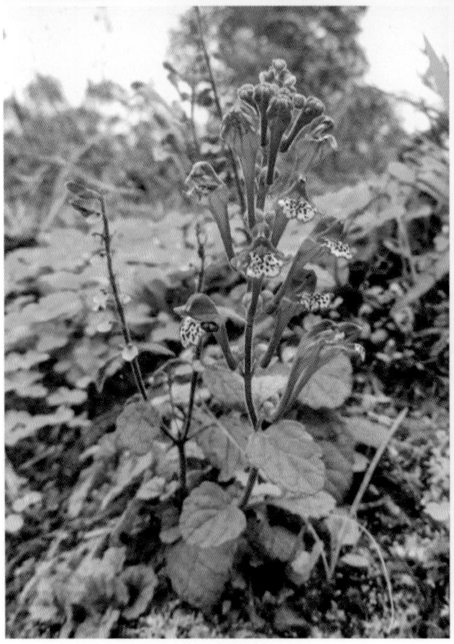

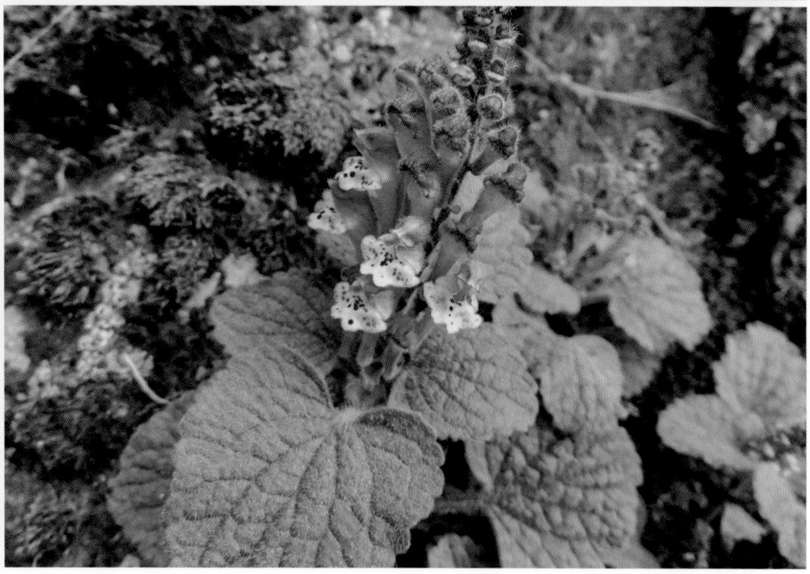

鸭跖草

【基原】为鸭跖草科鸭跖草*Commelina communis* L. 的地上部分。

【别名】耳环草、蓝花菜、蓝花水竹草。

【形态特征】一年生披散草本。茎匍匐生根，下部无毛，上部被短毛。叶片披针形至卵状披针形。总苞片佛焰苞状，有长1.5~4 cm的柄，与叶对生，折叠状，边缘常有硬毛；聚伞花序，下面一枝仅有花1朵，不孕；上面一枝具花3~4朵，具短梗，几乎不伸出佛焰苞；花瓣深蓝色。蒴果椭圆形，2爿裂。花果期6~10月。

【分布】生于路旁、荒地、林缘灌草丛中。产于云南、四川、甘肃以东的南北各省区。

【性能主治】地上部分味甘、淡，性寒。具有清热泻火、解毒、利水消肿的功效。主治感冒发热，热病烦渴，咽喉肿痛，水肿尿少，热淋涩痛，痈肿疔毒。

【采收加工】夏、秋季采收，晒干。

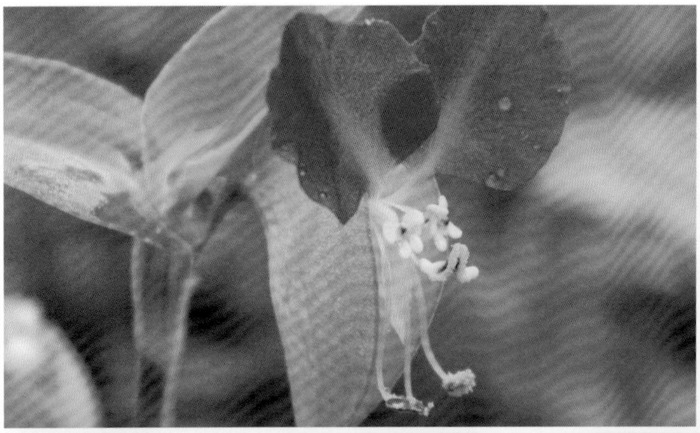

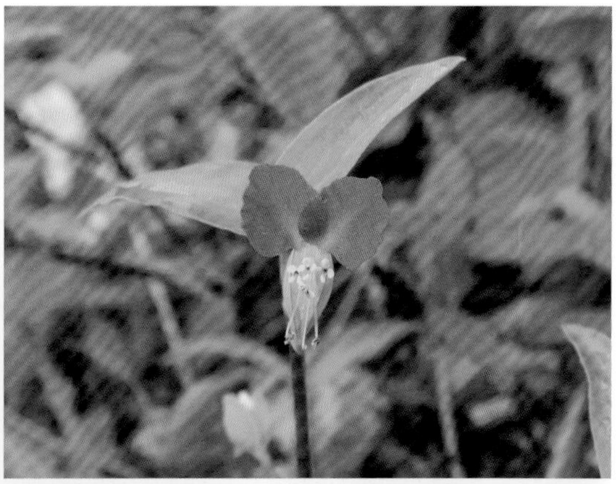

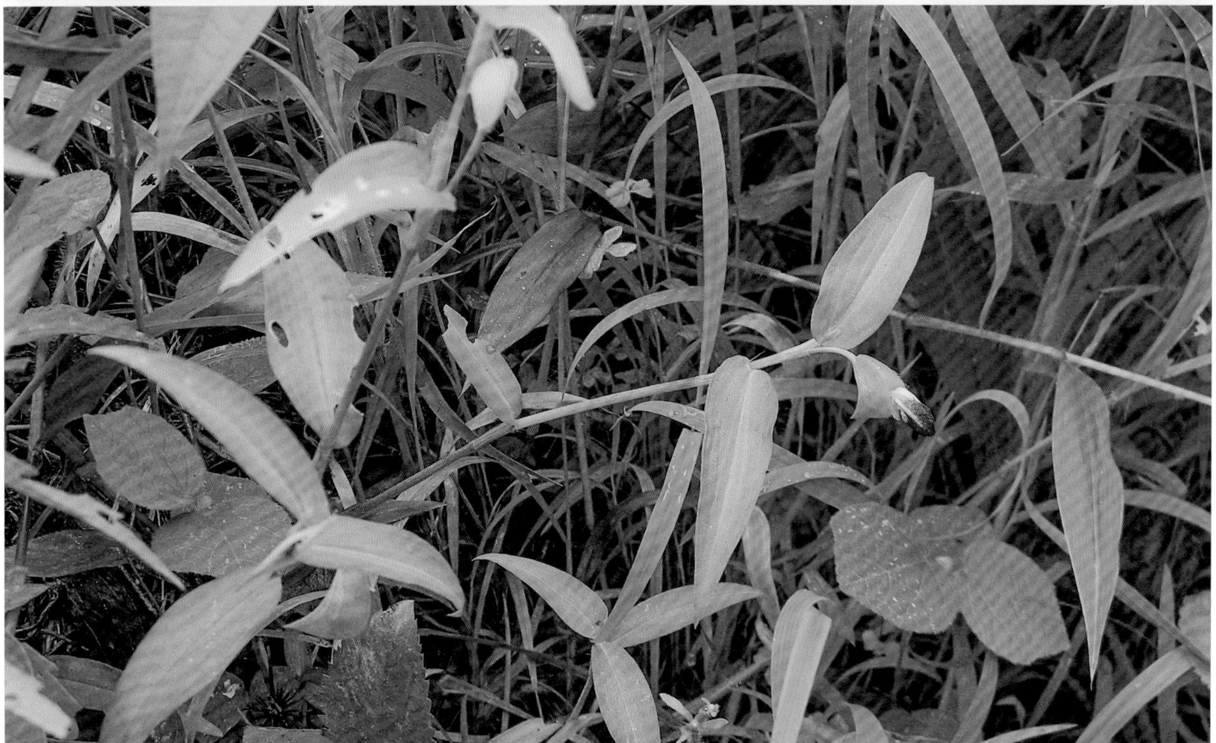

聚花草

【基原】为鸭跖草科聚花草*Floscopa scandens* Loureiro 的全草。

【别名】塘壳菜、过江竹。

【形态特征】多年生草本。根状茎节上密生须根。茎高20~70 cm，不分枝。叶片椭圆形至披针形，腹面有鳞片状突起，无柄或有带翅短柄。圆锥花序多个，顶生并兼有腋生，组成长达8 cm、宽达4 cm的扫帚状复圆锥花序；花蓝色或紫色，少白色。蒴果卵圆状，长宽约2 mm，侧扁。花果期7~11月。

【分布】生于水边、沟边草地及林中。产于广西、广东、海南、浙江、台湾、湖南等地。

【性能主治】全草味苦，性凉。具有清热解毒、利水的功效。主治肺热咳嗽，目赤肿痛，疮疖肿毒，水肿，淋症。

【采收加工】夏、秋季采收，洗净，鲜用或晒干。

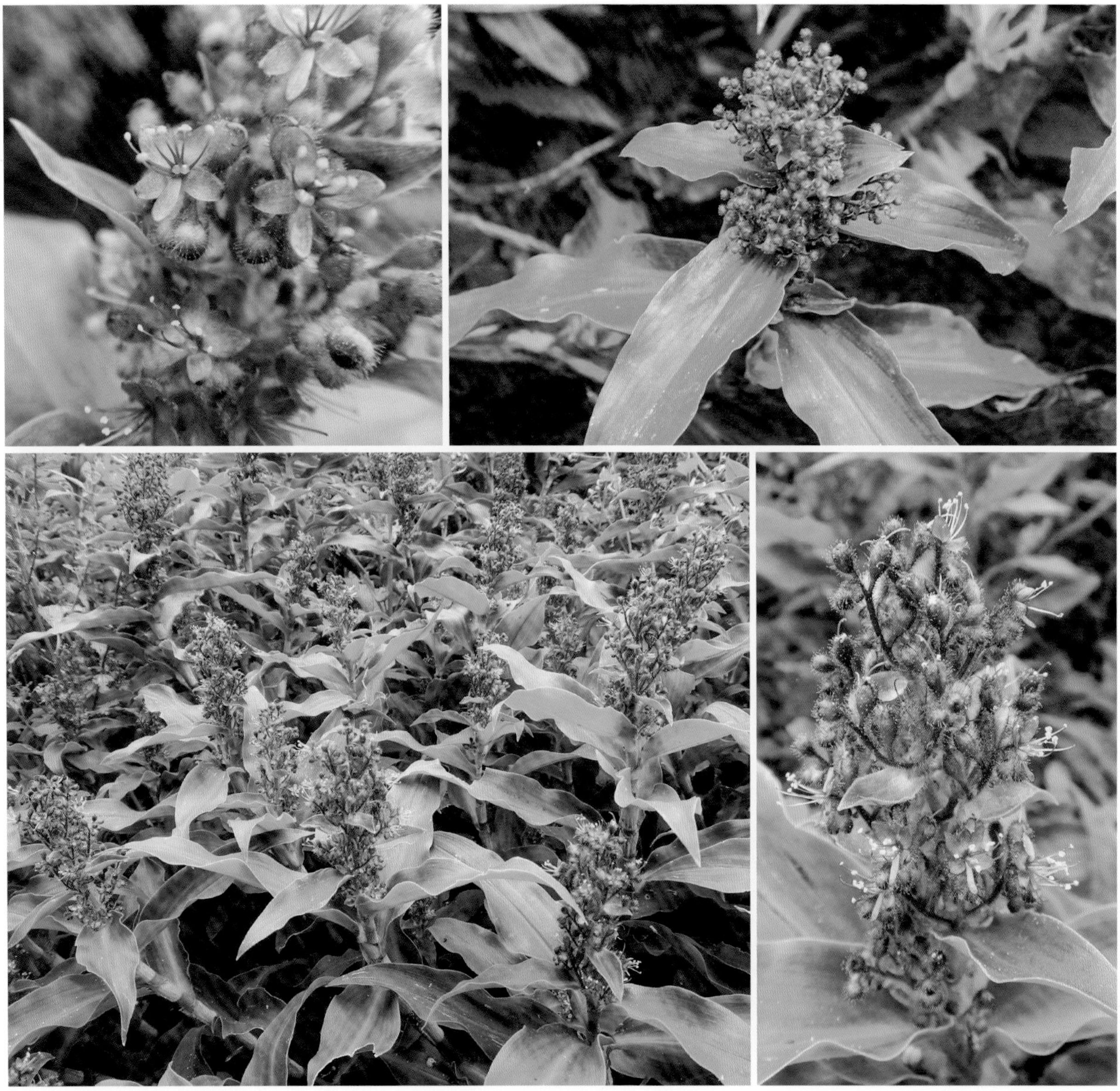

樟柳头

【基原】为姜科闭鞘姜*Costus speciosus* (Koen.) Smith 的根状茎。

【别名】白石笋、水蕉花、广商陆。

【形态特征】多年生宿根草本，高1~3 m。具匍匐的根状茎。叶螺旋状排列；叶片长圆形或披针形，长15~20 cm，宽6~10 cm，背面密被绢毛。穗状花序顶生，椭圆形或卵形，长5~15 cm；苞片红色，革质；花冠白色或顶部红色；唇瓣宽喇叭形，纯白色。蒴果稍木质，红色。花期7~9月，果期9~11月。

【分布】生于疏林下、山谷阴湿地、路边草丛、荒坡、水沟边等处。产于广西、广东、台湾、云南等地。

【性能主治】根状茎味辛，性寒；有毒。具有利水消肿、解毒止痒的功效。主治水肿膨胀，淋证，白浊，痈肿恶疮。

【采收加工】秋季采收，去净茎叶、须根，鲜用或晒干，或切片晒干。

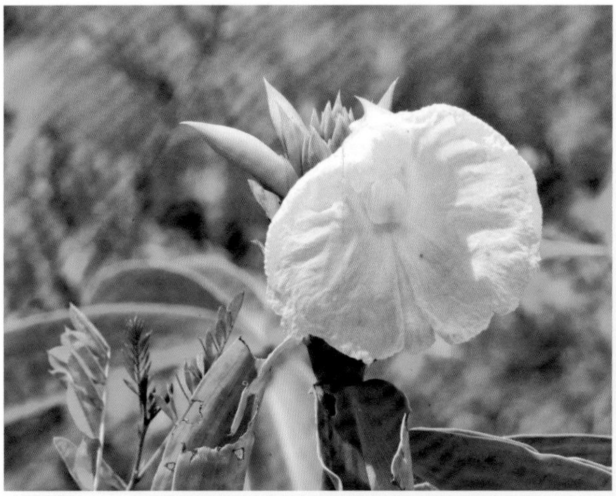
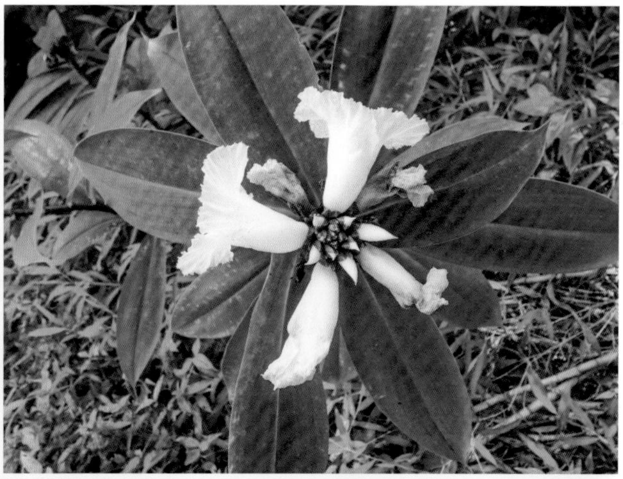
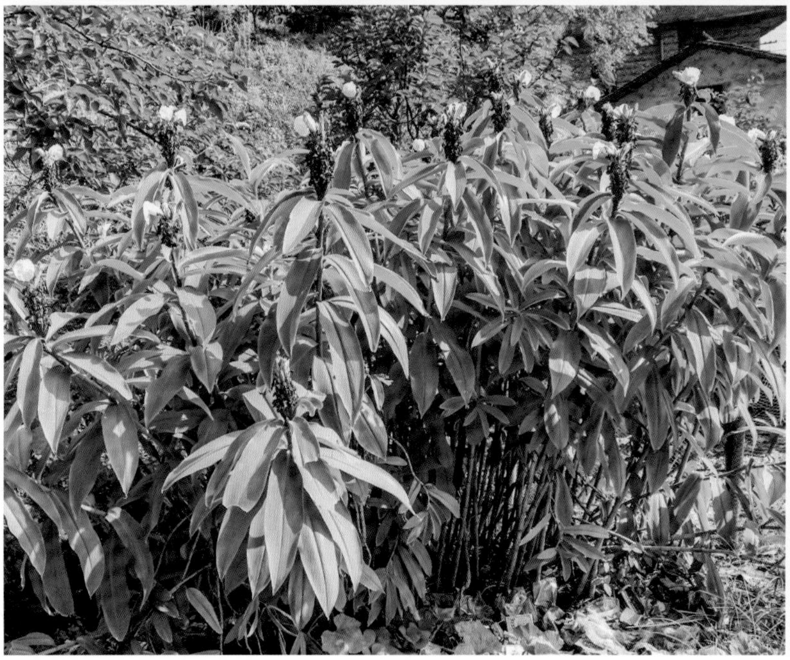
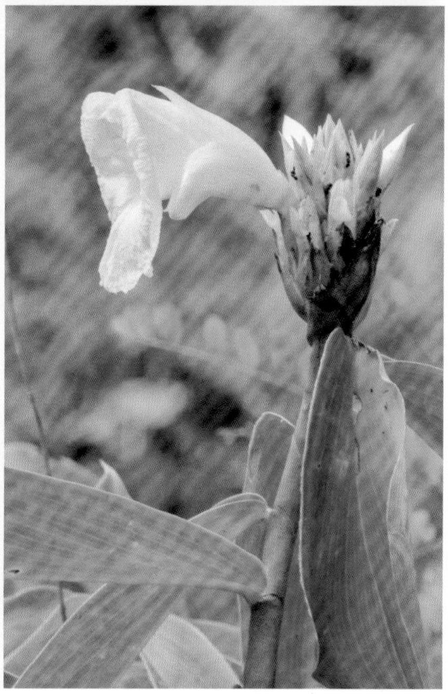

云南小草蔻

【基原】为姜科舞花姜*Globba racemosa* Sm. 的果实。

【别名】竹叶草、小黄姜。

【形态特征】多年生草本。茎基部膨大。叶片长圆形或卵状披针形，先端尾尖，基部急尖。圆锥花序顶生，长15~20 cm；花黄色，各部均具橙色腺点；花萼管漏斗形，长4~5 mm，顶端具3齿；花冠管长约1 cm，裂片反折；唇瓣倒楔形，顶端2裂，反折，生于花丝基部稍上处。蒴果椭圆形。花期6~9月。

【分布】生于林下阴湿处。产于我国南部至西南部各地。

【性能主治】果实味辛，性温。具有健胃消食的功效。主治胃脘胀痛，食欲不振，消化不良。

【采收加工】秋、冬季果实成熟时采收，晒干。

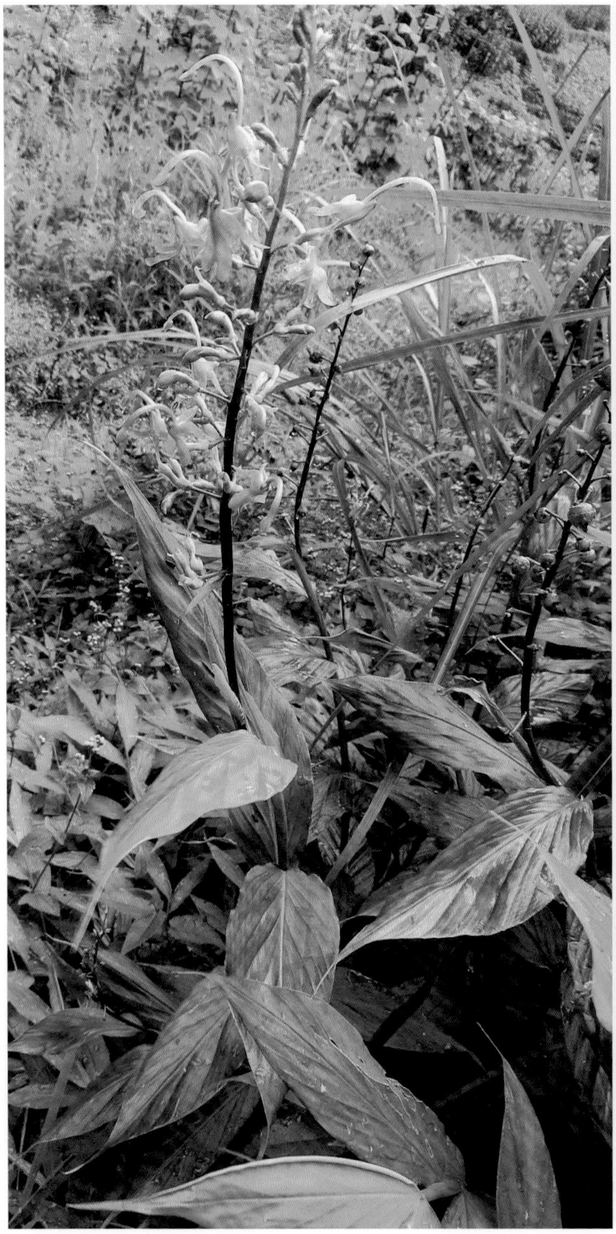

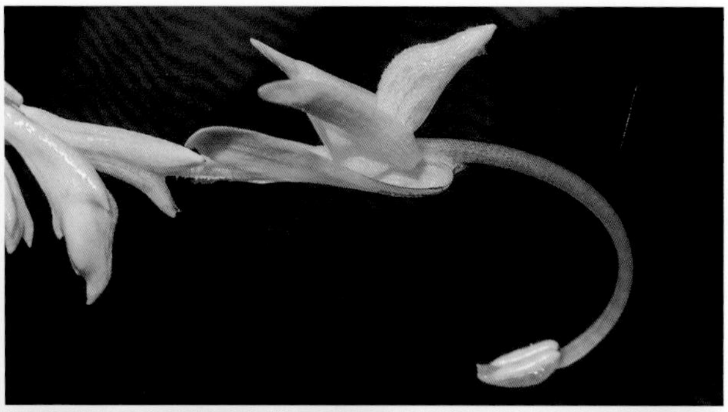

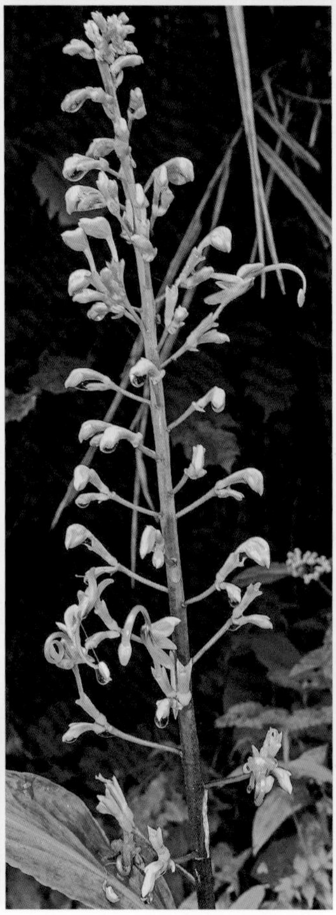

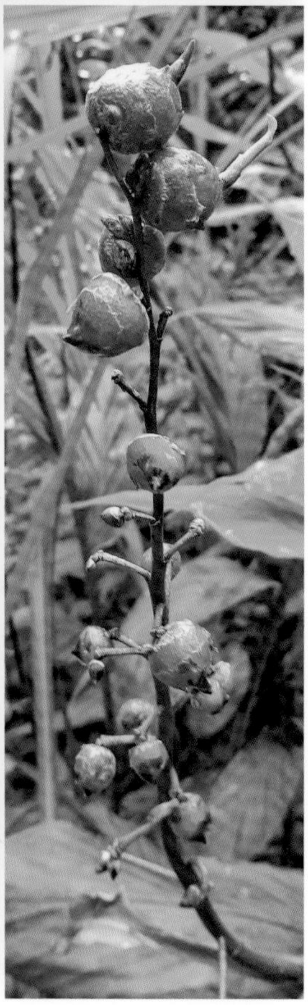

天冬

【基原】为百合科天门冬*Asparagus cochinchinensis* (Lour.) Merr. 的块根。

【别名】三百棒、天冬草、丝冬。

【形态特征】多年生攀援状草本。块根肉质，簇生，长椭圆形或纺锤形，长4~10 cm，灰黄色。叶状枝2~3条簇生，线形扁平或由于中脉龙骨状而略呈锐三棱形。叶退化为鳞片，主茎上的鳞叶常变为下弯的短刺。花1~3朵簇生叶状枝腋，黄白色或白色。浆果球形，熟时红色。花期5~6月，果期8~10月。

【分布】生于山野、疏林或灌木丛中，亦有栽培。产于我国中部、西北、长江流域及南方各地。

【性能主治】块根味甘、苦，性寒。具有清肺生津、养阴润燥的功效。主治肺燥干咳，顿咳痰黏，腰膝酸痛，骨蒸潮热，内热消渴，热病津伤，咽干口渴，肠燥便秘。

【采收加工】秋、冬季采挖，洗净，除去茎基和须根，置沸水中煮或蒸至透心，趁热除去外皮，洗净，干燥。

【附注】本品为《中国药典》（2020年版）收录，呈长纺锤形，略弯曲，表面黄白色至淡黄棕色，半透明，质硬或柔润，有黏性，断面角质样，中柱黄白色。

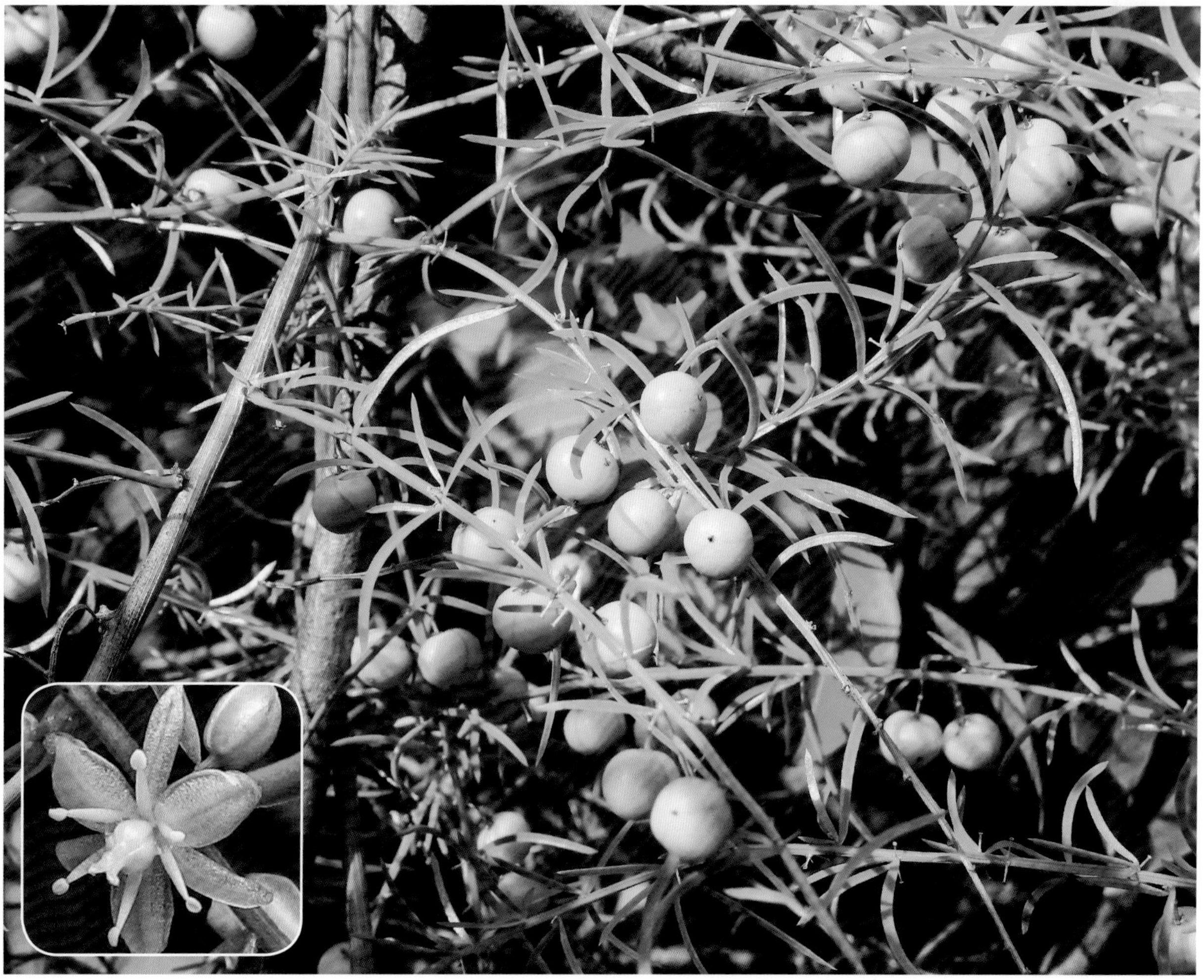

山猫儿

【基原】为百合科山菅*Dianella ensifolia* (L.) DC. 的根状茎或全草。

【别名】山交剪、天蒜、较剪草、较剪兰。

【形态特征】多年生常绿草本。根状茎圆柱形，横走。叶片狭条状披针形，长30~80 cm，宽1~2.5 cm，基部稍收狭成鞘状，套叠或抱茎，边缘和背面中脉具齿。顶生圆锥花序长10~40 cm；花常多朵生于侧枝上端，绿白色、淡黄色至青紫色；花梗长7~20 mm，常稍弯曲。浆果近球形，蓝紫色。花期3~8月。

【分布】生于林下、草坡中。产于广西、广东、云南、贵州、四川、江西等地。

【性能主治】根茎或全草味辛，性温；有毒。具有拔毒消肿、散瘀止痛的功效。主治瘰疬，痈疽疮癣，跌打损伤。

【采收加工】全年均可采收，洗净，鲜用或去皮晒干。

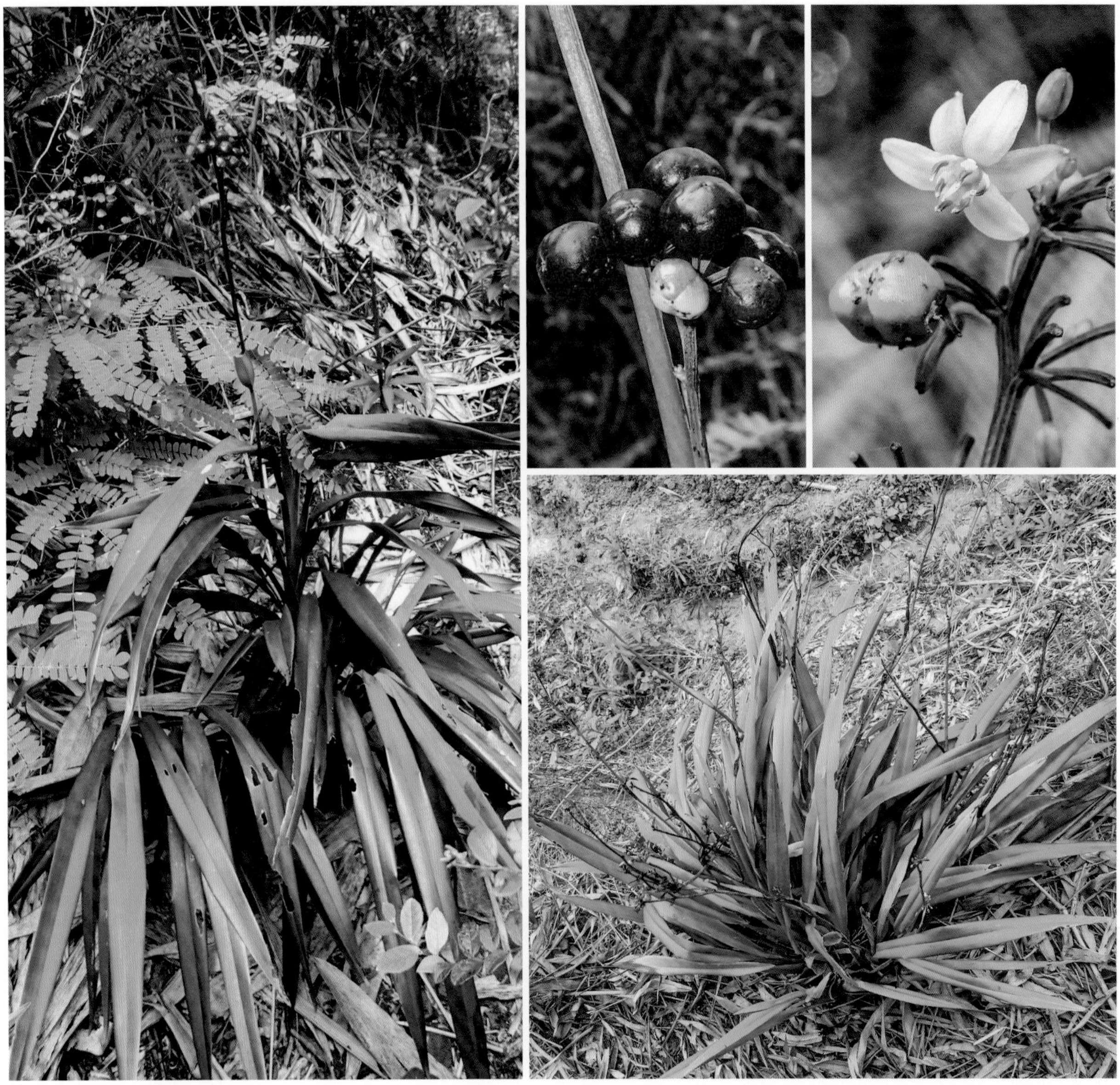

蛾眉石凤丹

【基原】为百合科丫蕊花*Ypsilandra thibetica* Franch 的全草。

【别名】一枝花、石凤丹、小瓢儿菜。

【形态特征】草本。叶片宽 0.6~4.8 cm，连柄长6~27 cm。花葶通常比叶长；总状花序具几朵至二十几朵花；花梗比花被稍长；花被片白色、淡红色至紫色，近匙状倒披针形；子房上部3裂；花柱稍高于雄蕊，果期则明显高出雄蕊之上，柱头头状，稍3裂。蒴果。花期3~4月，果期5~6月。

【分布】生于林下、路旁湿地或沟边。产于广西东北部、四川中部至东南部和湖南南部。

【性能主治】全草味苦，性微寒。具有清热解毒、散结、利小便的功效。主治瘰疬，小便不利，水肿。

【采收加工】夏季采收，洗净，鲜用或晾干。

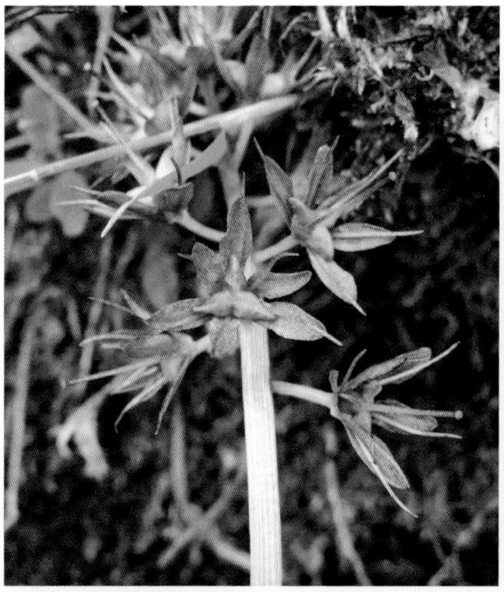
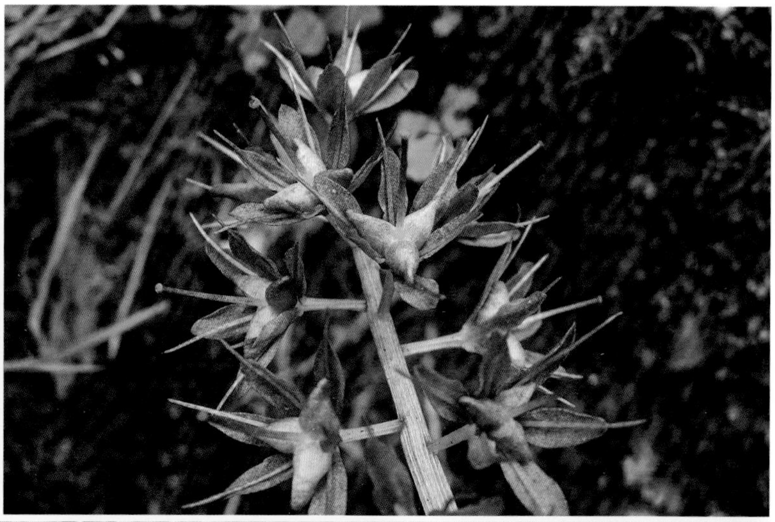
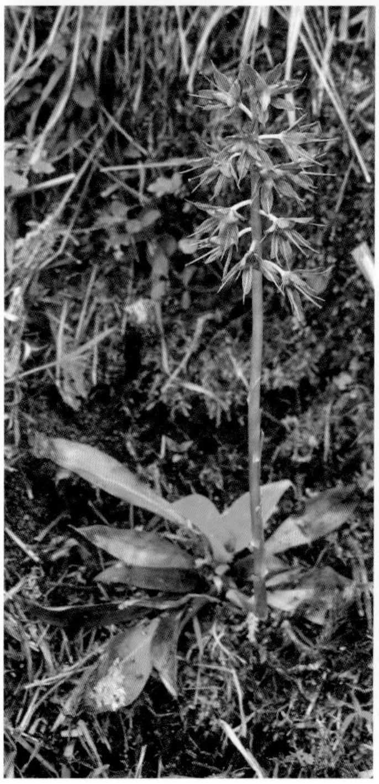
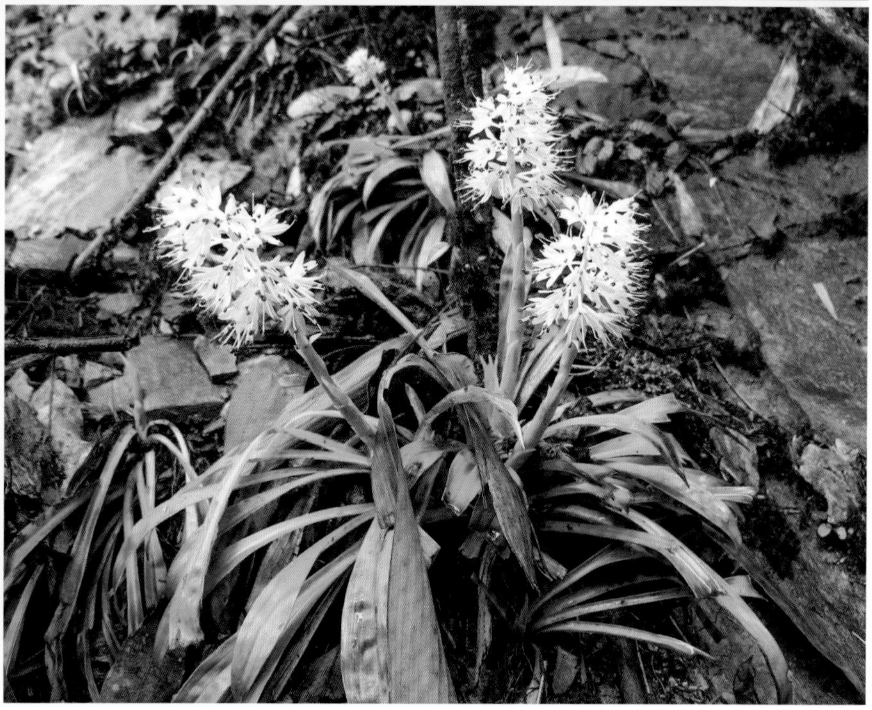

藏菖蒲

【基原】为天南星科菖蒲*Acorus calamus* L. 的根状茎。

【别名】水菖蒲、香蒲、臭蒲。

【形态特征】多年生常绿草本。根状茎横走，外皮类白色至棕红色，芳香。叶基生；叶片剑状线形，长90~150 cm，宽1~3 cm，基部两侧膜质叶鞘宽4~5 mm，中肋两面均明显隆起。叶状佛焰苞剑状线形；肉穗花序狭圆柱形，长4.5~8 cm；花黄绿色。浆果长圆形，红色。花期6~7月，果期8月。

【分布】生于水边、湖沼湿地，也常栽培于园圃的沟边、水池旁。产于全国各省区。

【性能主治】根茎味苦、辛，性温。具有温胃、消炎止痛的功效。主治胃阳虚，消化不良，食物积滞，白喉，炭疽等。

【采收加工】秋、冬季采挖，除去须根及泥沙，晒干。

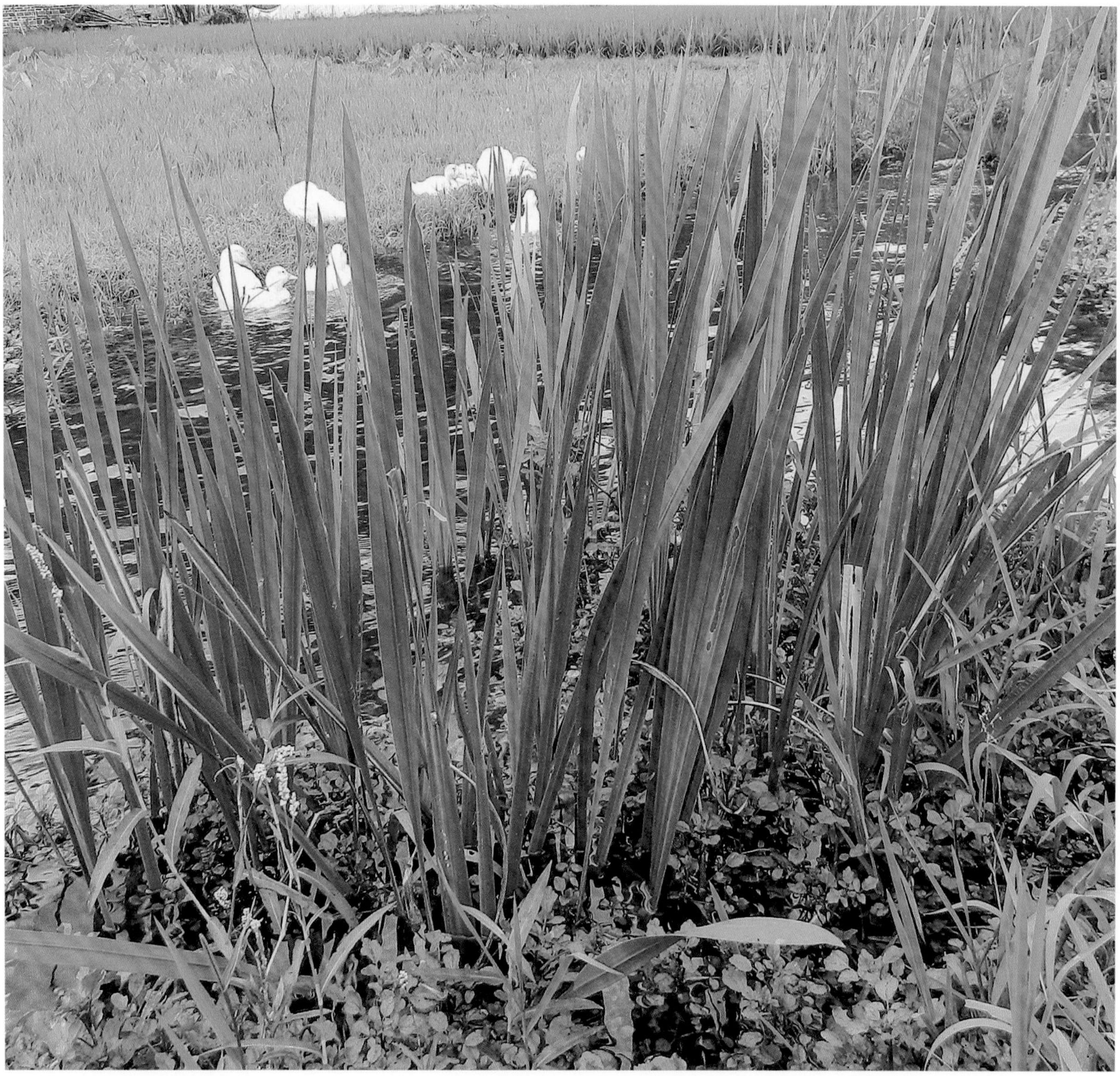

石菖蒲

【基原】为天南星科石菖蒲*Acorus tatarinowii* Schott 的根茎。

【别名】水蜈蚣、石蜈蚣、水菖蒲。

【形态特征】多年生草本，禾草状。硬质的根状茎横走，多弯曲，常有分枝，具香气。叶无柄；叶片线形，较狭而短，长20~40 cm，宽7~13 mm，不具中肋。花序柄腋生，长4~15 cm，三棱形；叶状佛焰苞长13~25 cm，为肉穗花序长的2~5倍或更长；肉穗花序圆柱状；花小而密生，白色。成熟果序长7~8 cm。花果期2~6月。

【分布】生于溪边石上或林下湿地。产于黄河以南各省区。

【性能主治】根茎味辛、苦，性温。具有醒神益智、化湿开胃、开窍豁痰的功效。主治神昏癫痫，健忘失眠，耳鸣耳聋，脘痞不饥，噤口下痢。

【采收加工】秋、冬季采挖，除去须根，晒干。

【附注】本品为《中国药典》（2020年版）收录，泡制成饮片，呈扁圆形或长条形的厚片，外表皮棕褐色或灰棕色，有的可见环节及根痕，切面纤维性，类白色或微红色，有明显环纹及油点。

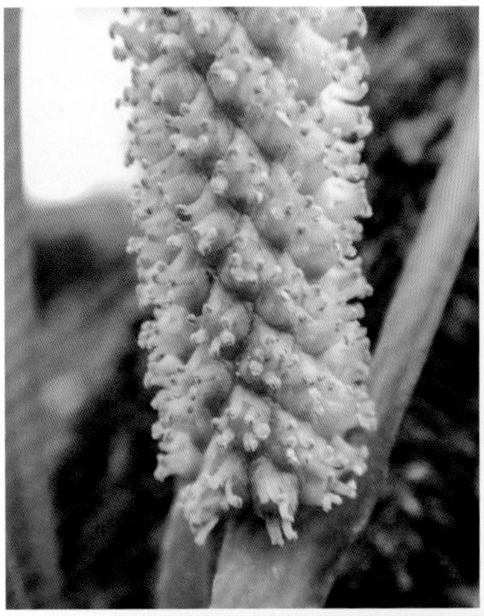
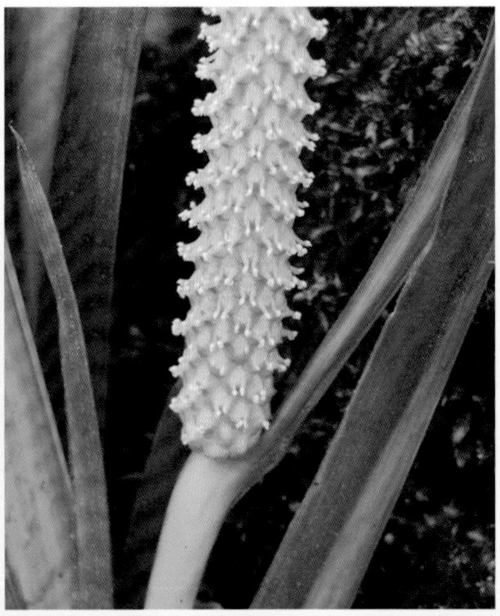
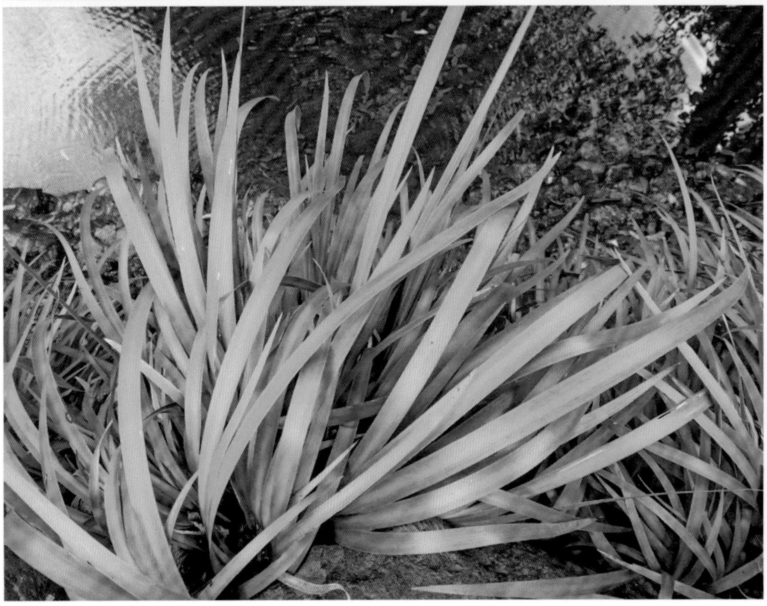
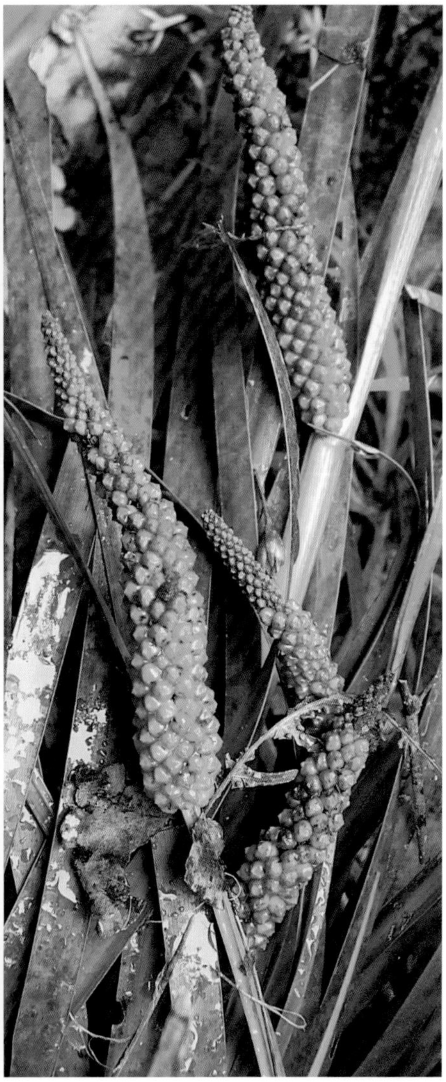

半夏

【基原】为天南星科半夏*Pinellia ternata* (Thunb.) Breit. 的块茎。

【别名】珠半夏、地茨菇、地雷公。

【形态特征】多年生草本。块茎圆球形，直径1~2 cm。一年生珠芽或块茎仅生1片卵状心形至戟形的全缘叶，多年生块茎生叶2~5片；叶片3全裂，裂片长圆椭圆形或披针形。雌雄同株；花序梗长25~35 cm，长于叶柄；佛焰苞绿色或绿白色。浆果卵圆形，黄绿色，顶端渐狭为明显的花柱。花期5~7月，果期8月。

【分布】生于山坡、田边或疏林下。产于除青海、西藏、内蒙古和新疆以外的大部分省区。

【性能主治】块茎味辛，性温；有毒。具有燥湿化痰、健脾和胃、消肿消结的功效。主治咳喘痰多，呕吐反胃，胸脘痞满，头痛眩晕，夜卧不安，瘿瘤痰核，痈疽肿毒。

【采收加工】夏、秋季采挖，洗净，除去外皮及须根，晒干或烘干。

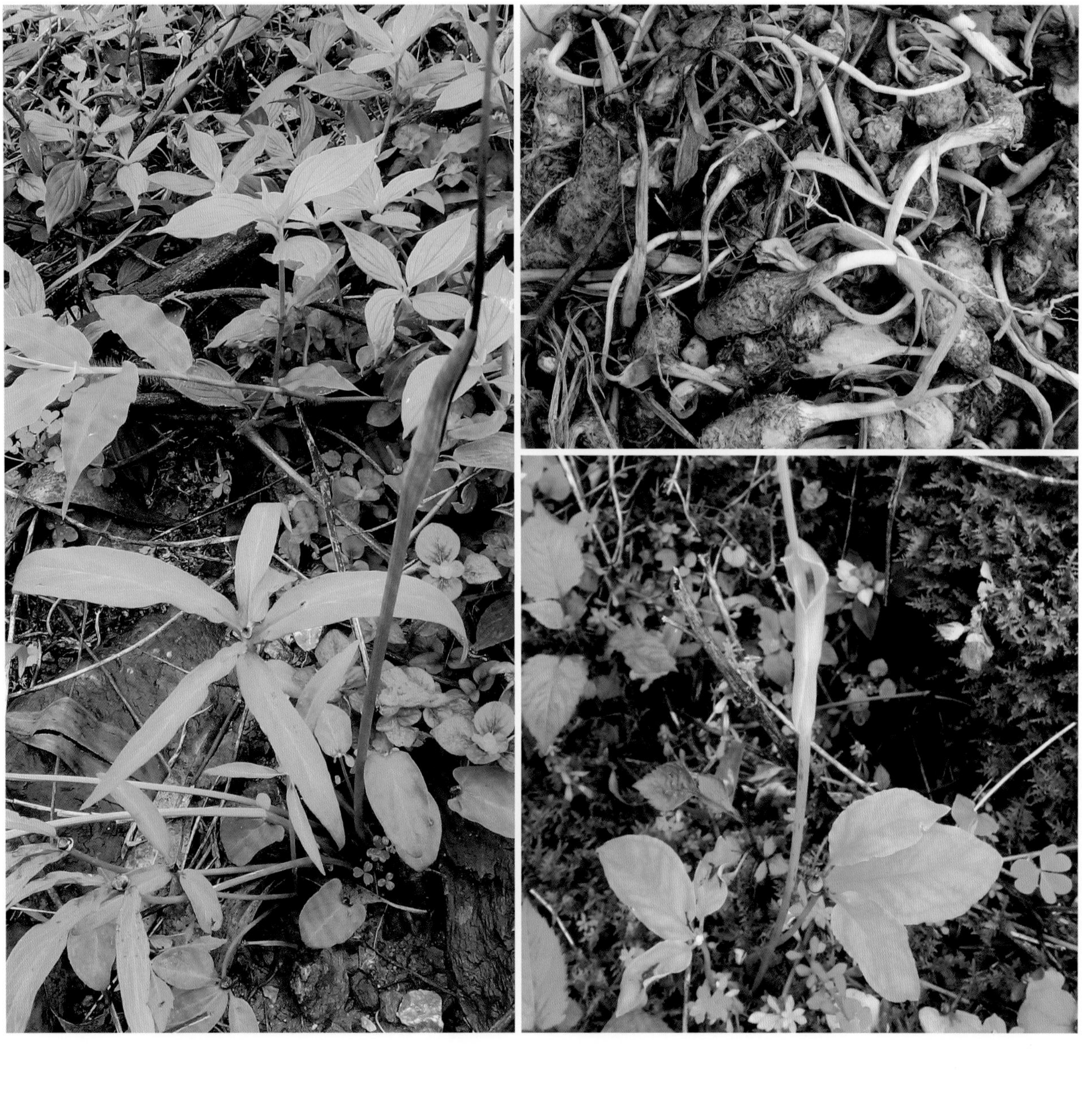

小花鸢尾

【基原】为鸢尾科小花鸢尾*Iris speculatrix* Hance 的根。

【别名】六棱麻根、华鸢尾、亮紫鸢尾。

【形态特征】多年生草本。根状茎二歧状分枝。叶片略弯曲，剑形或条形，基部鞘状，有3~5条纵脉。花茎光滑，不分枝或偶有侧枝，高20~25 cm，有1~2片茎生叶。苞片2~3枚，狭披针形，包含有1~2朵花；花蓝紫色或淡蓝色，直径约6 cm。蒴果椭圆形，顶端有细长而尖的喙。花期5月，果期7~8月。

【分布】生于山地、路旁、林缘或疏林下。产于广西、广东、安徽、浙江、福建、湖北、湖南、江西、四川、贵州等地。

【性能主治】根味辛，性温；有小毒。具有活血镇痛、祛风除湿的功效。主治跌打损伤，风寒湿痹，疯狗咬伤，蛇伤。

【采收加工】秋季采收，洗净，切段，鲜用或晒干。

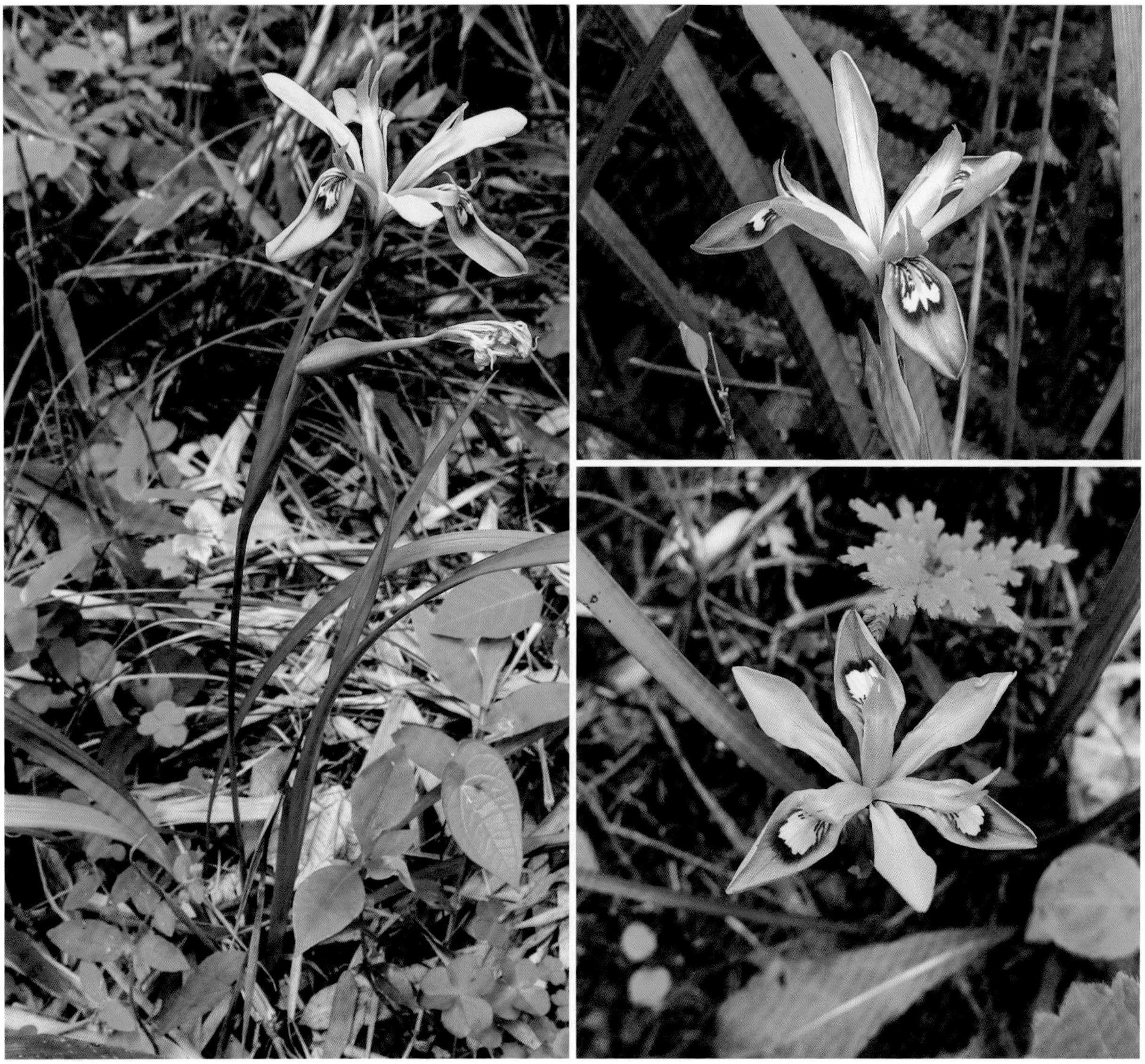

百部

【基原】为百部科大百部*Stemona tuberosa* Lour. 的块根。

【别名】对叶百部、山百根、野天门冬。

【形态特征】多年生缠绕草本。块根肉质，纺锤形，数个簇生成束。叶通常对生或轮生；叶片纸质或薄革质，卵状披针形、卵形或宽卵形，基部心形，边缘稍波状；叶柄长3~10 cm。花单生或2~3朵排成总状花序，腋生；花被片4片，披针形，黄绿色，具紫色脉纹。蒴果倒卵形而扁。花期4~7月，果期7~8月。

【分布】生于山坡疏林下或旷野。产于长江流域以南各省区。

【性能主治】块根味甘、苦，性微温。具有润肺、下气止咳、杀虫灭虱的功效。主治咳嗽，肺痨咳嗽，顿咳；外用治头虱，体虱，蛲虫病，阴痒。

【采收加工】春、秋季采挖，除去须根，洗净，置沸水中略烫或蒸至无白心，取出，晒干。

【附注】本种为《中国药典》（2020年版）收录，饮片呈不规则厚片或不规则条形斜片，切面灰白色、淡黄棕色或黄白色。

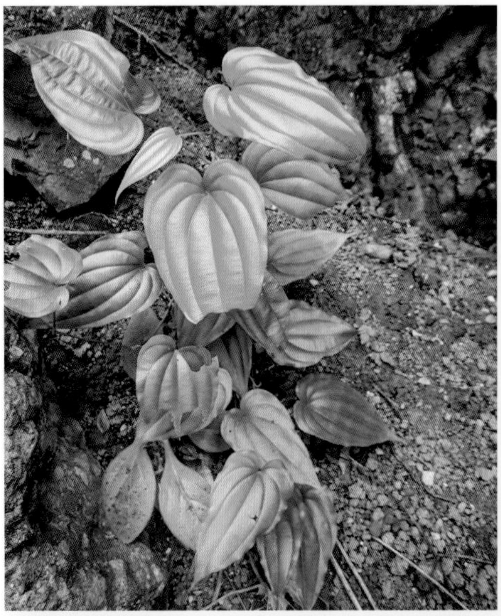

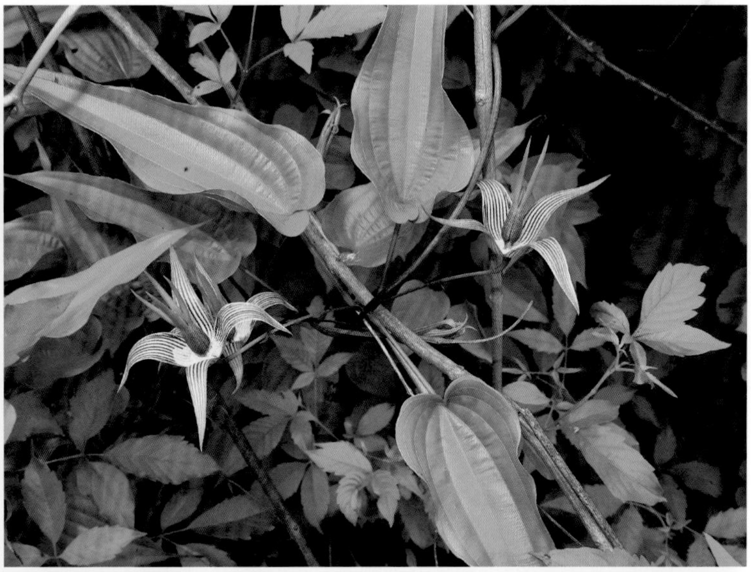

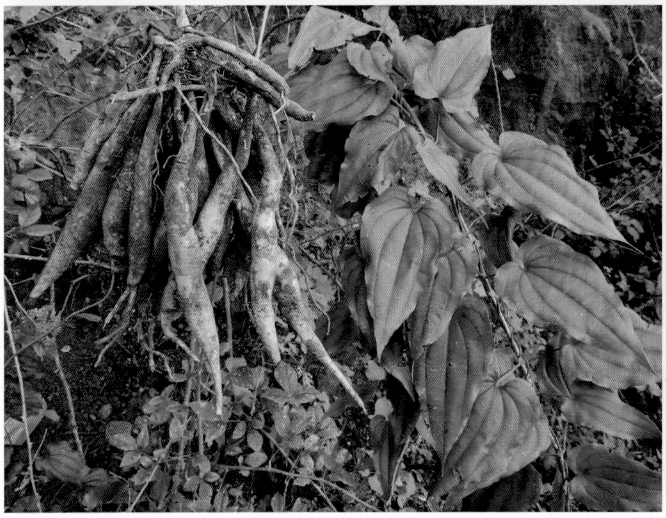

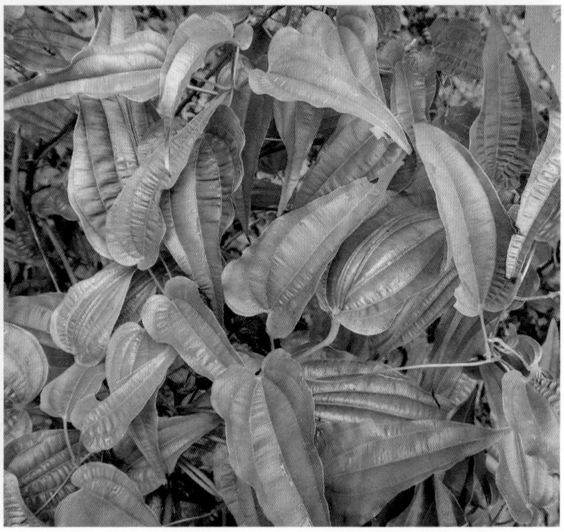

山药

【基原】为薯蓣科日本薯蓣*Dioscorea japonica* Thunb. 的根状茎。

【别名】肥儿薯、光山药、山薯。

【形态特征】缠绕草质藤本。块茎断面白色或有时带黄白色。茎下部的叶互生，中部以上的叶对生；叶片常三角状披针形、长椭圆状窄三角形或长卵形。雄花序为穗状花序，长2~8 cm；雄花绿白或淡黄色，花被片有紫色斑纹；雌花序为穗状花序，长6~20 cm。蒴果三棱状扁圆形。花期5~10月，果期7~11月。

【分布】生于山坡、路旁的杂木林下或草丛中。产于广西、广东、贵州、湖南、湖北、安徽、江苏、浙江、江西等地。

【性能主治】根茎味甘，性平。具有生津益肺、补肾涩精、补脾养胃的功效。主治肺虚喘咳，脾虚食少，肾虚遗精，带下，尿频，虚热消渴，久泻不止。

【采收加工】冬季采挖，切去根头，洗净，除去外皮及须根，干燥。也有选择肥大顺直的干燥山药，置清水中，浸至无干心，闷透，切齐两端，用木板搓成圆柱状，晒干，打光，习称光山药。

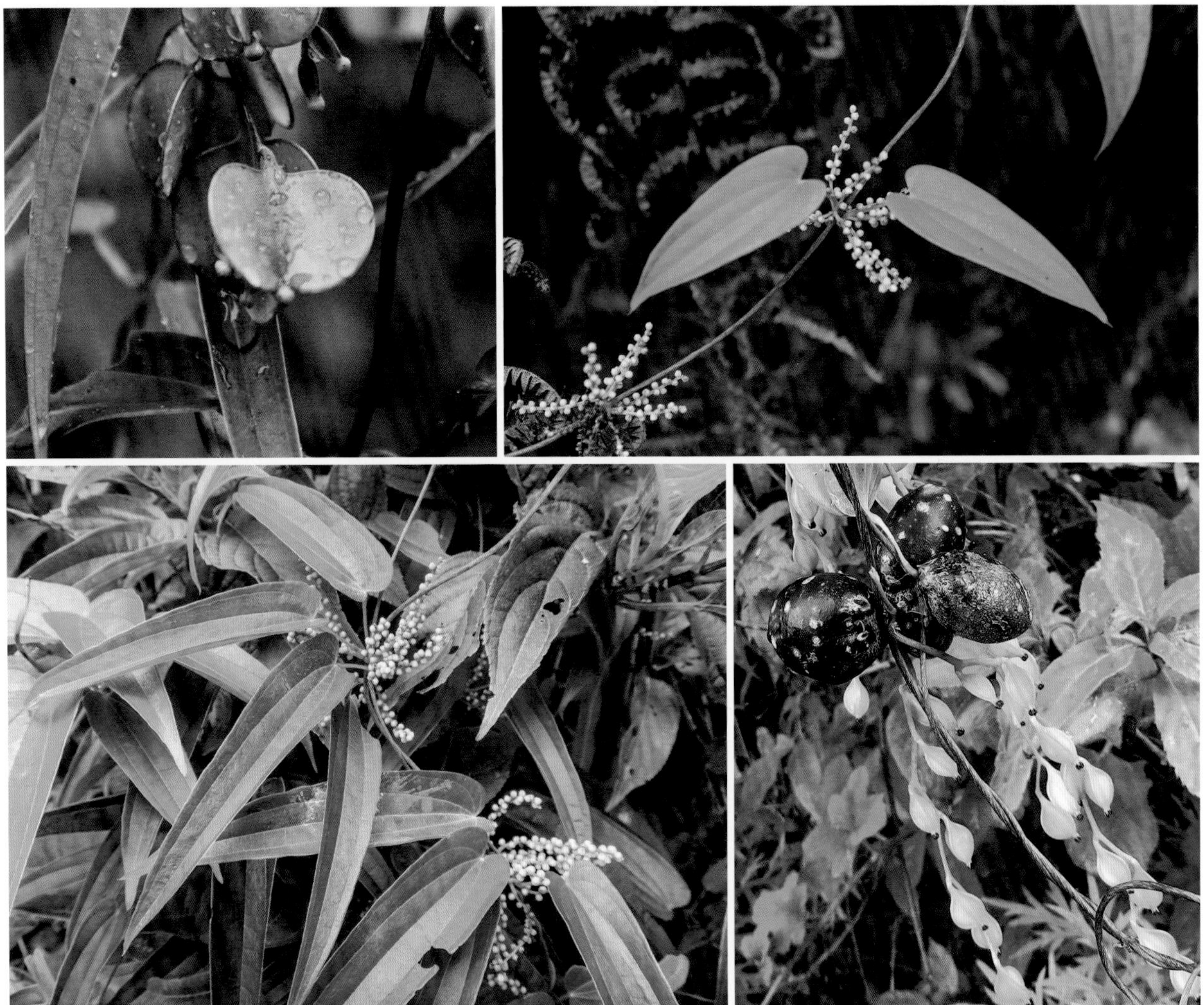

大地棕根

【基原】为仙茅科大叶仙茅*Curculigo capitulata* (Lour.) O. Ktze. 的根状茎。

【别名】野棕、竹灵芝、岩棕。

【形态特征】多年生草本，高达1 m。根状茎粗短，具走茎。叶基生，通常4~7片；叶片椭圆状披针形，长40~90 cm，宽5~14 cm，全缘，具折扇状平行脉。花葶长10~34 cm，通常短于叶，被褐色长柔毛；总状花序强烈缩短成头状，球形或近卵形；花黄色。浆果球形，白色，无喙。花期5~6月，果期8~9月。

【分布】生于林下或阴湿处。产于广西、广东、台湾、福建、四川、贵州、云南、西藏等地。

【性能主治】根茎味辛、微苦，性平。具有补肾壮阳、祛风除湿、活血调经的功效。主治肾虚咳喘，阳痿遗精，白浊带下，腰膝酸软，风湿痹痛，宫冷不孕，月经不调，崩漏，子宫脱垂，跌打损伤。

【采收加工】夏、秋季采挖，除去叶，洗净，切片，晒干。

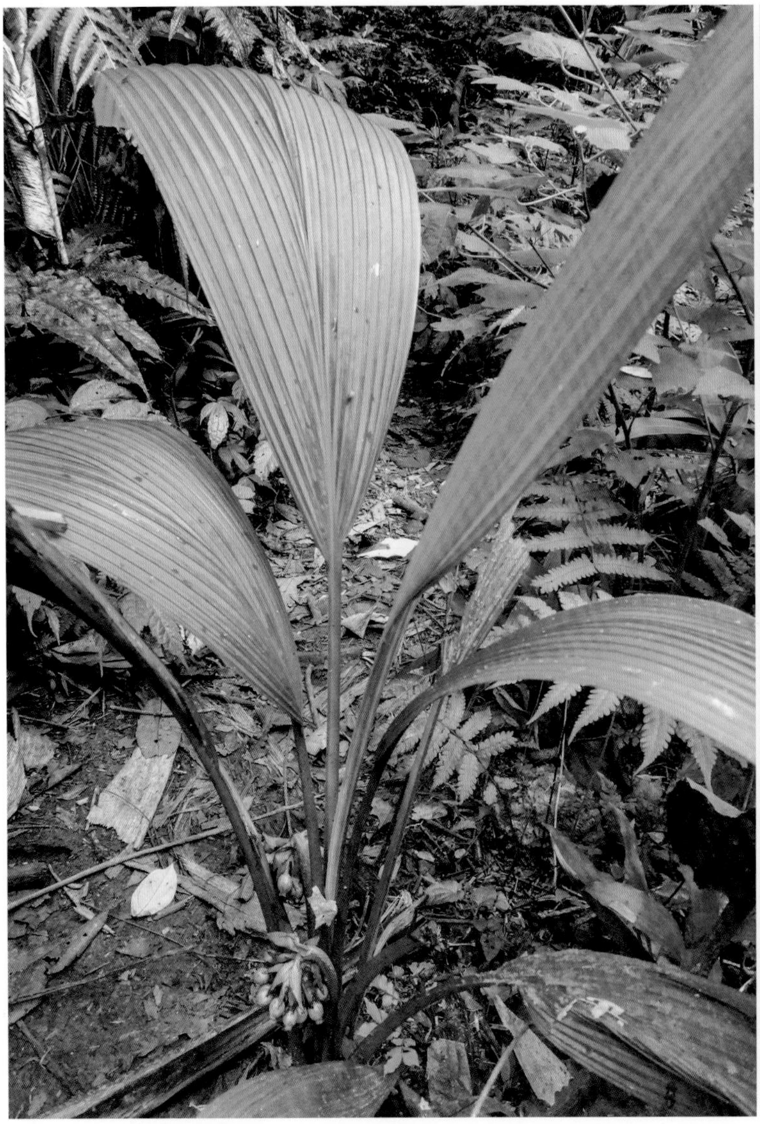

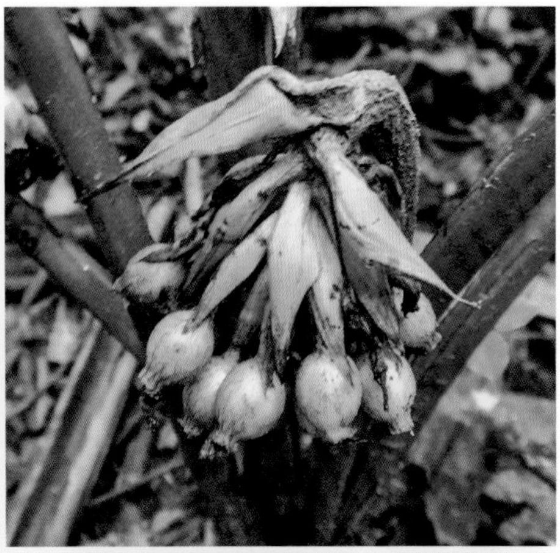

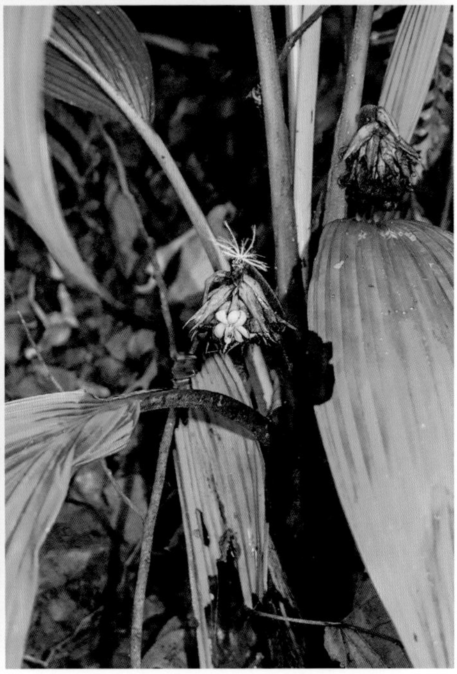

水田七

【基原】为蒟蒻薯科裂果薯*Schizocapsa plantaginea* Hance 的块根。

【别名】水鸡仔、屈头鸡、长须果。

【形态特征】多年生草本。块根粗短，常弯曲。叶基生；叶片狭椭圆形，长10~25 cm，宽4~8 cm，基部下延，沿叶柄两侧有狭翅。花葶长6~13 cm。总苞片4枚，卵形或三角状卵形；伞形花序有花10多朵；花被裂片6枚，2轮，外面淡绿色，内面淡紫色。蒴果近倒卵形，3爿开裂。花果期4~11月。

【分布】生于海拔200~600 m的沟边、山谷、林下、路边潮湿处。产于广西、广东、湖南、江西、贵州、云南等地。

【性能主治】块根味甘、苦，性凉；有小毒。具有清热解毒、止咳祛痰、理气止痛、散瘀止血的作用，主治感冒发热，痰热咳嗽。叶味苦，性寒。具有清热解毒的作用，主治疮疖，无名肿毒。

【采收加工】春、夏季采挖，洗净，鲜用或切片晒干。

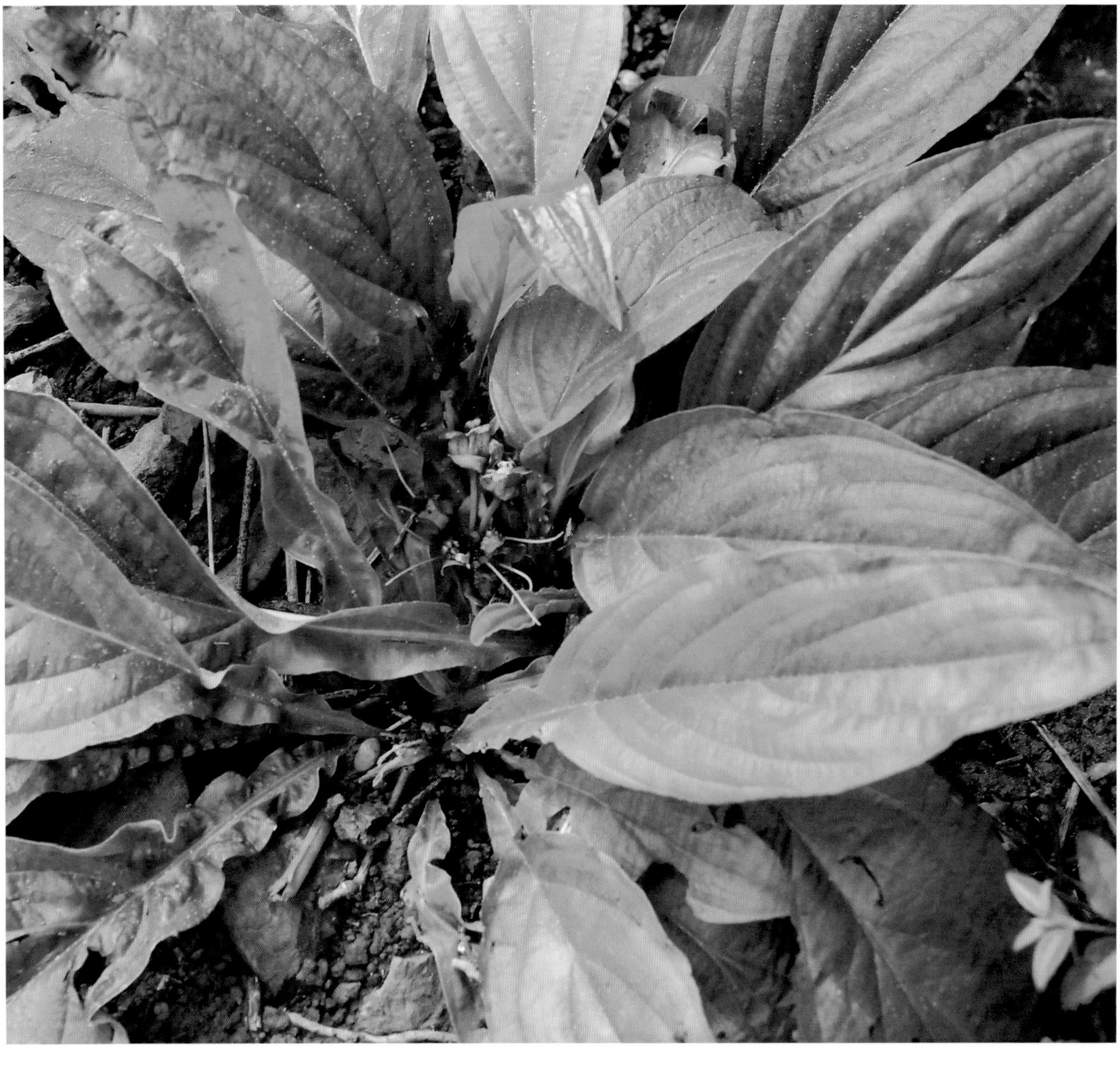

一匹草

【基原】为兰科梳帽卷瓣兰*Bulbophyllum andersonii* (Hook. f.) J. J. Smith 的全草。

【别名】一匹叶。

【形态特征】附生兰。假鳞茎在根状茎上彼此相距3~11 cm，卵状圆锥形或狭卵形，长2~5 cm，顶生1片叶。叶片革质，长圆形，先端钝并且稍凹入，基部具短柄。花葶从假鳞茎基部抽出，通常长约17 cm；伞形花序具数朵花；花浅白色，密布紫红色斑点；中萼片近先端处具齿，先端具1条芒，药帽黄色，先端边缘篦齿状。花期2~10月。

【分布】生于山地林中树干上或林下岩石上。产于广西、四川、贵州、云南等地。

【性能主治】全草味甘，性平。具有润肺止咳、益肾补虚、消食、祛风活血的功效。主治风热咳嗽，肺燥咳嗽，肺痨咳嗽，百日咳，肾亏体虚，小儿食积，风湿痹痛，跌打损伤。

【采收加工】全年均可采收，洗净，蒸后晒干。

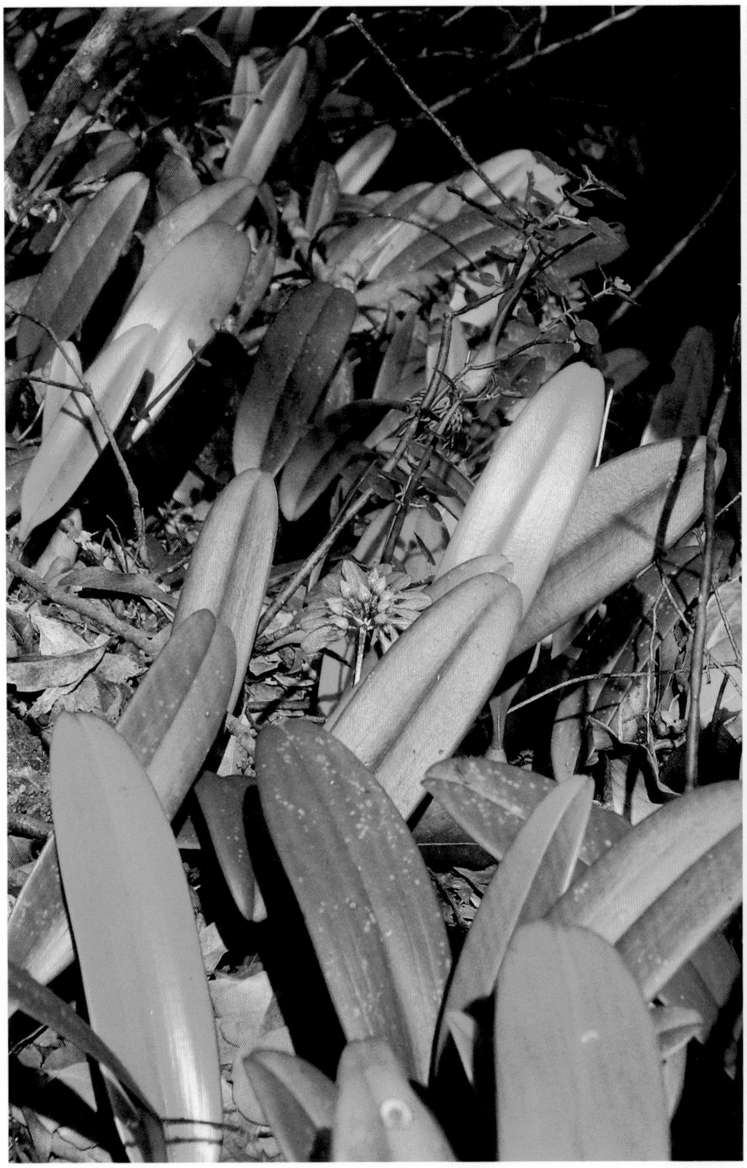
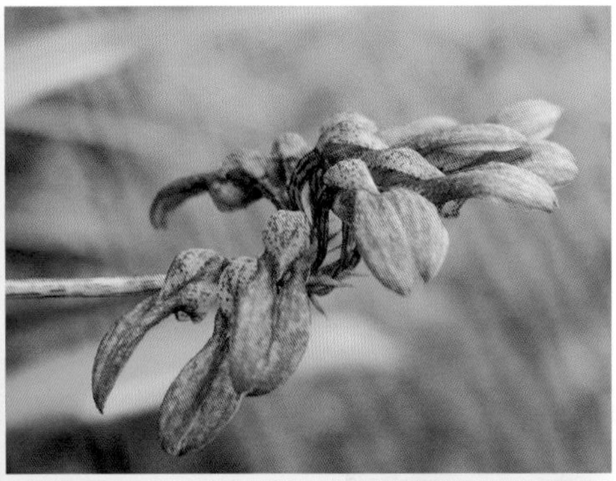
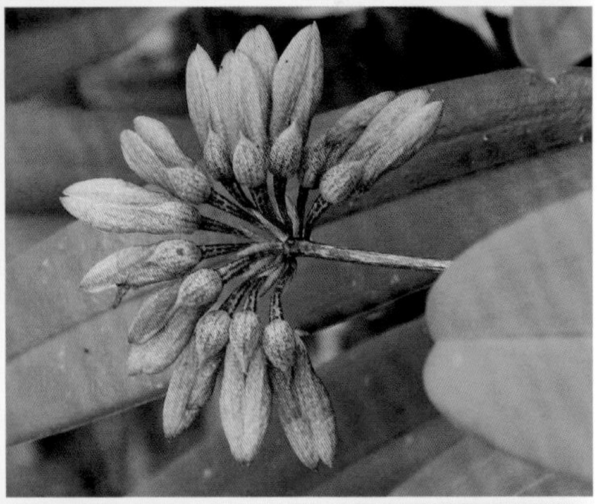
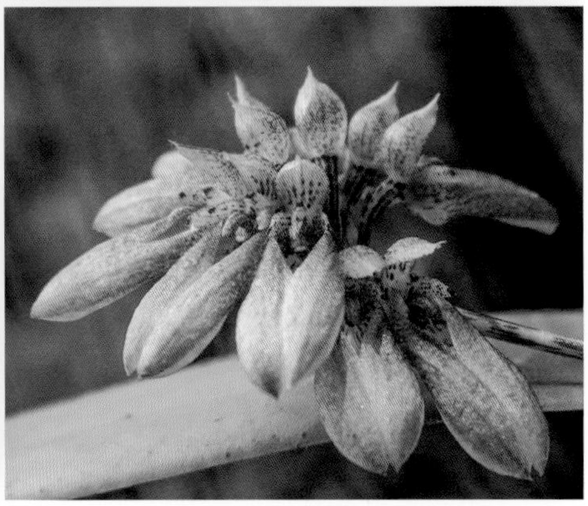

牛角三七

【基原】为兰科多花兰*Cymbidium floribundum* Lindl. 的全草。

【别名】夏兰、羊角七、鹿角七。

【形态特征】附生植物。假鳞茎近卵球形。叶通常5~6片，带形。花葶自假鳞茎基部穿鞘而出，近直立或外弯；花序通常具10~40朵花，无香气；萼片与花瓣红褐色或偶见绿黄色，极罕灰褐色；唇瓣近卵形，长1.6~1.8 cm，3裂；唇盘上有2条纵褶片，褶片末端靠合。蒴果近长圆形。花期4~8月。

【分布】生于林中或林缘树上，溪谷旁透光的岩石上或岩壁上。产于广西、广东、台湾、浙江、福建、湖南、江西、四川、贵州、云南、湖北等地。

【性能主治】全草味辛、甘、淡，性平。具有清热化痰、补肾健脑的功效。主治肺结核咯血，百日咳，肾虚腰痛，神经衰弱，头晕头痛。

【采收加工】全年均可采收，割取地上部分，洗净，切段，鲜用或晾干。

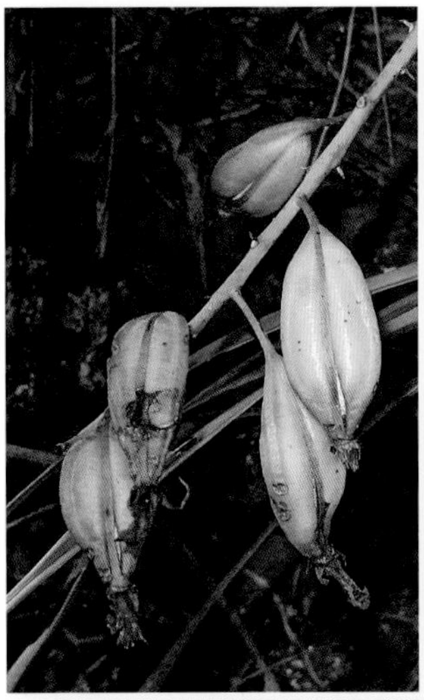
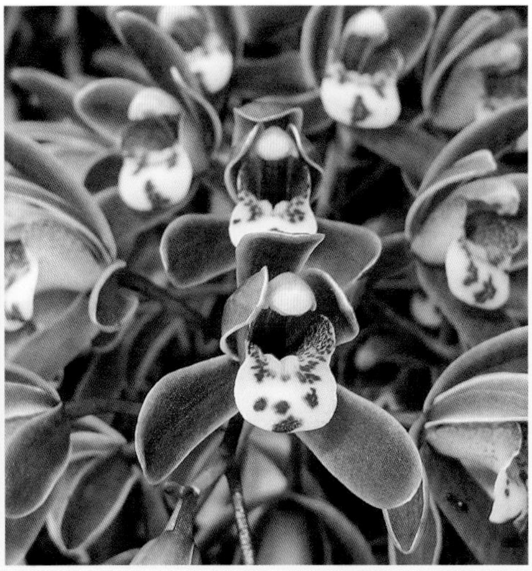
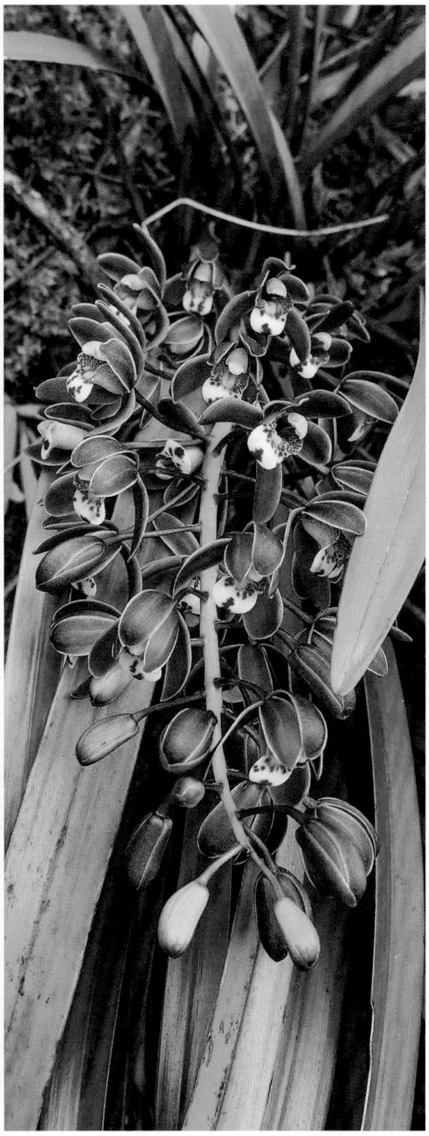
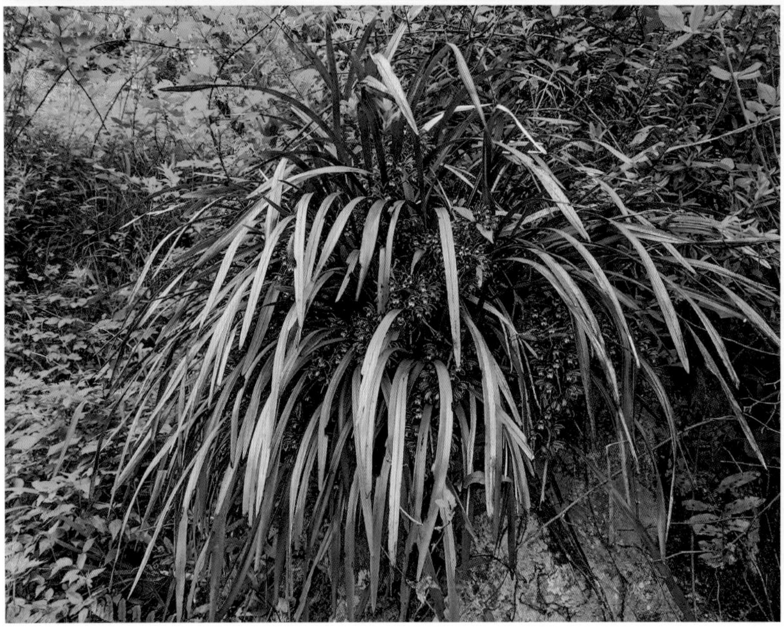

石斛

【基原】为兰科重唇石斛*Dendrobium hercoglossum* Rchb. f. 的茎。

【别名】网脉唇石斛、吊兰花。

【形态特征】附生兰。茎通常较短，除圆柱形外，有时上部变粗并且稍扁。叶片狭长圆形或长圆状披针形，宽5~13 mm，先端钝并且不等侧2裂。总状花序通常数个，从落叶老茎上发出，常具2~3朵花；花开展，萼片和花瓣淡粉红色，唇瓣的后部半球形，内侧密布短毛。花期5~6月。

【分布】生于山地树干上和山谷岩石上。产于广西、广东、海南、安徽、江西、湖南、贵州、云南等地。

【性能主治】茎味甘、淡，性寒。具有生津益胃、清热养阴的功效。主治热病伤津，口干烦渴，病后虚热，阴伤目暗。

【采收加工】全年均可采挖，以秋后采挖质量较好。干石斛一般是将鲜石斛剪去须根，洗净，晒干或烘干。

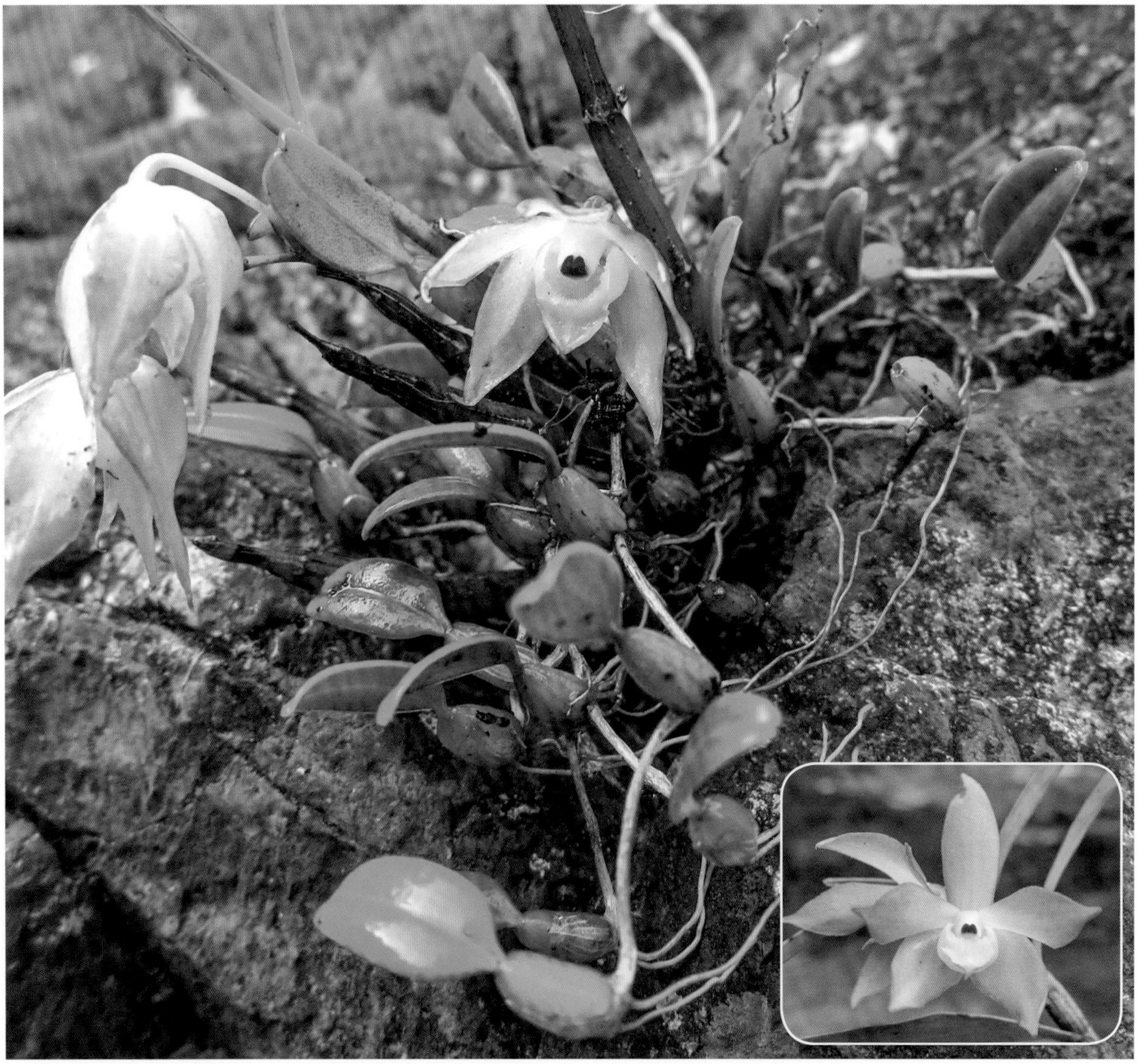

橙黄玉凤花

【基原】为兰科橙黄玉凤花*Habenaria rhodocheila* Hance 的块茎。

【别名】龙虎草、飞花羊、鸡母虫草。

【形态特征】地生兰。具肉质块茎，植株高8~35 cm。茎直立粗壮，下部具4~6片叶。叶片线状披针形至近长圆形，长10~15 cm，宽1.5~2 cm，基部抱茎。总状花序具2~10朵花；花橙黄色，唇瓣4裂，形似飞机而易于识别。蒴果纺锤形，长约1.5 cm，先端具喙。花期7~8月，果期10~11月。

【分布】生于山坡或沟谷林下阴处或岩石覆土中。产于广西、广东、香港、海南、江西、福建、湖南、贵州等地。

【性能主治】块茎味甘，性平。具有清热解毒、活血止痛的功效。主治肺热咳嗽，疮疡肿毒，跌打损伤。

【采收加工】全年均可采收，洗净，鲜用或晒干。

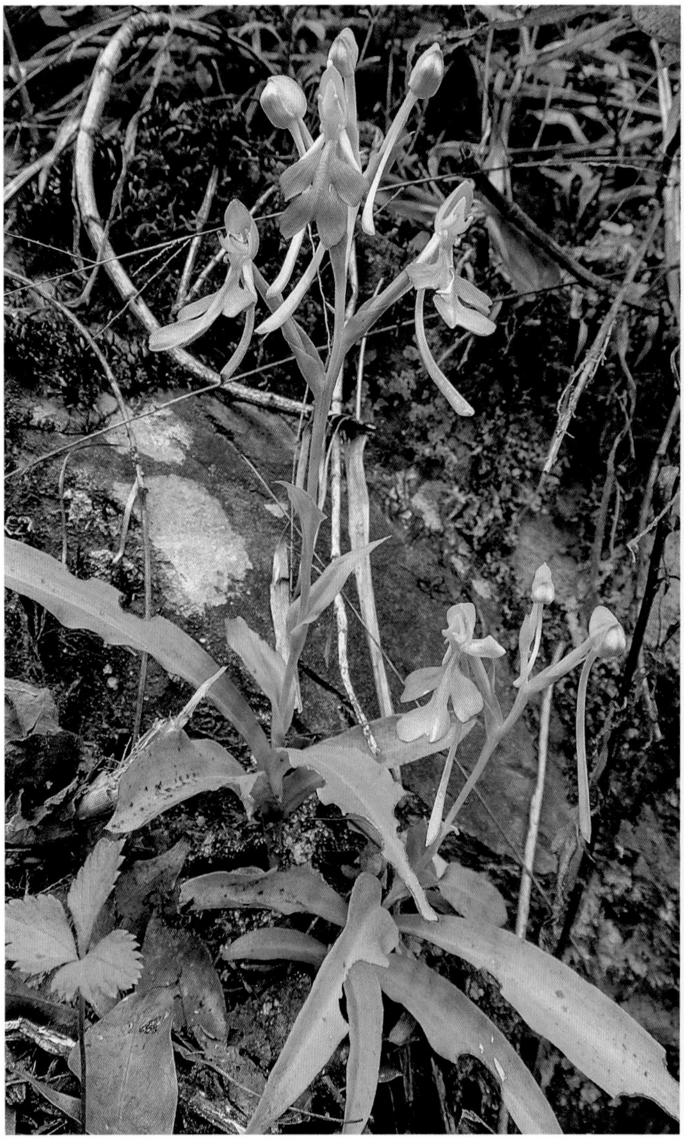

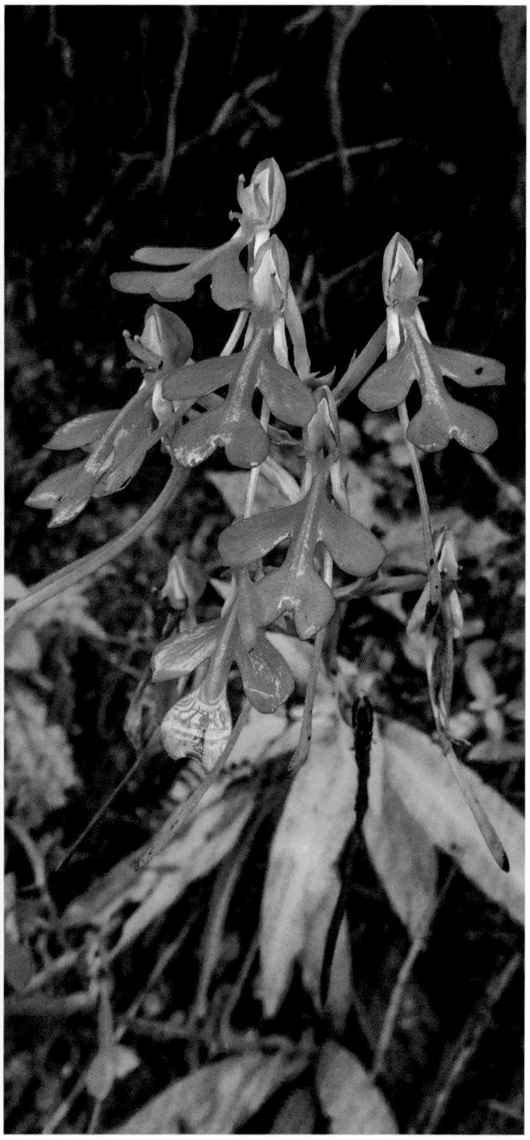

盘龙参

【基原】为兰科绶草*Spiranthes sinensis* (Pers.) Ames 的根、全草。

【别名】猪牙参、龙抱柱、扭兰、胜杖草。

【形态特征】植株高13~30 cm。根数条，指状，肉质，簇生于茎基部。茎较短，近基部生2~5片叶。叶片宽线形或宽线状披针形。花茎直立，长10~25 cm；总状花序具多数密生的花，长4~10 cm，呈螺旋状扭转；花苞片卵状披针形；花小，紫红色、粉红色或白色，在花序轴上呈螺旋状排列。花期7~8月。

【分布】生于山坡林下、灌木丛中、草地或沟边草丛。产于全国各地。

【性能主治】根、全草味甘、苦，性平。具有滋阴益气、清热解毒的功效。主治病后虚弱，阴虚内热，咳嗽吐血，头晕，腰痛酸软，糖尿病，遗精，淋浊带下，咽喉肿痛，蛇虫咬伤，烧烫伤，疮疡痛肿。

【采收加工】根秋季采收，除去茎叶，洗净，晒干。全草春夏采收，洗净，晒干。

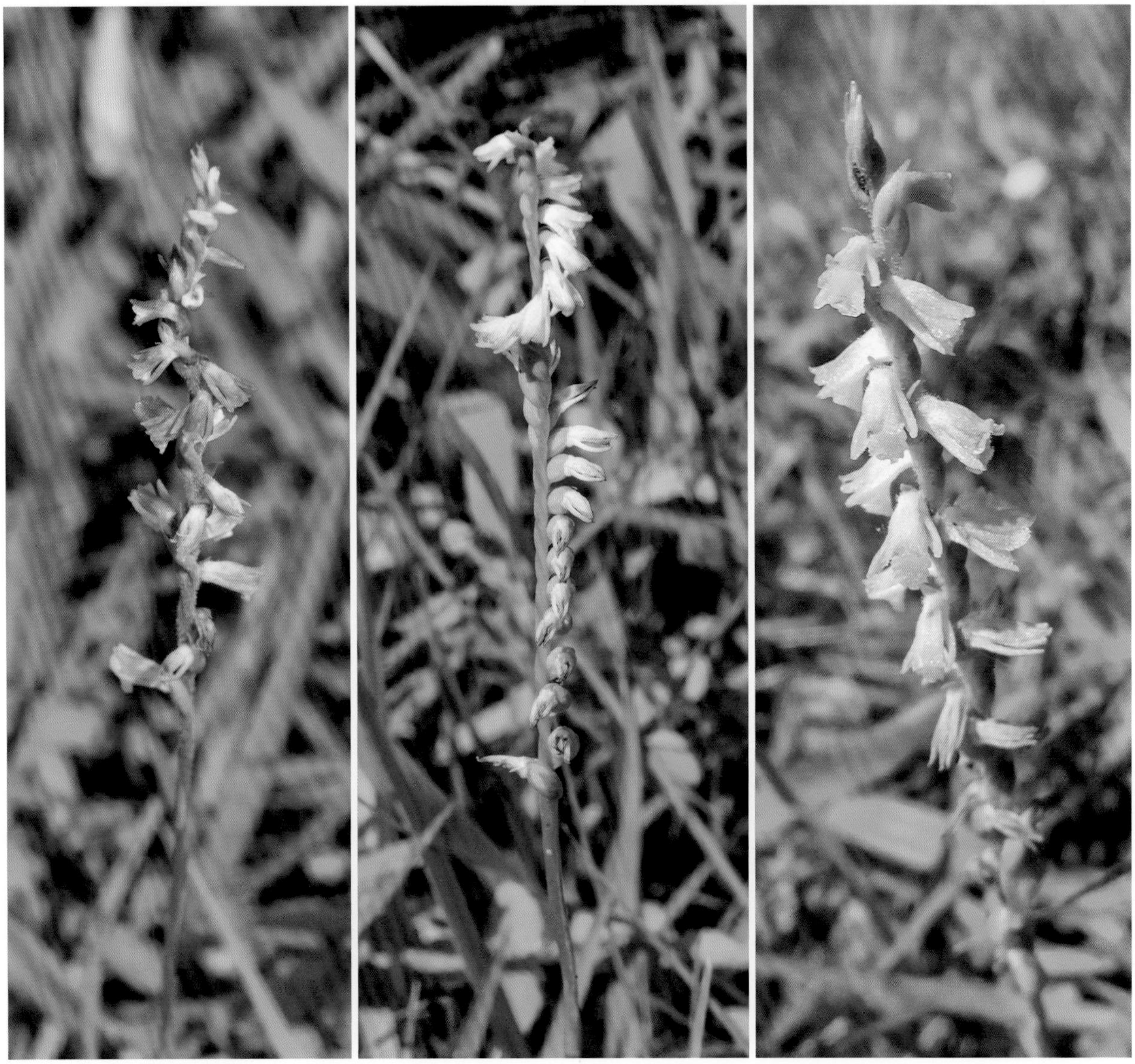

淡竹叶

【基原】为禾本科淡竹叶*Lophatherum gracile* Brongn. 的茎叶。

【别名】山鸡米、山冬、金竹叶。

【形态特征】多年生草本。具木质缩短的根状茎，须根中部可膨大为纺锤形小块根。秆高0.4~1 m，具5~6节。叶片披针形，具明显的小横脉，有时被柔毛或疣基小刺毛，基部狭缩呈柄状；叶鞘平滑或外侧边缘具纤毛。圆锥花序长12~25 cm；小穗线状披针形，具极短的柄。颖果长椭圆形。花果期5~11月。

【分布】生于山坡、林地或林缘、道旁荫蔽处。产于广西、广东、云南、四川、江西、福建、台湾、湖南、江苏等地。

【性能主治】茎叶味甘、淡，性寒。具有清热泻火、除烦止渴、利尿通淋的功效。主治热病烦渴，小便短赤涩痛，口舌生疮。

【采收加工】夏季未抽花穗前采收，晒干。

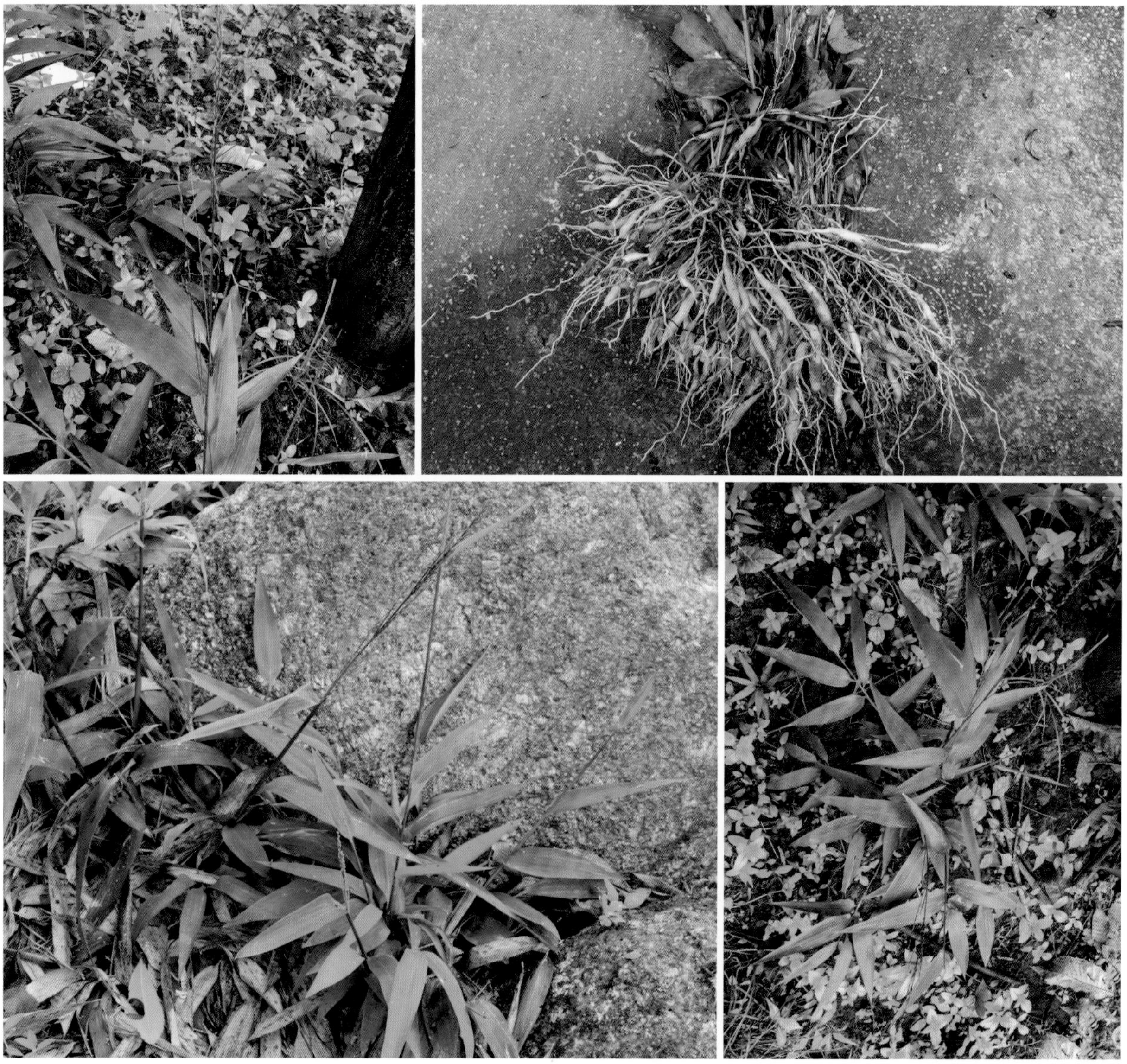

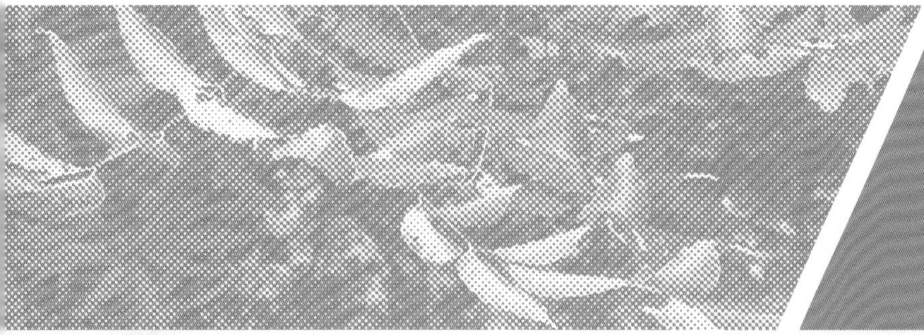

总名录

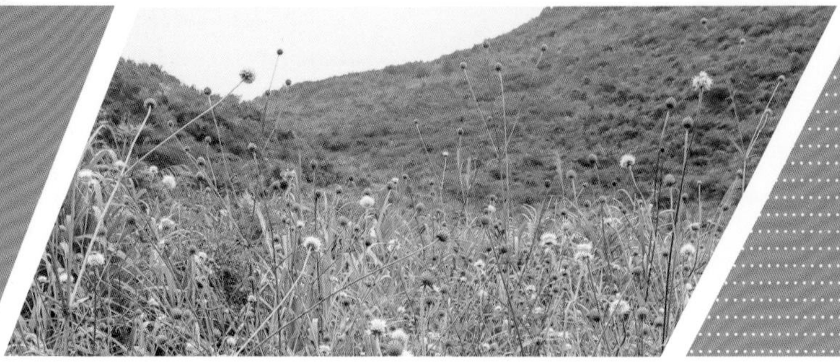

临桂区药用植物名录

真菌门 Eumycota

霜霉科 Peronosporaceae

禾生指梗菌
Sclerospora graminicola (Sacc.) Schroet.
功效来源：《广西中药资源名录》

肉座菌科 Hypocreaceae

藤仓赤霉
Gibberella fujikuroi (Saw.) Wollenw.
功效来源：《广西中药资源名录》

黑粉菌科 Ustilaginaceae

菰黑粉菌
Ustilago esculenta P. Henn.
功效来源：《广西中药资源名录》

裸黑粉菌
Ustilago nuda (Jens.) Rostr.
功效来源：《广西中药资源名录》

木耳科 Auriculariaceae

毛木耳
Auricularia polytricha (Mont.) Sacc.
功效来源：《广西中药资源名录》

裂褶菌科 Schizophyllaceae

裂褶菌
Schizophyllum commune Fr.
功效来源：《广西中药资源名录》

猴头菌科 Hericiaceae

猴头菌
Hericium erinaceus (Bull. ex Fr.) Pers.
功效来源：《广西中药资源名录》

灵芝菌科 Ganodermataceae

树舌
Ganoderma applanatum (Pers.) Pat.
功效来源：《广西中药资源名录》

多孔菌科 Polyporaceae

云芝
Polystictus versicolor (L.) Fr.
功效来源：《广西中药资源名录》

茯苓
Poria cocos (Schw.) Wolf
功效来源：《广西中药资源名录》

血朱栓菌
Trametes cinnabarina (Jacq.) Fr. var. *sanguinea* (L. ex Fr.) Pilat
功效来源：《广西中药资源名录》

口蘑科 Tricholomataceae

密环菌
Armillaria mellea (Vahl ex Fr.) Quel.
功效来源：《广西中药资源名录》

香菇
Lentinus edodes (Berk.) Sing.
功效来源：《广西中药资源名录》

侧耳
Pleurotus ostreatus (Jacq. ex Fr.) Quel.
功效来源：《广西中药资源名录》

光柄菇科 Pluteaceae

草菇
Volvariella volvacea (Bull ex Fr.) Sing.
功效来源：《广西中药资源名录》

伞菌科 Agaricaceae

双孢蘑菇
Agaricus brunnescens Peck
功效来源：《广西中药资源名录》

苔藓植物门 Bryophyta

葫芦藓科 Funariaceae

葫芦藓
Funaria hygrometrica Hedw.
功效来源：《广西中药资源名录》

真藓科 Bryaceae

真藓
Bryum argenteum Hedw.
功效来源：《广西中药资源名录》

提灯藓科 Mniaceae

尖叶提灯藓
Mnium cuspidatum Hedw.
功效来源：《广西中药资源名录》

卷柏藓科 Racopilaceae

毛尖卷柏藓

Racopilum aristatun Mitt.

功效来源：《广西中药资源名录》

灰藓科 Hypnaceae

大灰藓

Hypnum plumaeforme Wils.

功效来源：《广西中药资源名录》

金发藓科 Polytrichaceae

东亚小金发藓

Pogonatum inflexum (Lindb.) Lec.

功效来源：《广西中药资源名录》

蛇苔科 Conocephalaceae

蛇苔

Conocephalum conicum (Linn.) Dum.

功效来源：《广西中药资源名录》

地钱科 Marchantiaceae

地钱

Marchantia polymorpha Linn.

功效来源：《广西中药资源名录》

蕨类植物门 Pteridophyta

F.02. 石杉科 Huperziaceae

石杉属 *Huperzia* Bernh.

蛇足石杉 千层塔

Huperzia serrata (Thunb.) Trevis.

凭证标本：临桂区普查队 450322140913020LY（GXMG、CMMI）

功效：全草，散瘀消肿、解毒、止痛。

功效来源：《全国中草药汇编》

马尾杉属 *Phlegmariurus* (Herter) Holub

金丝条马尾杉 马尾千金草

Phlegmariurus fargesii (Herter) Ching

功效：全草，舒筋活络、祛风除湿。

功效来源：《中华本草》

注：《广西植物名录》

闽浙马尾杉 青丝龙

Phlegmariurus mingcheensis Ching

功效：全草，清热破血、消肿止痛、解毒。

功效来源：《中华本草》

注：《广西植物名录》

马尾杉 催产草

Phlegmariurus phlegmaria (L.) Holub

凭证标本：临桂区普查队 450322170412021LY（GXMG、CMMI）

功效：全草，祛风除湿、清热解毒。

功效来源：《中华本草》

F.03. 石松科 Lycopodiaceae

扁枝石松属 *Diphasiastrum* Holub

扁枝石松 过江龙

Diphasiastrum complanatum (L.) Holub

凭证标本：临桂区普查队 450322150819048LY（GXMG、CMMI）

功效：全草或孢子，祛风除湿、舒筋活络、散瘀止痛、利尿。

功效来源：《中华本草》

藤石松属 *Lycopodiastrum* Holub ex Dixit

藤石松 舒筋草

Lycopodiastrum casuarinoides (Spring) Holub ex Dixit

凭证标本：临桂区普查队 450322130730050LY（GXMG、CMMI）

功效：地上部分，舒筋活血、祛风除湿。

功效来源：《广西壮族自治区瑶药材质量标准　第一卷》（2014年版）

石松属 *Lycopodium* L.

石松 伸筋草

Lycopodium japonicum Thunb.

凭证标本：临桂区普查队 450322130730043LY（GXMG、CMMI）

功效：干燥全草，祛风除湿、舒筋活络。

功效来源：《中国药典》（2020年版）

垂穗石松属 *Palhinhaea* Franco et Vasc. ex Vasc. et Franco

垂穗石松 伸筋草

Palhinhaea cernua (L.) Vasc. et Franco

凭证标本：临桂区普查队 450322121206004LY（GXMG、CMMI）

功效：全草，祛风除湿、舒筋活络。

功效来源：《中国药典》（2020年版）

F.04. 卷柏科 Selaginellaceae

卷柏属 *Selaginella* P. Beauv.

二形卷柏

Selaginella biformis A. Braun ex Kuhn

凭证标本：梁畴芬 30954（IBK）

功效：全草，清热解毒、降火消肿。

功效来源：《药用植物辞典》

薄叶卷柏

Selaginella delicatula (Desv.) Alston

凭证标本：临桂区普查队 450322130717120LY（GXMG、CMMI）

功效：全草，活血调血、清热解毒。

功效来源：《全国中草药汇编》

深绿卷柏 石上柏

Selaginella doederleinii Hieron.

凭证标本：临桂区普查队 450322130715053LY（GXMG、CMMI）

功效：全草，清热解毒、抗癌、止血。

功效来源：《广西壮族自治区壮药质量标准 第二卷》（2011年版）

粗叶卷柏

Selaginella doederleinii Hieron. subsp. *trachyphylla* (Warb.) X. C. Zhang

功效：全草，清热止咳、凉血止血。

功效来源：《中华本草》

注：《广西植物名录》

兖州卷柏

Selaginella involvens (Sw.) Spring

凭证标本：临桂区普查队 450322130729003LY（GXMG、CMMI）

功效：全草，清热利湿、止咳、止血、解毒。

功效来源：《中药大辞典》

江南卷柏

Selaginella moellendorffii Hieron.

凭证标本：临桂区普查队 450322150720005LY（GXMG、CMMI）

功效：全草，清热利尿、活血消肿。

功效来源：《中药大辞典》

伏地卷柏 小地柏

Selaginella nipponica Franch.

功效：全草，清热润肺。

功效来源：《全国中草药汇编》

注：《广西植物名录》

垫状卷柏 卷柏

Selaginella pulvinata (Hook. et Grev.) Maxim.

功效：干燥全草，活血通经。

功效来源：《中国药典》（2020年版）

注：《广西植物名录》

卷柏

Selaginella tamariscina (Beauv.) Spring

凭证标本：临桂区普查队 450322170816003LY（GXMG、CMMI）

功效：干燥全草，活血通经。

功效来源：《中国药典》（2020年版）

翠云草

Selaginella uncinata (Desv.) Spring

凭证标本：临桂区普查队 450322121204023LY（GXMG、CMMI）

功效：全草，清热利湿、解毒、止血。

功效来源：《广西壮族自治区壮药质量标准 第一卷》（2008年版）

F.06. 木贼科 Equisetaceae

木贼属 *Equisetum* L.

披散木贼 密枝问荆

Equisetum diffusum D. Don

凭证标本：临桂区普查队 450322170722008LY（GXMG、CMMI）

功效：全草，清热利尿、明目退翳、接骨。

功效来源：《中华本草》

节节草 笔筒草

Equisetum ramosissimum (Desf.) Boerner subsp. *ramosissimum*

凭证标本：临桂区普查队 450322130730059LY（GXMG、CMMI）

功效：全草，祛风清热、除湿利尿。

功效来源：《中药大辞典》

笔管草 笔筒草

Equisetum ramosissimum (Desf.) Boerner subsp. *ramosissimum* (Roxb. ex Vauch.) Hauke

凭证标本：临桂区普查队 450322150814028LY（GXMG、CMMI）

功效：地上部分，疏风散热、明目退翳、止血。

功效来源：《广西壮族自治区壮药质量标准 第二卷》（2011年版）

F.08. 阴地蕨科 Botrychiaceae

阴地蕨属 *Botrychium* Sw.

薄叶阴地蕨 西南小阴地蕨

Botrychium daucifolium Wall. ex Hook. et Grev.

凭证标本：临桂区普查队 450322151026033LY（GXMG、CMMI）

功效：全草、根茎，清肺止咳、解毒消肿。

功效来源：《中华本草》

F.09. 瓶尔小草科 Ophioglossaceae

瓶尔小草属 *Ophioglossum* L.

瓶尔小草

Ophioglossum vulgatum L.

凭证标本：临桂区普查队 450322160505014LY（GXMG、CMMI）

功效：全草，清热解毒、消肿止痛。

功效来源：《全国中草药汇编》

F.11. 观音座莲科 Angiopteridaceae

观音座莲属 *Angiopteris* Hoffm.

福建观音座莲 马蹄蕨

Angiopteris fokiensis Hieron.

凭证标本：临桂区普查队 450322130810047LY（GXMG、CMMI）

功效：干燥根茎，清热凉血、祛瘀止血、镇痛安神。

功效来源：《广西壮族自治区壮药质量标准　第三卷》（2018年版）

亨利原始观音座莲

Angiopteris latipinna (Ching) Z. R. He, W. M. Chu et Christenhusz

凭证标本：临桂区普查队 450322170720003LY（GXMG、CMMI）

功效：全草，清热利尿、止泻。

功效来源：《药用植物辞典》

F.13. 紫萁科 Osmundaceae

紫萁属 *Osmunda* L.

紫萁 紫萁贯众

Osmunda japonica Thunb.

功效：干燥根状茎和叶柄残基，清热解毒、止血、杀虫。

功效来源：《中国药典》（2020年版）

注：《广西植物名录》

华南紫萁

Osmunda vachellii Hook.

凭证标本：临桂区普查队 450322130730035LY（GXMG、CMMI）

功效：根状茎及叶柄的髓部，祛湿舒筋、清热解毒、驱虫。

功效来源：《中华本草》

F.14. 瘤足蕨科 Plagiogyriaceae

瘤足蕨属 *Plagiogyria* Mett.

瘤足蕨 镰叶瘤足蕨

Plagiogyria adnata (Blume) Bedd.

凭证标本：临桂区普查队 450322140913007LY（GXMG、CMMI）

功效：全草、根茎，发表清热、祛风止痒、透疹。

功效来源：《中华本草》

华中瘤足蕨

Plagiogyria euphlebia (Kunze) Mett.

凭证标本：临桂区普查队 450322130731026LY（GXMG、CMMI）

功效：全株，消肿止痛。

功效来源：《药用植物辞典》

F.15. 里白科 Gleicheniaceae

芒萁属 *Dicranopteris* Bernh.

芒萁

Dicranopteris pedata (Houtt.) Nakaike

凭证标本：临桂区普查队 450322130715008LY（GXMG、CMMI）

功效：叶柄、根茎，化瘀止血、清热利尿、解毒消肿、止咳。

功效来源：《中华本草》

里白属 *Diplopterygium* (Diels) Nakai

中华里白

Diplopterygium chinense (Rosenst.) De Vol

凭证标本：临桂区普查队 450322170408019LY（GXMG、CMMI）

功效：根茎，止血、接骨。

功效来源：《中华本草》

里白

Diplopterygium glaucum (Thunb. ex Houtt.) Nakai

凭证标本：临桂区普查队 450322151026004LY（GXMG、CMMI）

功效：根茎，行气止血、化瘀接骨。

功效来源：《中华本草》

光里白

Diplopterygium laevissimum (Christ) Nakai

功效：根茎，行气、止血、接骨。

功效来源：《中华本草》

注：《广西植物名录》

F.17. 海金沙科 Lygodiaceae

海金沙属 *Lygodium* Sw.

曲轴海金沙 金沙藤

Lygodium flexuosum (L.) Sw.

凭证标本：临桂区普查队 450322121206024LY（GXMG、CMMI）

功效：干燥地上部分，清热解毒、利水通淋。

功效来源：《广西壮族自治区壮药质量标准　第三卷》（2018年版）

海金沙

Lygodium japonicum (Thunb.) Sw.

凭证标本：临桂区普查队 450322130826025LY（GXMG、CMMI）

功效：干燥成熟孢子，清利湿热、通淋止痛。

功效来源：《中国药典》（2020年版）

小叶海金沙 金沙藤

Lygodium microphyllum (Cav.) R. Br.

凭证标本：临桂区普查队 450322130717057LY

(GXMG、CMMI)

功效：干燥地上部分，清热解毒、利水通淋。

功效来源：《广西壮族自治区壮药质量标准　第三卷》(2018年版)

F.18. 膜蕨科 Hymenophyllaceae

蕗蕨属 *Mecodium* Presl

蕗蕨

Mecodium badium (Hook. et Grev.) Copel.

凭证标本：临桂区普查队 450322150820004LY (GXMG、CMMI)

功效：全草，解毒清热、生肌止血。

功效来源：《中华本草》

瓶蕨属 *Vandenboschia* Copel.

瓶蕨

Vandenboschia auriculata (Blume) Copel.

凭证标本：临桂区普查队 450322140913018LY (GXMG、CMMI)

功效：全草，止血生肌。

功效来源：《中华本草》

F.19. 蚌壳蕨科 Dicksoniaceae

金毛狗属 *Cibotium* Kaulf.

金毛狗 狗脊

Cibotium barometz (L.) J. Sm.

凭证标本：临桂区普查队 450322150913021LY (GXMG、CMMI)

功效：根状茎，祛风湿、补肝肾、强腰膝。

功效来源：《中国药典》(2020年版)

F.20. 桫椤科 Cyatheaceae

桫椤属 *Alsophila* R. Br.

大叶黑桫椤 大桫椤

Alsophila gigantea Wall. ex Hook.

功效：叶，祛风除湿、活血止痛。

功效来源：《中华本草》

注：《广西植物名录》

桫椤 龙骨风

Alsophila spinulosa (Wall. ex Hook.) R. M. Tryon

凭证标本：临桂区普查队 450322130830033LY (GXMG、CMMI)

功效：茎干，清肺胃热、祛风除湿。

功效来源：《中华本草》

F.21. 稀子蕨科 Monachosoraceae

稀子蕨属 *Monachosorum* Kunze

大叶稀子蕨

Monachosorum subdigitatum (Blume) Kuhn

凭证标本：临桂区普查队 450322150819015LY (GXMG、CMMI)

功效：全草，水煎剂内服用于风湿骨痛。

功效来源：《药用植物辞典》

F.22. 碗蕨科 Dennstaedtiaceae

鳞盖蕨属 *Microlepia* Presl

边缘鳞盖蕨

Microlepia marginata (Panz.) C. Chr.

功效：全草，清热解毒、祛风除湿。

功效来源：《药用植物辞典》

注：《广西植物名录》

F.23. 鳞始蕨科 Lindsaeaceae

鳞始蕨属 *Lindsaea* Dry.

团叶鳞始蕨

Lindsaea orbiculata (Lam.) Mett.

功效：全草，清热解毒、止血。

功效来源：《中华本草》

注：《广西植物名录》

乌蕨属 *Sphenomeris* Maxon

乌蕨 金花草

Sphenomeris chinensis (L.) Maxon

凭证标本：临桂区普查队 450322130730044LY (GXMG、CMMI)

功效：全草，清热解毒、利湿。

功效来源：《全国中草药汇编》

F.26. 蕨科 Pteridiaceae

蕨属 *Pteridium* Scopoli

蕨

Pteridium aquilinum (L.) Kuhn var. *latiusculum* (Desv.) Underw. ex A. Heller

凭证标本：临桂区普查队 450322170829018LY (GXMG、CMMI)

功效：根状茎或全草，清热利湿、消肿、安神。

功效来源：《全国中草药汇编》

F.27. 凤尾蕨科 Pteridaceae

凤尾蕨属 *Pteris* L.

凤尾蕨 井口边草

Pteris cretica L. var. *intermedia* (Christ) C. Chr.

凭证标本：梁畴芬 30885 (IBK)

功效：全草，清热利湿、止血生肌、解毒消肿。

功效来源：《中华本草》

岩凤尾蕨

Pteris deltodon Baker

凭证标本：临桂区普查队 450322130715045LY

（GXMG、CMMI）

功效：全草，清热利湿、敛肺止咳、定惊、解毒。

功效来源：《中华本草》

刺齿半边旗 刺齿凤尾蕨

Pteris dispar Kunze

凭证标本：临桂区普查队 450322150912026LY（GXMG、CMMI）

功效：全草，清热解毒、祛瘀凉血。

功效来源：《中华本草》

少羽凤尾蕨

Pteris ensiformis Burm. f. var. *merrillii* (C. Chr.) S. H. Wu

功效：全草，用于痢疾、腹泻、吐血、咳血。

功效来源：《药用植物辞典》

注：《广西植物名录》

溪边凤尾蕨

Pteris excelsa Gaud.

功效：全草，清热解毒、祛风解痉。

功效来源：《药用植物辞典》

注：《广西植物名录》

傅氏凤尾蕨

Pteris fauriei Hieron.

功效：全草、叶，收敛、止血。

功效来源：《药用植物辞典》

注：《广西植物名录》

全缘凤尾蕨

Pteris insignis Mett. ex Kuhn

功效：全草，清热利湿、活血消肿。

功效来源：《中华本草》

注：《广西植物名录》

井栏凤尾蕨 凤尾草

Pteris multifida Poir.

凭证标本：临桂区普查队 450322121206021LY（GXMG、CMMI）

功效：全草，清热利湿、凉血止血、解毒止痢。

功效来源：《全国中草药汇编》

半边旗

Pteris semipinnata L.

凭证标本：临桂区普查队 450322121130004LY（GXMG、CMMI）

功效：全草，清热解毒、消肿止痛。

功效来源：《广西壮族自治区壮药质量标准　第二卷》（2011年版）

蜈蚣草

Pteris vittata L.

凭证标本：临桂区普查队 450322121204016LY（GXMG、CMMI）

功效：全草或根状茎，祛风活血、解毒杀虫。

功效来源：《全国中草药汇编》

西南凤尾蕨 三叉凤尾蕨

Pteris wallichiana Agardh

凭证标本：临桂卫生科 202（GXMI）

功效：全草，清热止痢、定惊、止血。

功效来源：《中华本草》

F.30. 中国蕨科 Sinopteridaceae

粉背蕨属 *Aleuritopteris* Fée

粉背蕨

Aleuritopteris anceps (Blanford) Panigrahi

凭证标本：临桂区普查队 450322170715025LY（GXMG、CMMI）

功效：全草，止咳化痰、健脾补虚、舒筋活络、活血祛瘀、利湿止痛。

功效来源：《药用植物辞典》

银粉背蕨 通经草

Aleuritopteris argentea (Gmel.) Fée

凭证标本：临桂区普查队 450322141002005LY（GXMG、CMMI）

功效：全草，解毒消肿、活血通经、利湿、祛痰止咳。

功效来源：《中华本草》

碎米蕨属 *Cheilosoria* Trev.

毛轴碎米蕨 川层草

Cheilosoria chusana (Hook.) Ching et K. H. Shing

凭证标本：临桂区普查队 450322150811042LY（GXMG、CMMI）

功效：全草，清热利湿、解毒。

功效来源：《中华本草》

黑心蕨属 *Doryopteris* J. Sm.

黑心蕨

Doryopteris concolor (Langsd. et Fisch.) Kuhn

功效：全草，清热、利尿、止血。

功效来源：《药用植物辞典》

注：《广西植物名录》

隐囊蕨属 *Notholaena* R. Br.

中华隐囊蕨

Notholaena chinensis Baker

凭证标本：徐月邦 10661（WUK）

功效：全草，用于痢疾。

功效来源：《药用植物辞典》

金粉蕨属 *Onychium* Kaulf.

野雉尾金粉蕨 小野鸡尾

Onychium japonicum (Thunb.) Kunze

凭证标本：临桂区普查队 450322161013014LY（GXMG、CMMI）

功效：全草，清热解毒、利湿、止血。

功效来源：《广西壮族自治区壮药质量标准　第三卷》（2018年版）

F.31. 铁线蕨科 Adiantaceae

铁线蕨属 *Adiantum* L.

铁线蕨 猪鬃草

Adiantum capillus-veneris L. f.

凭证标本：临桂区普查队 450322170715036LY（GXMG、CMMI）

功效：全草，清热解毒、利尿消肿。

功效来源：《全国中草药汇编》

条裂铁线蕨

Adiantum capillus-veneris L. f. *dissectum* (Mart. et Galeot.) Ching

功效：全草，清热解毒、软坚。

功效来源：《药用植物辞典》

注：《广西植物名录》

鞭叶铁线蕨

Adiantum caudatum L.

凭证标本：李荫昆 10662（WUK）

功效：全草，清热解毒、利水消肿。

功效来源：《中华本草》

蜀铁线蕨 猪毛七

Adiantum edentulum Christ f. *refractum* (Christ) Y. X. Lin

功效：全草，清利湿热、祛风。

功效来源：《中华本草》

注：《广西植物名录》

扇叶铁线蕨 铁线草

Adiantum flabellulatum L.

凭证标本：临桂区普查队 450322130717010LY（GXMG、CMMI）

功效：全草，清热解毒、利湿消肿。

功效来源：《广西中药材标准 第一册》

白垩铁线蕨

Adiantum gravesii Hance

功效：全草，利水通淋、清热解毒。

功效来源：《中华本草》

注：《广西植物名录》

假鞭叶铁线蕨 岩风子

Adiantum malesianum Ghatak

功效：全草，利水通淋、清热解毒。

功效来源：《中华本草》

注：《广西植物名录》

F.32. 水蕨科 Parkeriaceae

水蕨属 *Ceratopteris* Brongn.

水蕨

Ceratopteris thalictroides (L.) Brongn.

凭证标本：临桂区普查队 450322160722012LY（GXMG、CMMI）

功效：全草，散瘀拔毒、镇咳、化痰、止痢、止血。

功效来源：《全国中草药汇编》

F.33. 裸子蕨科 Hemionitidaceae

凤丫蕨属 *Coniogramme* Fée

普通凤丫蕨 黑虎七

Coniogramme intermedia Hieron.

功效：根状茎，祛风湿、强筋骨、理气、活血。

功效来源：《全国中草药汇编》

注：《广西植物名录》

凤丫蕨 凤丫草

Coniogramme japonica (Thunb.) Diels

凭证标本：临桂区普查队 450322170725015LY（GXMG、CMMI）

功效：根状茎、全草，祛风除湿、活血止痛、清热解毒。

功效来源：《全国中草药汇编》

F.35. 书带蕨科 Vittariaceae

书带蕨属 *Haplopteris* Presl

细柄书带蕨 书带蕨

Haplopteris flexuosa (Fée) E. H. Crane.

凭证标本：临桂区普查队 450322130826034LY（GXMG、CMMI）

功效：全草，疏风清热、舒筋止痛、健脾消疳、止血。

功效来源：《中华本草》

F.36. 蹄盖蕨科 Athyriaceae

假蹄盖蕨属 *Athyriopsis* Ching

假蹄盖蕨 小叶凤凰尾巴草

Athyriopsis japonica (Thunb.) Ching

功效：根茎、全草，清热解毒。

功效来源：《中药大辞典》

注：《广西植物名录》

菜蕨属 *Callipteris* Bory

菜蕨

Callipteris esculenta (Retz.) J. Sm. ex T. Moore et Houlston

凭证标本：临桂区普查队 450322170720019LY（GXMG、CMMI）

功效：嫩叶，解热。

功效来源：《药用植物辞典》

双盖蕨属 *Diplazium* Sw.

单叶双盖蕨

Diplazium subsinuatum (Wall. ex Hook. et Grev.) Tagawa

凭证标本：梁畴芬 30793（IBK）

功效：全草，凉血止血、利尿通淋。

功效来源：《广西中药材标准 第一册》

F.37. 肿足蕨科 Hypodematiaceae

肿足蕨属 *Hypodematium* Kunze

肿足蕨

Hypodematium crenatum (Forsk.) Kuhn

凭证标本：梁畴芬 31426（IBK）

功效：全草，祛风利湿、止血、解毒。

功效来源：《全国中草药汇编》

F.38. 金星蕨科 Thelypteridaceae

毛蕨属 *Cyclosorus* Link

渐尖毛蕨

Cyclosorus acuminatus (Houtt.) Nakai

功效：根状茎，清热解毒、祛风除湿、健脾。

功效来源：《中华本草》

注：《广西植物名录》

干旱毛蕨

Cyclosorus aridus (D. Don) Tagawa

凭证标本：梁畴芬 30984（IBK）

功效：全草，清热解毒、止痢。

功效来源：《中华本草》

毛蕨

Cyclosorus interruptus (Willd.) H. Ito

功效：全草，祛风除湿、祛风活络。

功效来源：《药用植物辞典》

注：《广西植物名录》

华南毛蕨

Cyclosorus parasiticus (L.) Farwell

功效：全草，祛风、除湿。

功效来源：《中华本草》

注：《广西植物名录》

圣蕨属 *Dictyocline* Moore

戟叶圣蕨

Dictyocline sagittifolia Ching

凭证标本：临桂区普查队 450322130803019LY（GXMG、CMMI）

功效：根状茎，用于小儿惊风、蛇咬伤。

功效来源：《广西中药资源名录》

凸轴蕨属 *Metathelypteris* (H. Ito) Ching

林下凸轴蕨

Metathelypteris hattorii (H. Ito) Ching

凭证标本：临桂区普查队 450322170715028LY（GXMG、CMMI）

功效：全株，清热解毒。

功效来源：《药用植物辞典》

疏羽凸轴蕨

Metathelypteris laxa (Franch. et Sav.) Ching

凭证标本：梅烱杰（IBK）

功效：根茎，清热解毒、止血消肿、杀虫。

功效来源：《药用植物辞典》

金星蕨属 *Parathelypteris* (H. Ito) Ching

金星蕨

Parathelypteris glanduligera (Kunze) Ching

凭证标本：临桂区普查队 450322130715059LY（GXMG、CMMI）

功效：全草，清热解毒、利尿、止血。

功效来源：《中华本草》

卵果蕨属 *Phegopteris* Fée

延羽卵果蕨

Phegopteris decursive-pinnata (van Hall) Fée

凭证标本：临桂区普查队 450322150818020LY（GXMG、CMMI）

功效：根状茎，利湿消肿、收敛解毒。

功效来源：《全国中草药汇编》

新月蕨属 *Pronephrium* Presl

红色新月蕨

Pronephrium lakhimpurense (Rosenst.) Holttum

凭证标本：临桂区普查队 450322150720026LY（GXMG、CMMI）

功效：根茎，清热解毒、祛瘀止血。

功效来源：《中华本草》

披针新月蕨 鸡血莲

Pronephrium penangianum (Hook.) Holttum

功效：根茎、叶，活血调经、散瘀止痛、除湿。

功效来源：《中华本草》

注：《广西植物名录》

F.39. 铁角蕨科 Aspleniaceae

铁角蕨属 *Asplenium* L.

毛轴铁角蕨

Asplenium crinicaule Hance

凭证标本：临桂区普查队 450322150814026LY（GXMG、CMMI）

功效：全草，清热解毒、透疹。

功效来源：《中华本草》

剑叶铁角蕨

Asplenium ensiforme Wall. ex Hook. et Grev.

凭证标本：临桂区普查队 450322151026018LY（GXMG、CMMI）

功效：全草，活血祛瘀、舒筋止痛。

功效来源：《中华本草》

厚叶铁角蕨 旋鸡尾

Asplenium griffithianum Hook.

功效：根茎，清热、解毒、利湿。

功效来源：《中华本草》

注：《广西植物名录》

倒挂铁角蕨 倒挂草

Asplenium normale D. Don

凭证标本：临桂区普查队 450322130814003LY（GXMG、CMMI）

功效：全草，清热解毒、止血。

功效来源：《中华本草》

长叶铁角蕨 倒生根

Asplenium prolongatum Hook.

凭证标本：临桂区普查队 450322130830020LY（GXMG、CMMI）

功效：干燥全草，活血化瘀、祛风湿、通关节。

功效来源：《广西壮族自治区瑶药材质量标准　第一卷》（2014年版）

假大羽铁角蕨 大羽铁角蕨

Asplenium pseudolaserpitiifolium Ching

凭证标本：临桂区普查队 450322150821009LY（GXMG）

功效：全草，祛风除湿、强腰膝。

功效来源：《广西中药资源名录》

石生铁角蕨 石上铁角蕨

Asplenium saxicola Rosenst.

凭证标本：钟济新 808377（IBK）

功效：全草，清热润肺、解毒消肿。

功效来源：《中华本草》

都匀铁角蕨

Asplenium toramanum Makino

功效：全草，外治跌打损伤。

功效来源：《广西中药资源名录》

注：《广西植物名录》

铁角蕨

Asplenium trichomanes L.

功效：全草，清热解毒、收敛止血、补肾调经、散瘀利湿。

功效来源：《药用植物辞典》

注：《广西植物名录》

半边铁角蕨

Asplenium unilaterale Lam.

凭证标本：临桂区普查队 450322170815002LY（GXMG、CMMI）

功效：全株，止血、解毒。

功效来源：《药用植物辞典》

狭翅铁角蕨

Asplenium wrightii A. A. Eaton ex Hook.

凭证标本：临桂区普查队 450322151026024LY（GXMG、CMMI）

功效：根状茎，外治伤口不收。

功效来源：《广西中药资源名录》

云南铁角蕨

Asplenium yunnanense Franch.

功效：全草，清热利尿、通乳、接骨。

功效来源：《药用植物辞典》

注：《广西植物名录》

巢蕨属 *Neottopteris* J. Sm.

狭翅巢蕨 斩妖剑

Neottopteris antrophyoides (Christ) Ching

凭证标本：临桂卫生科 251（GXMI）

功效：全草，利尿通淋、解毒消肿。

功效来源：《中华本草》

F.42. 乌毛蕨科 Blechnaceae

乌毛蕨属 *Blechnum* L.

乌毛蕨 贯众

Blechnum orientale L.

凭证标本：临桂区普查队 450322121130007LY（GXMG、CMMI）

功效：根状茎，清热解毒、凉血止血、杀虫。

功效来源：《广西中药材标准 第一册》

狗脊蕨属 *Woodwardia* Smith

狗脊蕨

Woodwardia japonica (L. f.) Sm.

凭证标本：临桂区普查队 450322121130005LY

（GXMG、CMMI）

功效：根状茎，用于虫积腹痛、流行性感冒、风湿痹痛、蛇咬伤。

功效来源：《广西中药资源名录》

顶芽狗脊蕨

Woodwardia unigemmata (Makino) Nakai

凭证标本：临桂区普查队 450322150821003LY（GXMG、CMMI）

功效：根茎，清热解毒、散瘀、强腰膝、除风湿、杀虫。

功效来源：《药用植物辞典》

F.44. 柄盖蕨科 Peranemaceae

鱼鳞蕨属 *Acrophorus* Presl

鱼鳞蕨

Acrophorus paleolatus Pic. Serm.

凭证标本：临桂区普查队 450322130730053LY（GXMG、CMMI）

功效：根茎，清热解毒。

功效来源：《药用植物辞典》

F.45. 鳞毛蕨科 Dryopteridaceae

复叶耳蕨属 *Arachniodes* Blume

刺头复叶耳蕨 复叶耳蕨

Arachniodes exilis (Hance) Ching

凭证标本：临桂区普查队 450322160709032LY（GXMG、CMMI）

功效：根茎，清热解毒、敛疮。

功效来源：《中华本草》

斜方复叶耳蕨

Arachniodes rhomboidea (Wall. ex Mett.) Ching

功效：根状茎，祛风散寒。

功效来源：《药用植物辞典》

注：《广西植物名录》

贯众属 *Cyrtomium* Presl

镰羽贯众

Cyrtomium balansae (Christ) C. Chr.

凭证标本：临桂区普查队 450322130730031LY（GXMG、CMMI）

功效：根状茎，清热解毒、驱虫。

功效来源：《中华本草》

披针贯众

Cyrtomium devexiscapulae (Koidz.) Koidz. et Ching

凭证标本：临桂区普查队 450322150924039LY（GXMG、CMMI）

功效：根茎，清热解毒、活血散瘀、利水通淋。

功效来源：《药用植物辞典》

贯众 小贯众

Cyrtomium fortunei J. Sm.

凭证标本：临桂区普查队 450322150811028LY（GXMG、CMMI）

功效：根状茎、叶柄残基，清热平肝、解毒杀虫、止血。

功效来源：《全国中草药汇编》

鳞毛蕨属 *Dryopteris* Adans.

阔鳞鳞毛蕨 润鳞鳞毛蕨

Dryopteris championii (Benth.) C. Chr.

功效：根状茎，敛疮、解毒。

功效来源：《全国中草药汇编》

注：《广西植物名录》

齿头鳞毛蕨

Dryopteris labordei (Christ) C. Chr.

功效：根状茎，清热利湿、通经活血。

功效来源：《药用植物辞典》

注：《广西植物名录》

边果鳞毛蕨

Dryopteris marginata (C. B. Clarke) Christ

功效：根状茎，清热解毒、散瘀、止血、杀虫。

功效来源：《药用植物辞典》

注：《广西植物名录》

无盖鳞毛蕨

Dryopteris scottii (Bedd.) Ching ex C. Chr.

凭证标本：梁畴芬 30906（IBK）

功效：根茎，消炎。

功效来源：《药用植物辞典》

奇羽鳞毛蕨

Dryopteris sieboldii (van Houtte ex Mett.) Kuntze

功效：根茎，驱虫。

功效来源：《药用植物辞典》

注：《广西植物名录》

变异鳞毛蕨

Dryopteris varia (L.) Kuntze

功效：根茎，清热、止痛。

功效来源：《中华本草》

注：《广西植物名录》

耳蕨属 *Polystichum* Roth

芒齿耳蕨

Polystichum hecatopteron Diels

功效：全株，润肺止咳。

功效来源：《药用植物辞典》

注：《广西植物名录》

F.47. 实蕨科 Bolbitidaceae

实蕨属 *Bolbitis* Schott

华南实蕨

Bolbitis subcordata (Copel.) Ching

凭证标本：临桂区普查队 450322170720022LY（GXMG、CMMI）

功效：全草，清热解毒、凉血止血。

功效来源：《中华本草》

F.50. 肾蕨科 Nephrolepidaceae

肾蕨属 *Nephrolepis* Schott

肾蕨

Nephrolepis cordifolia (L.) C. Presl

凭证标本：临桂区普查队 450322130730070LY（GXMG、CMMI）

功效：根状茎，清热利湿、通淋止咳、消肿解毒。

功效来源：《广西壮族自治区壮药质量标准 第二卷》（2011年版）

F.52. 骨碎补科 Davalliaceae

骨碎补属 *Davallia* Sm.

阔叶骨碎补

Davallia solida (G. Forst.) Sw.

凭证标本：邓先福 11285（IBK）

功效：根茎，用于骨折、跌打损伤、风湿痹痛。

功效来源：《药用植物辞典》

阴石蕨属 *Humata* Cav.

阴石蕨 红毛蛇

Humata repens (L. f.) J. Small ex Diels

凭证标本：覃灏富，李中提 71093（IBK）

功效：根状茎，活血散瘀、清热利湿。

功效来源：《全国中草药汇编》

圆盖阴石蕨 白毛蛇

Humata tyermannii T. Moore

凭证标本：临桂区普查队 450322130717059LY（GXMG、CMMI）

功效：根状茎，祛风除湿、止血、利尿。

功效来源：《全国中草药汇编》

F.56. 水龙骨科 Polypodiaceae

线蕨属 *Colysis* C. Presl

线蕨 羊七莲

Colysis elliptica (Thunb.) Ching

凭证标本：临桂区普查队 450322170720018LY（GXMG、CMMI）

功效：全草，活血散瘀、清热利尿。

功效来源：《中华本草》

宽羽线蕨

Colysis elliptica (Thunb.) Ching var. *pothifolia* Ching

凭证标本：临桂区普查队 450322130717043LY（GXMG、CMMI）

功效：根茎、全草，祛风通络、散瘀止痛。

功效来源：《中华本草》

断线蕨

Colysis hemionitidea (C. Presl) C. Presl

凭证标本：秦宗德 9244（IBK）

功效：叶，解毒、清热利尿。

功效来源：《中华本草》

绿叶线蕨 狭绿叶线蕨

Colysis leveillei (Christ) Ching

凭证标本：临桂区普查队 450322150720003LY（GXMG、CMMI）

功效：全草，活血通络、清热利湿。

功效来源：《中华本草》

褐叶线蕨 蓝天草

Colysis wrightii (Hook.) Ching

功效：全草，补肺镇咳、散瘀止血、止带。

功效来源：《中华本草》

注：《广西植物名录》

骨牌蕨属 *Lepidogrammitis* Ching

披针骨牌蕨

Lepidogrammitis diversa (Rosenst.) Ching

凭证标本：临桂区普查队 450322150818040LY（GXMG、CMMI）

功效：全草，清热利湿、止痛止血。

功效来源：《药用植物辞典》

抱石莲 鱼鳖金星

Lepidogrammitis drymoglossoides (Baker) Ching

凭证标本：临桂区普查队 450322130830019LY（GXMG、CMMI）

功效：全草，清热解毒、祛风化痰、凉血祛瘀。

功效来源：《全国中草药汇编》

骨牌蕨 上树咳

Lepidogrammitis rostrata (Bedd.) Ching

凭证标本：临桂区普查队 450322170816009LY（GXMG、CMMI）

功效：全草，清热利尿、止咳、除烦、解毒消肿。

功效来源：《中华本草》

鳞果星蕨属 *Lepidomicrosorium* Ching et K. H. Shing

鳞果星蕨

Lepidomicrosorium buergerianum (Miq.) Ching et K. H. Shing
凭证标本：徐月邦 10194（IBK）
功效：全草，清热利湿。
功效来源：《中华本草》

瓦韦属 *Lepisorus* (J. Sm.) Ching

粤瓦韦
Lepisorus obscurevenulosus (Hayata) Ching
凭证标本：临桂区普查队 450322150819010LY（GXMG、CMMI）
功效：全草，清热解毒、利尿消肿、止咳、止血、通淋。
功效来源：《药用植物辞典》

瓦韦
Lepisorus thunbergianus (Kaulf.) Ching
凭证标本：临桂区普查队 450322130826033LY（GXMG、CMMI）
功效：全草，清热解毒、利尿消肿、止血、止咳。
功效来源：《全国中草药汇编》

阔叶瓦韦
Lepisorus tosaensis (Makino) H. Ito
凭证标本：临桂区普查队 450322150810015LY（GXMG、CMMI）
功效：全草，利尿通淋。
功效来源：《药用植物辞典》

星蕨属 *Microsorum* Link

江南星蕨 大叶骨牌草
Microsorum fortunei (T. Moore) Ching
凭证标本：临桂区普查队 450322121204020LY（GXMG、CMMI）
功效：全草，清热利湿、凉血解毒。
功效来源：《中华本草》

羽裂星蕨
Microsorum insigne (Blume) Copel.
功效：全草，清热利湿、活血散瘀、止血。
功效来源：《药用植物辞典》
注：《广西植物名录》

盾蕨属 *Neolepisorus* Ching

盾蕨 大金刀
Neolepisorus ovatus (Bedd.) Ching
凭证标本：临桂区普查队 450322130827032LY（GXMG、CMMI）
功效：全草、叶，清热利湿、凉血止血。
功效来源：《全国中草药汇编》

假瘤蕨属 *Phymatopteris* Pic. Serm.

金鸡脚假瘤蕨 金鸡脚
Phymatopteris hastata (Thunb.) Pic. Serm.
凭证标本：梁畴芬 30985（IBK）
功效：全草，祛风清热、利湿解毒。
功效来源：《全国中草药汇编》

喙叶假瘤蕨
Phymatopteris rhynchophylla (Hook.) Pic. Serm.
功效：全草，清热利尿。
功效来源：《药用植物辞典》
注：《广西植物名录》

水龙骨属 *Polypodiodes* Ching

友水龙骨
Polypodiodes amoena (Wall. ex Mett.) Ching
凭证标本：临桂区普查队 450322151026038LY（GXMG、CMMI）
功效：根状茎，清热解毒、祛风除湿。
功效来源：《全国中草药汇编》

日本水龙骨 水龙骨
Polypodiodes niponica (Mett.) Ching
凭证标本：陈永昌 405923（IBK）
功效：全草，祛湿清热、祛风通络、平肝明目。
功效来源：《云南中药资源名录》

石韦属 *Pyrrosia* Mirbel

相近石韦
Pyrrosia assimilis (Baker) Ching
凭证标本：覃浩富 700071（NAS）
功效：全草或根、地上部分，镇静、镇痛、利尿、止血、止咳、调经。
功效来源：《药用植物辞典》

光石韦
Pyrrosia calvata (Baker) Ching
功效：全草，清热、利尿、止咳、止血。
功效来源：《中华本草》
注：《广西植物名录》

西南石韦
Pyrrosia gralla (Giesenh.) Ching
凭证标本：周志贵 44938（GXMI）
功效：全草，利尿通淋、清热止血。
功效来源：《药用植物辞典》

石韦
Pyrrosia lingua (Thunb.) Farwell
凭证标本：临桂区普查队 450322130827007LY（GXMG、CMMI）

功效：干燥叶，利尿通淋、清肺止咳、凉血止血。
功效来源：《中国药典》（2020年版）

庐山石韦 石韦
Pyrrosia sheareri (Baker) Ching
凭证标本：临桂区普查队 450322140913016LY（GXMG、CMMI）
功效：干燥叶，利尿通淋、清肺止咳、凉血止血。
功效来源：《中国药典》（2020年版）

中越石韦 宽尾石韦
Pyrrosia tonkinensis (Giesenh.) Ching
凭证标本：临桂区普查队 450322130715154LY（GXMG、CMMI）
功效：全草，清肺热、利尿通淋。
功效来源：《中华本草》

F.57. 槲蕨科 Drynariaceae

槲蕨属 *Drynaria* (Bory) J. Sm.

槲蕨 骨碎补
Drynaria roosii Nakaike
凭证标本：临桂区普查队 450322150811041LY（GXMG、CMMI）
功效：干燥根茎，疗伤止痛、补肾强骨、消风祛斑。
功效来源：《中国药典》（2020年版）

F.60. 剑蕨科 Loxogrammaceae

剑蕨属 *Loxogramme* (Blume) C. Presl

柳叶剑蕨
Loxogramme salicifolium (Makino) Makino
凭证标本：秦宗德 9236（IBK）
功效：全草，清热解毒、利尿。
功效来源：《中华本草》

F.61. 蘋科 Marsileaceae

蘋属 *Marsilea* L.

蘋
Marsilea quadrifolia L.
凭证标本：临桂区普查队 450322141002006LY（GXMG、CMMI）
功效：全草，清热解毒、消肿利湿、止血、安神。
功效来源：《新华本草纲要》

种子植物门 Spermatophyta

G.01. 苏铁科 Cycadaceae

苏铁属 *Cycas* L.

苏铁
Cycas revoluta Thunb.
凭证标本：临桂区普查队 450322150814036LY（GXMG、CMMI）
功效：叶、根、大孢子叶及种子，叶收敛止血、解毒止痛。
功效来源：《全国中草药汇编》

G.02. 银杏科 Ginkgoaceae

银杏属 *Ginkgo* L.

银杏
Ginkgo biloba L.
凭证标本：临桂区普查队 450322130810023LY（GXMG、CMMI）
功效：干燥叶及成熟种子，活血化瘀、通络止痛、敛肺平喘、化浊降脂。
功效来源：《中国药典》（2020年版）

G.04. 松科 Pinaceae

雪松属 *Cedrus* Trew

雪松
Cedrus deodara (Roxb.) G. Don
凭证标本：临桂区普查队 450322160521019LY（GXMG、CMMI）
功效：树干、枝叶，祛风活络、消肿生肌、止痒防腐、止痢止痛、活血止血、发汗、利尿、杀虫。
功效来源：《药用植物辞典》

油杉属 *Keteleeria* Carriere

黄枝油杉
Keteleeria davidiana (Bertrand) Beissn. var. *calcarea* (C. Y. Cheng et L. K. Fu) Silba
凭证标本：秦俊用 100536（NAS）
功效：枝叶的精油，平喘。
功效来源：文献

松属 *Pinus* L.

湿地松
Pinus elliottii Engelm.
凭证标本：临桂区普查队 450322150818028LY（GXMG、CMMI）
功效：生松脂和松脂，燥湿祛风、止痛生肌。
功效来源：《药用植物辞典》

华南五针松
Pinus kwangtungensis Chun ex Tsiang
凭证标本：临桂区普查队 450322170809001LY（GXMG、CMMI）
功效：根、分支节，用于风湿骨痛、关节不利。
功效来源：《广西中药资源名录》

马尾松 油松节
Pinus massoniana Lamb.
凭证标本：临桂区普查队 450322130717098LY（GXMG、CMMI）

功效：分支节、瘤状节，祛风除湿、通络止痛。花粉，收敛止血、燥湿敛疮。
功效来源：《中国药典》（2020年版）

G.05. 杉科 Taxodiaceae

柳杉属 *Cryptomeria* DC.

日本柳杉 柳杉
Cryptomeria japonica (Thunb. ex L. f.) D. Don
凭证标本：临桂区普查队 450322130812015LY（GXMG、CMMI）
功效：根皮、树皮，解毒杀虫、止痒。叶，清热解毒。
功效来源：《中华本草》

杉木属 *Cunninghamia* R. Br.

杉木 杉木叶
Cunninghamia lanceolata (Lamb.) Hook.
凭证标本：临桂区普查队 450322130715097LY（GXMG、CMMI）
功效：干燥叶或带叶嫩枝，祛风止痛、散瘀止血。
功效来源：《广西中药材标准 第一册》

水松属 *Glyptostrobus* Endl.

水松
Glyptostrobus pensilis (Staunt.) Koch
凭证标本：临桂区普查队 450322170722005LY（GXMG、CMMI）
功效：树皮，解表止痒、收敛止痛。枝叶，祛风除湿。果实，化气止痛。
功效来源：《药用植物辞典》

G.06. 柏科 Cupressaceae

福建柏属 *Fokienia* A. Henry et H. H. Thomas

福建柏
Fokienia hodginsii (Dunn) A. Henry et H. H. Thomas
凭证标本：陈照宙 50895（IBK）
功效：心材，行气止痛、降逆止呕。
功效来源：《中华本草》

刺柏属 *Juniperus* L.

圆柏
Juniperus chinensis L.
凭证标本：临桂区普查队 450322130801021LY（GXMG、CMMI）
功效：枝、叶、树皮，祛风散寒、活血消肿、解毒利尿。
功效来源：《全国中草药汇编》

垂枝柏
Juniperus recurva Buch.-Ham. ex D. Don
凭证标本：临桂区普查队 450322170715022LY（GXMG、CMMI）
功效：嫩枝与叶，凉血、止血、祛风湿、散肿毒。
功效来源：《药用植物辞典》

侧柏属 *Platycladus* Spach

侧柏
Platycladus orientalis (L.) Franco
凭证标本：临桂区普查队 450322130812025LY（GXMG、CMMI）
功效：干燥枝梢和叶、成熟种仁，凉血止血、化痰止咳、生发乌发。
功效来源：《中国药典》（2020年版）

G.07. 罗汉松科 Podocarpaceae

竹柏属 *Nageia* Gaertn.

竹柏
Nageia nagi (Thunb.) Kuntze
凭证标本：临桂区普查队 450322170720007LY（GXMG、CMMI）
功效：叶，止血、接骨、消肿。树皮、根，祛风除湿。
功效来源：《药用植物辞典》

罗汉松属 *Podocarpus* L’Her. ex Pers.

罗汉松 罗汉松根皮
Podocarpus macrophyllus (Thunb.) Sweet
凭证标本：临桂区普查队 450322170805007LY（GXMG、CMMI）
功效：根皮，活血祛瘀、祛风除湿、杀虫止痒。枝叶，止血。
功效来源：《中华本草》

短叶罗汉松 小叶罗汉松
Podocarpus chinensis Wall. ex J. Forbes
凭证标本：临桂区普查队 450322170809011LY（GXMG、CMMI）
功效：叶、根皮、种子，活血、补血、舒筋活络。
功效来源：《全国中草药汇编》

小叶罗汉松
Podocarpus pilgeri Foxw.
凭证标本：临桂区普查队 450322170408016LY（GXMG、CMMI）
功效：叶、根皮、种子，活血、补血、舒筋活络。
功效来源：《全国中草药汇编》

G.08. 三尖杉科 Cephalotaxaceae

三尖杉属 *Cephalotaxus* Sieb. et Zucc.

三尖杉
Cephalotaxus fortunei Hook.
凭证标本：覃灏富 700088（IBK）

功效：种子及枝、叶，驱虫、消积、抗癌。
功效来源：《全国中草药汇编》

G.09. 红豆杉科 Taxaceae

穗花杉属 *Amentotaxus* Pilg.

穗花杉 穗花杉根
Amentotaxus argotaenia (Hance) Pilg.
凭证标本：陈照宙 50999（IBK）
功效：根、树皮，活血、止痛、生肌。种子，驱虫、消积。叶，清热解毒、祛湿止痒。
功效来源：《中华本草》

红豆杉属 *Taxus* L.

南方红豆杉
Taxus wallichiana Zucc. var. *mairei* (Lemée et H. Lév.) L. K. Fu et Nan Li
凭证标本：临桂区普查队 450322130827025LY（GXMG、CMMI）
功效：叶，用于扁桃体炎。种子，用于食滞虫积。
功效来源：《广西中药资源名录》

G.10. 买麻藤科 Gnetaceae

买麻藤属 *Gnetum* L.

小叶买麻藤
Gnetum parvifolium (Warb.) Chun
凭证标本：临桂区普查队 450322130826022LY（GXMG、CMMI）
功效：干燥藤茎，祛风活血、消肿止痛、化痰止咳。
功效来源：《广西中药材标准 第一册》

被子植物亚门 Angiospermae

1. 木兰科 Magnoliaceae

厚朴属 *Houpoea* N. H. Xia et C. Y. Wu

厚朴
Houpoea officinalis (Rehder et E. H. Wilson) N. H. Xia et C. Y. Wu
凭证标本：临桂区普查队 450322170815005LY（GXMG、CMMI）
功效：干燥干皮、根皮、枝皮及花蕾，燥湿消痰、下气除满。
功效来源：《中国药典》（2020年版）

长喙木兰属 *Lirianthe* Spach

夜香木兰
Lirianthe coco (Lour.) N. H. Xia et C. Y. Wu
凭证标本：临桂区普查队 450322170827019LY（GXMG、CMMI）
功效：花，舒肝理气、活血化瘀、驳骨、安五脏。根皮，散瘀除湿。
功效来源：《药用植物辞典》

木兰属 *Magnolia* L.

荷花玉兰
Magnolia grandiflora L.
凭证标本：临桂区普查队 450322160505019LY（GXMG、CMMI）
功效：花，祛风散寒、止痛。
功效来源：《药用植物辞典》

木莲属 *Manglietia* Blume

桂南木莲
Manglietia conifera Dandy
凭证标本：临桂区普查队 450322150819041LY（GXMG、CMMI）
功效：树皮，消积、下气。
功效来源：《药用植物辞典》

木莲 木莲果
Manglietia fordiana Oliver
凭证标本：临桂区普查队 450322171103032LY（GXMG、CMMI）
功效：果实，通便、止咳。
功效来源：《中华本草》

红花木莲
Manglietia insignis (Wall.) Blume
凭证标本：陈照宙 50986（IBK）
功效：树皮，燥湿健脾。
功效来源：《中华本草》

含笑属 *Michelia* L.

白兰 白兰花
Michelia alba DC.
凭证标本：临桂区普查队 450322170817009LY（GXMG、CMMI）
功效：根、叶、花，芳香化湿、利尿、止咳化痰。
功效来源：《全国中草药汇编》

阔瓣含笑
Michelia cavaleriei Finet et Gagnep. var. *platypetala* (Hand.-Mazz.) N. H. Xia
凭证标本：临桂区普查队 450322171103014LY（GXMG、CMMI）
功效：花，芳香化湿、利尿、止咳。树干，降气止痛。
功效来源：《药用植物辞典》

乐昌含笑
Michelia chapensis Dandy
凭证标本：L. H. Chun 94107（IBSC）
功效：树皮、叶，清热解毒。
功效来源：《药用植物辞典》

紫花含笑
Michelia crassipes Y. W. Law
凭证标本：临桂区普查队 450322171103046LY（GXMG、CMMI）
功效：枝、叶，活血散瘀、清热利湿。
功效来源：《药用植物辞典》

含笑花
Michelia figo (Lour.) Spreng.
凭证标本：余少林，陈浩富 700420（IBK）
功效：花，用于月经不调。叶，用于跌打损伤。
功效来源：《药用植物辞典》

金叶含笑
Michelia foveolata Merr. ex Dandy
凭证标本：梁畴芬 31675（IBK）
功效：树皮，解毒、散热。
功效来源：《药用植物辞典》

深山含笑
Michelia maudiae Dunn
凭证标本：临桂区普查队 450322150819046LY（GXMG、CMMI）
功效：花，散风寒、通鼻窍、行气止痛。根、花，清热解毒、行气化浊、止咳、凉血、消炎。
功效来源：《药用植物辞典》

观光木
Michelia odora (Chun) Noot. et B. L. Chen
功效：树皮，用于胃脘痛、咳嗽、支气管哮喘。
功效来源：《广西中药资源名录》
注：《广西植物名录》

玉兰属 *Yulania* Spach
紫玉兰
Yulania liliiflora (Desr.) D. C. Fu
凭证标本：临桂区普查队 450322150928001LY（GXMG、CMMI）
功效：花蕾，祛风散寒、镇痛消炎、通鼻窍。
功效来源：《药用植物辞典》

2a. 八角科 Illiciaceae
八角属 *Illicium* L.
红花八角 樟木钻
Illicium dunnianum Tutcher
凭证标本：梁畴芬 31677（IBK）
功效：根，散瘀消肿、祛风止痛。
功效来源：《全国中草药汇编》

假地枫皮
Illicium jiadifengpi B. N. Chang
凭证标本：临桂区普查队 450322170414006LY（GXMG、CMMI）
功效：树皮，祛风除湿、行气止痛。
功效来源：《中华本草》

大八角
Illicium majus Hook. f. et Thomson
功效：根、树皮，消肿止痛。
功效来源：《药用植物辞典》
注：《广西植物名录》

小花八角
Illicium micranthum Dunn
功效：全株，祛瘀止痛、温中散寒。
功效来源：《药用植物辞典》
注：《广西植物名录》

匙叶八角
Illicium spathulatum Y. C. Wu
凭证标本：吕清华 70（IBK）
功效：根及树皮，用于风湿骨痛、腰腿痛、跌打损伤。
功效来源：《广西中药资源名录》

八角 八角茴香
Illicium verum Hook. f.
凭证标本：临桂区普查队 450322130827027LY（GXMG、CMMI）
功效：果实，温阳散寒、理气止痛。
功效来源：《中国药典》（2020年版）

3. 五味子科 Schisandraceae
南五味子属 *Kadsura* Juss.
黑老虎
Kadsura coccinea (Lem.) A. C. Sm.
凭证标本：梁畴芬 30066（IBK）
功效：干燥根，行气活血、祛风止痛。
功效来源：《广西壮族自治区壮药质量标准 第二卷》（2011年版）

异形南五味子 海风藤
Kadsura heteroclita (Roxb.) Craib
凭证标本：临桂区普查队 450322171103048LY（GXMG、CMMI）
功效：干燥藤茎，祛风散寒、行气止痛、舒筋活络。
功效来源：《广西壮族自治区壮药质量标准 第一卷》（2008年版）

南五味子
Kadsura longipedunculata Finet et Gagnep.
凭证标本：中德采集队 505（IBSC）
功效：根、根皮及茎，活血理气、祛风活络、消肿止痛。

功效来源：《全国中草药汇编》

五味子属 *Schisandra* Michx.

绿叶五味子

Schisandra arisanensis Hayata subsp. *viridis* (A. C. Sm.) R. M. K. Saunders

凭证标本：陈照宙 50974（IBK）

功效：藤茎或根，祛风活血、行气止痛。

功效来源：《中华本草》

东亚五味子

Schisandra elongata (Blume) Baill.

凭证标本：陈照宙 50974（WUK）

功效：叶和果实，用于婴儿便秘、胃功能失调。

功效来源：《药用植物辞典》

东南五味子 边缘罗裙子

Schisandra henryi C. B. Clarke subsp. *marginalis* (A. C. Smith) R. M. K. Saunders

功效：地上部分，祛风除湿、行气止痛、活血止血。

功效来源：《广西壮族自治区瑶药材质量标准　第一卷》（2014年版）

注：《广西植物名录》

毛叶五味子

Schisandra pubescens Hemsl. et E. H. Wilson

凭证标本：梁畴芬 30255（GXMI）

功效：果实，敛肺、滋肾、生津、涩精。

功效来源：《药用植物辞典》

华中五味子 南五味子

Schisandra sphenanthera Rehder et E. H. Wilson

凭证标本：陈照宙 50974（KUN）

功效：果实，收敛固涩、益气生津、补肾宁心。

功效来源：《中国药典》（2020年版）

8. 番荔枝科 Annonaceae

鹰爪花属 *Artabotrys* R. Br.

香港鹰爪花

Artabotrys hongkongensis Hance

凭证标本：梁畴芬 30904（IBSC）

功效：全株，用于风湿骨痛。总花梗，用于狂犬咬伤。

功效来源：《药用植物辞典》

假鹰爪属 *Desmos* Lour.

毛叶假鹰爪

Desmos dumosus (Roxb.) Saff.

凭证标本：临桂区普查队 450322150821005LY（GXMG、CMMI）

功效：根，用于风湿骨痛、疟疾。

功效来源：《广西药用植物名录》

瓜馥木属 *Fissistigma* Griff.

长柄瓜馥木 钻山风

Fissistigma oldhamii (Hemsl.) Merr.

凭证标本：临桂区普查队 450322170829019LY（GXMG、CMMI）

功效：干燥根及藤茎，祛风镇痛、活血化瘀。

功效来源：《广西壮族自治区瑶药材质量标准　第一卷》（2014年版）

11. 樟科 Lauraceae

樟属 *Cinnamomum* Schaeff.

毛桂 山桂皮

Cinnamomum appelianum Schewe

功效：树皮，温中理气、发汗解肌。

功效来源：《中华本草》

注：《广西植物名录》

阴香 阴香皮

Cinnamomum burmannii (Nees et T. Nees) Blume

凭证标本：临桂区普查队 450322170720020LY（GXMG、CMMI）

功效：树皮或根，温中止痛、祛风散寒、解毒消肿、止血。

功效来源：《广西壮族自治区壮药质量标准　第二卷》（2011年版）

樟 香樟

Cinnamomum camphora (L.) Presl

凭证标本：临桂区普查队 450322170715007LY（GXMG、CMMI）

功效：干燥根和茎基，祛风散寒、行气止痛。

功效来源：《广西壮族自治区壮药质量标准　第一卷》（2008年版）

肉桂

Cinnamomum cassia (L.) D. Don

凭证标本：黎焕琦 400042（IBSC）

功效：干燥树皮、嫩枝，补火助阳、引火归元、散寒止痛、温通经脉。

功效来源：《中国药典》（2020年版）

川桂 柴桂

Cinnamomum wilsonii Gamble

凭证标本：临桂区普查队 450322171103033LY（GXMG、CMMI）

功效：树皮，散风寒、止呕吐、除湿痹、通经脉。

功效来源：《全国中草药汇编》

山胡椒属 *Lindera* Thunb.

狭叶山胡椒

Lindera angustifolia Cheng
功效：全株，祛风利湿、舒经活络、解毒消肿。
功效来源：《药用植物辞典》
注：《广西植物名录》

香叶树

Lindera communis Hemsl.
凭证标本：覃浩富 700010（NAS）
功效：枝叶或茎皮，解毒消肿、散瘀止痛。
功效来源：《中华本草》

红果山胡椒 詹糖香

Lindera erythrocarpa Makino
凭证标本：梁畴芬 31123（IBSC）
功效：树皮、叶，祛风除湿、解毒杀虫。
功效来源：《中华本草》

山胡椒

Lindera glauca (Sieb. et Zucc.) Blume
凭证标本：梁畴芬 30221（IBK）
功效：果实及根，温中散寒、行气止痛、平喘。
功效来源：《中华本草》

黑壳楠

Lindera megaphylla Hemsl.
凭证标本：秦宗德 9248（IBK）
功效：根、枝、树皮，祛风除湿、消肿止痛。
功效来源：《全国中草药汇编》

西藏钓樟

Lindera pulcherrima (Wall.) Benth. var. *pulcherrima*
凭证标本：钟济新 91006（IBSC）
功效：树皮，清凉消食。
功效来源：《药用植物辞典》

香粉叶

Lindera pulcherrima (Nees) Hook. f. var. *attenuata* C. K. Allen
功效：树皮，清凉消食。
功效来源：《药用植物辞典》
注：《广西植物名录》

山橿

Lindera reflexa Hemsl.
凭证标本：陈照宙 50859（IBK）
功效：根，祛风理气、止血、杀虫。
功效来源：《全国中草药汇编》

木姜子属 *Litsea* Lam.

毛豹皮樟 豹皮樟

Litsea coreana H. Lév. var. *lanuginosa* (Migo) Yen C. Yang et P. H. Huang
功效：根、茎皮，温中止痛、理气行水。
功效来源：《中华本草》
注：《广西植物名录》

山鸡椒 荜澄茄

Litsea cubeba (Lour.) Per.
凭证标本：临桂区普查队 450322130715092LY（GXMG、CMMI）
功效：果实，温中散寒、行气止痛。
功效来源：《中国药典》（2020年版）

黄丹木姜子

Litsea elongata (Wall. ex Ness) Hook. f.
凭证标本：梁畴芬 31679（IBK）
功效：根，祛风除湿。
功效来源：《药用植物辞典》

潺槁木姜子 潺槁树

Litsea glutinosa (Lour.) C. B. Rob.
凭证标本：徐月邦 10442（KUN）
功效：根、皮、叶，清湿热、消肿毒、止血、止痛。
功效来源：《全国中草药汇编》

毛叶木姜子

Litsea mollis Hemsl.
凭证标本：陈照宙 50859（WUK）
功效：根，祛风消肿。
功效来源：《广西药用植物名录》

木姜子

Litsea pungens Hemsl.
凭证标本：临桂区普查队 450322170725005LY（GXMG、CMMI）
功效：果实、叶，祛风行气、健脾燥湿、消肿、消食、解毒。根，祛风散寒、温中理气。
功效来源：《药用植物辞典》

润楠属 *Machilus* Nees

宜昌润楠

Machilus ichangensis Rehd. et Wils.
凭证标本：梁畴芬 31710（IBK）
功效：茎、树皮、根皮、叶，舒筋络、活血、消肿止痛、止呕吐。
功效来源：《药用植物辞典》

薄叶润楠 大叶楠

Machilus leptophylla Hand.-Mazz.
凭证标本：临桂区普查队 450322171103007LY（GXMG、CMMI）
功效：根，消肿解毒。

功效来源：《全国中草药汇编》

建润楠
Machilus oreophila Hance
凭证标本：临桂区普查队 450322170412006LY（GXMG、CMMI）
功效：树皮，有的地区混作厚朴药用。
功效来源：《药用植物辞典》

绒毛润楠
Machilus velutina Champ. ex Benth.
凭证标本：临桂区普查队 450322130802016LY（GXMG、CMMI）
功效：根、叶，化痰止咳、消肿止痛、收敛止血。
功效来源：《药用植物辞典》

新木姜子属 *Neolitsea* (Benth.) Merr.

新木姜子
Neolitsea aurata (Hay.) Koidz.
凭证标本：陈照宙 51004（KUN）
功效：根、树皮，行气止痛、利水消肿。
功效来源：《中华本草》

鸭公树 鸭公树子
Neolitsea chui Merr.
凭证标本：梁畴芬 30945（KUN）
功效：种子，行气止痛、利水消肿。
功效来源：《中华本草》

大叶新木姜子 土玉桂
Neolitsea levinei Merr.
凭证标本：陈照宙 50911（KUN）
功效：树皮，祛风除湿。
功效来源：《中华本草》

楠属 *Phoebe* Nees

紫楠 紫楠叶
Phoebe sheareri (Hemsl.) Gamble
凭证标本：临桂区普查队 450322171026055LY（GXMG、CMMI）
功效：叶，顺气、暖胃、祛湿、散瘀。
功效来源：《中华本草》

檫木属 *Sassafras* J. Presl

檫木 檫树
Sassafras tzumu (Hemsl.) Hemsl.
凭证标本：刘兰芳 4610（IBK）
功效：根、树皮、叶，祛风逐湿、活血散瘀。
功效来源：《全国中草药汇编》

13a. 青藤科 Illigeraceae

青藤属 *Illigera* Blume

宽药青藤
Illigera celebica Miq.
凭证标本：龙胜调查队 50353（IBSC）
功效：根、茎藤，祛风除湿、行气止痛。
功效来源：《药用植物辞典》

小花青藤
Illigera parviflora Dunn
凭证标本：中德采集队 1420（IBK）
功效：根、茎，祛风除湿、消肿止痛。
功效来源：《中华本草》

15. 毛茛科 Ranunculaceae

银莲花属 *Anemone* L.

打破碗花花
Anemone hupehensis (Lemoine) Lemoine
凭证标本：临桂区普查队 450322150818018LY（GXMG、CMMI）
功效：根或全草，清热利湿、解毒杀虫、消肿散瘀。
功效来源：《中华本草》

铁线莲属 *Clematis* L.

女萎 棉花藤
Clematis apiifolia DC. var. *apiifolia*
凭证标本：临桂区普查队 450322130729058LY（GXMG、CMMI）
功效：藤茎，消食止痢、利尿消肿、通经下乳。
功效来源：《中华本草》

钝齿铁线莲 川木通
Clematis apiifolia DC. var. *argentilucida* (H. Lév. et Vaniot) W. T. Wang
凭证标本：临桂区普查队 450322160709002LY（GXMG、CMMI）
功效：藤茎，消食止痢、利尿消肿、通经下乳。
功效来源：《广西中药材标准 第一册》

小木通 川木通
Clematis armandii Franch.
凭证标本：临桂区普查队 450322130729033LY（GXMG、CMMI）
功效：干燥藤茎，清热、利尿通淋、清心除烦、通经下乳。
功效来源：《中国药典》（2020年版）

威灵仙
Clematis chinensis Osbeck
凭证标本：临桂区普查队 450322121130030LY（GXMG、CMMI）

功效：干燥根及根茎，祛风除湿、通经络。
功效来源：《中国药典》（2020年版）

大花威灵仙
Clematis courtoisii Hand. -Mazz.
凭证标本：临桂区普查队 450322160722005LY（GXMG、CMMI）
功效：根，解毒、利尿、祛瘀。全草，外用治蛇虫咬伤。
功效来源：《药用植物辞典》

山木通
Clematis finetiana H. Lév. et Vaniot
凭证标本：临桂区普查队 450322170407012LY（GXMG、CMMI）
功效：根、茎、叶，祛风活血、利尿通淋。
功效来源：《中药大辞典》

湘桂铁线莲
Clematis florida Thunb.
凭证标本：临桂区普查队 450322170715036LY（GXMG、CMMI）
功效：根或全草，清热利尿、通经、祛风除湿、舒筋、活血止痛。
功效来源：《药用植物辞典》

小蓑衣藤
Clematis gouriana Roxb. ex DC.
功效：藤茎、根，行气活血、利水通淋、祛风湿、通经止痛。
功效来源：《药用植物辞典》
注：《广西植物名录》

单叶铁线莲
Clematis henryi Oliv.
凭证标本：临桂区普查队 450322141119001LY（GXMG、CMMI）
功效：膨大的根，行气止痛、活血消肿。
功效来源：《全国中草药汇编》

锈毛铁线莲
Clematis leschenaultiana DC.
凭证标本：秦宗德 9208（IBK）
功效：全株，用于风湿痹痛、骨鲠痛，外治骨折、蛇咬伤、疮疖。
功效来源：《广西中药资源名录》

丝铁线莲 紫木通
Clematis loureiriana DC.
凭证标本：陈伟球 563（IBSC）
功效：全草，舒筋活络、利尿通淋、祛风解表。
功效来源：《中华本草》

毛柱铁线莲 威灵仙
Clematis meyeniana Walp.
凭证标本：陈伟球 565（IBSC）
功效：根、根茎，祛风湿、通经络。
功效来源：《中国药典》（2020年版）

扬子铁线莲
Clematis puberula Hook. f. et Thomson var. *ganpiniana* (H. Lév. et Vaniot) W. T. Wang
凭证标本：梁畴芬 31592（IBK）
功效：藤茎，清热利尿、舒筋活络、止痛。
功效来源：《药用植物辞典》

毛果扬子铁线莲
Clematis puberula Hook. f. et Thomson var. *tenuisepala* (Maxim.) W. T. Wang
功效：根、茎，用于小便不利。
功效来源：《广西药用植物名录》
注：《广西植物名录》

柱果铁线莲
Clematis uncinata Champ. ex Benth.
凭证标本：临桂区普查队 450322150924023LY（GXMG、CMMI）
功效：根及叶，祛风除湿、舒筋活络、镇痛。
功效来源：《全国中草药汇编》

黄连属 *Coptis* Salisb.

短萼黄连
Coptis chinensis Franch. var. *brevisepala* W. T. Wang et Hsiao
凭证标本：临桂区普查队 450322130731046LY（GXMG、CMMI）
功效：根状茎，清热解毒、泻火燥湿、健胃。
功效来源：《药用植物辞典》

翠雀属 *Delphinium* L.

还亮草
Delphinium anthriscifolium Hance
凭证标本：临桂卫生科 87（GXMI）
功效：全草，祛风除湿、通络止痛、化食、解毒。
功效来源：《中华本草》

人字果属 *Dichocarpum* W. T. Wang et P. G. Xiao

蕨叶人字果 岩节连
Dichocarpum dalzielii (J. R. Drumm. et Hutch.) W. T. Wang et P. G. Xiao
凭证标本：临桂区普查队 450322170411010LY（GXMG、CMMI）
功效：根茎及根，清热解毒、消肿止痛。

功效来源：《中华本草》

毛茛属 *Ranunculus* L.

禺毛茛 自扣草

Ranunculus cantoniensis DC.

凭证标本：钟济新 91015（IBSC）

功效：全草，清肝明目、除湿解毒、截疟。

功效来源：《中华本草》

茴茴蒜

Ranunculus chinensis Bunge

凭证标本：临桂区普查队 450322160421005LY（GXMG、CMMI）

功效：全草，消炎退肿、截疟、杀虫。

功效来源：《中华本草》

毛茛

Ranunculus japonicus Thunb.

凭证标本：临桂区普查队 450322170725008LY（GXMG、CMMI）

功效：全草，利湿、消肿、止痛、退翳、截疟、杀虫。

功效来源：《全国中草药汇编》

石龙芮

Ranunculus sceleratus L.

凭证标本：临桂区普查队 450322170815015LY（GXMG、CMMI）

功效：全草、果实，清热解毒、消肿散结、止痛、截疟。

功效来源：《中华本草》

扬子毛茛 鸭脚板草

Ranunculus sieboldii Miq.

凭证标本：临桂区普查队 450322170720009LY（GXMG、CMMI）

功效：全草，除痰截疟、解毒消肿。

功效来源：《中华本草》

猫爪草

Ranunculus ternatus Thunb.

凭证标本：临桂区普查队 450322170723041LY（GXMG、CMMI）

功效：块根，化痰散结、解毒消肿。

功效来源：《中国药典》（2020年版）

天葵属 *Semiaquilegia* Makino

天葵 天葵子

Semiaquilegia adoxoides (DC.) Makino

凭证标本：临桂区普查队 450322170213014LY（GXMG、CMMI）

功效：干燥块根，清热解毒、消肿散结。

功效来源：《中国药典》（2020年版）

唐松草属 *Thalictrum* L.

尖叶唐松草

Thalictrum acutifolium (Hand.-Mazz.) B. Boivin

凭证标本：陈照宙 50812（KUN）

功效：全草，清热解毒。

功效来源：《全国中草药汇编》

盾叶唐松草

Thalictrum ichangense Lecoy. ex Oliv.

功效：全草、根，清热解毒、除湿、通经、活血。

功效来源：《全国中草药汇编》

注：《广西植物名录》

17. 金鱼藻科 Ceratophyllaceae

金鱼藻属 *Ceratophyllum* L.

五刺金鱼藻

Ceratophyllum oryzetorum Kom.

凭证标本：临桂区普查队 450322160723013LY（GXMG、CMMI）

功效：全草，清热。

功效来源：《药用植物辞典》

18. 睡莲科 Nymphaeaceae

莲属 *Nelumbo* Adans.

莲 藕节

Nelumbo nucifera Gaertn.

凭证标本：临桂区普查队 450322150810005LY（GXMG、CMMI）

功效：根茎，收敛止血、化瘀。

功效来源：《中国药典》（2020年版）

萍蓬草属 *Nuphar* Smith.

萍蓬草

Nuphar pumila (Timm) DC.

凭证标本：临桂区普查队 450322170717022LY（GXMG、CMMI）

功效：种子及根状茎，健脾胃、活血调经。

功效来源：《中华本草》

19. 小檗科 Berberidaceae

小檗属 *Berberis* L.

南岭小檗

Berberis impedita C. K. Schneid.

凭证标本：陈照宙 50818（KUN）

功效：根、茎，用于上呼吸道感染、支气管肺炎、黄疸、消化不良、痢疾、肠胃炎、副伤寒、肝硬化腹水、泌尿系统感染、急性肾炎。

功效来源：《广西中药资源名录》

豪猪刺 小檗
Berberis julianae C. K. Schneid.
凭证标本：临桂区普查队 450322150819024LY（GXMG、CMMI）
功效：根、根皮、茎，清热燥湿、泻火解毒。
功效来源：《全国中草药汇编》

鬼臼属 *Dysosma* Woodson

小八角莲 包袱七
Dysosma difformis (Hemsl. et E. H. Wilson) T. H. Wang
凭证标本：梁畴芬 30012（IBK）
功效：根和根茎，清热解毒、化痰散结、祛瘀止痛。
功效来源：《中华本草》

六角莲 八角莲叶
Dysosma pleiantha (Hance) Woodson
凭证标本：梁畴芬 30013（IBK）
功效：叶，清热解毒、止咳平喘。
功效来源：《中华本草》

八角莲 八角莲根
Dysosma versipellis (Hance) M. Cheng
凭证标本：临桂区普查队 450322130816015LY（GXMG、CMMI）
功效：根，清热解毒、止咳平喘。
功效来源：《中华本草》

淫羊藿属 *Epimedium* L.

三枝九叶草 淫羊藿
Epimedium sagittatum (Sieb. et Zucc.) Maxim.
凭证标本：临桂区普查队 450322160709006LY（GXMG、CMMI）
功效：干燥叶，补肾阳、强筋骨、祛风湿。
功效来源：《中国药典》（2020年版）

十大功劳属 *Mahonia* Nutt.

阔叶十大功劳 十大功劳
Mahonia bealei (Fortune) Carrière
凭证标本：临桂区普查队 450322130730021LY（GXMG、CMMI）
功效：根、茎、叶，清热解毒。
功效来源：《全国中草药汇编》

小果十大功劳
Mahonia bodinieri Gagnep.
凭证标本：龙胜采集队 50433（IBK）
功效：根，清热解毒、活血消肿。
功效来源：《药用植物辞典》

短序十大功劳
Mahonia breviracema Y. S. Wang et P. G. Xiao
凭证标本：临桂区普查队 450322141001013LY（GXMG、CMMI）
功效：根、茎，用于肺结核潮热、腰膝酸痛、头晕耳鸣、痢疾、湿热腹泻、黄疸、妇科炎症、久咳、目赤肿痛。
功效来源：《广西中药资源名录》

十大功劳 十大功劳根
Mahonia fortunei (Lindl.) Fedde
凭证标本：临桂区普查队 450322150814035LY（GXMG、CMMI）
功效：根，清热、燥湿、消肿、解毒。
功效来源：《中华本草》

南天竹属 *Nandina* Thunb.

南天竹
Nandina domestica Thunb.
凭证标本：临桂区普查队 450322151009028LY（GXMG、CMMI）
功效：果实、叶、茎枝，敛肺镇咳。
功效来源：《中华本草》

21. 木通科 Lardizabalaceae

木通属 *Akebia* Decne.

三叶木通 八月炸
Akebia trifoliata (Thunb.) Koidz. subsp. *trifoliata*
凭证标本：临桂区普查队 450322170412009LY（GXMG、CMMI）
功效：果实及根，疏肝、补肾、止痛。
功效来源：《全国中草药汇编》

白木通 八月炸
Akebia trifoliata (Thunb.) Koidz. subsp. *australis* (Diels) T. Shimizu
凭证标本：临桂区普查队 450322170715033LY（GXMG、CMMI）
功效：果实及根，疏肝、补肾、止痛。
功效来源：《全国中草药汇编》

野木瓜属 *Stauntonia* DC.

西南野木瓜 六月瓜
Stauntonia cavalerieana Gagnep.
功效：根、藤、果，调气补虚、止痛、止痢。
功效来源：《全国中草药汇编》
注：《广西植物名录》

野木瓜 野木瓜果
Stauntonia chinensis DC.
凭证标本：临桂区普查队 450322170407034LY（GXMG、CMMI）
功效：果实，敛肠益胃。

功效来源：《中华本草》

钝药野木瓜
Stauntonia obovata Hemsl.
凭证标本：临桂区普查队 450322140913006LY（GXMG、CMMI）
功效：根、茎、叶，舒筋活络、散瘀止痛、利尿消肿、调经。
功效来源：《药用植物辞典》

尾叶那藤 五指那藤
Stauntonia obovatifoliola Hayata subsp. *urophylla* (Hand.-Mazz.) H. N. Qin
功效：干燥藤茎，祛风止痛、舒筋活络、消肿散毒、清热利尿。
功效来源：《广西壮族自治区壮药质量标准 第二卷》（2011年版）
注：《广西植物名录》

22. 大血藤科 Sargentodoxaceae

大血藤属 *Sargentodoxa* Rehd. et Wils.

大血藤
Sargentodoxa cuneata (Oliv.) Rehder et E. H. Wilson
凭证标本：临桂区普查队 450322150818027LY（GXMG、CMMI）
功效：干燥藤茎，清热解毒、活血、祛风止痛。
功效来源：《中国药典》（2020年版）

23. 防己科 Menispermaceae

木防己属 *Cocculus* DC.

木防己 小青藤
Cocculus orbiculatus (L.) DC.
凭证标本：临桂区普查队 450322160722004LY（GXMG、CMMI）
功效：茎，祛风除湿、调气止痛、利水消肿。
功效来源：《中华本草》

轮环藤属 *Cyclea* Arn. ex Wight

粉叶轮环藤 百解藤
Cyclea hypoglauca (Schauer) Diels
凭证标本：中德采集队 495（IBSC）
功效：根、藤茎，清热解毒、祛风止痛、利水通淋。
功效来源：《广西壮族自治区壮药质量标准 第一卷》（2008年版）

轮环藤 良藤
Cyclea racemosa Oliv.
功效：根，清热、理气、止痛。
功效来源：《全国中草药汇编》
注：《广西植物名录》

四川轮环藤 良藤
Cyclea sutchuenensis Gagnep.
凭证标本：陈照宙 50877（KUN）
功效：根，清热解毒、散瘀止痛、利尿通淋。
功效来源：《中华本草》

细圆藤属 *Pericampylus* Miers

细圆藤 黑风散
Pericampylus glaucus (Lam.) Merr.
凭证标本：秦宗德 9024（IBK）
功效：藤茎或叶，清热解毒、息风止痉、扶风除湿。
功效来源：《中华本草》

千金藤属 *Stephania* Lour.

金线吊乌龟 白药子
Stephania cephalantha Hayata
凭证标本：临桂区普查队 450322130801005LY（GXMG、CMMI）
功效：块根，清热解毒、祛风止痛、凉血止血。
功效来源：《中华本草》

血散薯
Stephania dielsiana Y. C. Wu
凭证标本：钟济新 90972（IBK）
功效：块根，清热解毒、散瘀止痛。
功效来源：《中华本草》

地不容
Stephania epigaea H. S. Lo
凭证标本：临桂区普查队 450322170725011LY（GXMG、CMMI）
功效：块根，清热解毒、镇静、消痰、截疟、止痛。
功效来源：《药用植物辞典》

千金藤
Stephania japonica (Thunb.) Miers
凭证标本：临桂区普查队 450322150720022LY（GXMG、CMMI）
功效：根或茎叶，清热解毒、祛风利湿。
功效来源：《药用植物辞典》

粪箕笃
Stephania longa Lour.
凭证标本：临桂区普查队 450322150814030LY（GXMG、CMMI）
功效：茎叶，清热解毒、利湿消肿、祛风活络。
功效来源：《广西壮族自治区壮药质量标准 第二卷》（2011年版）

青牛胆属 *Tinospora* Miers

青牛胆 金果榄

Tinospora sagittata (Oliv.) Gagnep.

凭证标本：临桂区普查队 450322160709035LY（GXMG、CMMI）

功效：块根，清热解毒、利咽、止痛。

功效来源：《中国药典》（2020年版）

24. 马兜铃科 Aristolochiaceae

马兜铃属 *Aristolochia* L.

马兜铃

Aristolochia debilis Sieb. et Zucc.

功效：果实，清肺降气、止咳平喘、清肠消痔。

功效来源：《中国药典》（2020年版）

注：《广西植物名录》

细辛属 *Asarum* L.

尾花细辛

Asarum caudigerum Hance

凭证标本：梁畴芬 31650（IBK）

功效：全草，温经散寒、消肿止痛、化痰止咳。

功效来源：《中华本草》

金耳环

Asarum insigne Diels

凭证标本：临桂区普查队 450322170412004LY（GXMG、CMMI）

功效：全草，温经散寒、祛痰止咳、散瘀消肿、行气止痛。

功效来源：《中华本草》

慈姑叶细辛 土金耳环

Asarum sagittarioides C. F. Liang

功效：全草，祛风散寒、解毒止痛。

功效来源：《中华本草》

注：《广西植物名录》

五岭细辛 倒插花

Asarum wulingense C. F. Liang

凭证标本：伍福 216（GXMI）

功效：根、根茎或全草，温经散寒、止咳化痰、消肿止痛。

功效来源：《中华本草》

28. 胡椒科 Piperaceae

草胡椒属 *Peperomia* Ruiz et Pavón

草胡椒

Peperomia pellucida (L.) Kunth

凭证标本：临桂区普查队 450322150721021LY（GXMG、CMMI）

功效：全草，散瘀止痛、清热解毒。

功效来源：《中华本草》

胡椒属 *Piper* L.

山蒟

Piper hancei Maxim.

凭证标本：临桂区普查队 450322130814008LY（GXMG、CMMI）

功效：干燥藤茎，祛风湿、强腰膝、止喘咳。

功效来源：《广西中药材标准 第一册》

风藤 海风藤

Piper kadsura (Choisy) Ohwi

凭证标本：中德采集队 527（IBSC）

功效：全株，祛风湿、通经络、止痹痛。

功效来源：《中国药典》（2020年版）

石南藤

Piper wallichii (Miq.) Hand.-Mazz.

凭证标本：秦德 9234（IBK）

功效：干燥带叶茎枝，祛风湿、强腰膝、止咳、止痛。

功效来源：《广西中药材标准 第一册》

29. 三白草科 Saururaceae

裸蒴属 *Gymnotheca* Decne.

裸蒴 百部还魂

Gymnotheca chinensis Decne.

凭证标本：临桂区普查队 450322170725003LY（GXMG、CMMI）

功效：全草或叶，消食、利水、活血、解毒。

功效来源：《中华本草》

蕺菜属 *Houttuynia* Thunb.

蕺菜 鱼腥草

Houttuynia cordata Thunb.

凭证标本：临桂区普查队 450322130730033LY（GXMG、CMMI）

功效：新鲜全草或干燥地上部分，清热解毒、消痈排脓、利尿通淋。

功效来源：《中国药典》（2020年版）

三白草属 *Saururus* L.

三白草

Saururus chinensis (Lour.) Baill.

凭证标本：临桂区普查队 450322160516035LY（GXMG、CMMI）

功效：干燥地上部分，利尿消肿、清热解毒。

功效来源：《中国药典》（2020年版）

30. 金粟兰科 Chloranthaceae

金粟兰属 *Chloranthus* Sw.

丝穗金粟兰 剪草

Chloranthus fortunei (A. Gray) Solms

凭证标本：钟树权 61687（IBK）
功效：全草，祛风活血、解毒消肿。
功效来源：《中华本草》

多穗金粟兰 四叶细辛
Chloranthus multistachys S. J. Pei
凭证标本：临桂区普查队 450322130803009LY（GXMG、CMMI）
功效：根、全草、根茎，活血散瘀、解毒消肿。
功效来源：《中华本草》

四川金粟兰 四块瓦
Chloranthus sessilifolius K. F. Wu
功效：根，散寒止咳、活血止痛、散瘀解毒。
功效来源：《全国中草药汇编》
注：《广西植物名录》

草珊瑚属 *Sarcandra* Gardn.

草珊瑚 肿节风
Sarcandra glabra (Thunb.) Nakai
凭证标本：临桂区普查队 450322130729025LY（GXMG、CMMI）
功效：全株，清热凉血、活血消斑、祛风通络。
功效来源：《中国药典》（2020年版）

32. 罂粟科 Papaveraceae

血水草属 *Eomecon* Hance

血水草 血水草根
Eomecon chionantha Hance
凭证标本：临桂区普查队 450322170407025LY（GXMG、CMMI）
功效：根及根茎，清热解毒、散瘀止痛。
功效来源：《中华本草》

博落回属 *Macleaya* R. Br.

博落回
Macleaya cordata (Willd.) R. Br.
凭证标本：临桂区普查队 450322121204014LY（GXMG、CMMI）
功效：根或全草，散瘀、祛风、解毒、止痛、杀虫。
功效来源：《中华本草》

33. 紫堇科 Fumariaceae

紫堇属 *Corydalis* DC.

北越紫堇
Corydalis balansae Prain
功效：全草，清热解毒、消肿拔毒。
功效来源：《药用植物辞典》
注：《广西植物名录》

黄堇
Corydalis pallida (Thunb.) Pers.
凭证标本：临桂区普查队 450322160421011LY（GXMG、CMMI）
功效：全草、根，清热解毒、消炎、消肿、杀虫。
功效来源：《药用植物辞典》

护心胆
Corydalis sheareri Hand.-Mazz.
凭证标本：临桂区普查队 450322170407038LY（GXMG、CMMI）
功效：全草或块茎，活血止痛、清热解毒。
功效来源：《中华本草》

36. 白花菜科 Capparidaceae

黄花草属 *Arivela* Raf.

黄花草
Arivela viscosa (L.) Raf.
凭证标本：临桂区普查队 450322141001017LY（GXMG、CMMI）
功效：全草，散瘀消肿、去腐生肌。
功效来源：《药用植物辞典》

山柑属 *Capparis* L.

广州山柑
Capparis cantoniensis Lour.
凭证标本：钟济新 90997（IBSC）
功效：根、种子、茎叶，清热解毒、止咳、止痛。
功效来源：《中华本草》

小绿刺 尾叶山柑
Capparis urophylla F. Chun
凭证标本：临桂区普查队 450322141025001LY（GXMG、CMMI）
功效：叶，解毒消肿。
功效来源：《全国中草药汇编》

鱼木属 *Crateva* L.

台湾鱼木
Crateva formosensis (M. Jacobs) B. S. Sun
凭证标本：邓先福 52（IBK）
功效：叶，用于肠炎、痢疾、感冒。根及茎，治痢疾、胃病、风湿、月内风。
功效来源：《药用植物辞典》

树头菜
Crateva unilocularis Buch.-Ham.
凭证标本：梁恒 100163（IBSC）
功效：树皮、果实，破血、退热。
功效来源：《全国中草药汇编》

39. 十字花科 Brassicaceae

芸苔属 *Brassica* L.

小白菜

Brassica chinensis L.

功效：叶、种子，清热除烦、消食祛痰、解酒。全草、种子，解热除烦、通利肠胃。茎叶，滋阴、开胃、化痰、利膈。

功效来源：《药用植物辞典》

注：《广西植物名录》

芥菜 芥子

Brassica juncea (L.) Czern. var. *juncea*

功效：成熟种子，温肺豁痰利气、散结通络止痛。

功效来源：《中国药典》（2020年版）

注：《广西植物名录》

榨菜

Brassica juncea (L.) Czern. var. *tumida* M. Tsen et S. H. Lee

功效：种子，温肺豁痰利气、散结通络止痛。

功效来源：《中国药典》（2020年版）

注：《广西植物名录》

荠属 *Capsella* Medik.

荠

Capsella bursapastoris (L.) Medik.

凭证标本：临桂区普查队 450322170213006LY（GXMG、CMMI）

功效：全草、花序、种子，凉肝止血、平肝明目、清热利湿。

功效来源：《中华本草》

碎米荠属 *Cardamine* L.

弯曲碎米荠 碎米荠

Cardamine flexuosa With.

凭证标本：临桂区普查队 450322170717004LY（GXMG、CMMI）

功效：全草，清热利湿。

功效来源：《全国中草药汇编》

碎米荠 白带草

Cardamine hirsuta L.

凭证标本：临桂区普查队 450322150913002LY（GXMG、CMMI）

功效：全草，清热利湿、安神、止血。

功效来源：《中华本草》

独行菜属 *Lepidium* L.

北美独行菜 葶苈子

Lepidium virginicum L.

功效：种子，泻肺降气、祛痰平喘、利水消肿、泄逐邪。全草，清热解毒、利尿通淋。

功效来源：《中华本草》

注：《广西植物名录》

豆瓣菜属 *Nasturtium* W. T. Aiton

豆瓣菜 西洋菜干

Nasturtium officinale R. Br.

功效：全草，清肺、凉血、利尿、解毒。

功效来源：《中华本草》

注：《广西植物名录》

萝卜属 *Raphanus* L.

萝卜 莱菔子

Raphanus sativus L.

凭证标本：余少林 900514（IBK）

功效：种子，消食除胀、降气化痰。全草，消食止渴、祛热解毒。

功效来源：《中国药典》（2020年版）

蔊菜属 *Rorippa* Scop.

无瓣蔊菜 蔊菜

Rorippa dubia (Pers.) H. Hara

凭证标本：临桂区普查队 450322170829013LY（GXMG、CMMI）

功效：全草，祛痰止咳、解表散寒、活血解毒、利湿退黄。

功效来源：《中华本草》

蔊菜

Rorippa indica (L.) Hiern

凭证标本：临桂区普查队 450322160421014LY（GXMG、CMMI）

功效：全草，祛痰止咳、解表散寒、活血解毒、利湿退黄。

功效来源：《中华本草》

菥蓂属 *Thlaspi* Linn.

菥蓂

Thlaspi arvense L.

功效：全草，和中益气、利肝明目。

功效来源：《药用植物辞典》

注：《广西植物名录》

40. 堇菜科 Violaceae

堇菜属 *Viola* L.

如意草

Viola arcuata Blume

凭证标本：临桂区普查队 450322170723026LY（GXMG、CMMI）

功效：全草，清热解毒、散瘀止血。

功效来源：《中华本草》

七星莲 地白草
Viola diffusa Ging.
凭证标本：临桂区普查队 450322170412016LY（GXMG、CMMI）
功效：全草，清热解毒、散瘀消肿。
功效来源：《中华本草》

柔毛堇菜
Viola fargesii H. Boissieu
功效：全草，清热解毒、散结、祛瘀生新。
功效来源：《药用植物辞典》
注：《广西植物名录》

紫花堇菜
Viola grypoceras A. Gray
功效：全草，清热解毒、止血、化瘀消肿。
功效来源：《全国中草药汇编》
注：《广西植物名录》

长萼堇菜
Viola inconspicua Blume
凭证标本：临桂区普查队 450322170717026LY（GXMG、CMMI）
功效：全草，清热解毒、散瘀消肿。
功效来源：《药用植物辞典》

紫花地丁
Viola philippica Sasaki
凭证标本：临桂区普查队 450322121130027LY（GXMG、CMMI）
功效：全草，清热解毒、凉血消肿。
功效来源：《中国药典》（2020年版）

三角叶堇菜
Viola triangulifolia W. Becker
凭证标本：临桂区普查队 450322150424002LY（GXMG、CMMI）
功效：全草，清热解毒、利湿。
功效来源：《药用植物辞典》

心叶堇菜
Viola yunnanfuensis W. Becker
功效：全草，用于痈疽疮疡。
功效来源：《药用植物辞典》
注：《广西植物名录》

42. 远志科 Polygalaceae

远志属 *Polygala* L.

黄花倒水莲
Polygala fallax Hemsl.
凭证标本：临桂区普查队 450322140913013LY（GXMG、CMMI）
功效：干燥根，补益、强壮、祛湿、散瘀。
功效来源：《广西壮族自治区瑶药材质量标准　第一卷》（2014年版）

香港远志
Polygala hongkongensis Hemsl. var. *hongkongensis*
凭证标本：陈照宙 50811（IBSC）
功效：全草，活血化痰、解毒。根、根皮，化痰、安神。
功效来源：《药用植物辞典》

狭叶远志
Polygala hongkongensis Hemsl. var. *stenophylla* (Hayata) Migo
功效：全草，用于小儿疳积、咳嗽、肝炎。
功效来源：《广西中药资源名录》
注：《广西植物名录》

瓜子金
Polygala japonica Houtt.
凭证标本：梁畴芬 30913（IBSC）
功效：干燥全草，镇咳、化痰、活血、止血、安神、解毒。
功效来源：《广西壮族自治区瑶药材质量标准　第一卷》（2014年版）

曲江远志 一包花
Polygala koi Merr.
凭证标本：临桂区普查队 450322170410014LY（GXMG、CMMI）
功效：全草，化痰止咳、活血调经。
功效来源：《中华本草》

远志
Polygala tenuifolia Willd.
凭证标本：陈照宙 50811（WUK）
功效：根，安神益智、交通心肾、祛痰、消肿。
功效来源：《中国药典》（2020年版）

长毛籽远志 木本远志
Polygala wattersii Hance
凭证标本：覃浩富 700087（WUK）
功效：根或叶，解毒、散瘀。
功效来源：《中华本草》

齿果草属 *Salomonia* Lour.

齿果草 吹云草
Salomonia cantoniensis Lour.
凭证标本：临桂区普查队 450322170825008LY（GXMG、CMMI）
功效：全草，解毒消肿、散瘀止痛。
功效来源：《中华本草》

椭圆叶齿果草 金瓜草
Salomonia ciliata (L.) DC.
功效：全草，解毒消肿。
功效来源：《中华本草》
注：《广西植物名录》

45. 景天科 Crassulaceae

景天属 *Sedum* L.

珠芽景天 珠芽半枝
Sedum bulbiferum Makino
凭证标本：临桂区普查队 450322160505001LY（GXMG、CMMI）
功效：全草，散寒、理气、止痛、截疟。
功效来源：《全国中草药汇编》

凹叶景天 马牙半支
Sedum emarginatum Migo
凭证标本：临桂区普查队 450322170407027LY（GXMG、CMMI）
功效：全草，清热解毒、凉血止血、利湿。
功效来源：《中华本草》

佛甲草
Sedum lineare Thunb.
功效：茎叶，清热解毒、利湿、止血。
功效来源：《中华本草》
注：《广西植物名录》

垂盆草
Sedum sarmentosum Bunge
凭证标本：临桂区普查队 450322170829001LY（GXMG、CMMI）
功效：全草，利湿退黄、清热解毒。
功效来源：《中国药典》（2020年版）

47. 虎耳草科 Saxifragaceae

落新妇属 *Astilbe* Buch.-Ham. ex G. Don

落新妇
Astilbe chinensis (Maxim.) Franch. et Sav.
功效：全草，祛风、清热、止咳。
功效来源：《中药大辞典》
注：《广西植物名录》

华南落新妇 落新妇
Astilbe grandis Stapf ex E. H. Wilson
凭证标本：临桂区普查队 450322130731032LY（GXMG、CMMI）
功效：全草，祛风、清热、止咳。
功效来源：《中药大辞典》

金腰属 *Chrysosplenium* L.

绵毛金腰
Chrysosplenium lanuginosum Hook. f. et Thomson
凭证标本：临桂区普查队 450322170411006LY（GXMG、CMMI）
功效：全草，清热解毒、生肌收敛、活血通络。
功效来源：《中华本草》

大叶金腰 虎皮草
Chrysosplenium macrophyllum Oliv.
功效：全草，清热解毒、止咳、止带、收敛生肌。
功效来源：《中华本草》
注：《广西植物名录》

梅花草属 *Parnassia* L.

大卫梅花草
Parnassia davidii Franch.
功效：全草，利水通淋。
功效来源：《药用植物辞典》
注：《广西植物名录》

鸡肫草
Parnassia wightiana Wall. ex Wight et Arn.
凭证标本：李中提、陈永昌 600219（IBSC）
功效：全草，清肺止咳、利水祛湿。
功效来源：《全国中草药汇编》

扯根菜属 *Penthorum* L.

扯根菜 赶黄草
Penthorum chinense Pursh
凭证标本：临桂区普查队 450322151009002LY（GXMG、CMMI）
功效：全草，利水除湿、祛瘀止痛。
功效来源：《全国中草药汇编》

虎耳草属 *Saxifraga* L.

虎耳草
Saxifraga stolonifera Curtis
凭证标本：临桂区普查队 450322130801007LY（GXMG、CMMI）
功效：全草，疏风、清热、凉血解毒。
功效来源：《中华本草》

48. 茅膏菜科 Droseraceae

茅膏菜属 *Drosera* L.

茅膏菜
Drosera peltata Sm. ex Willd.
功效：全草，祛风活络、活血止痛。
功效来源：《全国中草药汇编》
注：《广西植物名录》

53. 石竹科 Caryophyllaceae

无心菜属 *Arenaria* L.

无心菜 铃铃草

Arenaria serpyllifolia L.

功效：全草，止咳、清热明目。

功效来源：《全国中草药汇编》

注：《广西植物名录》

石竹属 *Dianthus* L.

石竹 瞿麦

Dianthus chinensis L.

功效：地上部分，利尿通淋、活血通经。

功效来源：《中国药典》（2020年版）

注：《广西植物名录》

荷莲豆草属 *Drymaria* Willd. ex Schult.

荷莲豆草 荷莲豆菜

Drymaria cordata (L.) Willd. ex Schult.

凭证标本：临桂区普查队 450322130811012LY（GXMG、CMMI）

功效：全草，清热解毒、利湿、消食化痰。

功效来源：《广西壮族自治区壮药质量标准 第二卷》（2011年版）

鹅肠菜属 *Myosoton* Moench

鹅肠菜 鹅肠草

Myosoton aquaticum (L.) Moench

凭证标本：临桂区普查队 450322170413003LY（GXMG、CMMI）

功效：全草，清热解毒、散瘀消肿。

功效来源：《中华本草》

漆姑草属 *Sagina* L.

漆姑草

Sagina japonica (Sw.) Ohwi

凭证标本：临桂区普查队 450322161013015LY（GXMG、CMMI）

功效：全草，凉血解毒、杀虫止痒。

功效来源：《中华本草》

蝇子草属 *Silene* Linn.

狗筋蔓

Silene baccifera (L.) Roth

功效：全草、根，健胃利肠、接骨生肌、散瘀止痛、祛风利湿、利尿消肿。

功效来源：《药用植物辞典》

注：《广西植物名录》

鹤草

Silene fortunei Vis.

凭证标本：邓先福 10336（IBK）

功效：全草，清热利湿、补虚活血。

功效来源：《药用植物辞典》

繁缕属 *Stellaria* L.

雀舌草 天蓬草

Stellaria alsine Grimm

凭证标本：临桂区普查队 450322160709017LY（GXMG、CMMI）

功效：全草，祛风散寒、续筋接骨、活血止痛、解毒。

功效来源：《全国中草药汇编》

繁缕

Stellaria media (L.) Vill.

凭证标本：临桂区普查队 450322170213013LY（GXMG、CMMI）

功效：全草，清热解毒、化瘀止痛、催乳。

功效来源：《全国中草药汇编》

箐姑草 接筋草

Stellaria vestita Kurz

功效：全草，利湿、活血止痛。

功效来源：《全国中草药汇编》

注：《广西植物名录》

巫山繁缕

Stellaria wushanensis F. N. Williams

功效：全草，用于小儿疳积。

功效来源：《药用植物辞典》

注：《广西植物名录》

54. 粟米草科 Molluginaceae

粟米草属 *Mollugo* L.

粟米草

Mollugo stricta L.

凭证标本：临桂区普查队 450322130822021LY（GXMG、CMMI）

功效：全草，清热化湿、解毒消肿。

功效来源：《中华本草》

56. 马齿苋科 Portulacaceae

马齿苋属 *Portulaca* L.

大花马齿苋 午时花

Portulaca grandiflora Hook.

凭证标本：临桂区普查队 450322160722014LY（GXMG、CMMI）

功效：全草，散瘀止痛、解毒消肿。

功效来源：《全国中草药汇编》

马齿苋

Portulaca oleracea L.

凭证标本：临桂区普查队 450322170408005LY（GXMG、CMMI）

功效：全草，清热解毒、凉血止痢、除湿通淋。

功效来源：《广西壮族自治区壮药质量标准 第二卷》（2011年版）

土人参属 *Talinum* Adans.

土人参

Talinum paniculatum (Jacq.) Gaertn.

凭证标本：临桂区普查队 450322160516031LY（GXMG、CMMI）

功效：根，补气润肺、止咳、调经。

功效来源：《中华本草》

57. 蓼科 Polygonaceae

金线草属 *Antenoron* Raf.

金线草

Antenoron filiforme (Thunb.) Roberty et Vautier

凭证标本：临桂区普查队 450322130719014LY（GXMG、CMMI）

功效：全草，凉血止血、清热利湿、散瘀止痛。

功效来源：《中华本草》

荞麦属 *Fagopyrum* Mill.

金荞麦

Fagopyrum dibotrys (D. Don) H. Hara

凭证标本：临桂区普查队 450322150424029LY（GXMG、CMMI）

功效：干燥根茎，清热解毒、排脓祛瘀。

功效来源：《中国药典》（2020年版）

何首乌属 *Fallopia* Adans.

何首乌

Fallopia multiflora (Thunb.) Haraldson

凭证标本：临桂区普查队 450322150810011LY（GXMG、CMMI）

功效：干燥块根，解毒、消痈、截疟、润肠通便。

功效来源：《中国药典》（2020年版）

竹节蓼属 *Homalocladium* (F. Muell.) L. H. Bailey

竹节蓼

Homalocladium platycladum (F. Muell. ex Hook.) L. H. Bailey

功效：茎、叶，行血祛瘀、消肿止痛。

功效来源：《全国中草药汇编》

注：民间常见栽培物种。

蓼属 *Polygonum* L.

萹蓄 萹蓄

Polygonum aviculare L.

凭证标本：临桂区普查队 450322170717028LY（GXMG、CMMI）

功效：干燥地上部分，利尿通淋、杀虫、止痒。

功效来源：《中国药典》（2020年版）

头花蓼 石莽草

Polygonum capitatum Buch.-Ham. ex D. Don

凭证标本：临桂区普查队 450322130719032LY（GXMG、CMMI）

功效：全草，清热利湿、活血止痛。

功效来源：《中华本草》

火炭母

Polygonum chinense L. var. *chinense*

凭证标本：临桂区普查队 450322130801011LY（GXMG、CMMI）

功效：干燥全草，清热解毒、利湿止痒、明目退翳。

功效来源：《广西壮族自治区壮药质量标准 第一卷》（2008年版）

窄叶火炭母

Polygonum chinense L. var. *paradoxum* (H. Lév.) A. J. Li

功效：根，活血调经、壮阳举陷。

功效来源：《药用植物辞典》

注：《广西植物名录》

蓼子草

Polygonum criopolitanum Hance

凭证标本：临桂区普查队 450322121103017LY（GXMG、CMMI）

功效：全草，祛风解表、清热解毒。

功效来源：《中华本草》

大箭叶蓼

Polygonum darrisii H. Lév.

凭证标本：临桂区普查队 450322150424026LY（GXMG、CMMI）

功效：全草，清热解毒、祛风除湿。

功效来源：《药用植物辞典》

稀花蓼

Polygonum dissitiflorum Hemsl.

凭证标本：临桂区普查队 450322170809007LY（GXMG、CMMI）

功效：全草，清热解毒、利尿、止痛止泻。嫩茎、叶，清热解毒、利湿、止痢。

功效来源：《药用植物辞典》

长箭叶蓼

Polygonum hastatosagittatum Makino

凭证标本：临桂区普查队 450322170717023LY（GXMG、CMMI）

功效：全草，清热解毒、祛风除湿、活血止痛。
功效来源：《药用植物辞典》

水蓼 辣蓼
Polygonum hydropiper L.
凭证标本：临桂区普查队 450322121103023LY（GXMG、CMMI）
功效：全草，除湿、化滞。
功效来源：《广西壮族自治区壮药质量标准 第二卷》（2011年版）

愉悦蓼
Polygonum jucundum Meissn.
凭证标本：临桂区普查队 450322150814037LY（GXMG、CMMI）
功效：全草，外治风湿肿痛、跌打、扭挫伤肿痛。
功效来源：《广西中药资源名录》

酸模叶蓼 大马蓼
Polygonum lapathifolium L.
凭证标本：临桂区普查队 450322150924027LY（GXMG、CMMI）
功效：全草，清热解毒、利湿止痒。
功效来源：《全国中草药汇编》

长鬃蓼 白辣蓼
Polygonum longisetum Bruijn
凭证标本：临桂区普查队 450322170712017LY（GXMG、CMMI）
功效：全草，解毒、除湿。
功效来源：《中华本草》

小蓼花
Polygonum muricatum Meissn.
凭证标本：临桂区普查队 450322160713035LY（GXMG、CMMI）
功效：全草，清热解毒、祛风除湿、活血止痛。
功效来源：《药用植物辞典》

尼泊尔蓼 猫儿眼睛
Polygonum nepalense Meissn.
凭证标本：临桂区普查队 450322160722018LY（GXMG、CMMI）
功效：全草，收敛固肠。
功效来源：《全国中草药汇编》

杠板归 扛板归
Polygonum perfoliatum L.
凭证标本：中德采集队 444（IBSC）
功效：全草，清热解毒、利湿消肿、散瘀止血。
功效来源：《广西壮族自治区壮药质量标准 第一卷》（2008年版）

春蓼
Polygonum persicaria L.
功效：全草，发汗除湿、消食止泻、疗伤。
功效来源：《药用植物辞典》
注：《广西植物名录》

习见蓼 小萹蓄
Polygonum plebeium R. Br.
凭证标本：临桂区普查队 450322170408001LY（GXMG、CMMI）
功效：全草，清热解毒、通淋利尿、化湿杀虫。
功效来源：《中华本草》

伏毛蓼
Polygonum pubescens Blume
凭证标本：中德采集队 446（IBSC）
功效：全草，清热解毒、祛风利湿。
功效来源：《药用植物辞典》

赤胫散
Polygonum runcinatum Buch.-Ham. ex D. Don var. *sinense* Hemsl.
功效：全草，清热解毒、活血舒筋。
功效来源：《中华本草》
注：《广西植物名录》

大箭叶蓼 戟叶扛板归
Polygonum sagittifolium Lév. et Vant.
功效：全草，外治蛇虫咬伤、血管瘤。
功效来源：《广西中药资源名录》
注：《广西植物名录》

刺蓼
Polygonum senticosum (Meisn.) Franch. et Sav.
凭证标本：临桂区普查队 450322170720006LY（GXMG、CMMI）
功效：全草，解毒消肿、利湿止痒。
功效来源：《全国中草药汇编》

箭叶蓼
Polygonum sieboldii Meissn.
凭证标本：临桂区普查队 450322170723028LY（GXMG、CMMI）
功效：全草，祛风除湿、清热解毒、消肿止痛、止痒。
功效来源：《药用植物辞典》

戟叶蓼
Polygonum thunbergii Sieb. et Zucc.
凭证标本：临桂区普查队 450322150818036LY（GXMG、CMMI）
功效：全草，祛风、清热、活血止痛。

功效来源：《桂本草 第二卷》（上）

虎杖属 *Reynoutria* Houtt.

虎杖

Reynoutria japonica Houtt.

凭证标本：临桂区普查队 450322130816020LY（GXMG、CMMI）

功效：干燥根茎和根，消痰软坚散结、利水消肿。

功效来源：《中国药典》（2020年版）

酸模属 *Rumex* L.

羊蹄

Rumex japonicus Houtt.

凭证标本：临桂区普查队 450322160505008LY（GXMG、CMMI）

功效：根或全草，清热解毒、止血、通便、杀虫。

功效来源：《全国中草药汇编》

长刺酸模

Rumex trisetifer Stokes

凭证标本：临桂区普查队 450322160505002LY（GXMG、CMMI）

功效：全草，外治皮癣。

功效来源：《广西中药资源名录》

59. 商陆科 Phytolaccaceae

商陆属 *Phytolacca* L.

商陆

Phytolacca acinosa Roxb.

凭证标本：临桂区普查队 450322130812001LY（GXMG、CMMI）

功效：干燥根，逐水消肿、通利二便。

功效来源：《中国药典》（2020年版）

垂序商陆 商陆

Phytolacca americana L.

凭证标本：临桂区普查队 450322150814002LY（GXMG、CMMI）

功效：干燥根，逐水消肿、通利二便。

功效来源：《中国药典》（2020年版）

61. 藜科 Chenopodiaceae

藜属 *Chenopodium* L.

尖头叶藜

Chenopodium acuminatum Willd.

凭证标本：临桂区普查队 450322170408004LY（GXMG、CMMI）

功效：全草，用于风寒头痛、四肢胀痛。

功效来源：《药用植物辞典》

刺藜属 *Dysphania* Pax

土荆芥

Dysphania ambrosioides (L.) Mosyakin et Clemants

凭证标本：临桂区普查队 450322121130022LY（GXMG、CMMI）

功效：全草，杀虫、祛风、通经、止痛。

功效来源：《广西壮族自治区壮药质量标准 第三卷》（2018年版）

地肤属 *Kochia* Roth

地肤 地肤子

Kochia scoparia (Linn.) Schrad.

凭证标本：临桂区普查队 450322150721030LY（GXMG、CMMI）

功效：果实，清热利湿、祛风止痒。

功效来源：《中国药典》（2020年版）

63. 苋科 Amaranthaceae

牛膝属 *Achyranthes* L.

土牛膝 倒扣草

Achyranthes aspera L.

凭证标本：临桂区普查队 450322170720011LY（GXMG、CMMI）

功效：干燥全草，解表清热、利湿。

功效来源：《广西壮族自治区壮药质量标准 第一卷》（2008年版）

牛膝

Achyranthes bidentata Blume

凭证标本：临桂区普查队 450322170725023LY（GXMG、CMMI）

功效：干燥根，逐瘀通经、补肝肾、强筋骨、引血下行。

功效来源：《中国药典》（2020年版）

柳叶牛膝 土牛膝

Achyranthes longifolia (Makino) Makino

凭证标本：临桂区普查队 450322130730066LY（GXMG、CMMI）

功效：根及根茎，活血化瘀、泻火解毒、利尿通淋。

功效来源：《中华本草》

莲子草属 *Alternanthera* Forssk.

喜旱莲子草 空心苋

Alternanthera philoxeroides (Mart.) Griseb.

凭证标本：临桂区普查队 450322160516033LY（GXMG、CMMI）

功效：干燥全草，清热利尿、凉血解毒。

功效来源：《广西壮族自治区壮药质量标准 第三卷》（2018年版）

莲子草 节节花

Alternanthera sessilis (L.) R. Br. ex DC.

凭证标本：临桂区普查队 450322121103022LY（GXMG、CMMI）

功效：全草，凉血散瘀、清热解毒、除湿通淋。

功效来源：《中华本草》

苋属 *Amaranthus* L.

凹头苋

Amaranthus lividus L.

凭证标本：临桂区普查队 450322130719013LY（GXMG、CMMI）

功效：全草、种子，清热解毒、祛寒热、利小便、明目。

功效来源：《药用植物辞典》

刺苋

Amaranthus spinosus L.

凭证标本：临桂区普查队 450322121204001LY（GXMG、CMMI）

功效：干燥全草，清热利湿、解毒消肿、凉血止血。

功效来源：《广西壮族自治区壮药质量标准　第三卷》（2018年版）

苋

Amaranthus tricolor L.

凭证标本：临桂区普查队 450322170816004LY（GXMG、CMMI）

功效：茎叶，清肝明目、通利二便。

功效来源：《中华本草》

皱果苋 野苋菜

Amaranthus viridis L.

凭证标本：临桂区普查队 450322170815010LY（GXMG、CMMI）

功效：全草，清热利湿。

功效来源：《全国中草药汇编》

青葙属 *Celosia* L.

青葙 青箱子

Celosia argentea L.

凭证标本：临桂区普查队 450322130715130LY（GXMG、CMMI）

功效：干燥成熟种子，清虚热、除骨蒸、解暑热、截疟、退黄。

功效来源：《中国药典》（2020年版）

鸡冠花

Celosia cristata L.

凭证标本：临桂区普查队 450322170829011LY（GXMG、CMMI）

功效：花序，收敛止血、止带、止痢。

功效来源：《中国药典》（2020年版）

64. 落葵科 Basellaceae

落葵薯属 *Anredera* Juss.

落葵薯 藤三七

Anredera cordifolia (Ten.) Steenis

凭证标本：临桂区普查队 450322170717002LY（GXMG、CMMI）

功效：瘤块状珠芽，补肾强腰、散瘀消肿。

功效来源：《中华本草》

65. 亚麻科 Linaceae

青篱柴属 *Tirpitzia* Hallier f.

青篱柴

Tirpitzia sinensis (Hemsl.) H. Hallier

凭证标本：临桂区普查队 450322140820003LY（GXMG、CMMI）

功效：根，用于风湿骨痛、跌打扭伤。叶，用于白带过多，外治骨折、跌打肿痛。

功效来源：《广西中药资源名录》

67. 牻牛儿苗科 Geraniaceae

老鹳草属 *Geranium* L.

野老鹳草 老鹳草

Geranium carolinianum L.

凭证标本：临桂区普查队 450322130730006LY（GXMG、CMMI）

功效：干燥地上部分，祛风湿、通经络、止泻利。

功效来源：《中国药典》（2020年版）

天竺葵属 *Pelargonium* L’Her.

香叶天竺葵

Pelargonium graveolens L’Hér.

功效：全草，用于风湿痛、疝气、阴囊湿疹、疥癣。

功效来源：《药用植物辞典》

注：《广西植物名录》

69. 酢浆草科 Oxalidaceae

酢浆草属 *Oxalis* L.

酢浆草

Oxalis corniculata L.

凭证标本：临桂区普查队 450322121130036LY（GXMG、CMMI）

功效：全草，清热利湿、消肿解毒。

功效来源：《广西壮族自治区壮药质量标准　第二卷》（2011年版）

红花酢浆草 铜锤草

Oxalis corymbosa DC.

凭证标本：临桂区普查队 450322160421004LY

（GXMG、CMMI）

功效：全草，散瘀消肿、清热利湿、解毒。

功效来源：《中华本草》

山酢浆草 麦穗七

Oxalis griffithii Edgeworth et Hook. f.

凭证标本：临桂区普查队 450322151026035LY（GXMG、CMMI）

功效：根或全草，清热解毒、消肿止痛。

功效来源：《全国中草药汇编》

71. 凤仙花科 Balsaminaceae

凤仙花属 *Impatiens* L.

凤仙花

Impatiens balsamina L.

功效：花，祛风除湿、活血止痛、解毒杀虫。

功效来源：《中华本草》

注：民间常见栽培物种。

华凤仙 水边指甲花

Impatiens chinensis L.

凭证标本：临桂区普查队 450322170213015LY（GXMG、CMMI）

功效：全草，清热解毒、活血散瘀、消肿拔脓。

功效来源：《全国中草药汇编》

黄金凤

Impatiens siculifer Hook. f.

凭证标本：临桂区普查队 450322170720005LY（GXMG、CMMI）

功效：根、全草、种子，祛瘀消肿、清热解毒、祛风、活血止痛。

功效来源：《药用植物辞典》

72. 千屈菜科 Lythraceae

水苋菜属 *Ammannia* L.

水苋菜

Ammannia baccifera L.

凭证标本：临桂区普查队 450322121103037LY（GXMG、CMMI）

功效：全草，散瘀止血、除湿解毒。

功效来源：《中华本草》

紫薇属 *Lagerstroemia* L.

紫薇

Lagerstroemia indica L.

凭证标本：临桂区普查队 450322141001007LY（GXMG、CMMI）

功效：根、树皮，活血、止血、解毒、消肿。

功效来源：《全国中草药汇编》

南紫薇

Lagerstroemia subcostata Koehne

凭证标本：钟济新 90946（IBSC）

功效：花，败毒消瘀。

功效来源：《药用植物辞典》

千屈菜属 *Lythrum* L.

千屈菜 千屈草

Lythrum salicaria L.

凭证标本：临桂区普查队 450322150912021LY（GXMG、CMMI）

功效：全草，清热解毒、凉血止血。

功效来源：《全国中草药汇编》

节节菜属 *Rotala* L.

节节菜 水马齿苋

Rotala indica (Willd.) Koehne

凭证标本：临桂区普查队 450322160710010LY（GXMG、CMMI）

功效：全草，清热解毒、止泻。

功效来源：《中华本草》

圆叶节节菜 水苋菜

Rotala rotundifolia (Buch.-Ham. ex Roxb.) Koehne

凭证标本：临桂区普查队 450322170715045LY（GXMG、CMMI）

功效：全草，清热利湿、解毒。

功效来源：《全国中草药汇编》

75. 安石榴科 Punicaceae

石榴属 *Punica* L.

石榴 石榴皮

Punica granatum L.

凭证标本：临桂区普查队 450322170829006LY（GXMG、CMMI）

功效：果皮，涩肠止泻、止血、驱虫。

功效来源：《中国药典》（2020年版）

77. 柳叶菜科 Onagraceae

露珠草属 *Circaea* L.

南方露珠草

Circaea mollis Sieb. et Zucc.

凭证标本：临桂区普查队 450322150814006LY（GXMG、CMMI）

功效：全草或根，祛风除湿、活血消肿、清热解毒。

功效来源：《中华本草》

柳叶菜属 *Epilobium* L.

柳叶菜

Epilobium hirsutum L.

凭证标本：临桂区普查队 450322130801024LY

（GXMG、CMMI）
功效：花，清热消炎、调经止带、止痛。根，理气活血、止血。根或全草，用于骨折、跌打损伤、疔疮痈肿、外伤出血。
功效来源：《全国中草药汇编》

丁香蓼属 *Ludwigia* L.

水龙 过塘蛇
Ludwigia adscendens (L.) Hara
凭证标本：临桂区普查队 450322161013001LY（GXMG、CMMI）
功效：全草，清热解毒、利尿消肿。
功效来源：《广西中药材标准 第一册》

假柳叶菜
Ludwigia epilobiloides Maxim.
功效：全草，清热解毒、利湿消肿。
功效来源：《药用植物辞典》
注：《广西植物名录》

草龙
Ludwigia hyssopifolia (G. Don) Exell
凭证标本：临桂区普查队 450322170717020LY（GXMG、CMMI）
功效：干燥全草，清热解毒、利湿消肿、凉血止血。
功效来源：《广西壮族自治区壮药质量标准 第三卷》（2018年版）

毛草龙
Ludwigia octovalvis (Jacq.) P. H. Raven
凭证标本：临桂区普查队 450322170722018LY（GXMG、CMMI）
功效：全草，清热利湿、解毒消肿。
功效来源：《中华本草》

丁香蓼
Ludwigia prostrata Roxb.
凭证标本：临桂区普查队 450322170720013LY（GXMG、CMMI）
功效：全草，清热解毒、利湿消肿。
功效来源：《全国中草药汇编》

77a. 菱科 Trapaceae

菱属 *Trapa* L.

欧菱
Trapa natans L.
凭证标本：临桂区普查队 450322160722010LY（GXMG、CMMI）
功效：果实，补脾、止泻、止渴。
功效来源：《广西中药资源名录》

78. 小二仙草科 Haloragaceae

狐尾藻属 *Myriophyllum* L.

穗状狐尾藻
Myriophyllum spicatum L.
凭证标本：临桂区普查队 450322150811029LY（GXMG、CMMI）
功效：全草，用于痢疾、外治烧、烫伤。
功效来源：《广西中药资源名录》

79. 水马齿科 Callitrichaceae

水马齿属 *Callitriche* L.

沼生水马齿
Callitriche palustris L.
凭证标本：临桂区普查队 450322170723027LY（GXMG、CMMI）
功效：全草，清热解毒、利尿消肿。
功效来源：《中华本草》

81. 瑞香科 Thymelaeaceae

瑞香属 *Daphne* L.

毛瑞香 铁牛皮
Daphne kiusiana Miq. var. *atrocaulis* (Rehder) F. Maek.
功效：全株，祛风除湿、调经止痛、解毒。
功效来源：《广西壮族自治区瑶药材质量标准 第一卷》（2014年版）
注：《广西植物名录》

白瑞香 软皮树
Daphne papyracea Wall. ex Steud.
凭证标本：临桂区普查队 450322170413010LY（GXMG、CMMI）
功效：根皮、茎皮或全株，祛风止痛、活血调经。
功效来源：《中华本草》

结香属 *Edgeworthia* Meisn.

结香 黄瑞香
Edgeworthia chrysantha Lindl.
凭证标本：临桂区普查队 450322151026040LY（GXMG、CMMI）
功效：干燥全株，舒筋络、益肝肾。
功效来源：《广西壮族自治区瑶药材质量标准 第一卷》（2014年版）

荛花属 *Wikstroemia* Endl.

了哥王
Wikstroemia indica (L.) C. A. Mey.
凭证标本：临桂区普查队 450322130812029LY（GXMG、CMMI）
功效：茎叶，消热解毒、化痰散结、消肿止痛。
功效来源：《广西壮族自治区壮药质量标准 第一卷》（2008年版）

北江荛花
Wikstroemia monnula Hance
功效：根，散结散瘀、清热消肿、通经逐水。
功效来源：《药用植物辞典》
注：《广西植物名录》

83. 紫茉莉科 Nyctaginaceae

叶子花属 *Bougainvillea* Comm. ex Juss.

光叶子花 紫三角
Bougainvillea glabra Choisy
凭证标本：临桂区普查队 450322170817010LY（GXMG、CMMI）
功效：花，调和气血。
功效来源：《全国中草药汇编》

紫茉莉属 *Mirabilis* L.

紫茉莉
Mirabilis jalapa L.
凭证标本：临桂区普查队 450322150814011LY（GXMG、CMMI）
功效：叶、果实，清热解毒、祛风渗湿、活血。
功效来源：《中华本草》

84. 山龙眼科 Proteaceae

山龙眼属 *Helicia* Lour.

小果山龙眼
Helicia cochinchinensis Lour.
凭证标本：梁恒 100283（IBK）
功效：根、叶，行气活血、祛瘀止痛。
功效来源：《药用植物辞典》

网脉山龙眼
Helicia reticulata W. T. Wang
凭证标本：临桂区普查队 450322130719051LY（GXMG、CMMI）
功效：枝、叶，止血。
功效来源：《中华本草》

88. 海桐花科 Pittosporaceae

海桐花属 *Pittosporum* Banks ex Sol.

短萼海桐
Pittosporum brevicalyx (Oliv.) Gagnep.
凭证标本：梁畴芬 31117（KUN）
功效：全株、茎皮、叶、果实，祛风、消肿解毒、镇咳祛痰、平喘、消炎止痛。根皮，活血调经、化瘀生新。
功效来源：《药用植物辞典》

光叶海桐
Pittosporum glabratum Lindl.
凭证标本：钟济新 91013（IBSC）
功效：叶，消肿解毒、止血。根或根皮，祛风除湿、活血通络、止咳涩精。种子，清热利咽、止泻。
功效来源：《中华本草》

狭叶海桐 金刚口摆
Pittosporum glabratum Lindl. var. *neriifolium* Rehder et E. H. Wilson
功效：果实或全株，清热利湿。
功效来源：《中华本草》
注：《广西植物名录》

海金子 海桐树
Pittosporum illicioides Makino
凭证标本：钟济新 91013（IBK）
功效：根，祛风活络、散瘀止痛。种子，涩肠固精。
功效来源：《全国中草药汇编》

卵果海桐
Pittosporum lenticellatum Chun ex H. Peng et Y. F. Deng
凭证标本：临桂区普查队 450322150810014LY（GXMG、CMMI）
功效：叶，止血。
功效来源：《药用植物辞典》

薄萼海桐
Pittosporum leptosepalum Gowda
功效：根皮，祛风湿。叶，止血。
功效来源：《药用植物辞典》
注：《广西植物名录》

少花海桐 海金子
Pittosporum pauciflorum Hook. et Arn.
凭证标本：梁畴芬 31660（IBK）
功效：干燥茎、枝，祛风活络、散寒止痛、镇静。
功效来源：《广西壮族自治区瑶药材质量标准　第一卷》（2014年版）

柄果海桐
Pittosporum podocarpum Gagnep.
凭证标本：李中提，陈永昌 600221（IBK）
功效：根，补肾益肺、祛风湿、活血通络。
功效来源：《药用植物辞典》

海桐 海桐花
Pittosporum tobira (Thunb.) W. T. Aiton
凭证标本：临桂区普查队 450322130813026LY（GXMG、CMMI）
功效：枝、叶，杀虫，外用煎水洗疥疮。
功效来源：《全国中草药汇编》

棱果海桐
Pittosporum trigonocarpum H. Lév.

凭证标本：梁畴芬 300170（IBK）
功效：叶、果实，祛风除湿、活血止血、生津止渴、消炎、解毒。
功效来源：《药用植物辞典》

崖花子
Pittosporum truncatum Pritz.
凭证标本：临桂区普查队 450322150802018LY（GXMG、CMMI）
功效：全株，用于肝痛、风湿骨痛。
功效来源：《广西中药资源名录》

93. 大风子科 Flacourtiaceae

山桂花属 *Bennettiodendron* Merr.

山桂花
Bennettiodendron leprosipes (Clos) Merr.
凭证标本：覃灏富 700031（IBSC）
功效：树皮、叶，清热解毒、消炎、止血生肌。
功效来源：《药用植物辞典》

山桐子属 *Idesia* Maxim.

山桐子
Idesia polycarpa Maxim.
凭证标本：梁恒 100243（IBSC）
功效：叶，清热凉血、散瘀消肿。种子油，杀虫。
功效来源：《药用植物辞典》

柞木属 *Xylosma* G. Forst.

柞木
Xylosma congesta (Loureiro) Merrill
凭证标本：临桂区普查队 450322160725004LY（GXMG、CMMI）
功效：叶、根皮、茎皮，清热利湿、散瘀止血、消肿止痛。
功效来源：《全国中草药汇编》

南岭柞木
Xylosma controversa Clos
功效：根、叶，清热凉血、散瘀消肿。
功效来源：《药用植物辞典》
注：《广西植物名录》

94. 天料木科 Samydaceae

天料木属 *Homalium* Jacq.

天料木
Homalium cochinchinenense (Lour.) Druce
凭证标本：梁畴芬 30204（IBK）
功效：根，收敛、为收敛剂。
功效来源：《药用植物辞典》

101. 西番莲科 Passifloraceae

西番莲属 *Passiflora* L.

西番莲 转心莲
Passiflora caerulea L.
凭证标本：临桂区普查队 450322130813052LY（GXMG、CMMI）
功效：根、藤和果，祛风除湿、活血止痛。
功效来源：《全国中草药汇编》

鸡蛋果
Passiflora edulis Sims
凭证标本：临桂区普查队 450322161013020LY（GXMG、CMMI）
功效：果实，清热解毒、镇痛安神。
功效来源：《全国中草药汇编》

103. 葫芦科 Cucurbitaceae

盒子草属 *Actinostemma* Griff.

盒子草
Actinostemma tenerum Griff.
凭证标本：临桂区普查队 450322160723002LY（GXMG、CMMI）
功效：全草或种子，利水消肿、清热解毒。
功效来源：《中华本草》

冬瓜属 *Benincasa* Savi

冬瓜 冬瓜皮
Benincasa hispida (Thunb.) Cogn.
凭证标本：临桂区普查队 450322150905004LY（GXMG、CMMI）
功效：果皮，利尿消肿。
功效来源：《中国药典》（2020年版）

西瓜属 *Citrullus* Schrad.

西瓜 西瓜霜
Citrullus lanatus (Thunb.) Matsum. et Nakai
凭证标本：临桂区普查队 450322170720010LY（GXMG、CMMI）
功效：果实与皮硝，清热泻火、消肿止痛。
功效来源：《中国药典》（2020年版）

黄瓜属 *Cucumis* L.

甜瓜 甜瓜子
Cucumis melo L.
凭证标本：临桂区普查队 450322150905006LY（GXMG、CMMI）
功效：种子，清肺、润肠、化瘀、排脓、疗伤止痛。
功效来源：《中国药典》（2020年版）

南瓜属 *Cucurbita* L.

南瓜 南瓜干

Cucurbita moschata (Duch. ex Lam.) Duch. ex Poir.

凭证标本：临桂区普查队 450322150721004LY（GXMG、CMMI）

功效：成熟果实，补中益气、消炎止痛、解毒杀虫。

功效来源：《广西中药材标准 第一册》

绞股蓝属 *Gynostemma* Blume

绞股蓝

Gynostemma pentaphyllum (Thunb.) Makino

凭证标本：临桂区普查队 450322130731029LY（GXMG、CMMI）

功效：干燥全草，清热解毒、止咳祛痰、益气养阴、延缓衰老。

功效来源：《广西壮族自治区壮药质量标准 第三卷》（2018年版）

雪胆属 *Hemsleya* Cogn. ex F. B. Forbes et Hemsl.

蛇莲

Hemsleya sphaerocarpa Kuang et A. M. Lu

凭证标本：临桂区普查队 450322130803020LY（GXMG、CMMI）

功效：块根，清热解毒、消肿止痛、利湿、健胃。

功效来源：《药用植物辞典》

葫芦属 *Lagenaria* Ser.

葫芦

Lagenaria siceraria (Molina) Standl.

凭证标本：临桂区普查队 450322170205007LY（GXMG、CMMI）

功效：果皮及种子，利尿、消肿、散结。

功效来源：《全国中草药汇编》

丝瓜属 *Luffa* Mill.

广东丝瓜 丝瓜络

Luffa acutangula (L.) Roxb.

凭证标本：临桂区普查队 450322170715035LY（GXMG、CMMI）

功效：果实的维管束，通络、活血、祛风。

功效来源：《广西中药材标准 第一册》

丝瓜 丝瓜络

Luffa cylindrica Roem.

凭证标本：临桂区普查队 450322150905005LY（GXMG、CMMI）

功效：果实的维管束，祛风、通络、活血、下乳。

功效来源：《中国药典》（2020年版）

苦瓜属 *Momordica* L.

苦瓜 苦瓜干

Momordica charantia L.

凭证标本：临桂区普查队 450322150721003LY（GXMG、CMMI）

功效：果实，清暑涤热、明目、解毒。

功效来源：《广西壮族自治区壮药质量标准 第二卷》（2011年版）

木鳖子

Momordica cochinchinensis (Lour.) Spreng.

凭证标本：临桂区普查队 450322170725013LY（GXMG、CMMI）

功效：干燥成熟种子，散结消肿、攻毒疗疮。

功效来源：《中国药典》（2020年版）

凹萼木鳖

Momordica subangulata Blume

凭证标本：临桂区普查队 450322170723037LY（GXMG、CMMI）

功效：根，用于结膜炎、腮腺炎、喉咙肿痛、瘰疬、疮疡肿毒。

功效来源：《广西中药资源名录》

罗汉果属 *Siraitia* Merr.

罗汉果

Siraitia grosvenorii (Swingle) C. Jeffrey ex A. M. Lu et Z. Y. Zhang

凭证标本：临桂区普查队 450322130730063LY（GXMG、CMMI）

功效：干燥果实，清热润肺、利咽开音、滑肠通便。

功效来源：《中国药典》（2020年版）

茅瓜属 *Solena* Lour.

茅瓜

Solena amplexicaulis (Lam.) Gandhi

凭证标本：临桂区普查队 450322150913046LY（GXMG、CMMI）

功效：块根、叶，清热解毒、化瘀散结、化痰利湿。

功效来源：《中华本草》

赤瓟儿属 *Thladiantha* Bunge

大苞赤瓟

Thladiantha cordifolia (Blume) Cogn.

凭证标本：临桂区普查队 450322150814023LY（GXMG、CMMI）

功效：块根，消炎解毒。

功效来源：《药用植物辞典》

南赤瓟

Thladiantha nudiflora Hemsl. ex Forbes et Hemsl.

凭证标本：临桂区普查队 450322170715002LY（GXMG、CMMI）

功效：根，清热、利胆、通便、通乳、消肿、解毒、排脓。果实，理气、活血、祛痰利湿。

功效来源：《药用植物辞典》

栝楼属 *Trichosanthes* L.

蛇瓜

Trichosanthes anguina L.

凭证标本：临桂区普查队 450322160707012LY（GXMG、CMMI）

功效：根、种子，清热化痰、散结消肿、止泻杀虫。

功效来源：《药用植物辞典》

瓜叶栝楼

Trichosanthes cucumerina L.

凭证标本：临桂区普查队 450322170408009LY（GXMG、CMMI）

功效：根，清热解毒、利尿消肿、散瘀止痛。种子，清热凉血、杀虫。

功效来源：《药用植物辞典》

王瓜

Trichosanthes cucumeroides (Ser.) Maxim.

凭证标本：临桂区普查队 450322150721002LY（GXMG、CMMI）

功效：种子、果实，清热利湿、凉血止血。

功效来源：《中华本草》

糙点栝楼

Trichosanthes dunniana H. Lév.

凭证标本：临桂区普查队 450322160711009LY（GXMG、CMMI）

功效：种子，润肺、祛痰、滑肠。

功效来源：《药用植物辞典》

湘桂栝楼

Trichosanthes hylonoma Hand.-Mazz.

凭证标本：宛田1组 6-1505（GXMI）

功效：果实，润肺、化痰、散结、滑肠。

功效来源：《药用植物辞典》

栝楼

Trichosanthes kirilowii Maxim.

功效：根，清热泻火、生津止渴、消肿排脓。果实，清热涤痰、宽胸散结、润燥滑肠。种子，润肺化痰、滑肠通便。

功效来源：《中国药典》（2020年版）

注：民间常见栽培物种。

长萼栝楼

Trichosanthes laceribractea Hayata

功效：果实，润肺、化痰、散结、滑肠。种子，润肺、化痰、滑肠。

功效来源：《药用植物辞典》

注：《广西植物名录》

全缘栝楼 实葫芦根

Trichosanthes ovigera Blume

凭证标本：中德采集队 439（IBSC）

功效：根，散瘀消肿、清热解毒。

功效来源：《中华本草》

趾叶栝楼 石蟾蜍

Trichosanthes pedata Merr. et Chun

凭证标本：临桂区普查队 450322130826037LY（GXMG、CMMI）

功效：全草，清热解毒。

功效来源：《中华本草》

两广栝楼

Trichosanthes reticulinervis C. Y. Wu ex S. K. Chen

凭证标本：临桂区普查队 450322170805008LY（GXMG、CMMI）

功效：根，用于热病烦渴、肺热燥咳、内热消渴、疮疡肿毒。

功效来源：《广西中药资源名录》

中华栝楼

Trichosanthes rosthornii Harms

凭证标本：临桂区普查队 450322130802012LY（GXMG、CMMI）

功效：干燥根、干燥成熟果实、干燥成熟种子，清热泻火、生津止渴、消肿排脓。

功效来源：《中国药典》（2020年版）

马㼎儿属 *Zehneria* Endl.

马㼎儿 马交儿

Zehneria indica (Lour.) Keraudren

凭证标本：临桂区普查队 450322170720016LY（GXMG、CMMI）

功效：根或叶，清热解毒、消肿散结。

功效来源：《全国中草药汇编》

钮子瓜

Zehneria maysorensis (Wight et Arn.) Arn.

功效：全草或根，清热解毒、通淋。

功效来源：《中华本草》

注：《广西植物名录》

台湾马㼎儿

Zehneria mucronata (Blume) Miq.

功效：根或叶，清热解毒、消肿散结。

功效来源：《药用植物辞典》

注：《广西植物名录》

104. 秋海棠科 Begoniaceae

秋海棠属 *Begonia* L.

歪叶秋海棠

Begonia augustinei Hemsl.

凭证标本：临桂区普查队 450322170712008LY（GXMG、CMMI）

功效：全草；散瘀消肿、止血、止痛。

功效来源：《药用植物辞典》

周裂秋海棠

Begonia circumlobata Hance

凭证标本：临桂区普查队 450322150720023LY（GXMG、CMMI）

功效：全草，散瘀消肿、消炎止咳。

功效来源：《中华本草》

食用秋海棠

Begonia edulis H. Lév.

凭证标本：临桂区普查队 450322150819013LY（GXMG、CMMI）

功效：根状茎，清热解毒、凉血润肺。

功效来源：《药用植物辞典》

紫背天葵 红天葵

Begonia fimbristipula Hance

凭证标本：临桂区普查队 450322150424025LY（GXMG、CMMI）

功效：块茎或全草，清热凉血、散瘀消肿、止咳化痰。

功效来源：《广西中药材标准 第一册》

秋海棠

Begonia grandis Dryand.

凭证标本：临桂区普查队 450322150913018LY（GXMG、CMMI）

功效：块根、果实，凉血止血、散瘀、调经。

功效来源：《全国中草药汇编》

107. 仙人掌科 Cactaceae

仙人掌属 *Opuntia* Mill.

仙人掌

Opuntia stricta (Haw.) Haw. var. *dillenii* (Ker Gawl.) L. D. Benson

凭证标本：临桂区普查队 450322161013016LY（GXMG、CMMI）

功效：干燥地上部分，行气活血、清热解毒。

功效来源：《广西壮族自治区壮药质量标准 第二卷》（2011年版）

108. 山茶科 Theaceae

杨桐属 *Adinandra* Jack

川杨桐

Adinandra bockiana E. Pritz. ex Diels

凭证标本：陈照宙 50861（IBSC）

功效：叶，消炎、止血。

功效来源：《药用植物辞典》

杨桐

Adinandra millettii (Hook. et Arn.) Benth. et Hook. f. ex Hance

凭证标本：临桂区普查队 450322170827025LY（GXMG、CMMI）

功效：根、嫩叶，凉血止血、消肿解毒。

功效来源：《药用植物辞典》

茶梨属 *Anneslea* Wall.

茶梨

Anneslea fragrans Wall.

凭证标本：李中提，覃灏富 71095（IBK）

功效：根皮、树皮、叶，消食健胃、舒肝退热。

功效来源：《药用植物辞典》

山茶属 *Camellia* L.

心叶毛蕊茶

Camellia cordifolia (F. P. Metcalf) Nakai

凭证标本：钟树权 155（IBK）

功效：根、花，收敛、凉血、止血。

功效来源：《药用植物辞典》

贵州连蕊茶

Camellia costei H. Lév.

凭证标本：梁恒 100208（IBK）

功效：全株，健脾消食、滋补强壮。

功效来源：《药用植物辞典》

连蕊茶 尖连蕊茶根

Camellia cuspidata (Kochs) Wright

凭证标本：陈照宙 50888（IBSC）

功效：根，健脾消食、补虚。

功效来源：《中华本草》

油茶

Camellia oleifera Abel

凭证标本：临桂区普查队 450322170205011LY（GXMG、CMMI）

功效：根和茶子饼，清热解毒、活血散瘀、止痛。

功效来源：《全国中草药汇编》

西南红山茶 西南山茶

Camellia pitardii Cohen-Stuart

凭证标本：陈照宙 50898（KUN）
功效：花、叶、根，消炎、止痢、调经。
功效来源：《全国中草药汇编》

茶 茶叶
Camellia sinensis (L.) O. Kuntze
凭证标本：4689（IBK）
功效：干燥嫩叶或嫩芽，清头目、除烦渴、消食化痰、利尿止泻。
功效来源：《广西壮族自治区壮药质量标准　第三卷》（2018年版）

柃木属 *Eurya* Thunb.

尖萼毛柃
Eurya acutisepala Hu et L. K. Ling
凭证标本：陈照宙 50839（IBSC）
功效：叶、果实，祛风除湿、活血祛瘀，用于风湿痛、跌打损伤。
功效来源：《药用植物辞典》

翅柃
Eurya alata Kobuski
功效：根皮，理气活血、消瘀止痛。枝叶，清热消肿。
功效来源：《药用植物辞典》
注：《广西植物名录》

米碎花
Eurya chinensis R. Br.
凭证标本：临桂区普查队 450322121206006LY（GXMG、CMMI）
功效：根及全株，清热解毒、除湿敛疮。
功效来源：《全国中草药汇编》

凹脉柃 苦白蜡
Eurya impressinervis Kobuski
凭证标本：陈照宙 51041（IBSC）
功效：叶和果实，祛风、消肿、止血。
功效来源：《中华本草》

细枝柃
Eurya loquaiana Dunn
凭证标本：覃灏富 700011（IBSC）
功效：茎、叶，祛风通络、活血止痛。
功效来源：《中华本草》

细齿叶柃
Eurya nitida Korth.
凭证标本：梁畴芬 30789（KUN）
功效：全株，祛风除湿、解毒敛疮、止血。
功效来源：《中华本草》

钝叶柃
Eurya obtusifolia H. T. Chang var. *obtusifolia*
功效：果实，止渴、利尿、醒脑。
功效来源：《药用植物辞典》
注：《广西植物名录》

金叶柃 野茶子
Eurya obtusifolia H. T. Chang var. *aurea* (H. Lév.) T. L. Ming
功效：果实，清热目渴、利尿、提神。
功效来源：《中华本草》
注：《广西植物名录》

窄叶柃
Eurya stenophylla Merr.
凭证标本：陈照宙 50971（IBSC）
功效：根、枝、叶，清热、补虚。
功效来源：《药用植物辞典》

四角柃
Eurya tetragonoclada Merr. et Chun
凭证标本：覃灏富 700107（IBSC）
功效：根，消肿止痛。
功效来源：《药用植物辞典》

大头茶属 *Polyspora* Sweet ex G. Don

大头茶
Polyspora axillaris (Roxb. ex Ker Gawl.) Sweet
凭证标本：临桂区普查队 450322170725017LY（GXMG、CMMI）
功效：芽、叶、花，清热解毒。茎皮、根、果实，清热止痒、活络止痛、温中止泻。
功效来源：《药用植物辞典》

木荷属 *Schima* Reinw. ex Blume

银木荷 银木荷皮
Schima argentea E. Pritz.
凭证标本：临桂区普查队 450322150819053LY（GXMG、CMMI）
功效：茎皮或根皮，清热止痢、驱虫。
功效来源：《中华本草》

木荷 木荷叶
Schima superba Gardner et Champ.
凭证标本：临桂区普查队 450322171103001LY（GXMG、CMMI）
功效：叶，解毒疗疮。
功效来源：《中华本草》

厚皮香属 *Ternstroemia* Mutis ex L. f.

厚皮香

Ternstroemia gymnanthera (Wight et Arn.) Bedd.
凭证标本：陈照宙 50902（KUN）
功效：叶、花、果实，清热解毒、消痈肿。
功效来源：《药用植物辞典》

尖萼厚皮香
Ternstroemia luteoflora L. K. Ling
凭证标本：梁畴芬 31719（IBK）
功效：根、叶，清热解毒、舒筋活络、消肿止痛、止泻。
功效来源：《药用植物辞典》

112. 猕猴桃科 Actinidiaceae

猕猴桃属 *Actinidia* Lindl.

软枣猕猴桃
Actinidia arguta (Sieb. et Zucc.) Planch. ex Miq.
凭证标本：12（IBK）
功效：根、叶，清热、健胃、利湿。果实，止咳、解烦热、下石淋。
功效来源：《药用植物辞典》

异色猕猴桃
Actinidia callosa Lindl. var. *discolor* C. F. Liang
凭证标本：临桂区普查队 450322150819008LY（GXMG、CMMI）
功效：根皮，清热、消肿。
功效来源：《药用植物辞典》

京梨猕猴桃 水梨藤
Actinidia callosa Lindl. var. *henryi* Maxim.
凭证标本：临桂区普查队 450322130803013LY（GXMG、CMMI）
功效：根皮，清热消肿、利湿止痛。
功效来源：《中华本草》

金花猕猴桃
Actinidia chrysantha C. F. Liang
凭证标本：陈照宙 50973（IBSC）
功效：根，清热利湿。
功效来源：《药用植物辞典》

柱果猕猴桃
Actinidia cylindrica C. F. Liang
凭证标本：陈照宙 50806（IBSC）
功效：根皮、叶、果实，清热生津、消肿解毒。
功效来源：《药用植物辞典》

毛花猕猴桃 毛冬瓜
Actinidia eriantha Benth.
凭证标本：梁恒 100246（WUK）
功效：根、根皮及叶，抗癌、解毒消肿、清热利湿。
功效来源：《全国中草药汇编》

条叶猕猴桃
Actinidia fortunatii Finet et Gagnep.
凭证标本：梁恒 100250（WUK）
功效：根，用于跌打损伤。
功效来源：《药用植物辞典》

黄毛猕猴桃
Actinidia fulvicoma Hance
凭证标本：临桂区普查队 450322130729024LY（GXMG、CMMI）
功效：根、叶、果实，清热止渴、除烦下气、和中利尿。
功效来源：《药用植物辞典》

蒙自猕猴桃
Actinidia henryi Dunn
凭证标本：临桂区普查队 450322140911020LY（GXMG、CMMI）
功效：茎，用于口腔炎。
功效来源：《广西中药资源名录》

阔叶猕猴桃
Actinidia latifolia (Gardn. et Champ.) Merr.
凭证标本：邓先福 10385（IBK）
功效：茎、叶，清热解毒、消肿止痛、除湿。
功效来源：《中华本草》

118. 桃金娘科 Myrtaceae

红千层属 *Callistemon* R. Br.

红千层
Callistemon rigidus R. Br.
凭证标本：临桂区普查队 450322130815012LY（GXMG、CMMI）
功效：小枝、叶，祛痰泻热。
功效来源：《药用植物辞典》

子楝树属 *Decaspermum* J. R. Forst. et G. Forst.

子楝树 子楝树叶
Decaspermum gracilentum (Hance) Merr. et Perry
凭证标本：临桂区普查队 450322121204010LY（GXMG、CMMI）
功效：叶，理气化湿、解毒杀虫。
功效来源：《中华本草》

五瓣子楝树
Decaspermum parviflorum (Lam.) A. J. Scott
凭证标本：梁畴芬 31141（IBSC）
功效：叶、果实，理气止痛、芳香化湿。
功效来源：《药用植物辞典》

桉属 *Eucalyptus* L' Her.

赤桉

Eucalyptus camaldulensis Dehnh.

功效：枝叶，清热解毒、防腐止痒、收敛、抗炎、镇痛、止泻、止咳、发汗。果实，用于小儿疳积。

功效来源：《药用植物辞典》

注：《广西植物名录》

柠檬桉

Eucalyptus citriodora Hook.

凭证标本：陈立卿 93264（IBK）

功效：叶，消肿散毒。精油，消炎杀菌、驱风止痛。

功效来源：《药用植物辞典》

番石榴属 *Psidium* L.

番石榴

Psidium guajava L.

凭证标本：临桂区普查队 450322170205009LY（GXMG、CMMI）

功效：叶和果，收敛止泻、消炎止血。

功效来源：《广西壮族自治区壮药质量标准 第一卷》（2008年版）

桃金娘属 *Rhodomyrtus* (DC.) Rchb.

桃金娘

Rhodomyrtus tomentosa (Aiton) Hassk.

凭证标本：临桂区普查队 450322121206015LY（GXMG、CMMI）

功效：果实，养血止血、涩肠固精。根，理气止痛、利湿止泻、益肾养血。叶，利湿止泻、生肌止血。花，收敛止血。

功效来源：《广西壮族自治区壮药质量标准 第一卷》（2008年版）

蒲桃属 *Syzygium* R. Br. ex Gaertn.

华南蒲桃

Syzygium austrosinense (Merr. et L. M. Perry) H. T. Chang et R. H. Miao

凭证标本：临桂区普查队 450322160723008LY（GXMG、CMMI）

功效：全株，收敛、涩肠止泻。

功效来源：《药用植物辞典》

赤楠

Syzygium buxifolium Hook. ex Arn.

凭证标本：临桂区普查队 450322130715134LY（GXMG、CMMI）

功效：根或根皮，健脾利湿、平喘、散瘀消肿。叶，清热解毒。

功效来源：《中华本草》

120. 野牡丹科 Melastomataceae

柏拉木属 *Blastus* Lour.

长瓣金花树

Blastus apricus (Hand.-Mazz.) H. L. Li var. *longiflorus* (Hand.-Mazz.) C. Chen

功效：全株，外治疮疥。

功效来源：《广西中药资源名录》

注：《广西植物名录》

匙萼柏拉木

Blastus cavaleriei H. Lév. et Vaniot

凭证标本：陈照宙 50872（IBK）

功效：叶，用于白带多。

功效来源：《广西中药资源名录》

柏拉木 山崩砂

Blastus cochinchinensis Lour.

凭证标本：临桂区普查队 450322170825009LY（GXMG、CMMI）

功效：根，收敛止血、消肿解毒。

功效来源：《全国中草药汇编》

金花树

Blastus dunnianus H. Lév.

凭证标本：秦宗德 9227（IBK）

功效：全株，祛风湿、止血。

功效来源：《药用植物辞典》

少花柏拉木

Blastus pauciflorus (Benth.) Merr.

凭证标本：陈照宙 50872（IBSC）

功效：根、叶，拔毒生肌。

功效来源：《药用植物辞典》

野海棠属 *Bredia* Blume

叶底红

Bredia fordii (Hance) Diels

凭证标本：临桂区普查队 450322170827026LY（GXMG、CMMI）

功效：全株，养血调经。

功效来源：《中华本草》

红毛野海棠

Bredia tuberculata (Guillaumin) Diels

凭证标本：临桂区普查队 450322150818045LY（GXMG、CMMI）

功效：全株，祛风除湿、活血调经。

功效来源：《药用植物辞典》

野牡丹属 *Melastoma* L.

地菍

Melastoma dodecandrum Lour.
凭证标本：临桂区普查队 450322130715078LY（GXMG、CMMI）
功效：全草，清热解毒、活血止血。
功效来源：《广西壮族自治区壮药质量标准　第三卷》（2018年版）

野牡丹
Melastoma malabathricum L.
凭证标本：临桂区普查队 450322170408012LY（GXMG、CMMI）
功效：干燥根及茎，收敛止血、消食、清热解毒。
功效来源：《广西壮族自治区瑶药材质量标准　第一卷》（2014年版）

展毛野牡丹 羊开口
Melastoma normale D. Don
功效：根、茎，收敛、止血、解毒。
功效来源：《广西壮族自治区壮药质量标准　第一卷》（2008年版）
注：《广西植物名录》

谷木属 *Memecylon* L.
谷木
Memecylon ligustrifolium Champ.
凭证标本：邓先福 210（IBK）
功效：枝、叶，活血祛瘀、止血。
功效来源：《药用植物辞典》

金锦香属 *Osbeckia* L.
金锦香 天香炉
Osbeckia chinensis L.
凭证标本：临桂区普查队 450322141001006LY（GXMG、CMMI）
功效：全草或根，化痰利湿、祛瘀止血、解毒消肿。
功效来源：《中华本草》

朝天罐
Osbeckia opipara C. Y. Wu et C. Chen
凭证标本：临桂区普查队 450322130815001LY（GXMG、CMMI）
功效：根、枝叶，止血、解毒。
功效来源：《广西壮族自治区壮药质量标准　第三卷》（2018年版）

星毛金锦香
Osbeckia stellata Buch.-Ham. ex Kew Gawler
凭证标本：中德采集队 383（IBSC）
功效：全株，收敛、清热、止血。
功效来源：《药用植物辞典》

锦香草属 *Phyllagathis* Blume
锦香草
Phyllagathis cavaleriei (H. Lév. et Vaniot) Guillaumin
凭证标本：临桂区普查队 450322150720015LY（GXMG、CMMI）
功效：全草，清热凉血、利湿。
功效来源：《中华本草》

肉穗草属 *Sarcopyramis* Wall.
肉穗草
Sarcopyramis bodinieri H. Lév. et Vaniot var. *bodinieri*
凭证标本：临桂区普查队 450322130731033LY（GXMG、CMMI）
功效：全株，清热利湿、凉血止血。
功效来源：《药用植物辞典》

东方肉穗草
Sarcopyramis bodinieri H. Lév. et Vaniot var. *delicata* (C. B. Rob.) C. Chen
功效：全株，清热利湿、凉血止血。
功效来源：《药用植物辞典》
注：《广西植物名录》

楮头红
Sarcopyramis nepalensis Wall.
功效：全草，清肺热、祛肝火。
功效来源：《药用植物辞典》
注：《广西植物名录》

121. 使君子科 Combretaceae
使君子属 *Quisqualis* L.
使君子
Quisqualis indica L.
凭证标本：临桂区普查队 450322160710009LY（GXMG、CMMI）
功效：干燥成熟果实，杀虫消积。
功效来源：《中国药典》（2020年版）

123. 金丝桃科 Hypericaceae
黄牛木属 *Cratoxylum* Blume
黄牛木 黄牛茶
Cratoxylum cochinchinense (Lour.) Blume
凭证标本：梁恒 200012（KUN）
功效：叶，清热解毒、化湿消滞、祛瘀消肿。
功效来源：《广西壮族自治区壮药质量标准　第二卷》（2011年版）

金丝桃属 *Hypericum* L.
赶山鞭
Hypericum attenuatum Fisch. ex Choisy
凭证标本：临桂区普查队 450322130822014LY

（GXMG、CMMI）
功效：全草，止血、镇痛、通乳。
功效来源：《全国中草药汇编》

小连翘
Hypericum erectum Thunb.
凭证标本：钟济新 90937（IBK）
功效：全草，止血、消肿、解毒调经。
功效来源：《药用植物辞典》

扬子小连翘
Hypericum faberi R. Keller
凭证标本：临桂区普查队 450322130730040LY（GXMG、CMMI）
功效：全株，凉血止血、消肿止痛。
功效来源：《药用植物辞典》

地耳草
Hypericum japonicum Thunb.
凭证标本：临桂区普查队 450322130730005LY（GXMG、CMMI）
功效：干燥全草，清利湿热、散瘀消肿。
功效来源：《广西壮族自治区壮药质量标准 第二卷》（2011年版）

金丝桃
Hypericum monogynum L.
凭证标本：临桂区普查队 450322160725006LY（GXMG、CMMI）
功效：全株、果实，清热解毒、散瘀止痛。
功效来源：《中华本草》

元宝草
Hypericum sampsonii Hance
凭证标本：临桂区普查队 450322160516012LY（GXMG、CMMI）
功效：全草，凉血止血、清热解毒、活血调经、祛风通络。
功效来源：《中华本草》

密腺小连翘
Hypericum seniawinii Maxim.
凭证标本：梁畴芬 30931（KUN）
功效：全草，收敛止血、镇痛、调经、消肿解毒。
功效来源：《药用植物辞典》

126. 藤黄科 Guttiferae

藤黄属 *Garcinia* L.

木竹子
Garcinia multiflora Champ. ex Benth.
凭证标本：秦宗德 9206（IBK）
功效：树皮、果实，清热解毒、收敛生肌。
功效来源：《中华本草》

岭南山竹子 山竹子叶
Garcinia oblongifolia Champ. ex Benth
功效：叶，消炎止痛、收敛生肌。果实，清热、生津。
功效来源：《广西中药材标准 第一册》
注：《广西植物名录》

128. 椴树科 Tiliaceae

田麻属 *Corchoropsis* Sieb. et Zucc.

田麻
Corchoropsis crenata Sieb. et Zucc.
凭证标本：临桂区普查队 450322150913038LY（GXMG、CMMI）
功效：全草，平肝利湿、解毒、止血。
功效来源：《全国中草药汇编》

黄麻属 *Corchorus* L.

黄麻
Corchorus capsularis L.
功效：根，利尿、止泻止痢。叶，理气止血、排脓生肌。
功效来源：《药用植物辞典》
注：《广西植物名录》

扁担杆属 *Grewia* L.

扁担杆
Grewia biloba G. Don
凭证标本：临桂区普查队 450322170408018LY（GXMG、CMMI）
功效：根或全株，健脾益气、固精止带、祛风除湿。
功效来源：《全国中草药汇编》

刺蒴麻属 *Triumfetta* L.

单毛刺蒴麻
Triumfetta annua L.
凭证标本：临桂区普查队 450322150913006LY（GXMG、CMMI）
功效：叶，解毒、止血。根，祛风、活血、镇痛。
功效来源：《药用植物辞典》

毛刺蒴麻 毛黐头婆
Triumfetta cana Blume
凭证标本：临桂区普查队 450322170715010LY（GXMG、CMMI）
功效：全株，祛风除湿、利尿消肿。
功效来源：《中华本草》

128a. 杜英科 Elaeocarpaceae

杜英属 *Elaeocarpus* L.

杜英

Elaeocarpus decipiens Hemsl.

凭证标本：临桂区普查队 450322150928002LY（GXMG、CMMI）

功效：根，用于风湿、跌打损伤。

功效来源：《广西中药资源名录》

富宁杜英

Elaeocarpus duclouxii Gagnep. var. *funingensis* Y. C. Hsu et Y. Tang

凭证标本：梁恒 100153（IBSC）

功效：果实，理肺止咳、清热通淋、养胃消食。

功效来源：《药用植物辞典》

山杜英

Elaeocarpus sylvestris (Lour.) Poir.

凭证标本：临桂区普查队 450322171026046LY（GXMG、CMMI）

功效：根皮，散瘀、消肿。

功效来源：《药用植物辞典》

猴欢喜属 *Sloanea* L.

薄果猴欢喜

Sloanea leptocarpa Diels

凭证标本：梁畴芬 31661（IBK）

功效：根，消肿止痛、祛风除湿。

功效来源：《药用植物辞典》

猴欢喜

Sloanea sinensis (Hance) Hemsl.

凭证标本：临桂区普查队 450322150818025LY（GXMG、CMMI）

功效：根，健脾和胃、祛风、益肾、壮腰。

功效来源：《药用植物辞典》

130. 梧桐科 Sterculiaceae

梧桐属 *Firmiana* Marsili

梧桐

Firmiana simplex (L.) W. Wight

凭证标本：黄增任 方鼎 44948（GXMI）

功效：树皮、花、种子，祛风除湿、调经止血、解毒疗疮。

功效来源：《中华本草》

山芝麻属 *Helicteres* L.

山芝麻

Helicteres angustifolia L.

凭证标本：钟树权 A61332（IBK）

功效：根或全株，清热解毒。

功效来源：《中华本草》

剑叶山芝麻 大山芝麻

Helicteres lanceolata DC.

凭证标本：临桂区普查队 450322170725014LY（GXMG、CMMI）

功效：根，清热解毒。

功效来源：《桂本草 第二卷》（上）

马松子属 *Melochia* L.

马松子 木达地黄

Melochia corchorifolia L.

凭证标本：临桂区普查队 450322130813037LY（GXMG、CMMI）

功效：茎、叶，清热利湿。

功效来源：《全国中草药汇编》

翅子树属 *Pterospermum* Schreb.

翻白叶树

Pterospermum heterophyllum Hance

功效：干燥全株，祛风除湿、舒筋活络。

功效来源：《广西壮族自治区瑶药材质量标准 第一卷》（2014年版）

注：《广西植物名录》

苹婆属 *Sterculia* L.

粉苹婆

Sterculia euosma W. W. Sm.

凭证标本：临桂区普查队 450322140913012LY（GXMG、CMMI）

功效：树皮，止咳平喘。

功效来源：《药用植物辞典》

假苹婆 红郎伞

Sterculia lanceolata Cav.

凭证标本：临桂区普查队 450322160711011LY（GXMG、CMMI）

功效：叶，散瘀止痛。

功效来源：《全国中草药汇编》

132. 锦葵科 Malvaceae

秋葵属 *Abelmoschus* Medik.

咖啡黄葵 秋葵

Abelmoschus esculentus (L.) Moench

凭证标本：临桂区普查队 450322170205012LY（GXMG、CMMI）

功效：根、叶、花或种子，利咽、通淋、下乳、调经。

功效来源：《中华本草》

黄蜀葵
Abelmoschus manihot (L.) Medik.
凭证标本：临桂区普查队 450322130815016LY（GXMG、CMMI）
功效：根、茎或茎皮、叶、花、种子，利水、通经、解毒。
功效来源：《中华本草》

箭叶秋葵 五指山参叶
Abelmoschus sagittifolius (Kurz) Merr.
凭证标本：临桂区普查队 450322170715016LY（GXMG、CMMI）
功效：叶，解毒排脓。
功效来源：《中华本草》

苘麻属 *Abutilon* Mill.

磨盘草
Abutilon indicum (L.) Sw.
凭证标本：临桂区普查队 450322121206022LY（GXMG、CMMI）
功效：干燥地上部分，疏风清热、益气通窍、祛痰利尿。
功效来源：《广西壮族自治区壮药质量标准 第二卷》（2011年版）

苘麻 筒麻子
Abutilon theophrasti Medik.
凭证标本：临桂区普查队 450322150721027LY（GXMG、CMMI）
功效：种子，清肺止咳、降逆止呕。
功效来源：《中国药典》（2020年版）

棉属 *Gossypium* L.

海岛棉
Gossypium barbadense L.
凭证标本：临桂区普查队 450322150924037LY（GXMG、CMMI）
功效：种毛，止血。
功效来源：《药用植物辞典》

木槿属 *Hibiscus* L.

大麻槿
Hibiscus cannabinus L.
功效：叶，清热消肿。种子，祛风、明目、解毒散结、止痢、通乳、消炎、利尿、润肠。
功效来源：《药用植物辞典》
注：《广西植物名录》

木芙蓉
Hibiscus mutabilis L.
凭证标本：临桂区普查队 450322130830007LY（GXMG、CMMI）
功效：根、叶、花，清热解毒、消肿排脓、凉血止血。
功效来源：《广西壮族自治区壮药质量标准 第一卷》（2008年版）

朱槿
Hibiscus rosa-sinensis L.
功效：根、叶、花，解毒、利尿、调经。
功效来源：《全国中草药汇编》
注：《广西植物名录》

玫瑰茄
Hibiscus sabdariffa L.
凭证标本：临桂区普查队 450322170715019LY（GXMG、CMMI）
功效：花萼，清热解渴、敛肺止咳。种子，强壮、轻泻、利尿。叶，外用治疥疮。
功效来源：《药用植物辞典》

木槿 木槿花
Hibiscus syriacus L.
凭证标本：临桂区普查队 450322121103041LY（GXMG、CMMI）
功效：花，清湿热、凉血。
功效来源：《广西壮族自治区壮药质量标准 第一卷》（2008年版）

赛葵属 *Malvastrum* A. Gray

赛葵
Malvastrum coromandelianum (L.) Garcke
凭证标本：临桂区普查队 450322121130035LY（GXMG、CMMI）
功效：全草，清热利湿、解毒消肿。
功效来源：《中华本草》

黄花稔属 *Sida* L.

黄花稔
Sida acuta Burm. f.
凭证标本：临桂区普查队 450322160713004LY（GXMG、CMMI）
功效：叶或根，清热解毒、消肿止痛、收敛生肌。
功效来源：《中华本草》

桤叶黄花稔 黄花稔
Sida alnifolia L. var. *alnifolia*
凭证标本：临桂区普查队 450322170825006LY（GXMG、CMMI）
功效：全株，清热利湿、排脓止痛。
功效来源：《全国中草药汇编》

白背黄花稔 黄花稔
Sida rhombifolia L.

凭证标本：临桂区普查队 450322150924031LY（GXMG、CMMI）

功效：全株，清热利湿、排脓止痛。

功效来源：《全国中草药汇编》

拔毒散

Sida szechuensis Matsuda

凭证标本：临桂区普查队 450322150913015LY（GXMG、CMMI）

功效：全草，清热解毒、拔脓生肌、调经通乳、活血祛瘀。

功效来源：《药用植物辞典》

梵天花属 *Urena* L.

地桃花

Urena lobata L.

凭证标本：临桂区普查队 450322130715043LY（GXMG、CMMI）

功效：根或全草，祛风利湿、清热解毒、活血消肿。

功效来源：《广西壮族自治区壮药质量标准 第一卷》（2008年版）

梵天花

Urena procumbens L.

凭证标本：临桂区普查队 450322130715071LY（GXMG、CMMI）

功效：全草，祛风利湿、清热解毒。

功效来源：《中华本草》

135. 古柯科 Erythroxylaceae

古柯属 *Erythroxylum* P. Browne

东方古柯

Erythroxylum sinense C. Y. Wu

功效：叶，提神、强壮、局部麻醉。根，用于腹痛。

功效来源：《药用植物辞典》

注：《广西植物名录》

136. 大戟科 Euphorbiaceae

铁苋菜属 *Acalypha* L.

铁苋菜 铁苋

Acalypha australis L.

凭证标本：临桂区普查队 450322160713017LY（GXMG、CMMI）

功效：全草，清热解毒、利湿、收敛止血。

功效来源：《广西壮族自治区壮药质量标准 第二卷》（2011年版）

红桑

Acalypha wilkesiana Müll. Arg.

功效：叶，清热、消肿、凉血、止血。

功效来源：《药用植物辞典》

注：《广西植物名录》

山麻杆属 *Alchornea* Sw.

山麻杆

Alchornea davidii Franch.

凭证标本：临桂区普查队 450322160516024LY（GXMG、CMMI）

功效：茎皮、叶，解表、止痛、杀虫。

功效来源：《药用植物辞典》

红背山麻杆 红背娘

Alchornea trewioides (Benth.) Müll. Arg. var. *trewioides*

凭证标本：临桂区普查队 450322170829017LY（GXMG、CMMI）

功效：干燥全株，清热解毒、杀虫止痒。

功效来源：《广西壮族自治区壮药质量标准 第三卷》（2018年版）

绿背山麻杆

Alchornea trewioides (Benth.) Müll. Arg. var. *sinica* (Benth.) Müll. Arg.

凭证标本：临桂区普查队 450322170825012LY（GXMG、CMMI）

功效：根，用于肾炎水肿。枝叶，用于外伤出血、疮疡肿毒。

功效来源：《广西中药资源名录》

五月茶属 *Antidesma* L.

五月茶

Antidesma bunius (L.) Spreng.

凭证标本：临桂区普查队 450322171026045LY（GXMG、CMMI）

功效：根、叶，收敛止泻、止咳生津、行气活血。

功效来源：《全国中草药汇编》

日本五月茶

Antidesma japonicum Sieb. et Zucc.

凭证标本：4691（IBK）

功效：全株，祛风湿、止泻、生津。

功效来源：《药用植物辞典》

秋枫属 *Bischofia* Blume

秋枫

Bischofia javanica Blume

凭证标本：临桂区普查队 450322160622009LY（GXMG、CMMI）

功效：根、树皮及叶，行气活血、消肿解毒。

功效来源：《全国中草药汇编》

重阳木

Bischofia polycarpa (H. Lév.) Airy Shaw

凭证标本：梁恒 100177（IBSC）
功效：根，用于风湿痹痛。树皮，用于痢疾。叶，用于肝炎、肝区痛。
功效来源：《广西中药资源名录》

黑面神属 *Breynia* J. R. Forst. et G. Forst.

小叶黑面神 小叶黑面叶
Breynia vitisidaea (Burm.) C. E. C. Fisch.
功效：根、叶，清热解毒、止血止痛。
功效来源：《全国中草药汇编》
注：《广西植物名录》

土蜜树属 *Bridelia* Willd.

大叶土蜜树
Bridelia retusa (L.) A. Jussieu
凭证标本：临桂区普查队 450322160711010LY（GXMG、CMMI）
功效：全株，清热利尿、活血调经。
功效来源：《药用植物辞典》

土蜜树
Bridelia tomentosa Blume
凭证标本：徐月邦 10445（KUN）
功效：根皮、茎、叶，安神调经、清热解毒。
功效来源：《全国中草药汇编》

巴豆属 *Croton* L.

石山巴豆 巴豆
Croton euryphyllus W. W. Sm.
凭证标本：黄大明 5（IBK）
功效：干燥成熟果实、种子，泻下祛积、逐水消肿。根，温中散寒、祛风活络。叶，外用治冻疮，杀孑孓、蝇蛆。
功效来源：《中国药典》（2020年版）

毛果巴豆 小叶双眼龙
Croton lachynocarpus Benth.
功效：根、叶，散寒除湿、祛风活血。
功效来源：《中华本草》
注：《广西植物名录》

巴豆
Croton tiglium L.
凭证标本：临桂区普查队 450322150809012LY（GXMG、CMMI）
功效：种子，泻下祛积、逐水消肿。根，温中散寒、祛风活络。叶，外用治冻疮，杀孑孓、蝇蛆。
功效来源：《中国药典》（2020年版）

假奓包叶属 *Discocleidion* (Müll.-Arg.) Pax et K. Hoffm.

假奓包叶
Discocleidion rufescens (Franch.) Pax et Hoffm.
凭证标本：临桂区普查队 450322160725009LY（GXMG、CMMI）
功效：根皮，泻水消积。
功效来源：《药用植物辞典》

大戟属 *Euphorbia* L.

乳浆大戟 猫眼草
Euphorbia esula L.
凭证标本：临桂区普查队 450322150811024LY（GXMG、CMMI）
功效：全草，利尿消肿、拔毒止痒。
功效来源：《全国中草药汇编》

白苞猩猩草 叶象花
Euphorbia heterophylla L.
功效：全草，凉血调经、散瘀消肿。
功效来源：《中华本草》
注：《广西植物名录》

飞扬草
Euphorbia hirta L.
凭证标本：临桂区普查队 450322121103035LY（GXMG、CMMI）
功效：干燥全草，清热解毒、止痒利湿、通乳。
功效来源：《中国药典》（2020年版）

通奶草
Euphorbia hypericifolia L.
凭证标本：临桂区普查队 450322130716001LY（GXMG、CMMI）
功效：全草，清热解毒、利水、健脾通奶。
功效来源：《药用植物辞典》

续随子 千金子
Euphorbia lathyris L.
凭证标本：临桂区医院 44971（GXMI）
功效：种子，泻下逐水、破血消癥。
功效来源：《中国药典》（2020年版）

大戟 京大戟
Euphorbia pekinensis Rupr.
凭证标本：临桂区普查队 450322150810009LY（GXMG、CMMI）
功效：干燥根，泻水逐饮、消肿散结。
功效来源：《中国药典》（2020年版）

白饭树属 *Flueggea* Willd.

一叶萩

Flueggea suffruticosa (Pall.) Baill.

凭证标本：临桂区普查队 450322160709033LY（GXMG、CMMI）

功效：嫩枝叶及根，活血舒筋、健脾益肾。

功效来源：《药用植物辞典》

白饭树

Flueggea virosa (Roxb. ex Willd.) Voigt

凭证标本：临桂区普查队 450322150814042LY（GXMG、CMMI）

功效：全株，清热解毒、消肿止痛、止痒止血。

功效来源：《广西壮族自治区壮药质量标准　第三卷》（2018年版）

算盘子属 *Glochidion* J. R. Forst. et G. Forst.

革叶算盘子

Glochidion daltonii (Müll. Arg.) Kurz

凭证标本：临桂区普查队 450322130730024LY（GXMG、CMMI）

功效：果实，止咳。

功效来源：《药用植物辞典》

毛果算盘子

Glochidion eriocarpum Champ. ex Benth.

凭证标本：临桂区普查队 450322170205008LY（GXMG、CMMI）

功效：干燥地上部分，清热利湿、散瘀消肿、解毒止痒。

功效来源：《广西壮族自治区壮药质量标准　第一卷》（2008年版）

算盘子

Glochidion puberum (L.) Hutch.

凭证标本：临桂区普查队 450322130731009LY（GXMG、CMMI）

功效：干燥全株，清热利湿、解毒消肿。

功效来源：《广西壮族自治区壮药质量标准　第三卷》（2018年版）

野桐属 *Mallotus* Lour.

白背叶

Mallotus apelta (Lour.) Müll. Arg.

凭证标本：临桂区普查队 450322170408006LY（GXMG、CMMI）

功效：根及叶，柔肝活血、健脾化湿、收敛固脱。

功效来源：《广西壮族自治区壮药质量标准　第一卷》（2008年版）

毛桐

Mallotus barbatus (Wall.) Müll. Arg.

凭证标本：临桂区普查队 450322150722040LY（GXMG、CMMI）

功效：干燥根，清热利尿。

功效来源：《广西壮族自治区壮药质量标准　第三卷》（2018年版）

野梧桐

Mallotus japonicus (L. f.) Müll. Arg.

凭证标本：陈照宙 50881（IBK）

功效：树皮、根和叶，清热解毒、收敛止血。

功效来源：《中华本草》

尼泊尔野桐 山桐子

Mallotus nepalensis Müll. Arg.

功效：根、皮，生新解毒。

功效来源：《全国中草药汇编》

注：《广西植物名录》

白楸

Mallotus paniculatus (Lam.) Müll. Arg.

凭证标本：临桂区普查队 450322170827014LY（GXMG、CMMI）

功效：全株，固脱、止痢、消炎。

功效来源：《药用植物辞典》

粗糠柴

Mallotus philippinensis (Lam.) Müll. Arg.

凭证标本：临桂区普查队 450322140913003LY（GXMG、CMMI）

功效：果上腺体粉末，驱虫。根，清热利湿。

功效来源：《广西壮族自治区壮药质量标准　第一卷》（2008年版）

石岩枫 杠香藤

Mallotus repandus (Willd.) Müll. Arg.

功效：全株，祛风除湿、活血通络、解毒消肿、驱虫止痒。

功效来源：《中华本草》

注：《广西植物名录》

黄背野桐

Mallotus tenuifolius Pax

凭证标本：临桂区普查队 450322170825002LY（GXMG、CMMI）

功效：根皮，收敛止血、散瘀止痛、解毒生新。

功效来源：《药用植物辞典》

叶下珠属 *Phyllanthus* L.

苦味叶下珠

Phyllanthus amarus Shumacher et Thonning

凭证标本：临桂区普查队 450322150814007LY（GXMG、CMMI）

功效：全草、根，止咳祛痰、消积、清肝明目、渗湿利水。

功效来源：《药用植物辞典》

落萼叶下珠

Phyllanthus flexuosus (Sieb. et Zucc.) Müll. Arg.

功效：根，用于小儿疳积。茎、叶，用于风湿痹痛。全株，用于过敏性皮疹、小儿夜啼。

功效来源：《药用植物辞典》

注：《广西植物名录》

小果叶下珠 红鱼眼

Phyllanthus reticulatus Poir.

凭证标本：徐月邦 10453（KUN）

功效：干燥茎，祛风活血、散瘀消肿。

功效来源：《广西中药材标准 第一册》

叶下珠

Phyllanthus urinaria L.

凭证标本：临桂区普查队 450322130715105LY（GXMG、CMMI）

功效：全草，平肝清热、利水解毒。

功效来源：《广西壮族自治区壮药质量标准 第二卷》（2011年版）

黄珠子草

Phyllanthus virgatus G. Forst.

凭证标本：临桂区普查队 450322130822002LY（GXMG、CMMI）

功效：全草，健脾消积、利尿通淋、清热解毒。

功效来源：《中华本草》

蓖麻属 *Ricinus* L.

蓖麻 蓖麻子

Ricinus communis L.

凭证标本：临桂区普查队 450322121127070LY（GXMG、CMMI）

功效：干燥成熟种子，消肿拔毒、泻下通滞。

功效来源：《中国药典》（2020年版）

乌桕属 *Sapium* Jacq.

济新乌桕

Sapium chihsinianum S. Lee

凭证标本：梁恒 100090（IBK）

功效：根、树皮，用于水肿、大便燥结、小便急胀。叶、果实，用于湿疹、皮肤瘙痒、蛇虫咬伤。

功效来源：《广西中药资源名录》

山乌桕

Sapium discolor (Champ. ex Benth.) Müll. Arg.

凭证标本：临桂区普查队 450322130715113LY（GXMG、CMMI）

功效：根皮、树皮及叶，泻下逐水、消肿散瘀。

功效来源：《全国中草药汇编》

白木乌桕

Sapium japonicum (Sieb. et Zucc.) Pax et K. Hoffm.

功效：根皮，散瘀消肿、利尿。

功效来源：《药用植物辞典》

注：《广西植物名录》

圆叶乌桕

Sapium rotundifolium Hemsl.

凭证标本：临桂区普查队 450322150811006LY（GXMG、CMMI）

功效：叶或果实，解毒消肿、杀虫。

功效来源：《中华本草》

乌桕 乌桕根

Sapium sebiferum (L.) Roxb.

凭证标本：临桂区普查队 450322130717063LY（GXMG、CMMI）

功效：干燥根，泻下逐水、消肿散结、解蛇虫毒。

功效来源：《广西壮族自治区壮药质量标准 第二卷》（2011年版）

地构叶属 *Speranskia* Baill.

广东地构叶 蛋不老

Speranskia cantonensis (Hance) Pax et K. Hoffm.

凭证标本：临桂区普查队 450322150811037LY（GXMG、CMMI）

功效：全草，祛风湿、通经络、破瘀止痛。

功效来源：《中华本草》

油桐属 *Vernicia* Lour.

油桐

Vernicia fordii (Hemsl.) Airy Shaw

凭证标本：临桂区普查队 450322130730062LY（GXMG、CMMI）

功效：全株、种子所榨出的油，下气消积、利水化痰、驱虫。

功效来源：《中华本草》

木油桐

Vernicia montana Lour.

凭证标本：临桂区普查队 450322170715020LY（GXMG、CMMI）

功效：根、叶、果实，杀虫止痒、拔毒生肌。

功效来源：《药用植物辞典》

136a. 虎皮楠科 Daphniphyllaceae

虎皮楠属 *Daphniphyllum* Blume

牛耳枫

Daphniphyllum calycinum Benth.

凭证标本：临桂区普查队 450322121206028LY（GXMG、CMMI）

功效：全株，清热解毒、活血化瘀。

功效来源：《广西壮族自治区壮药质量标准 第一卷》（2008年版）

交让木

Daphniphyllum macropodum Miq.

凭证标本：陈照宙 50955（IBK）

功效：种子及叶，消肿拔毒、杀虫。

功效来源：《全国中草药汇编》

虎皮楠

Daphniphyllum oldhamii (Hemsl.) Rosenthal

凭证标本：钟济新 90962（IBK）

功效：根、叶，清热解毒、活血散瘀。

功效来源：《中华本草》

139a. 鼠刺科 Escalloniaceae

鼠刺属 *Itea* L.

鼠刺

Itea chinensis Hook. et Arn.

凭证标本：赖其瑞 45040（GXMI）

功效：根、叶，活血、消肿、止痛。根、花，滋补强壮。

功效来源：《药用植物辞典》

厚叶鼠刺

Itea coriacea Y. C. Wu

凭证标本：陈照宙 50803（KUN）

功效：叶，用于刀伤出血。

功效来源：《药用植物辞典》

腺鼠刺

Itea glutinosa Hand.-Mazz.

凭证标本：秦宗德 9201（IBK）

功效：根、花，续筋接骨、强壮滋补、润肺止咳。

功效来源：《药用植物辞典》

毛鼠刺

Itea indochinensis Merr. var. *indochinensis*

凭证标本：梁恒 100289（IBK）

功效：茎，用于风湿痹痛、跌打损伤。叶，外治骨折。

功效来源：《广西中药资源名录》

毛脉鼠刺

Itea indochinensis Merr. var. *pubinervia* (H. T. Chang) C. Y. Wu

功效：叶，止血、消肿。

功效来源：《药用植物辞典》

注：《广西植物名录》

142. 绣球花科 Hydrangeaceae

常山属 *Dichroa* Lour.

常山

Dichroa febrifuga Lour.

凭证标本：临桂区普查队 450322171103047LY（GXMG、CMMI）

功效：干燥根，涌吐痰涎、截疟。

功效来源：《中国药典》（2020年版）

绣球属 *Hydrangea* L.

冠盖绣球

Hydrangea anomala D. Don

凭证标本：李治基 136（IBSC）

功效：叶，清热、抗疟。根，祛痰、截疟、解毒、活血散瘀。

功效来源：《药用植物辞典》

马桑绣球

Hydrangea aspera D. Don

凭证标本：临桂区普查队 450322170817015LY（GXMG、CMMI）

功效：根，消食积、健脾利湿、清热解毒、消暑止渴。树皮、枝，接筋骨、利湿截疟。

功效来源：《药用植物辞典》

中国绣球

Hydrangea chinensis Maxim.

凭证标本：陈照宙 50960（IBK）

功效：根，利尿、抗疟、祛瘀止痛、活血生新。

功效来源：《药用植物辞典》

粤西绣球

Hydrangea kwangsiensis Hu

凭证标本：陈照宙 50835（IBK）

功效：根、叶，用于跌打损伤、刀伤出血。

功效来源：《药用植物辞典》

临桂绣球

Hydrangea linkweiensis Chun

凭证标本：秦宗德 9230（IBK）

功效：根、叶，祛风、解热、止痛、止咳、接骨、截疟。

功效来源：《药用植物辞典》

绣球
Hydrangea macrophylla (Thunb.) Ser.
凭证标本：临桂区普查队 450322171103049LY（GXMG、CMMI）
功效：叶、花，用于疟疾、身热燥烦、喉痛。
功效来源：《广西中药资源名录》

圆锥绣球 土常山
Hydrangea paniculata Sieb.
凭证标本：临桂区普查队 450322130729049LY（GXMG、CMMI）
功效：根，截疟退热、消积和中。
功效来源：《全国中草药汇编》

粗枝绣球
Hydrangea robusta Hook. f. et Thomson
功效：叶，清热抗疟。
功效来源：《药用植物辞典》
注：《广西植物名录》

蜡莲绣球 土常山
Hydrangea strigosa Rehder
功效：根，截疟、消食、清热解毒、祛痰散结。
功效来源：《中华本草》
注：《广西植物名录》

冠盖藤属 *Pileostegia* Hook. f. et Thomson

星毛冠盖藤 青棉花藤
Pileostegia tomentella Hand.-Mazz.
凭证标本：临桂区普查队 450322170809002LY（GXMG、CMMI）
功效：根、藤、叶，祛风除湿、散瘀止痛、接骨。
功效来源：《全国中草药汇编》

冠盖藤 青棉花藤叶
Pileostegia viburnoides Hook. f. et Thoms.
凭证标本：临桂区普查队 450322170412023LY（GXMG、CMMI）
功效：根，祛风除湿、散瘀止痛、消肿解毒。
功效来源：《中华本草》

143. 蔷薇科 Rosaceae

龙芽草属 *Agrimonia* L.

小花龙芽草
Agrimonia nipponica Koidz. var. *occidentalis* Koidz.
功效：全草，用于咳血、吐血、血痢、感冒发热。
功效来源：《广西中药资源名录》
注：《广西植物名录》

龙牙草 仙鹤草
Agrimonia pilosa Ledeb.
凭证标本：临桂区普查队 450322130815008LY（GXMG、CMMI）
功效：地上部分，收敛止血、杀虫。
功效来源：《广西壮族自治区壮药质量标准 第二卷》（2011年版）

桃属 *Amygdalus* L.

桃 桃花
Amygdalus persica L.
凭证标本：临桂区普查队 450322160421018LY（GXMG、CMMI）
功效：花，泻下通便、利水消肿。
功效来源：《全国中草药汇编》

樱属 *Cerasus* Mill.

钟花樱桃
Cerasus campanulata (Maxim.) A. N. Vassiljeva
凭证标本：梁畴芬 31614（IBK）
功效：种仁，用于咳嗽、发热等。
功效来源：文献

华中樱桃
Cerasus conradinae (Koehne) T. T. Yü et C. L. Li
功效：叶，杀虫止痒。核仁，透疹。
功效来源：《药用植物辞典》
注：《广西植物名录》

樱桃
Cerasus pseudocerasus (Lindl.) G. Don
凭证标本：临桂区普查队 450322170407023LY（GXMG、CMMI）
功效：果核，发表、透疹、解毒。叶，温胃健脾、止血、解毒、平喘、杀虫。果实，益气、祛风湿、透疹。
功效来源：《药用植物辞典》

山楂属 *Crataegus* L.

野山楂 山楂
Crataegus cuneata Sieb. et Zucc.
功效：果实、根、叶，消食化滞、散瘀止痛。
功效来源：《全国中草药汇编》
注：《广西植物名录》

山楂
Crataegus pinnatifida Bunge
凭证标本：临桂区普查队 450322170715009LY（GXMG、CMMI）
功效：果实，消食健胃、行气散瘀。
功效来源：《药用植物辞典》

蛇莓属 *Duchesnea* Sm.

蛇莓

Duchesnea indica (Andrews) Focke

凭证标本：临桂区普查队 450322160421010LY（GXMG、CMMI）

功效：全草，清热解毒、散瘀消肿、凉血止血。

功效来源：《中华本草》

枇杷属 *Eriobotrya* Lindl.

大花枇杷

Eriobotrya cavaleriei (H. Lév.) Rehder

凭证标本：陈照宙 50914（WUK）

功效：花、叶、根皮，清肺、止咳、平喘、消肿止痛。

功效来源：《药用植物辞典》

枇杷 枇杷叶

Eriobotrya japonica (Thunb.) Lindl.

凭证标本：临桂区普查队 450322170715024LY（GXMG、CMMI）

功效：干燥叶，清肺止咳、降逆止呕。

功效来源：《中国药典》（2020年版）

路边青属 *Geum* L.

柔毛路边青 蓝布正

Geum japonicum Thunb. var. *chinense* F. Bolle

凭证标本：临桂区普查队 450322150721008LY（GXMG、CMMI）

功效：干燥全草，益气健脾、补血养阴、润肺化痰。

功效来源：《中国药典》（2020年版）

桂樱属 *Laurocerasus* Duham.

腺叶桂樱

Laurocerasus phaeosticta (Hance) C. K. Schneid.

凭证标本：梁畴芬 31753（IBK）

功效：全株、种子，活血祛瘀、镇咳利尿、润燥滑肠。

功效来源：《药用植物辞典》

刺叶桂樱

Laurocerasus spinulosa (Sieb. et Zucc.) C. K. Schneid.

凭证标本：梁畴芬 30894（IBSC）

功效：果实、种子，祛风除湿、消肿止血。

功效来源：《药用植物辞典》

大叶桂樱

Laurocerasus zippeliana (Miq.) T. T. Yü et L. T. Lu

功效：根、叶，跌打损伤。叶，镇咳祛痰、祛风解毒。

功效来源：《药用植物辞典》

注：《广西植物名录》

苹果属 *Malus* Mill.

湖北海棠 湖北海棠根

Malus hupehensis (Pamp.) Rehder

功效：根，活血通络。

功效来源：《中华本草》

注：《广西植物名录》

三叶海棠

Malus sieboldii (Regel) Rehder

功效：果，消食健胃。

功效来源：《中华本草》

注：《广西植物名录》

绣线梅属 *Neillia* D. Don

中华绣线梅

Neillia sinensis Oliv.

凭证标本：临桂区普查队 450322130730017LY（GXMG、CMMI）

功效：全株，祛风解表、和中止泻。

功效来源：《中华本草》

稠李属 *Padus* Mill.

橉木

Padus buergeriana (Miq.) T. T. Yü et T. C. Ku

凭证标本：陈照宙 51050（IBK）

功效：种子，缓泻、利尿。

功效来源：《药用植物辞典》

石楠属 *Photinia* Lindl.

中华石楠

Photinia beauverdiana C. K. Schneid.

凭证标本：梁畴芬 31656（IBK）

功效：果，补肾强筋。根或叶，行气活血、祛风止痛。

功效来源：《中华本草》

贵州石楠

Photinia bodinieri H. Lév.

凭证标本：梁畴芬 30034（IBK）

功效：根、叶，清热解毒、利尿、祛风止痛。

功效来源：《药用植物辞典》

光叶石楠

Photinia glabra (Thunb.) Maxim.

凭证标本：秦宗德 9207（IBK）

功效：果，杀虫、止血、涩肠、生津、解酒。叶，清热利尿、消肿止痛。

功效来源：《中华本草》

广西石楠

Photinia kwangsiensis H. L. Li

凭证标本：Chun and Chu 10160（IBSC）
功效：叶，用于风湿关节痛。
功效来源：《药用植物辞典》

小叶石楠
Photinia parvifolia (E. Pritz.) C. K. Schneid.
凭证标本：临桂区普查队 450322160713011LY（GXMG、CMMI）
功效：根，清热解毒、活血止痛。
功效来源：《中华本草》

桃叶石楠
Photinia prunifolia (Hook. et Arn.) Lindl.
凭证标本：秦宗德 9225（IBK）
功效：叶，祛风、通络、益肾。
功效来源：《药用植物辞典》

石楠
Photinia serratifolia (Desf.) Kalkman
凭证标本：临桂区普查队 450322170407041LY（GXMG、CMMI）
功效：根、叶，祛风止痛。
功效来源：《全国中草药汇编》

毛叶石楠
Photinia villosa (Thunb.) DC. var. *villosa*
凭证标本：梁畴芬 31020（KUN）
功效：根、果，除湿热、止吐泻。
功效来源：《全国中草药汇编》

光萼石楠
Photinia villosa (Thunb.) DC. var. *glabricalycina* L. T. Lu et C. L. Li
功效：根，清热除湿、消肿止痛、止吐泻、止痢。果实，除湿热、止吐泻、消肿止痛。
功效来源：《药用植物辞典》
注：《广西植物名录》

庐山石楠
Photinia villosa (Thunb.) DC. var. *sinica* Rehder et E. H. Wilson
功效：叶，祛风通络、益肾。
功效来源：《药用植物辞典》
注：《广西植物名录》

委陵菜属 *Potentilla* L.

翻白草
Potentilla discolor Bunge
凭证标本：厂山卫协会 8（GXMI）
功效：干燥全草，清热解毒、止痢、止血。
功效来源：《中国药典》（2020年版）

三叶委陵菜 地蜂子
Potentilla freyniana Bornm.
凭证标本：临桂区卫生科 123（GXMI）
功效：根或全草，清热解毒、止痛止血。
功效来源：《全国中草药汇编》

蛇含委陵菜 蛇含
Potentilla kleiniana Wight et Arn.
凭证标本：临桂区普查队 450322160505009LY（GXMG、CMMI）
功效：全草，清热定惊、截疟、止咳化痰、解毒活血。
功效来源：《中华本草》

火棘属 *Pyracantha* M. Roem.

全缘火棘
Pyracantha atalantioides (Hance) Stapf
凭证标本：临桂区普查队 450322170725020LY（GXMG、CMMI）
功效：叶、果实，清热解毒、止血。
功效来源：《中华本草》

细圆齿火棘
Pyracantha crenulata (D. Don) M. Roem.
凭证标本：临桂区普查队 450322150924046LY（GXMG、CMMI）
功效：根、叶，用于劳伤腰痛、肠风下血、疔疮、盗汗、火眼。
功效来源：《药用植物辞典》

火棘
Pyracantha fortuneana (Maxim.) H. L. Li
凭证标本：张肇骞 10178（IBSC）
功效：叶、果实，清热解毒、止血。
功效来源：《中华本草》

梨属 Pyrus L.

豆梨
Pyrus calleryana Decne.
凭证标本：临桂区普查队 450322150913036LY（GXMG、CMMI）
功效：根皮，清热解毒、敛疮。果实，健脾消食、涩肠止痢。
功效来源：《中华本草》

沙梨
Pyrus pyrifolia (Burm. f.) Nakai
凭证标本：邓先福 10380（IBK）
功效：果实，生津、润燥、清热、化痰。
功效来源：《广西壮族自治区壮药质量标准　第三卷》（2018年版）

麻梨

Pyrus serrulata Rehder

功效：果实，生津、润燥、清热、消暑健胃、收敛、止咳、化痰、消食积。

功效来源：《药用植物辞典》

注：《广西植物名录》

石斑木属 *Rhaphiolepis* Lindl.

石斑木

Rhaphiolepis indica (L.) Lindl.

凭证标本：赖其瑞 45039（GXMI）

功效：根、叶，活血祛风、止痛、消肿解毒。

功效来源：《药用植物辞典》

蔷薇属 *Rosa* L.

小果蔷薇 金樱根

Rosa cymosa Tratt.

凭证标本：临桂区普查队 450322130826008LY（GXMG、CMMI）

功效：干燥根及根茎，清热解毒、利湿消肿、收敛止血、活血散瘀、固涩益肾。

功效来源：《广西壮族自治区瑶药材质量标准　第一卷》（2014年版）

软条七蔷薇

Rosa henryi Boulenger

凭证标本：梁畴芬 31728（IBK）

功效：根，祛风除湿、活血调经、化痰、止血。

功效来源：《药用植物辞典》

金樱子

Rosa laevigata Michx.

凭证标本：临桂区普查队 450322170408014LY（GXMG、CMMI）

功效：干燥成熟果实，固精缩尿、固崩止带、涩肠止泻。

功效来源：《中国药典》（2020年版）

粉团蔷薇 金樱根

Rosa multiflora Thunb. var. *cathayensis* Rehder et E. H. Wilson

凭证标本：临桂区普查队 450322160421008LY（GXMG、CMMI）

功效：根及根茎，清热解毒、利湿消肿、收敛止血、活血散瘀、固涩益肾。

功效来源：《广西壮族自治区瑶药材质量标准　第一卷》（2014年版）

香水月季

Rosa odorata (Andrews) Sweet

凭证标本：李树刚 200199（IBK）

功效：根、叶、虫瘿，调气和血、止痢、止咳、定喘、消炎、杀菌。

功效来源：《全国中草药汇编》

悬钩子属 *Rubus* L.

粗叶悬钩子

Rubus alceifolius Poir.

凭证标本：临桂区普查队 450322121130006LY（GXMG、CMMI）

功效：根、叶，清热利湿、止血、散瘀。

功效来源：《中华本草》

小柱悬钩子

Rubus columellaris Tutcher

凭证标本：梁畴芬 31716（IBK）

功效：根，外用治跌打损伤。

功效来源：《药用植物辞典》

山莓

Rubus corchorifolius L. f.

凭证标本：临桂区普查队 450322170410011LY（GXMG、CMMI）

功效：根和叶，活血、止血、祛风利湿。

功效来源：《全国中草药汇编》

台湾悬钩子

Rubus formosensis Kuntze

凭证标本：梁畴芬 31713（IBK）

功效：根，用于牙痛。

功效来源：《药用植物辞典》

华南悬钩子

Rubus hanceanus Kuntze

功效：根、叶，用于跌打肿痛、刀伤出血、月经不调、产后恶露不尽。

功效来源：《药用植物辞典》

注：《广西植物名录》

白叶莓

Rubus innominatus S. Moore var. *innominatus*

功效：根，清热解毒、止咳平喘、止血、止痛。

功效来源：《药用植物辞典》

注：《广西植物名录》

无腺白叶莓

Rubus innominatus S. Moore var. *kuntzeanus* (Hemsl.) L. H. Bailey

功效：根，祛风、平喘止咳。

功效来源：《药用植物辞典》

注：《广西植物名录》

高粱泡 高粱泡叶
Rubus lambertianus Ser.
凭证标本：临桂区普查队 450322130729048LY（GXMG、CMMI）
功效：叶，清热凉血、解毒疗疮。
功效来源：《中华本草》

棠叶悬钩子
Rubus malifolius Focke
凭证标本：陈照宙 51045（IBSC）
功效：根、叶、茎，消肿止痛、收敛。
功效来源：《药用植物辞典》

茅莓
Rubus parvifolius L.
凭证标本：临桂区普查队 450322160421006LY（GXMG、CMMI）
功效：地上部分、根，清热解毒、散瘀止血、杀虫疗疮。
功效来源：《广西壮族自治区壮药质量标准 第一卷》（2008年版）

梨叶悬钩子 红簕钩
Rubus pirifolius Sm.
凭证标本：4687（IBK）
功效：根，清肺凉血、解郁。
功效来源：《全国中草药汇编》

深裂锈毛莓 七爪风
Rubus reflexus Ker var. *lanceolobus* Metc.
凭证标本：临桂区普查队 450322130826021LY（GXMG、CMMI）
功效：根，祛风除湿、活血通络。
功效来源：《全国中草药汇编》

空心泡 倒触伞
Rubus rosifolius Sm.
功效：根或嫩枝叶，清热解毒、止咳、收敛止血、接骨。
功效来源：《中华本草》
注：《广西植物名录》

红腺悬钩子 牛奶莓
Rubus sumatranus Miq.
凭证标本：临桂区普查队 450322130729062LY（GXMG、CMMI）
功效：根，清热解毒、开胃、利水。
功效来源：《中华本草》

木莓
Rubus swinhoei Hance
凭证标本：梁畴芬 31726（IBK）
功效：根、叶，凉血止血、活血调经、收敛解毒、消食积、止泻痢。
功效来源：《药用植物辞典》

灰白毛莓
Rubus tephrodes Hance
凭证标本：临桂区普查队 450322141001005LY（GXMG、CMMI）
功效：果实、种子，补肝肾、缩小便、补气益精。叶，止血解毒。
功效来源：《药用植物辞典》

红毛悬钩子
Rubus wallichianus Wight et Arn.
功效：根、叶，祛风除湿、散瘀、补肾。
功效来源：《药用植物辞典》
注：《广西植物名录》

地榆属 *Sanguisorba* L.

地榆
Sanguisorba officinalis L. var. *officinalis*
凭证标本：临桂区普查队 450322121103028LY（GXMG、CMMI）
功效：干燥根，凉血止血、解毒敛疮。
功效来源：《中国药典》（2020年版）

长叶地榆
Sanguisorba officinalis L. var. *longifolia* (Bertol.) T. T. Yu et C. L. Li
功效：根及根茎，凉血止血、清热解毒。
功效来源：《药用植物辞典》
注：《广西植物名录》

花楸属 *Sorbus* L.

美脉花楸
Sorbus caloneura (Stapf) Rehder
凭证标本：临桂区普查队 450322170410001LY（GXMG、CMMI）
功效：果实、根，消积健胃、助消化、收敛止泻。枝叶，消炎、止血。
功效来源：《药用植物辞典》

石灰花楸
Sorbus folgneri (C. K. Schneid.) Rehder
凭证标本：梁畴芬 31644（IBK）
功效：果实、茎，祛风除湿、舒筋活络。
功效来源：《药用植物辞典》

大果花楸
Sorbus megalocarpa Rehder
凭证标本：临桂区普查队 450322150819033LY（GXMG、CMMI）

功效：茎，消炎、止血。根、果实，健脾、镇咳、祛痰。

功效来源：《药用植物辞典》

绣线菊属 *Spiraea* L.

绣球绣线菊 珍珠绣球

Spiraea blumei G. Don

凭证标本：梁畴芬 31107（IBSC）

功效：根、果实，调气、止痛、散瘀利湿。

功效来源：《全国中草药汇编》

麻叶绣线菊

Spiraea cantoniensis Lour.

功效：枝叶，外用治疮疥。

功效来源：《广西中药资源名录》

注：《广西植物名录》

绣线菊

Spiraea japonica L. f. var. *japonica*

凭证标本：临桂区普查队 450322130730030LY（GXMG、CMMI）

功效：叶，消肿解毒、去腐生肌。

功效来源：《全国中草药汇编》

光叶绣线菊 绣线菊

Spiraea japonica L. f. var. *fortunei* (Panchon) Rehder

功效：根及嫩叶，清热解毒。

功效来源：《全国中草药汇编》

注：《广西植物名录》

红果树属 *Stranvaesia* Lindl.

湖南红果树

Stranvaesia amphidoxa C. K. Schneid. var. *amphileia* (Hand.-Mazz.) T. T. Yu

功效：根，活血止血、祛风利湿。叶，解毒消肿。

功效来源：《药用植物辞典》

注：《广西植物名录》

红果树

Stranvaesia davidiana Decne. var. *davidiana*

凭证标本：陈照宙 51029（IBK）

功效：果实，清热除湿、化瘀止痛。

功效来源：《药用植物辞典》

波叶红果树

Stranvaesia davidiana Decne. var. *undulata* (Decne.) Rehder et E. H. Wilson

功效：根，活血止血、祛风利湿。叶，解毒消肿。

功效来源：《药用植物辞典》

注：《广西植物名录》

146. 含羞草科 Mimosaceae

猴耳环属 *Abarema* Pittier

围涎树 尿桶弓

Abarema clypearia (Jack.) Kosterm.

凭证标本：临桂区普查队 450322170817018LY（GXMG、CMMI）

功效：枝叶，祛风消肿、凉血解毒、收敛生肌。

功效来源：《中华本草》

亮叶猴耳环

Abarema lucida (Benth.) Kosterm.

凭证标本：梁恒 100150（IBSC）

功效：枝、叶，消肿、祛风湿、凉血、消炎生肌。

功效来源：《药用植物辞典》

金合欢属 *Acacia* Mill.

台湾相思

Acacia confusa Merr.

凭证标本：临桂区普查队 450322160723009LY（GXMG、CMMI）

功效：枝、叶，去腐生肌。

功效来源：《药用植物辞典》

合欢属 *Albizia* Durazz.

天香藤

Albizia corniculata (Lour.) Druce

凭证标本：梁恒 100291（IBSC）

功效：根、树皮，用于风湿骨痛、小便不利。

功效来源：《广西中药资源名录》

合欢 合欢皮、合欢花

Albizia julibrissin Durazz.

凭证标本：陈照宙 50976（IBSC）

功效：树皮，解郁安神、活血消肿。花序或花蕾，解郁安神。

功效来源：《中国药典》（2020年版）

山槐

Albizia kalkora (Roxb.) Prain

凭证标本：徐月邦 10721（IBK）

功效：根、树皮、花，舒筋活络、活血、消肿止痛、解郁安神。

功效来源：《药用植物辞典》

银合欢属 *Leucaena* Benth.

银合欢

Leucaena leucocephala (Lam.) de Wit

凭证标本：临桂区普查队 450322170715011LY（GXMG、CMMI）

功效：种子，驱虫、消渴。

功效来源：《药用植物辞典》

含羞草属 *Mimosa* L.

含羞草

Mimosa pudica L.

凭证标本：临桂区普查队 450322141002019LY（GXMG、CMMI）

功效：全草，凉血解毒、清热利湿、镇静安神。

功效来源：《中华本草》

147. 苏木科 Caesalpiniaceae

羊蹄甲属 *Bauhinia* L.

白花羊蹄甲

Bauhinia acuminata L.

功效：叶，祛痰、止咳平喘。

功效来源：《药用植物辞典》

注：《广西植物名录》

龙须藤 九龙藤

Bauhinia championii (Benth.) Benth.

凭证标本：临桂区普查队 450322150924012LY（GXMG、CMMI）

功效：干燥藤茎，祛风除湿、活血止痛、健脾理气。

功效来源：《广西壮族自治区壮药质量标准 第一卷》（2008年版）

首冠藤

Bauhinia corymbosa Roxb. ex DC.

凭证标本：临桂区普查队 450322170829003LY（GXMG、CMMI）

功效：根，清热利湿、消肿止痛。全株，去毒、洗疮。

功效来源：《药用植物辞典》

粉叶羊蹄甲

Bauhinia glauca (Wall. ex Benth.) Benth.

凭证标本：覃灏富、李中提 70185（IBSC）

功效：根，清热利湿、消肿止痛、收敛止血。

功效来源：《药用植物辞典》

羊蹄甲

Bauhinia purpurea L.

凭证标本：临桂区普查队 450322170827020LY（GXMG、CMMI）

功效：树皮，用于烫伤、脓疮。嫩叶，用于咳嗽、跌打损伤、骨折。根皮有剧毒。

功效来源：《药用植物辞典》

云实属 *Caesalpinia* L.

华南云实

Caesalpinia crista L.

凭证标本：临桂区普查队 450322170829008LY（GXMG、CMMI）

功效：叶，祛瘀止痛、清热解毒。种子，行气祛瘀、消肿止痛、泻火解毒。根，祛瘀活血、利尿。

功效来源：《药用植物辞典》

云实 云实根

Caesalpinia decapetala (Roth) Alston

凭证标本：临桂区普查队 450322150924014LY（GXMG、CMMI）

功效：根或茎，解表散寒、祛风除湿。

功效来源：《广西中药材标准 第一册》

小叶云实

Caesalpinia millettii Hook. et Arn.

功效：根，祛风除湿、发表散寒。

功效来源：《药用植物辞典》

注：《广西植物名录》

矮含羞草属 *Chamaecrista* Moench

含羞草决明

Chamaecrista mimosoides (L.) Greene

凭证标本：梁畴芬 30886（IBK）

功效：全草，清热解毒、散瘀化积、利尿通便。种子，利尿、健胃。

功效来源：《药用植物辞典》

短叶决明

Chamaecrista leschenaultiana (Candolle) O. Degener

功效：种子，清热利湿、散瘀化积。根，清热解毒、平肝、安神、消肿排脓。全草，泻下。

功效来源：《药用植物辞典》

注：《广西植物名录》

皂荚属 *Gleditsia* L.

小果皂荚 小果皂角

Gleditsia australis Hemsl.

凭证标本：邓先福 10374（IBK）

功效：果，驱虫、解毒消肿。

功效来源：《中华本草》

华南皂荚

Gleditsia fera (Lour.) Merr.

功效：果实、全株，杀虫、开窍、祛痰。

功效来源：《药用植物辞典》

注：《广西植物名录》

皂荚

Gleditsia sinensis Lam.

凭证标本：徐月邦 10599（HIB）

功效：干燥棘刺、干燥不育果实，消肿托毒、排脓、杀虫。

功效来源：《中国药典》（2020年版）

老虎刺属 *Pterolobium* R. Br. ex Wight et Arn.

老虎刺

Pterolobium punctatum Hemsl.

凭证标本：临桂区普查队 450322130821013LY（GXMG、CMMI）

功效：根，消炎、解热、止痛。

功效来源：《全国中草药汇编》

山扁豆属 *Senna* Mill.

望江南 望江南子

Senna occidentalis (L.) Link var. *occidentalis*

凭证标本：临桂区普查队 450322150810004LY（GXMG、CMMI）

功效：种子，清肝明目、健胃、通便、解毒。

功效来源：《广西中药材标准 第一册》

槐叶决明

Senna occidentalis (L.) Link var. *sophera* (L.) X. Y. Zhu

功效：根，强壮利尿、健胃、消炎、止痛。种子，清热、解毒、除痰止咳。

功效来源：《药用植物辞典》

注：《广西植物名录》

黄槐决明

Senna surattensis (Burm. f.) H. S. Irwin et Barneby

凭证标本：临桂区普查队 450322141001015LY（GXMG、CMMI）

功效：叶、种子，清热解毒、润肺止咳、泻下。

功效来源：《药用植物辞典》

决明 决明子

Senna tora (L.) Roxb.

凭证标本：临桂区普查队 450322130811009LY（GXMG、CMMI）

功效：干燥成熟种子，清热明目、润肠通便。

功效来源：《中国药典》（2020年版）

148. 蝶形花科 Papilionaceae

合萌属 *Aeschynomene* L.

合萌 梗通草

Aeschynomene indica L.

凭证标本：临桂区普查队 450322150721014LY（GXMG、CMMI）

功效：茎的木质部，清热、利尿、通乳、明目。根，清热利湿、消积、解毒。叶，解毒、消肿、止血。

功效来源：《中华本草》

链荚豆属 *Alysicarpus* Neck. ex Desv.

链荚豆 狗蚁草

Alysicarpus vaginalis (L.) DC.

凭证标本：临桂区普查队 450322170723032LY（GXMG、CMMI）

功效：全草，活血通络、清热化湿、驳骨消肿、去腐生肌。

功效来源：《全国中草药汇编》

紫穗槐属 *Amorpha* Linn.

紫穗槐

Amorpha fruticosa L.

凭证标本：临桂区普查队 450322170717034LY（GXMG、CMMI）

功效：花，清热、凉血、止血。种子，杀虫。全草，为绿肥和蜜源植物。

功效来源：《药用植物辞典》

土圞儿属 *Apios* Fabr.

肉色土圞儿

Apios carnea (Wall.) Benth. ex Baker

凭证标本：临桂区普查队 450322170827010LY（GXMG、CMMI）

功效：根，用于肺燥咳嗽、劳伤咳血、消化不良。

功效来源：《广西中药资源名录》

落花生属 *Arachis* L.

落花生 花生衣

Arachis hypogaea L.

凭证标本：临桂区普查队 450322130813020LY（GXMG、CMMI）

功效：种皮，止血、散瘀、消肿。

功效来源：《全国中草药汇编》

黄芪属 *Astragalus* L.

紫云英 红花菜

Astragalus sinicus L.

凭证标本：临桂区普查队 450322170722006LY（GXMG、CMMI）

功效：全草，清热解毒、祛风明目、凉血止血。

功效来源：《中华本草》

木豆属 *Cajanus* Adans.

蔓草虫豆

Cajanus scarabaeoides (L.) Thouars

凭证标本：临桂区普查队 450322121204006LY（GXMG、CMMI）

功效：叶，解暑利尿、止血生肌。

功效来源：《全国中草药汇编》

昆明鸡血藤属 *Callerya* Endl.

绿花崖豆藤

Callerya championii (Benth.) X. Y. Zhu

凭证标本：临桂区普查队 450322150811039LY（GXMG、CMMI）

功效：根或根皮，凉血散瘀、驱风通络、消肿。
功效来源：《药用植物辞典》

灰毛鸡血藤
Callerya cinerea (Benth.) Schot
凭证标本：临桂区普查队 450322150818014LY（GXMG、CMMI）
功效：茎，用于风湿痹痛、跌打后遗关节不利。
功效来源：《广西中药资源名录》

喙果崖豆藤
Callerya cochinchinensis (Gagnep.) Schot
凭证标本：中德采集队 441（IBSC）
功效：根、藤茎，行血、补气、祛风。茎，补血、祛风湿、调经。
功效来源：《药用植物辞典》

异果崖豆藤
Callerya dielsiana Harms var. *herterocarpa* (Chun ex T. C. Chen) X. Y. Zhu
功效：根、藤茎，补血行血、活血祛瘀。
功效来源：《药用植物辞典》
注：《广西植物名录》

宽序鸡血藤
Callerya eurybotrya (Drake) Schot
凭证标本：陈立卿 93223（IBK）
功效：全株、藤茎，祛风湿、解毒。
功效来源：《药用植物辞典》

亮叶崖豆藤
Callerya nitida (Benth.) R. Geesink
凭证标本：钟济新 90953（IBK）
功效：根、藤茎，活血补血、通经活络、解热解毒、止痢。
功效来源：《药用植物辞典》

刀豆属 *Canavalia* Adans.

刀豆
Canavalia ensiformis (L.) DC.
凭证标本：临桂区普查队 450322170408017LY（GXMG、CMMI）
功效：种子，温中、下气、止呃、补肾。豆荚，益肾、温中、除湿。
功效来源：《药用植物辞典》

锦鸡儿属 *Caragana* Fabr.

锦鸡儿
Caragana sinica (Buc'hoz) Rehder
功效：根，滋补强壮、活血调经、祛风利湿。花，祛风活血、止咳化痰。
功效来源：《全国中草药汇编》
注：《广西植物名录》

蝙蝠草属 *Christia* Moench

铺地蝙蝠草 半边钱
Christia obcordata (Poir.) Bakh. f. ex Meeuwen
凭证标本：临桂区普查队 450322141001009LY（GXMG、CMMI）
功效：全株，利水通淋、散瘀止血、清热解毒。
功效来源：《中华本草》

香槐属 *Cladrastis* Raf.

翅荚香槐 香槐
Cladrastis platycarpa (Maxim.) Makino
凭证标本：邓先福 10335（IBK）
功效：根或果实，祛风止痛。
功效来源：《中华本草》

香槐
Cladrastis wilsonii Takeda
凭证标本：陈照宙 50943（IBK）
功效：根及果实，祛风除湿、通痹、杀虫、止痛。
功效来源：《药用植物辞典》

舞草属 *Codariocalyx* Hassk.

圆叶舞草
Codariocalyx gyroides (Roxb. ex Link.) Hassk.
凭证标本：临桂区普查队 450322141002003LY（GXMG、CMMI）
功效：全株，用于小儿疳积、口腔炎、小便不利。
功效来源：《广西中药资源名录》

猪屎豆属 *Crotalaria* L.

响铃豆
Crotalaria albida B. Heyne ex Roth
凭证标本：临桂区普查队 450322170817014LY（GXMG、CMMI）
功效：根及全草，清热解毒、止咳平喘。
功效来源：《全国中草药汇编》

长萼猪屎豆
Crotalaria calycina Schrank
功效：全株、根、茎、叶，清热消积、消炎利尿、止咳定喘。
功效来源：《药用植物辞典》
注：《广西植物名录》

假地蓝 响铃草
Crotalaria ferruginea Graham ex Benth.
凭证标本：梁畴芬 30069（IBK）
功效：全草，敛肺气、补脾肾、利小便、消肿毒。

功效来源：《中药大辞典》

线叶猪屎豆 条叶猪屎豆
Crotalaria linifolia L. f.
功效：根，清热解毒、理气消积。
功效来源：《全国中草药汇编》
注：《广西植物名录》

猪屎豆
Crotalaria pallida Aiton
功效：全草，清热利湿、解毒散结。
功效来源：《中华本草》
注：《广西植物名录》

野百合
Crotalaria sessiliflora L.
凭证标本：梁畴芬 30848（IBK）
功效：全草，清热、利湿、解毒，用于痢疾、疮疖、小儿疳积。
功效来源：《中药大辞典》

黄檀属 *Dalbergia* L. f.

南岭黄檀
Dalbergia balansae Prain
凭证标本：临桂区普查队 450322170715015LY（GXMG、CMMI）
功效：木材，行气止痛、解毒消肿。
功效来源：《中华本草》

大金刚藤
Dalbergia dyeriana Prain ex Harms
凭证标本：陈照宙 50958（IBSC）
功效：根，理气散寒、活络止痛。
功效来源：《药用植物辞典》

藤黄檀
Dalbergia hancei Benth.
凭证标本：临桂区普查队 450322171103050LY（GXMG、CMMI）
功效：干燥根，理气止痛、舒筋活络、强壮筋骨。
功效来源：《广西壮族自治区壮药质量标准 第二卷》（2011年版）

黄檀 檀根
Dalbergia hupeana Hance
凭证标本：临桂区普查队 450322170715014LY（GXMG、CMMI）
功效：根、根皮，清热解毒、止血消肿。
功效来源：《中华本草》

滇黔黄檀
Dalbergia yunnanensis Franch.
凭证标本：中德采集队 502（IBSC）
功效：根，理气发表、散寒、消积除胀、止血。
功效来源：《药用植物辞典》

鱼藤属 *Derris* Lour.

中南鱼藤 毒鱼藤
Derris fordii Oliv. var. *fordii*
凭证标本：临桂区普查队 450322160709026LY（GXMG、CMMI）
功效：茎、叶，解毒杀虫。
功效来源：《中华本草》

亮叶中南鱼藤
Derris fordii Oliv. var. *lucida* F. C. How
凭证标本：临桂区普查队 450322170725027LY（GXMG、CMMI）
功效：果实，凉血、补血。
功效来源：《药用植物辞典》

山蚂蝗属 *Desmodium* Desv.

糙毛假地豆
Desmodium heterocarpon (L.) DC. var. *strigosum* Van Meeuwen
凭证标本：临桂区普查队 450322170827012LY（GXMG、CMMI）
功效：全草，止痛止血、生肌。
功效来源：《药用植物辞典》

假地豆 山花生
Desmodium heterocarpon (Linn.) DC.
凭证标本：梁畴芬 30935（IBSC）
功效：全草，清热解毒、消肿止痛。
功效来源：《全国中草药汇编》

小叶三点金草 小叶三点金
Desmodium microphyllum (Thunb.) DC.
凭证标本：保宁组 6-1865（GXMI）
功效：根及全草，健脾利湿、止咳平喘、解毒消肿。
功效来源：《全国中草药汇编》

饿蚂蝗
Desmodium multiflorum DC.
功效：全株，活血止痛、解毒消肿。
功效来源：《中华本草》
注：《广西植物名录》

长波叶山蚂蝗
Desmodium sequax Wall.
凭证标本：临桂区普查队 450322170827013LY（GXMG、CMMI）
功效：根，润肺止咳、平喘、补虚、驱虫。果实，止血。全草，健脾补气。

功效来源：《药用植物辞典》

广东金钱草 广金钱草
Desmodium styracifolium (Osbeck) Merr.
凭证标本：临桂区普查队 450322130812028LY（GXMG、CMMI）
功效：地上部分，利湿退黄、利尿通淋。
功效来源：《中国药典》（2020年版）

野扁豆属 *Dunbaria* Wight et Arn.

野扁豆
Dunbaria villosa (Thunb.) Makino
凭证标本：临桂区普查队 450322170720002LY（GXMG、CMMI）
功效：全草或种子，清热解毒、消肿止带。
功效来源：《中华本草》

鸡头薯属 *Eriosema* (DC.) D. Don

鸡头薯 猪仔笠
Eriosema chinense Vogel
凭证标本：临桂区普查队 450322160709027LY（GXMG、CMMI）
功效：块根，清肺化痰、生津止渴、消肿。
功效来源：《中华本草》

刺桐属 *Erythrina* L.

龙牙花
Erythrina corallodendron L.
凭证标本：临桂区普查队 450322160622010LY（GXMG、CMMI）
功效：树皮，麻醉、镇静祛痰。叶，用作利尿剂、缓泻剂。
功效来源：《药用植物辞典》

刺桐
Erythrina variegata L.
功效：干皮或根皮，祛风除湿、舒筋通络、杀虫止痒。叶，消积驱蛔。
功效来源：《中华本草》
注：《广西植物名录》

千斤拔属 *Flemingia* Roxb. ex W. T. Aiton

大叶千斤拔 千斤拔
Flemingia macrophylla (Willd.) Kuntze ex Prain
凭证标本：梁畴芬 30044（IBK）
功效：根，祛风湿、强腰膝。
功效来源：《广西中药材标准 第一册》

千斤拔
Flemingia prostrata Roxb. f. ex Roxb.
凭证标本：临桂区普查队 450322141001012LY（GXMG、CMMI）
功效：根，祛风湿、强腰膝。
功效来源：《广西壮族自治区壮药质量标准 第一卷》（2008年版）

球穗千斤拔
Flemingia strobilifera (L.) R. Br.
凭证标本：杨裕智 44974（GXMI）
功效：叶，止血、生肌收口驱虫。
功效来源：《药用植物辞典》

乳豆属 *Galactia* P. Browne

乳豆
Galactia tenuiflora (Klein ex Willd.) Wight et Arn.
功效：全株，用于腹痛、吐泻、外治骨折。
功效来源：《广西中药资源名录》
注：《广西植物名录》

大豆属 *Glycine* Willd.

大豆 淡豆豉
Glycine max (L.) Merr.
凭证标本：临桂区普查队 450322150912007LY（GXMG、CMMI）
功效：种子，解表、除烦、宣发郁热。
功效来源：《中国药典》（2020年版）

野大豆
Glycine soja Sieb. et Zucc.
凭证标本：临桂区普查队 450322170717021LY（GXMG、CMMI）
功效：种子，益肾、止汗。
功效来源：《全国中草药汇编》

长柄山蚂蝗属 *Hylodesmum* H. Ohashi et R. R. Mill

细柄山绿豆
Hylodesmum leptopus (A. Gray ex Benth.) H. Ohashi et R. R. Mill
凭证标本：临桂区普查队 450322150821013LY（GXMG、CMMI）
功效：全草，用于肝炎、贫血，外治蛇咬伤。
功效来源：《广西中药资源名录》

尖叶长柄山蚂蝗
Hylodesmum podocarpum (DC.) H. Ohashi et R. R. Mill subsp. *oxyphyllum* (DC.) H. Ohashi et R. R. Mill
凭证标本：临桂区普查队 450322130830002LY（GXMG、CMMI）
功效：根及全草，祛风活络、解毒消肿。
功效来源：《药用植物辞典》

木蓝属 *Indigofera* L.

马棘

Indigofera pseudotinctoria Matsum.

凭证标本：临桂区普查队 450322150809007LY（GXMG、CMMI）

功效：根或全株，清热解毒、消肿散结。

功效来源：《全国中草药汇编》

三叶木蓝

Indigofera trifoliata L.

功效：全草，清热消肿。

功效来源：《中药大辞典》

注：《广西植物名录》

鸡眼草属 *Kummerowia* (A. K.) Schindl.

长萼鸡眼草 鸡眼草

Kummerowia stipulacea (Maxim.) Makino

凭证标本：临桂区普查队 450322141001008LY（GXMG、CMMI）

功效：全草，清热解毒、活血、利湿止泻。

功效来源：《全国中草药汇编》

鸡眼草

Kummerowia striata (Thunb.) Schindl.

凭证标本：临桂区普查队 450322160709030LY（GXMG、CMMI）

功效：全草，清热解毒、健脾利湿、活血止血。

功效来源：《中华本草》

扁豆属 *Lablab* Adans.

扁豆 白扁豆

Lablab purpureus (L.) Sw.

凭证标本：临桂区普查队 450322160521020LY（GXMG、CMMI）

功效：种子，健脾化湿、和中消暑。

功效来源：《中国药典》（2020年版）

胡枝子属 *Lespedeza* Michx.

中华胡枝子 细叶马料梢

Lespedeza chinensis G. Don

凭证标本：钟树权 A60168（WUK）

功效：根或全株，清热解毒、宣肺平喘、截疟、祛风除湿。

功效来源：《中华本草》

截叶铁扫帚 铁扫帚

Lespedeza cuneata (Dum. Cours.) G. Don

凭证标本：临桂区普查队 450322130826009LY（GXMG、CMMI）

功效：干燥地上部分，补肝肾、益肺阴、散瘀消肿。

功效来源：《广西壮族自治区壮药质量标准 第一卷》（2008年版）

大叶胡枝子

Lespedeza davidii Franch.

凭证标本：梁畴芬 31577（IBK）

功效：根、叶，宣开毛窍、通经活络。

功效来源：《全国中草药汇编》

美丽胡枝子 马扫帚

Lespedeza formosa (Vogel) Koehne

凭证标本：梁恒 100136（WUK）

功效：根和全株，清热凉血、消肿止痛。

功效来源：《全国中草药汇编》

草木犀属 *Melilotus* Mill.

草木樨

Melilotus officinalis (L.) Lam.

凭证标本：临桂区普查队 450322170815008LY（GXMG、CMMI）

功效：根，清热解毒。全草，清热解毒、芳香化浊、利尿通淋、化湿、截疟、杀虫。

功效来源：《药用植物辞典》

鸡血藤属 *Millettia* Wight et Arn.

厚果崖豆藤 苦檀子

Millettia pachycarpa Benth.

凭证标本：临桂区普查队 450322150811023LY（GXMG、CMMI）

功效：根、叶及种子，散瘀消肿。

功效来源：《全国中草药汇编》

疏叶崖豆 玉郎伞

Millettia pulchra (Benth.) Kurz var. *laxior* (Dunn) Z. Wei

功效：块根，散瘀、消肿、止痛、宁神。

功效来源：《广西壮族自治区壮药质量标准 第一卷》（2008年版）

注：《广西植物名录》

网脉崖豆藤 鸡血藤

Millettia reticulata Benth.

凭证标本：梁畴芬 31149（IBSC）

功效：藤茎，补血、活血、通络。

功效来源：《中国药典》

油麻藤属 *Mucuna* Adans.

褶皮黧豆

Mucuna lamellata Wilmot-Dear

凭证标本：临桂区普查队 450322160725007LY（GXMG、CMMI）

功效：根，清热、活血散瘀、消肿止痛。

功效来源：《药用植物辞典》

大井属 *Ohwia* H. Ohashi

小槐花

Ohwia caudata (Thunb.) Ohashi

凭证标本：临桂区普查队 450322150814015LY（GXMG、CMMI）

功效：根或全株，清热解毒、祛风利湿。

功效来源：《广西壮族自治区壮药质量标准 第一卷》（2008年版）

红豆树属 *Ormosia* Jacks.

花榈木

Ormosia henryi Prain

凭证标本：临桂区普查队 450322130826017LY（GXMG、CMMI）

功效：茎及叶，活血化瘀、祛风消肿。

功效来源：《全国中草药汇编》

红豆树

Ormosia hosiei Hemsl. et E. H. Wilson

功效：种子，散毒、理气、通经。

功效来源：《药用植物辞典》

注：《广西植物名录》

苍叶红豆

Ormosia semicastrata Hance f. *pallida* F. C. How

功效：种子，用于跌打损伤。

功效来源：《广西中药资源名录》

注：《广西植物名录》

豆薯属 *Pachyrhizus* Rich. ex DC.

豆薯

Pachyrhizus erosus (L.) Urban

凭证标本：临桂区普查队 450322160710005LY（GXMG、CMMI）

功效：块根，用于暑热口渴、慢性酒精中毒。

功效来源：《广西中药资源名录》

菜豆属 *Phaseolus* L.

菜豆

Phaseolus vulgaris L.

凭证标本：临桂区普查队 450322160521014LY（GXMG、CMMI）

功效：种子，滋养、利尿消肿、解热。

功效来源：《药用植物辞典》

排钱树属 *Phyllodium* Desv.

排钱树

Phyllodium pulchellum (L.) Desv.

凭证标本：临桂区普查队 450322160710016LY（GXMG、CMMI）

功效：根、地上部分，清热利水。

功效来源：《广西壮族自治区壮药质量标准 第一卷》（2008年版）

豌豆属 *Pisum* L.

豌豆

Pisum sativum L.

凭证标本：临桂区普查队 450322170205001LY（GXMG、CMMI）

功效：种子，和中下气、强壮、利小便、解疮毒。花、叶，清热除湿、清凉解暑、消肿散结。

功效来源：《药用植物辞典》

葛属 *Pueraria* DC.

葛 葛根

Pueraria montana (Lour.) Merr. var. *lobata* (Willd.) Maesen et S. M. Almeida ex Sanjappa et Predeep

凭证标本：临桂区普查队 450322141001029LY（GXMG、CMMI）

功效：干燥根，解肌退热、生津止渴、透疹、升阳止泻、通经活络、解酒毒。

功效来源：《广西壮族自治区瑶药材质量标准 第一卷》（2014年版）

鹿藿属 *Rhynchosia* Lour.

鹿藿

Rhynchosia volubilis Lour.

凭证标本：临桂区普查队 450322150721012LY（GXMG、CMMI）

功效：根、茎叶，活血止痛、解毒、消积。

功效来源：《中华本草》

刺槐属 *Robinia* L.

洋槐

Robinia pseudoacacia L.

功效：茎皮、根、枝叶、花、果实，清热解毒、祛风止痛、收敛止血、利尿、镇静、镇咳、扩张支气管、止泻。

功效来源：《药用植物辞典》

注：《广西植物名录》

槐属 *Sophora* L.

槐

Sophora japonica L.

凭证标本：临桂区普查队 450322170715017LY（GXMG、CMMI）

功效：干燥花及花蕾、干燥成熟果实，凉血止血、清肝泻火。

功效来源：《中国药典》（2020年版）

葫芦茶属 *Tadehagi* H. Ohashi

蔓茎葫芦茶

Tadehagi pseudotriquetrum (DC.) H. Ohashi
功效：根、全株，清热解毒、消积利湿、祛痰止咳、止呕、杀虫。
功效来源：《药用植物辞典》
注：《广西植物名录》

车轴草属 *Trifolium* L.

白车轴草
Trifolium repens L.
凭证标本：临桂区普查队 450322150720046LY（GXMG、CMMI）
功效：全草，清热、凉血、宁心。
功效来源：《全国中草药汇编》

狸尾豆属 *Uraria* Desv.

猫尾草 布狗尾
Uraria crinita (L.) Desv.
功效：全草，清热化痰、凉血止血、杀虫。
功效来源：《全国中草药汇编》
注：《广西植物名录》

狸尾草
Uraria lagopodioides (L.) Desv. ex DC.
凭证标本：临桂区普查队 450322150721029LY（GXMG、CMMI）
功效：全草，清热解毒、散结消肿。
功效来源：《全国中草药汇编》

山野豌豆属 *Vicia* L.

广布野豌豆
Vicia cracca Benth.
功效：全草，祛风湿、活血、舒筋、止痛。
功效来源：《药用植物辞典》
注：《广西植物名录》

小巢菜 小巢菜、漂摇豆
Vicia hirsuta (L.) S. F. Gray
凭证标本：临桂区普查队 450322170407006LY（GXMG、CMMI）
功效：全草，清热利湿、调经止血。种子，活血、明目。
功效来源：《中华本草》

救荒野豌豆 野豌豆
Vicia sativa L.
凭证标本：临桂区普查队 450322170407008LY（GXMG、CMMI）
功效：全草，补肾调经、祛痰止咳。
功效来源：《全国中草药汇编》

豇豆属 *Vigna* Savi

贼小豆
Vigna minima (Roxb.) Ohwi et H. Ohashi
凭证标本：临桂区普查队 450322170829014LY（GXMG、CMMI）
功效：种子，清热、利尿、消肿、行气、止痛。
功效来源：《药用植物辞典》

绿豆
Vigna radiata (L.) R. Wilczek
凭证标本：临桂区普查队 450322150721024LY（GXMG、CMMI）
功效：种皮，清暑止渴、利尿解毒、退目翳。种子，清热解毒、利水消暑。
功效来源：《中华本草》

赤小豆
Vigna umbellata (Thunb.) Ohwi et H. Ohashi
凭证标本：临桂区普查队 450322150818035LY（GXMG、CMMI）
功效：种子，利水消肿、解毒排脓。
功效来源：《中国药典》（2020年版）

长豇豆
Vigna unguiculata (L.) Walp. subsp. *sesquipedalis* (L.) Verdc.
凭证标本：临桂区普查队 450322160521015LY（GXMG、CMMI）
功效：种子，健胃、补气。
功效来源：《药用植物辞典》

150. 旌节花科 Stachyuraceae

旌节花属 *Stachyurus* Sieb. et Zucc.

中国旌节花 小通草
Stachyurus chinensis Franch.
凭证标本：陈照宙 50975（IBSC）
功效：茎髓，清热、利尿、下乳。
功效来源：《中国药典》（2020年版）

西域旌节花 小通草
Stachyurus himalaicus Hook. f. et Thomson ex Benth.
凭证标本：临桂区普查队 450322150818017LY（GXMG、CMMI）
功效：干燥茎髓，清热、利尿、下乳。
功效来源：《中国药典》（2020年版）

151. 金缕梅科 Hamamelidaceae

蕈树属 *Altingia* Noronha

蕈树 半边风
Altingia chinensis (Champ. ex Benth.) Oliv. ex Hance
凭证标本：临桂区普查队 450322170829012LY（GXMG、CMMI）
功效：根，祛风湿、通经络。

功效来源：《中华本草》

蜡瓣花属 *Corylopsis* Sieb. et Zucc.

瑞木

Corylopsis multiflora Hance

凭证标本：临桂区普查队 450322170411012LY（GXMG、CMMI）

功效：根皮、叶，用于恶性发热、呕逆、恶心呕吐、心悸不安、烦乱昏迷、白喉、内伤出血。

功效来源：《药用植物辞典》

蜡瓣花 蜡瓣花根

Corylopsis sinensis Hemsl.

凭证标本：临桂区普查队 450322130803018LY（GXMG、CMMI）

功效：根或根皮，疏风和胃、宁心安神。

功效来源：《中华本草》

蚊母树属 *Distylium* Sieb. et Zucc.

窄叶蚊母树

Distylium dunnianum H. Lév.

凭证标本：临桂区普查队 450322170827005LY（GXMG、CMMI）

功效：全草、根，清热、止血。

功效来源：《药用植物辞典》

马蹄荷属 *Exbucklandia* R. W. Br.

大果马蹄荷

Exbucklandia tonkinensis (Lecomte) H. T. Chang

凭证标本：梁畴芬 31051（KUN）

功效：树皮、根，祛风湿、活血舒筋、止痛。

功效来源：《药用植物辞典》

金缕梅属 *Hamamelis* L.

金缕梅

Hamamelis mollis Oliv.

凭证标本：梁畴芬 31616（KUN）

功效：根，益气。

功效来源：《中华本草》

枫香树属 *Liquidambar* L.

枫香树 枫香脂

Liquidambar formosana Hance

凭证标本：临桂区普查队 450322170805005LY（GXMG、CMMI）

功效：树脂，活血止痛、解毒生肌、凉血止血。

功效来源：《中国药典》（2020年版）

檵木属 *Loropetalum* R. Br. ex Rchb.

檵木 檵花

Loropetalum chinense (R. Br.) Oliv.

凭证标本：赖其瑞 45044（GXMI）

功效：花，清热、止血。

功效来源：《中药大辞典》

红花荷属 *Rhodoleia* Champ. ex Hook.

红花荷

Rhodoleia championii Hook. f.

凭证标本：临桂区普查队 450322170715037LY（GXMG、CMMI）

功效：叶，活血止血。

功效来源：《药用植物辞典》

半枫荷属 *Semiliquidambar* H. T. Chang

半枫荷 金缕半枫荷叶

Semiliquidambar cathayensis H. T. Chang

凭证标本：钟济新 90961（IBK）

功效：叶，祛风止痛、通络止痛。

功效来源：《中华本草》

水丝梨属 *Sycopsis* Oliv.

水丝梨

Sycopsis sinensis Oliv.

凭证标本：临桂区普查队 450322171103041LY（GXMG、CMMI）

功效：树脂，祛风通窍。

功效来源：《药用植物辞典》

152. 杜仲科 Eucommiaceae

杜仲属 *Eucommia* Oliver

杜仲

Eucommia ulmoides Oliv.

功效：树皮、叶，强筋骨、补肝肾、安胎。功效来源：《中国药典》（2020年版）

注：《广西植物名录》

154. 黄杨科 Buxaceae

黄杨属 *Buxus* L.

大叶黄杨

Buxus megistophylla Lévl.

凭证标本：覃灏富 700023（IBSC）

功效：根，祛风除湿、行气活血。茎，祛风除湿、理气止痛。

功效来源：《药用植物辞典》

黄杨

Buxus microphylla Sieb. et Zucc. subsp. *sinica* (Rehder et E. H. Wilson) Hatus.

功效：果实，清暑热、解疮毒。

功效来源：《中华本草》

注：《广西植物名录》

156. 杨柳科 Salicaceae

柳属 *Salix* L.

垂柳 柳枝

Salix babylonica L.

凭证标本：临桂区普查队 450322170715018LY（GXMG、CMMI）

功效：枝条，祛风、利湿、止痛、消肿。

功效来源：《广西中药材标准 第一册》

旱柳

Salix matsudana Koidz.

凭证标本：临桂区普查队 450322170213009LY（GXMG、CMMI）

功效：嫩叶或枝叶，散风、祛湿、清湿热。根、根须、种子，清热除湿、消肿止痛。

功效来源：《药用植物辞典》

159. 杨梅科 Myricaceae

杨梅属 *Myrica* L.

杨梅

Myrica rubra (Lour.) Siebold et Zucc.

凭证标本：临桂区普查队 450322160421009LY（GXMG、CMMI）

功效：果，生津解烦、和中消食、解酒、止血。

功效来源：《中华本草》

161. 桦木科 Betulaceae

桦木属 *Betula* L.

西桦

Betula alnoides Buch.-Ham. ex D. Don

凭证标本：陈照宙 50860（WUK）

功效：叶，解毒、敛口。

功效来源：《全国中草药汇编》

华南桦

Betula austrosinensis Chun ex P. C. Li

功效：树皮，利水通淋、清热解毒。

功效来源：《中华本草》

注：《广西植物名录》

亮叶桦

Betula luminifera H. J. P. Winkl.

凭证标本：临桂区普查队 450322170411007LY（GXMG、CMMI）

功效：叶，清热利尿。

功效来源：《全国中草药汇编》

糙皮桦

Betula utilis D. Don

功效：树皮，清热利湿、抗菌、驱虫。

功效来源：《药用植物辞典》

注：《广西植物名录》

162. 榛木科 Corylaceae

鹅耳枥属 *Carpinus* L.

雷公鹅耳枥

Carpinus viminea Wall.

凭证标本：梁畴芬 30218（IBK）

功效：收载于《浙江天目山药用植物志》194页。

功效来源：《药用植物辞典》

163. 壳斗科 Fagaceae

栗属 *Castanea* Mill.

锥栗

Castanea henryi (Skan) Rehder et E. H. Wilson

凭证标本：临桂区普查队 450322140913014LY（GXMG、CMMI）

功效：叶、壳斗、种子、种仁，补脾、健胃、补肾强腰、活血止血、收敛、祛湿。

功效来源：《药用植物辞典》

栗

Castanea mollissima Blume

凭证标本：临桂区普查队 450322160709008LY（GXMG、CMMI）

功效：果实，滋阴补肾。花序，止泻。

功效来源：《全国中草药汇编》

茅栗

Castanea seguinii Dode

凭证标本：临桂区普查队 450322140913010LY（GXMG、CMMI）

功效：叶，消食健胃。根，清热解毒、消食。种仁，安神。

功效来源：《中华本草》

锥属 *Castanopsis* (D. Don) Spach

米槠

Castanopsis carlesii (Hemsl.) Hayata

凭证标本：韦占业 348（IBK）

功效：种仁，用于痢疾。

功效来源：《药用植物辞典》

锥 锥栗

Castanopsis chinensis (Spreng.) Hance

凭证标本：31706（IBK）

功效：壳斗、叶和种子，健胃补肾、除湿热。

功效来源：《全国中草药汇编》

甜槠

Castanopsis eyrei (Champ. ex Benth.) Tutcher

凭证标本：梁畴芬 31639（IBK）

功效：根皮，止泻。种仁，健胃燥湿、催眠。
功效来源：《药用植物辞典》

罗浮锥
Castanopsis fabri Hance
凭证标本：梁畴芬 31734（IBK）
功效：种仁，滋养强壮、健胃、消食。
功效来源：《药用植物辞典》

栲
Castanopsis fargesii Franch.
凭证标本：临桂区普查队 450322150913030LY（GXMG、CMMI）
功效：总苞，清热、消炎、消肿止痛、止泻。
功效来源：《药用植物辞典》

红锥
Castanopsis hystrix Hook. f. et Thomson ex A. DC.
凭证标本：梁畴芬 31632（IBK）
功效：种仁，用于痢疾。
功效来源：《药用植物辞典》

钩锥 钩栗
Castanopsis tibetana Hance
凭证标本：梁畴芬 31743（IBK）
功效：果实，厚肠、止痢。
功效来源：《中华本草》

青冈属 *Cyclobalanopsis* Oersted

青冈 槠子
Cyclobalanopsis glauca (Thunb.) Oerst.
凭证标本：陈照宙 51024（WUK）
功效：种仁，涩肠止泻、生津止渴。
功效来源：《中华本草》

小叶青冈
Cyclobalanopsis myrsinifolia (Blume) Oerst.
功效：种仁，止泻痢、消食、健行。树皮、叶，止血、敛疮。
功效来源：《药用植物辞典》
注：《广西植物名录》

云山青冈
Cyclobalanopsis sessilifolia (Blume) Schottky
凭证标本：临桂区普查队 450322171103016LY（GXMG、CMMI）
功效：树皮，民间用作收敛剂。
功效来源：《药用植物辞典》

水青冈属 *Fagus* L.

水青冈
Fagus longipetiolata Seem.
凭证标本：陈照宙 50810（IBK）
功效：壳斗，健胃、消食、理气。
功效来源：《药用植物辞典》

柯属 *Lithocarpus* Blume

柯 柯树皮
Lithocarpus glaber (Thunb.) Nakai
凭证标本：临桂区普查队 450322170725006LY（GXMG、CMMI）
功效：树皮，行气、利水。
功效来源：《中华本草》

木姜叶柯
Lithocarpus litseifolius (Hance) Chun
凭证标本：韦占业 349（IBK）
功效：茎，祛风除湿、止痛。根，补肾助阳。叶，清热解毒、利湿。
功效来源：《药用植物辞典》

栎属 *Quercus* L.

麻栎
Quercus acutissima Carruth.
功效：树皮、叶，收敛、止痢。果，解毒消肿。
功效来源：《全国中草药汇编》
注：《广西植物名录》

白栎 白栎蔀
Quercus fabri Hance
凭证标本：临桂区普查队 450322140913015LY（GXMG、CMMI）
功效：带有虫瘿的果实、总苞或根，理气消积、明目解毒。
功效来源：《中华本草》

乌冈栎
Quercus phillyraeoides A. Gray
凭证标本：邓先福 10398（IBK）
功效：果实的虫瘿，健脾消积、理气、清火、明目。根，用于肠炎、痢疾。
功效来源：《药用植物辞典》

枹栎
Quercus serrata Thunb.
凭证标本：梁恒 100171（WUK）
功效：果实，养胃健脾。果壳，清热润肺、收敛固涩。
功效来源：《药用植物辞典》

165. 榆科 Ulmaceae

朴属 *Celtis* L.

紫弹树

Celtis biondii Pamp.
凭证标本：临桂区普查队 450322170723030LY（GXMG、CMMI）
功效：全株，清热解毒、祛痰、利小便。
功效来源：《全国中草药汇编》

朴树
Celtis sinensis Pers.
凭证标本：临桂区普查队 450322170725012LY（GXMG、CMMI）
功效：树皮或根皮，调经。
功效来源：《药用植物辞典》

假玉桂 香胶木叶
Celtis timorensis Span.
凭证标本：临桂区普查队 450322130731024LY（GXMG、CMMI）
功效：叶，祛瘀止血。
功效来源：《中华本草》

青檀属 *Pteroceltis* Maxim.

青檀
Pteroceltis tatarinowii Maxim.
凭证标本：临桂区普查队 450322170725026LY（GXMG、CMMI）
功效：茎、叶，祛风、止血、止痛。
功效来源：《药用植物辞典》

山黄麻属 *Trema* Lour.

光叶山黄麻
Trema cannabina Lour.
凭证标本：临桂区普查队 450322130821012LY（GXMG、CMMI）
功效：根皮、全株，利水、解毒、活血祛瘀。
功效来源：《中华本草》

银毛叶山黄麻
Trema nitida C. J. Chen
凭证标本：临桂区普查队 450322130827022LY（GXMG、CMMI）
功效：叶，外治外伤出血。
功效来源：《广西中药资源名录》

山黄麻
Trema tomentosa (Roxb.) H. Hara
凭证标本：临桂区普查队 450322130730011LY（GXMG、CMMI）
功效：干燥全株，清热解毒、止咳化痰、祛风止痒。
功效来源：《广西壮族自治区壮药质量标准　第三卷》（2018年版）

榆属 *Ulmus* L.

多脉榆
Ulmus castaneifolia Hemsl.
凭证标本：梁畴芬 31564（IBK）
功效：叶，用于刀伤、喘咳、痈疽。
功效来源：《药用植物辞典》

榔榆 榔榆叶
Ulmus parvifolia Jacquem.
凭证标本：梁畴芬 31114（KUN）
功效：叶，清热解毒、消肿止痛。
功效来源：《中华本草》

167. 桑科 Moraceae

构属 *Broussonetia* L'Her. ex Vent.

藤构 谷皮藤
Broussonetia kaempferi Sieb. var. *australis* T. Suzuki
凭证标本：临桂区普查队 450322130715093LY（GXMG、CMMI）
功效：全株，清热养阴、平肝、益肾。
功效来源：《中华本草》

小构树 谷皮树
Broussonetia kazinoki Sieb. et Zucc.
凭证标本：临桂区普查队 450322160421013LY（GXMG、CMMI）
功效：根、根皮，散瘀止痛。叶、树皮汁，解毒、杀虫。
功效来源：《全国中草药汇编》

构树 楮实子
Broussonetia papyrifera (L.) L' Her. ex Vent.
凭证标本：临桂区普查队 450322130717029LY（GXMG、CMMI）
功效：干燥成熟果实，明目、补肾、强筋骨、利尿。
功效来源：《中国药典》（2020年版）

水蛇麻属 *Fatoua* Gaudich.

水蛇麻
Fatoua villosa (Thunb.) Nakai
凭证标本：梁畴芬 30846（IBSC）
功效：根皮，清热解毒、凉血止血。全株，清热解毒。
功效来源：《药用植物辞典》

榕属 *Ficus* L.

石榕树
Ficus abelii Miq.
凭证标本：临桂区普查队 450322130715055LY（GXMG、CMMI）
功效：全株，清热解毒、止血、消肿止痛、去腐生新。

功效来源：《药用植物辞典》

无花果
Ficus carica L.
凭证标本：临桂区普查队 450322160925007LY（GXMG、CMMI）
功效：果，润肺止咳、清热润肠。
功效来源：《全国中草药汇编》

印度榕
Ficus elastica Roxb. ex Hornem.
凭证标本：临桂区普查队 450322130715087LY（GXMG、CMMI）
功效：树胶，止血。
功效来源：《药用植物辞典》

矮小天仙果 天仙果
Ficus erecta Thunb.
凭证标本：陈照宙 50997（KUN）
功效：果，润肠通便、解毒消肿。全株，补中健脾、祛风湿、活血通络。
功效来源：《中华本草》

水同木 水桐木
Ficus fistulosa Reinw. ex Bl
凭证标本：临桂区普查队 450322160723004LY（GXMG、CMMI）
功效：根皮、叶，用于湿热、小便不利、腹泻、跌打肿痛。
功效来源：《中华本草》

台湾榕 奶汁树
Ficus formosana Maxim.
凭证标本：钟树权 158（IBK）
功效：根、叶，活血补血、催乳、止祛风利湿、清热解毒。
功效来源：《中华本草》

异叶榕 奶浆果
Ficus heteromorpha Hemsl.
凭证标本：陈照宙 50858（IBK）
功效：果，下乳补血。
功效来源：《全国中草药汇编》

粗叶榕 五指毛桃
Ficus hirta Vahl
凭证标本：临桂区普查队 450322130813032LY（GXMG、CMMI）
功效：干燥根，健脾补肺、行气利湿、舒筋活络。茎叶，健脾化湿、祛瘀消肿、止咳。
功效来源：《广西壮族自治区壮药质量标准 第二卷》（2011年版）

大果粗叶榕
Ficus hirta Vahl var. *roxburghii* (Miq.) King
功效：根，祛风湿、强筋骨、行气血、止痛。
功效来源：《药用植物辞典》
注：《广西植物名录》

壶托榕
Ficus ischnopoda Miq.
凭证标本：临桂区普查队 450322170827018LY（GXMG、CMMI）
功效：全株，清热解毒。根皮，舒筋活络。
功效来源：《药用植物辞典》

榕树
Ficus microcarpa L. f.
功效：叶，清热祛湿、化痰止咳、活血散瘀。气根，发汗、清热、透疹。
功效来源：《广西壮族自治区壮药质量标准 第二卷》（2011年版）
注：《广西植物名录》

琴叶榕 五爪龙
Ficus pandurata Hance var. *pandurata*
凭证标本：临桂区普查队 450322130715080LY（GXMG、CMMI）
功效：干燥全株，祛风除湿、解毒消肿、活血通经。
功效来源：《广西壮族自治区壮药质量标准 第三卷》（2018年版）

全缘琴叶榕
Ficus pandurata Hance var. *holophylla* Migo
凭证标本：临桂区普查队 450322130719030LY（GXMG、CMMI）
功效：根、叶，祛风除湿、舒筋通络、活血调经、解毒消肿。花托，清热解毒。
功效来源：《药用植物辞典》

薜荔 木馒头
Ficus pumila L.
凭证标本：临桂区普查队 450322150810010LY（GXMG、CMMI）
功效：果实，补肾固精、利湿通乳。
功效来源：《广西壮族自治区壮药质量标准 第一卷》（2008年版）

珍珠榕 珍珠莲
Ficus sarmentosa Buch.-Ham. ex Sm. var. *henryi* (King ex Oliv.) Corner
凭证标本：临桂区普查队 450322150821014LY（GXMG、CMMI）
功效：藤、根，祛风除湿、消肿解毒、杀虫。
功效来源：《全国中草药汇编》

爬藤榕

Ficus sarmentosa Buch.-Ham. ex Sm. var. *impressa* (Champion ex Bentham) Corner

凭证标本：临桂区普查队 450322130802027LY（GXMG、CMMI）

功效：根、茎，祛风除湿、行气活血、消肿止痛。

功效来源：《中华本草》

竹叶榕

Ficus stenophylla Hemsl.

凭证标本：临桂区普查队 450322160722006LY（GXMG、CMMI）

功效：全株，祛痰止咳、行气活血、祛风除湿。

功效来源：《全国中草药汇编》

地果 地瓜果

Ficus tikoua Bureau

功效：榕果，清热解毒、涩精止遗。

功效来源：《中华本草》

注：民间常见栽培物种。

斜叶榕

Ficus tinctoria G. Forst. subsp. *gibbosa* (Blume) Corner

凭证标本：临桂区普查队 450322150802003LY（GXMG、CMMI）

功效：树皮，清热利湿、解毒。

功效来源：《中华本草》

岩木瓜

Ficus tsiangii Merr. ex Corner

凭证标本：梁畴芬 31563（IBK）

功效：根，用于肝炎。

功效来源：《药用植物辞典》

黄葛树 雀榕叶

Ficus virens Aiton

凭证标本：陈立卿 93263（IBSC）

功效：叶，清热解毒、除湿止痒。根，清热解毒。

功效来源：《中华本草》

柘属 *Maclura* Nutt.

构棘 穿破石

Maclura cochinchinensis (Lour.) Corner

凭证标本：临桂区普查队 450322150811011LY（GXMG、CMMI）

功效：根，祛风通络、清热除湿、解毒消肿。

功效来源：《广西壮族自治区壮药质量标准　第三卷》（2018年版）

柘 穿破石

Maclura tricuspidata Carrière

凭证标本：梁畴芬 30189（IBK）

功效：根，祛风通络、清热除湿、解毒消肿。

功效来源：《广西壮族自治区壮药质量标准　第三卷》（2018年版）

桑属 *Morus* L.

桑 桑椹

Morus alba L.

凭证标本：临桂区普查队 450322170827034LY（GXMG、CMMI）

功效：干燥果穗，补血滋阴、生津润燥。

功效来源：《中国药典》（2020年版）

鸡桑 鸡桑叶

Morus australis Poir.

凭证标本：临桂区普查队 450322130822022LY（GXMG、CMMI）

功效：叶，清热解表、宣肺止咳。根或根皮，清肺、凉血、利湿。

功效来源：《中华本草》

169. 荨麻科 Urticaceae

苎麻属 *Boehmeria* Jacq.

野线麻 水禾麻

Boehmeria japonica (L. f.) Miq.

凭证标本：中德采集队 427（IBSC）

功效：全草，祛风除湿、接骨、解表寒。

功效来源：《中药大辞典》

楼梯草属 *Elatostema* J. R. Forst. et G. Forst.

狭叶楼梯草 豆瓣七

Elatostema lineolatum Wight

凭证标本：临桂区普查队 450322150424021LY（GXMG、CMMI）

功效：全草，活血通络、消肿止痛、清热解毒。

功效来源：《中华本草》

糯米团属 *Gonostegia* Turcz.

糯米团 糯米藤

Gonostegia hirta (Blume ex Hassk.) Miq.

凭证标本：临桂区普查队 450322170722021LY（GXMG、CMMI）

功效：全草，清热解毒、止血、健脾。

功效来源：《中华本草》

五蕊糯米团

Gonostegia pentandra (Roxb.) Miq.

凭证标本：临桂区普查队 450322141001011LY（GXMG、CMMI）

功效：根、茎叶，外用治外伤出血、拔恶血。

功效来源：《药用植物辞典》

艾麻属 *Laportea* Gaudich.

红麻风草 麻风草根

Laportea violacea Gagnep.

功效：干燥根，健胃镇静。

功效来源：《广西中药材标准 第一册》

注：《广西植物名录》

花点草属 *Nanocnide* Blume

花点草

Nanocnide japonica Bl.

凭证标本：临桂区普查队 450322170407039LY（GXMG、CMMI）

功效：全草，清热润肺、止咳化痰、止血。

功效来源：《药用植物辞典》

毛花点草 雪药

Nanocnide lobata Wedd.

凭证标本：王连养 44908（GXMI）

功效：全草，通经活血。

功效来源：《中华本草》

紫麻属 *Oreocnide* Miq.

紫麻

Oreocnide frutescens (Thunb.) Miq.

凭证标本：临桂区普查队 450322170712013LY（GXMG、CMMI）

功效：全株，行气、活血。

功效来源：《中华本草》

倒卵叶紫麻

Oreocnide obovata (C. H. Wright) Merr.

凭证标本：梁畴芬 31672（IBK）

功效：根，接骨、祛风除湿、祛瘀止痛。

功效来源：《药用植物辞典》

赤车属 *Pellionia* Gaudich.

短叶赤车 猴接骨草

Pellionia brevifolia Benth.

凭证标本：临桂区普查队 450322170809008LY（GXMG、CMMI）

功效：全草，活血祛瘀、消肿止痛。

功效来源：《中华本草》

赤车

Pellionia radicans (Sieb. et Zucc.) Wedd.

凭证标本：临桂区普查队 450322171003015LY（GXMG、CMMI）

功效：根或全草，祛瘀、消肿、解毒、止痛。

功效来源：《全国中草药汇编》

蔓赤车

Pellionia scabra Benth.

凭证标本：秦宗德 9247（IBK）

功效：全草，清热解毒、散瘀消肿、凉血止血。

功效来源：《中华本草》

冷水花属 *Pilea* Lindl.

石油菜

Pilea cavaleriei H. Lév.

凭证标本：临桂区普查队 450322160707014LY（GXMG、CMMI）

功效：全草，清热解毒、润肺止咳、消肿止痛。

功效来源：《全国中草药汇编》

长茎冷水花 白淋草

Pilea longicaulis Hand.-Mazz.

凭证标本：周志贵 4501（GXMI）

功效：全草，散瘀消肿、解毒敛疮。

功效来源：《中华本草》

小叶冷水花 透明草

Pilea microphylla (L.) Liebm.

凭证标本：临桂区普查队 450322170717003LY（GXMG、CMMI）

功效：全草，清热解毒。

功效来源：《全国中草药汇编》

冷水花

Pilea notata C. H. Wright

凭证标本：中德采集队 459（IBSC）

功效：全草，清热利湿。

功效来源：《全国中草药汇编》

粗齿冷水花 紫绿草

Pilea sinofasciata C. J. Chen

凭证标本：临桂区普查队 450322111103012LY（GXMG、CMMI）

功效：全草，理气止痛。

功效来源：《全国中草药汇编》

雾水葛属 *Pouzolzia* Gaudich.

雾水葛

Pouzolzia zeylanica (L.) Benn. et R. Br. var. *zeylanica*

凭证标本：临桂区普查队 450322140820005LY（GXMG、CMMI）

功效：全草，清热利湿、解毒排脓。

功效来源：《全国中草药汇编》

170. 大麻科 Cannabinaceae

葎草属 *Humulus* L.

啤酒花

Humulus lupulus L.
凭证标本：临桂区普查队 450322170827003LY（GXMG、CMMI）
功效：果穗，健胃消食、抗痨、安神利尿。
功效来源：《全国中草药汇编》

葎草
Humulus scandens (Lour.) Merr.
凭证标本：临桂区普查队 450322160709024LY（GXMG、CMMI）
功效：全草，清热解毒、利尿消肿。
功效来源：《全国中草药汇编》

171. 冬青科 Aquifoliaceae

冬青属 *Ilex* L.

满树星
Ilex aculeolata Nakai
凭证标本：梁畴芬 30054（IBK）
功效：根皮或叶，清热解毒、止咳化痰。
功效来源：《中华本草》

刺叶冬青
Ilex bioritsensis Hayata
功效：根、叶、枝，滋阴、补肾、清热、止血、活血。
功效来源：《药用植物辞典》
注：《广西植物名录》

短梗冬青
Ilex buergeri Miq.
凭证标本：覃灏富 700076（IBSC）
功效：根、叶，有消炎作用。
功效来源：《药用植物辞典》

冬青 四季青
Ilex chinensis Sims
凭证标本：临桂区普查队 450322160713003LY（GXMG、CMMI）
功效：根皮、叶，清热解毒、生肌敛疮、活血止血。
功效来源：《全国中草药汇编》

枸骨 枸骨叶
Ilex cornuta Lindl. et Paxton
凭证标本：临桂区普查队 450322160710004LY（GXMG、CMMI）
功效：干燥叶，祛风止痛。
功效来源：《中国药典》（2020年版）

齿叶冬青
Ilex crenata Thunb.
凭证标本：陈照宙 51025（IBK）
功效：树皮，水中腐朽、可得胶状黏液。
功效来源：《药用植物辞典》

榕叶冬青 上山虎
Ilex ficoidea Hemsl.
凭证标本：陈照宙 51023（IBSC）
功效：根，清热解毒、活血止痛。
功效来源：《中华本草》

台湾冬青
Ilex formosana Maxim.
凭证标本：31752（IBK）
功效：树皮黏液，用作捕蝇胶、拌创膏、皮肤病治疗剂。
功效来源：《药用植物辞典》

细刺枸骨
Ilex hylonoma Hu et T. Tang
凭证标本：邓先福 10354（IBK）
功效：根，消肿止痛。
功效来源：《药用植物辞典》

广东冬青
Ilex kwangtungensis Merr.
凭证标本：梁恒 100245（WUK）
功效：根、叶，清热解毒、消肿止痛、消炎。
功效来源：《药用植物辞典》

矮冬青
Ilex lohfauensis Merr.
凭证标本：钟济新 90978（IBSC）
功效：根，清热解毒、凉血、通脉止痛、消肿消炎。叶，清热解毒、止痛、消炎。
功效来源：《药用植物辞典》

大果冬青
Ilex macrocarpa Oliv.
功效：根、枝、叶，清热解毒、清肝明目、消肿止痒、润肺消炎、止咳祛瘀。
功效来源：《药用植物辞典》
注：《广西植物名录》

小果冬青
Ilex micrococca Maxim.
功效：根、叶，清热解毒、消炎、消肿止痛。
功效来源：《药用植物辞典》
注：《广西植物名录》

毛冬青
Ilex pubescens Hook. et Arn.
凭证标本：临桂区普查队 450322121206018LY（GXMG、CMMI）
功效：根，清热解毒、活血通脉、消肿止痛。

功效来源：《广西壮族自治区壮药质量标准 第二卷》（2011年版）

铁冬青 救必应
Ilex rotunda Thunb.
凭证标本：临桂区普查队 450322160723005LY（GXMG、CMMI）
功效：干燥树皮，清热解毒、利湿止痛。
功效来源：《中国药典》（2020年版）

四川冬青
Ilex szechwanensis Loes.
功效：果实，祛风、补虚。叶，清热解毒、活血止血。根皮，祛瘀、补益肌肤。
功效来源：《药用植物辞典》
注：《广西植物名录》

三花冬青 小冬青
Ilex triflora Blume
凭证标本：梁畴芬 31585（IBK）
功效：根，清热解毒。
功效来源：《桂本草 第二卷》（上）

绿冬青
Ilex viridis Champ. ex Benth.
凭证标本：陈照宙 50827（WUK）
功效：根、叶，凉血解毒、去腐生新。
功效来源：《药用植物辞典》

173. 卫矛科 Celastraceae

南蛇藤属 *Celastrus* L.

滇边南蛇藤
Celastrus hookeri Prain
凭证标本：中捷队 4597（IBK）
功效：根，活血行气、疏风祛湿。
功效来源：《药用植物辞典》

独子藤 窄叶南蛇藤
Celastrus monospermus Roxb.
凭证标本：龙胜采集队 50378（IBK）
功效：根、茎，祛风除湿、解毒消肿、活血行气。
功效来源：《中华本草》

窄叶南蛇藤
Celastrus oblanceifolius C. H. Wang et P. C. Tsoong
功效：根、茎，祛风除湿、活血行气、解毒消肿。
功效来源：《中华本草》
注：《广西植物名录》

南蛇藤
Celastrus orbiculatus Thunb.
功效：全株，祛风活血、消肿止痛、解毒散瘀。果，安神镇静。
功效来源：《全国中草药汇编》
注：《广西植物名录》

显柱南蛇藤 无毛南蛇藤
Celastrus stylosus Wall.
凭证标本：临桂区普查队 450322170725034LY（GXMG、CMMI）
功效：茎，祛风消肿、解毒消炎。
功效来源：《全国中草药汇编》

卫矛属 *Euonymus* L.

刺果卫矛
Euonymus acanthocarpus Franch.
凭证标本：临桂区普查队 450322170715023LY（GXMG、CMMI）
功效：藤、茎皮，祛风除湿、通筋活络、止痛止血。根，祛风湿、散寒。
功效来源：《药用植物辞典》

星刺卫矛
Euonymus actinocarpus Loes.
凭证标本：龙胜采集队 50399（IBK）
功效：根，祛风除湿、舒筋活络。
功效来源：《药用植物辞典》

百齿卫矛
Euonymus centidens H. Lév.
凭证标本：徐月邦 10580（WUK）
功效：根、茎皮、果实，活血化瘀、强筋壮骨。
功效来源：《药用植物辞典》

裂果卫矛
Euonymus dielsianus Loes. et Diels
功效：根、茎皮、果实，功效同百齿卫矛。茎皮、根，活血化瘀、强筋健骨。
功效来源：《药用植物辞典》
注：《广西植物名录》

棘刺卫矛
Euonymus echinatus Wall.
凭证标本：龙胜调查队 50399（IBSC）
功效：树皮，充杜仲用。用于腰酸背痛。
功效来源：《药用植物辞典》

扶芳藤
Euonymus fortunei (Turcz.) Hand.-Mazz.
凭证标本：临桂区普查队 450322160505025LY（GXMG、CMMI）
功效：地上部分，益气血、补肝肾、舒筋活络。

功效来源：《广西壮族自治区壮药质量标准 第一卷》（2008年版）

西南卫矛
Euonymus hamiltonianus Wall. et Roxb.
凭证标本：覃灏富，李中提 70184（IBK）
功效：根、根皮、茎皮、枝叶，祛风湿、强筋骨、活血解毒。
功效来源：《中华本草》

疏花卫矛 山杜仲
Euonymus laxiflorus Champ. ex Benth.
凭证标本：临桂区普查队 450322140820006LY（GXMG、CMMI）
功效：根皮、树皮，祛风湿、强筋骨。
功效来源：《全国中草药汇编》

大果卫矛
Euonymus myrianthus Hemsl.
凭证标本：临桂区普查队 450322130731018LY（GXMG、CMMI）
功效：根、茎，益肾壮腰、化瘀利湿。
功效来源：《中华本草》

中华卫矛
Euonymus nitidus Benth.
凭证标本：陈照宙 50871（KUN）
功效：全株，舒筋活络、强筋健骨。
功效来源：《药用植物辞典》

假卫矛属 *Microtropis* Wall. ex Meisn.
福建假卫矛
Microtropis fokienensis Dunn
功效：枝、叶，消肿散瘀、接骨。
功效来源：《药用植物辞典》
注：《广西植物名录》

雷公藤属 *Tripterygium* Hook. f.
粉背雷公藤 掉毛草
Tripterygium hypoglaucum (H. Lév.) Hutch.
凭证标本：临桂区普查队 450322140913009LY（GXMG、CMMI）
功效：全草，祛风除湿、活血散瘀、续筋接骨。
功效来源：《全国中草药汇编》

雷公藤
Tripterygium wilfordii Hook. f.
功效：木质部，祛风除湿、活血通络、杀虫解毒。
功效来源：《中华本草》
注：《广西植物名录》

178. 翅子藤科 Hippocrateaceae
五层龙属 *Salacia* L.
无柄五层龙
Salacia sessiliflora Hand.-Mazz.
凭证标本：邓先福 158（IBSC）
功效：果实，用于胃痛。
功效来源：《药用植物辞典》

179. 茶茱萸科 Icacinaceae
定心藤属 *Mappianthus* Hand.-Mazz.
定心藤 甜果藤
Mappianthus iodoides Hand.-Mazz.
凭证标本：临桂区普查队 450322150913019LY（GXMG、CMMI）
功效：根、藤茎，活血调经、祛风除湿。
功效来源：《中华本草》

假柴龙树属 *Nothapodytes* Blume
马比木
Nothapodytes pittosporoides (Oliv.) Sleum.
功效：根皮，祛风除湿、理气散寒。
功效来源：《中华本草》
注：《广西植物名录》

182. 铁青树科 Olacaceae
青皮木属 *Schoepfia* Schreb.
华南青皮木 碎骨仔树
Schoepfia chinensis Gardner et Champ.
凭证标本：临桂区普查队 450322170412010LY（GXMG、CMMI）
功效：根、树枝、叶，清热利湿、活血止痛。
功效来源：《中华本草》

青皮木 脆骨风
Schoepfia jasminodora Sieb. et Zucc.
凭证标本：陈照宙 51011（IBSC）
功效：全株，散瘀、消肿止痛。
功效来源：《全国中草药汇编》

185. 桑寄生科 Loranthaceae
离瓣寄生属 *Helixanthera* Lour.
离瓣寄生 五瓣寄生
Helixanthera parasitica Lour.
凭证标本：梁畴芬 31750（IBK）
功效：带叶茎枝，祛风湿、止咳、止痢。
功效来源：《广西药用植物名录》

鞘花属 *Macrosolen* (Blume) Rchb.
双花鞘花
Macrosolen bibracteolatus (Hance) Danser

凭证标本：4693（IBK）
功效：带叶茎枝，祛风湿。
功效来源：《中华本草》

梨果寄生属 *Scurrula* L.

红花寄生
Scurrula parasitica L.
凭证标本：陈立卿 93261（IBSC）
功效：枝叶，祛风湿、强筋骨、活血解毒。
功效来源：《中华本草》

钝果寄生属 *Taxillus* Tiegh.

锈毛钝果寄生
Taxillus levinei (Merr.) H. S. Kiu
凭证标本：临桂区普查队 450322150913009LY（GXMG、CMMI）
功效：带叶茎枝，清肺止咳、祛风湿。
功效来源：《中华本草》

木兰寄生
Taxillus limprichtii (Grüning) H. S. Kiu
凭证标本：梁畴芬 30181（IBK）
功效：茎枝，补肝肾、祛风湿、安胎。
功效来源：《中华本草》

毛叶钝果寄生
Taxillus nigrans (Hance) Danser
凭证标本：陈立卿 93210（IBSC）
功效：枝叶，补肝肾、强筋骨、祛风湿、安胎。
功效来源：《药用植物辞典》

大苞寄生属 *Tolypanthus* (Blume) Blume

大苞寄生
Tolypanthus maclurei (Merr.) Danser
凭证标本：临桂区普查队 450322170723040LY（GXMG、CMMI）
功效：带叶茎枝，补肝肾、强筋骨、祛风除湿。
功效来源：《中华本草》

189. 蛇菰科 Balanophoraceae

蛇菰属 *Balanophora* J. R. Forst. et G. Forst.

红冬蛇菰 葛蕈
Balanophora harlandii Hook. f.
凭证标本：临桂区普查队 450322170410009LY（GXMG、CMMI）
功效：全草，凉血止血、清热解毒。
功效来源：《中华本草》

穗花蛇菰 鹿仙草
Balanophora laxiflora Hemsl.
凭证标本：临桂区普查队 450322150819019LY（GXMG、CMMI）
功效：全草，益肾养阴、清热止血。
功效来源：《中华本草》

190. 鼠李科 Rhamnaceae

勾儿茶属 *Berchemia* Neck. ex DC.

多花勾儿茶
Berchemia floribunda (Wall.) Brongn.
凭证标本：临桂区普查队 450322121204011LY（GXMG、CMMI）
功效：根，健脾利湿、通经活络。茎、叶，清热解毒、利尿。
功效来源：《药用植物辞典》

枳椇属 *Hovenia* Thunb.

枳椇 枳椇子
Hovenia acerba Lindl.
凭证标本：临桂区普查队 450322171026043LY（GXMG、CMMI）
功效：带果序轴的果实，止渴除烦、解酒毒、利尿通便。
功效来源：《广西壮族自治区壮药质量标准 第二卷》（2011年版）

光叶毛果枳椇
Hovenia trichocarpa Chun et Tsiang var. *robusta* (Nakai et Y. Kimura) Y. L. Chou et P. K. Chou
功效：根，行气活血。根皮、茎皮，活血舒筋。果实，健胃、补血。
功效来源：《药用植物辞典》
注：《广西植物名录》

马甲子属 *Paliurus* Mill.

铜钱树 金钱木根
Paliurus hemsleyanus Rehder
凭证标本：临桂区普查队 450322170412022LY（GXMG、CMMI）
功效：根，补气。
功效来源：《中华本草》

硬毛马甲子
Paliurus hirsutus Hemsl.
凭证标本：临桂区普查队 450322160725003LY（GXMG、CMMI）
功效：全株，解毒消肿。
功效来源：《药用植物辞典》

马甲子 铁篱笆
Paliurus ramosissimus (Lour.) Poir.
凭证标本：临桂区普查队 450322130813034LY（GXMG、CMMI）

功效：刺、花及叶，清热解毒。
功效来源：《中华本草》

鼠李属 *Rhamnus* L.

长叶冻绿 黎辣根
Rhamnus crenata Sieb. et Zucc.
凭证标本：13508（IBK）
功效：根或根皮，清热解毒、杀虫利湿。
功效来源：《中华本草》

贵州鼠李
Rhamnus esquirolii H. Lév.
功效：根、叶、果，清热利湿、活血消积、理气止痛。
功效来源：《药用植物辞典》
注：《广西植物名录》

薄叶鼠李 绛梨木
Rhamnus leptophylla C. K. Schneid.
凭证标本：临桂区普查队 450322160516022LY（GXMG、CMMI）
功效：根和果实，消食顺气、活血祛瘀。
功效来源：《全国中草药汇编》

尼泊尔鼠李
Rhamnus napalensis (Wall.) Lawson
凭证标本：秦宗德 9231（IBK）
功效：叶、根、果实，祛风除湿、利水消肿。
功效来源：《药用植物辞典》

冻绿
Rhamnus utilis Decne.
凭证标本：临桂区普查队 450322130821010LY（GXMG、CMMI）
功效：叶、果实，止痛、消食。
功效来源：《中华本草》

雀梅藤属 *Sageretia* Brongn.

皱叶雀梅藤
Sageretia rugosa Hance
凭证标本：临桂区普查队 450322130811016LY（GXMG、CMMI）
功效：根，舒筋活络。
功效来源：《药用植物辞典》

枣属 *Ziziphus* Mill.

枣 大枣
Ziziphus jujuba Mill. var. *jujuba*
凭证标本：临桂区普查队 450322160516020LY（GXMG、CMMI）
功效：果实，补中益气、养血安神。
功效来源：《中国药典》（2020年版）

无刺枣
Ziziphus jujuba Mill. var. *inermis* (Bunge) Rehder
功效：果实，解药毒。
功效来源：《药用植物辞典》
注：《广西植物名录》

191. 胡颓子科 Elaeagnaceae

胡颓子属 *Elaeagnus* L.

长叶胡颓子
Elaeagnus bockii Diels
功效：根，清热利湿、消肿止痛。枝、叶，顺气化痰。
功效来源：《药用植物辞典》
注：《广西植物名录》

巴东胡颓子
Elaeagnus difficilis Servettaz
功效：根，温下焦、祛寒湿、收敛止泻。
功效来源：《药用植物辞典》
注：《广西植物名录》

蔓胡颓子
Elaeagnus glabra Thunb.
凭证标本：临桂区普查队 450322170725039LY（GXMG、CMMI）
功效：果实，收敛止泻、健脾消食、止咳平喘、止血。
功效来源：《中华本草》

角花胡颓子
Elaeagnus gonyanthes Benth.
功效：叶，平喘止咳。根，祛风通络、行气止痛、消肿解毒。果，收敛止泻。
功效来源：《全国中草药汇编》
注：《广西植物名录》

宜昌胡颓子 红鸡踢香
Elaeagnus henryi Warb. ex Diels
凭证标本：临桂区普查队 450322121204008LY（GXMG、CMMI）
功效：茎、叶，散瘀消肿、接骨止痛、平喘止咳。
功效来源：《中华本草》

胡颓子
Elaeagnus pungens Thunb.
功效：根，祛风利湿、行瘀止血。叶，止咳平喘。果，消食止痢。
功效来源：《全国中草药汇编》
注：《广西植物名录》

193. 葡萄科 Vitaceae

蛇葡萄属 *Ampelopsis* Michx.

广东蛇葡萄 甜茶藤
Ampelopsis cantoniensis (Hook. et Arn.) K. Koch
凭证标本：临桂区普查队 450322150814020LY（GXMG、CMMI）
功效：茎叶或根，清热解毒、利湿消肿。
功效来源：《中华本草》

羽叶蛇葡萄
Ampelopsis chaffanjonii (H. Lév.) Rehder
功效：藤茎，祛风除湿。
功效来源：《药用植物辞典》
注：《广西植物名录》

三裂蛇葡萄 金刚散
Ampelopsis delavayana Planch. ex Franch.
凭证标本：邓先福 10350（IBK）
功效：根、藤茎，清热利湿、活血通络、止血生肌、解毒消肿。
功效来源：《中华本草》

牯岭蛇葡萄
Ampelopsis glandulosa (Wall.) Momiy. var. *kulingensis* (Rehder) Momiy.
凭证标本：临桂区普查队 450322170815017LY（GXMG、CMMI）
功效：根、茎、叶，清热解毒、祛风活络、消炎、利尿、消肿、止血。
功效来源：《药用植物辞典》

显齿蛇葡萄 甜茶藤
Ampelopsis grossedentata (Hand.-Mazz.) W. T. Wang
凭证标本：梁畴芬 30037（IBK）
功效：茎叶或根，清热解毒、利湿消肿。
功效来源：《中华本草》

锈毛蛇葡萄（变种）
Ampelopsis heterophylla Siebold et Zucc. var. *vestita* Rehder
凭证标本：临桂区普查队 450322170809010LY（GXMG、CMMI）
功效：根、根皮、藤，清热解毒、祛风活络、止痛止血。
功效来源：《药用植物辞典》

白蔹
Ampelopsis japonica (Thunb.) Makino
功效：根，清热解毒、消痈散结、敛疮生肌。
功效来源：《中国药典》（2020年版）
注：《广西植物名录》

毛枝蛇葡萄
Ampelopsis rubifolia (Wall.) Planch.
凭证标本：广福林区采集队 31574（IBK）
功效：根皮，活血散瘀、解毒生肌长骨、祛风除湿。
功效来源：《药用植物辞典》

乌蔹莓属 *Cayratia* Juss.

乌蔹莓
Cayratia japonica (Thunb.) Gagnep.
凭证标本：临桂区普查队 450322170722011LY（GXMG、CMMI）
功效：全草，解毒消肿、清热利湿。
功效来源：《中华本草》

白粉藤属 *Cissus* L.

苦郎藤 风叶藤
Cissus assamica (M. A. Lawson) Craib
凭证标本：临桂组 6-1696（GXMI）
功效：根，拔脓消肿、散瘀止痛。
功效来源：《全国中草药汇编》

翼茎白粉藤 四方藤
Cissus pteroclada Hayata
凭证标本：中德采集队 1437（IBK）
功效：干燥藤茎，祛风除湿、活血通络。
功效来源：《广西壮族自治区壮药质量标准 第一卷》（2008年版）

地锦属 *Parthenocissus* Planch.

地锦 爬山虎
Parthenocissus tricuspidata (Sieb. et Zucc.) Planch.
凭证标本：临桂区普查队 450322150912006LY（GXMG、CMMI）
功效：根和茎，祛风通络、活血解毒。
功效来源：《全国中草药汇编》

崖爬藤属 *Tetrastigma* (Miq.) Planch.

红枝崖爬藤
Tetrastigma erubescens Planch.
凭证标本：梁畴芬 36131（IBK）
功效：藤，清热利尿、散瘀活血、祛风湿。
功效来源：《药用植物辞典》

三叶崖爬藤 三叶青
Tetrastigma hemsleyanum Diels et Gilg
凭证标本：临桂区普查队 450322150818007LY（GXMG、CMMI）
功效：块根或全草，清热解毒、祛风化痰、活血止痛。
功效来源：《广西壮族自治区壮药质量标准 第三卷》（2018年版）

扁担藤
Tetrastigma planicaule (Hook. f.) Gagnep.
凭证标本：龙胜采集队 50384（IBK）
功效：藤茎，祛风除湿、舒筋活络。
功效来源：《广西壮族自治区壮药质量标准 第二卷》（2011年版）

葡萄属 *Vitis* L.

桦叶葡萄
Vitis betulifolia Diels et Gilg
凭证标本：陈照宙 50978（KUN）
功效：根、根皮，舒筋活络、接骨。
功效来源：《药用植物辞典》

蘡薁
Vitis bryoniifolia Bunge
凭证标本：临桂区普查队 450322160723007LY（GXMG、CMMI）
功效：根，用于慢性肝炎、风湿关节痛。
功效来源：《广西中药资源名录》

葛藟葡萄 葛藟
Vitis flexuosa Thunb.
凭证标本：陈照宙 50978（HIB）
功效：根、茎、果实，补五脏、续筋骨、长肌肉，果实可食。
功效来源：《全国中草药汇编》

毛葡萄
Vitis heyneana Roem. et Schult.
凭证标本：梁畴芬 31583（IBK）
功效：根皮，调经活血、补虚止带、清热解毒、生肌、利湿。全株，止血、祛风湿、安胎、解热。叶，清热利湿、消肿解毒。
功效来源：《药用植物辞典》

葡萄
Vitis vinifera L.
凭证标本：临桂区普查队 450322170722019LY（GXMG、CMMI）
功效：果，解表透疹、利尿、安胎。根、藤，祛风湿、利尿。
功效来源：《全国中草药汇编》

194. 芸香科 Rutaceae

石椒草属 *Boenninghausenia* Rchb. ex Meisn.

臭节草 岩椒草
Boenninghausenia albiflora (Hook.) Rchb. ex Meisn.
凭证标本：临桂区普查队 450322130730028LY（GXMG、CMMI）
功效：全草，解表截疟、活血散瘀。
功效来源：《中华本草》

柑橘属 *Citrus* L.

宜昌橙
Citrus ichangensis Swingle
凭证标本：陈照宙 51043（IBK）
功效：果实，化痰止咳、生津健胃、止血消炎、祛瘀止痛。根，行气、止痛、止咳平喘。
功效来源：《药用植物辞典》

柠檬
Citrus limon (L.) Burm. f.
凭证标本：临桂区普查队 450322170213007LY（GXMG、CMMI）
功效：果皮，行气、和胃、止痛。根，行气止血、止痛、止咳。叶，化痰止咳、理气和胃、止泻。果实，生津止渴、和胃安胎。
功效来源：《中华本草》

黎檬 柠檬
Citrus limonia Osbeck
凭证标本：广福林区采集队 1023（KUN）
功效：果，化痰止咳、生津健胃。根，行气止痛、止咳平喘。
功效来源：《全国中草药汇编》

佛手
Citrus medica L. var. *sarcodactylis* Swingle
凭证标本：临桂区普查队 450322130811002LY（GXMG、CMMI）
功效：果实， 疏肝理气、和胃止痛、燥湿化痰。
功效来源：《中国药典》（2020年版）

柑橘 青皮
Citrus reticulata Blanco
凭证标本：钟济新 91008（IBSC）
功效：干燥幼果或未成熟果实的果皮，疏肝破气、消积化滞。
功效来源：《中国药典》（2020年版）

黄皮属 *Clausena* Burm. f.

齿叶黄皮 野黄皮
Clausena dunniana H. Lév.
凭证标本：邓先福 10399（IBK）
功效：叶、根，疏风解表、除湿消肿、行气散瘀。
功效来源：《中华本草》

黄皮
Clausena lansium (Lour.) Skeels
凭证标本：临桂区普查队 450322150811016LY（GXMG、CMMI）

功效：叶，疏风解表、除痰行气。成熟种子，理气、消滞、散结、止痛。
功效来源：《广西壮族自治区壮药质量标准 第一卷》（2008年版）

金橘属 *Fortunella* Swingle

金柑 金橘
Fortunella japonica (Thunb.) Swingle
凭证标本：邓先福 10386（IBK）
功效：种子，化痰散结、理气止痛。叶，舒肝解郁、理气散结。果实，理气解郁、消食化痰、醒酒。
功效来源：《中华本草》

金橘
Fortunella margarita (Lour.) Swingle
凭证标本：临桂区普查队 450322130826015LY（GXMG、CMMI）
功效：果实，理气、解郁、化痰、醒酒。叶，疏肝解郁、理气散结、开胃气、散肺气。
功效来源：《药用植物辞典》

蜜茱萸属 *Melicope* J. R. Forst. et G. Forst.

三桠苦 三叉苦
Melicope pteleifolia (Champ. ex Benth.) Hartley
凭证标本：临桂区普查队 450322160704004LY（GXMG、CMMI）
功效：茎，清热解毒、祛风除湿、消肿止痛。
功效来源：《广西壮族自治区壮药质量标准 第一卷》（2008年版）

九里香属 *Murraya* J. König ex L.

九里香
Murraya exotica L.
凭证标本：临桂区普查队 450322141016003LY（GXMG、CMMI）
功效：干燥叶和带叶嫩枝，行气止痛、活血散瘀。
功效来源：《中国药典》（2020年版）

千里香 九里香
Murraya paniculata (L.) Jack.
凭证标本：邓先福 10351（IBK）
功效：干燥叶和带叶嫩枝，行气止痛、活血散瘀。
功效来源：《中国药典》（2020年版）

枳属 *Poncirus* Raf.

枳 枸橘
Poncirus trifoliata (L.) Raf.
凭证标本：临桂区普查队 450322130801014LY（GXMG、CMMI）
功效：果，健胃消食、理气止痛。叶，行气消食、止呕。
功效来源：《全国中草药汇编》

茵芋属 *Skimmia* Thunb.

茵芋
Skimmia reevesiana (Fortune) Fortune
凭证标本：临桂区普查队 450322170413009LY（GXMG、CMMI）
功效：茎叶，祛风胜湿。
功效来源：《中华本草》

吴茱萸属 *Tetradium* Lour.

华南吴萸
Tetradium austrosinense (Hand.-Mazz.) Hartley
凭证标本：临桂区普查队 450322130826031LY（GXMG、CMMI）
功效：果实，温中散寒、行气止痛。
功效来源：《药用植物辞典》

楝叶吴萸
Tetradium glabrifolium (Champ. ex Benth.) Hartley
凭证标本：临桂区普查队 450322170725036LY（GXMG、CMMI）
功效：全株，温中散寒、理气止痛。根、叶，清热化痰、止咳。
功效来源：《药用植物辞典》

吴茱萸
Tetradium ruticarpum (A. Juss.) Hartley
凭证标本：临桂区普查队 450322130721041LY（GXMG、CMMI）
功效：成熟果实，驱寒止痛、降逆止呕、助阳止泻。
功效来源：《广西壮族自治区壮药质量标准 第三卷》（2018年版）

蜜楝吴萸 五除叶
Tetradium trichotomum Lour.
凭证标本：陈照宙 51038（IBK）
功效：叶，祛风除湿、散寒止痛。
功效来源：《中华本草》

飞龙掌血属 *Toddalia* Juss.

飞龙掌血
Toddalia asiatica (L.) Lam.
凭证标本：临桂区普查队 450322170213004LY（GXMG、CMMI）
功效：干燥根，祛风止痛、散瘀止血。
功效来源：《广西壮族自治区壮药质量标准 第二卷》（2011年版）

花椒属 *Zanthoxylum* L.

竹叶花椒

Zanthoxylum armatum DC. var. *armatum*
凭证标本：临桂区普查队 450322141001003LY（GXMG、CMMI）
功效：干燥成熟果实，散寒、止痛、驱蛔。
功效来源：《广西中药材标准 第一册》

毛竹叶花椒
Zanthoxylum armatum DC. var. *ferrugineum* (Rehd. et E. H. Wilson) C. C. Huang
功效：全株，用于感冒、食积腹胀、风湿痹痛，外用治跌打损伤、骨折、目赤肿痛。
功效来源：《广西中药资源名录》
注：《广西植物名录》

蚬壳花椒 大叶花椒
Zanthoxylum dissitum Hemsl.
凭证标本：陈立卿 93216（IBSC）
功效：茎叶、果实或种子，消食助运、行气止痛。
功效来源：《中华本草》

花椒簕
Zanthoxylum scandens Blume
凭证标本：临桂区普查队 450322170827023LY（GXMG、CMMI）
功效：根及果实，活血化瘀、镇痛、清热解毒、祛风行气。
功效来源：《药用植物辞典》

青花椒 花椒、椒目、花椒根
Zanthoxylum schinifolium Sieb. et Zucc.
功效：果皮，温中散寒、除湿止痛、杀虫、解鱼腥毒。
功效来源：《药用植物辞典》
注：《广西植物名录》

195. 苦木科 Simaroubaceae

苦树属 *Picrasma* Blume

苦树 苦木
Picrasma quassioides (D. Don) Benn.
凭证标本：梁畴芬 30620（IBSC）
功效：枝和叶，清热解毒、燥湿杀虫。
功效来源：《广西壮族自治区壮药质量标准 第一卷》（2008年版）

196. 橄榄科 Burseraceae

橄榄属 *Canarium* L.

橄榄 青果核
Canarium album (Lour.) Raeuschel
功效：干燥果核，清热解毒、敛疮止血。
功效来源：《广西壮族自治区壮药质量标准 第三卷》（2018年版）
注：《广西植物名录》

197. 楝科 Meliaceae

米仔兰属 *Aglaia* Lour.

米仔兰
Aglaia odorata Lour.
凭证标本：临桂区普查队 450322160505016LY（GXMG、CMMI）
功效：枝叶，活血化瘀、消肿止痛。花，行气解郁。
功效来源：《全国中草药汇编》

浆果楝属 *Cipadessa* Blume

浆果楝 野茶辣
Cipadessa baccifera (Roth) Miq.
凭证标本：临桂区普查队 450322170722014LY（GXMG、CMMI）
功效：根、叶，祛风化湿、行气止痛。
功效来源：《中华本草》

楝属 *Melia* L.

楝 苦楝
Melia azedarach L.
凭证标本：临桂区普查队 450322150924017LY（GXMG、CMMI）
功效：果实、叶、树皮及根皮，行气止痛、杀虫。
功效来源：《中华本草》

香椿属 *Toona* (Endl.) M. Roem.

香椿
Toona sinensis (Juss.) Roem.
功效：果实、树皮或根皮韧皮部、花、树干流出的液汁，祛风、散寒、止痛。
功效来源：《中华本草》
注：《广西植物名录》

198. 无患子科 Sapindaceae

黄梨木属 *Boniodendron* Gagnep.

黄梨木
Boniodendron minus (Hemsl.) T. Chen
凭证标本：临桂区普查队 450322150811019LY（GXMG、CMMI）
功效：花、果实，外治目赤、眼皮溃烂。
功效来源：《广西中药资源名录》

茶条木属 *Delavaya* Franch.

茶条木
Delavaya toxocarpa Franch.
凭证标本：临桂区普查队 450322150811035LY（GXMG、CMMI）

功效：种子油，用于疥癣。
功效来源：《药用植物辞典》

栾树属 *Koelreuteria* Laxm.

复羽叶栾树
Koelreuteria bipinnata Franch.
凭证标本：临桂区普查队 450322151009033LY（GXMG、CMMI）
功效：根，消肿止痛、活血、驱虫。花，清肝明目、清热止咳。
功效来源：《药用植物辞典》

栾树
Koelreuteria paniculata Laxm.
功效：根皮，清肝明目。
功效来源：《药用植物辞典》
注：《广西植物名录》

无患子属 *Sapindus* L.

无患子
Sapindus saponaria L.
凭证标本：临桂区普查队 450322160709011LY（GXMG、CMMI）
功效：种子，清热、祛痰、消积、杀虫。
功效来源：《广西壮族自治区壮药质量标准 第一卷》（2008年版）

200. 槭树科 Aceraceae

槭属 *Acer* L.

樟叶槭
Acer cinnamomifolium Hayata
凭证标本：临桂区普查队 450322140820004LY（GXMG、CMMI）
功效：根，祛风除湿。
功效来源：《药用植物辞典》

紫果槭
Acer cordatum Pax
功效：叶芽，清热明目。
功效来源：《药用植物辞典》
注：《广西植物名录》

青榨槭
Acer davidii Franch.
凭证标本：临桂区普查队 450322150819057LY（GXMG、CMMI）
功效：根、根皮、树皮，消炎、止痛、止血、祛风除湿、活血化瘀。枝叶，清热解毒、行气止痛。
功效来源：《药用植物辞典》

罗浮槭 蝴蝶果
Acer fabri Hance
凭证标本：临桂区普查队 450322170414008LY（GXMG、CMMI）
功效：果实，清热、利咽喉。
功效来源：《广西中药材标准 第一册》

桂林槭
Acer kweilinense Fang et Fang f.
凭证标本：临桂区普查队 450322130805002LY（GXMG、CMMI）
功效：果实，用于咽喉肿痛、咽喉炎。
功效来源：《药用植物辞典》

光叶槭
Acer laevigatum Wall.
凭证标本：梁畴芬 30210（IBK）
功效：根、树皮，祛风除湿、活血。果实，清热利咽。
功效来源：《药用植物辞典》

飞蛾槭
Acer oblongum Wall. ex DC.
功效：根皮，祛风除湿。果实，清热利咽。
功效来源：《药用植物辞典》
注：《广西植物名录》

五裂槭
Acer oliverianum Pax
凭证标本：梁畴芬 31670（KUN）
功效：枝、叶，清热解毒、理气止痛。
功效来源：《药用植物辞典》

鸡爪槭
Acer Palmatum Thunb.
凭证标本：临桂区普查队 450322160505019LY（GXMG、CMMI）
功效：枝、叶，止痛、解毒。
功效来源：《药用植物辞典》

中华槭
Acer sinense Pax
功效：根、根皮，接骨、利关节、止疼痛。
功效来源：《药用植物辞典》
注：《广西植物名录》

201. 清风藤科 Sabiaceae

泡花树属 *Meliosma* Blume

香皮树
Meliosma fordii Hemsl.
凭证标本：钟济新 90996（IBSC）

功效：树皮、叶，滑肠通便。
功效来源：《药用植物辞典》

笔罗子
Meliosma rigida Sieb. et Zucc.
凭证标本：广福林区采集队 1060（IBK）
功效：根皮，解毒、利水消肿。果实，宣肺止咳、平喘、止痛。
功效来源：《药用植物辞典》

清风藤属 *Sabia* Colebr.

灰背清风藤 广藤根
Sabia discolor Dunn
凭证标本：梁畴芬 31624（IBK）
功效：干燥藤茎，祛风除湿、活血止痛。
功效来源：《广西壮族自治区瑶药材质量标准　第一卷》（2014年版）

凹萼清风藤
Sabia emarginata Lecomte
功效：全株，祛风除湿、止痛。
功效来源：《药用植物辞典》
注：《广西植物名录》

清风藤
Sabia japonica Maxim.
凭证标本：邓志农 13427（IBSC）
功效：茎叶或根，祛风利湿、活血解毒。
功效来源：《中华本草》

柠檬清风藤
Sabia limoniacea Wall. ex Hook. f. et Thomson
凭证标本：钟济新 90985（IBK）
功效：根、茎，广西民间常用作产后要药，治产后瘀血不尽、风湿痹痛。
功效来源：《药用植物辞典》

尖叶清风藤
Sabia swinhoei Hemsl.
凭证标本：陈立卿 10185（IBK）
功效：根、茎、叶，祛风止痛。
功效来源：《药用植物辞典》

204. 省沽油科 Staphyleaceae

野鸦椿属 *Euscaphis* Sieb. et Zucc.

野鸦椿
Euscaphis japonica (Thunb.) Dippel
凭证标本：临桂区普查队 450322130730015LY（GXMG、CMMI）
功效：根、果实、花，清热解表、利湿。
功效来源：《中华本草》

瘿椒树属 *Tapiscia* Oliv.

银鹊树
Tapiscia sinensis Oliv.
凭证标本：陈照宙 50941（IBSC）
功效：根、果实，解表、清热、祛湿。
功效来源：《药用植物辞典》

山香圆属 *Turpinia* Vent.

锐尖山香圆 山香圆叶
Turpinia arguta Seem.
凭证标本：梁畴芬 31623（IBK）
功效：干燥叶，清热解毒、消肿止痛。
功效来源：《中国药典》（2020年版）

山香圆
Turpinia montana (Blume) Kurz
凭证标本：临桂区普查队 450322171026053LY（GXMG、CMMI）
功效：根，主治慢性咽喉炎。枝叶，主治肺炎、支气管炎。
功效来源：《广西中药资源名录》

205. 漆树科 Anacardiaceae

南酸枣属 *Choerospondias* Burtt et A. W. Hill

南酸枣 广枣
Choerospondias axillaris (Roxb.) B. L. Burtt et A. W. Hill
凭证标本：临桂区普查队 450322130827011LY（GXMG、CMMI）
功效：干燥果实，行气活血、养心安神。
功效来源：《中国药典》（2020年版）

黄连木属 *Pistacia* L.

黄连木 黄楝树
Pistacia chinensis Bunge
凭证标本：临桂区普查队 450322150811013LY（GXMG、CMMI）
功效：叶芽、叶或根、树皮，清热解毒、生津。
功效来源：《中华本草》

盐肤木属 *Rhus* L.

盐肤木 五倍子
Rhus chinensis Mill.
凭证标本：临桂区普查队 450322130811021LY（GXMG、CMMI）
功效：虫瘿，敛肺降火、涩肠止泻、敛汗止血、收湿敛疮。
功效来源：《中国药典》（2020年版）

漆属 *Toxicodendron* Mill.

野漆树

Toxicodendron succedaneum (L.) Kuntze
凭证标本：临桂区普查队 450322130717055LY（GXMG、CMMI）
功效：叶，散瘀止血、解毒。
功效来源：《中华本草》

山漆树 木蜡树根
Toxicodendron sylvestre (Sieb. et Zucc.) Kuntze
凭证标本：梁畴芬 31663（IBK）
功效：根，祛瘀、止痛、止血。
功效来源：《中华本草》

207. 胡桃科 Juglandaceae

黄杞属 *Engelhardia* Lesch. ex Bl.

黄杞 罗汉茶
Engelhardia roxburghiana Wall.
凭证标本：韦占业 361（IBK）
功效：叶，清热解毒、生津解渴、解暑利湿。
功效来源：《广西壮族自治区壮药质量标准 第二卷》（2011年版）

胡桃属 *Juglans* L.

胡桃 核桃仁
Juglans regia L.
功效：种仁，温补肺肾、润肺定喘、润肠通便、固精。根，杀虫、攻毒。叶，解毒消肿。外果皮，消肿止痒。
功效来源：《药用植物辞典》
注：《广西植物名录》

化香树属 *Platycarya* Sieb. et Zucc.

圆果化香 化香树叶
Platycarya longipes Y. C. Wu
凭证标本：临桂区普查队 450322170829004LY（GXMG、CMMI）
功效：叶，解毒疗疮、杀虫止痒。
功效来源：《中华本草》

化香树
Platycarya strobilacea Sieb. et Zucc.
凭证标本：邓先福 190（IBSC）
功效：果实，顺气祛风、消肿止痛、燥湿杀虫。叶，理气、解毒、消肿止痛、杀虫止痒。
功效来源：《药用植物辞典》

枫杨属 *Pterocarya* Kunth

枫杨
Pterocarya stenoptera C. DC.
凭证标本：临桂区普查队 450322130717027LY（GXMG、CMMI）
功效：树皮，解毒、杀虫止痒、祛风止痛。
功效来源：《药用植物辞典》

207a. 马尾树科 Rhoipteleaceae

马尾树属 *Rhoiptelea* Diels et Hand.-Mazz.

马尾树
Rhoiptelea chiliantha Diels et Hand.-Mazz.
凭证标本：临桂区普查队 450322150818015LY（GXMG、CMMI）
功效：树皮，收敛止血。
功效来源：《药用植物辞典》

209. 山茱萸科 Cornaceae

桃叶珊瑚属 *Aucuba* Thunb.

桃叶珊瑚 天脚板
Aucuba chinensis Benth.
凭证标本：陈照宙 50947（KUN）
功效：叶，清热解毒、消肿止痛。
功效来源：《中华本草》

喜马拉雅珊瑚
Aucuba himalaica Hook. f. et Thomson
凭证标本：陈照宙 50947（IBK）
功效：根，祛风除湿、舒筋活络。
功效来源：《药用植物辞典》

山茱萸属 *Cornus* L.

头状四照花
Cornus capitata Wall.
凭证标本：梁恒 100209（IBK）
功效：叶、花、果实、树皮、根皮，清热解毒、利胆行水、消积杀虫。
功效来源：《药用植物辞典》

灯台树
Cornus controversa Hemsl.
凭证标本：临桂区普查队 450322150913031LY（GXMG、CMMI）
功效：树皮或根皮、叶，清热、消肿止痛。
功效来源：《中华本草》

香港四照花
Cornus hongkongensis Hemsl.
凭证标本：临桂区普查队 450322150819045LY（GXMG、CMMI）
功效：叶、花，收敛止血。
功效来源：《中华本草》

毛梾
Cornus walteri Wangerin
凭证标本：陈立卿 93219（IBK）
功效：枝、叶、果实，清热解毒、止痛。

功效来源：《药用植物辞典》

青荚叶属 *Helwingia* Willd.

西域青荚叶 叶上珠

Helwingia himalaica Hook. f. et Thomson ex C. B. Clarke

功效：叶，祛风除湿、活血解毒。

功效来源：《中华本草》

注：《广西植物名录》

青荚叶 小通草

Helwingia japonica (Thunb. ex Murray) F. Dietr.

凭证标本：陈照宙 50991（WUK）

功效：干燥茎髓，清热、利尿、下乳。

功效来源：《中国药典》（2020年版）

210. 八角枫科 Alangiaceae

八角枫属 *Alangium* Lam.

八角枫

Alangium chinense (Lour.) Harms

凭证标本：临桂区普查队 450322160505024LY（GXMG、CMMI）

功效：根、叶及花，祛风除湿、舒筋活络、散瘀止痛。

功效来源：《广西壮族自治区壮药质量标准 第一卷》（2008年版）

小花八角枫 五代同堂

Alangium faberi Oliv.

凭证标本：临桂区普查队 450322150720035LY（GXMG、CMMI）

功效：根，理气活血、祛风除湿。

功效来源：《中华本草》

毛八角枫

Alangium kurzii Craib var. *kurzii*

凭证标本：王善龄 8（IBK）

功效：根、叶，舒筋活血、行瘀止痛。花，清热解毒。种子，拔毒消炎。

功效来源：《药用植物辞典》

云山八角枫

Alangium kurzii Craib var. *handelii* (Schnarf) W. P. Fang

功效：根、茎、枝条，松弛肌肉、镇痛。

功效来源：《药用植物辞典》

注：《广西植物名录》

211. 珙桐科 Nyssaceae

喜树属 *Camptotheca* Decne.

喜树

Camptotheca acuminata Decne.

凭证标本：临桂区普查队 450322150720043LY（GXMG、CMMI）

功效：果实、根，清热解毒、散结消痛。

功效来源：《中华本草》

蓝果树属 *Nyssa* Gronov. ex L.

蓝果树

Nyssa sinensis Oliver

凭证标本：梁畴芬 31700（IBK）

功效：根，抗癌。

功效来源：《药用植物辞典》

212. 五加科 Araliaceae

楤木属 *Aralia* L.

食用土当归 九眼独活

Aralia cordata Thunb.

凭证标本：临桂区普查队 450322150819052LY（GXMG、CMMI）

功效：根和根茎，祛风除湿、舒筋活络、活血止痛。

功效来源：《中华本草》

头序楤木

Aralia dasyphylla Miq.

凭证标本：梁畴芬 31571（IBK）

功效：根皮、茎皮，祛风除湿、利尿消肿、活血止痛、杀虫。

功效来源：《药用植物辞典》

黄毛楤木 鸟不企

Aralia decaisneana Hance

凭证标本：中德采集队 390（IBSC）

功效：根，祛风除湿、活血通经、解毒消肿。

功效来源：《广西壮族自治区壮药质量标准 第二卷》（2011年版）

棘茎楤木

Aralia echinocaulis Hand.-Mazz.

功效：根，活血破瘀、祛风行气、清热解毒

功效来源：《全国中草药汇编》

注：《广西植物名录》

锈毛羽叶参

Aralia franchetii J. Wen

凭证标本：临桂区普查队 450322130802022LY（GXMG、CMMI）

功效：茎皮、根皮，祛风除湿、活血化瘀、散寒止痛。

功效来源：《药用植物辞典》

长刺楤木 刺叶楤木

Aralia spinifolia Merr.

凭证标本：临桂区普查队 450322170827031LY（GXMG、CMMI）

功效：根，祛风除湿、活血止血。

功效来源：《中华本草》

罗伞属 *Brassaiopsis* Decne. et Planch.

锈毛罗伞 阴阳枫

Brassaiopsis ferruginea (H. L. Li) G. Hoo

凭证标本：临桂区普查队 450322141120002LY（GXMG、CMMI）

功效：根或枝叶，祛风除湿、适血舒筋、止痛。

功效来源：《中华本草》

罗伞 鸭脚罗伞

Brassaiopsis glomerulata (Blume) Regel

凭证标本：龙胜采集队 50427（IBK）

功效：根、树皮或叶，祛风除湿、散瘀止痛。

功效来源：《中华本草》

树参属 *Dendropanax* Decne. et Planch.

树参 枫荷桂

Dendropanax dentigerus (Harms) Merr.

凭证标本：临桂区普查队 450322150819034LY（GXMG、CMMI）

功效：茎枝，祛风除湿、活血消肿。

功效来源：《广西壮族自治区瑶药材质量标准　第一卷》（2014年版）

变叶树参 枫荷梨

Dendropanax proteus (Champ. ex Benth.) Benth.

凭证标本：临桂区普查队 450322170816006LY（GXMG、CMMI）

功效：根、茎或树皮，祛风除湿、活血消肿。

功效来源：《中华本草》

马蹄参属 *Diplopanax* Hand.-Mazz.

马蹄参

Diplopanax stachyanthus Hand.-Mazz.

凭证标本：临桂区普查队 450322171103013LY（GXMG、CMMI）

功效：树皮，具有人参的强壮作用。

功效来源：《药用植物辞典》

刺五加属 *Eleutherococcus* Maxim.

细柱五加 五加皮

Eleutherococcus nodiflorus (Dunn) S. Y. Hu

凭证标本：临桂区普查队 450322160722001LY（GXMG、CMMI）

功效：干燥根皮，祛风湿、补肝肾、强筋骨。

功效来源：《中国药典》（2020年版）

白簕 三加

Eleutherococcus trifoliatus (L.) S. Y. Hu

凭证标本：临桂区普查队 450322121103043LY（GXMG、CMMI）

功效：干燥根及茎，清热解毒、祛风利湿、舒筋活血。

功效来源：《广西壮族自治区壮药质量标准　第一卷》（2008年版）

常春藤属 *Hedera* L.

尼泊尔常春藤

Hedera nepalensis K. Koch

凭证标本：梁畴芬 30970（IBK）

功效：全株，祛风利湿、活血消肿。

功效来源：《药用植物辞典》

常春藤 常春藤子

Hedera sinensis (Tobler) Hand.-Mazz.

凭证标本：临桂区普查队 450322170410016LY（GXMG、CMMI）

功效：果实，补肝肾、强腰膝、行气止痛。

功效来源：《中华本草》

刺楸属 *Kalopanax* Miq.

刺楸 川桐皮

Kalopanax septemlobus (Thunb.) Koidz.

凭证标本：临桂区普查队 450322170715013LY（GXMG、CMMI）

功效：树皮，祛风利湿、活血止痛。

功效来源：《中药大辞典》

大参属 *Macropanax* Miq.

短梗大参 七角风、七角枫

Macropanax rosthornii (Harms) C. Y. Wu ex G. Hoo

凭证标本：临桂区普查队 450322170827004LY（GXMG、CMMI）

功效：根、叶，祛风除湿、活血。

功效来源：《全国中草药汇编》

鹅掌柴属 *Schefflera* J. R. Forst. et G. Forst.

穗序鹅掌柴 大泡通皮

Schefflera delavayi (Franch.) Harms

凭证标本：临桂区普查队 450322130729057LY（GXMG、CMMI）

功效：树皮，用于风湿麻木、关节肿痛、跌打瘀痛、腰膝酸痛、胃痛。叶，用于皮炎、湿疹、风疹。

功效来源：《全国中草药汇编》

鹅掌柴 鸭脚木根

Schefflera heptaphylla (L.) Frodin

凭证标本：临桂区普查队 450322121206012LY

（GXMG、CMMI）

功效：根皮、树皮，发汗解表、祛风除湿、舒筋活络、消肿止痛。

功效来源：《广西壮族自治区壮药质量标准 第二卷》（2011年版）

球序鹅掌柴

Schefflera pauciflora R. Vig.

凭证标本：中德采集队 399（IBSC）

功效：根或树皮，祛风活络、散瘀止痛、消症利水。

功效来源：《中华本草》

通脱木属 *Tetrapanax* (K. Koch) K. Koch

通脱木

Tetrapanax papyrifer (Hook.) K. Koch

凭证标本：临桂区普查队 450322151009025LY（GXMG、CMMI）

功效：干燥根和茎枝，清热利水、活血下乳。

功效来源：《广西壮族自治区瑶药材质量标准 第一卷》（2014年版）

213. 伞形科 Apiaceae

柴胡属 *Bupleurum* L.

竹叶柴胡

Bupleurum marginatum Wall. ex DC.

凭证标本：临桂区普查队 450322151009033LY（GXMG、CMMI）

功效：全草、根，疏风退热、疏肝、升阳。

功效来源：《药用植物辞典》

积雪草属 *Centella* L.

积雪草

Centella asiatica (L.) Urb.

凭证标本：临桂区普查队 450322121204003LY（GXMG、CMMI）

功效：干燥全草，清热利湿、解毒消肿。

功效来源：《中国药典》（2020年版）

蛇床属 *Cnidium* Cuss.

蛇床 蛇床子

Cnidium monnieri (L.) Cusson

功效：果实，燥湿祛风、杀虫止痒、温肾壮阳。

功效来源：《中国药典》（2020年版）

注：《广西植物名录》

芫荽属 *Coriandrum* L.

芫荽 胡荽

Coriandrum sativum L.

凭证标本：临桂区普查队 450322160421001LY（GXMG、CMMI）

功效：根及全草，发表透疹、消食开胃、止痛解毒。

功效来源：《中华本草》

鸭儿芹属 *Cryptotaenia* DC.

鸭儿芹

Cryptotaenia japonica Hassk.

凭证标本：临桂区普查队 450322130715072LY（GXMG、CMMI）

功效：茎叶，祛风止咳、活血祛瘀。

功效来源：《中华本草》

胡萝卜属 *Daucus* L.

胡萝卜

Daucus carota L. var. *sativa* Hoffm.

凭证标本：临桂区普查队 450322170809004LY（GXMG、CMMI）

功效：根，健脾和胃、滋肝明目、化痰止咳、清热解毒。

功效来源：《中华本草》

刺芹属 *Eryngium* L.

刺芹 野芫荽

Eryngium foetidum L.

凭证标本：临桂区普查队 450322140911001LY（GXMG、CMMI）

功效：全草，透疹解毒、理气止痛、利尿消肿。

功效来源：《中华本草》

天胡荽属 *Hydrocotyle* L.

红马蹄草

Hydrocotyle nepalensis Hook.

凭证标本：临桂区普查队 450322130730079LY（GXMG、CMMI）

功效：全草，清肺止咳、止血活血。

功效来源：《中华本草》

破铜钱 天胡荽

Hydrocotyle sibthorpioides Lam. var. *batrachaum* (Hance) Hand.-Mazz. ex Shan

凭证标本：临桂区普查队 450322160713025LY（GXMG、CMMI）

功效：全草，清热利湿、解毒消肿。

功效来源：《广西中药材标准 第一册》

肾叶天胡荽 毛叶天胡荽

Hydrocotyle wilfordii Maxim.

凭证标本：临桂区普查队 450322150811034LY（GXMG、CMMI）

功效：全草，清热解毒、利湿。

功效来源：《中华本草》

水芹属 *Oenanthe* L.

细叶水芹

Oenanthe dielsii de Boiss. var. *stenophylla* de Boiss.

凭证标本：临桂区普查队 450322171103025LY（GXMG、CMMI）

功效：全草，清热解毒、利尿、消肿。

功效来源：《药用植物辞典》

水芹

Oenanthe javanica (Blume) DC. subsp. *javanica*

凭证标本：临桂区普查队 450322151026043LY（GXMG、CMMI）

功效：根及全草，清热利湿、止血、降血压。

功效来源：《全国中草药汇编》

卵叶水芹

Oenanthe javanica (Blume) DC. subsp. *rosthornii* (Diels) F. T. Pu

凭证标本：临桂区普查队 450322150818031LY（GXMG、CMMI）

功效：全草，清热、利水、止血。

功效来源：《药用植物辞典》

线叶水芹

Oenanthe linearis Wall. ex DC.

凭证标本：临桂区普查队 450322170712011LY（GXMG、CMMI）

功效：全草，清热凉血。

功效来源：《药用植物辞典》

山芹属 *Ostericum* Hoffm.

香白芷 隔山香

Ostericum citriodorum (Hance) C. Q. Yuan et R. H. Shan

功效：根或全草，疏风清热、祛痰止咳、消肿止痛。

功效来源：《中华本草》

注：《广西植物名录》

变豆菜属 *Sanicula* L.

变豆菜

Sanicula chinensis Bunge

凭证标本：临桂区普查队 450322130729023LY（GXMG、CMMI）

功效：全草，解毒、止血。

功效来源：《中华本草》

野鹅脚板

Sanicula orthacantha S. Moore

凭证标本：临桂区普查队 450322170408002LY（GXMG、CMMI）

功效：全草，清热、解毒。

功效来源：《全国中草药汇编》

窃衣属 *Torilis* Adans.

窃衣

Torilis scabra (Thunb.) DC.

凭证标本：临桂区普查队 450322160421016LY（GXMG、CMMI）

功效：果实、全草，杀虫止泻、收湿止痒。

功效来源：《中华本草》

214. 桤叶树科 Clethraceae

山柳属 *Clethra* L.

贵州桤叶树

Clethra kaipoensis H. Lév.

凭证标本：临桂区普查队 450322130802009LY（GXMG、CMMI）

功效：根、叶，祛风镇痛。

功效来源：《药用植物辞典》

215. 杜鹃花科 Ericaceae

吊钟花属 *Enkianthus* Lour.

齿缘吊钟花

Enkianthus serrulatus (E. H. Wilson) C. K. Schneid.

凭证标本：陈照宙 50952（IBK）

功效：根，祛风除湿、活血。

功效来源：《药用植物辞典》

白珠树属 *Gaultheria* Kalm ex L.

毛滇白珠

Gaultheria leucocarpa Blume var. *crenulata* (Kurz) T. Z. Hsu

功效：叶、全株，祛风除湿、舒筋活络、活血止痛。

功效来源：《药用植物辞典》

注：《广西植物名录》

滇白珠 白珠树

Gaultheria leucocarpa Blume var. *yunnanensis* (Franch.) T. Z. Hsu et R. C. Fang

凭证标本：临桂区普查队 450322150820002LY（GXMG、CMMI）

功效：全株，祛风除湿、舒筋活络、活血止痛。

功效来源：《中华本草》

珍珠花属 *Lyonia* Nutt.

珍珠花 南烛

Lyonia ovalifolia (Wall.) Drude var. *ovalifolia*

凭证标本：陈立卿，徐月邦 10202（IBK）

功效：茎、叶、果，活血、祛瘀、止痛。

功效来源：《全国中草药汇编》

小果珍珠花 線木

Lyonia ovalifolia (Wall.) Drude var. *elliptica* (Sieb. et Zucc.) Hand.-Mazz.

功效：根、果、叶，健脾止泻、活血、强筋。
功效来源：《全国中草药汇编》
注：《广西植物名录》

毛果珍珠花
Lyonia ovalifolia (Wall.) Drude var. *hebecarpa* (Franch. ex F. B. Forbes et Hemsl.) Chun
凭证标本：临桂区普查队 450322130812006LY（GXMG、CMMI）
功效：根、叶，活血、健脾、止泻。
功效来源：《药用植物辞典》

狭叶珍珠花
Lyonia ovalifolia (Wall.) Drude var. *lanceolata* (Wall.) Hand.-Mazz.
凭证标本：临桂区普查队 450322160713010LY（GXMG、CMMI）
功效：全株，用于感冒、痢疾、痧症夹色、骨鲠喉。叶，外治骨折。
功效来源：《广西中药资源名录》

马醉木属 *Pieris* D. Don

美丽马醉木
Pieris formosa (Wall.) D. Don
凭证标本：临桂区普查队 450322170413001LY（GXMG、CMMI）
功效：鲜叶汁，疗疮、杀虫。全草，消炎止痛、舒筋活络。
功效来源：《药用植物辞典》

杜鹃花属 *Rhododendron* L.

腺萼马银花
Rhododendron bachii H. Lév.
凭证标本：陈照宙 50850（IBSC）
功效：叶，清热利湿、止咳化痰。
功效来源：《药用植物辞典》

短脉杜鹃
Rhododendron brevinerve Chun et Fang
凭证标本：陈照宙 50922（IBSC）
功效：花，清热、止咳、调经。
功效来源：《药用植物辞典》

丁香杜鹃
Rhododendron farrerae Sweet
凭证标本：梁畴芬 31615（IBK）
功效：全株、根、叶，疏风、止咳。
功效来源：《药用植物辞典》

云锦杜鹃
Rhododendron fortunei Lindl.
凭证标本：陈照宙 51019（IBSC）
功效：花、叶，清热解毒、敛疮。
功效来源：《全国中草药汇编》

西施花
Rhododendron latoucheae Franch.
凭证标本：临桂区普查队 450322170411011LY（GXMG、CMMI）
功效：花、叶，清热解毒、疏风行气、止咳祛痰、活血化瘀。
功效来源：《药用植物辞典》

百合花杜鹃
Rhododendron liliiflorum H. Lév.
凭证标本：陈照宙 51030（IBK）
功效：全株，清热利湿、活血止血。
功效来源：《药用植物辞典》

岭南杜鹃
Rhododendron mariae Hance
凭证标本：杜鹃组 21（IBK）
功效：叶，镇咳、祛痰、平喘。
功效来源：《全国中草药汇编》

满山红
Rhododendron mariesii Hemsl. et E. H. Wilson
功效：叶、花、根，活血调经、清热解毒、止痛、消肿、止血、平喘、止咳、祛痰、祛风利湿。
功效来源：《药用植物辞典》
注：《广西植物名录》

羊踯躅 闹羊花
Rhododendron molle (Blume) G. Don
凭证标本：秦肇明 45013（GXMI）
功效：花，祛风除湿、散瘀定痛。
功效来源：《中国药典》（2020年版）

毛棉杜鹃 丝线吊芙蓉
Rhododendron moulmainense Hook. f.
凭证标本：陈照宙 50964（IBSC）
功效：根皮、茎皮，利水、活血。
功效来源：《中华本草》

团叶杜鹃
Rhododendron orbiculare Decne.
凭证标本：陈照宙 51019（IBK）
功效：根、叶，祛风除湿、止痛。
功效来源：《药用植物辞典》

马银花
Rhododendron ovatum (Lindl.) Planch. ex Maxim.
凭证标本：陈照宙 50850（IBK）
功效：根，清热利湿。

功效来源：《全国中草药汇编》

杜鹃 杜鹃花根
Rhododendron simsii Planch.
凭证标本：临桂区普查队 450322121206017LY（GXMG、CMMI）
功效：根及根茎，祛风湿、活血去瘀、止血。
功效来源：《广西中药材标准 第一册》

216. 乌饭树科 Vacciniaceae

越桔属 *Vaccinium* L.

南烛 南烛根
Vaccinium bracteatum Thunb.
凭证标本：陈照宙 50882（IBSC）
功效：根，散瘀、止痛。
功效来源：《中华本草》

短尾越桔
Vaccinium carlesii Dunn
凭证标本：梁畴芬 30228（IBK）
功效：全株，清热解毒、固精驻颜、强筋益气、明目乌发、止血、止泻。
功效来源：《药用植物辞典》

苍山越桔
Vaccinium delavayi Franch.
凭证标本：梁畴芬 31031（KUN）
功效：球根，顺气、消饱胀。
功效来源：《药用植物辞典》

黄背越桔
Vaccinium iteophyllum Hance
凭证标本：31654（IBK）
功效：全株，祛风除湿、利尿消肿、舒筋活络、消炎止痛。
功效来源：《药用植物辞典》

峨眉越桔
Vaccinium omeiense Fang
功效：全株，止咳、平喘、消肿。
功效来源：《药用植物辞典》
注：《广西植物名录》

218. 水晶兰科 Monotropaceae

水晶兰属 *Monotropa* L.

水晶兰
Monotropa uniflora L.
凭证标本：临桂区普查队 450322170411009LY（GXMG、CMMI）
功效：全草，补虚、止咳。
功效来源：《全国中草药汇编》

221. 柿科 Ebenaceae

柿属 *Diospyros* L.

山柿
Diospyros japonica Sieb. et Zucc.
功效：树皮，提取物可抑制艾氏腹水癌生长。叶，用作毒鱼剂。提取物，具有抗炎、解热、镇痛、解痉和中枢抑制作用。
功效来源：《药用植物辞典》
注：《广西植物名录》

柿 柿叶
Diospyros kaki Thunb. var. *kaki*
凭证标本：临桂区普查队 450322170720008LY（GXMG、CMMI）
功效：叶，止咳定喘、生津止渴、活血止血。
功效来源：《广西壮族自治区壮药质量标准 第二卷》（2011年版）

野柿
Diospyros kaki Thunb. var. *silvestris* Makino
功效：果实，润肺止咳、生津、润肠。
功效来源：《药用植物辞典》
注：《广西植物名录》

君迁子
Diospyros lotus L.
凭证标本：梁恒 100211（IBK）
功效：果实，止渴、除痰。
功效来源：《全国中草药汇编》

罗浮柿
Diospyros morrisiana Hance
凭证标本：广福林区调查队 460（IBSC）
功效：叶、茎皮，解毒消炎、收敛止泻。
功效来源：《中华本草》

油柿
Diospyros oleifera Cheng
功效：果实，清热、润肺。
功效来源：《药用植物辞典》
注：《广西植物名录》

223. 紫金牛科 Myrsinaceae

紫金牛属 *Ardisia* Sw.

九管血 血党
Ardisia brevicaulis Diels
凭证标本：覃浩富 700101（NAS）
功效：全株，祛风湿、活血调经、消肿止痛。
功效来源：《广西壮族自治区壮药质量标准 第二卷》（2011年版）

小紫金牛
Ardisia chinensis Benth.
凭证标本：中德采集队 554（IBSC）
功效：全株，活血止血、散瘀止痛、清热利湿。
功效来源：《中华本草》

朱砂根
Ardisia crenata Sims
凭证标本：临桂区普查队 450322170408013LY（GXMG、CMMI）
功效：干燥根，行血祛风、解毒消肿。
功效来源：《中国药典》（2020年版）

百两金
Ardisia crispa (Thunb.) A. DC
凭证标本：临桂区普查队 450322130730077LY（GXMG、CMMI）
功效：根及根茎，清热利咽、祛痰利湿、活血解毒。
功效来源：《中华本草》

郎伞树 凉伞盖珍珠
Ardisia hanceana Mez
凭证标本：覃灏富 700047（IBSC）
功效：根，活血止痛。
功效来源：《中华本草》

紫金牛 矮地茶
Ardisia japonica (Thunb.) Blume
凭证标本：临桂区普查队 450322130821009LY（GXMG、CMMI）
功效：全株，止咳化痰、活血。
功效来源：《中药大辞典》

山血丹
Ardisia lindleyana D. Dietr.
凭证标本：钟济新 90967（IBK）
功效：全株及根，活血调经、祛风除湿。
功效来源：《药用植物辞典》

虎舌红 红毛走马胎
Ardisia mamillata Hance
凭证标本：临桂区普查队 450322150814004LY（GXMG、CMMI）
功效：全株，散瘀止血、清热利湿、去腐生肌。
功效来源：《中华本草》

莲座紫金牛 铺地罗伞
Ardisia primulifolia Gardner et Champ.
凭证标本：临桂区普查队 450322150820012LY（GXMG、CMMI）
功效：全株，祛风通络、散瘀止血、解毒消痈。
功效来源：《中华本草》

九节龙 小青
Ardisia pusilla A. DC.
凭证标本：陈立卿、徐月邦 10157（IBSC）
功效：全株或叶，清热利湿、活血消肿。
功效来源：《中华本草》

罗伞树 大罗伞树
Ardisia quinquegona Bl.
凭证标本：中德采集队 1446（IBK）
功效：干燥地上部分，止咳化痰、祛风解毒、活血止痛。
功效来源：《广西壮族自治区壮药质量标准　第三卷》（2018年版）

南方紫金牛
Ardisia thyrsiflora D. Don
凭证标本：林盛秋 205（IBK）
功效：嫩叶，清热解毒、止渴。
功效来源：《药用植物辞典》

酸藤子属 *Embelia* Burm. f.

酸藤子
Embelia laeta (L.) Mez
凭证标本：临桂区普查队 450322170412001LY（GXMG、CMMI）
功效：干燥根，清热解毒、散瘀止血。
功效来源：《广西壮族自治区瑶药材质量标准　第一卷》（2014年版）

当归藤
Embelia parviflora Wall. ex A. DC.
凭证标本：临桂区普查队 450322150425001LY（GXMG、CMMI）
功效：干燥地上部分，补血调经、强腰膝。
功效来源：《广西壮族自治区壮药质量标准　第一卷》（2008年版）

白花酸藤子 咸酸蕴
Embelia ribes Burm. f.
功效：根或叶，活血调经、清热利湿、消肿解毒。
功效来源：《中华本草》
注：《广西植物名录》

网脉酸藤子 了哥利
Embelia rudis Hand.-Mazz.
凭证标本：邓先福 10381（IBK）
功效：根、茎，活血通经。
功效来源：《中华本草》

密齿酸藤子 打虫果
Embelia vestita Roxb.
凭证标本：龙胜采集队 50356（IBK）

功效：果实，驱虫。
功效来源：《中华本草》

杜茎山属 *Maesa* Forssk.

杜茎山
Maesa japonica (Thunb.) Moritzi et Zoll.
凭证标本：临桂区普查队 450322130731020LY（GXMG、CMMI）
功效：根、茎叶，祛风邪、解疫毒、消肿胀。
功效来源：《中华本草》

鲫鱼胆
Maesa perlarius (Lour.) Merr.
凭证标本：临桂区普查队 450322170825010LY（GXMG、CMMI）
功效：全株，接骨消肿、生肌去腐。
功效来源：《全国中草药汇编》

铁仔属 *Myrsine* L.

广西密花树
Myrsine kwangsiensis (E. Walker) Pipoly et C. Chen
凭证标本：临桂区普查队 450322170829005LY（GXMG、CMMI）
功效：根，用于跌打损伤。
功效来源：《药用植物辞典》

光叶铁仔
Myrsine stolonifera (Koidz.) Walker
凭证标本：陈照宙 51033（IBSC）
功效：根、全株，清热解毒、利湿、收敛、止血。
功效来源：《药用植物辞典》

224. 安息香科 Styracaceae

赤杨叶属 *Alniphyllum* Matsum.

赤杨叶 豆渣树
Alniphyllum fortunei (Hemsl.) Makino
凭证标本：梁畴芬 31684（IBK）
功效：根、叶，祛风除湿、利水消肿。
功效来源：《中华本草》

陀螺果属 *Melliodendron* Hand.-Mazz.

陀螺果
Melliodendron xylocarpum Hand.-Mazz.
凭证标本：临桂区普查队 450322170410017LY（GXMG、CMMI）
功效：根、叶，清热、杀虫。枝叶，滑肠。
功效来源：《药用植物辞典》

白辛树属 *Pterostyrax* Sieb. et Zucc.

白辛树
Pterostyrax psilophyllus Diels ex Perkins
功效：根皮，散瘀。
功效来源：《药用植物辞典》
注：《广西植物名录》

安息香属 *Styrax* L.

银叶安息香
Styrax argentifolius H. L. Li
功效：叶，消肿止痛。
功效来源：《药用植物辞典》
注：《广西植物名录》

赛山梅
Styrax confusus Hemsl.
凭证标本：梁畴芬 30209（IBK）
功效：果实，清热解毒、消痈散结。全株，止泻、止痒。
功效来源：《药用植物辞典》

白花龙
Styrax faberi Perkins
凭证标本：临桂区普查队 450322130717091LY（GXMG、CMMI）
功效：全株，止泻、止痒。叶，止血、生肌、消肿。
功效来源：《药用植物辞典》

台湾安息香
Styrax formosanus Matsum.
功效：茎叶，在台湾用作祛痰剂。
功效来源：《药用植物辞典》
注：《广西植物名录》

野茉莉
Styrax japonicus Sieb. et Zucc.
凭证标本：临桂区普查队 450322140913008LY（GXMG、CMMI）
功效：花，清火。虫瘿、叶、果，祛风除湿。
功效来源：《全国中草药汇编》

芬芳安息香
Styrax odoratissimus Champ. ex Benth.
凭证标本：临桂区普查队 450322150913034LY（GXMG、CMMI）
功效：叶，清热解毒、祛风除湿、理气止痛、润肺止咳。
功效来源：《药用植物辞典》

栓叶安息香 红皮
Styrax suberifolius Hook. et Arn.
凭证标本：钟济新 91007（IBK）
功效：叶、根，祛风湿、理气止痛。
功效来源：《中华本草》

225. 山矾科 Symplocaceae

山矾属 *Symplocos* Jacq.

薄叶山矾
Symplocos anomala Brand
凭证标本：钟济新 90959（IBK）
功效：果实，清热解毒、平肝泻火。
功效来源：《药用植物辞典》

越南山矾
Symplocos cochinchinensis (Lour.) S. Moore var. *cochinchinensis*
凭证标本：中德采集队 447（IBSC）
功效：根，用于咳嗽、腹痛、泄泻。
功效来源：《广西中药资源名录》

密花山矾
Symplocos congesta Benth.
凭证标本：李中提，陈永昌 600214（IBK）
功效：根，主治跌打损伤。
功效来源：《广西中药资源名录》

光叶山矾 刀灰树
Symplocos lancifolia Sieb. et Zucc.
凭证标本：临桂区普查队 450322170414002LY（GXMG、CMMI）
功效：全株，和肝健脾、止血生肌。
功效来源：《全国中草药汇编》

光亮山矾 四川山巩
Symplocos lucida (Thunb.) Siebold et Zucc.
凭证标本：覃灏富 700104（IBK）
功效：根、茎、叶，行水、定喘、清热解毒。
功效来源：《中华本草》

白檀
Symplocos paniculata (Thunb.) Miq.
凭证标本：临桂区普查队 450322170715008LY（GXMG、CMMI）
功效：根、叶、花或种子，清热解毒、调气散结、祛风止痒。
功效来源：《中华本草》

南岭山矾
Symplocos pendula Wight var. *hirtistylis* (C. B. Clarke) Noot.
功效：叶，清热利湿、理气化痰。
功效来源：《药用植物辞典》
注：《广西植物名录》

珠仔树 山矾叶
Symplocos racemosa Roxb.
凭证标本：4696（IBK）
功效：叶，清热解毒、收敛止血
功效来源：《中华本草》

多花山矾
Symplocos ramosissima Wall. ex G. Don
凭证标本：陈照宙 50887（KUN）
功效：根，生肌收敛。
功效来源：《药用植物辞典》

老鼠矢 小药木
Symplocos stellaris Brand
凭证标本：梁畴芬 31745（IBK）
功效：叶、根，活血、止血。
功效来源：《中华本草》

山矾
Symplocos sumuntia Buch.-Ham. ex D. Don
凭证标本：临桂区普查队 450322170412011LY（GXMG、CMMI）
功效：花，化痰解郁、生津止渴。根，清热利湿、凉血止血、祛风止痛。叶，清热解毒、收敛止血。
功效来源：《中华本草》

微毛山矾
Symplocos wikstroemiifolia Hayata
凭证标本：梁畴芬 31634（IBK）
功效：根、叶，解表祛湿、解毒、除烦止血。
功效来源：《药用植物辞典》

228. 马钱科 Loganiaceae

醉鱼草属 *Buddleja* L.

白背枫 白鱼尾
Buddleja asiatica Lour.
凭证标本：临桂区普查队 450322130715084LY（GXMG、CMMI）
功效：全株，祛风利湿、行气活血。
功效来源：《中华本草》

大叶醉鱼草 酒药花
Buddleja davidii Franch.
凭证标本：临桂区普查队 450322151026042LY（GXMG、CMMI）
功效：枝叶、根皮，祛风散寒、活血止痛、解毒杀虫。
功效来源：《中华本草》

醉鱼草
Buddleja lindleyana Fortune
凭证标本：临桂区普查队 450322160713019LY（GXMG、CMMI）
功效：茎叶，祛风湿、壮筋骨、活血祛瘀。

功效来源：《中华本草》

密蒙花
Buddleja officinalis Maxim.
凭证标本：临桂区普查队 450322170715041LY（GXMG、CMMI）
功效：花蕾及其花序，清热养肝、明目退翳。
功效来源：《中国药典》（2020年版）

喉药醉鱼草
Buddleja paniculata Wall.
凭证标本：钟济新 91088（IBSC）
功效：根、叶，用于黄疸、疳积、刀伤、疮疥。
功效来源：文献

钩吻属 *Gelsemium* Juss.

钩吻 断肠草
Gelsemium elegans (Gardn. et Champ.) Benth.
凭证标本：覃灏富 700871（IBK）
功效：干燥根和茎，祛风、攻毒、止痛。
功效来源：《广西壮族自治区壮药质量标准 第一卷》（2008年版）

229. 木犀科 Oleaceae

流苏树属 *Chionanthus* L.

枝花流苏树 枝花李榄
Chionanthus ramiflorus Roxb.
凭证标本：梁畴芬 31620（IBK）
功效：根，清热解毒、散瘀。
功效来源：《药用植物辞典》

梣属 *Fraxinus* L.

白蜡树 秦皮
Fraxinus chinensis Roxb.
凭证标本：临桂区普查队 450322150814040LY（GXMG、CMMI）
功效：树皮，清热燥湿、清肝明目、止咳平喘。
功效来源：《中华本草》

多花梣
Fraxinus floribunda Wall.
凭证标本：梁畴芬 31662（KUN）
功效：渗出物，作甘露（木蜜）药用。树皮，为秦皮之优质资源。
功效来源：《药用植物辞典》

苦枥木
Fraxinus insularis Hemsl.
凭证标本：邓先福 173（IBSC）
功效：枝叶，外治风湿痹痛。
功效来源：《广西中药资源名录》

素馨属 *Jasminum* L.

扭肚藤
Jasminum elongatum (Bergius) Willd.
凭证标本：临桂区普查队 450322141120003LY（GXMG、CMMI）
功效：枝叶，清热利湿、解毒、消滞。
功效来源：《中华本草》

清香藤 破骨风
Jasminum lanceolaria Roxb.
功效：全株，活血破瘀、理气止痛。
功效来源：《广西壮族自治区瑶药材质量标准 第一卷》（2014年版）
注：《广西植物名录》

青藤仔
Jasminum nervosum Lour.
凭证标本：钟树权 61700（IBK）
功效：干燥地上部分，清热利湿、消肿拔脓。
功效来源：《广西壮族自治区壮药质量标准 第三卷》（2018年版）

亮叶素馨 亮叶茉莉
Jasminum seguinii H. Lév.
凭证标本：邓先福 159（IBK）
功效：根、叶，散瘀、止痛、止血。
功效来源：《中华本草》

华素馨 华清香藤
Jasminum sinense Hemsl.
凭证标本：临桂区普查队 450322130821014LY（GXMG、CMMI）
功效：全株，清热解毒。
功效来源：《中华本草》

女贞属 *Ligustrum* L.

女贞 女贞子
Ligustrum lucidum W. T. Aiton
凭证标本：临桂区普查队 450322141016001LY（GXMG、CMMI）
功效：干燥果实，滋补肝肾、明目乌发。
功效来源：《中国药典》（2020年版）

小叶女贞
Ligustrum quihoui Carr.
凭证标本：临桂区普查队 450322130801019LY（GXMG、CMMI）
功效：树皮、叶，清热解毒。果实，补肝肾、强筋骨。
功效来源：《药用植物辞典》

小蜡 小蜡树叶
Ligustrum sinense Lour.
凭证标本：梁畴芬 31701（IBK）
功效：叶，清热利湿、解毒消肿。
功效来源：《广西壮族自治区壮药质量标准 第二卷》（2011年版）

木犀属 *Osmanthus* Lour.

桂花
Osmanthus fragrans (Thunb.) Lour.
凭证标本：临桂区普查队 450322170817013LY（GXMG、CMMI）
功效：花，散寒破结、化痰止咳。果，暖胃、平肝、散寒。根，祛风湿、散寒。
功效来源：《全国中草药汇编》

厚边木犀
Osmanthus marginatus (Champ. ex Benth.) Hemsl.
凭证标本：李中提，陈永昌 600213（IBK）
功效：花，提神、醒脑。
功效来源：《药用植物辞典》

230. 夹竹桃科 Apocynaceae

链珠藤属 *Alyxia* Banks ex R. Br.

筋藤
Alyxia levinei Merr.
功效：全株，祛风除湿、活血止痛。
功效来源：《中华本草》
注：《广西植物名录》

海南链珠藤
Alyxia odorata Wall. ex G. Don
凭证标本：中德采集队 482（IBSC）
功效：茎、叶，清热解毒。
功效来源：《药用植物辞典》

长春花属 *Catharanthus* G. Don

长春花
Catharanthus roseus (L.) G. Don
凭证标本：临桂区普查队 450322160710014LY（GXMG、CMMI）
功效：全草，抗癌、降血压。
功效来源：《全国中草药汇编》

夹竹桃属 *Nerium* L.

夹竹桃
Nerium oleander L.
凭证标本：临桂区普查队 450322130716005LY（GXMG、CMMI）
功效：叶，强心利尿、祛痰杀虫。
功效来源：《全国中草药汇编》

帘子藤属 *Pottsia* Hook. et Arn.

帘子藤 花拐藤根
Pottsia laxiflora (Blume) Kuntze
凭证标本：临桂区普查队 450322130717016LY（GXMG、CMMI）
功效：根，祛风除湿、活血通络。
功效来源：《中华本草》

萝芙木属 *Rauvolfia* L.

萝芙木
Rauvolfia verticillata (Lour.) Baill.
凭证标本：临桂区普查队 450322160713016LY（GXMG、CMMI）
功效：根和茎，清热、降压、宁神。
功效来源：《广西壮族自治区壮药质量标准 第一卷》（2008年版）

羊角拗属 *Strophanthus* DC.

羊角拗 羊角扭
Strophanthus divaricatus (Lour.) Hook. et Arn.
凭证标本：临桂区普查队 450322140820007LY（GXMG、CMMI）
功效：干燥全株，祛风湿、通经络、杀虫。
功效来源：《广西壮族自治区瑶药材质量标准 第一卷》（2014年版）

络石属 *Trachelospermum* Lem.

紫花络石
Trachelospermum axillare Hook. f.
凭证标本：梁畴芬 30524（KUN）
功效：全株，解表发汗、通经活络、止痛。
功效来源：《全国中草药汇编》

短柱络石
Trachelospermum brevistylum Hand.-Mazz.
凭证标本：陈照宙 51000（WUK）
功效：茎，用于风湿痹痛。
功效来源：《广西中药资源名录》

络石 络石藤
Trachelospermum jasminoides (Lindl.) Lem.
凭证标本：临桂区普查队 450322130717056LY（GXMG、CMMI）
功效：干燥带叶藤茎，凉血消肿、祛风通络。
功效来源：《中国药典》（2020年版）

水壶藤属 *Urceola* Roxb.

毛杜仲藤 杜仲藤
Urceola huaitingii (Chun et Tsiang) D. J. Middleton
凭证标本：临桂区普查队 450322130826016LY（GXMG、CMMI）

功效：老茎及根，祛风活络、壮腰膝、强筋骨、消肿。
功效来源：《中华本草》

酸叶胶藤 红背酸藤
Urceola rosea (Hook. et Arn.) D. J. Middleton
凭证标本：临桂区普查队 450322171103009LY（GXMG、CMMI）
功效：根、叶，清热解毒、利尿消肿。
功效来源：《中华本草》

倒吊笔属 *Wrightia* R. Br.

个溥
Wrightia sikkimensis Gamble
功效：全草，祛风活络、化瘀散结。叶，止血。
功效来源：《药用植物辞典》
注：《广西植物名录》

231. 萝藦科 Asclepiadaceae

马利筋属 *Asclepias* L.

马利筋 莲生桂子花
Asclepias curassavica L.
凭证标本：临桂区普查队 450322160709031LY（GXMG、CMMI）
功效：全草，清热解毒、活血止血、消肿止痛。
功效来源：《中华本草》

鹅绒藤属 *Cynanchum* L.

白薇
Cynanchum atratum Bunge
凭证标本：南边山卫生院 6-1772（GXMI）
功效：干燥根及根茎，清热凉血、利尿通淋、解毒疗疮。
功效来源：《中国药典》（2020年版）

牛皮消 飞来鹤
Cynanchum auriculatum Royle ex Wight
凭证标本：临桂区普查队 450322130826039LY（GXMG、CMMI）
功效：根、全草，健胃消积、解毒消肿。
功效来源：《全国中草药汇编》

刺瓜
Cynanchum corymbosum Wight
凭证标本：龙胜调查队 50376（IBSC）
功效：全草，益气、催乳、解毒。
功效来源：《全国中草药汇编》

白前
Cynanchum glaucescens (Decne.) Hand.-Mazz.
凭证标本：临桂区普查队 450322170827024LY（GXMG、CMMI）
功效：根及根状茎，降气、消痰、止咳、尖劈消积。全草，清热解毒。
功效来源：《药用植物辞典》

柳叶白前 白前
Cynanchum stauntonii (Decne.) Schltr. ex H. Lév.
凭证标本：临桂区普查队 450322130830008LY（GXMG、CMMI）
功效：干燥根茎及根，降气、消痰、止咳。
功效来源：《中国药典》（2020年版）

醉魂藤属 *Heterostemma* Wight et Arn.

醉魂藤
Heterostemma alatum Wight
凭证标本：临桂区普查队 450322160711001LY（GXMG、CMMI）
功效：根、全株，除湿、解毒、截疟。
功效来源：《全国中草药汇编》

牛奶菜属 *Marsdenia* R. Br.

蓝叶藤
Marsdenia tinctoria R. Br.
凭证标本：龙胜采集队 50392（IBK）
功效：果，祛风除湿、化瘀散结。
功效来源：《中华本草》

石萝藦属 *Pentasachme* Wall. ex Wight

石萝摩 石萝藦
Pentasachme caudatum Wall. ex Wight
功效：全草，散风清热、解毒消肿。
功效来源：《中华本草》
注：《广西植物名录》

鲫鱼藤属 *Secamone* R. Br.

吊山桃
Secamone sinica Hand.-Mazz.
凭证标本：临桂区普查队 450322150924011LY（GXMG、CMMI）
功效：叶，强筋壮骨、补精催奶。
功效来源：《全国中草药汇编》

弓果藤属 *Toxocarpus* Wight et Arn.

毛弓果藤
Toxocarpus villosus (Blume) Decne.
凭证标本：临桂区普查队 450322150721020LY（GXMG、CMMI）
功效：根、嫩尖，逐湿、去痛、催乳。
功效来源：《药用植物辞典》

娃儿藤属 *Tylophora* R. Br.

多花娃儿藤 双飞蝴蝶

Tylophora floribunda Miq.

凭证标本：梁畴芬 30818（IBSC）

功效：根，祛风化痰、通经散瘀。

功效来源：《全国中草药汇编》

水壶藤属 *Urceola* Roxb.

杜仲藤 红杜仲

Urceola micrantha (Wall. ex G. Don) D. J. Middleton

凭证标本：龙胜采集队 50388（IBK）

功效：树皮，祛风活络、壮腰膝、强筋骨、消肿。

功效来源：《广西壮族自治区壮药质量标准 第二卷》（2011年版）

232. 茜草科 Rubiaceae

水团花属 *Adina* Salisb.

水团花

Adina pilulifera (Lam.) Franch. ex Drake

凭证标本：临桂区普查队 450322130812009LY（GXMG、CMMI）

功效：根、枝叶、花、果，清热利湿、解毒消肿。

功效来源：《中华本草》

细叶水团花 水杨梅

Adina rubella Hance

凭证标本：临桂区普查队 450322121206009LY（GXMG、CMMI）

功效：根、茎皮、叶、花及果实，清热解毒、散瘀止痛。

功效来源：《全国中草药汇编》

茜树属 *Aidia* Lour.

茜树

Aidia cochinchinensis Lour.

凭证标本：临桂区普查队 450322170412007LY（GXMG、CMMI）

功效：根，清热利湿、润肺止咳。全株，清热解毒、利湿消肿、润肺止咳。

功效来源：《药用植物辞典》

丰花草属 *Borreria* G. Mey.

阔叶丰花草

Borreria latifolia (Aubl.) K. Schum.

凭证标本：临桂区普查队 450322161013007LY（GXMG、CMMI）

功效：全草，用于疟疾发热。

功效来源：《药用植物辞典》

风箱树属 *Cephalanthus* L.

风箱树

Cephalanthus tetrandrus (Roxb.) Ridsdale et Bakh. f.

凭证标本：临桂区普查队 450322170717031LY（GXMG、CMMI）

功效：根、叶、花序，清热解毒、散瘀止痛、止血生肌、祛痰止咳。

功效来源：《全国中草药汇编》

流苏子属 *Coptosapelta* Korth.

流苏子 流苏子根

Coptosapelta diffusa (Champ. ex Benth.) Steenis

凭证标本：黎焕琦 400039（IBSC）

功效：根，祛风除湿、止痒。

功效来源：《中华本草》

虎刺属 *Damnacanthus* Gaertn. f.

短刺虎刺 岩石羊

Damnacanthus giganteus (Makino) Nakai

凭证标本：宛田1组 6-1501（GXMI）

功效：根，养血、止血、除湿、舒筋。

功效来源：《中华本草》

云桂虎刺

Damnacanthus henryi (H. Lév.) H. S. Lo

功效：叶，续伤止痛。

功效来源：《药用植物辞典》

注：《广西植物名录》

虎刺 鸡筋参

Damnacanthus indicus C. F. Gaertn.

凭证标本：黄增任等 4211（IBK）

功效：全株，益气补血、收敛止血。

功效来源：《中华本草》

狗骨柴属 *Diplospora* DC.

狗骨柴

Diplospora dubia (Lindl.) Masam.

凭证标本：龙胜调查队 50370（IBSC）

功效：根，消肿散结、解毒排脓。

功效来源：《药用植物辞典》

毛狗骨柴

Diplospora fruticosa Hemsl.

凭证标本：梁畴芬 31735（IBK）

功效：根，益气养血、收敛止血。

功效来源：《药用植物辞典》

拉拉藤属 *Galium* L.

四叶葎

Galium bungei Steud.

凭证标本：临桂区普查队 450322160421003LY（GXMG、CMMI）

功效：全草，清热解毒、利尿、止血、消食。
功效来源：《全国中草药汇编》

小叶猪殃殃
Galium trifidum L.
凭证标本：临桂区普查队 450322160505027LY（GXMG、CMMI）
功效：根、全草，清热解毒、通经活络、利尿消肿、安胎、抗癌。
功效来源：《药用植物辞典》

栀子属 *Gardenia* J. Ellis

栀子
Gardenia jasminoides J. Ellis
凭证标本：临桂区普查队 450322121206010LY（GXMG、CMMI）
功效：干燥成熟果实，泻火除烦、清热利湿、凉血解毒、消肿止痛。
功效来源：《中国药典》（2020年版）

耳草属 *Hedyotis* L.

剑叶耳草
Hedyotis caudatifolia Merr. et F. P. Metcalf
凭证标本：临桂区普查队 450322170827008LY（GXMG、CMMI）
功效：全草，润肺止咳、消积、止血。
功效来源：《全国中草药汇编》

金毛耳草
Hedyotis chrysotricha (Palib.) Merr.
凭证标本：临桂区普查队 450322130812026LY（GXMG、CMMI）
功效：全草，清热利湿、消肿解毒、舒筋活血。
功效来源：《药用植物辞典》

拟金草
Hedyotis consanguinea Hance
凭证标本：梁畴芬 30900（IBSC）
功效：全草，疏风退热、润肺止咳、消积、止血、止泻，外用治跌打肿痛、外伤出血。
功效来源：《药用植物辞典》

白花蛇舌草
Hedyotis diffusa Willd.
凭证标本：临桂区普查队 450322130717112LY（GXMG、CMMI）
功效：全草，清热解毒、利湿消肿。
功效来源：《广西壮族自治区壮药质量标准 第一卷》（2008年版）

牛白藤
Hedyotis hedyotidea (DC.) Merr.
凭证标本：临桂区普查队 450322130810021LY（GXMG、CMMI）
功效：根、藤及叶，消肿止血、祛风活络。
功效来源：《广西壮族自治区壮药质量标准 第一卷》（2008年版）

丹草
Hedyotis herbacea L.
功效：全草，消肿。
功效来源：《药用植物辞典》
注：《广西植物名录》

粗毛耳草 卷毛耳草
Hedyotis mellii Tutcher
凭证标本：临桂区普查队 450322150721001LY（GXMG、CMMI）
功效：全草及根，祛风、清热、消食、止血、解毒。
功效来源：《全国中草药汇编》

长节耳草
Hedyotis uncinella Hook. et Arn.
凭证标本：陈立卿 900258（IBK）
功效：根、全草，消食、祛风散寒、除湿。
功效来源：《药用植物辞典》

龙船花属 *Ixora* L.

白花龙船花
Ixora henryi H. Lév.
凭证标本：梁畴芬 31737（IBK）
功效：全株，清热消肿、止痛、接骨。
功效来源：《广西药用植物名录》

红芽大戟属 *Knoxia* L.

红大戟
Knoxia valerianoides Thorel et Pitard
凭证标本：梁畴芬 30671（IBSC）
功效：块根，泻水逐饮、攻毒消肿、散结。
功效来源：《药用植物辞典》

粗叶木属 *Lasianthus* Jack

西南粗叶木
Lasianthus henryi Hutchins.
凭证标本：临桂区普查队 450322170817019LY（GXMG、CMMI）
功效：全株，清热、消炎、止咳、行气活血、祛湿强筋、止痛。
功效来源：《药用植物辞典》

巴戟天属 *Morinda* L.

巴戟天
Morinda officinalis F. C. How

功效：干燥根，补肾阳、强筋骨、祛风湿。
功效来源：《中国药典》（2020年版）
注：《广西植物名录》

鸡眼藤 百眼藤
Morinda parvifolia Bartl. ex DC.
凭证标本：临桂区普查队 450322121206013LY（GXMG、CMMI）
功效：全株，清热利湿、化痰止咳、散瘀止痛。
功效来源：《全国中草药汇编》

羊角藤
Morinda umbellata L. subsp. *obovata* Y. Z. Ruan
凭证标本：临桂区普查队 450322130717013LY（GXMG、CMMI）
功效：根及全株，止痛止血、祛风除湿。
功效来源：《全国中草药汇编》

玉叶金花属 *Mussaenda* L.

展枝玉叶金花 白常山
Mussaenda divaricata Hutch.
凭证标本：梁恒 100264（IBK）
功效：根，解热抗疟。
功效来源：《中华本草》

楠藤
Mussaenda erosa Champ. ex Benth.
功效：茎叶，清热解毒。
功效来源：《中华本草》
注：《广西植物名录》

贵州玉叶金花 大叶白纸扇
Mussaenda esquirolii H. Lév.
凭证标本：钟济新 90942（IBSC）
功效：茎叶或根，清热解毒、解暑利湿。
功效来源：《中华本草》

广西玉叶金花
Mussaenda kwangsiensis H. L. Li
凭证标本：龙胜采集队 50358（IBSC）
功效：根，用于风湿骨痛。果实，用于泄泻。
功效来源：《药用植物辞典》

大叶玉叶金花
Mussaenda macrophylla Wall.
凭证标本：临桂区普查队 450322171026052LY（GXMG、CMMI）
功效：叶，外敷治黄水疮、皮肤溃疡。
功效来源：《药用植物辞典》

玉叶金花
Mussaenda pubescens W. T. Aiton
凭证标本：中德采集队 1418（IBK）
功效：干燥茎和根，清热利湿、解毒消肿。
功效来源：《广西壮族自治区壮药质量标准 第一卷》（2008年版）

新耳草属 *Neanotis* W. H. Lewis

薄叶新耳草
Neanotis hirsuta (L. f.) W. H. Lewis
凭证标本：中德采集队 409（IBSC）
功效：全草，清热解毒、利尿退黄、消肿止痛。
功效来源：《药用植物辞典》

臭味新耳草 一柱香
Neanotis ingrata (Hook. f.) W. H. Lewis
功效：全草，清肝泻火。
功效来源：《中华本草》
注：《广西植物名录》

薄柱草属 *Nertera* Banks et Sol. ex Gaertn.

薄柱草
Nertera sinensis Hemsl.
凭证标本：临桂区普查队 450322171103019LY（GXMG、CMMI）
功效：全草，清热解毒。
功效来源：《中华本草》

蛇根草属 *Ophiorrhiza* L.

广州蛇根草 朱砂草
Ophiorrhiza cantoniensis Hance
凭证标本：梁畴芬 31741（IBK）
功效：根茎，清热止咳、镇静安神、消肿止痛。
功效来源：《中华本草》

中华蛇根草
Ophiorrhiza chinensis H. S. Lo
凭证标本：梁畴芬 30907（IBSC）
功效：全草，用于咳嗽、关节炎、骨折。
功效来源：《广西中药资源名录》

日本蛇根草 蛇根草
Ophiorrhiza japonica Blume
凭证标本：临桂区普查队 450322170407021LY（GXMG、CMMI）
功效：全草，止渴祛痰、活血调经。
功效来源：《全国中草药汇编》

鸡爪簕属 *Oxyceros* Lour.

鸡爪簕
Oxyceros sinensis Lour.
功效：全株，清热解毒、祛风除湿、散瘀消肿。
功效来源：《中华本草》

注：《广西植物名录》

鸡矢藤属 *Paederia* L.

耳叶鸡矢藤

Paederia cavaleriei H. Lév.

凭证标本：中德采集队 524（IBSC）

功效：根、全草，祛风利湿、消食化积、止咳、止痛。

功效来源：《药用植物辞典》

白毛鸡矢藤

Paederia pertomentosa Merr. ex H. L. Li

凭证标本：临桂区普查队 450322130730012LY（GXMG、CMMI）

功效：根、叶，平肝熄风、健脾消食、壮肾固涩、祛风湿。

功效来源：《药用植物辞典》

鸡矢藤

Paederia scandens (Lour.) Merr.

凭证标本：陈立卿 900252（IBK）

功效：根或全草，祛风利湿、消食化积、止咳、止痛。

功效来源：《广西壮族自治区壮药质量标准 第一卷》（2008年版）

大沙叶属 *Pavetta* L.

香港大沙叶 大沙叶

Pavetta hongkongensis Bremek.

凭证标本：钟济新 90968（IBSC）

功效：全株、根、叶，清热解暑、活血祛瘀。

功效来源：《全国中草药汇编》

多花大沙叶

Pavetta polyantha R. Br. ex Bremek.

凭证标本：中德采集队 453（IBSC）

功效：根，用于肺痨。叶，用于跌打损伤。

功效来源：《广西中药资源名录》

九节属 *Psychotria* L.

九节 九节木

Psychotria rubra (Lour.) Poir.

凭证标本：李光信 170（IBK）

功效：干燥地上部分，清热解毒、祛风除湿、活血止痛。

功效来源：《广西壮族自治区壮药质量标准 第三卷》（2018年版）

假九节

Psychotria tutcheri Dunn

凭证标本：钟济新 90966（IBSC）

功效：全株，消肿、止痛、祛风。

功效来源：《广西药用植物名录》

茜草属 *Rubia* L.

金剑草

Rubia alata Roxb.

凭证标本：临桂区普查队 450322130730029LY（GXMG、CMMI）

功效：根及根状茎，用于月经不调、风湿痹痛。

功效来源：《广西中药资源名录》

东南茜草

Rubia argyi (H. Lév. et Vant) Hara ex Lauener

凭证标本：梁畴芬 30811（IBK）

功效：根及根状茎，用于吐血、鼻出血、崩漏下血、外伤出血、闭经瘀阻、关节痹痛、跌打肿痛。

功效来源：《广西中药资源名录》

茜草

Rubia cordifolia L.

凭证标本：临桂区普查队 450322160709005LY（GXMG、CMMI）

功效：干燥根和根茎，凉血、祛瘀、止血、通经。

功效来源：《中国药典》（2020年版）

白马骨属 *Serissa* Comm. ex Juss.

六月雪 白马骨

Serissa japonica (Thunb.) Thunb.

凭证标本：临桂区普查队 450322130730039LY（GXMG、CMMI）

功效：全株，祛风、利湿、清热、解毒。

功效来源：《中华本草》

白马骨

Serissa serissoides (DC.) Druce

凭证标本：临桂区普查队 450322170408008LY（GXMG、CMMI）

功效：全草，祛风利湿、清热解毒。

功效来源：《中华本草》

鸡仔木属 *Sinoadina* Ridsdale

鸡仔木 水冬瓜

Sinoadina racemosa (Sieb. et Zucc.) Ridsdale

凭证标本：临桂区普查队 450322160723006LY（GXMG、CMMI）

功效：全株，清热解毒、活血散瘀。

功效来源：《中华本草》

乌口树属 *Tarenna* Gaertn.

白皮乌口树

Tarenna depauperata Hutch.

凭证标本：临桂区普查队 450322170815013LY（GXMG、CMMI）

功效：叶，用于痈疮溃疡。

功效来源：《广西药用植物名录》

广西乌口树

Tarenna lanceolata Chun et How ex W. C. Chen

凭证标本：陈照宙 50843（IBSC）

功效：全株，祛风消肿、散结止痛。

功效来源：《药用植物辞典》

钩藤属 *Uncaria* Schreb.

钩藤

Uncaria rhynchophylla (Miq.) Miq. ex Havil.

凭证标本：临桂区普查队 450322130814005LY（GXMG、CMMI）

功效：干燥带钩茎枝，清热平肝、息风定惊。

功效来源：《中国药典》（2020年版）

233. 忍冬科 Caprifoliaceae

忍冬属 *Lonicera* L.

淡红忍冬

Lonicera acuminata Wall.

凭证标本：陈照宙 51015（IBSC）

功效：茎枝（忍冬藤），清热解毒、疏风通络。花蕾（金银花），清热解毒、凉散风热。

功效来源：《广西中药资源名录》

水忍冬

Lonicera dasystyla Rehder

凭证标本：临桂区药物调查队 44981（GXMI）

功效：花蕾、嫩枝，清热解毒、凉散风热。

功效来源：《药用植物辞典》

菰腺忍冬 山银花

Lonicera hypoglauca Miq.

凭证标本：梁畴芬 31565（IBK）

功效：干燥花蕾或带初开的花，清热解毒、疏散风热。

功效来源：《中国药典》（2020年版）

忍冬

Lonicera japonica Thunb.

凭证标本：临桂区普查队 450322170213002LY（GXMG、CMMI）

功效：干燥花蕾或带初开的花、茎枝，清热解毒、凉散风热。

功效来源：《中国药典》（2020年版）

大花忍冬

Lonicera macrantha (D. Don) Spreng.

凭证标本：梁畴芬 31689（IBK）

功效：全株，镇惊、祛风、败毒、清热。花蕾、叶，祛热解毒、消炎。

功效来源：《药用植物辞典》

短柄忍冬

Lonicera pampaninii H. Lév.

凭证标本：秦宗德 9196（IBK）

功效：花蕾，清热解毒、舒筋通络、凉血止血、止痢、截疟。

功效来源：《药用植物辞典》

皱叶忍冬

Lonicera rhytidophylla Hand.-Mazz.

凭证标本：临桂区普查队 450322170815012LY（GXMG、CMMI）

功效：花蕾，清热解毒、凉血、止痢。

功效来源：《药用植物辞典》

接骨木属 *Sambucus* L.

接骨草 走马风

Sambucus javanica Reinw. ex Blume

凭证标本：临桂区普查队 450322170720021LY（GXMG、CMMI）

功效：全株，活血消肿、祛风除湿。

功效来源：《广西壮族自治区壮药质量标准 第一卷》（2008年版）

荚蒾属 *Viburnum* L.

短序荚蒾

Viburnum brachybotryum Hemsl.

凭证标本：临桂区普查队 450322170725035LY（GXMG、CMMI）

功效：根，清热解毒、祛风除湿。

功效来源：《药用植物辞典》

伞房荚蒾

Viburnum corymbiflorum P. S. Hsu et S. C. Hsu

凭证标本：中德采集队 1415（IBK）

功效：根、叶、种子，用于痢毒。

功效来源：《药用植物辞典》

水红木 揉白叶

Viburnum cylindricum Buch.-Ham. ex D. Don

凭证标本：临桂区普查队 450322171103003LY（GXMG、CMMI）

功效：根、叶及花，清热解毒。

功效来源：《全国中草药汇编》

荚蒾

Viburnum dilatatum Thunb.

凭证标本：临桂区普查队 450322170815014LY（GXMG、CMMI）

功效：枝、叶，清热解毒、疏风解表。根，祛瘀消肿。
功效来源：《全国中草药汇编》

红荚蒾
Viburnum erubescens Wall.
凭证标本：陈照宙 50816（IBK）
功效：根，清热解毒、凉血止血。
功效来源：《药用植物辞典》

南方荚蒾 满山红
Viburnum fordiae Hance
凭证标本：临桂区普查队 450322170715006LY（GXMG、CMMI）
功效：根，祛风清热、散瘀活血。
功效来源：《广西壮族自治区壮药质量标准 第二卷》（2011年版）

淡黄荚蒾 罗盖叶
Viburnum lutescens Blume
凭证标本：梁恒 100287（IBK）
功效：叶，活血、除湿。
功效来源：《中华本草》

吕宋荚蒾 牛伴木
Viburnum luzonicum Rolfe
凭证标本：梁畴芬 31208（KUN）
功效：茎、叶，祛风除湿、活血。
功效来源：《中华本草》

显脉荚蒾
Viburnum nervosum D. Don
功效：根，用于风湿麻木、筋骨疼痛、跌损瘀凝、腰肋气胀。
功效来源：《药用植物辞典》
注：《广西植物名录》

珊瑚树 早禾树
Viburnum odoratissimum Ker Gawl.
凭证标本：临桂区普查队 450322130801022LY（GXMG、CMMI）
功效：叶、树皮及根，祛风除湿、通经活络。
功效来源：《中华本草》

粉团
Viburnum plicatum Thunb. var. *plicatum*
功效：根、枝条，清热解毒、健脾消积。
功效来源：《药用植物辞典》
注：《广西植物名录》

蝴蝶戏珠花
Viburnum plicatum Thunb. var. *tomentosum* Miq.
功效：根或茎，清热解毒、接骨续筋。
功效来源：《药用植物辞典》
注：《广西植物名录》

球核荚蒾
Viburnum propinquum Hemsl.
凭证标本：梁恒 100022（IBK）
功效：叶，止血、消肿止痛、接骨续筋。
功效来源：《全国中草药汇编》

合轴荚蒾
Viburnum sympodiale Graebn.
凭证标本：临桂区普查队 450322170414003LY（GXMG、CMMI）
功效：根、茎，清热解毒、消积。
功效来源：《药用植物辞典》

台东荚蒾 对叶油麻根
Viburnum taitoense Hayata
凭证标本：临桂区普查队 450322170827027LY（GXMG、CMMI）
功效：茎、叶，散瘀止痛、通便。
功效来源：《中华本草》

235. 败酱科 Valerianaceae

败酱属 *Patrinia* Juss.

少蕊败酱
Patrinia monandra C. B. Clarke
凭证标本：临桂区普查队 450322150811008LY（GXMG、CMMI）
功效：全草，清热解毒、消肿消炎、宁心安神、利湿祛瘀、排脓、止血止痛。
功效来源：《药用植物辞典》

斑花败酱
Patrinia punctiflora P. S. Hsu et H. J. Wang
凭证标本：临桂区普查队 450322150721007LY（GXMG、CMMI）
功效：全草，清热解毒、利湿排脓、活血化瘀、镇静安神。
功效来源：《药用植物辞典》

败酱
Patrinia scabiosifolia Fisch. ex Trevir.
凭证标本：梁畴芬 30019（IBK）
功效：全草，清热解毒、活血排脓。
功效来源：《中华本草》

白花败酱 败酱草
Patrinia villosa (Thunb.) Juss.
凭证标本：中德采集队 425（IBSC）

功效：根状茎和根、全草，清热解毒、消痈排脓、活血行瘀。

功效来源：《全国中草药汇编》

236. 川续断科 Dipsacaceae

川续断属 *Dipsacus* L.

川续断 续断

Dipsacus asper Wall.

凭证标本：临桂区普查队 450322150818024LY（GXMG、CMMI）

功效：根，补肝肾、强筋骨、续折伤、止崩漏。

功效来源：《全国中草药汇编》

日本续断

Dipsacus japonicus Miq.

凭证标本：C.F.Liang 30948（IBSC）

功效：根，补肝肾、续筋骨、调血脉。

功效来源：《药用植物辞典》

238. 菊科 Asteraceae

蓍属 *Achillea* Linn.

云南蓍

Achillea wilsoniana Heimerl

凭证标本：梁畴芬 30064（IBK）

功效：全草，解毒消肿、祛风活血、止血、止痛。

功效来源：《药用植物辞典》

下田菊属 *Adenostemma* J. R. Forst. et G. Forst.

下田菊

Adenostemma lavenia (L.) Kuntze

凭证标本：中德采集队 454（IBSC）

功效：全草，清热解毒、利湿、消肿。

功效来源：《全国中草药汇编》

藿香蓟属 *Ageratum* L.

藿香蓟 胜红蓟

Ageratum conyzoides L.

凭证标本：临桂区普查队 450322121103015LY（GXMG、CMMI）

功效：全草，清热解毒、利咽消肿。

功效来源：《广西壮族自治区壮药质量标准　第三卷》（2018年版）

兔儿风属 *Ainsliaea* DC.

杏香兔儿风 金边兔耳

Ainsliaea fragrans Champ. ex Benth.

凭证标本：临桂区普查队 450322130827015LY（GXMG、CMMI）

功效：全草，清热补虚、凉血止血、利湿解毒。

功效来源：《中华本草》

长穗兔儿风 二郎剑

Ainsliaea henryi Diels

凭证标本：临桂区普查队 450322150819058LY（GXMG、CMMI）

功效：全草，散瘀清热、止咳平喘。

功效来源：《中华本草》

莲沱兔儿风

Ainsliaea ramosa Hemsl.

凭证标本：临桂区普查队 450322140913017LY（GXMG、CMMI）

功效：全草，清热解毒、润肺止咳、镇静、消肿、止血。

功效来源：《药用植物辞典》

香青属 *Anaphalis* DC.

香青

Anaphalis sinica Hance

凭证标本：临桂区普查队 450322150819040LY（GXMG、CMMI）

功效：全草，解表祛风、消肿止痛、消炎祛痰、镇咳平喘。

功效来源：《药用植物辞典》

蒿属 *Artemisia* L.

黄花蒿 青蒿

Artemisia annua L.

凭证标本：临桂区普查队 450322150924003LY（GXMG、CMMI）

功效：干燥地上部分，清虚热、除骨蒸、解暑热、截疟、退黄。

功效来源：《中国药典》（2020年版）

奇蒿 刘寄奴

Artemisia anomala S. Moore

凭证标本：临桂区普查队 450322130729041LY（GXMG、CMMI）

功效：全草，清暑利湿、活血化瘀、通经止痛。

功效来源：《全国中草药汇编》

艾 艾叶

Artemisia argyi H. Lév. et Vaniot var. *argyi*

凭证标本：临桂区普查队 450322160709022LY（GXMG、CMMI）

功效：叶，温经止血、散寒止痛。

功效来源：《中国药典》（2020年版）

朝鲜艾

Artemisia argyi H. Lév. et Vaniot var. *gracilis* Pamp.

功效：叶，散寒止痛、温经止血。

功效来源：《药用植物辞典》

注：《广西植物名录》

茵陈蒿 茵陈
Artemisia capillaris Thunb.
凭证标本：临桂区普查队 450322150924004LY（GXMG、CMMI）
功效：地上部分，清利湿热、利胆退黄。
功效来源：《中国药典》（2020年版）

南毛蒿
Artemisia chingii Pamp.
功效：叶，理气血、逐寒湿、止血、温经安胎。
功效来源：《药用植物辞典》
注：《广西植物名录》

五月艾
Artemisia indica Willd.
凭证标本：临桂区普查队 450322160709019LY（GXMG、CMMI）
功效：叶，理气血、逐寒湿、止血通经、安胎。全草，利膈开胃、温经。
功效来源：《药用植物辞典》

牡蒿 牡蒿根
Artemisia japonica Thunb.
凭证标本：临桂区普查队 450322150721015LY（GXMG、CMMI）
功效：根，祛风、补虚、杀虫截疟。
功效来源：《中华本草》

白苞蒿 刘寄奴
Artemisia lactiflora Wall. ex DC.
凭证标本：临桂区普查队 450322150814011LY（GXMG、CMMI）
功效：全草，活血散瘀、通经止痛、利湿消肿、消积除胀。
功效来源：《广西中药材标准 第一册》

灰苞蒿
Artemisia roxburghiana Wall. ex Bess.
功效：全草，清热解毒、除湿、止血。
功效来源：《药用植物辞典》
注：《广西植物名录》

紫菀属 *Aster* L.

三脉紫菀 山白菊
Aster ageratoides Turcz.
凭证标本：临桂区普查队 450322170816002LY（GXMG、CMMI）
功效：全草、根，清热解毒、祛痰镇咳、凉血止血。
功效来源：《中华本草》

耳叶紫菀 蓑衣莲
Aster auriculatus Franch.
功效：根，祛风散寒、止咳平喘。
功效来源：《全国中草药汇编》
注：《广西植物名录》

钻叶紫菀 瑞连草
Aster subulatus Michx
凭证标本：临桂区普查队 450322160713006LY（GXMG、CMMI）
功效：全草，清热解毒。
功效来源：《全国中草药汇编》

鬼针草属 *Bidens* L.

鬼针草
Bidens pilosa L.
凭证标本：临桂区普查队 450322121103026LY（GXMG、CMMI）
功效：全草，疏表清热、解毒、散瘀。
功效来源：《广西壮族自治区壮药质量标准 第二卷》（2011年版）

狼杷草
Bidens tripartita L.
凭证标本：临桂区普查队 450322130821001LY（GXMG、CMMI）
功效：全草，清热解毒、利湿通经。
功效来源：《中华本草》

艾纳香属 *Blumea* DC.

毛毡草
Blumea hieracifolia (D. Don) DC.
功效：全草，清热解毒。
功效来源：《全国中草药汇编》
注：《广西植物名录》

东风草
Blumea megacephala (Randeria) C. C. Chang et Y. Q. Tseng
凭证标本：临桂区普查队 450322121206011LY（GXMG、CMMI）
功效：全草，清热明目、祛风止痒、解毒消肿。
功效来源：《中华本草》

拟毛毡草
Blumea sericans (Kurz) Hook. f.
功效：全草，清热利尿。
功效来源：《药用植物辞典》
注：《广西植物名录》

天名精属 *Carpesium* L.

天名精 鹤虱
Carpesium abrotanoides L.

凭证标本：临桂区普查队 450322121130034LY（GXMG、CMMI）

功效：干燥成熟果实，杀虫消积。

功效来源：《中国药典》（2020年版）

石胡荽属 *Centipeda* Lour.

石胡荽 鹅不食草

Centipeda minima (L.) A. Braun et Asch.

凭证标本：临桂区普查队 450322130822009LY（GXMG、CMMI）

功效：干燥全草，发散风寒、通鼻窍、止咳。

功效来源：《中国药典》（2020年版）

菊属 *Chrysanthemum* L.

野菊

Chrysanthemum indicum L.

凭证标本：临桂区普查队 450322121204005LY（GXMG、CMMI）

功效：干燥头状花序，清热解毒、泻火平肝。

功效来源：《中国药典》（2020年版）

蓟属 *Cirsium* Mill.

湖北蓟

Cirsium hupehense Pamp.

凭证标本：临桂区普查队 450322121204007LY（GXMG、CMMI）

功效：根、全草，活血散瘀、消肿解毒。

功效来源：《药用植物辞典》

大蓟

Cirsium japonicum (Thunb.) Fisch. ex DC.

凭证标本：临桂区普查队 450322170715034LY（GXMG、CMMI）

功效：地上部分或根，凉血止血、祛瘀消肿。

功效来源：《中华本草》

线叶蓟

Cirsium lineare (Thunb.) Sch.-Bip.

功效：根或花序，活血散瘀、消肿解毒。全草，清热解毒、凉血、活血。

功效来源：《药用植物辞典》

注：《广西植物名录》

牛口刺

Cirsium shansiense Petr.

功效：根，凉血、散瘀、消肿止痛。

功效来源：《药用植物辞典》

注：《广西植物名录》

藤菊属 *Cissampelopsis* (DC.) Miq.

藤菊

Cissampelopsis volubilis (Blume) Miq.

凭证标本：临桂区普查队 450322150810012LY（GXMG、CMMI）

功效：藤茎，舒筋活络、祛风除湿。

功效来源：《药用植物辞典》

白酒草属 *Conyza* Less.

香丝草 野塘蒿

Conyza bonariensis (L.) Cronq.

功效：全草，清热去湿、行气止痛。

功效来源：《全国中草药汇编》

注：《广西植物名录》

小蓬草 小飞蓬

Conyza canadensis (L.) Cronq.

凭证标本：临桂区普查队 450322130730013LY（GXMG、CMMI）

功效：全草，清热利湿、散瘀消肿。

功效来源：《中华本草》

野茼蒿属 *Crassocephalum* Moench

野茼蒿 假茼蒿

Crassocephalum crepidioides (Benth.) S. Moore

凭证标本：临桂区普查队 450322160710023LY（GXMG、CMMI）

功效：全草，清热解毒、健脾利湿。

功效来源：《广西壮族自治区壮药质量标准　第三卷》（2018年版）

鱼眼草属 *Dichrocephala* L'Her. ex DC.

鱼眼草 蚯疽草

Dichrocephala auriculata (Thunb.) Druce

凭证标本：临桂区普查队 450322130730074LY（GXMG、CMMI）

功效：全草，活血调经、消肿解毒。

功效来源：《中华本草》

鳢肠属 *Eclipta* L.

鳢肠 墨旱莲

Eclipta prostrata (L.) L.

凭证标本：临桂区普查队 450322160713020LY（GXMG、CMMI）

功效：干燥地上部分，滋补肝肾、凉血止血。

功效来源：《中国药典》（2020年版）

地胆草属 *Elephantopus* L.

地胆草 苦地胆根

Elephantopus scaber L.

凭证标本：临桂区普查队 450322121130003LY（GXMG、CMMI）

功效：根，清热解毒、除湿。

功效来源：《广西壮族自治区壮药质量标准 第一卷》（2008年版）

一点红属 *Emilia* (Cass.) Cass.

小一点红

Emilia prenanthoidea DC.

凭证标本：临桂区普查队 450322170817012LY（GXMG、CMMI）

功效：带根全草，清热解毒、消肿止痛、利水、凉血。

功效来源：《药用植物辞典》

一点红

Emilia sonchifolia DC.

凭证标本：临桂区普查队 450322170717013LY（GXMG、CMMI）

功效：全草，清热解毒、散瘀消肿。

功效来源：《广西壮族自治区壮药质量标准 第一卷》（2008年版）

飞蓬属 *Erigeron* L.

一年蓬

Erigeron annuus Pers.

凭证标本：临桂区普查队 450322160505023LY（GXMG、CMMI）

功效：根、全草，清热解毒、助消化、抗疟。

功效来源：《药用植物辞典》

泽兰属 *Eupatorium* L.

佩兰

Eupatorium fortunei Turcz.

凭证标本：临桂区普查队 450322170715032LY（GXMG、CMMI）

功效：干燥地上部分，芳香化湿、醒脾开胃、发表解暑。

功效来源：《中国药典》（2020年版）

白头婆 山佩兰

Eupatorium japonicum Thunb.

凭证标本：临桂区普查队 450322170712016LY（GXMG、CMMI）

功效：全草，祛暑发表、化湿和中、理气活血、解毒。

功效来源：《中华本草》

林泽兰 野马追

Eupatorium lindleyanum DC.

凭证标本：临桂区普查队 450322150924022LY（GXMG、CMMI）

功效：全草，清肺止咳、化痰平喘、降血压。

功效来源：《中华本草》

牛膝菊属 *Galinsoga* Ruiz et Pav.

牛膝菊 辣子草

Galinsoga parviflora Cav.

凭证标本：临桂区普查队 450322160709034LY（GXMG、CMMI）

功效：全草，止血、消炎。

功效来源：《全国中草药汇编》

鼠麴草属 *Gnaphalium* L.

鼠麴草 鼠曲草

Gnaphalium affine D. Don

凭证标本：临桂区普查队 450322121103018LY（GXMG、CMMI）

功效：全草，化痰止咳、祛风除湿、解毒。

功效来源：《中华本草》

细叶鼠麴草

Gnaphalium japonicum Thunb.

凭证标本：方鼎 44914（GXMI）

功效：全草，用于结膜炎 、角膜白斑、白喉。

功效来源：《广西药用植物名录》

匙叶鼠麴草

Gnaphalium pensylvanicum Willd.

凭证标本：临桂区普查队 450322170213010LY（GXMG、CMMI）

功效：全草，清热解毒、宣肺平喘。

功效来源：《药用植物辞典》

菊三七属 *Gynura* Cass.

红凤菜

Gynura bicolor (Roxb. ex Willd.) DC.

凭证标本：临桂区普查队 450322160516032LY（GXMG、CMMI）

功效：根，行气、活血、截疟。全草，清热解毒、凉血止血、活血消肿。

功效来源：《药用植物辞典》

平卧菊三七 蛇接骨

Gynura procumbens (Lour.) Merr.

凭证标本：梁畴芬 30852（IBK）

功效：全草，散瘀消肿、清热止咳。

功效来源：《中华本草》

向日葵属 *Helianthus* L.

菊芋

Helianthus tuberosus L.

凭证标本：临桂区普查队 450322160710026LY（GXMG、CMMI）

功效：块茎、茎叶，清热凉血、活血消肿、利尿、接骨。

功效来源：《药用植物辞典》

泥胡菜属 *Hemistepta* Bunge

泥胡菜

Hemistepta lyrata (Bunge) Bunge

凭证标本：临桂区普查队 450322160421012LY（GXMG、CMMI）

功效：全草、根，清热解毒、利尿、消肿祛瘀、止咳、止血、活血。

功效来源：《药用植物辞典》

旋覆花属 *Inula* L.

旋覆花 旋覆花根

Inula japonica Thunb.

凭证标本：临桂区普查队 450322150912032LY（GXMG、CMMI）

功效：干燥头状花序，祛风湿、平喘咳、解毒生肌。

功效来源：《中华本草》

小苦荬属 *Ixeridium* (A. Gray) Tzvelev

细叶小苦荬

Ixeridium gracile (DC.) Shih

凭证标本：南木组 6-1528（GXMI）

功效：全草，清热解毒、消炎、消肿止痛。

功效来源：《药用植物辞典》

苦荬菜属 *Ixeris* (Cass.) Cass.

苦荬菜 多头苦荬

Ixeris polycephala Cass.

凭证标本：临桂区普查队 450322160710006LY（GXMG、CMMI）

功效：全草，清热解毒、利湿消痞、外用消炎退肿。

功效来源：《全国中草药汇编》

马兰属 *Kalimeris* (Cass.) Cass.

马兰 路边菊

Kalimeris indica (L.) Sch. Bip.

凭证标本：临桂区普查队 450322150924021LY（GXMG、CMMI）

功效：全草，健脾利湿、解毒止血。

功效来源：《广西壮族自治区壮药质量标准 第二卷》（2011年版）

莴苣属 *Lactuca* L.

莴苣 莴苣子

Lactuca sativa L.

凭证标本：临桂区普查队 450322170715038LY（GXMG、CMMI）

功效：种子，通乳汁、利小便、活血行瘀。

功效来源：《中华本草》

山莴苣

Lactuca sibirica (L.) Benth. ex Maxim.

凭证标本：临桂区普查队 450322170407010LY（GXMG、CMMI）

功效：全草，清热解毒、理气、止血。根，消肿、止血。

功效来源：《药用植物辞典》

六棱菊属 *Laggera* Sch. Bip. ex Benth.

六棱菊

Laggera alata (D. Don) Sch.-Bip. ex Oliv.

功效：全草，祛风利湿、活血解毒。

功效来源：《广西中药材标准 第一册》

注：《广西植物名录》

翼齿六棱菊 臭灵丹

Laggera pterodonta (DC.) Benth.

功效：全草，清热解毒、活血。

功效来源：《中华本草》

注：《广西植物名录》

稻搓菜属 *Lapsanastrum* J. H. Pak et K. Bremer

稻槎菜

Lapsanastrum apogonoides (Maxim.) J. H. Pak et Bremer

功效：全草，清热凉血、止血、疏风透表、消痈解毒。

功效来源：《药用植物辞典》

注：《广西植物名录》

黄瓜菜属 *Paraixeris* Nakai

黄瓜菜 野苦荬菜

Paraixeris denticulata (Houtt.) Nakai

功效：全草或根，清热解毒、散瘀止痛、止血、止带。

功效来源：《中华本草》

注：《广西植物名录》

翅果菊属 *Pterocypsela* C. Shih

台湾翅果菊

Pterocypsela formosana (Maxim.) C. Shih

功效：全草，清热解毒、祛风活血。

功效来源：《药用植物辞典》

注：《广西植物名录》

风毛菊属 *Saussurea* DC.

美花风毛菊

Saussurea pulchella (Fisch.) Fisch.

功效：全草，解热、祛湿、止泻、止血、止痛。

功效来源：《药用植物辞典》

注：《广西植物名录》

千里光属 *Senecio* L.

千里光

Senecio scandens Buch.-Ham. ex D. Don

凭证标本：临桂区普查队 450322121103019LY（GXMG、CMMI）

功效：全草，清热解毒、明目退翳、杀虫止痒。

功效来源：《中华本草》

虾须草属 *Sheareria* S. Moore

虾须草

Sheareria nana S. Moore

凭证标本：临桂区普查队 450322160925003LY（GXMG、CMMI）

功效：全草，清热解毒、利水消肿、疏风。

功效来源：《药用植物辞典》

豨莶属 *Siegesbeckia* L.

豨莶 豨莶草

Siegesbeckia orientalis L.

凭证标本：临桂区普查队 450322170715004LY（GXMG、CMMI）

功效：地上部分，祛风湿、通经络、清热解毒。

功效来源：《广西壮族自治区壮药质量标准 第二卷》（2011年版）

腺梗豨莶 豨莶

Siegesbeckia pubescens Makino

凭证标本：钟树权 60040（WUK）

功效：地上部分，祛风湿、通经络、清热解毒。

功效来源：《中华本草》

蒲儿根属 *Sinosenecio* B. Nord.

滇黔蒲儿根

Sinosenecio bodinieri (Vant.) B. Nord.

凭证标本：陈照宙 51014（WUK）

功效：全草，用于跌打损伤、吐血。

功效来源：《药用植物辞典》

蒲儿根 肥猪苗

Sinosenecio oldhamianus (Maxim.) B. Nord.

凭证标本：临桂区普查队 450322170408003LY（GXMG、CMMI）

功效：全草，清热解毒、利湿、活血。

功效来源：《中华本草》

一枝黄花属 *Solidago* L.

加拿大一枝黄花

Solidago canadensis L.

功效：全草，清热解毒、散火疏风、消肿止痛、抗菌消炎、利尿。

功效来源：《药用植物辞典》

注：民间常见栽培物种。

一枝黄花

Solidago decurrens Lour.

凭证标本：临桂区普查队 450322170817016LY（GXMG、CMMI）

功效：全草或根，疏风泄热、解毒消肿。

功效来源：《广西壮族自治区壮药质量标准 第一卷》（2008年版）

苦苣菜属 *Sonchus* L.

苣荬菜

Sonchus arvensis L.

功效：全草，清热解毒、凉血利湿。

功效来源：《全国中草药汇编》

注：《广西植物名录》

金钮扣属 *Spilanthes* Jacq.

金钮扣

Spilanthes paniculata Wall. ex DC.

凭证标本：临桂区普查队 450322170712006LY（GXMG、CMMI）

功效：干燥全草，清热解毒、消肿止痛、祛风除湿、止咳定喘。

功效来源：《广西壮族自治区壮药质量标准 第三卷》（2018年版）

斑鸠菊属 *Vernonia* Schreb.

广西斑鸠菊 大阳关

Vernonia chingiana Hand.-Mazz.

凭证标本：梁恒 100080（IBK）

功效：根、叶，清热解毒、止痉。

功效来源：《中华本草》

夜香牛 伤寒草

Vernonia cinerea (L.) Less.

凭证标本：梁畴芬 30974（IBK）

功效：干燥全草，疏风清热、凉血解毒、安神。

功效来源：《广西壮族自治区壮药质量标准 第三卷》（2018年版）

咸虾花 狗仔花

Vernonia patula (Dryand.) Merr.

凭证标本：临桂区普查队 450322150924042LY（GXMG、CMMI）

功效：干燥全草，发表散寒、凉血解毒、清热止泻。

功效来源：《广西壮族自治区壮药质量标准 第三卷》（2018年版）

蟛蜞菊属 *Wedelia* Jacq.

孪花蟛蜞菊

Wedelia biflora (L.) DC.
凭证标本：临桂区普查队 450322170715040LY（GXMG、CMMI）
功效：全草，补血、活血、散瘀、消肿。
功效来源：《药用植物辞典》

荨麻叶蟛蜞菊
Wedelia urticaefolia (Blume) DC. ex Wight
凭证标本：秦宗德 9018（IBK）
功效：根，用于肾虚腰痛。叶，外治骨折。
功效来源：《广西中药资源名录》

山蟛蜞菊 血参
Wedelia wallichii Less.
功效：全草，补血、活血。
功效来源：《全国中草药汇编》
注：《广西植物名录》

苍耳属 *Xanthium* L.
苍耳 苍耳子
Xanthium sibiricum Patrin ex Widder
凭证标本：临桂区普查队 450322150924029LY（GXMG、CMMI）
功效：干燥成熟带总苞的果实，散风寒、通鼻窍、祛风湿。
功效来源：《中国药典》（2020年版）

黄鹌菜属 *Youngia* Cass.
黄鹌菜
Youngia japonica (L.) DC.
凭证标本：临桂区普查队 450322150924034LY（GXMG、CMMI）
功效：全草或根，清热解毒、利尿消肿、止痛。
功效来源：《全国中草药汇编》

239. 龙胆科 Gentianaceae
穿心草属 *Canscora* Lam.
穿心草
Canscora lucidissima (H. Lév. et Vaniot) Hand.-Mazz.
凭证标本：临桂区普查队 450322170827030LY（GXMG、CMMI）
功效：全草，清热解毒、理气活血。
功效来源：《中华本草》

蔓龙胆属 *Crawfurdia* Wall.
福建蔓龙胆
Crawfurdia pricei (C. Marquand) Harry Sm.
凭证标本：临桂区普查队 450322171103024LY（GXMG、CMMI）
功效：全草，清热解毒。
功效来源：《药用植物辞典》

藻百年属 *Exacum* L.
藻百年
Exacum tetragonum Roxb.
凭证标本：邓先福 54（IBSC）
功效：全草，用于口腔炎、骨折、跌打损伤。
功效来源：《药用植物辞典》

龙胆属 *Gentiana* L.
条叶龙胆
Gentiana manshurica Kitag.
功效：根、根状茎，清热燥湿、泻肝胆火。
功效来源：《药用植物辞典》
注：《广西植物名录》

龙胆
Gentiana scabra Bunge
凭证标本：梁畴芬 30718（IBSC）
功效：根及根茎，泻肝胆实火、除下焦湿热。
功效来源：《药用植物辞典》

匙叶草属 *Latouchea* Franch.
匙叶草
Latouchea fokienensis Franch.
凭证标本：临桂区普查队 450322170411001LY（GXMG、CMMI）
功效：全草，活血化瘀、清热止咳。
功效来源：《中华本草》

獐牙菜属 *Swertia* L.
美丽獐牙菜 青叶胆
Swertia angustifolia Buch.-Ham. ex D. Don var. *pulchella* (D. Don) Burkill
功效：干燥全草，清热解毒、利湿退黄。
功效来源：《中华本草》
注：《广西植物名录》

獐牙菜
Swertia bimaculata (Sieb. et Zucc.) Hook. f. et Thomson ex C. B. Clarke
凭证标本：临桂区普查队 450322171103022LY（GXMG、CMMI）
功效：全草，清热解毒、利湿、疏肝利胆。
功效来源：《中华本草》

浙江獐牙菜
Swertia hickinii Burkill
凭证标本：中德采集队 429（IBSC）
功效：全草，清热消炎、解毒、祛湿、健胃。
功效来源：《药用植物辞典》

双蝴蝶属 *Tripterospermum* Blume

双蝴蝶 肺形草

Tripterospermum chinense (Migo) Harry Sm.

凭证标本：临桂区普查队 450322140913011LY（GXMG、CMMI）

功效：全草，清热解毒、止咳止血。

功效来源：《全国中草药汇编》

239a. 睡菜科 Menyanthaceae

荇菜属 *Nymphoides* Seguier

金银莲花

Nymphoides indica (L.) O. Kuntze

凭证标本：临桂区普查队 450322160723014LY（GXMG、CMMI）

功效：全草，清热解毒、消肿利尿、生津养胃。

功效来源：《药用植物辞典》

240. 报春花科 Primulaceae

珍珠菜属 *Lysimachia* L.

广西过路黄

Lysimachia alfredii Hance

凭证标本：临桂区普查队 450322130717035LY（GXMG、CMMI）

功效：全草，清热利湿、排石通淋。

功效来源：《中华本草》

泽珍珠菜 单条草

Lysimachia candida Lindl.

凭证标本：临桂区普查队 450322170717041LY（GXMG、CMMI）

功效：全草或根，清热解毒、活血止痛、利湿消肿。

功效来源：《中华本草》

石山细梗香草 香排草

Lysimachia capillipes Hemsl. var. *cavaleriei* (H. Lév.) Hand.-Mazz.

功效：全草，祛风除湿、行气止痛、调经、解毒。

功效来源：《中华本草》

注：《广西植物名录》

四川金钱草 过路黄

Lysimachia christiniae Hance

功效：全草，用于湿热黄疸、胆囊结石、尿路结石、疮疖、痔疮。

功效来源：《广西药用植物名录》

注：《广西植物名录》

临时救 风寒草

Lysimachia congestiflora Hemsl.

凭证标本：临桂区普查队 450322150425001LY（GXMG、CMMI）

功效：全草，祛风散寒、止咳化痰、消积解毒。

功效来源：《中华本草》

延叶珍珠菜 疬子草

Lysimachia decurrens G. Forst.

凭证标本：覃灏富，李中提 70181（IBK）

功效：全草，清热解毒、活血散结。

功效来源：《中华本草》

灵香草

Lysimachia foenum-graecum Hance

凭证标本：陈照宙 50820（IBSC）

功效：干燥地上部分，祛风寒、辟秽浊。

功效来源：《广西壮族自治区瑶药材质量标准　第一卷》（2014年版）

星宿菜 大田基黄

Lysimachia fortunei Maxim.

凭证标本：钟树权 A60163（KUN）

功效：全草或根，清热利湿、凉血活血、解毒消肿。

功效来源：《中华本草》

临桂香草

Lysimachia linguiensis C. Z. Gao

功效：全草，用于肺结核、睾丸炎。

功效来源：《广西药用植物名录》（1990版）

注：《广西植物名录》

山萝过路黄

Lysimachia melampyroides R. Knuth

凭证标本：临桂区普查队 450322170717036LY（GXMG、CMMI）

功效：全草，用于梅毒。

功效来源：《广西药用植物名录》

落地梅 四块瓦

Lysimachia paridiformis Franch var. *paridiformis*

凭证标本：钟济新 90994（IBSC）

功效：根，祛风除湿、活血止痛、止咳、解毒。

功效来源：《中华本草》

狭叶落地梅 追风伞

Lysimachia paridiformis Franch. var. *stenophylla* Franch.

凭证标本：临桂区普查队 450322130827033LY（GXMG、CMMI）

功效：全草或根，祛风通络、活血止痛。

功效来源：《中华本草》

假婆婆纳属 *Stimpsonia* C. Wright ex A. Gray

假婆婆纳

Stimpsonia chamaedryoides Wright ex A. Gray

凭证标本：方鼎 44915（GXMI）

功效：全草，清热解毒、活血、消肿止痛。
功效来源：《药用植物辞典》

241. 白花丹科 Plumbaginaceae

白花丹属 *Plumbago* L.

白花丹

Plumbago zeylanica L.
凭证标本：临桂区普查队 450322130717017LY（GXMG、CMMI）
功效：干燥全草，祛风、散瘀、解毒、杀虫。
功效来源：《广西壮族自治区壮药质量标准 第一卷》（2008年版）

242. 车前科 Plantaginaceae

车前属 *Plantago* L.

车前 车前草

Plantago asiatica L.
凭证标本：临桂区普查队 450322150814027LY（GXMG、CMMI）
功效：全草，清热利尿通淋、祛痰、凉血、解毒。种子，清热利尿、渗湿通淋、明目、祛痰。
功效来源：《中国药典》（2020年版）

大车前 车前子

Plantago major L.
凭证标本：临桂区普查队 450322160711006LY（GXMG、CMMI）
功效：干燥成熟种子，清热利尿、渗湿止泻、明目、祛痰。
功效来源：《中华本草》

243. 桔梗科 Campanulaceae

沙参属 *Adenophora* Fisch.

杏叶沙参 沙参

Adenophora petiolata Pax et Hoffm. subsp. *hunanensis* (Nannf.) D. Y. Hong et S. Ge
凭证标本：临桂区普查队 450322150819044LY（GXMG、CMMI）
功效：根，养阴清热、润肺化痰、益胃生津。
功效来源：《中华本草》

中华沙参

Adenophora sinensis A. DC.
凭证标本：临桂区普查队 450322150818042LY（GXMG、CMMI）
功效：根，养阴润肺、益气化痰。
功效来源：《药用植物辞典》

牧根草属 *Asyneuma* Griseb. et Schenck

球果牧根草

Asyneuma chinense D. Y. Hong
凭证标本：梁畴芬 30842（IBK）
功效：根，养阴清肺、清虚火、止咳。
功效来源：《药用植物辞典》

金钱豹属 *Campanumoea* Blume

金钱豹 土党参

Campanumoea javanica Blume subsp. *japonica* (Maxim. ex Makino) D. Y. Hong
功效：根，补中益气、润肺生津。
功效来源：《全国中草药汇编》
注：《广西植物名录》

党参属 *Codonopsis* Wall.

羊乳 山海螺

Codonopsis lanceolata (Sieb. et Zucc.) Benth. et Hook. f.
凭证标本：临桂区普查队 450322130802023LY（GXMG、CMMI）
功效：根，益气养阴、解毒消肿、排脓、通乳。
功效来源：《中华本草》

党参

Codonopsis pilosula (Franch.) Nannf.
凭证标本：临桂区普查队 450322150814034LY（GXMG、CMMI）
功效：根，健脾补肺、益气生津。
功效来源：《中华本草》

土党参属 *Cyclocodon* Griff.

长叶轮钟草 红果参

Cyclocodon lancifolius (Roxb.) Kurz
凭证标本：临桂区普查队 450322150818033LY（GXMG、CMMI）
功效：根，益气、祛瘀、止痛。
功效来源：《中华本草》

蓝花参属 *Wahlenbergia* Schrad. ex Roth

蓝花参

Wahlenbergia marginata (Thunb.) A. DC.
凭证标本：临桂区普查队 450322170723035LY（GXMG、CMMI）
功效：根或全草，益气补虚、祛痰、截疟。
功效来源：《全国中草药汇编》

244. 半边莲科 Lobeliaceae

半边莲属 *Lobelia* L.

铜锤玉带草

Lobelia angulata Forst.
凭证标本：临桂区普查队 450322130717075LY（GXMG、CMMI）
功效：全草，祛风利湿、活血散瘀。
功效来源：《广西壮族自治区壮药质量标准 第三

卷》（2018年版）

半边莲
Lobelia chinensis Lour.
凭证标本：临桂区普查队 450322121103027LY（GXMG、CMMI）
功效：干燥全草，利尿消肿、清热解毒。
功效来源：《中国药典》（2020年版）

江南山梗菜
Lobelia davidii Franch.
凭证标本：临桂区普查队 450322150819009LY（GXMG、CMMI）
功效：叶、根、带花全草，宣肺化痰、清热解毒、利尿消肿。
功效来源：《药用植物辞典》

西南山梗菜 野烟
Lobelia sequinii H. Lév. et Vaniot
凭证标本：临桂区普查队 450322171103045LY（GXMG、CMMI）
功效：根或茎叶，祛风活血、清热解毒。
功效来源：《中华本草》

卵叶半边莲 肉半边莲
Lobelia zeylanica L.
凭证标本：临桂区普查队 450322170720001LY（GXMG、CMMI）
功效：根状茎和全草，清热解毒、消肿止痛。
功效来源：《全国中草药汇编》

铜锤玉带属 *Pratia* Gaudich.

广西铜锤草
Pratia wollastonii S. Moore
功效：全草，用于蛇伤、疮疡肿毒。
功效来源：《广西药用植物名录》
注：《广西植物名录》

249. 紫草科 Boraginaceae

斑种草属 *Bothriospermum* Bunge

柔弱斑种草 鬼点灯
Bothriospermum zeylanicum (J. Jacq.) Druce
凭证标本：临桂区普查队 450322170407005LY（GXMG、CMMI）
功效：全草，止咳、止血。
功效来源：《中华本草》

琉璃草属 *Cynoglossum* L.

琉璃草 铁箍散
Cynoglossum furcatum Wall.
凭证标本：广福林区调查队 461（IBSC）
功效：根皮及叶，清热解毒、散瘀止血。
功效来源：《中华本草》

厚壳树属 *Ehretia* P. Browne

厚壳树
Ehretia acuminata (DC.) R. Br.
凭证标本：临桂区普查队 450322160711013LY（GXMG、CMMI）
功效：叶，清热解暑、去腐生肌。
功效来源：《全国中草药汇编》

粗糠树
Ehretia dicksonii Hance
凭证标本：陈照宙 50935（IBSC）
功效：枝叶、果实，清热解毒、促胃和中、消食除满。树皮，散瘀消肿。
功效来源：《药用植物辞典》

光叶糙毛厚壳树
Ehretia macrophylla Wall. var. *glabrescens* (Nakai) Y. L. Liu
凭证标本：陈照宙 50935（IBK）
功效：枝、叶、果实，清热解毒、消食健胃。
功效来源：《药用植物辞典》

盾果草属 *Thyrocarpus* Hance

盾果草
Thyrocarpus sampsonii Hance
功效：全草，清热解毒、消肿。
功效来源：《全国中草药汇编》
注：《广西植物名录》

附地菜属 *Trigonotis* Steven

附地菜
Trigonotis peduncularis (Trevis.) Benth. ex Baker et S. Moore
凭证标本：临桂区普查队 450322160505017LY（GXMG、CMMI）
功效：全草，温中健胃、消肿止痛、止血。
功效来源：《全国中草药汇编》

250. 茄科 Solanaceae

辣椒属 *Capsicum* L.

辣椒 辣椒叶
Capsicum annuum L.
凭证标本：临桂区普查队 450322160709012LY（GXMG、CMMI）
功效：叶，消肿涤络、杀虫止痒。
功效来源：《中华本草》

夜香树属 *Cestrum* L.

夜香树

Cestrum nocturnum L.
凭证标本：临桂区普查队 450322160710011LY（GXMG、CMMI）
功效：叶，清热消肿。花，行气止痛、散寒。
功效来源：《药用植物辞典》

曼陀罗属 *Datura* L.

曼陀罗 洋金花
Datura metel L.
凭证标本：临桂区普查队 450322150814001LY（GXMG、CMMI）
功效：干燥花，平喘止咳、镇痛、解痉。
功效来源：《中国药典》（2020年版）

红丝线属 *Lycianthes* (Dunal) Hassl.

红丝线 毛药
Lycianthes biflora (Lour.) Bitter
凭证标本：临桂区普查队 450322130729019LY（GXMG、CMMI）
功效：全株，清热解毒、祛痰止咳。
功效来源：《中华本草》

枸杞属 *Lycium* L.

枸杞 地骨皮
Lycium chinense Mill.
凭证标本：临桂区普查队 450322130729013LY（GXMG、CMMI）
功效：干燥根皮，凉血除蒸、清肺降火。
功效来源：《中国药典》（2020年版）

番茄属 *Lycopersicon* Mill.

番茄 西红柿
Lycopersicon esculentum Mill.
凭证标本：临桂区普查队 450322161013018LY（GXMG、CMMI）
功效：果实，生津止渴、健胃消食。
功效来源：《中华本草》

酸浆属 *Physalis* L.

挂金灯 锦灯笼
Physalis alkekengi L. var. *francheti* (Mast.) Makino
凭证标本：钟树权 A61400（WUK）
功效：干燥宿萼或带果实的宿萼，清热解毒、利咽、化痰、利尿。
功效来源：《中国药典》（2020年版）

苦蘵
Physalis angulata L.
凭证标本：临桂区普查队 450322150814039LY（GXMG、CMMI）
功效：全草，清热利尿、解毒消肿。
功效来源：《中华本草》

小酸浆 灯笼泡
Physalis minima L.
凭证标本：临桂区普查队 450322170827001LY（GXMG、CMMI）
功效：全草，清热利湿、祛痰止咳、软坚散结。
功效来源：《全国中草药汇编》

茄属 *Solanum* L.

少花龙葵 古钮菜
Solanum americanum Mill.
凭证标本：临桂区普查队 450322170715030LY（GXMG、CMMI）
功效：全草，清热解毒、利湿消肿。
功效来源：《中华本草》

假烟叶树 野烟叶
Solanum erianthum D. Don
凭证标本：临桂区普查队 450322150924032LY（GXMG、CMMI）
功效：全株，清热解毒、祛风止痛。
功效来源：《广西壮族自治区壮药质量标准　第三卷》（2018年版）

白英
Solanum lyratum Thunb.
凭证标本：临桂区普查队 450322121206019LY（GXMG、CMMI）
功效：全草，清热利湿、解毒消肿。
功效来源：《广西壮族自治区壮药质量标准 第二卷》（2011年版）

茄 茄叶
Solanum melongena L.
凭证标本：临桂区普查队 450322121130015LY（GXMG、CMMI）
功效：叶，散血消肿。
功效来源：《中华本草》

龙葵
Solanum nigrum L.
凭证标本：临桂区普查队 450322170825014LY（GXMG、CMMI）
功效：干燥地上部分，清热解毒、活血消肿、消炎利尿。
功效来源：《广西壮族自治区壮药质量标准　第三卷》（2018年版）

海桐叶白英
Solanum pittosporifolium Hemsl.
凭证标本：秦宗德 9241（IBK）

功效：全草，清热解毒、散瘀消肿、祛风除湿、抗癌。
功效来源：《药用植物辞典》

珊瑚樱 玉珊瑚根
Solanum pseudocapsicum L.
凭证标本：临桂区普查队 450322170715029LY（GXMG、CMMI）
功效：根，活血止痛。
功效来源：《中华本草》

水茄 丁茄根
Solanum torvum Sw.
凭证标本：临桂区普查队 450322170722004LY（GXMG、CMMI）
功效：根及老茎，活血散瘀、消肿止痛。
功效来源：《广西壮族自治区壮药质量标准 第二卷》（2011年版）

阳芋
Solanum tuberosum L.
凭证标本：临桂区普查队 450322160516005LY（GXMG、CMMI）
功效：块茎，补气、健脾、消炎。
功效来源：《药用植物辞典》

刺天茄 丁茄根
Solanum violaceum Ortega
凭证标本：临桂区普查队 450322130830005LY（GXMG、CMMI）
功效：根及老茎，活血散瘀、消肿止痛。
功效来源：《广西壮族自治区壮药质量标准 第二卷》（2011年版）

龙珠属 *Tubocapsicum* (Wettst.) Makino
龙珠
Tubocapsicum anomalum (Franch. et Sav.) Makino
凭证标本：龙胜采集队 50396（IBK）
功效：果实，清热解毒、除烦热。
功效来源：《全国中草药汇编》

251. 旋花科 Convolvulaceae
菟丝子属 *Cuscuta* L.
南方菟丝子 菟丝子
Cuscuta australis R. Br.
凭证标本：临桂区普查队 450322150913044LY（GXMG、CMMI）
功效：种子，补益肝肾、固精缩尿、安胎、明目、止泻。
功效来源：《中国药典》（2020年版）

金灯藤 菟丝
Cuscuta japonica Choisy
凭证标本：临桂区普查队 450322170809005LY（GXMG、CMMI）
功效：全草，清热解毒、凉血止血、健脾利湿。
功效来源：《中华本草》

马蹄金属 *Dichondra* J. R. Forst. et G. Forst.
马蹄金 小金钱草
Dichondra micrantha Urb.
凭证标本：临桂区普查队 450322150924001LY（GXMG、CMMI）
功效：全草，清热利湿、解毒。
功效来源：《广西壮族自治区壮药质量标准 第一卷》（2008年版）

飞蛾藤属 *Dinetus* Buch.-Ham. ex Sweet
飞蛾藤
Dinetus racemosus (Roxb.) Buch.-Ham. ex Sweet
凭证标本：临桂区普查队 450322170825007LY（GXMG、CMMI）
功效：全草，发表、消食积。
功效来源：《全国中草药汇编》

番薯属 *Ipomoea* L.
蕹菜
Ipomoea aquatica Forssk.
凭证标本：临桂区普查队 450322150924035LY（GXMG、CMMI）
功效：全草及根，清热解毒、利尿、止血。
功效来源：《全国中草药汇编》

番薯 甘薯
Ipomoea batatas (L.) Lam.
凭证标本：临桂区普查队 450322150924036LY（GXMG、CMMI）
功效：根，补中、生津、止血、排脓。
功效来源：《全国中草药汇编》

毛牵牛
Ipomoea biflora (L.) Pers.
凭证标本：临桂区普查队 450322160709023LY（GXMG、CMMI）
功效：全草，清热解毒、消疳祛积。
功效来源：《药用植物辞典》

五爪金龙 五叶藤
Ipomoea cairica (L.) Sweet
功效：花，清热解毒、止咳、除寒、通淋利水。
功效来源：《全国中草药汇编》
注：《广西植物名录》

牵牛 牵牛子
Ipomoea nil (L.) Roth
凭证标本：临桂区普查队 450322130813025LY（GXMG、CMMI）
功效：成熟种子，利水通便、祛痰逐饮、消积杀虫。
功效来源：《中华本草》

茑萝
Ipomoea quamoclit L.
凭证标本：临桂区普查队 450322130823005LY（GXMG、CMMI）
功效：根，用于头痛和作泻剂。
功效来源：《药用植物辞典》

丁香茄 丁香茄子
Ipomoea turbinata Lag.
凭证标本：临桂区普查队 450322150424003LY（GXMG、CMMI）
功效：成熟种子，活血散瘀、泻下通便、解蛇毒。
功效来源：《广西壮族自治区瑶药材质量标准 第一卷》（2014年版）

鱼黄草属 *Merremia* Dennst. ex Endl.
篱栏网 篱栏子
Merremia hederacea (Burm. f.) Hallier f.
凭证标本：临桂区普查队 450322141001001LY（GXMG、CMMI）
功效：种子或全株，清热、利咽、凉血。
功效来源：《广西壮族自治区壮药质量标准 第一卷》（2008年版）

252. 玄参科 Scrophulariaceae
毛麝香属 *Adenosma* R. Br.
毛麝香 黑头茶
Adenosma glutinosum (L.) Druce
凭证标本：邓先福 10384（IBK）
功效：全草，祛风止痛、散瘀消肿、解毒止痒。
功效来源：《广西中药材标准 第二册》

球花毛麝香 大头陈
Adenosma indianum (Lour.) Merr.
功效：全草，疏风解表、化湿消滞。
功效来源：《广西壮族自治区壮药质量标准 第一卷》（2008年版）
注：《广西植物名录》

胡麻草属 *Centranthera* R. Br.
胡麻草 蓝胡麻草
Centranthera cochinchinensis (Lour.) Merr.
凭证标本：伍贤文 6-5194（GXMI）
功效：全草，消肿散瘀、止血止痛。
功效来源：《全国中草药汇编》

石龙尾属 *Limnophila* R. Br.
紫苏草
Limnophila aromatica (Lam.) Merr.
凭证标本：临桂区普查队 450322170717033LY（GXMG、CMMI）
功效：全草，清热解毒、凉血、清肺止咳、止痒。
功效来源：《药用植物辞典》

抱茎石龙尾
Limnophila connata (Buch.-Ham. ex D. Don) Hand.-Mazz.
凭证标本：临桂区普查队 450322150814016LY（GXMG、CMMI）
功效：全草，清热解毒、利湿消肿。
功效来源：《药用植物辞典》

大叶石龙尾 水茴香
Limnophila rugosa (Roth) Merr.
凭证标本：临桂区普查队 450322150810001LY（GXMG、CMMI）
功效：全草，清热解表、祛风除湿、止咳止痛。
功效来源：《全国中草药汇编》

石龙尾
Limnophila sessiliflora (Vahl) Bl.
凭证标本：临桂区普查队 450322121103048LY（GXMG、CMMI）
功效：全草，清热解毒、利尿消肿。
功效来源：《药用植物辞典》

钟萼草属 *Lindenbergia* Lehm.
野地钟萼草
Lindenbergia muraria (Roxb. ex D. Don) Brühl
凭证标本：临桂区普查队 450322170722015LY（GXMG、CMMI）
功效：全草，清热解毒。
功效来源：《药用植物辞典》

母草属 *Lindernia* All.
长蒴母草 鸭嘴癀
Lindernia anagallis (Burm. f.) Pennell
凭证标本：临桂区普查队 450322170717014LY（GXMG、CMMI）
功效：全草，清热利湿、解毒消肿。
功效来源：《全国中草药汇编》

泥花母草 水虾子草
Lindernia antipoda (L.) Alston
凭证标本：临桂区普查队 450322130812019LY（GXMG、CMMI）

功效：全草，清热、解毒、消肿。
功效来源：《全国中草药汇编》

母草
Lindernia crustacea (L.) F. Muell.
凭证标本：临桂区普查队 450322160713018LY（GXMG、CMMI）
功效：全草，清热利湿、活血止痛。
功效来源：《中华本草》

狭叶母草 羊角桃
Lindernia micrantha D. Don
凭证标本：临桂区普查队 450322170717011LY（GXMG、CMMI）
功效：全草，清热解毒、化瘀消肿。
功效来源：《全国中草药汇编》

陌上菜
Lindernia procumbens (Krocker) Philcox
凭证标本：临桂区普查队 450322170717007LY（GXMG、CMMI）
功效：全草，清热解毒、清肝泻火、凉血利湿、消炎退肿。
功效来源：《药用植物辞典》

旱田草
Lindernia ruellioides (Colsm.) Pennell
凭证标本：临桂区普查队 450322170712018LY（GXMG、CMMI）
功效：全草，理气活血、消肿止痛。
功效来源：《广西壮族自治区壮药质量标准　第三卷》（2018年版）

粘毛母草
Lindernia viscosa (Hornem.) Merr.
凭证标本：临桂区普查队 450322170717009LY（GXMG、CMMI）
功效：全草，止血生肌、清心肺热。
功效来源：《药用植物辞典》

通泉草属 *Mazus* Lour.

纤细通泉草
Mazus gracilis Hemsl. ex Forbes et Hemsl.
凭证标本：临桂区普查队 450322150913020LY（GXMG、CMMI）
功效：全草，清热解毒、抗癌、健胃、利尿。
功效来源：《药用植物辞典》

匍茎通泉草
Mazus miquelii Makino
凭证标本：临桂区普查队 450322170722010LY（GXMG、CMMI）
功效：全草，止痛、健胃、解毒。
功效来源：《药用植物辞典》

通泉草
Mazus pumilus (Burm. f.) Steenis
凭证标本：临桂区普查队 450322170827007LY（GXMG、CMMI）
功效：全草，清热解毒、消炎消肿、利尿、止痛、健胃消积。
功效来源：《药用植物辞典》

沟酸浆属 *Mimulus* L.

尼泊尔沟酸浆
Mimulus tenellus Bunge var. *nepalensis* (Benth.) P. C. Tsoong
凭证标本：临桂区普查队 450322151026046LY（GXMG、CMMI）
功效：全草，清热解毒、利湿。
功效来源：《药用植物辞典》

泡桐属 *Paulownia* Sieb. et Zucc.

白花泡桐 泡桐叶
Paulownia fortunei (Seem..) Hemsl.
凭证标本：临桂区普查队 450322121130001LY（GXMG、CMMI）
功效：叶，清热解毒、止血消肿。
功效来源：《中华本草》

台湾泡桐
Paulownia kawakamii T. Ito
凭证标本：梁畴芬 31486（IBK）
功效：树皮，解毒消肿、止血。
功效来源：《中华本草》

松蒿属 *Phtheirospermum* Bunge ex Fisch. et Mey.

松蒿
Phtheirospermum japonicum (Thunb.) Kanitz
凭证标本：梁畴芬 31573（IBK）
功效：全草，清热利湿。
功效来源：《药用植物辞典》

野甘草属 *Scoparia* Linn.

野甘草
Scoparia dulcis L.
凭证标本：临桂区普查队 450322170715003LY（GXMG、CMMI）
功效：全株，疏风止咳、清热利湿。
功效来源：《中华本草》

阴行草属 *Siphonostegia* Benth.

阴行草 金钟茵陈

Siphonostegia chinensis Benth.

凭证标本：临桂区普查队 450322160622006LY（GXMG、CMMI）

功效：全草，清热利湿、凉血止血、祛瘀止痛。

功效来源：《中华本草》

独脚金属 *Striga* Lour.

独脚金

Striga asiatica (L.) Kuntze

凭证标本：临桂区普查队 450322150924025LY（GXMG、CMMI）

功效：全草，清肝、健脾、消积、杀虫。

功效来源：《广西中药材标准 第一册》

蝴蝶草属 *Torenia* L.

光叶蝴蝶草 水韩信草

Torenia asiatica L.

凭证标本：临桂区普查队 450322170722003LY（GXMG、CMMI）

功效：全株，清热利湿、解毒、散瘀。

功效来源：《中华本草》

黄花蝴蝶草

Torenia flava Buch.-Ham. ex Benth.

凭证标本：临桂区普查队 450322170723029LY（GXMG、CMMI）

功效：全草，用于阴囊肿大。

功效来源：《广西药用植物名录》

紫萼蝴蝶草

Torenia violacea (Azaola ex Blanco) Pennell

凭证标本：临桂区普查队 450322170723034LY（GXMG、CMMI）

功效：全草，清热解毒、利湿止咳、化痰。

功效来源：《药用植物辞典》

婆婆纳属 *Veronica* L.

水蔓菁

Veronica komarovii Monjuschko

功效：全草，清热解毒、清肺、止咳化痰、利尿。

功效来源：《药用植物辞典》

注：《广西植物名录》

蚊母草 仙桃草

Veronica peregrina L.

凭证标本：临桂区普查队 450322150420003LY（GXMG、CMMI）

功效：带虫瘿的全草，活血、止血、消肿、止痛。

功效来源：《全国中草药汇编》

婆婆纳

Veronica polita Fries

凭证标本：临桂区普查队 450322170407020LY（GXMG、CMMI）

功效：全草，凉血止血、理气止痛。

功效来源：《全国中草药汇编》

水苦荬

Veronica undulata Wall. ex Jack

凭证标本：临桂区普查队 450322170717024LY（GXMG、CMMI）

功效：带虫瘿果的全草，活血止血、解毒消肿。

功效来源：《全国中草药汇编》

腹水草属 *Veronicastrum* Heist. ex Fabr.

四方麻

Veronicastrum caulopterum (Hance) T. Yamaz.

凭证标本：临桂区普查队 450322150924019LY（GXMG、CMMI）

功效：全草，清热解毒、消肿止痛。

功效来源：《全国中草药汇编》

大叶腹水草

Veronicastrum robustum (Diels) D. Y. Hong subsp. *grandifolium* T. L. Chin et D. Y. Hong

功效：叶，祛风除湿、散瘀止痛。

功效来源：《药用植物辞典》

注：《广西植物名录》

腹水草

Veronicastrum stenostachyum T. Yamaz. subsp. *plukenetii* (T. Yamaz.) D. Y. Hong

凭证标本：临桂区普查队 450322130801006LY（GXMG、CMMI）

功效：全草，利尿消肿、散瘀解毒。

功效来源：《药用植物辞典》

253. 列当科 Orobanchaceae

野菰属 *Aeginetia* L.

野菰

Aeginetia indica L.

凭证标本：梁畴芬 30982（IBSC）

功效：全草，解毒消肿、清热凉血。

功效来源：《全国中草药汇编》

蔗寄生属 *Gleadovia* Gamble et Prain

蔗寄生

Gleadovia ruborum Gamble et Prain

凭证标本：桂林制药厂 44891（IBSC）

功效：全草，用于梅毒。

功效来源：《广西药用植物名录》

254. 狸藻科 Lentibulariaceae

狸藻属 *Utricularia* L.

挖耳草

Utricularia bifida L.

凭证标本：临桂区普查队 450322160521011LY（GXMG、CMMI）

功效：叶，用于小儿发疹。全草，用于中耳炎。

功效来源：《药用植物辞典》

256. 苦苣苔科 Gesneriaceae

报春苣苔属 *Primulina* Hance

羽裂小花苣苔

Primulina bipinnatifida (W. T. Wang) Yin Z. Wang et J. M. Li

功效：全草，外用治疮疡肿毒。

功效来源：《药用植物辞典》

注：《广西植物名录》

牛耳朵 牛耳岩白菜

Primulina eburnea (Hance) Yin Z. Wang

凭证标本：临桂区普查队 450322160707015LY（GXMG、CMMI）

功效：根茎及全草，清肺止咳、凉血止血、解毒消痈。

功效来源：《中华本草》

蚂蟥七 石蜈蚣

Primulina fimbrisepala (Hand.-Mazz.) Yin Z. Wang

凭证标本：临桂区普查队 450322170407032LY（GXMG、CMMI）

功效：根茎或全草，清热利湿、行滞消积、止血活血、解毒消肿。

功效来源：《中华本草》

桂林报春苣苔

Primulina gueilinensis (W. T. Wang) Yin Z. Wang et Yan Liu

功效：根状茎、叶，用于咳嗽，外用治跌打损伤。

功效来源：《广西药用植物名录》

注：《广西植物名录》

羽裂报春苣苔

Primulina pinnatifida (Hand.-Mazz.) Yin Z. Wang

功效：全草，用于痢疾、跌打损伤。

功效来源：《广西药用植物名录》

注：《广西植物名录》

半蒴苣苔属 *Hemiboea* C. B. Clarke

贵州半蒴苣苔

Hemiboea cavaleriei H. Lév.

凭证标本：中德采集队 1438（IBK）

功效：全草，清热解毒、利水除湿。

功效来源：《药用植物辞典》

华南半蒴苣苔

Hemiboea follicularis C. B. Clarke

功效：全草，用于咳嗽、肺炎、骨折。

功效来源：《广西药用植物名录》

注：《广西植物名录》

半蒴苣苔 降龙草

Hemiboea subcapitata C. B. Clarke

凭证标本：临桂区普查队 450322150811036LY（GXMG、CMMI）

功效：全草，清暑利湿解毒。

功效来源：《中华本草》

吊石苣苔属 *Lysionotus* D. Don

吊石苣苔 石吊兰

Lysionotus pauciflorus Maxim.

凭证标本：临桂区普查队 450322150818016LY（GXMG、CMMI）

功效：全株，清热利湿、祛痰止咳、活血调经。

功效来源：《中国药典》

马铃苣苔属 *Oreocharis* Benth.

长瓣马铃苣苔

Oreocharis auricula (S. Moore) C. B. Clarke

凭证标本：临桂区普查队 450322130802024LY（GXMG、CMMI）

功效：全草，凉血止血、清热解毒。

功效来源：《中华本草》

大叶石上莲

Oreocharis benthamii C. B. Clarke var. *benthamii*

凭证标本：临桂区普查队 450322130730081LY（GXMG、CMMI）

功效：全草，用于跌打损伤、咳嗽。

功效来源：《广西药用植物名录》

石上莲

Oreocharis benthamii C. B. Clarke var. *reticulata* Dunn

功效：叶，外用治湿疹。

功效来源：《广西药用植物名录》

注：《广西植物名录》

绢毛马铃苣苔

Oreocharis sericea (H. Lév.) H. Lév.

凭证标本：陈照宙 51035（IBK）

功效：全草，用于无名肿毒。

功效来源：《药用植物辞典》

湘桂马铃苣苔
Oreocharis xiangguiensis W. T. Wang et K. Y. Pan
功效：全草，用于跌打损伤。
功效来源：《药用植物辞典》
注：《广西植物名录》

蛛毛苣苔属 *Paraboea* (C. B. Clarke) Ridl.

网脉蛛毛苣苔 石面枇杷
Paraboea dictyoneura (Hance) B. L. Burtt
功效：全草，散瘀消肿。
功效来源：《中华本草》
注：《广西植物名录》

锥序蛛毛苣苔
Paraboea swinhoei (Hance) B. L. Burtt
凭证标本：临桂区普查队 450322150913017LY（GXMG、CMMI）
功效：全株，用于小儿疳积、子宫脱垂、骨折。
功效来源：《广西药用植物名录》（1997年版）

石山苣苔属 *Petrocodon* Hance

石山苣苔
Petrocodon dealbatus Hance
功效：全草，用于肺热咳嗽、吐血、肿痛、出血。
功效来源：《药用植物辞典》
注：《广西植物名录》

257. 紫葳科 Bignoniaceae

凌霄属 *Campsis* Lour.

凌霄 凌霄花
Campsis grandiflora (Thunb.) K. Schum.
凭证标本：临桂区普查队 450322170829009LY（GXMG、CMMI）
功效：干燥花，活血通经、凉血祛风。
功效来源：《中国药典》（2020年版）

菜豆树属 *Radermachera* Zoll. et Moritzi

菜豆树
Radermachera sinica (Hance) Hemsl.
凭证标本：临桂区普查队 450322170715021LY（GXMG、CMMI）
功效：根、叶或果实，清暑解毒、散瘀消肿。
功效来源：《中华本草》

258. 胡麻科 Pedaliaceae

胡麻属 *Sesamum* L.

芝麻 黑芝麻
Sesamum indicum L.
凭证标本：临桂区普查队 450322170408011LY（GXMG、CMMI）
功效：种子，补益肝肾、养血益精、润肠通便。
功效来源：《中华本草》

259. 爵床科 Acanthaceae

白接骨属 *Asystasiella* Lindau

白接骨
Asystasiella neesiana (Wall.) Lindau
凭证标本：临桂区普查队 450322150818019LY（GXMG、CMMI）
功效：全草，化瘀止血、续筋接骨、利尿消肿、清热解毒。
功效来源：《中华本草》

水蓑衣属 *Hygrophila* R. Br.

水蓑衣
Hygrophila salicifolia (Vahl) Nees
凭证标本：临桂区普查队 450322150912019LY（GXMG、CMMI）
功效：种子，清热解毒、消肿止痛。全草，清热解毒、散瘀消肿。
功效来源：《中华本草》

爵床属 *Justicia* L.

鸭嘴花
Justicia adhatoda L.
凭证标本：周志贵 44969（GXMI）
功效：全株，祛风活血、散瘀止痛、接骨。
功效来源：《全国中草药汇编》

爵床
Justicia procumbens L.
凭证标本：临桂区普查队 450322121103024LY（GXMG、CMMI）
功效：全草，清热解毒、利湿消积、活血止痛。
功效来源：《中华本草》

杜根藤
Justicia quadrifaria (Nees) T. Anderson
凭证标本：临桂区普查队 450322160709028LY（GXMG、CMMI）
功效：全草，清热解毒。
功效来源：《药用植物辞典》

观音草属 *Peristrophe* Nees

九头狮子草
Peristrophe japonica (Thunb.) Bremek.
凭证标本：临桂区普查队 450322130827017LY（GXMG、CMMI）
功效：全草，发汗解表、清热解毒、镇痉。
功效来源：《全国中草药汇编》

山牵牛属 *Thunbergia* Retz.

山牵牛 老鸦嘴

Thunbergia grandiflora Roxb.

凭证标本：临桂区普查队 450322150811040LY（GXMG、CMMI）

功效：干燥全株，舒筋活络、散瘀消肿。

功效来源：《广西壮族自治区壮药质量标准 第一卷》（2008年版）

263. 马鞭草科 Verbenaceae

紫珠属 *Callicarpa* L.

紫珠 珍珠风子

Callicarpa bodinieri H. Lév.

凭证标本：梁畴芬 30799（IBK）

功效：果实，发表散寒。

功效来源：《中华本草》

华紫珠

Callicarpa cathayana H. T. Chang

凭证标本：徐月邦 10450（KUN）

功效：根、叶，清热解毒、祛风除湿、凉血、止血。

功效来源：《药用植物辞典》

白棠子树 紫珠

Callicarpa dichotoma (Lour.) K. Koch

凭证标本：临桂区普查队 450322130822024LY（GXMG、CMMI）

功效：叶，收敛止血、清热解毒。

功效来源：《中华本草》

老鸦糊 紫珠

Callicarpa giraldii Hesse ex Rehder

凭证标本：陈照宙 50824（WUK）

功效：叶，收敛止血、清热解毒。

功效来源：《中华本草》

藤紫珠

Callicarpa integerrima Champ. var. *chinensis* (C. P'ei) S. L. Chen

凭证标本：梁畴芬 30041（IBK）

功效：全株，用于泄泻、感冒发热、风湿痛。

功效来源：《药用植物辞典》

枇杷叶紫珠 牛舌癀

Callicarpa kochiana Makino

凭证标本：临桂区普查队 450322130811026LY（GXMG、CMMI）

功效：根、茎、叶，祛风除湿、活血止血。

功效来源：《中华本草》

长柄紫珠

Callicarpa longipes Dunn

凭证标本：临桂区普查队 450322130729018LY（GXMG、CMMI）

功效：叶，祛风除湿、止血。

功效来源：《药用植物辞典》

尖尾枫

Callicarpa longissima (Hemsl) Merr.

凭证标本：临桂区普查队 450322150811025LY（GXMG、CMMI）

功效：茎、叶，祛风散寒、散瘀止血、解毒消肿。根，祛风止痛、活血。

功效来源：《中华本草》

大叶紫珠

Callicarpa macrophylla Vahl

凭证标本：梁恒 100296（IBK）

功效：干燥叶或带叶嫩枝，散瘀止血、消肿止痛。

功效来源：《广西壮族自治区壮药质量标准 第三卷》（2018年版）

红紫珠

Callicarpa rubella Lindl. f. *rubella*

凭证标本：临桂区普查队 450322140913001LY（GXMG、CMMI）

功效：叶及嫩枝，解毒消肿、凉血止血。

功效来源：《中华本草》

大青属 *Clerodendrum* L.

臭牡丹

Clerodendrum bungei Steud.

凭证标本：临桂区普查队 450322130730060LY（GXMG、CMMI）

功效：茎叶，解毒消肿、祛风湿、降血压。

功效来源：《中华本草》

灰毛大青 大叶白花灯笼

Clerodendrum canescens Wall. ex Walp.

凭证标本：临桂区普查队 450322170725038LY（GXMG、CMMI）

功效：全株，清热解毒、凉血止血。

功效来源：《中华本草》

重瓣臭茉莉

Clerodendrum chinense (Osbeck) Mabb.

凭证标本：临桂区普查队 450322160713015LY（GXMG、CMMI）

功效：根、叶，祛风利湿、化痰止咳、活血消肿。

功效来源：《药用植物辞典》

腺茉莉
Clerodendrum colebrookianum Walp.
凭证标本：临桂区普查队 450322130715083LY（GXMG、CMMI）
功效：根，清热解毒、凉血利尿、泻火。
功效来源：《药用植物辞典》

大青 路边青
Clerodendrum cyrtophyllum Turcz.
凭证标本：临桂区普查队 450322130810002LY（GXMG、CMMI）
功效：干燥全株，清热解毒、凉血、利湿。
功效来源：《广西壮族自治区壮药质量标准 第二卷》（2011年版）

海南赪桐
Clerodendrum hainanense Hand. -Mazz.
凭证标本：临桂区普查队 450322150820001LY（GXMG、CMMI）
功效：全株，用于感冒发烧、泄泻、痢疾、湿热黄疸、小便不利。根，用于小儿肺炎。
功效来源：《广西中药资源名录》

南垂茉莉
Clerodendrum henryi C. Pei
凭证标本：临桂区普查队 450322130827013LY（GXMG、CMMI）
功效：根、叶，健脾开胃，用于食欲不振、消化不良、食积停滞、红白痢疾。
功效来源：《药用植物辞典》

赪桐
Clerodendrum japonicum (Thunb.) Sweet
凭证标本：临桂区普查队 450322160710033LY（GXMG、CMMI）
功效：地上部分，清肺热、散瘀肿、凉血止血、利小便。
功效来源：《广西壮族自治区壮药质量标准 第二卷》（2011年版）

尖齿臭茉莉 过墙风
Clerodendrum lindleyi Decne. ex Planch.
凭证标本：临桂区普查队 450322150924028LY（GXMG、CMMI）
功效：全株，祛风除湿、活血消肿。
功效来源：《中华本草》

海通
Clerodendrum mandarinorum Diels
凭证标本：临桂区普查队 450322170816001LY（GXMG、CMMI）
功效：根、枝、叶，清热解毒、通经活络、祛风除痹、利水。
功效来源：《药用植物辞典》

海州常山
Clerodendrum trichotomum Thunb.
凭证标本：临桂区普查队 450322170827015LY（GXMG、CMMI）
功效：根、枝、叶，祛风除湿、清热利尿、止痛、降血压。带宿萼花或幼果，祛风湿、平喘。花，用于头风、疟疾、疝气。
功效来源：《药用植物辞典》

假连翘属 *Duranta* L.

假连翘
Duranta erecta L.
凭证标本：临桂区普查队 450322161013022LY（GXMG、CMMI）
功效：叶、果，散热透邪、行血祛瘀、止痛杀虫、消肿解毒。
功效来源：《全国中草药汇编》

马缨丹属 *Lantana* L.

马缨丹 五色梅
Lantana camara L.
凭证标本：临桂区普查队 450322150924026LY（GXMG、CMMI）
功效：根、花及叶，清热泻火、解毒散结。
功效来源：《中华本草》

过江藤属 *Phyla* Lour.

过江藤 蓬莱草
Phyla nodiflora (L.) E. L. Greene
凭证标本：临桂区普查队 450322141001004LY（GXMG、CMMI）
功效：全草，清热解毒。
功效来源：《中华本草》

马鞭草属 *Verbena* L.

马鞭草
Verbena officinalis L.
凭证标本：临桂区普查队 450322130730075LY（GXMG、CMMI）
功效：地上部分，活血散瘀、解毒、利水、退黄、截疟。
功效来源：《中国药典》（2020年版）

牡荆属 *Vitex* L.

灰毛牡荆
Vitex canescens Kurz
功效：果实，祛风、除痰、行气、止痛。
功效来源：《药用植物辞典》

注：《广西植物名录》

黄荆 五指柑
Vitex negundo L. var. *negundo*
凭证标本：临桂区普查队 450322130813024LY（GXMG、CMMI）
功效：全株，祛风解表、止咳化痰、理气止痛。
功效来源：《广西壮族自治区壮药质量标准 第一卷》（2008年版）

牡荆 五指柑
Vitex negundo L. var. *cannabifolia* (Sieb. et Zucc.) Hand.-Mazz.
凭证标本：临桂区普查队 450322150811014LY（GXMG、CMMI）
功效：全株，祛风解表、止咳化痰、理气止痛。
功效来源：《广西壮族自治区壮药质量标准 第一卷》（2008年版）

山牡荆
Vitex quinata (Lour.) F. N. Williams
凭证标本：徐月邦 10446（KUN）
功效：干燥根和茎，止咳定喘、镇静退热。
功效来源：《广西壮族自治区壮药质量标准 第三卷》（2018年版）

单叶蔓荆
Vitex rotundifolia L. f.
功效：果实，疏散风热、清利头目。
功效来源：《药用植物辞典》
注：《广西植物名录》

263a. 透骨草科 Phrymaceae

透骨草属 *Phryma* L.

透骨草 毒蛆草
Phryma leptostachya L. subsp. *asiatica* (Hara) Kitamura
凭证标本：临桂区普查队 450322170825013LY（GXMG、CMMI）
功效：全草、叶，清热利湿、活血消肿。
功效来源：《全国中草药汇编》

264. 唇形科 Labiatae

筋骨草属 *Ajuga* L.

金疮小草 白毛夏枯草
Ajuga decumbens Thunb.
凭证标本：临桂区普查队 450322150814038LY（GXMG、CMMI）
功效：全草，清热解毒、化痰止咳、凉血散血。
功效来源：《中华本草》

紫背金盘 紫背金盘草
Ajuga nipponensis Makino
凭证标本：临桂区卫生科 44980（GXMI）
功效：全草或根，清热解毒、凉血散瘀、消肿止痛。
功效来源：《中华本草》

广防风属 *Anisomeles* R. Br.

广防风
Anisomeles indica (L.) Kuntze
凭证标本：临桂区普查队 450322150721010LY（GXMG、CMMI）
功效：全草，祛风解表、理气止痛。
功效来源：《药用植物辞典》

风轮菜属 *Clinopodium* L.

风轮菜 断血流
Clinopodium chinense (Benth.) Kuntze
凭证标本：临桂区普查队 450322160516003LY（GXMG、CMMI）
功效：全草，收敛止血。
功效来源：《中国药典》（2020年版）

细风轮菜
Clinopodium gracile (Benth.) Matsum.
凭证标本：临桂区普查队 450322170827016LY（GXMG、CMMI）
功效：全草，清热解毒、消肿止痛、凉血止痢、祛风止痒、止血。
功效来源：《药用植物辞典》

鞘蕊花属 *Coleus* Lour.

肉叶鞘蕊花 小洋紫苏
Coleus carnosifolius (Hemsl.) Dunn
凭证标本：临桂区普查队 450322170809014LY（GXMG、CMMI）
功效：全草，清热解毒、消疳杀虫。
功效来源：《中华本草》

水蜡烛属 *Dysophylla* Blume

齿叶水蜡烛
Dysophylla sampsonii Hance
凭证标本：临桂区普查队 450322150912030LY（GXMG、CMMI）
功效：全草，外治湿疹、跌打肿痛、蛇虫咬伤。
功效来源：《广西中药资源名录》

水虎尾
Dysophylla stellata (Lour.) Benth.
凭证标本：临桂区普查队 450322170717016LY（GXMG、CMMI）
功效：全草，清热解毒、行气止痛、散血毒、散瘀消肿。

功效来源：《药用植物辞典》

香薷属 *Elsholtzia* Willd.

紫花香薷

Elsholtzia argyi H. Lév.

凭证标本：临桂区普查队 450322170725037LY（GXMG、CMMI）

功效：全草，祛风、散寒解表、发汗、解暑、利尿、止咳。

功效来源：《药用植物辞典》

香薷 土香薷

Elsholtzia ciliata (Thunb.) Hyland.

凭证标本：临桂区普查队 450322151026028LY（GXMG、CMMI）

功效：全草，发汗、解暑、利尿。

功效来源：《全国中草药汇编》

活血丹属 *Glechoma* L.

活血丹 连钱草

Glechoma longituba (Nakai) Kuprian

凭证标本：临桂区普查队 450322130729006LY（GXMG、CMMI）

功效：地上部分，利湿通淋、清热解毒、散瘀消肿。

功效来源：《广西壮族自治区壮药质量标准 第一卷》（2008年版）

锥花属 *Gomphostemma* Wall. ex Benth.

中华锥花 老虎耳

Gomphostemma chinense Oliv.

凭证标本：临桂区普查队 450322150818039LY（GXMG、CMMI）

功效：全草，祛风湿、益气血、通经络、消肿毒。

功效来源：《中华本草》

香茶菜属 *Isodon* (Schrad. ex Benth.) Spach

细锥香茶菜

Isodon coetsa (Buch.-Ham. ex D. Don) Kudo

功效：根，行血、止痛。

功效来源：《全国中草药汇编》

注：《广西植物名录》

线纹香茶菜 溪黄草

Isodon lophanthoides (Buch.-Ham. ex D. Don) H. Hara

凭证标本：临桂区普查队 450322170827009LY（GXMG、CMMI）

功效：地上部分，清热利湿、凉血散瘀。

功效来源：《广西壮族自治区瑶药材质量标准 第一卷》（2014年版）

龙胜香茶菜

Isodon lungshengensis (C. Y. Wu et H. W. Li) H. Hara

凭证标本：临桂区普查队 450322150820007LY（GXMG、CMMI）

功效：全草，治肝炎。

功效来源：《药用植物辞典》

益母草属 *Leonurus* L.

益母草

Leonurus japonicus Houtt.

凭证标本：临桂区普查队 450322150721006LY（GXMG、CMMI）

功效：地上部分，活血调经、利尿消肿、清热解毒。

功效来源：《中国药典》（2020年版）

地笋属 *Lycopus* L.

硬毛地笋 泽兰

Lycopus lucidus Turcz. ex Benth. var. *hirtus* Regel

功效：地上部分，活血调经、祛瘀消痈、利水消肿。

功效来源：《中国药典》（2020年版）

注：《广西植物名录》

龙头草属 *Meehania* Britton

华西龙头草

Meehania fargesii (H. Lév.) C. Y. Wu var. *fargesii*

凭证标本：陈照宙 50982（IBK）

功效：全草，清热解毒、消炎、发表散寒。

功效来源：《药用植物辞典》

梗花华西龙头草

Meehania fargesii (H. Lév.) C. Y. Wu var. *pedunculata* (Hemsl.) C. Y. Wu

功效：根、叶，外治牙痛、痈疮肿毒。

功效来源：《广西中药资源名录》

注：《广西植物名录》

薄荷属 *Mentha* L.

薄荷

Mentha canadensis L.

凭证标本：临桂区普查队 450322141001016LY（GXMG、CMMI）

功效：地上部分，疏散风热、清利头目、利咽、透疹、疏肝行气。

功效来源：《中国药典》（2020年版）

石荠苎属 *Mosla* (Benth.) Buch.-Ham. ex Maxim.

石香薷 香薷

Mosla chinensis Maxim.

凭证标本：钟树权 A60617（IBK）

功效：地上部分，发汗解表、和中利湿。

功效来源：《中国药典》（2020年版）

石荠苎 小鱼仙草
Mosla scabra (Thunb.) C. Y. Wu et H. W. Li
功效：全草，疏风解表、清暑除湿、解毒止痒。
功效来源：《广西中药材标准 第一册》
注：《广西植物名录》

罗勒属 *Ocimum* L.

罗勒 九层塔
Ocimum basilicum L.
凭证标本：临桂区普查队 450322150912005LY（GXMG、CMMI）
功效：全草，疏风解表、化湿和中、行气活血、解毒消肿。
功效来源：《广西中药材标准 第一册》

牛至属 *Origanum* L.

牛至
Origanum vulgare L.
凭证标本：33（IBK）
功效：全草，发汗解表、消暑化湿。
功效来源：《全国中草药汇编》

假糙苏属 *Paraphlomis* Prain

假糙苏
Paraphlomis javanica (Blume) Prain
凭证标本：临桂区普查队 450322150821015LY（GXMG、CMMI）
功效：全草，清肝、发表、滋阴润燥、润肺止咳、补血调经。叶、茎，清肝火、发表。
功效来源：《药用植物辞典》

紫苏属 *Perilla* L.

紫苏
Perilla frutescens (L.) Britton
凭证标本：临桂区普查队 450322160710012LY（GXMG、CMMI）
功效：成熟果实、叶，降气化痰、止咳平喘、润肠通便。
功效来源：《中国药典》（215）

刺蕊草属 *Pogostemon* Desf.

水珍珠菜 蛇尾草
Pogostemon auricularius (L.) Hassk.
凭证标本：临桂区普查队 450322170717018LY（GXMG、CMMI）
功效：全草，清热解毒、消肿止痛。
功效来源：《广西壮族自治区壮药质量标准 第三卷》（2018年版）

夏枯草属 *Prunella* L.

夏枯草
Prunella vulgaris L.
凭证标本：临桂区普查队 450322150424027LY（GXMG、CMMI）
功效：果穗，清肝泻火、明目、散结消肿。
功效来源：《中国药典》（2020年版）

鼠尾草属 *Salvia* L.

南丹参
Salvia bowleyana Dunn
功效：根，活血化瘀、调经止痛。
功效来源：《中华本草》
注：《广西植物名录》

荔枝草
Salvia plebeia R. Br.
凭证标本：900178（IBK）
功效：全草，清热解毒、利水消肿。
功效来源：《中华本草》

红根草
Salvia prionitis Hance
凭证标本：临桂区普查队 450322170205010LY（GXMG、CMMI）
功效：全草，散风热、利咽喉。
功效来源：《全国中草药汇编》

黄芩属 *Scutellaria* L.

半枝莲
Scutellaria barbata D. Don
凭证标本：临桂区普查队 450322160505011LY（GXMG、CMMI）
功效：全草，清热解毒、散瘀止血、利尿消肿。
功效来源：《广西壮族自治区壮药质量标准 第二卷》（2011年版）

韩信草
Scutellaria indica L.
功效：全草，祛风活血、解毒止痛。
功效来源：《中药大辞典》
注：《广西植物名录》

筒冠花属 *Siphocranion* Kudo

光柄筒冠花
Siphocranion nudipes (Hemsl.) Kudo
凭证标本：临桂区普查队 450322150819021LY（GXMG、CMMI）
功效：茎叶，外用治痈疮肿毒。
功效来源：《药用植物辞典》

水苏属 *Stachys* L.

针筒菜

Stachys oblongifolia Wall. ex Benth.
凭证标本：临桂区普查队 450322160421007LY（GXMG、CMMI）
功效：全草或根，补中益气、止血生肌。
功效来源：《药用植物辞典》

香科科属 *Teucrium* L.

庐山香科科
Teucrium pernyi Franch.
凭证标本：临桂区普查队 450322160925005LY（GXMG、CMMI）
功效：全草，清热解毒、凉肝活血。
功效来源：《中华本草》

铁轴草
Teucrium quadrifarium Buch.-Ham. ex D. Don
凭证标本：宛田1组 6-1502（GXMI）
功效：全草、根或叶，利湿消肿、祛风解暑、凉血解毒。
功效来源：《中华本草》

血见愁 山藿香
Teucrium viscidum Blume
凭证标本：临桂区普查队 450322171026048LY（GXMG、CMMI）
功效：全草，消肿解毒、凉血止血。
功效来源：《中华本草》

266. 水鳖科 Hydrocharitaceae

水筛属 *Blyxa* Noronha ex Thouars

有尾水筛
Blyxa echinosperma (C. B. Clarke) Hook. f.
凭证标本：临桂区普查队 450322160723015LY（GXMG、CMMI）
功效：全草，清热解毒、利湿。
功效来源：《药用植物辞典》

黑藻属 *Hydrilla* Rich.

黑藻
Hydrilla verticillata (L. f.) Royle
凭证标本：临桂区普查队 450322170829010LY（GXMG、CMMI）
功效：全草，清热解毒、利尿祛湿。
功效来源：《药用植物辞典》

水鳖属 *Hydrocharis* L.

水鳖
Hydrocharis dubia (Bl.) Backer
凭证标本：临桂区普查队 450322150810013LY（GXMG、CMMI）
功效：全草，清热解毒、利尿祛湿。
功效来源：《药用植物辞典》

水车前属 *Ottelia* Pers.

龙舌草
Ottelia alismoides (L.) Pers.
凭证标本：临桂区普查队 450322150810002LY（GXMG、CMMI）
功效：全草，清热解毒、化痰利尿。
功效来源：《药用植物辞典》

苦草属 *Vallisneria* L.

苦草
Vallisneria natans (Lour.) H. Hara
功效：全草，燥湿止带、行气活血。
功效来源：《中华本草》
注：《广西植物名录》

267. 泽泻科 Alismataceae

泽泻属 *Alisma* L.

窄叶泽泻
Alisma canaliculatum A. Braun et Bouché
凭证标本：临桂区普查队 450322170717039LY（GXMG、CMMI）
功效：全草，清热解毒。
功效来源：《药用植物辞典》

慈姑属 *Sagittaria* L.

矮慈姑 鸭舌头
Sagittaria pygmaea Miq.
凭证标本：中德采集队 1453（IBK）
功效：全草，清肺利咽、利湿解毒。
功效来源：《中华本草》

野慈菇 野慈姑
Sagittaria trifolia L.
凭证标本：临桂区普查队 450322160710007LY（GXMG、CMMI）
功效：球茎，用于哮喘、狂犬咬伤。
功效来源：《广西中药资源名录》

276. 眼子菜科 Potamogetonaceae

眼子菜属 *Potamogeton* L.

菹草
Potamogeton crispus L.
凭证标本：临桂区普查队 450322170213008LY（GXMG、CMMI）
功效：全草，清热明目、渗湿利水、通淋、镇痛、止血、消肿、驱蛔虫。
功效来源：《药用植物辞典》

眼子菜
Potamogeton distinctus A. Benn.
凭证标本：临桂区普查队 450322170720004LY（GXMG、CMMI）
功效：全草，清热解毒、利湿通淋、止血、驱蛔。
功效来源：《中华本草》

竹叶眼子菜
Potamogeton malaianus Miq.
凭证标本：临桂区普查队 450322150810016LY（GXMG、CMMI）
功效：全草，清热、解毒、利尿、止血消肿、消积、驱蛔。
功效来源：《药用植物辞典》

尖叶眼子菜
Potamogeton oxyphyllus Miq.
凭证标本：临桂区普查队 450322170717008LY（GXMG、CMMI）
功效：全草，清热解毒。
功效来源：《药用植物辞典》

篦齿眼子菜
Potamogeton pectinatus L.
凭证标本：临桂区普查队 450322170723024LY（GXMG、CMMI）
功效：全草，清热解毒，煎汤内服治肝炎，煎汁熬膏外敷治疮疥。
功效来源：《药用植物辞典》

280. 鸭跖草科 Commelinaceae

鸭跖草属 *Commelina* L.

饭包草
Commelina benghalensis L.
凭证标本：临桂区普查队 450322130822018LY（GXMG、CMMI）
功效：全草，清热解毒、利湿消肿。
功效来源：《全国中草药汇编》

鸭跖草
Commelina communis L.
凭证标本：临桂区普查队 450322150827002LY（GXMG、CMMI）
功效：干燥地上部分，清热泻火、解毒、利水消肿。
功效来源：《中国药典》（2020年版）

大苞鸭跖草 大苞甲跖草
Commelina paludosa Blume
凭证标本：临桂区普查队 450322130717066LY（GXMG、CMMI）
功效：全草，利水消肿、清热解毒、凉血止血。
功效来源：《中华本草》

蓝耳草属 *Cyanotis* D. Don

蛛丝毛蓝耳草
Cyanotis arachnoidea C. B. Clarke
功效：根，祛风活络、利湿消肿、退热、清肺止咳、通经、止痛。
功效来源：《药用植物辞典》
注：《广西植物名录》

四孔草 竹叶菜
Cyanotis cristata (L.) D. Don
凭证标本：梁畴芬 30853（IBK）
功效：全草，清热、解毒、止痛。
功效来源：《中华本草》

聚花草属 *Floscopa* Lour.

聚花草
Floscopa scandens Lour.
凭证标本：临桂区普查队 450322130715086LY（GXMG、CMMI）
功效：全草，清热解毒、利水。
功效来源：《中华本草》

鞘花属 *Macrosolen* (Blume) Reichb.

鞘花 杉寄生
Macrosolen cochinchinensis (Lour.) Tiegh.
凭证标本：临桂区普查队 450322170829016LY（GXMG、CMMI）
功效：茎枝、叶，祛风湿、补肝肾、活血止痛、止咳。
功效来源：《中华本草》

水竹叶属 *Murdannia* Royle

牛轭草
Murdannia loriformis (Hassk.) R. S. Rao et Kammathy
凭证标本：临桂区普查队 450322170722009LY（GXMG、CMMI）
功效：全草，清热止咳、解毒、利尿。
功效来源：《中华本草》

裸花水竹叶 红毛草
Murdannia nudiflora (L.) Brenan
凭证标本：临桂区普查队 450322130822010LY（GXMG、CMMI）
功效：全草，清肺止咳、凉血止血。
功效来源：《全国中草药汇编》

细竹篙草 细竹蒿草
Murdannia simplex (Vahl) Brenan
功效：全草，清热、凉血、解毒。

功效来源：《中华本草》
注：《广西植物名录》

水竹叶
Murdannia triquetra (Wall. ex C. B. Clarke) Brückner
功效：全草，清热解毒、利尿。
功效来源：《中华本草》
注：《广西植物名录》

杜若属 *Pollia* Thunb.

杜若 竹叶莲
Pollia japonica Thunb.
凭证标本：临桂区普查队 450322170725019LY（GXMG、CMMI）
功效：根茎或全草，清热利尿、解毒消肿。
功效来源：《中华本草》

小杜若
Pollia miranda (H. Lév.) H. Hara
凭证标本：临桂区普查队 450322130729001LY（GXMG、CMMI）
功效：全草，解毒、消肿、散寒、祛湿、补肾、壮阳、益精明目、温中。
功效来源：《药用植物辞典》

竹叶吉祥草属 *Spatholirion* Ridl.

竹叶吉祥草
Spatholirion longifolium (Gagnep.) Dunn
凭证标本：临桂区普查队 450322130731005LY（GXMG、CMMI）
功效：花序，调经、止痛。
功效来源：《全国中草药汇编》

285. 谷精草科 Eriocaulaccac

谷精草属 *Eriocaulon* L.

毛谷精草
Eriocaulon australe R. Br.
凭证标本：郑学忠 1751（GXMI）
功效：带茎的头状花序或全草，疏散风热、明目、退翳、止痛。
功效来源：《药用植物辞典》

云南谷精草
Eriocaulon brownianum Mart.
凭证标本：徐月邦 10340（IBK）
功效：从中分得槲皮万寿菊素（quercetagetin），此成分有抗菌作用，能抑制嗜麦芽假单孢菌和阴沟肠杆菌的生长。分得的槲皮素制成片剂，有祛痰、止咳、平喘作用。
功效来源：《药用植物辞典》

谷精草
Eriocaulon buergerianum Koern.
凭证标本：黄增任等 4209（IBK）
功效：花序，疏散风热、明目退翳。
功效来源：《中国药典》（2020年版）

白药谷精草
Eriocaulon cinereum R. Br.
凭证标本：临桂区普查队 450322150721018LY（GXMG、CMMI）
功效：全草及花序，清肝明目、退翳、祛风散热。
功效来源：《药用植物辞典》

云贵谷精草
Eriocaulon schochianum Hand.-Mazz.
凭证标本：徐月邦 10340（WUK）
功效：全草，祛风、明目、消炎。
功效来源：《药用植物辞典》

华南谷精草
Eriocaulon sexangulare L.
凭证标本：临桂区普查队 450322150913045LY（GXMG、CMMI）
功效：全草，清肝明目、消炎退翳。带花葶的头状花序，疏散风热、明目退翳。
功效来源：《药用植物辞典》

290. 姜科 Zingiberaceae

山姜属 *Alpinia* Roxb.

山姜
Alpinia japonica (Thunb.) Miq.
凭证标本：梁畴芬 30198（IBK）
功效：根茎，温中散寒、祛风活血。
功效来源：《中华本草》

假益智
Alpinia maclurei Merr.
凭证标本：中德采集队 540（IBSC）
功效：根状茎及果实，行气止呕。
功效来源：《药用植物辞典》

华山姜
Alpinia oblongifolia Hayata
凭证标本：临桂区普查队 450322170725001LY（GXMG、CMMI）
功效：根状茎，温中暖胃、散寒止痛、消食、除风湿、解疮毒。种子，祛寒暖胃、燥湿、止呃。
功效来源：《药用植物辞典》

艳山姜
Alpinia zerumbet (Pers.) Burtt. et Smith

凭证标本：临桂区普查队 450322150905002LY（GXMG、CMMI）

功效：根茎、果实，温中燥湿、行气止痛、截疟。

功效来源：《中华本草》

豆蔻属 *Amomum* Roxb.

三叶豆蔻

Amomum austrosinense D. Fang

凭证标本：陈照宙 50837（KUN）

功效：果实，用于胸腹胀痛、食积不消。

功效来源：《广西中药资源名录》

砂仁

Amomum villosum Lour.

功效：干燥成熟果实，化湿开胃、温脾止泻、理气安胎。

功效来源：《中国药典》（2020年版）

注：《广西植物名录》

闭鞘姜属 *Costus* L.

闭鞘姜 樟柳头

Costus speciosus (Koen.) Sm.

凭证标本：临桂区普查队 450322150913042LY（GXMG、CMMI）

功效：根茎，利水消肿、解毒止痒。

功效来源：《中华本草》

舞花姜属 *Globba* L.

舞花姜 云南小草蔻

Globba racemosa Sm.

凭证标本：临桂区普查队 450322150818038LY（GXMG、CMMI）

功效：果实，健胃消食。

功效来源：《中华本草》

姜花属 *Hedychium* J. König

圆瓣姜花

Hedychium forrestii Diels

凭证标本：李树刚 200328（IBK）

功效：根状茎，用于血崩、月经不调。

功效来源：《药用植物辞典》

291. 美人蕉科 Cannaceae

美人蕉属 *Canna* L.

蕉芋

Canna indica 'Edulis' Ker-Gawl.

凭证标本：IBK00137834（IBK）

功效：根茎，清热利湿、解毒。

功效来源：《中华本草》

美人蕉 蕉芋

Canna indica L.

凭证标本：临桂区普查队 450322130718039LY（GXMG、CMMI）

功效：根茎，清热利湿、解毒。

功效来源：《中华本草》

293. 百合科 Liliaceae

葱属 *Allium* L.

藠头 薤白

Allium chinense G. Don

凭证标本：钟树权 61715（IBK）

功效：鳞莲，通阳散结、行气导滞。

功效来源：《中国药典》（2020年版）

宽叶韭

Allium hookeri Thwaites

凭证标本：临桂区普查队 450322130803001LY（GXMG、CMMI）

功效：全草，理气宽中、通阳散结、祛瘀、消肿止痛、活血通络。

功效来源：《药用植物辞典》

韭 韭菜

Allium tuberosum Rottler ex Spreng.

凭证标本：临桂区普查队 450322140820002LY（GXMG、CMMI）

功效：根，补肾、温中行气、散瘀、解毒。

功效来源：《广西壮族自治区壮药质量标准 第二卷》（2011年版）

芦荟属 *Aloe* L.

芦荟

Aloe vera (L.) Burm. f.

凭证标本：临桂区普查队 450322160710008LY（GXMG、CMMI）

功效：叶或叶的干浸膏，用于肝经实热头晕、头痛、耳鸣、烦躁、便秘、小儿惊痫、疳积。花，用于咳血、吐血、尿血。

功效来源：《全国中草药汇编》

天门冬属 *Asparagus* L.

山文竹

Asparagus acicularis F. T. Wang et S. C. Chen

凭证标本：徐月邦 10769（IBK）

功效：根、全草，凉血、解毒、通淋。

功效来源：《药用植物辞典》

天门冬 天冬

Asparagus cochinchinensis (Lour.) Merr.

凭证标本：临桂区普查队 450322150924038LY

（GXMG、CMMI）
功效：块根，清肺生津、养阴润燥。
功效来源：《中国药典》（2020年版）

蜘蛛抱蛋属 *Aspidistra* Ker Gawl.
广西蜘蛛抱蛋
Aspidistra retusa K. Y. Lang et S. Z. Huang
凭证标本：临桂区卫生科 44869（GXMI）
功效：根状茎，用于跌打损伤。
功效来源：《药用植物辞典》

绵枣儿属 *Barnardia* Lindl.
绵枣儿
Barnardia japonica (Thunb.) Schult. et Schult. f.
凭证标本：临桂区普查队 450322160622005LY（GXMG、CMMI）
功效：鳞茎或全草，活血解毒、消肿止痛、用于乳痈、肠痈、跌打损伤、腰腿痛。
功效来源：《药用植物辞典》

开口箭属 *Campylandra* Baker
开口箭
Campylandra chinensis (Baker) M. N. Tamura, S. Y. Liang et Turland
功效：根茎，清热解毒、祛风除湿、散瘀止痛。
功效来源：《中华本草》
注：《广西植物名录》

白丝草属 *Chionographis* Maxim.
白丝草 中国白丝草
Chionographis chinensis K. Krause
凭证标本：临桂区普查队 450322170411005LY（GXMG、CMMI）
功效：全草，用于咽喉痛、咳嗽、小便黄短。根，用于风湿腰胀痛、膀胱部位痛。
功效来源：《广西中药资源名录》

山菅属 *Dianella* Lam.
山菅 山猫儿
Dianella ensifolia (L.) DC.
凭证标本：临桂区普查队 450322150814025LY（GXMG、CMMI）
功效：根茎或全草，拔毒消肿、散瘀止痛。
功效来源：《中华本草》

竹根七属 *Disporopsis* Hance
散斑竹根七
Disporopsis aspersa (Hua) Engl. ex K. Krause
凭证标本：临桂区普查队 450322170817017LY（GXMG、CMMI）
功效：根状茎，补中益气、养阴润肺、生津止咳、化瘀止痛、凉血、解毒。
功效来源：《药用植物辞典》

万寿竹属 *Disporum* Salisb. ex D. Don
短蕊万寿竹
Disporum bodinieri (H. Lév. et Vaniot) F. T. Wang et T. Tang
凭证标本：临桂区普查队 450322170412003LY（GXMG、CMMI）
功效：根，消肿、利尿、驱虫。
功效来源：《药用植物辞典》

万寿竹 竹叶参
Disporum cantoniense (Lour.) Merr.
凭证标本：秦宗德 9203（IBK）
功效：根状茎，祛风湿、舒筋活血、清热、祛痰止咳。
功效来源：《中华本草》

宝铎草 竹林霄
Disporum sessile D. Don
凭证标本：临桂区普查队 450322130715108LY（GXMG、CMMI）
功效：根及根茎，清热解毒、润肺止咳、健脾消食、舒筋活络。
功效来源：《中华本草》

横脉万寿竹
Disporum trabeculatum Gagnep.
凭证标本：临桂卫生科 44935（GXMI）
功效：根，用于风湿、跌打损伤。
功效来源：《广西中药资源名录》

玉簪属 *Hosta* Tratt.
玉簪
Hosta plantaginea (Lam.) Aschers
凭证标本：临桂区普查队 450322161013025LY（GXMG、CMMI）
功效：叶或全草，清热解毒、散结消肿。
功效来源：《中华本草》

紫萼 紫玉簪
Hosta ventricosa (Salisb.) Stearn
凭证标本：临桂区普查队 450322130731049LY（GXMG、CMMI）
功效：全草或根，散瘀止痛、解毒。
功效来源：《中华本草》

百合属 *Lilium* L.
野百合 百合
Lilium brownii F. E. Br. ex Miellez var. *brownii*
凭证标本：临桂区普查队 450322130721001LY

（GXMG、CMMI）
功效：肉质鳞茎，清心安神、养阴润肺。
功效来源：《中国药典》（2020年版）

百合
Lilium brownii F. E. Br. ex Miellez var. *viridulum* Baker
功效：鳞叶，养阴润肺、清心安神。
功效来源：《中国药典》（2020年版）
注：《广西植物名录》

卷丹 百合
Lilium tigrinum Ker Gawl.
凭证标本：临桂组 6-1695（GXMI）
功效：鳞片，养阴润肺、清心安神。
功效来源：《中国药典》（2020年版）

山麦冬属 *Liriope* Lour.

禾叶山麦冬
Liriope graminifolia (L.) Baker
功效：块根，养阴润肺、清心除烦、益胃、生津、止咳。
功效来源：《药用植物辞典》
注：《广西植物名录》

矮小山麦冬
Liriope minor (Maxim.) Makino
功效：块根，养阴生津、润肺、清心。
功效来源：《药用植物辞典》
注：《广西植物名录》

阔叶山麦冬
Liriope muscari (Decne.) L. H. Bailey
凭证标本：临桂区普查队 450322130731045LY（GXMG、CMMI）
功效：块根，养阴生津、润肺、清心、止咳养胃。
功效来源：《药用植物辞典》

山麦冬 土麦冬
Liriope spicata (Thunb.) Lour.
凭证标本：临桂区普查队 450322130822026LY（GXMG、CMMI）
功效：块根，养阴生津。
功效来源：《中华本草》

沿阶草属 *Ophiopogon* Ker Gawl.

短药沿阶草
Ophiopogon angustifoliatus (F. T. Wang et T. Tang) S. C. Chen
凭证标本：陈照宙 50989（KUN）
功效：全草、块根，润肺养阴、生津止咳、清热。
功效来源：《药用植物辞典》

沿阶草 麦门冬
Ophiopogon bodinieri H. Lév.
凭证标本：临桂区普查队 450322130810022LY（GXMG、CMMI）
功效：块根，滋阴润肺、益胃生津、清心除烦。
功效来源：《中华本草》

褐鞘沿阶草 八宝镇心丹
Ophiopogon dracaenoides (Baker) Hook. f.
凭证标本：临桂区普查队 450322130717067LY（GXMG、CMMI）
功效：小块根，定心安神、止咳化痰。
功效来源：《全国中草药汇编》

麦冬
Ophiopogon japonicus (L. f.) Ker-Gawl.
凭证标本：临桂区普查队 450322150810008LY（GXMG、CMMI）
功效：块根，养阴生津、润肺清心。
功效来源：《中国药典》（2020年版）

疏花沿阶草
Ophiopogon sparsiflorus F. T. Wang et L. K. Dai
功效：全草，清热。
功效来源：《药用植物辞典》
注：《广西植物名录》

狭叶沿阶草
Ophiopogon stenophyllus (Merr.) L. Rodr.
凭证标本：钟济新 90989（IBK）
功效：全草，滋阴补气、和中健胃、清热润肺、养阴生津、清心除烦。
功效来源：《药用植物辞典》

黄精属 *Polygonatum* Mill.

多花黄精 黄精
Polygonatum cyrtonema Hua
凭证标本：临桂区普查队 450322130827010LY（GXMG、CMMI）
功效：根茎，补气养阴、健脾润肺、益肾。
功效来源：《中国药典》（2020年版）

玉竹
Polygonatum odoratum (Mill.) Druce
凭证标本：临桂区普查队 450322130822023LY（GXMG、CMMI）
功效：根茎，养阴润燥、生津止渴。
功效来源：《中国药典》（2020年版）

吉祥草属 *Reineckea* Kunth

吉祥草
Reineckea carnea (Andrews) Kunth

凭证标本：临桂区普查队 450322170411003LY（GXMG、CMMI）

功效：全草，清肺止咳、解毒利咽、凉血止血。

功效来源：《中华本草》

万年青属 *Rohdea* Roth

万年青

Rohdea japonica (Thunb.) Roth

功效：根状茎或全草，清热解毒、强心利尿。

功效来源：《全国中草药汇编》

注：《广西植物名录》

油点草属 *Tricyrtis* Wall.

油点草

Tricyrtis macropoda Miq.

凭证标本：临桂区普查队 450322130802031LY（GXMG、CMMI）

功效：全草或根，补虚止咳。

功效来源：《药用植物辞典》

丫蕊花属 *Ypsilandra* Franch.

丫蕊花 蛾眉石凤丹

Ypsilandra thibetica Franch.

凭证标本：临桂区普查队 450322170827033LY（GXMG、CMMI）

功效：全草，清热解毒、散结、利小便。

功效来源：《中华本草》

295. 延龄草科 Trilliaceae

重楼属 *Paris* L.

球药隔重楼 七叶一枝花

Paris fargesii Franch.

凭证标本：临桂制药厂 44960（GXMI）

功效：根状茎，清热解毒、消肿止痛。

功效来源：《全国中草药汇编》

七叶一枝花 重楼

Paris polyphylla Sm.

凭证标本：临桂区普查队 450322140417016LY（GXMG、CMMI）

功效：干燥根茎，清热解毒、消肿止痛、凉肝定惊。

功效来源：《中国药典》（2020年版）

296. 雨久花科 Pontederiaceae

凤眼蓝属 *Eichhornia* Kunth

凤眼蓝 凤眼兰

Eichhornia crassipes (Mart.) Solms

凭证标本：临桂区普查队 450322141002004LY（GXMG、CMMI）

功效：全草，清热解暑、利尿消肿。

功效来源：《全国中草药汇编》

雨久花属 *Monochoria* C. Presl

鸭舌草

Monochoria vaginalis (Burm. f.) C. Presl ex Kunth

凭证标本：临桂区普查队 450322160723011LY（GXMG、CMMI）

功效：全草，清热解毒。

功效来源：《全国中草药汇编》

297. 菝葜科 Smilacaceae

肖菝葜属 *Heterosmilax* Kunth

肖菝葜 白土茯苓

Heterosmilax japonica Kunth

功效：块茎，清热利湿、解毒消肿。

功效来源：《中华本草》

注：《广西植物名录》

菝葜属 *Smilax* L.

菝葜

Smilax china L.

凭证标本：秦宗德 9229（IBK）

功效：根状茎，利湿去浊、祛风除痹、解毒散瘀。

功效来源：《中国药典》（2020年版）

柔毛菝葜

Smilax chingii F. T. Wang et T. Tang

功效：根茎，清热解毒、消肿散结。

功效来源：《药用植物辞典》

注：《广西植物名录》

土茯苓

Smilax glabra Roxb.

凭证标本：梁畴芬 30032（IBK）

功效：根茎，除湿、解毒、通利关节。

功效来源：《中国药典》（2020年版）

黑果菝葜 金刚藤头

Smilax glaucochina Warb.

功效：根茎或嫩叶，祛风、清热、利湿、解毒。

功效来源：《中华本草》

注：《广西植物名录》

粉背菝葜 金刚藤头

Smilax hypoglauca Benth.

功效：根茎或嫩叶，祛风、清热、利湿、解毒。

功效来源：《中华本草》

注：《广西植物名录》

折枝菝葜

Smilax lanceifolia Roxb. var. *elongata* (Warb.) F. T. Wang et T. Tang

功效：根状茎，解毒、除湿。

功效来源：《药用植物辞典》
注：《广西植物名录》

马甲菝葜
Smilax lanceifolia Roxb. var. *lanceifolia*
凭证标本：覃浩富 700018（WUK）
功效：根状茎，用于腰膝疼痛、水肿、腹胀。
功效来源：《广西中药资源名录》

粗糙菝葜
Smilax lebrunii H. Lév.
凭证标本：临桂区普查队 450322170410003LY（GXMG、CMMI）
功效：根茎，消肿止痛、祛风除湿。
功效来源：《药用植物辞典》

牛尾菜
Smilax riparia A. DC.
凭证标本：临桂区普查队 450322150720045LY（GXMG、CMMI）
功效：根及根状茎或全草，补气活血、舒筋通络、祛痰止咳。
功效来源：《广西壮族自治区壮药质量标准 第一卷》（2008年版）

302. 天南星科 Araceae

菖蒲属 *Acorus* L.

菖蒲 藏菖蒲
Acorus calamus L.
凭证标本：临桂区普查队 450322171103002LY（GXMG、CMMI）
功效：根茎，温胃、消炎止痛。
功效来源：《中国药典》（2020年版）

金钱蒲
Acorus gramineus Soland.
功效：根状茎，化湿开胃、开窍豁痰、醒神益智。
功效来源：《药用植物辞典》
注：《广西植物名录》

茴香菖蒲
Acorus macrospadiceus F. N. Wei et Y. K. Li
功效：根茎，化湿、和胃。
功效来源：《药用植物辞典》
注：《广西植物名录》

石菖蒲
Acorus tatarinowii Schott
凭证标本：临桂区普查队 450322130731047LY（GXMG、CMMI）
功效：根茎，醒神益智、化湿开胃、开窍豁痰。
功效来源：《中国药典》（2020年版）

海芋属 *Alocasia* (Schott) G. Don

海芋 广狼毒
Alocasia odora (Roxb.) K. Koch
凭证标本：40936（IBK）
功效：根茎或茎，清热解毒、行气止痛、散结消肿。
功效来源：《广西中药材标准 第一册》

雷公连属 *Amydrium* Schott

雷公连
Amydrium sinense (Engl.) H. Li
功效：全株，舒筋活络、祛瘀止痛。
功效来源：《中华本草》
注：《广西植物名录》

天南星属 *Arisaema* Mart.

灯台莲
Arisaema bockii Engl.
功效：块茎，有毒、清热解毒。
功效来源：《药用植物辞典》
注：《广西植物名录》

一把伞南星 天南星
Arisaema erubescens (Wall.) Schott
凭证标本：临桂五通公社采药组 44924（GXMI）
功效：块茎，散结消肿。
功效来源：《中国药典》（2020年版）

天南星
Arisaema heterophyllum Blume
凭证标本：临桂区普查队 450322170408010LY（GXMG、CMMI）
功效：块茎，散结消肿、燥湿化痰、祛风止痉。
功效来源：《中国药典》（2020年版）

雪里见
Arisaema rhizomatum C. E. C. Fisch.
凭证标本：临桂区普查队 450322150819020LY（GXMG、CMMI）
功效：块茎，解毒止痛、祛风、除湿。
功效来源：《全国中草药汇编》

瑶山南星
Arisaema sinii K. Krause
凭证标本：宛田组 6-1513（GXMI）
功效：块茎，有毒，燥湿化痰、和胃、健脾解毒。
功效来源：《药用植物辞典》

芋属 *Colocasia* Schott

紫芋

Colocasia tonoimo Nakai

凭证标本：临桂区普查队 450322140820001LY（GXMG、CMMI）

功效：块茎，清热解毒。

功效来源：《药用植物辞典》

龟背竹属 *Monstera* Adans.

龟背竹

Monstera deliciosa Liebm.

凭证标本：临桂区普查队 450322160711003LY（GXMG、CMMI）

功效：我国福建、广东、云南有栽培，北方栽于温室供观赏。为墨西哥民族药。

功效来源：《药用植物辞典》

半夏属 *Pinellia* Ten.

滴水珠

Pinellia cordata N. E. Brown

凭证标本：临桂区普查队 450322170712003LY（GXMG、CMMI）

功效：块茎，解表止痛、散结消肿。

功效来源：《全国中草药汇编》

半夏

Pinellia ternata (Thunb.) Breitenb.

凭证标本：临桂区普查队 450322160421015LY（GXMG、CMMI）

功效：块茎，燥湿化痰、健脾和胃、消肿散结。

功效来源：《中华本草》

大薸属 *Pistia* L.

大薸

Pistia stratiotes L.

凭证标本：临桂区普查队 450322160925002LY（GXMG、CMMI）

功效：全草，凉血活血、疏风解表、祛湿止痒。

功效来源：《广西壮族自治区壮药质量标准 第二卷》（2011年版）

石柑属 *Pothos* L.

石柑子

Pothos chinensis (Raf.) Merr.

凭证标本：临桂区普查队 450322130830024LY（GXMG、CMMI）

功效：全草，舒筋活络、散瘀消肿、导滞去积。

功效来源：《广西壮族自治区壮药质量标准 第三卷》（2018年版）

犁头尖属 *Typhonium* Schott

犁头尖

Typhonium blumei Nicolson et Sivadasan

凭证标本：临桂区普查队 450322160521001LY（GXMG、CMMI）

功效：块茎或全草，解毒消肿、散瘀止血。

功效来源：《中华本草》

独角莲

Typhonium giganteum Engl.

功效：全草，用于蛇虫咬伤、瘰疬、跌打损伤、青紫肿痛。块茎，祛风痰、定惊搐、解毒散结。

功效来源：《药用植物辞典》

注：《广西植物名录》

303. 浮萍科 Lemnaceae

浮萍属 *Lemna* L.

浮萍

Lemna minor L.

凭证标本：临桂区普查队 450322170816011LY（GXMG、CMMI）

功效：全草，发汗解表、透疹止痒、利水消肿、清热解毒。

功效来源：《中华本草》

紫萍属 *Spirodela* Schleid.

紫萍 浮萍

Spirodela polyrrhiza (L.) Schleiden

凭证标本：临桂区普查队 450322170816011LY（GXMG、CMMI）

功效：全草，宣散风热、透疹、利尿。

功效来源：《中国药典》（2020年版）

305. 香蒲科 Typhaceae

香蒲属 *Typha* L.

水烛

Typha angustifolia L.

功效：全草，润燥凉血、去脾胃伏火。

功效来源：《药用植物辞典》

注：《广西植物名录》

无苞香蒲

Typha laxmannii Lepech.

功效：花粉，行络逐瘀、收敛止血。

功效来源：《药用植物辞典》

注：《广西植物名录》

香蒲 蒲黄

Typha orientalis C. Presl

凭证标本：临桂区普查队 450322170805010LY（GXMG、CMMI）

功效：雄花粉，止血、化瘀、通淋。

功效来源：《中国药典》（2020年版）

306. 石蒜科 Amaryllidaceae

水鬼蕉属 *Hymenocallis* Salisb.

水鬼蕉

Hymenocallis littoralis (Jacq.) Salisb.

凭证标本：临桂区普查队 450322160713007LY（GXMG、CMMI）

功效：叶，舒筋活血、消肿止痛。

功效来源：《中华本草》

石蒜属 *Lycoris* Herb.

忽地笑 铁色箭

Lycoris aurea (L'Hér.) Herb.

凭证标本：临桂区普查队 450322170712021LY（GXMG、CMMI）

功效：鳞茎，润肺止咳、解毒消肿。

功效来源：《中华本草》

石蒜

Lycoris radiata (L'Hér.) Herb.

凭证标本：临桂区普查队 450322150814003LY（GXMG、CMMI）

功效：鳞茎，祛痰催吐、解毒散结。

功效来源：《中华本草》

葱莲属 *Zephyranthes* Herb.

葱莲 玉帘

Zephyranthes candida (Lindl.) Herb.

凭证标本：临桂区普查队 450322160709025LY（GXMG、CMMI）

功效：全草，平肝熄风。

功效来源：《全国中草药汇编》

307. 鸢尾科 Iridaceae

射干属 *Belamcanda* Adans.

射干

Belamcanda chinensis (L.) DC.

凭证标本：陈照宙 51150（IBK）

功效：根茎，清热解毒、消痰利咽。

功效来源：《中国药典》（2020年版）

鸢尾属 *Iris* L.

蝴蝶花

Iris japonica Thunb.

功效：全草，消肿止痛、清热解毒。

功效来源：《中华本草》

注：《广西植物名录》

小花鸢尾 小花鸢尾根

Iris speculatrix Hance

凭证标本：临桂区普查队 450322170407001LY（GXMG、CMMI）

功效：根，活血镇痛、祛风除湿。

功效来源：《中华本草》

鸢尾 鸢根

Iris tectorum Maxim.

凭证标本：临桂区普查队 450322170805006LY（GXMG、CMMI）

功效：根茎，消积杀虫、破瘀行水、解毒。

功效来源：《中华本草》

310. 百部科 Stemonaceae

百部属 *Stemona* Lour.

大百部 百部

Stemona tuberosa Lour.

凭证标本：临桂区普查队 450322141001010LY（GXMG、CMMI）

功效：块根，润肺下气止咳、杀虫灭虱。

功效来源：《中国药典》（2020年版）

311. 薯蓣科 Dioscoreaceae

薯蓣属 *Dioscorea* L.

黄独

Dioscorea bulbifera L.

凭证标本：临桂区普查队 450322130827029LY（GXMG、CMMI）

功效：块茎，化痰散结、止咳、止血。

功效来源：《广西壮族自治区壮药质量标准　第三卷》（2018年版）

薯莨

Dioscorea cirrhosa Lour.

凭证标本：临桂区普查队 450322121204024LY（GXMG、CMMI）

功效：块茎，活血补血、收敛固涩。

功效来源：《中华本草》

甘薯

Dioscorea esculenta (Lour.) Burkill

凭证标本：临桂区普查队 450322151009010LY（GXMG、CMMI）

功效：块茎，补虚乏、益气力、健脾胃、强肾阴。

功效来源：《药用植物辞典》

日本薯蓣 山药

Dioscorea japonica Thunb.

凭证标本：临桂区普查队 450322150818023LY（GXMG、CMMI）

功效：根茎，生津益肺、补肾涩精、补脾养胃。

功效来源：《中国药典》（2020年版）

毛芋头薯蓣
Dioscorea kamoonensis Kunth
凭证标本：临桂区普查队 450322150924009LY（GXMG、CMMI）
功效：块茎，舒筋壮骨、健胃止泻、止痛、补虚。
功效来源：《药用植物辞典》

褐苞薯蓣 山药（广山药）
Dioscorea persimilis Prain et Burkill
凭证标本：临桂区普查队 450322150814041LY（GXMG、CMMI）
功效：块茎，补脾养胃、生津益肺、补肾涩精。
功效来源：《广西壮族自治区壮药质量标准 第一卷》（2008年版）

薯蓣 淮山
Dioscorea polystachya Turcz.
功效：块茎，补脾养胃、生津益肺、止咳平喘、补肾涩精、止泻。珠芽，补虚损、强腰腿、益肾、食之不饥。
功效来源：《药用植物辞典》
注：《广西植物名录》

马肠薯蓣
Dioscorea simulans Prain et Burkill
凭证标本：邓福 42（IBK）
功效：块茎，解毒、散血、消肿。
功效来源：《中华本草》

314. 棕榈科 Arecaceae

省藤属 *Calamus* L.

杖藤
Calamus rhabdocladus Burret
凭证标本：梁畴芬 31613（IBK）
功效：幼苗，用于跌打损伤。
功效来源：《药用植物辞典》

鱼尾葵属 *Caryota* L.

鱼尾葵
Caryota ochlandra Hance
凭证标本：临桂区普查队 450322150905008LY（GXMG、CMMI）
功效：叶鞘纤维、根，收敛止血、强筋骨。
功效来源：《全国中草药汇编》

蒲葵属 *Livistona* R. Br.

蒲葵 蒲葵子
Livistona chinensis (Jacq.) R. Br.
凭证标本：临桂区普查队 450322150905001LY（GXMG、CMMI）
功效：成熟果实，抗癌。
功效来源：《广西中药材标准 第二册》

棕榈属 *Trachycarpus* H. Wendl.

棕榈
Trachycarpus fortunei (Hook.) H. Wendl.
凭证标本：临桂区普查队 450322150905007LY（GXMG、CMMI）
功效：叶柄，收敛止血。
功效来源：《中国药典》（2020年版）

318. 仙茅科 Hypoxidaceae

仙茅属 *Curculigo* Gaertn.

大叶仙茅 大地棕根
Curculigo capitulata (Lour.) Kuntze
凭证标本：临桂区普查队 450322171103008LY（GXMG、CMMI）
功效：根茎，补肾壮阳、祛风除湿、活血调经。
功效来源：《中华本草》

小金梅草属 *Hypoxis* L.

小金梅草 野鸡草
Hypoxis aurea Lour.
凭证标本：临桂组 6-1574（GXMI）
功效：全株，温肾壮阳、理气止痛。
功效来源：《中华本草》

321. 蒟蒻薯科 Taccaceae

裂果薯属 *Schizocapsa* Hance

裂果薯 水田七
Schizocapsa plantaginea Hance
凭证标本：临桂区普查队 450322130729017LY（GXMG、CMMI）
功效：块根，清热解毒、止咳祛痰、理气止痛、散瘀止血。
功效来源：《广西壮族自治区壮药质量标准 第二卷》（2011年版）

326. 兰科 Orchidaceae

开唇兰属 *Anoectochilus* Blume

西南齿唇兰
Anoectochilus elwesii (C. B. Clarke ex Hook. f.) King et Pantl.
凭证标本：临桂区普查队 450322170827032LY（GXMG、CMMI）
功效：全草，消肿、止痛。
功效来源：《药用植物辞典》

花叶开唇兰 金线莲
Anoectochilus roxburghii (Wall.) Lindl.
凭证标本：临桂区普查队 450322150820021LY（GXMG、CMMI）
功效：干燥全草，清热解毒、祛风除湿、凉血平肝、固肾。

功效来源：《广西壮族自治区壮药质量标准　第三卷》（2018年版）

竹叶兰属 *Arundina* Blume

竹叶兰 长杆兰

Arundina graminifolia (D. Don) Hochr.

凭证标本：五通组 6-1821（GXMI）

功效：全草、根状茎，清热解毒、祛风利湿。

功效来源：《中华本草》

石豆兰属 *Bulbophyllum* Thouars

梳帽卷瓣兰 一匹草

Bulbophyllum andersonii (Hook. f.) J. J. Sm.

凭证标本：邓先福 144（IBK）

功效：全草，润肺止咳、益肾补虚、消食、祛风活血。

功效来源：《中华本草》

虾脊兰属 *Calanthe* Ker Gawl.

虾脊兰

Calanthe discolor Lindl.

凭证标本：陈照宙 50844（IBK）

功效：全草，活血化瘀、消痈散结。根，解毒。

功效来源：《药用植物辞典》

细花虾脊兰

Calanthe mannii Hook. f.

凭证标本：临桂区普查队 450322170412018LY（GXMG、CMMI）

功效：全草，清热解毒、软坚散结、祛风镇痛。

功效来源：《药用植物辞典》

镰萼虾脊兰

Calanthe puberula Lindl.

功效：全草，清热解毒、软坚散结、活血消肿、祛风镇痛。根，清热、泻火。

功效来源：《药用植物辞典》

注：《广西植物名录》

长距虾脊兰

Calanthe sylvatica (Thouars) Lindl.

凭证标本：临桂区普查队 450322151026037LY（GXMG、CMMI）

功效：全草，解毒止痛、活血化瘀、拔毒生肌。

功效来源：《药用植物辞典》

黄兰属 *Cephalantheropsis* Guillaumin

黄兰

Cephalantheropsis gracilis (Lindl.) S. Y. Hu

功效：根，祛风止痛。

功效来源：《药用植物辞典》

注：《广西植物名录》

叉柱兰属 *Cheirostylis* Blume

云南叉柱兰

Cheirostylis yunnanensis Rolfe

功效：根状茎，用于肺虚咳嗽、瘰疬，鲜汁滴治中耳炎。

功效来源：《广西中药资源名录》

注：《广西植物名录》

兰属 *Cymbidium* Sw.

多花兰 牛角三七

Cymbidium floribundum Lindl.

凭证标本：梁畴芬 31698（IBK）

功效：全草，清热化痰、补肾健脑。

功效来源：《中华本草》

春兰 化气兰

Cymbidium goeringii (Rchb. f.) Rchb. f.

功效：根皮，润肺止咳、清利湿热、杀虫。

功效来源：《中华本草》

注：《广西植物名录》

寒兰

Cymbidium kanran Makino

功效：全草，清心润肺、止咳平喘。根，清热、驱蛔。

功效来源：《药用植物辞典》

注：《广西植物名录》

兔耳兰

Cymbidium lancifolium Hook.

功效：全草，补肝肺、祛风除湿、强筋骨、清热解毒、消肿、润肺、宁神、固气、利水。

功效来源：《药用植物辞典》

注：《广西植物名录》

墨兰

Cymbidium sinense (Jack. ex Andrews) Willd.

功效：根，清心润肺、止咳定喘。

功效来源：《药用植物辞典》

注：《广西植物名录》

石斛属 *Dendrobium* Sw.

串珠石斛

Dendrobium falconeri Hook.

凭证标本：陈照宙 50913（IBK）

功效：茎，清热养阴益胃、生津止渴。

功效来源：《药用植物辞典》

重唇石斛 石斛
Dendrobium hercoglossum Rchb. f.
凭证标本：韦占业 359（IBK）
功效：茎，生津益胃、清热养阴。
功效来源：《中药大辞典》

细茎石斛
Dendrobium moniliforme (L.) Sw.
功效：茎，益胃生津、滋阴清热。
功效来源：《药用植物辞典》
注：《广西植物名录》

铁皮石斛
Dendrobium officinale Kimura et Migo
功效：茎，生津益胃、滋阴清热、润肺益肾、明目强腰。
功效来源：《中华本草》
注：《广西植物名录》

厚唇兰属 *Epigeneium* Gagnep.

单叶厚唇兰
Epigeneium fargesii (Finet) Gagnep.
功效：全草，清热润燥、生津益胃、化痰止咳、活血化瘀。
功效来源：《药用植物辞典》
注：《广西植物名录》

毛兰属 *Eria* Lindl.

马齿毛兰
Eria szetschuanica Schltr.
功效：全草，清肝明目、生津止渴、润肺。
功效来源：《药用植物辞典》
注：《广西植物名录》

玉凤花属 *Habenaria* Willd.

坡参
Habenaria linguella Lindl.
凭证标本：徐月邦 10387（WUK）
功效：块茎，润肺益肾、强壮筋骨。
功效来源：《中华本草》

橙黄玉凤花
Habenaria rhodocheila Hance
凭证标本：临桂区普查队 450322150818001LY（GXMG、CMMI）
功效：块茎，清热解毒、活血止痛。
功效来源：《中华本草》

角盘兰属 *Herminium* L.

叉唇角盘兰 腰子草
Herminium lanceum (Thunb. ex Sw.) Vuijk
凭证标本：陈照宙 50981（WUK）
功效：块根、全草，益肾壮阳、养血补虚、理气除湿。
功效来源：《中华本草》

羊耳蒜属 *Liparis* Rich.

镰翅羊耳蒜 九莲灯
Liparis bootanensis Griff.
凭证标本：临桂区普查队 450322130826042LY（GXMG、CMMI）
功效：全草，解毒、利湿、润肺止咳。
功效来源：《中华本草》

血叶兰属 *Ludisia* A. Rich.

血叶兰
Ludisia discolor (Ker Gawl.) A. Rich.
凭证标本：临桂区普查队 450322170725033LY（GXMG、CMMI）
功效：全草，滋阴润肺、清热凉血、止咳止血、健脾开胃。
功效来源：《药用植物辞典》

钗子股属 *Luisia* Gaudich.

钗子股
Luisia morsei Rolfe
凭证标本：临桂区普查队 450322150811018LY（GXMG、CMMI）
功效：全草，清热解毒、祛风利湿。
功效来源：《中华本草》

兜兰属 *Paphiopedilum* Pfitzer

硬叶兜兰 花叶子
Paphiopedilum micranthum T. Tang et F. T. Wang
功效：全草，清热透疹、清心安神。
功效来源：《中华本草》
注：《广西植物名录》

阔蕊兰属 *Peristylus* Blume

阔蕊兰 山砂姜
Peristylus goodyeroides (D. Don) Lindl.
凭证标本：南边山卫生院 6-1775（GXMI）
功效：块根，清热解毒。
功效来源：《中华本草》

石仙桃属 *Pholidota* Lindl. ex Hook.

细叶石仙桃 小石仙桃
Pholidota cantonensis Rolfe
功效：全草、假鳞茎，清热凉血、滋阴润肺、解毒。
功效来源：《中华本草》
注：《广西植物名录》

石仙桃

Pholidota chinensis Lindl.

凭证标本：临桂区普查队 450322171103011LY（GXMG、CMMI）

功效：全草，养阴润肺、清热解毒、利湿、消瘀。

功效来源：《中华本草》

舌唇兰属 *Platanthera* Rich.

小舌唇兰 猪獠参

Platanthera minor (Miq.) Rchb. f.

功效：全草，养阴润肺、益气生津。

功效来源：《全国中草药汇编》

注：《广西植物名录》

独蒜兰属 *Pleione* D. Don

独蒜兰 山慈菇

Pleione bulbocodioides (Franch.) Rolfe

凭证标本：临桂区普查队 450322170412024LY（GXMG、CMMI）

功效：鳞茎，清热解毒、化痰散结。

功效来源：《中国药典》（2020年版）

毛唇独蒜兰

Pleione hookeriana (Lindl.) B. S. Williams

凭证标本：临桂区普查队 450322170414011LY（GXMG、CMMI）

功效：假鳞茎，清热解毒、消肿散结、润肺化痰、止咳、止血、生肌。全草，清热消肿、治扁桃体炎。

功效来源：《药用植物辞典》

绶草属 *Spiranthes* Rich.

绶草 盘龙参

Spiranthes sinensis (Pers.) Ames

凭证标本：临桂区普查队 450322160521009LY（GXMG、CMMI）

功效：根、全草，滋阴益气、清热解毒。

功效来源：《广西壮族自治区壮药质量标准 第一卷》（2008年版）

327. 灯心草科 Juncaceae

灯心草属 *Juncus* L.

翅茎灯心草

Juncus alatus Franch. et Savat.

凭证标本：临桂区普查队 450322150424024LY（GXMG、CMMI）

功效：全草，用于心烦口渴、口舌生疮、淋证、小便涩痛、带下。

功效来源：《药用植物辞典》

灯心草

Juncus effusus L.

凭证标本：临桂区普查队 450322150721028LY（GXMG、CMMI）

功效：茎髓，清心火、利小便。

功效来源：《中国药典》（2020年版）

笄石菖

Juncus prismatocarpus R. Br.

凭证标本：临桂区普查队 450322150424004LY（GXMG、CMMI）

功效：茎髓，清热降水、利尿通淋、清凉、镇静、安神。全草，清热除烦、利水通淋。

功效来源：《药用植物辞典》

野灯心草 石龙刍

Juncus setchuensis Buchen.

功效：全草，利水通淋、泄热、安神、凉血止血。

功效来源：《中华本草》

注：《广西植物名录》

331. 莎草科 Cyperaceae

球柱草属 *Bulbostylis* Kunth

球柱草 牛毛草

Bulbostylis barbata (Rottb.) C. B. Clarke

凭证标本：临桂区普查队 450322170723031LY（GXMG、CMMI）

功效：全草，凉血止血。

功效来源：《中华本草》

丝叶球柱草

Bulbostylis densa (Wall.) Hand.-Mazz.

凭证标本：南边山卫生院 6–1787（GXMI）

功效：全草，清凉、解毒。

功效来源：《广西药用植物名录》

薹草属 *Carex* L.

浆果薹草 山稗子

Carex baccans Nees

凭证标本：中德采集队 1435（IBK）

功效：种子，透疹止咳、补中利水。

功效来源：《中华本草》

褐果薹草

Carex brunnea Thunb.

凭证标本：钟树权 60126（KUN）

功效：全草，收敛、止痒。

功效来源：《药用植物辞典》

十字薹草

Carex cruciata Wahlenb.

凭证标本：梁畴芬 80991（IBK）

功效：全草，清热凉血、止血、解表透疹、理气健脾。

功效来源：《药用植物辞典》

蕨状薹草

Carex filicina Nees

凭证标本：临桂区普查队 450322170717012LY（GXMG、CMMI）

功效：根、叶，理气、固脱。

功效来源：《药用植物辞典》

穹隆薹草

Carex gibba Wahlenb.

凭证标本：徐月邦 10234（WUK）

功效：全草，清肺平喘。

功效来源：《药用植物辞典》

条穗薹草

Carex nemostachys Steud.

凭证标本：临桂区普查队 450322170213010LY（GXMG、CMMI）

功效：全草，利水。

功效来源：《药用植物辞典》

镜子薹草 三棱马尾

Carex phacota Spreng.

凭证标本：临桂区普查队 450322170213011LY（GXMG、CMMI）

功效：全草，解表透疹。

功效来源：《中华本草》

花莛薹草 翻天红

Carex scaposa C. B. Clarke

凭证标本：临桂区普查队 450322150820022LY（GXMG、CMMI）

功效：全草，清热解毒、活血散瘀。

功效来源：《中华本草》

宽叶薹草

Carex siderosticta Hance

凭证标本：临桂区普查队 450322170410006LY（GXMG、CMMI）

功效：根，活血化瘀、通经活络、补血、养血。根状茎，清热、凉血、止血、利尿。全草，活血化瘀、通经活络。

功效来源：《药用植物辞典》

莎草属 *Cyperus* L.

扁穗莎草

Cyperus compressus L.

凭证标本：临桂区普查队 450322170725004LY（GXMG、CMMI）

功效：全草，养气解郁、调经行气、活血散瘀，外用治跌打损伤。

功效来源：《药用植物辞典》

异型莎草 王母钗

Cyperus difformis L.

凭证标本：临桂区普查队 450322130813021LY（GXMG、CMMI）

功效：全草，利尿通淋、行气活血。

功效来源：《中华本草》

褐穗莎草

Cyperus fuscus L.

凭证标本：临桂区普查队 450322170712010LY（GXMG、CMMI）

功效：全草，发散风寒、退热止咳。

功效来源：《药用植物辞典》

畦畔莎草

Cyperus haspan L.

凭证标本：临桂区普查队 450322150721025LY（GXMG、CMMI）

功效：全草，解热、息风止痉、镇惊。

功效来源：《药用植物辞典》

碎米莎草 野席草

Cyperus iria L.

凭证标本：临桂区普查队 450322130812030LY（GXMG、CMMI）

功效：全草，祛风除湿、调经利尿。

功效来源：《全国中草药汇编》

茳芏

Cyperus malaccensis Lam. subsp. *malaccensis*

功效：根及根状茎，用于小便不利、闭经、急惊风。

功效来源：《药用植物辞典》

注：《广西植物名录》

短叶茳芏

Cyperus malaccensis Lam. subsp. *monophyllus* (Vahl) T. Koyama

凭证标本：临桂区普查队 450322160516030LY（GXMG、CMMI）

功效：根及根状茎，清热利尿、顺气调经、解痉、止血。

功效来源：《药用植物辞典》

垂穗莎草

Cyperus nutans Vahl

凭证标本：临桂区普查队 450322150721016LY（GXMG、CMMI）

功效：根，用于小儿发热。

功效来源：《广西药用植物名录》

毛轴莎草
Cyperus pilosus Vahl
凭证标本：临桂区普查队 450322150913048LY（GXMG、CMMI）
功效：全草，活血散瘀、利水消肿。
功效来源：《中华本草》

香附子 香附
Cyperus rotundus L.
凭证标本：临桂区普查队 450322130812021LY（GXMG、CMMI）
功效：根茎，疏肝解郁、理气宽中、调经止痛。
功效来源：《中国药典》（2020年版）

荸荠属 *Eleocharis* R. Br.

荸荠
Eleocharis dulcis (Burm. f.) Trin. ex Hensch.
凭证标本：临桂区普查队 450322150913001LY（GXMG、CMMI）
功效：球茎，清热生津、化痰消积。
功效来源：《中华本草》

龙师草
Eleocharis tetraquetra Nees
凭证标本：临桂区普查队 450322130813050LY（GXMG、CMMI）
功效：全草，用于目赤、夜盲症、小儿疳积、头痛、疮疖。
功效来源：《药用植物辞典》

牛毛毡
Eleocharis yokoscensis (Franch. et Sav.) T. Tang et F. T. Wang
凭证标本：临桂区普查队 450322160725002LY（GXMG、CMMI）
功效：全草，疏风止咳、活血消肿。
功效来源：《广西药用植物名录》

飘拂草属 *Fimbristylis* Vahl

扁鞘飘拂草
Fimbristylis complanata (Retz.) Link
凭证标本：临桂区普查队 450322170717015LY（GXMG、CMMI）
功效：全草，清热解毒。
功效来源：《药用植物辞典》

两歧飘拂草 飘拂草
Fimbristylis dichotoma (L.) Vahl
凭证标本：临桂区普查队 450322150720047LY（GXMG、CMMI）
功效：全草，清热利尿、解毒。
功效来源：《中华本草》

暗褐飘拂草 田高粱
Fimbristylis fusca (Nees) Benth.
凭证标本：徐月邦 10368（IBK）
功效：全草，解表、清热。
功效来源：《全国中草药汇编》

水虱草
Fimbristylis miliacea (L.) Vahl
凭证标本：临桂区普查队 450322130812020LY（GXMG、CMMI）
功效：全草，清热利尿、活血解毒。
功效来源：《中华本草》

双穗飘拂草
Fimbristylis subbispicata Nees et C. A. Mey.
功效：全草，祛痰定喘、止血消肿。
功效来源：《药用植物辞典》
注：《广西植物名录》

水莎草属 *Juncellus* (Griseb.) C. B. Clarke

水莎草
Juncellus serotinus (Rottb.) C. B. Clarke
凭证标本：临桂区普查队 450322130826018LY（GXMG、CMMI）
功效：块茎，止咳化痰、破血通经、行气消积、止痛。
功效来源：《药用植物辞典》

水蜈蚣属 *Kyllinga* Rottb.

短叶水蜈蚣 水蜈蚣
Kyllinga brevifolia Rottb.
凭证标本：临桂区普查队 450322121103038LY（GXMG、CMMI）
功效：全草，祛风利湿、止咳化痰。
功效来源：《广西壮族自治区壮药质量标准 第一卷》（2008年版）

单穗水蜈蚣 一箭球
Kyllinga nemoralis (J. R. et G. Forst.) Dandy ex Hatch. et Dalziel
凭证标本：临桂区普查队 450322150811038LY（GXMG、CMMI）
功效：全草，宣肺止咳、清热解毒、散瘀消肿、杀虫截疟。
功效来源：《中华本草》

湖瓜草属 *Lipocarpha* R. Br.

湖瓜草
Lipocarpha microcephala (R. Br.) Kunth
凭证标本：临桂区普查队 450322170717025LY（GXMG、CMMI）

功效：全草，清热利湿、息风止痫。
功效来源：《药用植物辞典》

砖子苗属 *Mariscus* Vahl

砖子苗
Mariscus sumatrensis (Retz.) J. Raynal
凭证标本：临桂区普查队 450322170712005LY（GXMG、CMMI）
功效：根状茎，调经止痛、行气解表。全草，祛风止痒、解郁调经。
功效来源：《药用植物辞典》

扁莎草属 *Pycreus* P. Beauv.

红鳞扁莎
Pycreus sanguinolentus (Vahl) Nees
凭证标本：临桂区普查队 450322170712009LY（GXMG、CMMI）
功效：全草，清热解毒。
功效来源：《药用植物辞典》

水葱属 *Schoenoplectus* (Rchb.) Palla

萤蔺
Schoenoplectus juncoides (Roxb.) Palla
凭证标本：临桂区普查队 450322130715091LY（GXMG、CMMI）
功效：全草，清热解毒、凉血利水、清心火、止吐血。
功效来源：《药用植物辞典》

水葱
Schoenoplectus tabernaemontani (Gmel.) Palla
功效：茎，通利小便。
功效来源：《药用植物辞典》
注：《广西植物名录》

三棱水葱
Schoenoplectus triqueter (L.) Palla
凭证标本：临桂区普查队 450322160710002LY（GXMG、CMMI）
功效：全草，开胃。用于食积气滞、呃逆饱胀。
功效来源：《药用植物辞典》

猪毛草
Schoenoplectus wallichii (Nees) T. Koyama
凭证标本：临桂区普查队 450322170717037LY（GXMG、CMMI）
功效：全草，清热利尿。
功效来源：《药用植物辞典》

珍珠茅属 *Scleria* P. J. Bergius

黑鳞珍珠茅
Scleria hookeriana Boeck.
凭证标本：陈照宙 50956（IBK）
功效：根，祛风除湿、舒通经络。
功效来源：《药用植物辞典》

毛果珍珠茅
Scleria levis Retz.
凭证标本：徐月邦 10343（IBK）
功效：根，解毒消肿、消食和胃。
功效来源：《中华本草》

纤秆珍珠茅
Scleria pergracilis (Nees) Kunth
功效：全草含柠檬醛，用于驱蚊虫。
功效来源：《药用植物辞典》
注：《广西植物名录》

针蔺属 *Trichophorum* Pers.

玉山针蔺 类头状花序藨草
Trichophorum subcapitatum (Thwaites et Hook.) D. A. Simpson
功效：全草，利尿通淋、清热安神。
功效来源：《广西药用植物名录》
注：《广西植物名录》

332. 禾本科 Poaceae

看麦娘属 *Alopecurus* L.

看麦娘
Alopecurus aequalis Sobol.
凭证标本：临桂区普查队 450322160505021LY（GXMG、CMMI）
功效：根，利湿消肿、解毒。
功效来源：《全国中草药汇编》

水蔗草属 *Apluda* L.

水蔗草
Apluda mutica L.
凭证标本：临桂区普查队 450322150721013LY（GXMG、CMMI）
功效：根、茎叶，去腐解毒、壮阳。
功效来源：《中华本草》

荩草属 *Arthraxon* P. Beauv.

荩草
Arthraxon hispidus (Thunb.) Makino
凭证标本：钟树权 A61678（IBK）
功效：全草，清热、降逆、止咳平喘、解毒、祛风湿。
功效来源：《全国中草药汇编》

野古草属 *Arundinella* Raddi

毛杆野古草

Arundinella hirta (Thunb.) Tanaka

凭证标本：邓先福 10382（IBK）

功效：全草，清热、凉血。

功效来源：《药用植物辞典》

芦竹属 *Arundo* L.

芦竹

Arundo donax L.

凭证标本：临桂区普查队 450322161013013LY（GXMG、CMMI）

功效：根状茎，清热泻火。

功效来源：《全国中草药汇编》

簕竹属 *Bambusa* Schreb.

观音竹

Bambusa multiplex (Lour.) Raeusch. ex Schult. et Schult. f. var. *riviereorum* Maire

凭证标本：黄德爱 s.n.（IBK）

功效：全株，清热利尿、除烦。

功效来源：《药用植物辞典》

绿竹

Bambusa oldhamii Munro

功效：苗（新笋），祛痰、平喘 、止咳。

功效来源：《药用植物辞典》

注：《广西植物名录》

孔颖草属 *Bothriochloa* O. Kuntze

白羊草

Bothriochloa ischaemum (L.) Keng

凭证标本：临桂区普查队 450322170827028LY（GXMG、CMMI）

出处：《药用植物辞典》

臂形草属 *Brachiaria* (Trin.) Griseb.

毛臂形草

Brachiaria villosa (Lam.) A. Camus

凭证标本：梁畴芬 30865（IBK）

功效：全草，用于大便秘结、小便短赤。

功效来源：《药用植物辞典》

拂子茅属 *Calamagrostis* Adans.

拂子茅

Calamagrostis epigeios (L.) Roth

凭证标本：陈照宙 50910（IBK）

功效：全草，催产助生。

功效来源：《药用植物辞典》

金须茅属 *Chrysopogon* Trin.

竹节草 鸡谷草

Chrysopogon aciculatus (Retz.) Trin.

凭证标本：临桂区普查队 450322160710032LY（GXMG、CMMI）

功效：全草，清热利湿。

功效来源：《全国中草药汇编》

薏苡属 *Coix* L.

薏苡

Coix lacryma-jobi L.

凭证标本：临桂区普查队 450322130812027LY（GXMG、CMMI）

功效：根，健脾和中、清热祛湿、利尿、杀虫。种仁，健脾补肺、清热、渗湿、止泻、排脓、杀虫。

功效来源：《药用植物辞典》

香茅属 *Cymbopogon* Spreng.

扭鞘香茅

Cymbopogon tortilis (J. Presl) A.Camus

功效：全草，解表利湿、活血祛瘀、芳香健胃、平喘止咳、解毒。叶，祛蚊蠓叮咬。

功效来源：《药用植物辞典》

注：《广西植物名录》

狗牙根属 *Cynodon* Rich.

狗牙根

Cynodon dactylon (L.) Pers.

凭证标本：临桂区普查队 450322160505022LY（GXMG、CMMI）

功效：全草，祛风活络、凉血止血、解毒。

功效来源：《中华本草》

龙爪茅属 *Dactyloctenium* Willd.

龙爪茅

Dactyloctenium aegyptium (L.) Beauv.

凭证标本：临桂区普查队 450322170723033LY（GXMG、CMMI）

功效：全草，补虚益气、健脾。

功效来源：《药用植物辞典》

马唐属 *Digitaria* Haller

马唐

Digitaria sanguinalis (L.) Scopoli

凭证标本：临桂区普查队 450322170805009LY（GXMG、CMMI）

功效：全草，明目润肺。

功效来源：《中华本草》

紫马唐

Digitaria violascens Link

凭证标本：陈立卿 900145（IBK）
功效：药用植物。
功效来源：《药用植物辞典》

稗属 *Echinochloa* P. Beauv.

光头稗
Echinochloa colona (L.) Link
凭证标本：临桂区普查队 450322170725028LY（GXMG、CMMI）
功效：全草，利尿、止血。
功效来源：《药用植物辞典》

稗 稗根苗
Echinochloa crusgalli (L.) P. Beauv.
凭证标本：临桂区普查队 450322160516001LY（GXMG、CMMI）
功效：根、苗叶，凉血止血。
功效来源：《中华本草》

䅟属 *Eleusine* Gaertn.

牛筋草
Eleusine indica (L.) Gaertn.
凭证标本：临桂区普查队 450322160710038LY（GXMG、CMMI）
功效：全草，清热解毒、祛风利湿、散瘀止血。
功效来源：《全国中草药汇编》

画眉草属 *Eragrostis* Wolf

知风草
Eragrostis ferruginea (Thunb.) Beauv.
凭证标本：临桂区普查队 450322170827029LY（GXMG、CMMI）
功效：根，舒筋活血、散瘀。
功效来源：《药用植物辞典》

乱草 香榧草
Eragrostis japonica (Thunb.) Trin.
凭证标本：临桂区普查队 450322150721009LY（GXMG、CMMI）
功效：全草，凉血止血。
功效来源：《中华本草》

宿根画眉草
Eragrostis perennans Keng
功效：全草，用于痢疾。
功效来源：《药用植物辞典》
注：《广西植物名录》

鲫鱼草
Eragrostis tenella (L.) P. Beauv. ex Roemer et Schult.
凭证标本：梁畴芬 30877（IBK）
功效：全草，清热凉血。
功效来源：《药用植物辞典》

蜈蚣草属 *Eremochloa* Büse

假俭草
Eremochloa ophiuroides (Munro) Hack.
凭证标本：临桂区普查队 450322170717006LY（GXMG、CMMI）
功效：全草，用于劳伤腰痛、骨节酸痛。
功效来源：《药用植物辞典》

野黍属 *Eriochloa* Kunth

野黍
Eriochloa villosa (Thunb.) Kunth
凭证标本：陈立卿 900144（IBK）
功效：全草，用于火眼、结膜炎、视力模糊。
功效来源：《药用植物辞典》

拟金茅属 *Eulaliopsis* Honda

拟金茅 蓑草
Eulaliopsis binata (Retz.) C. E. Hubb.
凭证标本：临桂区普查队 450322170412002LY（GXMG、CMMI）
功效：全草，清热消炎、平肝明目、止血。
功效来源：《全国中草药汇编》

球穗草属 *Hackelochloa* Kuntze

球穗草
Hackelochloa granularis (L.) Kuntze
凭证标本：梁畴芬 30912（IBSC）
功效：全草，用于小儿发热、淋证。
功效来源：《药用植物辞典》

牛鞭草属 *Hemarthria* R. Br.

扁穗牛鞭草
Hemarthria compressa (L. f.) R. Br.
凭证标本：临桂区普查队 450322160713002LY（GXMG、CMMI）
功效：全草，用于感冒发烧。
功效来源：《药用植物辞典》

黄茅属 *Heteropogon* Pers.

黄茅
Heteropogon contortus (L.) P. Beauv. ex Roemer
凭证标本：临桂区普查队 450322150924010LY（GXMG、CMMI）
功效：全草，祛风除湿、散寒、止咳。
功效来源：《全国中草药汇编》

膜稃草属 *Hymenachne* Beauv.

弊草

Hymenachne assamica (Hook. f.) Hitchc.
凭证标本：梁畴芬 30915（IBSC）
功效：全草，用于湿热、肺结核。
功效来源：《药用植物辞典》

白茅属 *Imperata* Cirillo

白茅
Imperata cylindrica (L.) Raeuschel
凭证标本：临桂区普查队 450322160710034LY（GXMG、CMMI）
功效：根、茎，清热、抗炎、祛瘀、利尿、凉血、止血。
功效来源：《药用植物辞典》

柳叶箬属 *Isachne* R. Br.

柳叶箬
Isachne globosa (Thunb.) Kuntze
凭证标本：临桂区普查队 450322150924007LY（GXMG、CMMI）
功效：全草，用于小便淋痛、跌打损伤。
功效来源：《药用植物辞典》

假稻属 *Leersia* Sw.

李氏禾 游草
Leersia hexandra Sw.
凭证标本：临桂区普查队 450322170717017LY（GXMG、CMMI）
功效：全草，疏风解表、利湿、通络止痛。
功效来源：《中华本草》

假稻
Leersia japonica (Makino ex Honda) Honda
功效：全草，祛风除湿、利尿消肿。
功效来源：《药用植物辞典》
注：《广西植物名录》

千金子属 *Leptochloa* Beauv.

千金子
Leptochloa chinensis (L.) Ness
凭证标本：临桂区普查队 450322170712002LY（GXMG、CMMI）
功效：全草，行水破血、攻积聚、散痰饮，治症瘕、久热不退。
功效来源：《药用植物辞典》

淡竹叶属 *Lophatherum* Brongn.

淡竹叶
Lophatherum gracile Brongn.
凭证标本：临桂区普查队 450322130715090LY（GXMG、CMMI）
功效：茎叶，清热泻火、除烦止渴、利尿通淋。
功效来源：《中国药典》（2020年版）

莠竹属 *Microstegium* Nees

蔓生莠竹
Microstegium fasciculatum (L.) Henrard
凭证标本：梁畴芬 30917（IBK）
功效：当地民间用于止血。
功效来源：《药用植物辞典》

芒属 *Miscanthus* Andersson

五节芒 苦芦骨
Miscanthus floridulus (Labill.) Warburg ex K. Schumann
凭证标本：临桂区普查队 450322170725007LY（GXMG、CMMI）
功效：虫瘿，发表、理气、调经。
功效来源：《全国中草药汇编》

芒
Miscanthus sinensis Andersson
功效：花序，活血通经。根状茎，利尿、止渴。气笋子，调气、补肾、生津。
功效来源：《全国中草药汇编》
注：《广西植物名录》

类芦属 *Neyraudia* Hook. f.

类芦 篱笆竹
Neyraudia reynaudiana (Kunth) Keng ex Hitchc.
凭证标本：临桂区普查队 450322121204013LY（GXMG、CMMI）
功效：嫩苗，清热利湿、消肿解毒。
功效来源：《全国中草药汇编》

求米草属 *Oplismenus* P. Beauv.

竹叶草
Oplismenus compositus (L.) P. Beauv.
功效：全草，清肺热、行血、消肿毒。
功效来源：民间用药
注：《广西植物名录》

求米草
Oplismenus undulatifolius (Ard.) Roem. et Schult.
凭证标本：临桂区普查队 450322150912034LY（GXMG、CMMI）
功效：全草，用于跌打损伤。
功效来源：《药用植物辞典》

稻属 *Oryza* L.

稻 稻芽
Oryza sativa L.
凭证标本：临桂区普查队 450322160709009LY（GXMG、CMMI）

功效：果实经发芽干燥，消食和中、健脾开胃。
功效来源：《中国药典》（2020年版）

黍属 *Panicum* L.

紧序黍
Panicum auritum J. Presl ex Nees
凭证标本：徐月邦 10347（IBK）
功效：种子，益气补中、止泻、除热、止烦渴。茎，利尿。
功效来源：《药用植物辞典》

铺地黍
Panicum repens L.
凭证标本：钟树权 60114（KUN）
功效：全草，清热解毒、利湿、利尿、平肝。根状茎，利尿、消肿、生肌。
功效来源：《药用植物辞典》

雀稗属 *Paspalum* L.

圆果雀稗
Paspalum orbiculare Forst.
凭证标本：临桂区普查队 450322150912033LY（GXMG、CMMI）
功效：全草，清热、利尿。
功效来源：《药用植物辞典》

双穗雀稗
Paspalum paspaloides (Michx.) Scribn.
凭证标本：临桂区普查队 450322160707005LY（GXMG、CMMI）
功效：全草，活血、生血、养血。
功效来源：《药用植物辞典》

鸭咀草 皱稃雀稗
Paspalum scrobiculatum L.
凭证标本：徐月邦 10300（IBK）
功效：全草，驱蚊。
功效来源：《广西药用植物名录》

狼尾草属 *Pennisetum* Rich. ex Pers.

狼尾草
Pennisetum alopecuroides (L.) Spreng.
凭证标本：临桂区普查队 450322121103010LY（GXMG、CMMI）
功效：根、根状茎、全草，清肺止咳、凉血明目。
功效来源：《全国中草药汇编》

显子草属 *Phaenosperma* Munro ex Benth.

显子草
Phaenosperma globosa Munro ex Benth.
凭证标本：徐月邦 10356（IBK）
功效：全草，补虚、健脾、活血、调经。
功效来源：《全国中草药汇编》

虉草属 *Phalaris* L.

虉草
Phalaris arundinacea L.
凭证标本：徐月邦 10385（WUK）
功效：全草，燥湿止带。
功效来源：《药用植物辞典》

梯牧草属 *Phleum* Linn.

梯牧草
Phleum pratense L.
功效：全草，用于消化不良、泄泻、痢疾、小便淋痛不利。花粉，能引起枯草热。
功效来源：《药用植物辞典》
注：《广西植物名录》

芦苇属 *Phragmites* Adans.

芦苇
Phragmites australis (Cav.) Trin. ex Steud.
凭证标本：临桂区普查队 450322170825004LY（GXMG、CMMI）
功效：根状茎，清热、生津、止呕。
功效来源：《广西药用植物名录》

卡开芦 水芦荻根
Phragmites karka (Retz.) Trin ex Steud.
凭证标本：临桂区普查队 450322150913043LY（GXMG、CMMI）
功效：根茎，清热解毒、利尿消肿。
功效来源：《中华本草》

刚竹属 *Phyllostachys* Sieb. et Zucc.

毛竹 毛笋
Phyllostachys edulis (Carrière) J. Houz.
凭证标本：陈立卿，徐月邦 10196（IBK）
功效：苗，化痰、消胀、透疹。
功效来源：《中华本草》

水竹
Phyllostachys heteroclada Oliv.
功效：叶、根，清热、凉血、化痰。竹沥，清热豁痰。
功效来源：《药用植物辞典》
注：《广西植物名录》

桂竹 刚竹
Phyllostachys reticulata (Rupr.) K. Koch
凭证标本：40965（IBK）
功效：根、果实，祛风热、通经络、止血。

功效来源：《全国中草药汇编》

金竹

Phyllostachys sulphurea (Carrière) Riviere et C. Rivière

凭证标本：临桂药物普查队 44923（GXMI）

功效：竿内的衣膜，清热润肺、祛痰止咳、利咽开音。

功效来源：《药用植物辞典》

早熟禾属 *Poa* L.

早熟禾

Poa annua L.

凭证标本：临桂区普查队 450322170829007LY（GXMG、CMMI）

功效：全草，用于咳嗽、湿疹、跌打损伤。

功效来源：《药用植物辞典》

金发草属 *Pogonatherum* P. Beauv.

金丝草

Pogonatherum crinitum (Thunb.) Kunth

凭证标本：临桂区普查队 450322160710021LY（GXMG、CMMI）

功效：全草，清热凉血、利尿通淋。

功效来源：《广西药用植物名录》

棒头草属 *Polypogon* Desf.

棒头草

Polypogon fugax Nees ex Steud.

凭证标本：临桂区普查队 450322170717027LY（GXMG、CMMI）

功效：全草，用于关节痛。

功效来源：《药用植物辞典》

鹅观草属 *Roegneria* C. Koch.

纤毛鹅观草

Roegneria ciliaris (Trin.) Nevski

凭证标本：钟树权 61710（IBK）

功效：内蒙古药材。

功效来源：《药用植物辞典》

筒轴茅属 *Rottboellia* L. f.

筒轴茅

Rottboellia exaltata (L.) L. f.

凭证标本：临桂区普查队 450322130717054LY（GXMG、CMMI）

功效：全草，利尿通淋。

功效来源：《药用植物辞典》

甘蔗属 *Saccharum* L.

斑茅

Saccharum arundinaceum Retz.

凭证标本：临桂区普查队 450322161013024LY（GXMG、CMMI）

功效：根，活血通经、通窍利水。

功效来源：《中华本草》

甜根子草

Saccharum spontaneum L.

凭证标本：临桂区普查队 450322170825005LY（GXMG、CMMI）

功效：根茎，清热利水、止咳。

功效来源：《药用植物辞典》

囊颖草属 *Sacciolepis* Nash

囊颖草

Sacciolepis indica (L.) Chase

凭证标本：临桂区普查队 450322160709029LY（GXMG、CMMI）

功效：全草，生肌埋口、止血。

功效来源：《药用植物辞典》

狗尾草属 *Setaria* P. Beauv.

大狗尾草

Setaria faberi R. A. W. Herrmann

凭证标本：徐月邦 10352（IBK）

功效：全草，清热消疳、杀虫止痒。

功效来源：《全国中草药汇编》

梁 谷芽

Setaria italica (L.) Beauv.

凭证标本：徐月邦 10351（IBK）

功效：经发芽干燥的果实，消食和中、健脾开胃。

功效来源：《中国药典》（2020年版）

棕叶狗尾草 竹头草

Setaria palmifolia (J. Konig) Stapf

凭证标本：临桂区普查队 450322150912018LY（GXMG、CMMI）

功效：全草，益气固脱。

功效来源：《中华本草》

金色狗尾草

Setaria pumila (Poir.) Roem. et Schult.

凭证标本：临桂区普查队 450322170809003LY（GXMG、CMMI）

功效：全草，除热、祛湿、消肿。

功效来源：《药用植物辞典》

狗尾草

Setaria viridis (L.) P. Beauv.

凭证标本：临桂区普查队 450322160713024LY（GXMG、CMMI）

功效：全草，祛风明目、清热利尿。

功效来源：《全国中草药汇编》

高粱属 *Sorghum* Moench

高粱

Sorghum bicolor (L.) Moench

凭证标本：临桂区普查队 450322160709001LY（GXMG、CMMI）

功效：种仁，温中、涩肠胃、止泻、止霍乱、利气、利尿、碎石。根，平喘、利尿、止血。

功效来源：《药用植物辞典》

鼠尾粟属 *Sporobolus* R. Br.

鼠尾粟

Sporobolus fertilis (Steud.) Clayton

凭证标本：临桂区普查队 450322121103012LY（GXMG、CMMI）

功效：全草、根，清热、凉血、解毒、利尿。

功效来源：《中华本草》

菅草属 *Themeda* Forssk.

苞子草

Themeda caudata (Nees) A. Camus

功效：根茎，清热。用于热咳。果芒，用于阳痿。

功效来源：《药用植物辞典》

注：《广西植物名录》

黄背草

Themeda triandra Forsk.

凭证标本：临桂区普查队 450322161013004LY（GXMG、CMMI）

功效：全草，活血调经、祛风除湿。

功效来源：《药用植物辞典》

菅 菅茅根

Themeda villosa (Poir.) A. Camus

凭证标本：临桂区普查队 450322170722020LY（GXMG、CMMI）

功效：根茎，祛风散寒、除湿通络、利尿消肿。

功效来源：《中华本草》

粽叶芦属 *Thysanolaena* Nees

粽叶芦 粽叶芦

Thysanolaena latifolia (Roxb. ex Hornem.) Honda

凭证标本：临桂区普查队 450322160516015LY（GXMG、CMMI）

功效：根或笋，清热截疟、止咳平喘。

功效来源：《中华本草》

玉蜀黍属 *Zea* L.

玉蜀黍

Zea mays L.

凭证标本：临桂区普查队 450322150912008LY（GXMG、CMMI）

功效：花柱、花头，利尿消肿、平肝利胆。

功效来源：《全国中草药汇编》

菰属 *Zizania* L.

菰 菰米

Zizania latifolia (Griseb.) Stapf

凭证标本：临桂区普查队 450322170805001LY（GXMG、CMMI）

功效：果实，除烦止渴、和胃理肠。

功效来源：《中华本草》

结缕草属 *Zoysia* Willd.

结缕草

Zoysia japonica Steud.

凭证标本：临桂区普查队 450322170722007LY（GXMG、CMMI）

功效：收载于《中国民族药志》624页。

功效来源：《药用植物辞典》

临桂区药用动物名录

环节动物门 Annelida

寡毛纲 Oligochaeta

后孔寡毛目 Annelida

背暗异唇蚓
Allolobophora caliginosa
功效来源：《中国药典》（2020年版）

蛭纲 Hiludinea

无吻蛭目 Arhynchobdella

日本医蛭
Hirudo aipponica
功效来源：《中国动物药资源》

光润金线蛭
Whitmania laevis
功效来源：《中国动物药资源》

宽体金线蛭
Whitmania pigra
功效来源：《广西中药资源名录》

软体动物门 Mollusca

腹足纲 Gastropoda

中腹足目 Mollusca

方形环棱螺
Bellamya guadrata
功效来源：《广西中药资源名录》

梨形环棱螺
Bellamya purificata
功效来源：《中国动物药资源》

中国圆田螺
Cipangopaludina chinensis
功效来源：《中国动物药资源》

长缧旋圆田螺
Cipangopaludina longispira
功效来源：《广西中药资源名录》

胀肚圆田螺
Cipangopaludina yentricosa
功效来源：《广西中药资源名录》

柄眼目 Stylommatophora

野蛞蝓
Agriolimax agrestis
功效来源：《广西中药资源名录》

黄蛞蝓
Limax flavus
功效来源：《中国动物药资源》

双线嗜粘液蛞蝓
Phiolomycus bilineatus
功效来源：《广西中药资源名录》

江西巴蜗牛
Bradybaena kiangsiensis
功效来源：《中国动物药资源》

灰巴蜗牛
Bradybaena rivida
功效来源：《中国动物药资源》

同型巴蜗牛
Bradybaena similaris
功效来源：《中国动物药资源》

褐云玛瑙螺
Achatina fulica
功效来源：《中国动物药资源》

皱疤坚螺
Gamaena cicatricosa
功效来源：《广西中药资源名录》

双壳纲 Bivalvia

真瓣鳃目 Eulamellibranchia

圆蚌
Anodonta pacifica
功效来源：《广西中药资源名录》

背角无齿蚌
Anodonta woodiana
功效来源：《广西中药资源名录》

褶纹冠蚌
Cristaria plicata
功效来源：《广西中药资源名录》

脊椎动物门 Vertebrata

背瘤丽蚌
Lamprotula leai
功效来源：《广西中药资源名录》

佛耳丽蚌
Lamprotula mansuyi
功效来源：《广西中药资源名录》

失衡丽蚌
Lamprotula tortousa
功效来源：《广西中药资源名录》

河蚬
Corbicula fluminea
功效来源：《中国动物药资源》

节肢动物门 Arthropoda

甲壳纲 Crustacea

十足目 Arthropoda

平甲虫
Armadillidium vulgare
功效来源：《广西中药资源名录》

日本沼虾
Macrobrachium nipponenseis
功效来源：《广西中药资源名录》

罗氏沼虾
Macrobrachium rosenbergi
功效来源：《广西中药资源名录》

秀丽白虾
Palaemon modestus
功效来源：《广西中药资源名录》

中华绒螯蟹
Eriocheir sinensis
功效来源：《中国动物药资源》

蛛形纲 Arachnida

蛛形目 Araneida

大腹园蛛
Aranea yentricosa
功效来源：《中国动物药资源》

迷路漏斗网蛛
Agelena labyrinthica
功效来源：《中国动物药资源》

蝰蟷
Latouchia paylovi
功效来源：《广西中药资源名录》

华南壁钱
Uroetea compactilis
功效来源：《中国动物药资源》

花背跳蛛
Menemerus confusus
功效来源：《广西中药资源名录》

倍足纲 Diplopoda

蟠形目 Sphaerotheriida

尖跗陇马陆
Kronopolites svenhedini
功效来源：《广西中药资源名录》

燕山蛩
Spirobolus bungii
功效来源：《广西中药资源名录》

唇足纲 Chilognatha

蜈蚣目 Scolopendromorpha

少棘蜈蚣
Scolopendra subspinipes
功效来源：《中国动物药资源》

内颚纲 Entognatha

衣鱼目 Zygentoma

毛衣鱼
Ctenolepisma vinosa
功效来源：《广西中药资源名录》

衣鱼
Lepisma saccharina
功效来源：《中国动物药资源》

昆虫纲 Insecta

蜻蜓目 Odonata

大蜻蜓
Anax parthervope
功效来源：《广西中药资源名录》

赤蜻蜓
Crocothemis servillia
功效来源：《广西中药资源名录》

蜚蠊目 Blattaria

东方蜚蠊
Blatta orientalis
功效来源：《广西中药资源名录》

澳洲蜚蠊
Periplaneta australasiae
功效来源：《广西中药资源名录》

等翅目 Isoptera

家白蚁
Coptotermes formosanus
功效来源：《广西中药资源名录》

螳螂目 Mantodea

拒斧螳螂
Hierodula saussurei
功效来源：《广西中药资源名录》

薄翅螳螂
Mantis religiosa
功效来源：《广西中药资源名录》

长螳螂
Paratenodera sinensis
功效来源：《广西中药资源名录》

直翅目 Orthoptera

中华蚱蜢
Acrida chinensis
功效来源：《广西中药资源名录》

飞蝗
Locusta migratoria
功效来源：《广西中药资源名录》

二齿稻蝗
Oxya bidentata
功效来源：《广西中药资源名录》

中华稻蝗
Oxya chinensis
功效来源：《中国动物药资源》

小稻蝗
Oxya intricata
功效来源：《广西中药资源名录》

长翅稻蝗
Oxya yelox
功效来源：《广西中药资源名录》

聒聒
Gampsaocleis gratiosa
功效来源：《广西中药资源名录》

纺织娘
Mecopoda elongata
功效来源：《广西中药资源名录》

花生大蟋蟀
Brachytrapes portentosus
功效来源：《广西中药资源名录》

油葫芦
Gryllus testaceus
功效来源：《广西中药资源名录》

棺头蟋蟀
Loxoblemmus doenitzi
功效来源：《广西中药资源名录》

蟋蟀
Scapsipedus aspersus
功效来源：《广西中药资源名录》

非洲蝼蛄
Gryllotalpa africana
功效来源：《中国动物药资源》

台湾蝼蛄
Gryllotalpa formosana
功效来源：《中国动物药资源》

半翅目 Hemiptera

黑蚱蝉
Cryptotympana atrata
功效来源：《中国动物药资源》

华南蚱蝉
Cryptotympana mandrina
功效来源：《广西中药资源名录》

蚱蝉
Cryptotympana pastulata
功效来源：《中国动物药资源》

褐翅红娘子
Huechys philamata
功效来源：《广西中药资源名录》

黑翅红娘子
Huechys sanguinea
功效来源：《广西中药资源名录》

九香虫
Aspongonpus chinensis
功效来源：《中国动物药资源》

水黾
Rhagadotarsus kraeplini
功效来源：《广西中药资源名录》

臭虫
Cimex lectalarlus
功效来源：《广西中药资源名录》

同翅目 Homoptera

角倍蚜
Malaphis chinensis
功效来源：《广西中药资源名录》

倍蛋蚜
Malaphis sinensis
功效来源：《广西中药资源名录》

倍花蚜
Nuruded ehiraii
功效来源：《广西中药资源名录》

脉翅目 Neuroptera Homoptera

黄足蛉蚁
Hagenomyia micans
功效来源：《广西中药资源名录》

蚁狮
Myrmeleon formicarium
功效来源：《广西中药资源名录》

鳞翅目 Lepidoptera

黄刺蛾
Cnidocampa flavescens
功效来源：《广西中药资源名录》

高粱条螟
Proceras indicus
功效来源：《广西中药资源名录》

玉米螟
Ostrinia mubilalis
功效来源：《广西中药资源名录》

家蚕
Bombyx mori
功效来源：《广西中药资源名录》

柞蚕
Antheraea pernyi
功效来源：《广西中药资源名录》

蓖麻蚕
Rhilosamia cynthiaricin
功效来源：《广西中药资源名录》

灯蛾
Arctia caja phaeosoma
功效来源：《广西中药资源名录》

白粉蝶
Pieris rapae
功效来源：《广西中药资源名录》

黄凤蝶
Papilio machaon
功效来源：《广西中药资源名录》

凤蝶
Papilio xuthus
功效来源：《广西中药资源名录》

双翅目 Diptera

江苏虻
Tabanus kiangsuensis
功效来源：《广西中药资源名录》

中华虻
Tabanus mandarinus
功效来源：《广西中药资源名录》

褐虻
Tabanus sapporoensis
功效来源：《广西中药资源名录》

鬣虻
Tabanus trigeminus
功效来源：《广西中药资源名录》

花蝇
Eristalis tenax
功效来源：《广西中药资源名录》

大头金蝇
Chrysomyia megacephala
功效来源：《广西中药资源名录》

鞘翅目 Coleoptera

豉虫
Gyrinus curtus
功效来源：《广西中药资源名录》

黄边大龙虱
Cybister japonicus
功效来源：《广西中药资源名录》

东方潜龙虱
Cybister tripunctatus orientalis

功效来源：《广西中药资源名录》

虎斑步甲
Pheropsophus jessoensis
功效来源：《中国动物药资源》

行夜
Theropsophus jessoensis
功效来源：《广西中药资源名录》

萤火
Luciola vitticollis
功效来源：《广西中药资源名录》

有沟叩头虫
Pleonomus canaliculatus
功效来源：《广西中药资源名录》

中华豆芫菁
Epicauta chinensis
功效来源：《广西中药资源名录》

锯角豆芫菁
Epicauta gorhami
功效来源：《广西中药资源名录》

毛角豆芫菁
Epicauta hirticornis
功效来源：《广西中药资源名录》

胫毛豆芫菁
Epicauta tibialis
功效来源：《广西中药资源名录》

绿芫菁
Lytta caragane
功效来源：《广西中药资源名录》

眼斑芫菁
Mylabris clchorii
功效来源：《广西中药资源名录》

大斑芫菁
Mylabris phalerata
功效来源：《广西中药资源名录》

竹蠹虫
Lyctus brunneus
功效来源：《广西中药资源名录》

桑褐天牛
Apriona germari
功效来源：《广西中药资源名录》

云斑天牛
Batocera horsfieldi
功效来源：《中国动物药资源》

桔褐天牛
Nadezhdiella cahtori
功效来源：《广西中药资源名录》

柑桔星天牛
Anoplophora chinensis
功效来源：《广西中药资源名录》

黑色金龟子
Alissonotum impreassicolle
功效来源：《广西中药资源名录》

蜣螂虫
Catharsius molossus
功效来源：《广西中药资源名录》

独角蜣螂虫
Allomyrina dichotoma
功效来源：《广西中药资源名录》

竹象鼻虫
Cyrtotruchelus longimanus
功效来源：《广西中药资源名录》

日本吉丁虫
Chalcophora japonica
功效来源：《广西中药资源名录》

膜翅目 Hymenoptera

华黄蜂
Polistes chinensis
功效来源：《广西中药资源名录》

胡蜂
Polistes fadwigae
功效来源：《广西中药资源名录》

长足蜂
Polistes hebraeus
功效来源：《广西中药资源名录》

大胡蜂
Vespa magnifica var. *nobiris*
功效来源：《广西中药资源名录》

斑胡蜂
Yespa mandarinia
功效来源：《广西中药资源名录》

蜾蠃
Eumenis petjolata
功效来源：《中国动物药资源》

中华蜜蜂
Apis cerana
功效来源：《中国动物药资源》

意大利蜂
Apis mellifera
功效来源：《中国动物药资源》

黄胸竹蜂
Xylocopa appendiculata
功效来源：《广西中药资源名录》

竹蜂
Xylocopa dissmilis
功效来源：《广西中药资源名录》

灰胸竹蜂
Xylocopa phalothorax
功效来源：《广西中药资源名录》

中华竹蜂
Xylocopa sinensis
功效来源：《广西中药资源名录》

黑蚂蚁
Formica fusca
功效来源：《广西中药资源名录》

硬骨鱼纲 Osteichthyes

鲤形目 Cypriniformes

鳙鱼
Aristichthys nobilis
功效来源：《广西中药资源名录》

鲫鱼
Carassius auratus
功效来源：《广西中药资源名录》

金鱼
Carassius auratus
功效来源：《广西中药资源名录》

鲮
Cirrhina molitorella
功效来源：《广西中药资源名录》

草鱼
Ctenopharyngodon idella
功效来源：《广西中药资源名录》

鲤鱼
Cyprinus carpio
功效来源：《广西中药资源名录》

鲦鱼
Hemiculter leucisculus
功效来源：《广西中药资源名录》

鲢鱼
Hypophthalmiclitliys molitrix
功效来源：《广西中药资源名录》

青鱼
Mylopharyngodon piceus
功效来源：《广西中药资源名录》

泥鳅
Migurnus anguillicaudatus
功效来源：《广西中药资源名录》

鲇形目 Siluriformes

海鲇
Arius thalassinus
功效来源：《广西中药资源名录》

小胡子鲇
Clarias abbreiatus
功效来源：《广西中药资源名录》

胡子鲇
Clarias fuscus
功效来源：《广西中药资源名录》

鲇
Parasilurus asotus
功效来源：《广西中药资源名录》

合鳃鱼目 Symbranchiformes

黄鳝
Monopterus albus
功效来源：《广西中药资源名录》

鲈形目 Perciformes

鳜鱼
Siniperca chuatsi

功效来源：《广西中药资源名录》

圆尾斗鱼
Macropodus chinensis
功效来源：《广西中药资源名录》

叉尾斗鱼
Macropodus opercularis
功效来源：《广西中药资源名录》

月鳢
Channa asiatica
功效来源：《广西中药资源名录》

斑鳢
Channa maculata
功效来源：《广西中药资源名录》

两栖纲 Amphibia

有尾目 Caudata

大鲵
Megalobatrachus davidianus
功效来源：《中国动物药资源》

角鞘山溪鲵
Batrachuperus pinchonii
功效来源：《广西中药资源名录》

无尾目 Anura

大蟾蜍华西亚种
Bufo bufo andrewsi
功效来源：《广西中药资源名录》

黑眶蟾蜍
Bufo melanostictus
功效来源：《中国动物药资源》

华西雨蛙
Hyla annectans
功效来源：《广西中药资源名录》

中国雨蛙
Hyla chinensis
功效来源：《广西中药资源名录》

沼蛙
Rana guentheri
功效来源：《广西中药资源名录》

泽蛙
Rana limnocharis
功效来源：《广西中药资源名录》

黑斑蛙
Rana nigromaculata
功效来源：《广西中药资源名录》

金线蛙
Rana plancyi
功效来源：《广西中药资源名录》

棘胸蛙
Rana spinosa
功效来源：《中国动物药资源》

虎纹蛙
Rana tigrina
功效来源：《中国动物药资源》

斑腿树蛙
Rhacophorus leucomystax
功效来源：《广西中药资源名录》

花姬蛙
Microhyla pulchra
功效来源：《广西中药资源名录》

爬行纲 Reptilia

龟鳖目 Testudinata

乌龟
Chinemys reevesii
功效来源：《广西中药资源名录》

眼斑水龟
Clemmys bealei
功效来源：《广西中药资源名录》

黄喉水龟
Clemmys mutiea
功效来源：《广西中药资源名录》

三线闭壳龟
Cuora trifasciata
功效来源：《广西中药资源名录》

花龟
Ocadia sinensis
功效来源：《广西中药资源名录》

平胸龟
Platysternon megacephalum
功效来源：《广西中药资源名录》

中华鳖
Trionyx sinensis
功效来源：《爬行类动物药概述》《中国动物药资源》

山瑞鳖
Trionyx steindachneri
功效来源：《中国动物药资源》

有鳞目 Squamata

中国壁虎
Gekko chinensis
功效来源：《广西中药资源名录》

蹼趾壁虎
Gekko subpalmatus
功效来源：《广西中药资源名录》

石龙子
Eumeces chinensis
功效来源：《广西中药资源名录》

蟒蛇
Python molurus
功效来源：《广西中药资源名录》

尖吻蝮
Agkistrodon acutus
功效来源：《中国动物药资源》

白唇竹叶青
Trimeresurus albolabris
功效来源：《广西中药资源名录》

竹叶青
Trimeresurus stejnegeri
功效来源：《广西中药资源名录》

王锦蛇
Elaphe carinata
功效来源：《中国动物药资源》

三索锦蛇
Elaphe radiata
功效来源：《中国动物药资源》

黑眉锦蛇
Elaphe taeniura
功效来源：《中国动物药资源》

中国水蛇
Enhydris chinensis
功效来源：《广西中药资源名录》

铅色水蛇
Enhydris plimbea
功效来源：《中国动物药资源》

锈链游蛇
Natrix craspedogaster
功效来源：《广西中药资源名录》

乌游蛇
Natrix percarinata
功效来源：《广西中药资源名录》

渔游蛇
Natrix piscator
功效来源：《中国动物药资源》

草游蛇
Natrix stolata
功效来源：《广西中药资源名录》

虎斑游蛇
Natrix tigrina
功效来源：《广西中药资源名录》

灰鼠蛇
Ptyas korros
功效来源：《广西中药资源名录》

滑鼠蛇
Ptyas mucosus
功效来源：《广西中药资源名录》

乌风蛇
Zaocys dhumnades
功效来源：《广西中药资源名录》

银环蛇
Bungarus multicinctus
功效来源：《爬行类动物药概述》

眼镜蛇
Naja naja
功效来源：《广西中药资源名录》

鸟纲 aves

鹈形目 Pelecaniformes

鸬鹚
Phalacrocorax carbo
功效来源：《广西中药资源名录》

雁形目 Anseriformes

绿头鸭
Anas platyrhynchos
功效来源：《广西中药资源名录》

家鸭
Anas platyrhynchos domestic
功效来源：《中国动物药资源》

家鹅
Anas cygnoides
功效来源：《中国动物药资源》

麝鸭
Cairina moschata
功效来源：《广西中药资源名录》

隼形目 Faloniformes

草原鹞
Circus macrourus
功效来源：《广西中药资源名录》

鸡形目 Galliformes

灰胸竹鸡指名亚种
Bambusicola thoracica
功效来源：《广西中药资源名录》

红腹锦鸡
Chrysolophus pictus
功效来源：《中国动物药资源》

鹌鹑
Coturnix coturnix
功效来源：《中国动物药资源》

鹧鸪
Francolinus pintadeanus
功效来源：《广西中药资源名录》

家鸡
Gallus gallus domesticus
功效来源：《中国动物药资源》

乌骨鸡
Gallus gallus domesticus
功效来源：《中国动物药资源》

白鹇指名亚种
Lophura nycthemera nycthemera
功效来源：《广西中药资源名录》

鹤形目 Gruiformes

棕三趾鹑华南亚种
Turnix suscitator blakistoni
功效来源：《广西中药资源名录》

鸽形目 Columbiformes

家鸽
Columba livia var. *domestic*
功效来源：《中国动物药资源》

佛法僧目 Coraciiformes

普通翠鸟
Alcedo atthis
功效来源：《中国动物药资源》

鴷形目 Piciformes

蚁鴷普通亚种
Jynx torquilla chinensis
功效来源：《广西中药资源名录》

雀形目 Passeriformes

家燕普通亚种
Hirundo rustia gutturalis
功效来源：《广西中药资源名录》

八哥指名亚种
Acridotheres cristatellus cristatellus
功效来源：《广西中药资源名录》

喜鹊普通亚种
Pica pica sericea
功效来源：《广西中药资源名录》

麻雀
Passer montanus
功效来源：《广西中药资源名录》

山麻雀
Passer rutilans
功效来源：《广西中药资源名录》

黄胸鹀指名亚种
Emberiza aureola aureola
功效来源：《广西中药资源名录》

灰头鹀西北亚种
Emberiza spodocephala sordid
功效来源：《广西中药资源名录》

黑尾蜡嘴雀指名亚种
Eophona migratoria migratoria

功效来源：《广西中药资源名录》

哺乳纲 Mammalia

食虫目 Insectivora

华南缺齿鼹
Mogera insularis
功效来源：《广西中药资源名录》

灵长目 Primates

猕猴
Macaca mulatta
功效来源：《广西中药资源名录》

短尾猴指名亚种
Macaca speciosa speciosa
功效来源：《广西中药资源名录》

啮齿目 Rodentia

赤腹松鼠
Callosciurus erythraeus
功效来源：《中国动物药资源》

中华竹鼠
Rhizomys sinensis
功效来源：《广西中药资源名录》

大家鼠
Rattus norvegicus
功效来源：《广西中药资源名录》

沼泽田鼠
Cicrotus fortis
功效来源：《广西中药资源名录》

兔形目 Lagomorpha

灰尾兔
Lepus oiostolus
功效来源：《广西中药资源名录》

华南兔
Lepus sinensis
功效来源：《广西中药资源名录》

家兔
Oryctolagus cuniculus
功效来源：《广西中药资源名录》

鳞甲目 Pholidota

中国穿山甲
Manis pentadactyla
功效来源：《广西中药资源名录》

食肉目 Carnivora

狗
Canis familiaris
功效来源：《广西中药资源名录》

鼬獾
Melogale moschata
功效来源：《广西中药资源名录》

黄鼬
Mustela sibrica
功效来源：《中国动物药资源》

豹猫
Felis bengalensis
功效来源：《中国动物药资源》

家猫
Felis ocreata
功效来源：《中国动物药资源》

小灵猫
Viverricula indica
功效来源：《广西中药资源名录》

偶蹄目 Avtiodactyla

野猪
Sus scrofa chirodontus
功效来源：《广西中药资源名录》

家猪
Sus scrofa domestic
功效来源：《中国动物药资源》

小麂
Muntiacus reevesi
功效来源：《广西中药资源名录》

黄牛
Bos taurus
功效来源：《中国动物药资源》

水牛
Bubalus bubalis
功效来源：《中国动物药资源》

山羊
Capra hircus
功效来源：《中国动物药资源》

鬣羚
Capricornis sumatraensis
功效来源：《广西中药资源名录》

奇蹄目 Perissodactyla

驴
Equus asinus
功效来源：《中国动物药资源》

马
Equus caballus
功效来源：《中国动物药资源》

临桂区药用矿物名录

朱砂

为硫化物类矿物辰砂族辰砂，主含硫化汞。采挖后，选取纯净者，用磁铁吸净含铁的杂质，再用水淘去杂石和泥沙。

功效：清心镇惊、安神、明目、解毒。

功效来源：《中国药典》（2020年版）

自然铜

硫化物类矿物黄铁矿族黄铁矿。主含二硫化铁。采挖后，除去杂质，洗净，干燥。用时砸碎。

功效：散瘀止痛、续筋接骨。

功效来源：《中国药典》

伏龙肝

久经草或木柴熏烧的灶心土。在修拆柴火灶或柴火烧的窑时，将烧结成的土块取下，用刀削去焦黑部分及杂质即得。

功效：温中、止呕、止血。

功效来源：《广西中药资源名录》

黄土

含三氧化二铝和二氧化硅的黄土层地带地下黄土。

功效：用于野蕈中毒。

功效来源：《广西中药资源名录》

龙骨

为古代哺乳动物如三趾马、犀类、鹿类、牛类、象类等的骨骼化石。挖出后除去泥沙及杂质。

功效：安神、固涩，外用生肌敛疮。

功效来源：《中国药典》（1977）

龙齿

为古代哺乳动物如三趾马、犀类、鹿类、牛类、象类等的牙齿化石。采挖后，除去泥沙及牙床。

功效：安神镇惊。

功效来源：《中国药典》（1977）

钟乳石

碳酸盐类矿物方解石族方解石，主含碳酸钙。采挖后，除去杂石。采挖后，洗净，砸成小块，干燥。

功效：温肺、助阳、平喘、制酸、通乳。

功效来源：《中国药典》（2020年版）

钟乳鹅管石

含碳酸钙的碳酸盐类矿物钟乳石顶端细长而中空如管状部分。

功效：功用与钟乳石相同、常作为钟乳石入药。

功效来源：《广西中药资源名录》

石灰

含碳酸钙的石灰岩，经加热煅烧而成的白色块状生石灰，水解后而成的白色粉末状熟石灰。

功效：用于烧烫伤、外伤出血。有毒，忌内服。

功效来源：《广西中药资源名录》

寒水石

含碳酸钙的碳酸盐类矿物方解石的矿石。

功效：用于发热、烧烫伤。

功效来源：《广西中药资源名录》